# Pelvic Ring Fractures
# 骨盆环骨折

原著 [德] Axel Gänsslen
　　 [芬] Jan Lindahl
　　 [德] Stephan Grechenig
　　 [德] Bernd Füchtmeier
主审 张英泽
主译 吕 刚　侯志勇　樊仕才

中国科学技术出版社
·北京·

图书在版编目（CIP）数据

骨盆环骨折 /（德）阿克塞尔·盖恩斯勒等原著；吕刚，侯志勇，樊仕才主译 . — 北京：中国科学技术出版社，2024.7

书名原文：Pelvic Ring Fractures

ISBN 978-7-5236-0457-1

Ⅰ . ①骨… Ⅱ . ①阿… ②吕… ③侯… ④樊… Ⅲ . ①骨盆—骨折 Ⅳ . ① R683.3

中国国家版本馆 CIP 数据核字 (2024) 第 039823 号

著作权合同登记号：01-2023-1097

First published in English under the title
*Pelvic Ring Fractures*
edited by Axel Gänsslen, Jan Lindahl, Stephan Grechenig, Bernd Füchtmeier
Copyright © Springer Nature Switzerland AG 2021
This edition has been translated and published under licence from Springer Nature Switzerland AG.
All rights reserved.

| 策划编辑 | 丁亚红　孙　超 |
|---|---|
| 责任编辑 | 丁亚红 |
| 文字编辑 | 魏旭辉 |
| 装帧设计 | 佳木水轩 |
| 责任印制 | 徐　飞 |

| 出　　版 | 中国科学技术出版社 |
|---|---|
| 发　　行 | 中国科学技术出版社有限公司销售中心 |
| 地　　址 | 北京市海淀区中关村南大街 16 号 |
| 邮　　编 | 100081 |
| 发行电话 | 010-62173865 |
| 传　　真 | 010-62179148 |
| 网　　址 | http://www.cspbooks.com.cn |

| 开　　本 | 889mm×1194mm　1/16 |
|---|---|
| 字　　数 | 696 千字 |
| 印　　张 | 31 |
| 版　　次 | 2024 年 7 月第 1 版 |
| 印　　次 | 2024 年 7 月第 1 次印刷 |
| 印　　刷 | 北京盛通印刷股份有限公司 |
| 书　　号 | ISBN 978-7-5236-0457-1/R·3163 |
| 定　　价 | 398.00 元 |

（凡购买本社图书，如有缺页、倒页、脱页者，本社销售中心负责调换）

# 译者名单

**主　审**　张英泽
**主　译**　吕　刚　侯志勇　樊仕才
**副主译**　陈　华　郭晓东　林涨源　易成腊　庄　岩
**译　者**（以姓氏笔画为序）

王中鹤　中国人民解放军总医院第一医学中心
付亚辉　西安交通大学医学院附属红会医院
吕　刚　新疆维吾尔自治区中医医院
成　亮　中南大学湘雅医院
毕　争　中国人民解放军总医院第一医学中心
朱正国　中国人民解放军总医院第一医学中心
朱振华　南方医科大学第三附属医院
庄　岩　西安交通大学附属红会医院
庄　研　厦门大学附属福州第二医院
刘　翔　黑龙江省医院
齐红哲　中国人民解放军战略支援部队特色医学中心
祁　麟　中国人民解放军总医院第一医学中心
孙步华　中南大学湘雅医院
李嘉琦　中国人民解放军总医院第一医学中心
张丹龙　西安交通大学医学院附属红会医院
陈　华　中国人民解放军总医院第一医学中心
陈志广　中国人民解放军总医院第一医学中心
陈煜辉　南方医科大学第三附属医院
林涨源　中南大学湘雅医院
易成腊　华中科技大学同济医学院附属同济医院
周凤金　西安交通大学医学院附属红会医院
赵树山　中南大学湘雅医院
侯志勇　河北医科大学第三医院
俞　晨　苏州大学附属第二医院
祝　晟　中南大学湘雅医院
费　晨　西安交通大学医学院附属红会医院
袁宝明　吉林大学第二医院
郭　浩　武警北京市总队医院

郭晓东　华中科技大学同济医学院附属协和医院
曹文豪　中国人民解放军总医院第一医学中心
常祖豪　中国人民解放军总医院第一医学中心
樊仕才　南方医科大学第三附属医院

# 内容提要

本书引进自 Springer 出版社，由欧洲的骨科专家 Axel Gänsslen、Jan Lindahl、Stephan Grechenig、Bernd Füchtmeier 共同编写，国内众多临床经验丰富的骨科专家共同翻译，是一部全面介绍骨盆环骨折的专业著作。全书共四篇 43 章，详细介绍了骨盆环骨折的解剖学、生物力学、分型、临床和影像学检查、急救处理和治疗方案，以及特殊类型的骨盆环骨折和相关诊断、预后评价等。本书内容翔实、阐释简洁，同时辅以丰富的图表及手术示意图，形象地展示了骨盆环骨折的相关知识，既可作为国内骨科临床医生的指导用书，又可作为骨科学相关培训的参考书。

**补充说明**：书中参考文献条目众多，为方便读者查阅，已将本书参考文献更新至网络，读者可扫描右侧二维码，关注出版社医学官方微信公众号"焦点医学"，后台回复"9787523604571"，即可获取。

# 原著者简介

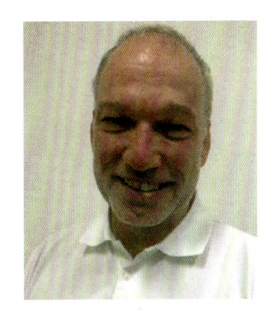

**Axel Gänsslen**

医学博士（MD），德国沃尔夫斯堡总医院创伤科的创伤外科顾问医生。自 2012 年以来，担任奥地利格拉茨（Graz）大学解剖学系 AO 创伤课程 – 骨盆和髋臼的主席。Gänsslen 博士于 1993 年从汉诺威医学院（MHH）毕业，随后在创伤外科担任住院医师，于 2006 年成为汉诺威医学院创伤科的创伤外科顾问医生。自 1994 年以来，他担任了 100 多个 AO 创伤课程的区域 / 国际教员。他在同行评议期刊上发表了大量论文，著有 5 部图书和 50 多个图书章节。

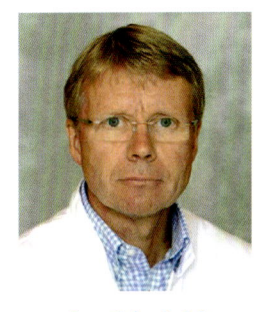

---

**Jan Lindahl**

医学博士（MD），芬兰赫尔辛基大学医院创伤外科病区 – 骨盆和下肢骨科主任，芬兰赫尔辛基大学骨创伤学系兼职教授（非正式）。于 1986 毕业于芬兰坦佩雷大学，随后在芬兰赫尔辛基大学完成了骨创伤科及普通外科的专科医师培训，于 2000 年担任目前职位。Lindahl 博士自 2010 年起担任芬兰 AO 创伤协会主席，并且是芬兰创伤协会的前任主席，也是该协会的创始成员。他获得了各种奖项，包括于 2006 年《美国运动医学杂志》（*Americaan Journal of Sports Medicine*）上发表的论文获得了休斯敦最佳论文奖。发表 50 篇原创文章和 30 多个图书章节，主要聚焦于骨盆环和髋臼损伤、下肢骨折和膝关节损伤的处理。

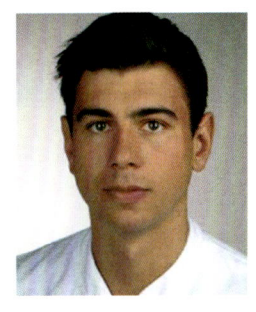

---

**Stephan Grechenig**

医学博士（MD），德国雷根斯堡 Krankenhaus Barmherzige Brüder 医院创伤外科、整形外科和运动医学诊所医师。于 2013 年毕业于奥地利格拉茨大学医学院，随后在瑞士达沃斯的 AO 研究所做肌肉骨骼生物力学的博士后研究，此后任德国雷根斯堡大学医学中心的创伤外科住院医师。他是 AO 创伤、AO 讲师团和德国创伤外科学会（DGU）的成员，并且发表近 50 篇 PubMed 文章。

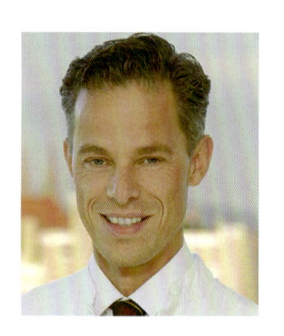

**Bernd Füchtmeier**

医学博士（MD），德国雷根斯堡 Krankenhaus Barmherzige Brüder 医院创伤和整形外科部门的负责人。从汉诺威医学院毕业后，他接受了系统的矫形外科培训。Füchtmeier 博士于 2001 年被任命为雷根斯堡大学诊所创伤科顾问医生，随后成为骨盆和关节外科负责人。他于 2007 年获得了创伤外科的教授资格。2008 年，他被任命为 Krankenhaus Barmherzige Brüder 医院创伤外科、骨科和运动医学诊所的高级顾问医生。在担任目前的职务之前，他还是柏林 Charité 大学诊所肌肉骨骼外科中心的顾问医生。2011 年 Füchtmeier 博士被任命为雷根斯堡大学医学院副教授。德国 AO 创伤咨询委员会成员。

# 译者前言

骨盆环骨折是危及生命的严重创伤。近 30 年来，随着我国经济的快速发展，交通伤、高坠伤等高能量创伤的发生率逐年递增。快速救治此类创伤、提高存活率及最终临床结果是每个创伤外科医生必须面对的严峻挑战。

近半个世纪以来，对于骨盆环骨折的急诊评估救治、损伤机制分型、手术复位固定及临床结果评价的研究一直在不断深入。为全面总结骨盆环骨折的临床进展，德国沃尔夫斯堡总医院的 Axel Gänsslen 教授、芬兰赫尔辛基大学医院的 Jan Lindahl 教授、德国雷根斯堡 Krankenhaus Barmherzige Brüder 医院的 Stephan Grechenig 教授和 Bernd Füchtmeier 教授共同编著了 Pelvic Ring Fractures 一书，并于 2021 年经 Springer 发行。全书分为骨盆环骨折的临床基础、急救处理、骨盆环损伤的治疗及老年、小儿等特殊专题四部分，对各类急救治疗措施提供了科学评价，并绘制了精美的图片介绍骨盆骨折手术固定的操作技巧，同时利用多种评价方式进行临床结果分析，还介绍特殊人群的损伤特点与急救措施。本书内容丰富新颖、评价客观全面、文献证据有力，堪称近年来的骨盆环亚专业的经典临床专著。

为尽快将此专著呈现给读者，国内一批富有经验的青年才俊共同参与了本书的翻译工作，为尽可能忠于原著，大家还对相关内容进行了充分查证。但由于中外术语规范及语言表达习惯有所不同，书中可能遗有疏漏失当之处，敬请广大同行批评指正。

在此感谢全体译者及出版社编辑的辛勤付出。

新疆维吾尔自治区中医医院

河北医科大学第三医院

南方医科大学第三附属医院

# 原书前言

面对高能量创伤所致的骨盆环骨折患者，如何更好地进行急救处理与治疗一直是一项严峻的挑战。在过去的 50 年中，对于此类特殊的、具有潜在致命性的损伤，我们在伤情评估、创伤机制、分型及诊疗方案等方面的认识一直在不断提高。

20 世纪 70 年代，Huittinen 和 Slätis 在 1973 年进行尸检时发现了此类损伤中致命血管损伤的病理解剖特征。同一时期（1972 年），Margolies 等报道了首例在骨盆骨折相关的动脉性出血急救治疗中使用经导管血管栓塞术。过去的 10 年时间里，在控制骨盆环骨折相关死亡率和发病率方面取得了快速进展，更好地掌握了此类骨折解剖特征并意识到可能存在潜在的大血管损伤出血，故而能够采用多学科手段来控制出血及临时稳定骨盆环。

在外固定架治疗肢体损伤被广泛应用并取得成功的治疗结果后，学者们便开始研究将其应用于治疗骨盆骨折，Carabalona 等（1973 年）及 Slätis 和 Karaharju（1975 年）率先进行了相关病例的报道。在 20 世纪 80 年代，基于先前的生物力学研究，内固定装置被引入骨盆前后路手术治疗。

基于对骨盆环结构的力学理解和对主要致伤力矢量方向及骨盆环不稳定程度的评估，产生了如今的骨盆环损伤综合分类系统，包括 AO 分型、OTA 分型及 Tile 分型。

骨盆区结构复杂，包括形态特殊的骨骼结构、骨盆内脏器及骨盆内的血管神经结构，先要对骨盆周围及骨盆内的解剖结构有很好的掌握，才将其与外科手术学相结合，这是治疗骨盆环损伤患者的前提。

在格拉茨医科大学解剖学研究所的入口处，所有人在进入解剖区之前都能看到两份相关声明。声明内容影响了许多参与课程的人，并最终显著提高了他们对骨盆环损伤治疗的认识。两份声明如下。

"如果外科医生没有解剖知识，他们就像在黑暗中工作的鼹鼠，他们的手只能做出来土丘。"（Tiedemann）

"没有结合临床的解剖学是僵死的，没有解剖知识的临床工作是致命的。"（Platzer）

从历史上看，Albin Lambotte（1907 年和 1913 年）是最早提出采用不同方法来治疗骨盆前后环不同类型骨折的学者，包括螺钉、钢板及钢丝稳定技术。Lambotte 描述了针对耻骨联合的螺钉钢板固定技术，以及针对骶骨骨折后路的开放骶髂螺钉固定及骶骨棒固定技术。如今，这些技术已经得到了学者们的广泛认同，对所有骨盆前后环不稳定的损伤进行内固定可极大提高整个骨盆的稳定性，并根据复位质量及较低的畸形愈合率获得更好的解剖结果。

由于骨折形态不同，即使是经验丰富的外科医生，在治疗骨盆后环损伤时，也需要对骨盆后环解剖有充分的掌握。为了获得最佳的长期治疗结果，需要最大限度地掌握解剖学和外科学知识以了解相关神经血管结构的密切关系和骨盆后环的生物力学意义，因为持续性愈合不良也会导致相关的临床症状。术前、术中和术后放射学技术的发展使外科医生能够更好地了解这一区域的损伤情况。总的来说，治疗骨盆环损伤患者，外科医生应专注于恢复力学和血流动力学的稳定。

因此，需要进行复杂的临床 – 放射学诊断，结合个体适应证、骨盆环区域特定入路的参数进行适当评估，并熟悉各种复位和固定技术。

近 10 年来，从文献中可以看出，微创逐渐成为技术趋势。因此，本书重点介绍了特定骨折部位的稳定技术、以实践为导向的相关术中成像技术及其治疗结果。

此外，书中还详细介绍了特殊人群（儿童及老年）和骨质疏松症的具体问题，以及目前对晚期畸形的认识。我们相信，这部全面概述这些损伤的著作，将为初学者及经验丰富的创伤骨科医生提供有价值的参考。

Axel Gänsslen
Wolfsburg, Germany

Jan Lindahl
Helsinki, Finland

Stephan Grechenig
Regensburg, Germany

Bernd Füchtmeier
Regensburg, Germany

# 致 谢

作者对格拉茨医科大学解剖学研究所团队多年的帮助及他们精湛的外科技术表示感谢。

特别感谢格拉茨大学医院的 Wolfgang Grechenig 教授和奥地利格拉茨医科大学解剖学研究所前任主席 Friedrich Anderhuber 教授。在过去 20 年中，有幸在他们的教导下进行尸体解剖学研究，并通过人体标本的实践练习在课程中教授骨盆外科学。

此外，还要感谢我们的朋友 Peter Tesch、Andreas Weiglein 和 Georg Feigl。

该研究所的频繁讨论和对解剖学基础的教诲性介绍极大扩展了我们在该领域的知识，并成为我们日常实践的基础。

还要特别感谢我们的欧洲朋友，特别是 Bore Bakota 和 Mario Steresinic 的支持，这使我们在骨盆环手术领域的认识不断增长。

非常高兴认识你们，并与你们一起工作。

# 目 录

## 第一篇 总论

- 第 1 章 骨盆骨折治疗的历史 …… 002
- 第 2 章 骨盆外科解剖学 …… 011
- 第 3 章 骨盆生物力学 …… 036
- 第 4 章 骨盆环损伤分型 …… 048
- 第 5 章 可疑骨盆损伤院前救治 …… 069
- 第 6 章 入院后临床检查 …… 076
- 第 7 章 影像诊断学 …… 082

## 第二篇 急救处理

- 第 8 章 急救处理概述 …… 100
- 第 9 章 急救固定：骨盆带 …… 102
- 第 10 章 急救处理：骨盆 C 形钳 …… 107
- 第 11 章 力学稳定：损伤控制 – 接骨术 …… 115
- 第 12 章 骨盆填塞 …… 119
- 第 13 章 直接出血控制：血管的损伤控制治疗 …… 130
- 第 14 章 急救处理：复苏性血管内主动脉球囊阻断术 …… 135
- 第 15 章 间接控制出血：血管造影 / 血管栓塞 …… 143
- 第 16 章 凝血障碍的治疗 …… 161
- 第 17 章 开放性骨盆骨折 …… 163
- 第 18 章 Morel-Lavallée 损伤 …… 180
- 第 19 章 骨盆间隔室综合征 …… 186
- 第 20 章 创伤性半骨盆离断 …… 191
- 第 21 章 泌尿系统创伤 …… 205

## 第三篇 骨盆环损伤的治疗

- 第 22 章 骨盆环损伤治疗原则 …… 210
- 第 23 章 耻骨联合损伤 …… 215
- 第 24 章 逆行耻骨上支螺钉固定技术 …… 232

| 第 25 章 | 外固定技术 | 239 |
|---|---|---|
| 第 26 章 | 经皮下骨盆前环固定技术 | 252 |
| 第 27 章 | 髂骨骨折 | 256 |
| 第 28 章 | 骶髂关节前路钢板固定 | 266 |
| 第 29 章 | 骶髂关节：后路复位固定 | 278 |
| 第 30 章 | 骶髂关节骨折脱位 | 282 |
| 第 31 章 | 骶髂螺钉固定 | 293 |
| 第 32 章 | 骶骨局部钢板内固定 | 326 |
| 第 33 章 | 低位骶骨横行骨折 | 337 |
| 第 34 章 | 髂–髂接骨术 | 341 |
| 第 35 章 | 腰椎骨盆固定 | 354 |

## 第四篇　特殊专题

| 第 36 章 | 儿童骨盆环损伤 | 376 |
|---|---|---|
| 第 37 章 | 撕脱伤 | 393 |
| 第 38 章 | 脆性骨折 | 404 |
| 第 39 章 | 骨盆环术中三维成像 | 411 |
| 第 40 章 | 植入物取出 | 424 |
| 第 41 章 | 骨盆环手术后感染相关并发症 | 430 |
| 第 42 章 | 骨盆畸形愈合及不愈合 | 439 |
| 第 43 章 | 骨盆环损伤的预后 | 459 |

# 第一篇 总论
Introduction

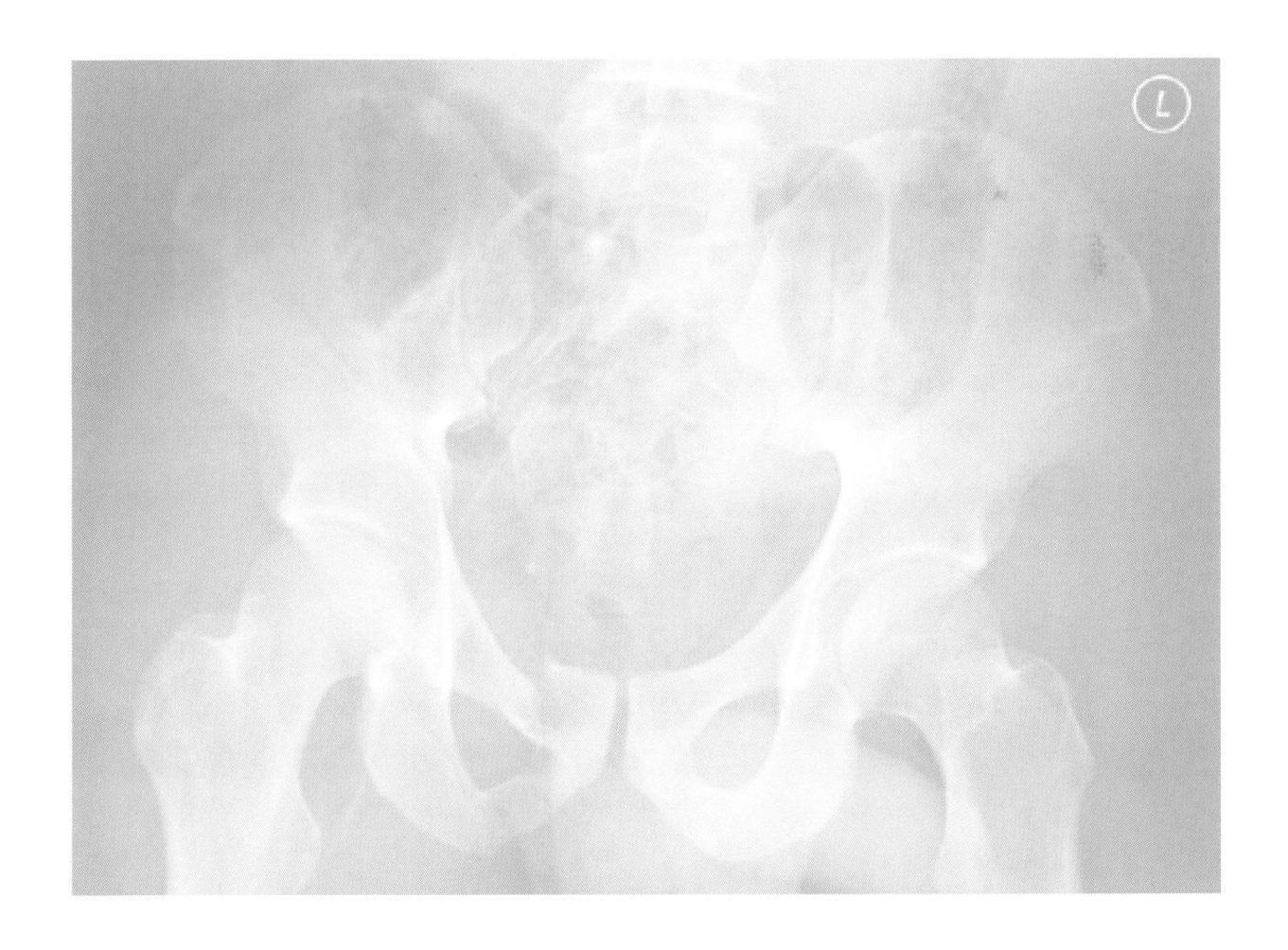

# 第 1 章 骨盆骨折治疗的历史
## The History of Pelvic Fracture Treatment

Axel Gänsslen　Jan Lindahl　著

陈志广　王中鹤　译

首次对骨盆环骨折的记载是在 19 世纪，是通过对临床病例分析和尸体解剖发现的[1-7]。

## 一、Malgaigne 骨折

早在 1847 年，Malgaigne 记录了 10 例骨盆骨折（图 1-1）并定义了骨盆双处垂直骨折[8]。详细的描述了骨盆环损伤，并对以下损伤做出了区分。
- 骶骨骨折。
- 髂嵴骨折。
- 耻骨骨折。
- 坐骨骨折。
- 骨盆双处垂直骨折。

## 二、骶骨骨折

在 2358 例骨盆骨折的患者中仅出现 1 例，需要对以下两种骨折类型进行区分。
- 单纯骶骨骨折。
- 骶骨骨折合并骨盆环其他损伤。

单纯骶骨骨折最常见于坠落时直接对骶骨远端的撞击，导致成角畸形。Malgaigne 治疗了 3 例单纯骶骨骨折[9]。

骨折的手法复位推荐闭合性手指复位，用一根手指伸进直肠中进行复位。此外，可以用一个木质的圆柱体或类似的器具伸进直肠中进行复位，使骨折获得暂时性的稳定。

更复杂的骶骨骨折合并骨盆环其他损伤与高死亡率相关。Malgaigne 引用了 Guérétin 的 1 例病例，该病例有一处水平骨折和两处垂直骨折，这可能是首次对腰椎骨盆分离损伤进行描述。此外，他还报道了 1 例尾骨骨折的病例。

## 三、髂嵴骨折

髂嵴骨折是对髂骨的直接暴力所造成的，这种骨折通常表现为无移位或向骨盆内移位。推荐使用直接或间接的手法复位，其预后主要受骨盆合并损伤的影响。

## 四、耻骨骨折

耻骨骨折最常见的损伤机制是对耻骨区域直接施加了不同方向的力所造成的损伤，但有时也会有间接损伤（如摔倒时臀部着地）所造成的耻骨骨折（图 1-1）。骨折的部位可能是多变的，愈合概率高。若合并膀胱或尿道的损伤，则会提高死亡率。

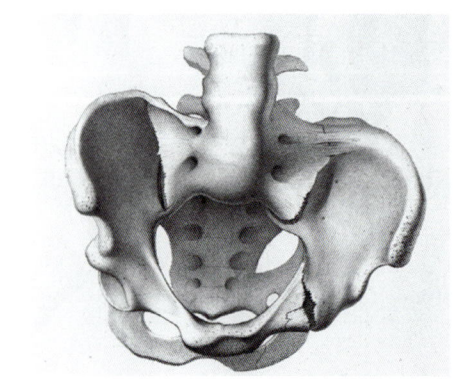

▲ 图 1-1　发育异常的骶骨，左侧骨盆前环骨折
摘自 *Malgaigne's textbook*

## 五、坐骨骨折

常见于撕脱伤和具有两条骨折线的完全性坐骨骨折（一处骨折线位于髋臼水平以下，另一处骨折线位于耻骨下支与坐骨体连接处）。治疗主要以卧床休息等保守治疗为主，直到疼痛可以耐受时方可下地行走。

## 六、骨盆双处垂直骨折

Malgaigne 首先描述此类特殊骨盆环损伤，并提出需特别关注此类损伤的诊断、治疗及预后。骨盆双处垂直骨折被定义为多发骨盆骨折。典型的病例是两条骨折线位于骨盆一侧，造成髋关节与躯干骨分离（浮髋），患侧骨盆上移及内旋畸形，导致下肢不等长。

骨盆前环损伤通常累及耻骨上下支的骨折。而后环损伤最常见于髂骨骨折，而骶骨骨折或骶髂关节的损伤很罕见。

与其他骨盆损伤的类型相比，此类骨折多为高暴力损伤（高处坠落，骨盆挤压等），且移位和畸形方式多变。治疗上畸形矫正较为困难，往往采用下肢牵引复位。

## 七、X 线尚未在临床应用时对骨盆骨折治疗的认识

Gurlt 在 1862 年首次记载了骨盆环损伤的流行病学资料[10]。1842—1862 年在伦敦医院治疗的 22 616 例骨折病例中，有 70 例骨盆骨折被记载（0.31%）。

Rose 对 800 例成年骨折患者中的 8 例骨盆环损伤的病例进行了描述[11]。据此，骨盆环骨折占所有骨折的 1%。此外，上述病例中除了骨盆环骨折外，还包括髂嵴骨折，髋臼边缘骨折，骶骨、尾骨的横行骨折及 1 例枪伤骨折，因此，骨盆骨折占所有骨折的 2%。

Leisrink 分析了 470 例骨折并对其中的 5 例骨盆损伤（1.1%）进行了记载[12]。

Gurlt 在 1880 年对 1842—1877 年的 51 938 例骨折做了进一步的分析[13]。在这期间共治疗骨盆骨折 142 例（0.273%），尾骨骨折 15 例（0.028%）。这些骨折中大多数（91.7%）需要入院治疗。

> 骨盆环损伤很少见，在历史记载的回顾性分析中发生率为 0.3%～1%。

## 八、损伤机制

典型的损伤机制包括车辆侧翻伤、挤压伤和高处坠落伤[14]。研究发现，挤压伤最常见于由火车或采矿导致的损伤。

## 九、病理解剖学

根据 Malgaigne 的说法，Rose 指出所有骨盆骨折均出现平行于骨盆纵轴的两条骨折线[11]。其中一条骨折线往往通过并累及耻骨联合或骶髂关节。在他的观点发表之前，此类损伤的记载很少有幸存者，都是通过尸体解剖发现的。

Theodor Billroth 记载了 43 例骨盆骨折[15]，其中有 28 例患者幸存。1 例 6 岁儿童因火车侧翻损伤导致创伤性半骨盆离断伤，伤后 1h 死亡。骨盆内横断面血管未见明显出血。患者的主要死因是脓毒症。Billroth 对其临床诊断进行了详细的描述。

临床上，骨盆受到侧方挤压伤时，按压耻骨联合或直肠触诊，可发现骨性结构的不稳定性及局部疼痛。此外，在排除相关的合并损伤后，骨盆区受到高暴力损伤时若出现不能站立或行走等表现，则提示骨盆损伤。研究发现患者经常出现膀胱功能障碍，Billroth 认为是由于膀胱逼尿肌神经暂时性瘫痪造成的。

可能的损伤机制包括骨盆前后或侧方挤压、重物砸伤及高处坠落。病理解剖学将骨盆损伤分为以下几种类型。

- 耻骨联合损伤。
- 髂骨骨折。

- 单侧或双侧的双处垂直骨折（前方和后方）。
- 半骨盆脱位。

骨盆损伤合并盆腔脏器的损伤与高死亡率相关。

保守治疗通常需要4～8周，尽管出现部分愈合不良情况，但总体治疗满意度尚可。

> Theodor Billroth 早在1869年对骨盆骨折的临床体格检查技术，典型的损伤机制、骨折类型和死亡危险因素进行了描述，以上方法及结果沿用至今[15]。

在此综述报道后，也有文献描述了一些相关病例，且存活率也在增高，其结果包括以下几点。

- 双侧耻骨支骨折、耻骨联合损伤、经骶孔完全性骶骨骨折合并尿道断裂的复杂的侧方压缩性C型骨盆损伤，患者死亡[16]。
- 开放性脊柱骨盆分离损伤（耻骨联合损伤，新月形骨折，在$S_1$水平处对侧骶骨横断骨折），患者死亡[17]。
- 挤压伤后出现完全性后半骨盆脱位[18]。
- 重物撞击骨盆后面和侧面，出现完全性前半骨盆脱位[19]。文献中6例患者有4例死亡（合并盆腔脏器损伤）。
- 在初次分娩后耻骨联合增宽[20]。
- 在劳动或运动时由于内收肌的强烈收缩会造成耻骨联合分离[21]。
- 老年性骨折（死因）：摔倒时左侧身体着地导致左侧耻骨支骨折合并闭孔静脉损伤[22]。

Areilza（1891年）报道了13例侧方挤压伤[23]，在这些病例中有4例尿道牵拉伤和3例尿道断裂伤（此3例患者全部死亡）。

在1895年，Katzenelson分析了部分文献并对以下五种损伤机制进行了区分[24]。

- 11例正面力传导：7例死亡（63.6%），5例尿道断裂和2例膀胱撕裂。60%的尿道损伤患者存活。
- 4例前向后力传导：2例死亡（50%），1例尿道断裂和2例膀胱撕裂。
- 4例侧向力传导至半骨盆：2例A2型，2例C1～2型损伤，3例死亡（75%）。2例尿道断裂和2例膀胱撕裂。
- 6例后向前力传导：4例死亡（66.6%），2例尿道断裂和2例膀胱撕裂。
- 5例肌肉强烈收缩损伤：1例死亡（20%）是从12m高处坠落合并膀胱撕裂伤（耻骨撕脱伤），其余患者均无事。

## 十、临床诊断学

Drechsler在1891年总结了19世纪骨盆损伤的治疗经验[25]。Rose指出，有以下典型的临床症状提示骨盆骨折或损伤。

- 局部触诊疼痛。
- 膀胱功能障碍。
- 髂腰肌疼痛和功能障碍。

此外，Drechsler指出更多骨盆环损伤的潜在迹象如下。

- 局部瘀斑。
- 肠道功能紊乱。

由于骨盆周围的软组织覆盖，很少观察到典型的骨折体征（如移位和骨擦音）。

## 十一、实验研究

Fere从50～60cm的高度对尸体进行了实验性侧面撞击。在老年尸体上，经常观察到前环损伤；有时会伴有耻骨联合分离，随着力的增加，在骨盆后环发现了继发性损伤部位（髂骨、骶骨或骶髂关节）。在年轻的尸体上没有发现损伤部位[22]。

Kusmin根据文献中的经典临床损伤机制进行尸体标本实验研究[14]。

前向后/后向前挤压导致以下骨折损伤（图1-2A）。

- 耻骨上支骨折，位于耻骨结节水平处或髂耻隆突靠近或累及髋臼。

- 耻骨下支骨折位于坐骨结节附近。

骨折主要出现在耻骨支较薄弱的区域，而有时甚至出现在其较厚的部分。

力量过强（侧向挤压力）往往导致以下骨折损伤（图1-2B）。
- 前骶髂关节损伤，有时合并向骶骨前方或头端移位。
- 经骶骨神经孔骨折。
- 骶骨外侧撕脱骨折（盆底韧带撕脱伤）。

作用在髂骨上的力导致以下骨折损伤。
- 骨盆前环骨折伴/不伴单侧或双侧骶骨骨折。
- 骨盆前环骨折伴/不伴单侧或双侧骶骨骨折和后侧髂骨骨折。

在新鲜尸体标本上，Areilza模拟了侧方挤压机制[23, 26]。当作用力为100~300kg时，出现耻骨联合损伤合并同侧的耻骨支骨折，并继发骶髂关节部位损伤。随着作用力的降低，因骨盆带的弹性作用导致其接近解剖复位。此外，还可见单纯耻骨联合损伤，单侧耻骨支骨折和髂骨骨折。

Areilza进一步描述了盆腔器官损伤。侧向挤压力会导致尿道损伤，尤其尿生殖隔牵拉导致尿道膜部断裂。

## 十二、骨盆环的稳定

Richardson描述了1例5岁女童车辆侧翻损伤导致的骨盆开放性损伤，合并阴道撕裂和耻骨联合分离（耻骨联合部位断裂），使用耻骨联合钢丝固定手术治疗，恢复良好[27]。

第一台骨盆骨折手术可能是在18世纪（1705—1780年）由J. Ph. Maret完成的，但是没有明确的资料[28]。

## 十三、预后

骨盆骨折的预后主要受合并的盆腔脏器损伤影响，尤其是尿道断裂与高死亡率相关[29]。

从过去的研究来看，骨盆损伤的预后是由合并损伤决定的。出现盆腔内器官和血管神经的损伤经常对死亡率产生影响[4, 30]。

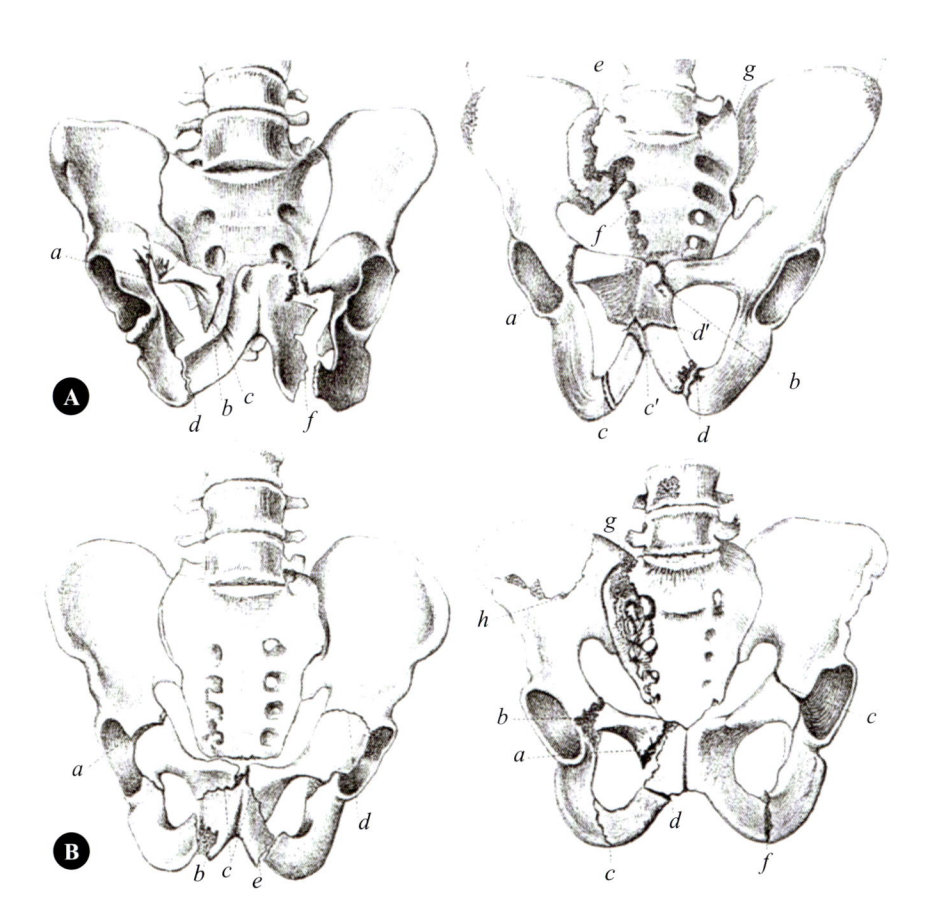

◀ 图1-2 A.经由骨盆传导的前后方向作用力，导致不同类型的骨盆前环骨折（根据Kusmin的实验研究绘制）；B.经由骨盆传导的侧方作用力，导致不同类型的骨盆前、后环骨折（根据Kusmin的实验研究绘制）

> 在未出现影像学检查手段时，骨盆骨折很少引起关注，并且因合并损伤常导致高死亡率[8, 11, 31]。
>
> 骨盆损伤的临床诊断往往是由尸检确定，实验研究已经明确了经典的损伤机制和损伤模式[14, 15, 22, 23]。
>
> Richardson 在 1887 年首次记载了耻骨联合钢丝固定技术[27]。
>
> 半骨盆脱位被确定为高危损伤。

## 十四、X 线检查临床应用后骨盆骨折治疗的发展

1895 年，威廉·康拉德·伦琴发现 X 线后对骨盆损伤有了全新的认识。

骨盆损伤的可视化，实现了病例的对比分析研究，促进了骨盆骨折治疗方式的变化。另外，越来越多的骨盆骨折手术方式得以报道。

> X 线的发现使骨盆损伤手术固定技术获得发展。

X 线引入初期，治疗骨盆损伤的金标准仍然是保守治疗，Cheyne 在 1900 年出版的《外科治疗手册》（*A Manual of Surgical Treatment*）中详细描述了保守治疗的方法[32]。

在接下来的 10 年中，尚未出现明确的手术固定方式。骨盆 X 线片检查有助于更好地了解损伤机制和损伤病理学。Fischer 在 1909 年记载了一起冬季雪橇事故引起的非典型骨盆损伤案例，其中 6 例损伤程度不同[33]。此 6 人乘坐同一架雪橇意外撞树。第 1 人当场死亡，第 2 人、第 3 人分别在第 1 天和第 9 天死亡，其余均存活。Fischer 对 2 号、3 号死亡患者进行分析，发现两者均为典型的前后方向挤压损伤机制，导致双侧半骨盆脱位。

Otto Hirschberg 在 1911 年报道了一种治疗半骨盆脱位的术式，该术式通过耻骨支周围的金属吊索进行治疗，从而稳定耻骨联合[34]，该技术与 1887 年 Richardson 描述的技术相似（图 1-3）。

1911 年，Finsterer 以同样的方式治疗 1 例 12 岁男童[35]。他详细描述了该骨内固定技术。手术采用 Pfannenstiel 切口。骨膜剥离后，手法复位骨折脱位，用铝青铜合金金属丝固定耻骨联合。逐层闭合骨膜、筋膜、皮肤。术后治疗包括骨盆吊带外固定、卧床 6 周。

原文：

耻骨联合的横切面在两个腹股沟环之间；暴露耻骨的上缘，切开并剥离前后表面的骨膜。右侧耻骨稍向后，但两者高度相同。可以看出，由疏松结缔组织形成的分界线在与关节间隙相对应的耻骨联合中下部延伸，在上部则穿过软骨到右侧的骨–软骨交界，骨头本身是完整的。将右侧耻骨向前提拉，使间隙缩小，然后将铝青铜缝合线穿过两个耻骨支并紧紧绑在一起。然后逐层关闭骨膜、筋膜和皮肤。

佩戴腰部束带，通过横向力量收缩骨盆。恢复较慢，骨折也可以一期愈合；但需卧床 6 周。出院时，骨盆形状恢复正常，下肢没有缩短，可恢复正常活动而不伴疼痛。

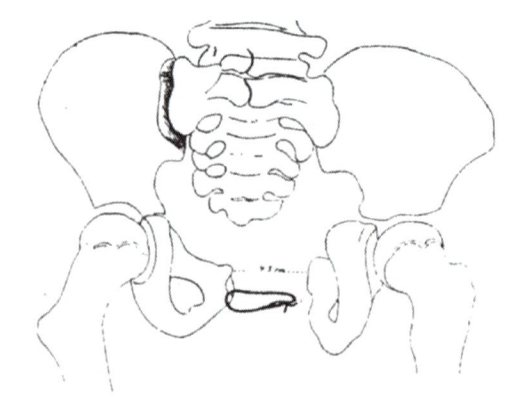

▲ 图 1-3 Hirschberg 绘制的应用钢丝技术稳定耻骨联合的示意图

Albin Lambotte（1907 年和 1913 年）首次提出不同骨折类型应当选择不同手术方式，包括螺钉、钢板和钢丝固定技术。针对骨盆骨折和耻骨联合分离，提出了以下固定技术[36, 37]。

- 骶骨横行骨折的螺钉固定技术（图 1-4）。
- 耻骨联合的铜线固定技术（复位后）（图 1-5）。
- 耻骨联合螺钉固定技术（图 1-5）。
- 耻骨联合钢板固定技术。
- 耻骨支骨折的螺钉固定（图 1-4）。
- 切开骶髂螺钉固定技术（入钉点见图 1-4）。
- 骨盆后环骶骨棒固定技术（图 1-6）。
- 髂嵴骨折的钢丝或螺钉固定技术（图 1-6）。

这些固定技术经历一段时间后才被其他人接受。

Lane 在 1914 年尚未关注维持骨盆稳定的技术[38]。1916 年，Hey-Grooves 报道了大量关于四肢骨折的内固定技术，但未对骨盆骨折固定技术进行探讨[39]。到 1918 年，Geiger 设计了第一台可用于骨科手术的牵引床，其也可用于骨盆骨折牵引（图 1-7），但仍未对骨盆骨折固定技术进行描述[40]。

在 1920—1922 年，Block 和 Haumann 提出了髂骨翼牵引复位半骨盆脱位技术[41, 42]（图 1-8）。

Bauer 在 1927 年描述了骨盆骨折的治疗[43]，但指出对于无移位骨盆骨折无须特殊治疗方式，基于肌肉能够提供动态稳定性，只需仰卧位卧床 4~6 周即可。

对于无移位的骨盆环骨折通过骨盆兜悬吊固定治疗即可。

对于移位的骨盆环骨折，下肢持续牵引即可。Bauer 详细描述合并膀胱或尿道损伤骨盆骨折插尿管的保守治疗方式，以及部分尿道损伤直接行尿道重建术。

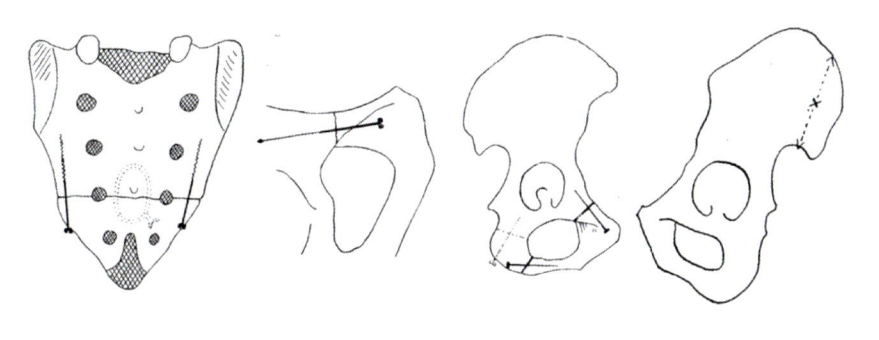

◀ 图 1-4 Albin Lambotte 绘制的使用螺钉固定技术治疗骶骨横行骨折，骶髂螺钉具体的入钉点位置

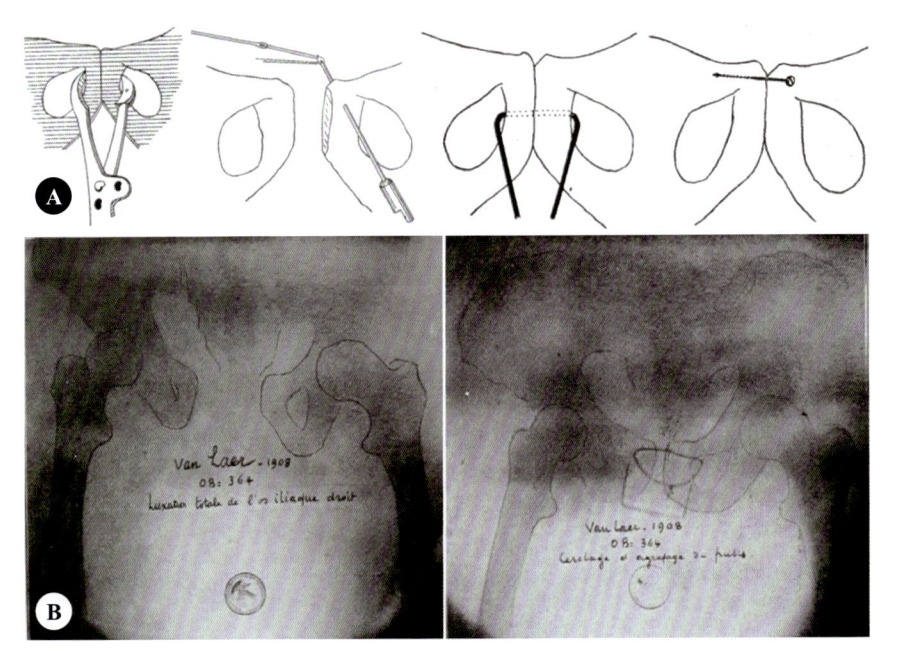

◀ 图 1-5 A. Albin Lambotte 绘制的耻骨联合分离复位固定技术；B. Albin Lambotte 绘制的耻骨联合分离钢丝固定技术 X 线示意图

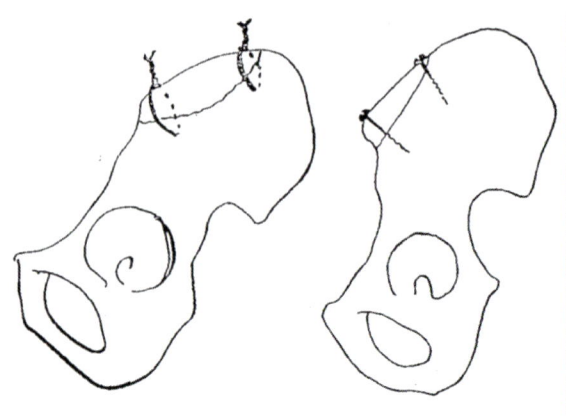

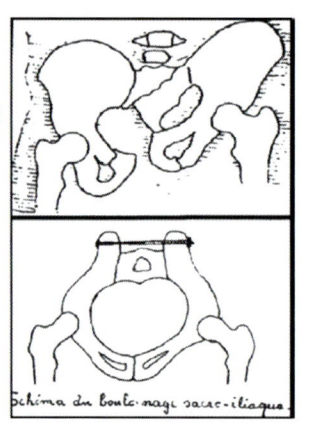

图 1-6 Albin Lambotte 绘制的髂骨翼及骶骨骨折固定技术示意图

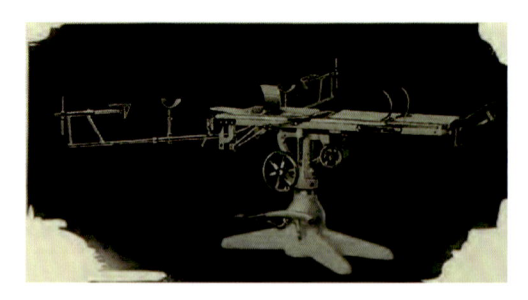

图 1-7 Geiger 牵引床，可用于骨盆骨折的复位

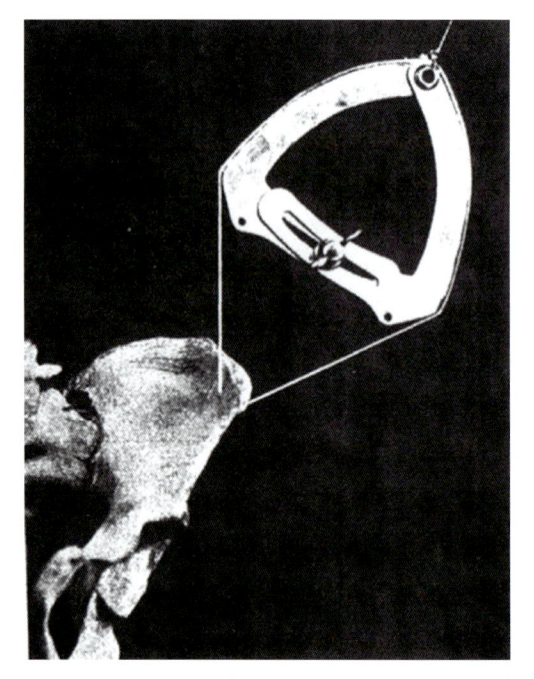

图 1-8 Block 骨盆牵引技术，在髂骨翼做直接牵引

大多数骨盆损伤都会愈合，基本恢复正常。但骨盆后环骨折和髋臼骨折常残存部分功能障碍。愈合不良常见于孕妇患者。

Westerborn 进行了广泛的文献回顾，详细分析了 306 例不同骨盆和髋臼骨折的病例[44]。对于骨盆环的手术固定仅对耻骨联合分离进行了讨论，并指出"Lambotte 推荐的耻骨联合分离的手术方式简单，但通常不必要"。

关于骨盆环损伤第一个较大的病例系列研究于 1930 年由 Wakeley 在《英国外科杂志》(British Journal of Surgery) 上发表，该文仍坚持保守治疗[45]。Magnus (1210 例)[46] 和 Noland (185 例)[47] 均采用 Hermann Matti 所著的《骨折与治疗》(Die Knochenbrüche und Ihre Behandlung) 中的建议，使用牵引装置（图 1-9）保守治疗[48]。

1934 年，Lehmann 首次描述了通过螺钉固定治疗分离骶髂关节的病例[49]。

先进行闭合复位，无法成功后采用切开复位，俯卧位，选择沿后方髂嵴弧形入路，游离臀大肌。在直视下沿骶神经孔上缘置入 1 枚螺钉，但按照生物力学观点，该螺钉方向并非最佳。

原文：

技术：牵引手术床，俯卧位。在患侧的股骨髁上使用牵引钳直接牵引，由于轴承无法连接到分离的耻骨联合处，使用克氏针在对侧髂嵴上直接反向牵引。在 X 线的监测下，逐渐增加牵引。然后用拱行切口暴露软骨和部分分离的耻骨联合。现在就可以直接查看是否成功复位。考虑到椎间孔及其神经，螺钉的方向在机械意义上并不完美。尽管如此，螺钉还是起到了保持良好复位效果的作用[49]。

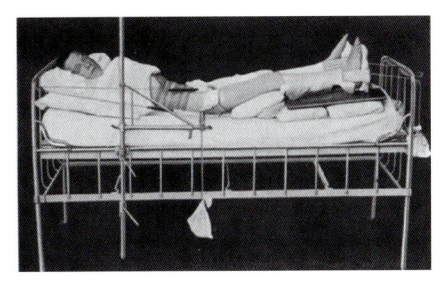

▲ 图 1-9　Matti 在 1931 年提出的卧床牵引技术

Meyer-Burgdorf 报道了另外 2 例切开（"血性"）复位，但未详细描述[50]。在接下来的 20 年中，仍以保守治疗为主[51]。

> 自 1913 年提出骨盆损伤切开复位内固定术以来，在接下来的 40 年中，保守治疗仍然是主要的治疗方式。

直到 1953 年，Gordon Whiston 在《美国骨与关节外科杂志》（American Journal of Bone and Joint Surgery）上发表了 5 例骨盆骨折切开复位内固定的病例[52]。其采用的技术与 Albin Lambotte 描述的相同。

1965 年，Maurice Müller、Martin Allgöwer 和 Hans Willenegger 出版了《骨折内固定技术》（Technical of Internal Fixed of Fracts）[53]。其中一部分涉及"骨盆骨折"，但仅描述了髋臼边缘骨折的切开复位和螺钉内固定技术。

第 1 版和第 2 版 AO 手册分别于 1970 年和 1977 年出版，仍专注于髋臼骨折稳定和髋关节融合术[54, 55]。

> 自从 Malgaigne 分析骨盆骨折类型以来，在接下来的 100 年中，主要发表病理解剖分析和对损伤的描述，而临床应用发表的仍然是保守治疗后的效果。直到 20 世纪 70 年代，非手术治疗方式主要包括卧床休息、手法复位、加压或不加压的骨盆带、骨盆支具。此外，还使用了所谓的骨盆吊带（Beckenschwebe）或牵引装置。

Johannes Poigenfürst 总结了 20 世纪上半叶的非手术治疗概念[56]。

- 单纯功能康复[46, 57, 58]。
- 使用专门设计的加压装置[59, 60]。
- 支具固定[57, 58, 61]。
- 复位、固定（牵拉 - 逆向牵拉）和骨盆吊带（Beckenschwebe）[57, 58]。
- 骨盆牵引[41, 62]。
- 骨盆贯穿固定[56]。

Dommisse 在 1960 年描述了一种耻骨联合钢丝固定术。耻骨联合两端分别置入 1 枚螺钉，钢丝缠绕在螺钉上，实现对耻骨联合的动态固定[63]。

由于非手术治疗后的效果差[64-66]，手术固定越来越受到青睐。耻骨联合钢板固定越来越多[64, 67-69]。Schweiberer 在 1978 年指出，后环因复位不良导致畸形时需要手术显露并使用短钢板固定[70]。

> 首次尝试使用钢板固定耻骨联合。

Raoul Hoffmann 在 1941 年提出了骨整复和外固定的概念[71, 72]。George Pennal 在 1958 年已经报道了骨盆骨折的外固定技术。Carabalona 在 1973 年报道了他们的第一个骨盆骨折外固定研究[73]。Slätis 通过实验对比分析了各种骨盆外固定器械结构特点[74]。1980 年，骨盆外固定架的临床效果研究发表[75]。在 20 世纪 80 年代至 90 年代，外固定治疗广泛应用于骨盆环骨折标准治疗[76-78]。

> 在 20 世纪 70 年代至 80 年代，骨盆环骨折外固定治疗越来越流行。

总的来说，内固定技术很少使用。在 20 世纪 70 年代末和 80 年代，一些外科医生开始尝试钢板和螺钉固定骨盆骨折[68, 79-84]。

1978 年，Emile Letournel 就骨盆骨折的手术治疗提出了一些基本观点[85]。

- "相比保守治疗，外固定技术能够获得并维持更好的复位。"……"继发移位似乎不常见。"
- 手术治疗
  - "能够获得解剖复位"……"坚实的固定能够避免术后制动"。
  - 术后 2 天即可明显缓解疼痛与不适"。

Letournel 提出了以下概念。

- 手术绝对指征是骶髂关节或耻骨联合损伤。
- 耻骨联合使用钢板固定。
- 如果合并耻骨支骨折，则钢板长度应该能够覆盖该骨折区域。
- 骶髂关节损伤需解剖复位。
- 骶髂关节的显露，应该选择后方髂嵴纵行入路，游离臀大肌。
- 对于骶髂关节脱位合并耻骨联合分离的患者，需首先固定骶髂关节，然后改为仰卧位，固定耻骨联合。
- 单纯前环骨折保守治疗即可。
- 陈旧性经髂骨或骶骨的骨折移位，通常很难获得良好复位。
- 对于经髂骨或骶骨的骨折，手术医生应根据其经验联合使用外固定与内固定技术。

Letournel 总结道，"对不稳定骨盆骨折尽可能进行最佳复位已被普遍接受。"

1980 年，Marvin Tile 指出[86]，在大多数情况下，如果无法通过闭合复位或使用外固定架无法维持复位，则应切开复位。如前所述，经髂骨骨折，如患者身体能够承受手术，则应该切开复位、坚实内固定，从而获得正常解剖关系。加压、稳定是骨盆环骨折治疗的需求。如果骨折经骶骨或骶髂关节，则切开复位难度增加。目前已在此类骨折损伤中使用松质骨螺钉固定，但如前所述，该技术难度大，不作为常规推荐。

在接下来的几年中，依据 Marvin Tile 在多伦多的研究小组进行的生物力学研究结果，前后环内固定能够提供最好的效果[84]。

1988 年，Marvin Tile 在《英国骨与关节外科杂志》(*British Journal of Bone and Joint Surgery*) 上发表了具有里程碑意义的论文《骨盆环骨折：应该固定吗？》(*Pelvic ring fractures: should they be fixed?*)[87]。描述了以下几种内固定方式。

- 在"开书型"损伤中，应在耻骨联合上表面置入 1 块 2~4 孔的钢板，并用全螺纹松质骨螺钉固定。
- 对于不稳定的 C 型损伤，如果未计划固定骨盆后环，则应使用 2 块彼此成 90° 的钢板固定耻骨联合。
- 对于骶骨骨折，在无神经损伤风险的前提下，使用 2 根骶骨棒（贯穿两侧髂后上棘）对骶骨骨折加压、固定。
- 对于骶髂关节脱位，无论是否伴有髂骨骨折，建议采用前方入路显露骶髂关节，钢板固定骶髂关节及伴有的髂骨骨折。
- 对于髂骨骨折，可采用标准的骨折间加压钢板固定技术；首选前方入路，尤其在合并骶髂关节脱位的情况下。

1988 年，Marvin Tile 推荐了一个明确的概念：固定前后骨盆环可治疗完全或不完全不稳定骨盆环损伤。

1989 年，Joel Matta 和 Tomas Saucedo 对骨盆环显露入路进行了详细描述，并且标准化了骶髂螺钉概念，使骶髂螺钉作为固定后环的另一种手段[88]。

Tile 和 Matta 是骨盆环损伤切开复位和内固定的先驱。这些 20 世纪 80 年代末发展起来的骨盆环损伤治疗概念至今仍具有重大价值。

# 第 2 章 骨盆外科解剖学
## Surgical Anatomy of the Pelvis

Norbert Peter Tesch　Axel Gänsslen　Jan Lindahl　Wolfgang Grechenig　Georg Feigl　著
李嘉琦　袁宝明　俞　晨　译

骨盆区域的解剖结构复杂，涉及骨骼、韧带、关节、肌肉、骨盆器官和神经血管等。

对于骨盆环损伤的治疗，外科治疗相关的解剖是重中之重，而所有解剖结构的详细描述在临床应用时是没必要的。

因此，本章讨论的重点是骨盆环损伤在切开、微创（经皮）、甚至保守治疗时必须注意到的主要解剖结构。

### 一、骨性解剖

骨盆环由两块无名骨和骶尾骨组成，无名骨由耻骨、髂骨、坐骨融合而成（图 2-1）。骨盆环骨性解剖结构的发生、发育在儿童骨盆环损伤一章将进行更详细的描述。

骨盆环结构的弹性特征基于 3 个关节，前方的耻骨联合和后方的双侧骶髂关节（SI joints）。

这些结构与负荷从下肢经髋关节至骶骨和脊柱的传导有关。

单纯骨性解剖结构是维持骨盆环静态稳定的基本结构，而关节及骨盆周围肌肉和韧带则组成动态稳定结构。

由于较大的髂骨翼的存在，骨盆分为假骨盆与真骨盆（图 2-2），而后者内部包绕着盆腔脏器、骶丛和相关血管结构。

### 二、半骨盆（"髋骨"）

半骨盆由 3 块骨头组成（图 2-3），它们在青春期或成年早期融合。它们之间由三角软骨连

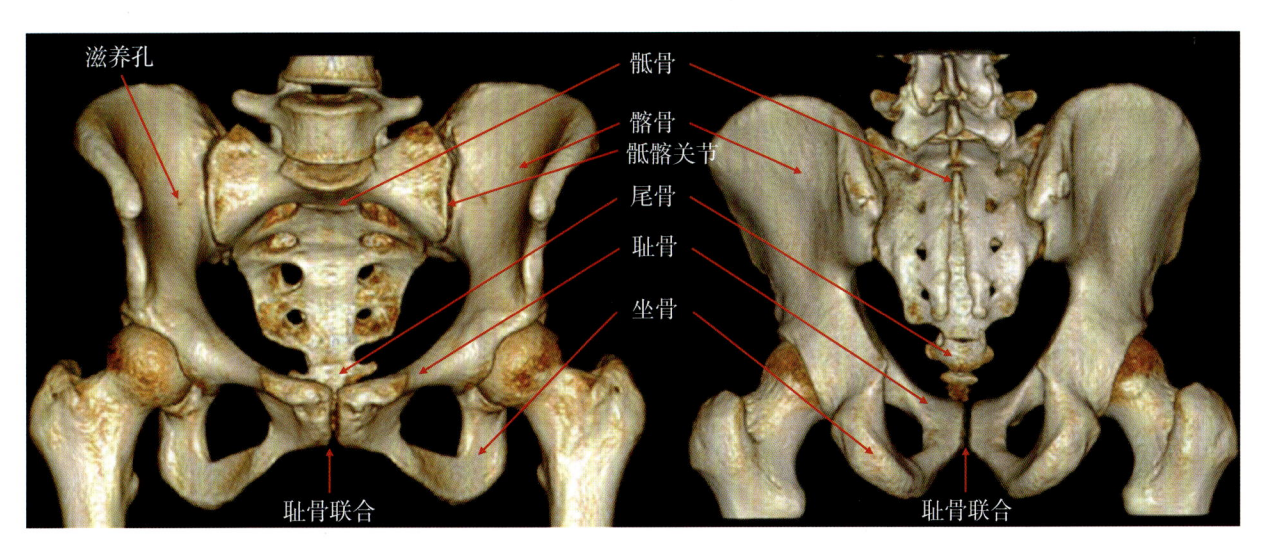

▲ 图 2-1　骨盆环的骨关节构成解剖示意图，骨盆可以分解为两块无名骨（髂骨）及骶尾骨，由后方的双侧骶髂关节和前方的耻骨联合联结

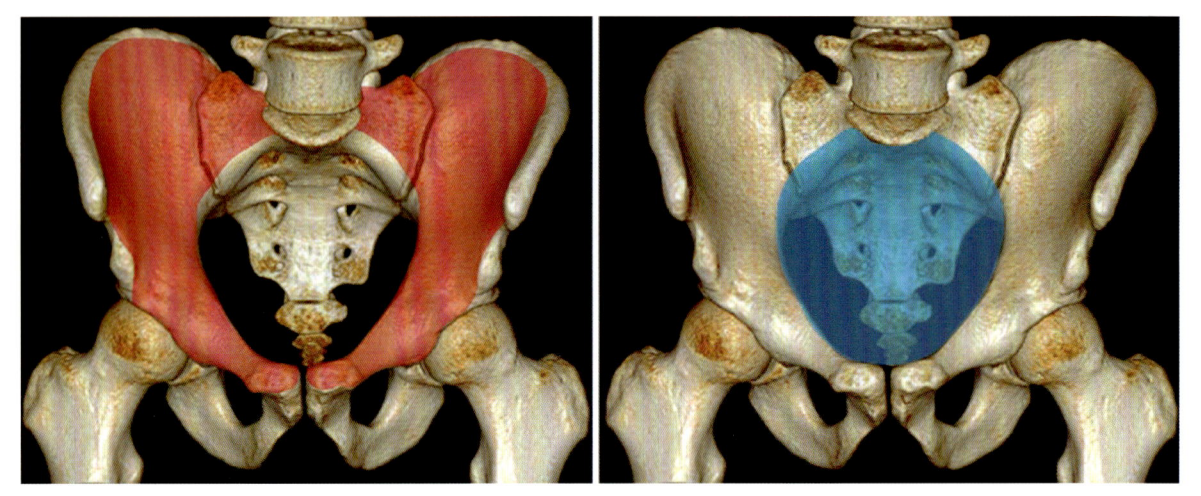

▲ 图 2-2　完整的骨盆可分为假骨盆（红色）和真骨盆（蓝色）两部分，后者包绕相关的骨盆内脏器及神经血管结构

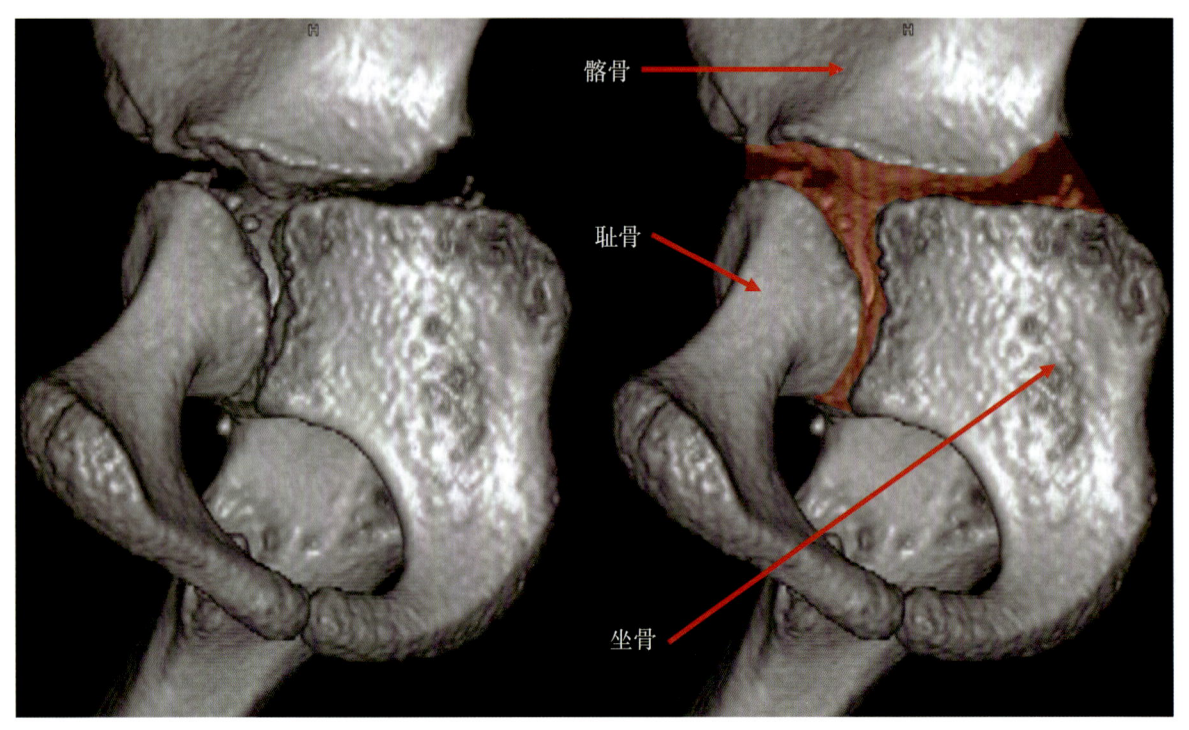

▲ 图 2-3　半骨盆在青春期及成年早期发生融合。图示 7 岁女童骨盆内侧面，Y 形软骨连接耻骨、坐骨及髂骨

接，通常在 14—16 岁时融合为骨性髋臼。关于髋臼的发育在其他著作中有大量描述[1-3]。

半骨盆的发育由额外的骨骺及骨突生长所支持。在骨骼的发育中，骨突作为次生骨化中心，在生命的第 2 个 10 年中发育。它们是肌肉和肌腱的起点和止点[1-3]。

髂嵴隆起由髂前上棘的骨 - 骨骺组成；真性髂前嵴骨骺，延伸至整个髂嵴的约 1/2；后方髂嵴隆起，由髂后上棘（posterior superior iliac spine，PSIS）骨突发展而来[4]。真性髂嵴骨骺（前部和后部）通常在靠近髂嵴中部相连。

男性的髂嵴隆起在 12—15 岁（平均 14 岁）发育，于 16—23.9 岁（平均 21.6 岁）闭合。在女性中，髂嵴隆起出现于 11.3—15.9 岁（平均 14.4 岁），于 15.8—25.8 岁（平均 23.3 岁）闭合[5]。骨化通常从前到后进行[6,7]。

髂前上棘（anterior superior iliac spine，ASIS）隆起通常在 16 岁时发育，并在 25 岁左右融合[8]。

髂前下棘（anterior inferior iliac spine，AIIS）隆起通常在 11—15 岁发育，在 16—18 岁融合[9, 10]。

坐骨结节隆起在 13—16 岁形成，而在 16—18 岁融合，在 20—23 岁完全融合[11]。关于髂后棘融合的数据缺失。

**临床意义**：因此，对于骨骼发育不成熟的患者，尤其是 14—17 岁的年轻运动员，这些隆起作为肌腱与骨骼相连的最薄弱区域，受到垂直作用力时，存在损伤的风险。

根据 Mollier 的研究，形态学上完全发育的髋骨类似于 8 字形[12]。在髂骨翼平面的垂直方向和闭孔之间，髋臼是完整的。Gänsslen 等拓展延伸了这一观点，提出了半骨盆的三环结构[13]。这些环的边缘可进行植入物的锚定。

### （一）髂骨

髂骨是三块半骨盆骨最上面的部分（图 2-4）。上半部分和下半部分可以被髂骨内面上的嵴线分开。这条嵴线在前部被称为弓形线，在髂骨内面形成终线并构成了骨盆缘的一部分[5]。

髂骨上部（图 2-4C 和 D）属于假骨盆，呈扁平扇形的翼状结构，是小腿运动所必需肌群（展肌、臀大肌、髂肌）的起点。

髂骨翼的内面是凹陷的（髂窝），被髂肌所覆盖。在骶髂关节附近，存在一个较大的滋养孔（图 2-1）。在手术过程中，这里可能会发生相关出血。

Ebraheim 等研究了该孔的位置，表明其位于骶髂关节前上关节线外侧约 12.5mm 处，沿平行于骶髂关节线的真骨盆缘垂直于该线 23.5mm[14]。在进一步研究中，发现滋养动脉穿过骶髂关节。滋养孔平均位于髂前上棘内侧 88.1mm，真骨盆缘上方 20.1mm，骶髂关节外侧 20.1mm[15]。

在髂骨后方，在其与骶骨形成的关节正上方可见一个嵴。在真骨盆内，骶髂关节的 L 形髂骨关节面变得可见。再后是附着骨间韧带和骶髂后韧带的粗糙区域。

髂骨翼的外侧（臀）表面有一些骨性边缘（臀线）和粗糙区域，为肌肉附着点。展肌起自臀前线和臀下线，臀大肌在很大程度上沿臀后线走行。

髂骨上缘增厚形成髂嵴，为腰椎、腹部和小腿的肌肉和筋膜提供附着点。髂嵴在前方和后方分别止于髂前上棘和髂后上棘。髂嵴的形状在外侧看是凸的（图 2-5）。在髂前上棘后方 4~8cm 处可见一突起结节，即髂嵴结节。该区域相对较厚，包含一段从髂嵴到髋臼上区的略微成角的狭

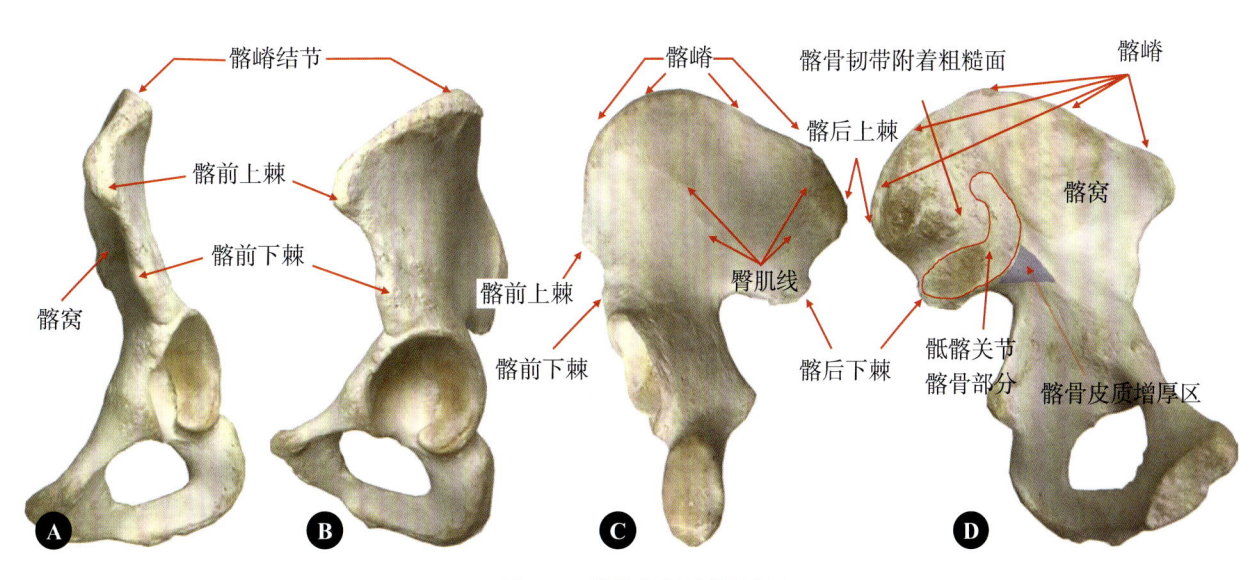

▲ 图 2-4 髂骨的相关骨性标志

长骨道（图 2-5，蓝）。这一里程碑发现在骨盆环外固定技术领域中具有外科意义。这个区域的坚强骨骼可承受髂骨外固定器固定时的把持力[16]。

髂前下棘位于髂前上棘下方的髂骨前缘，股直肌附着区是一个重要的标志。

沿着髂前下棘到髂后上棘的平面，存在一段狭长骨道（图 2-5，红），它形成了髂骨的下部[16]，使髋臼顶变得完整。更靠后的坐骨大切迹上缘为它下方的基底部。

**临床意义**：一些研究者研究了髂前下棘至髂后上棘之间的骨道，并通过不同方式的技术实现前方和后方稳定[16-21]。骨道长度在 10~15cm，宽度为 11.4mm，高度为 23mm。

在平行于骶髂关节的前方，"髂皮质致密区"作为最坚硬的骨结构，可置入植入物。髂皮质致密区位于骶骨翼斜坡的后方和尾部[22]。

躯干和髂骨翼内侧面在额状面上形成约 60°的角。在外侧，由于髋臼的后壁和后柱更加突出，该角减小至 20°~30°[23]。

### （二）坐骨

坐骨位于半骨盆的后下部，体积很大，连接了髂骨和耻骨上支，一段延伸出来的坐骨结节与耻骨下支相连形成了闭孔的后下边缘[5]。坐骨体约占髋臼表面的 2/5，包括了髋臼窝。坐骨是半骨盆的静态稳定结构（图 2-6）。

在坐骨的后侧缘的坐骨棘是髋臼后柱的一部分，坐骨棘联合其上的骶棘韧带将坐骨切迹划分为坐骨大切迹和坐骨小切迹。

坐骨结节对坐位时的受力传导和支撑起到了重要的作用，它也是腘绳肌的重要起点。

### （三）耻骨

耻骨及其联合部和上下支组成半骨盆的前下部（图 2-7）。

耻骨上支起自髋臼后外侧，融入髋臼腔，形成髋臼前壁。在耻骨上支上方，存在几个重要的解剖标志（图 2-7）。

- 耻骨结节：耻骨上支内侧部上缘的前突状结节，是腹股沟韧带的止点。
- 耻骨梳：形成部分骨盆的锐利上缘，起自耻骨结节，向后内侧延伸，与后方的弓状线共同形成髂耻线；它形成真骨盆的内侧边界。
- 髂耻隆起：髂肌和腰大肌从腹股沟区走行至股骨小转子的内侧边界；标志着耻骨上支与

前侧　　　　　　　　　　　　　　后侧

髂前下棘至髂后下棘的骨性通道

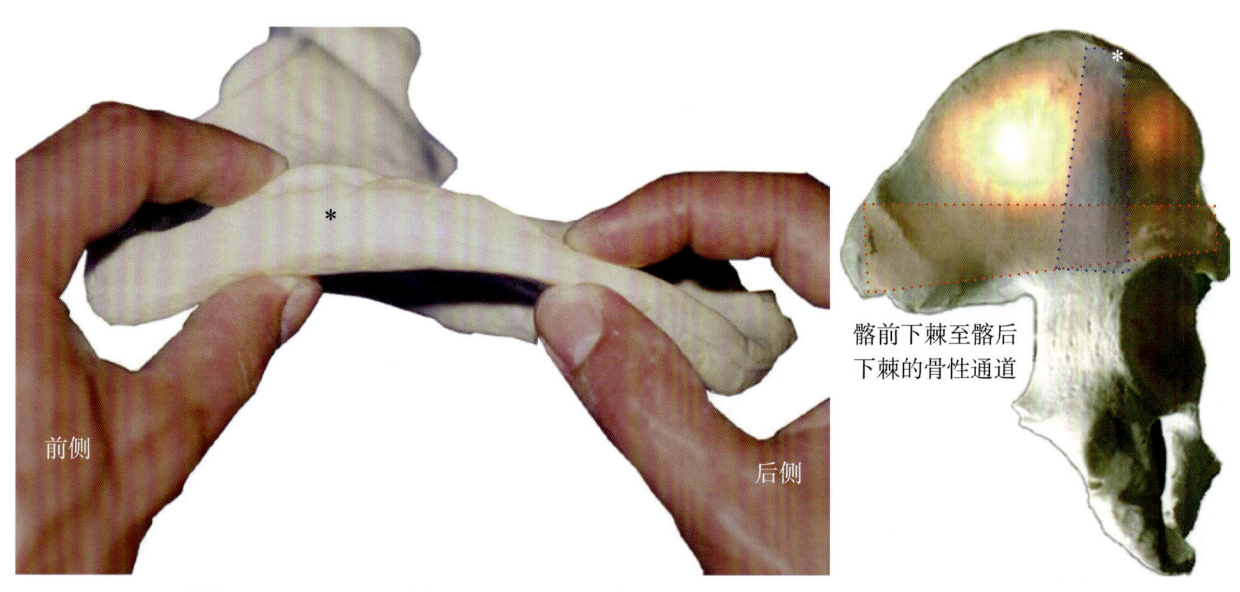

▲ 图 2-5　髂嵴解剖结构，* 显示髂嵴结节状突起。从髂骨侧面观可以确认两条相关骨性通道的位置：髋臼上方通道（红色）及起始于髂骨结节突起的垂直骨通道（蓝色）

髂骨的连接处；腰小肌止于其内侧缘（耻骨肌线/耻骨梳）。

- 耻骨嵴：自耻骨结节走行至耻骨联合内上缘；该区域为腹直肌联合腱、腹外斜肌、锥状肌的止点。

坚韧的耻骨梳韧带（Cooper 韧带）从耻骨结节延伸至髂耻隆起（图 2-7）。髂耻弓是腹股沟韧带的一部分，它将肌肉组织腔隙与血管腔隙分开，并从远端和内侧加强耻骨梳韧带。髂腰肌筋膜的后部位于髂耻隆起的外侧，关闭骨盆的入口。

耻骨上支与耻骨下支和坐骨体一起构成闭孔的主要部分。

在闭孔的外上缘，可以找到闭孔沟，是一骨性管道，形成闭孔管的上缘。闭孔的神经血管结构由此出骨盆至大腿部。

纤薄平坦的耻骨下支从耻骨上支内侧端向外下方与坐骨支相连。前表面粗糙，是股薄肌、闭孔外肌、短收肌和大收肌的起点。后内侧的光滑表面是闭孔内肌的起点。

因此，耻骨上下支被闭孔肌的肌索包裹，这使得骨盆前环骨折能够与较厚的上方骨膜一起快速愈合（图 2-8）。

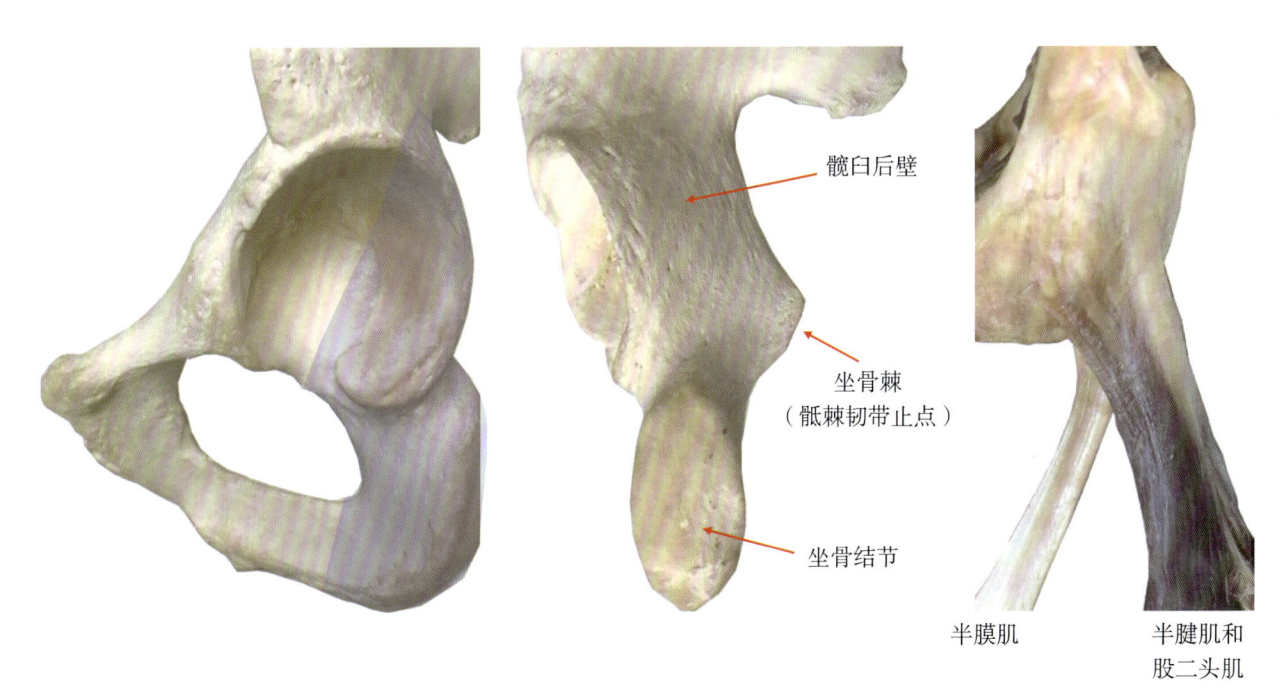

▲ 图 2-6 坐骨的骨性解剖及腘绳肌的起点

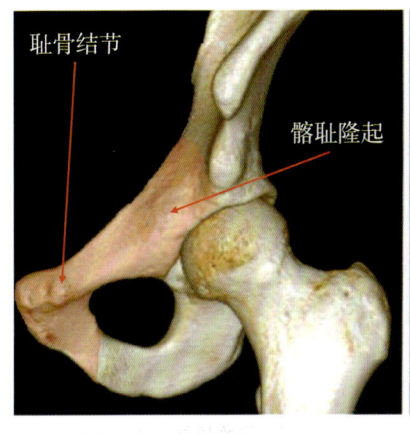

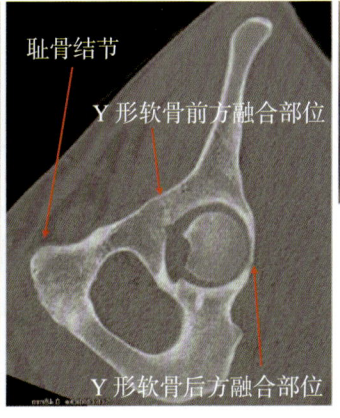

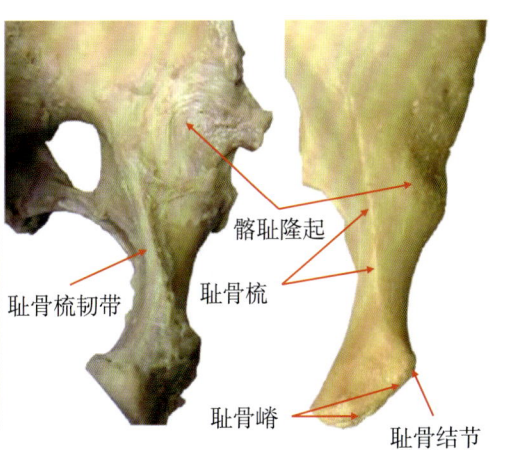

▲ 图 2-7 耻骨的解剖标志

骨盆环骨折
Pelvic Ring Fractures

### 三、骶骨的解剖

骶骨是一个解剖结构复杂的大三角骨[24]，通常由五个骶椎融合而成（图2-9）。总的来说，骶骨具有58～60个骨化中心[25]。最终形状和融合在16—18岁青春期时发生，在25—34岁完成[26-29]。融合[26-28]由下至上于椎间盘处逐步发生[30]。

**临床意义**：有时可在$S_1$和$S_2$椎体之间观察到持续存在的椎间盘（图2-10）。

骶骨近端与$L_5$相接，两侧通过骶髂关节与髋骨相接，远端与尾骨相接。

骶骨有四对骶前孔和四对骶后孔。$S_1$～$S_4$神经根从相应孔中穿出，而$S_5$神经根在骶骨和尾骨之间穿出[31]。因为前神经根直径较大，所以前孔比后孔大[31]。

#### （一）表面解剖

成熟骶骨的形状为前凹的骨盆面和相应凸起的后表面。骶骨侧面在上部较宽，向尾骨方向逐渐变窄。其宽大的骶部朝向前上方，锥形的骶骨尖朝向下方。骨结构由大量的松质骨构成，松质骨被一层薄薄的皮质骨包裹。骶骨的高度和宽度均为10～11cm[32]。

#### 1. 骶骨前表面

骶骨凹陷的前表面相对光滑，代表真骨盆的后界。前面可见前椎体融合形成的横融合线（嵴）（图2-9A）。通常有四对骶前孔，由近端向远端逐渐减小[33]，骶前孔有前神经根通过和骶外侧动脉，前神经根形成骶丛。这些骶前孔

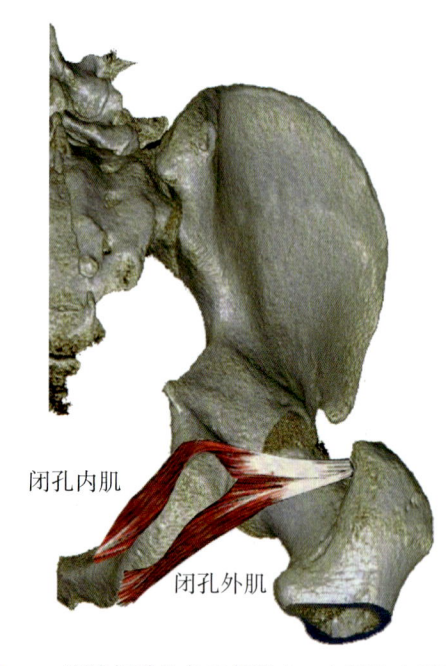

▲ 图2-8 环绕闭孔的条索状肌肉，由闭孔内肌及闭孔外肌组成

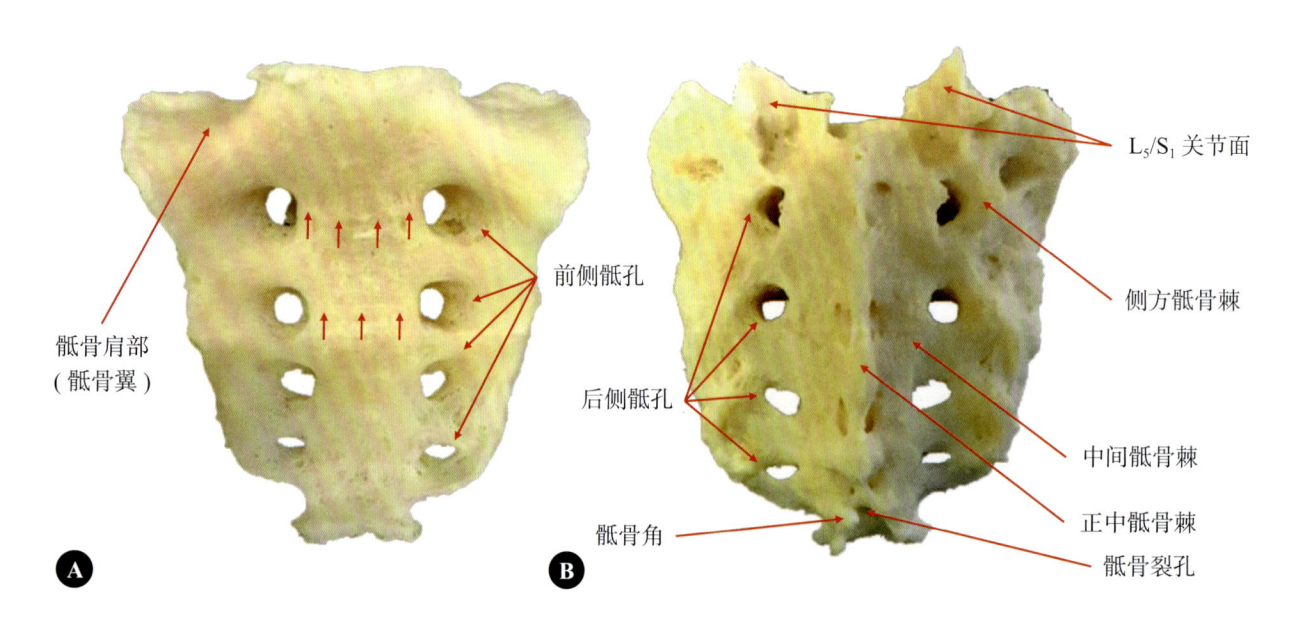

▲ 图2-9 骶骨前侧观（A）及后侧观（B）。在前侧椎体融合线（箭）外侧有四对骶前孔。后侧可以辨认出数个骶棘及骨性骶管

位于相应横脊的两侧。骶前孔方向稍向前外侧偏斜。因为前神经根直径较大，所以前孔比后孔大[31]。

部分髂肌起自骶骨前表面的外上侧。梨状肌起自骶前孔外侧。

### 2. 骶骨后表面

骶骨的后面凸出且高度不规则[34, 35]。前骶骨椎体的后部形成了几个纵形隆起（图 2-9B）。

骶正中嵴凸起较为明显的是 $S_1$ 结节（退化的棘突），而 $S_2 \sim S_5$ 结节突起程度相对较小。在骶正中嵴下方，第五骶骨中线部位的椎板通常未融合，而形成一个开口，称为骶管裂孔。裂孔位置变异度较大[36, 37]。

融合的椎板位于这些棘突外侧。融合的关节突在骶骨后外侧区域形成不规则凸起，形成骶中间嵴。骶中间嵴末端形成一个骨性凸起为骶角，与尾骨相接。

再向外侧，后表面还存在四对骶后孔，其大小从近端到远端逐渐变小，骶神经根后支从后孔的外侧缘穿出骨盆[38]。在后孔的外下象限，骶外侧动脉的后孔支通常伴行于神经根内侧。伴行的静脉丛通常缺失[39]。

在术中，存在一些指导骨折复位的解剖标志。与前孔相比，后孔更小且更不规则[29, 31]。前后孔之间呈现为 Y 形（图 2-11），以前孔为基干，一分支向内侧进入骶椎管，一分支向后进入后孔[40]。

> **临床意义**：Farrell 等在标准术中图像上分析了骶上神经根通道（图 2-12）[41]。在出口位、入口位和侧位像上可见度分别为 100%、21% 和 91%。

在手术过程中，第二骶后孔与髂后上棘的解剖位置关系有助于骨折复位与固定。第二骶后孔通常位于髂后上棘内下方 45°、2～3cm 处[42]。

融合的横突形成后表面的最外侧部分，为骶髂后韧带的起点。

骶沟内侧至骶正中嵴的区域是后方肌肉的附着点，包括位于骶髂关节下方的臀大肌外侧部分、多裂肌和竖脊肌。

### 3. 骶骨外侧表面

骶骨外侧面呈三角形，呈现的是骶髂关节的骶关节面（图 2-13）。L 形关节面分上支和下支，彼此几乎成直角[43]，位于骶骨的前缘，而后缘为骶髂骨间韧带的起点而非关节面。上垂直支的长度在 3.7～4.4cm，而下水平支的长度为 5.6cm[32, 43]。骶骨耳状关节面的平均表面积为 18.4cm$^2$ [44]。

### 4. 骶骨上表面

骶骨上表面由骶骨岬（第一骶椎前部）和骶骨翼组成（图 2-13）。在 $S_1$ 椎体后方，有一个三角形开口为骶管的入口。在骶管内侧，腰骶关节

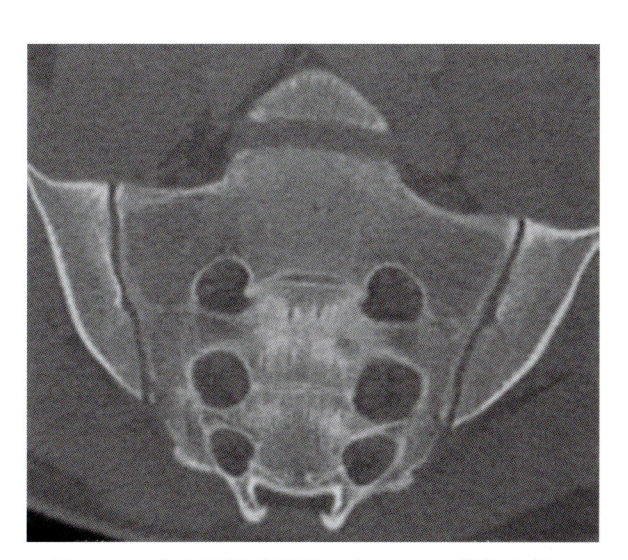

▲ 图 2-10 发育异常的骶骨，在 $S_1$ 与 $S_2$ 椎体之间可见残存的椎间盘

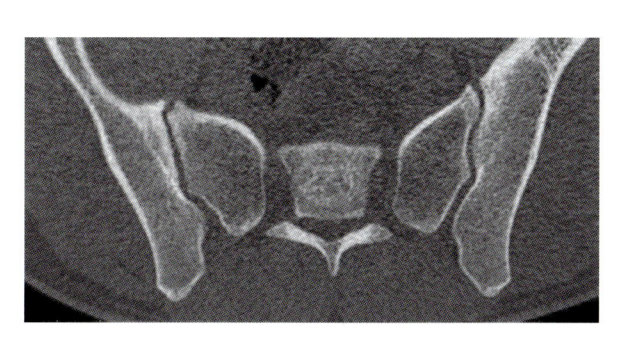

▲ 图 2-11 Y 形结构的骶神经根管，可见前、后神经根出口

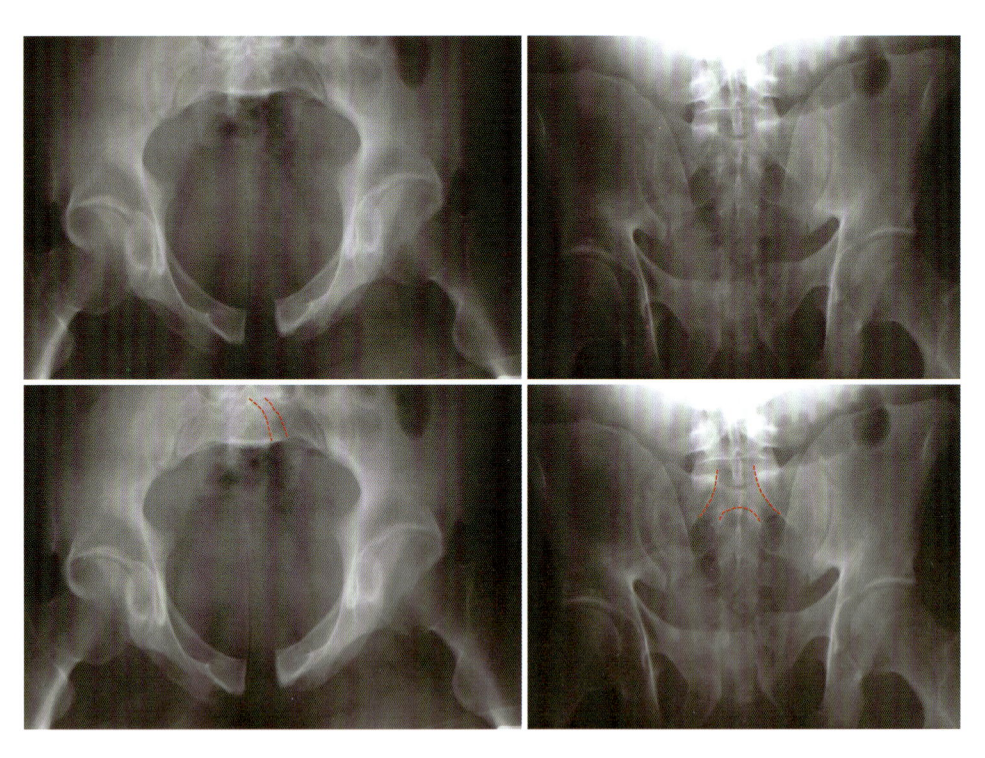

骨盆环骨折
Pelvic Ring Fractures

▲ 图 2-12 骨盆入口位及出口位显示上部骶神经根通道

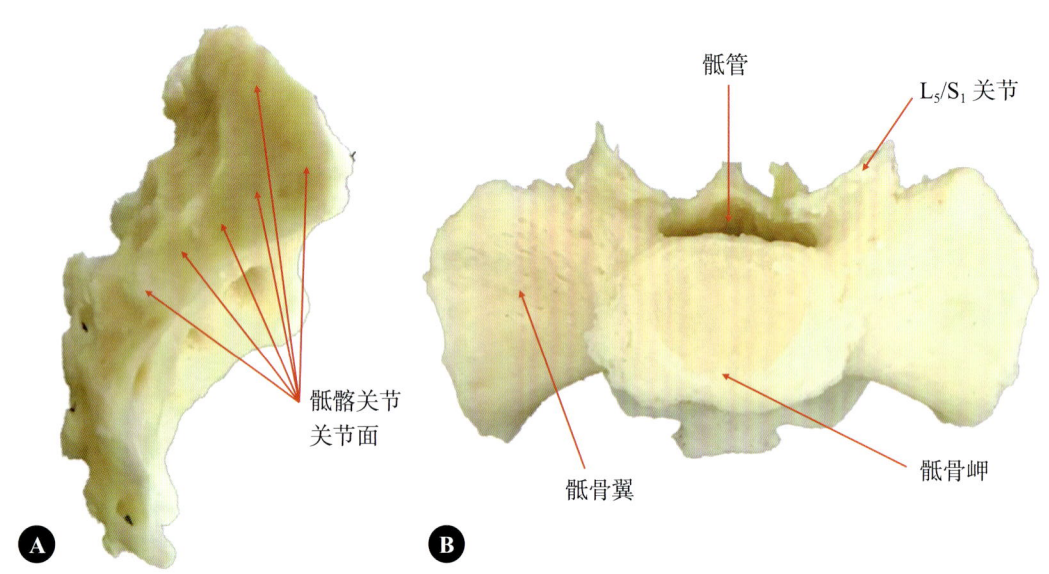

▲ 图 2-13 骶骨侧面（A）及上表面（B）

突的上关节面突向后内侧。S₁ 的椎弓根区位于骶管正外侧，其头侧缘位于上关节面最前下方[29]。内侧缘为骶管的外侧缘[45]，而外侧缘没有明确的解剖位置[29]。

骶骨块（骶骨翼）沿椎弓根侧向分布，由融合的骶肋部和横突组成[29]。

Routt 等提出了骶骨翼斜坡的概念[22]，定义为骶骨岬和骶骨翼之间的平面差异（图 2-14）。由此产生的角度朝向尾端前面约 30°[46]。附着在骶骨翼上的包括髂腰韧带和腰骶韧带。

（二）解剖变异

腰骶关节是一个变异度很高的区域，通常存在解剖变异（图 2-15）。尤其是第 6 腰椎或 6 块骶骨，这些变异对手术产生影响。

有30%～55%的患者可观察到上骶骨的非典型形态[22, 47-50]。与正常骶骨孔相比,由此产生的上方额外的第五骶骨孔更大、非圆形、畸形且不规则[51]。

经常可以观察到残留的椎间盘间隙,尤其在出口位X线片和计算机断层扫描(computer tomography,CT)上,该间隙将上部分畸形椎体与固有的第二椎体横断。此外,畸形骶骨的横截面积可能比正常 $S_1$ 小 36%,因此无法进行 $S_1$ 骶髂关节螺钉的水平置入[48]。

病理解剖学上,发现存在骶骨翼高于髂嵴,并且同时存在腰骶椎横突骨性连接的变异[22]。此外,还可出现腰椎骶化或骶椎腰化[52]。

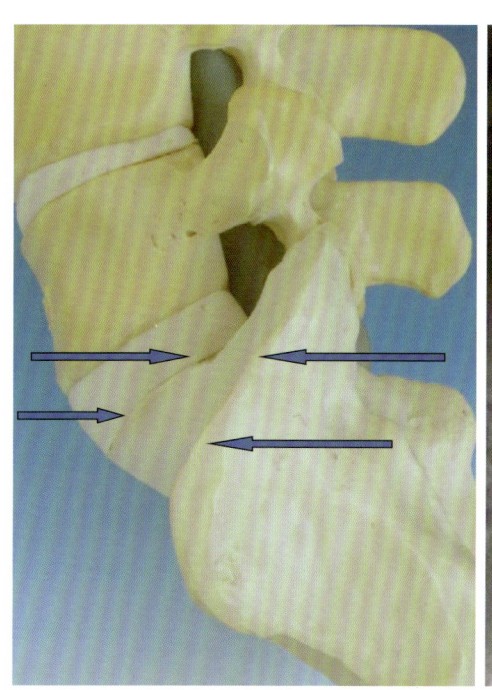

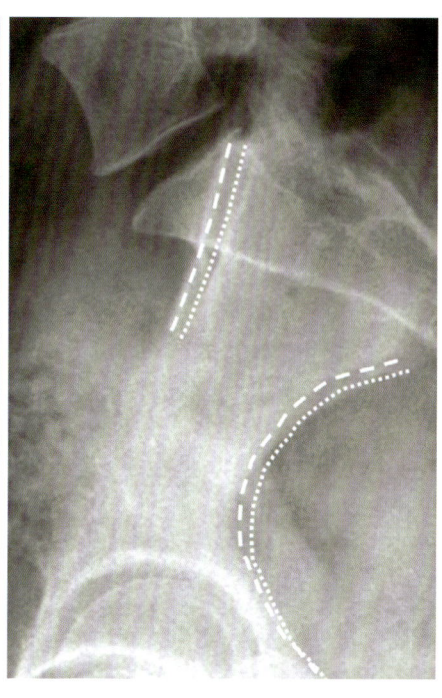

◀ 图 2-14 塑料模型上显示骶骨翼斜坡及相对应的骶骨侧位影像,由骶骨翼上部和 $S_1$ 椎体上表面(骶骨岬)构成

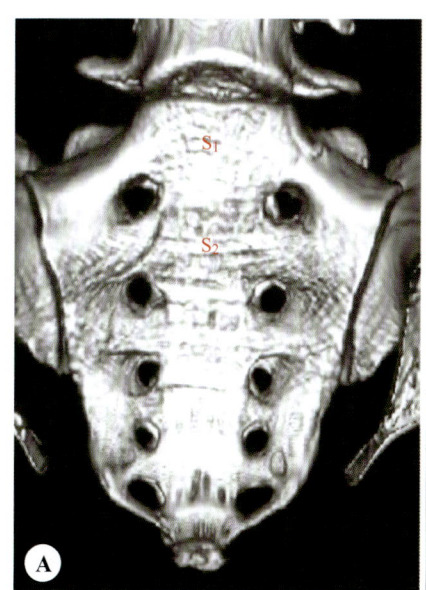

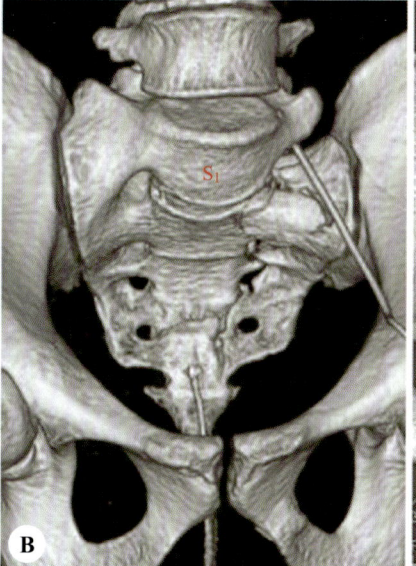

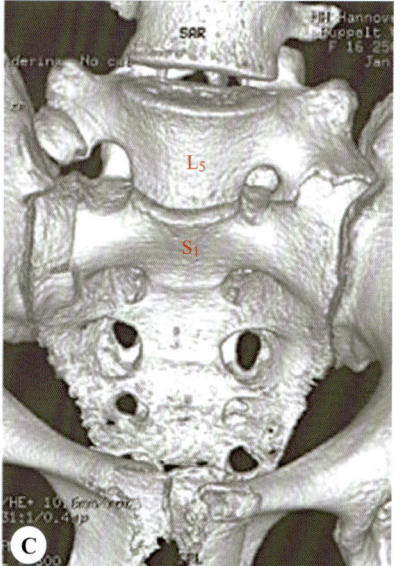

▲ 图 2-15 非典型的骶骨形态:异常结构骶骨(A), $S_1$ 椎体右侧半骶化(B),异常结构的 $L_5$ 横突,左侧不完全骶化(C)

**临床意义**：如果存在畸形的上骶骨，则固定骶髂关节的螺钉通道将改变。$S_1$ 螺钉骨性通道狭窄且倾斜。其中 80% 的 $S_2$ 螺钉安全区＞$S_1$ 螺钉安全区[51,53]，$S_2$ 水平更安全，因此建议使用 $S_2$ 骶髂关节螺钉。此外，畸形的骶骨通道螺钉方向应该做相应调整[48]。

Routt 等描述了包括骶骨翼高于髂嵴，额外的骶骨翼乳突，以及腰骶横突骨性连接等变异[22]。

Kaiser 等描述了几种骶骨畸形的类型，并将其与使用骶髂螺钉固定相关联[50]。分析了以下五种具有临床意义变异的发生概率（图 2-16）。

- 33% 的骶骨上段未嵌入骨盆内。
- 52.5% 存在乳状突。
- 35.5% 骶骨翼斜坡大。
- 35.5% 第一和第二骶骨段之间有残余椎间盘。
- 29.5% 为非圆形骶骨上神经孔。

Pohlemann 等通过骶骨后表面分析了螺钉置入的安全区[54-56]。骶骨后椎弓根和椎体之间的连接部分被认为是一个安全区[54-57]。

Ebraheim 等报道了 $S_1$ 椎体的最佳螺钉路径，方向是从外下向椎体上表面，可向前内侧或前外侧倾斜 30°[58]。对于 $S_2$，最佳螺钉方向始于内侧块的后中点。

### （三）骶骨内结构

由于骶骨为不规则骨，所以骶骨的密度是不均一的（图 2-17）。

Ebraheim 等报道，最薄弱的骨区位于 $S_1$ 的骶骨翼外侧，以及 $S_2$ 和 $S_3$ 交界处，而最强的骨区位于 $S_1$ 和 $S_2$ 孔之间[59]。

骶骨 CT 能够解释典型骶骨区域骨密度降低的程度，密度最低的位置在 $S_1$ 和 $S_2$ 神经孔外侧区域[60,61]。

$S_1$ 的平均骨密度（bone mineral density，BMD）比骶骨翼高 31.9%，最高的骨密度通常出现在 $S_1$ 椎体的后外侧和前外侧附近[62]。

双能 X 线吸收法（dual energy X-ray absorptiometry，DEXA）扫描分析发现，$S_1$ 椎体前 2/3 处的松质骨密度最高，而前部的皮质骨密度最高[63]。

**临床意义**：骨密度可以解释创伤性骶骨骨折和脆性骶骨骨折的特定模式[64]，因此，建议使用特定的螺钉通道。

Pal 等发现了上骶骨的典型内部骨小梁类型，

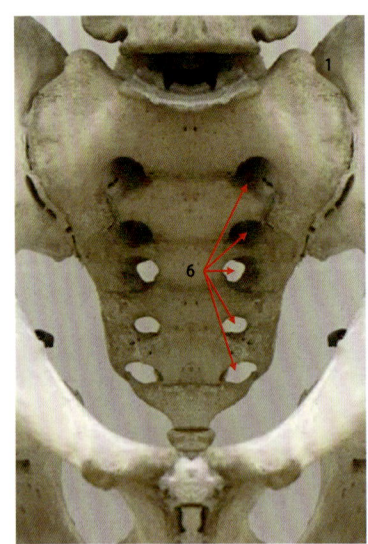

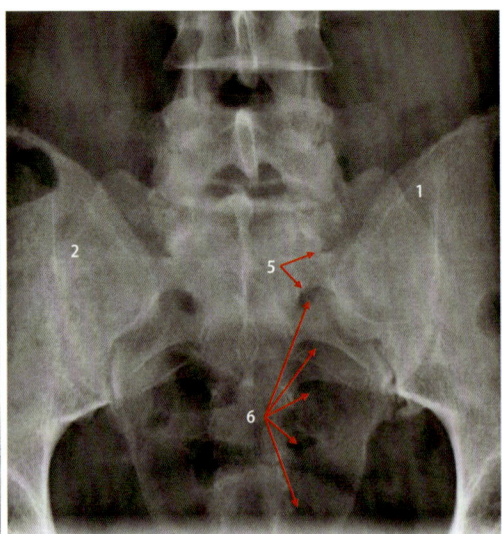

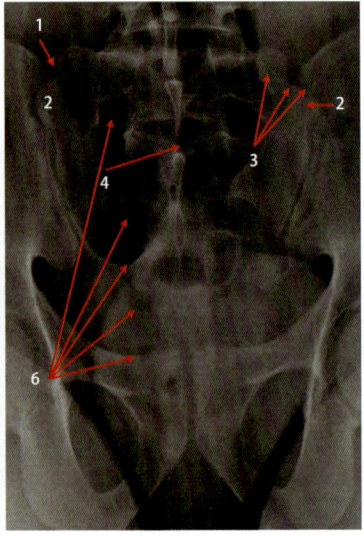

▲ 图 2-16　异常形态结构骶骨的影像学解剖特征：骶骨上部没有在骨盆内（1），出现乳突结构（2），急剧倾斜的骶骨翼斜坡（3），在第 1、2 骶骨节段间残留的椎间盘结构（4），上部骶神经孔非圆形（5），出现 5 个骶孔（6）

显示从 $S_1$ 椎体上表面到骶髂关节表面、从 $S_1$ 椎弓根和前突到骶髂关节、从骶骨翼后外侧角（腰骶韧带的附着点）至 $S_1$ 椎体，以及从椎板外侧部分至耳状面存在强大的骨小梁[44]。

椎管呈三角形，经常可见椎板和棘突未发育，椎管下段后壁不完整。每侧通常有 4 个骶孔，骶前神经和骶后神经由此通过。

84% 的硬脊膜终止于 $S_2$ 水平。$S_1$ 和 $S_2$ 的神经根直径为周围骶孔直径的 1/4～1/3，而在 $S_3$ 和 $S_4$ 水平，神经根的直径仅为骶孔直径的 1/6[65]。

$S_2$～$S_5$ 神经根的横截面分别为 $S_1$ 神经根横截面的 80%、60%、20% 和 15%[65]。因此，涉及 $S_1$ 和 $S_2$ 孔的骨折比远端骨折更容易伴随神经损伤。

所谓前庭概念考虑了 $S_1$ 椎弓根的特殊骨骼解剖结构，该椎弓根在前平面略微上升，在水平面方向垂直（图 2-18）。管状的螺钉通道在神经孔水平的直径最小，但随后在外侧和内侧增宽成柱形[66, 67]。

下面按不同组别分析 $S_1$ 前庭的大小。

- Carlson 等报道，男性前庭的平均面积为 534mm²，女性前庭的平均面积为 450mm²，出口的前后径大于上下径[66]。
- Noojin 等进行了 CT 分析，发现前庭平均宽

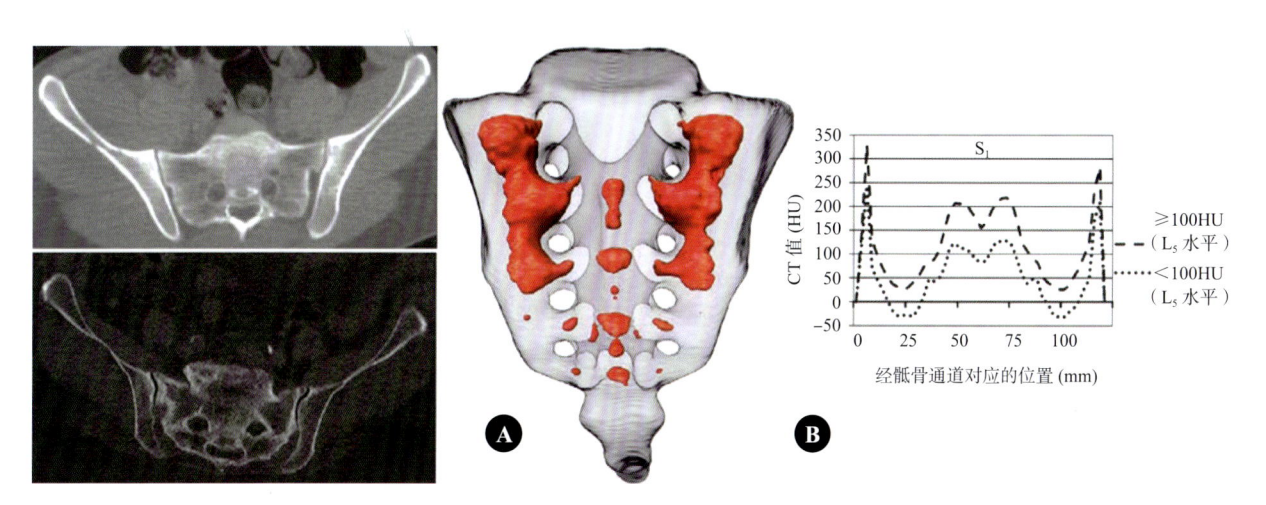

▲ 图 2-17 骶骨内部的骨性解剖：薄弱区位于骶孔区域（**24 岁男性和 87 岁女性的 CT**）

依据 Houndsfield 团队 Wagner 等的研究结果分析得出［引自 Wagner D, Kamer L, Rommens PM. Chapter 4: Bone Mass Distribution in the Sacrum. p. 35-42; in: Rommens PM, Hofmann A (eds.) Fragility fractures of the Pelvis. doi:10.1007/978-3-319-66572-6, Springer International Publishing AG 2017］

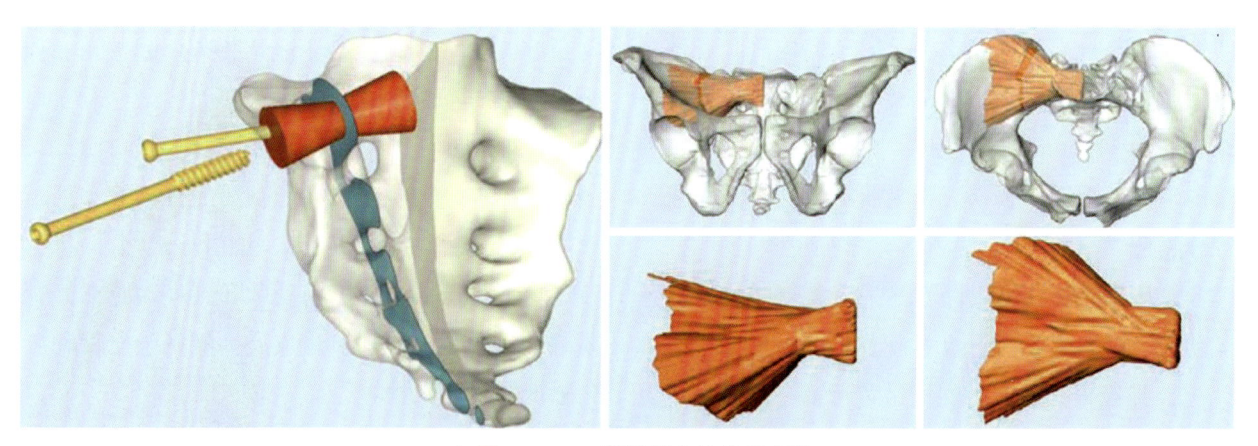

▲ 图 2-18 $S_1$ 通道概念结构示意图

引自 Mendel T, Appelt K, Kuhn P, Suhm N: Der sakroiliakale Knochenkorridor. Unfallchirurg 1: 19-26（2008）

度为28mm，平均高度为27.7mm[68]。
- 在对中国成年人的分析中，前庭宽度为25mm，高度为20.94mm，平均前庭大小为400mm²。男性的前庭面积比女性大[69]。

**临床意义**：骶髂螺钉定位时应考虑$S_1$前庭的解剖结构。

### （四）矢状面

在矢状面上，出生时有平均20°的前倾角，在成年后增加到70°[52]。

在青年人中，骶骨斜坡[22]，即骶骨岬与水平面间的角度，约为40°[70, 71]。

### （五）神经与血管的解剖学

腰骶前侧具有重要的解剖结构，但解剖具有高度的差异性。这些重要结构包括髂总血管和髂内血管、腰骶干和闭孔神经、部分乙状结肠和直肠[72]。

乙状结肠位于骶骨正前方，它具有高度活动性。在$S_3$水平，它成为完全的腹膜后器官，并直接与骶骨前皮质接触[72]。

髂总血管在腰骶连接处分叉形成髂内和髂外血管。静脉血管通常比相应的动脉血管更靠近骶骨表面（图2-19）。在骶骨上方，髂内静脉紧贴邻近骨质，在骶髂关节内侧向内上方走行并与骶骨翼相接触。相比之下，相应的动脉位于静脉的前外侧，并且不与骨皮质接触[72]。髂内静脉和髂内动脉在真骨盆缘水平处距离骶骨翼骨面分别为2.4mm和11.4mm[72]。因此，在显露该区域时，髂内动脉一般不会损伤。腰大肌将髂外动脉与骶骨分隔开[73]。

骶丛由骶前孔出骶骨（图2-20）。骶丛感觉、运动神经根的主要功能如下。

- $L_5$神经根：皮节，支配足背至第一足趾的感觉；肌节，支配𧿹长伸肌及臀中肌运动；内侧腘绳肌反射。

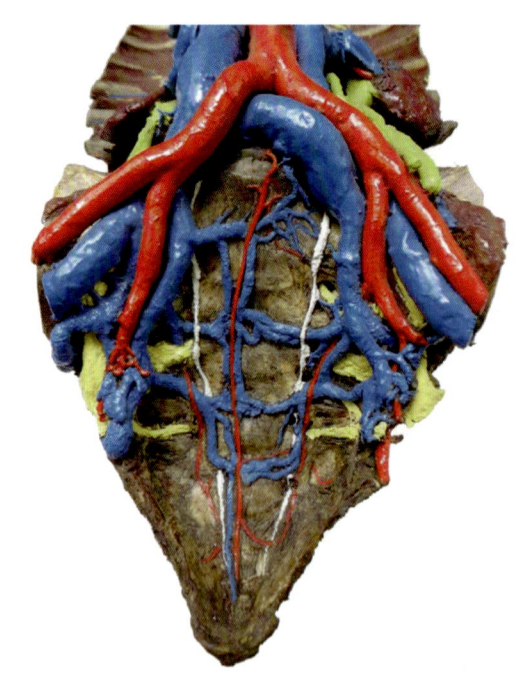

▲ 图2-19 骶骨前方的血管解剖，显示静脉血管较动脉血管更加贴近骶骨表面。可见梯状结构的骶前静脉丛

- $S_1$神经根：皮节，支配足外侧及足底感觉；肌节，支配腓肠肌及比目鱼肌运动；跟腱反射。
- $S_2$～$S_5$神经根；肠道及膀胱功能；单侧神经根通常就可完成功能控制。

腰骶干通常由部分$L_4$和$L_5$神经根组成，位于骶髂关节与髂内静脉之间[72]。腰骶干（$L_4$/$L_5$神经根）位于骶骨上方外侧（图2-21）。因此，这一区域的骨折可能导致牵拉损伤。骶髂关节和腰骶干之间的距离与手术操作相关（图2-22）。

Ebraheim等观察到，$L_4$和$L_5$神经根位于骨盆缘近端4cm处，分别于骶髂关节内侧23mm和26mm处向远端延伸。在骨盆缘水平，二者平均距离为10mm[74]。

闭孔神经和腰骶干在骶骨翼的骨盆缘水平距离骶骨翼骨面分别为9.7mm和0.1mm[72]。

除了腰骶干外，髂内动脉和髂外动脉在骶骨翼的骨盆缘直接毗邻骶骨皮质。骶正中血管和骶交感神经紧靠骶骨岬[72]。

髂内动脉和腰骶干距离骶骨前方皮质约5mm（图2-23）。

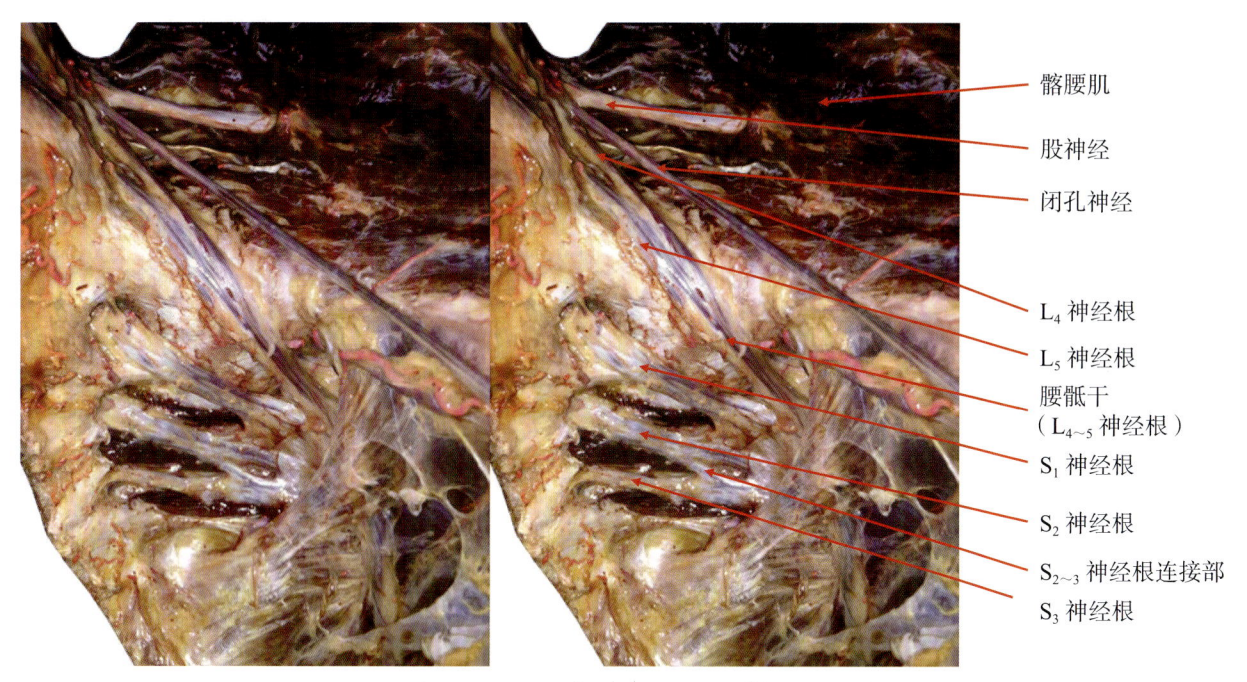

▲ 图 2-20 腰骶丛与髂腰肌及骶骨前侧面的关系

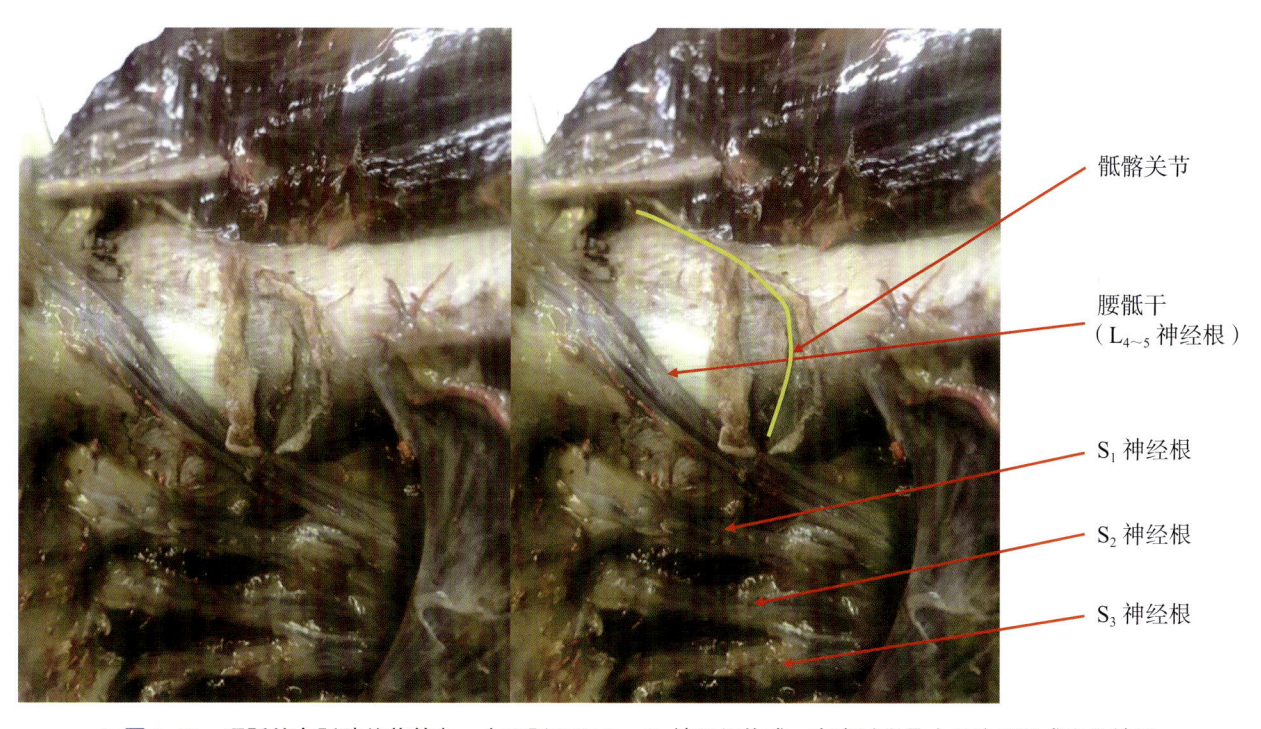

标注：髂腰肌、股神经、闭孔神经、L$_4$ 神经根、L$_5$ 神经根、腰骶干（L$_{4\sim5}$ 神经根）、S$_1$ 神经根、S$_2$ 神经根、S$_{2\sim3}$ 神经根连接部、S$_3$ 神经根

▲ 图 2-21 腰骶丛在骶髂关节前方，由腰骶干和 S$_1$～S$_3$ 神经根构成，在穿过坐骨大切迹后形成坐骨神经

标注：骶髂关节、腰骶干（L$_{4\sim5}$ 神经根）、S$_1$ 神经根、S$_2$ 神经根、S$_3$ 神经根

左侧髂总静脉比右侧髂总静脉更靠近骶骨前皮质约 2mm[75]，而髂总动脉往往位于静脉前方[76]。S$_1$ 神经位于梨状肌筋膜后面，骶骨前间隙的外侧[76]。骶骨岬到髂内动脉、髂总静脉和髂总动脉的距离分别约为 22mm、21mm 和 23mm[76]。

星形骶前静脉丛位于骶骨正前方，由两条侧副静脉之间的分支及侧支，骶正中静脉和前正中静脉之间的交通静脉共同组成（图 2-19 和图 2-23）。另外，骶骨内静脉系统在骶孔处还有额外的交通支[77]。

骶前静脉丛与梨状肌、尾骨肌筋膜和骶棘韧带的静脉均存在交通静脉[78]。

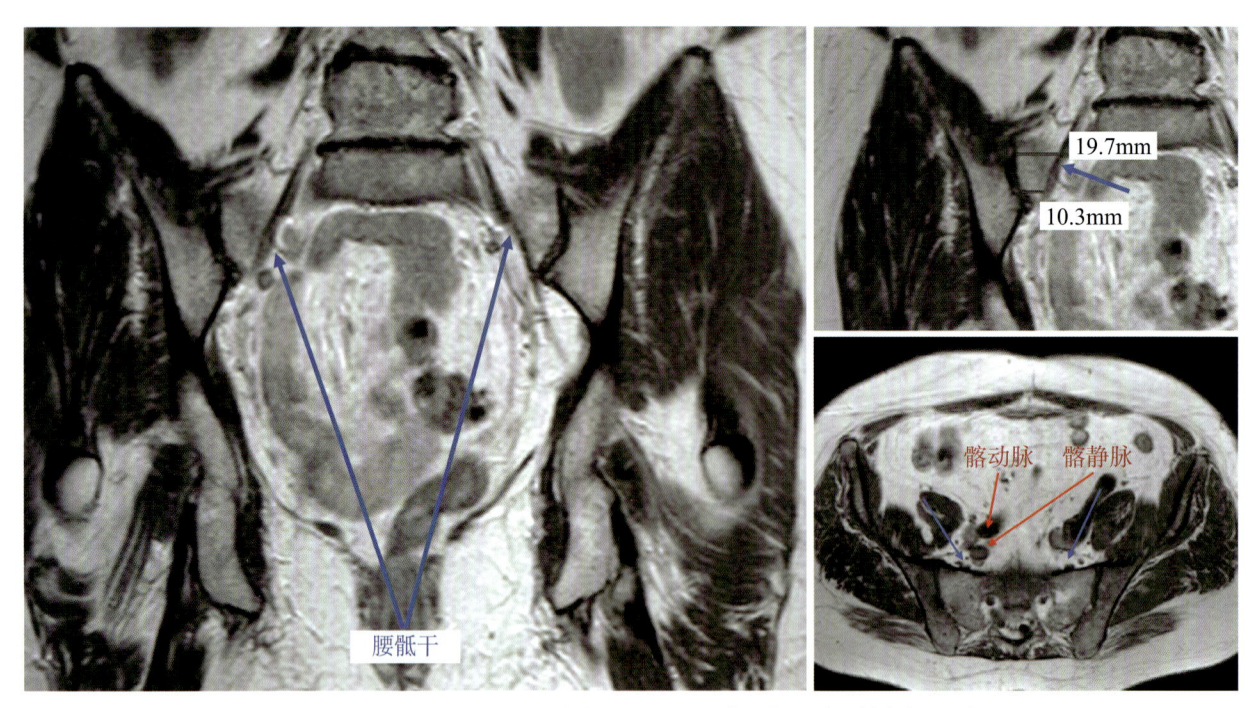

# 骨盆环骨折
Pelvic Ring Fractures

▲ 图 2-22 腰骶干磁共振成像，显示与骶髂关节和髂血管之间关系

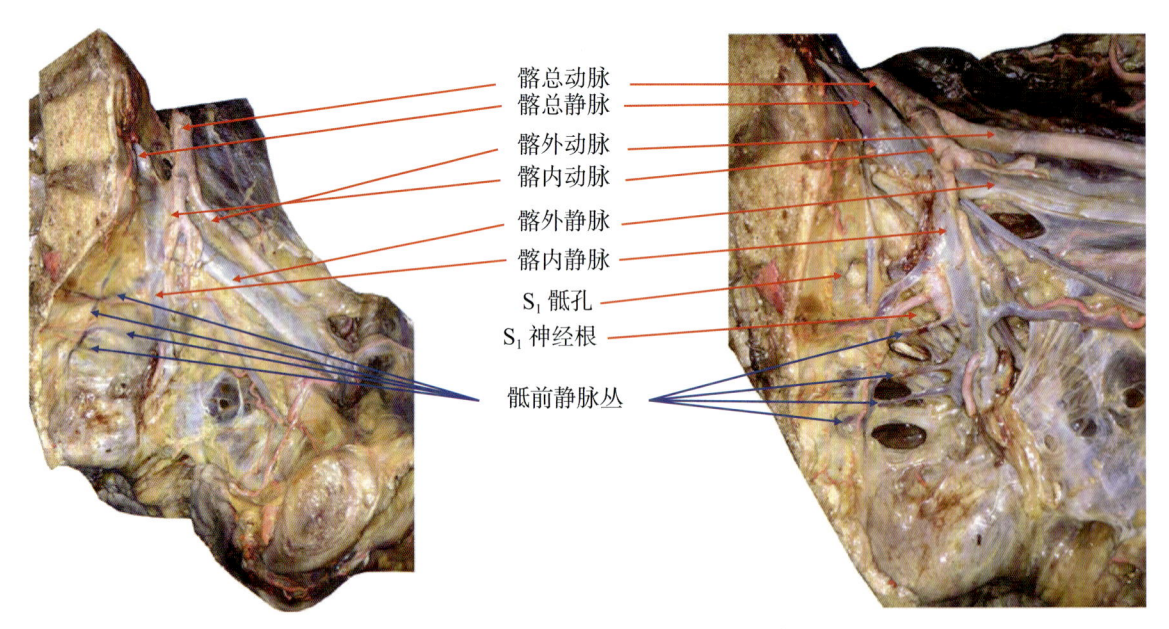

▲ 图 2-23 骶髂前方区域血管神经结构之间的相互关系。注意静脉比动脉更贴近骨面

骶前静脉丛的外侧部分主要位于骶前孔区域[78]。

**临床意义**：骶前静脉丛的损伤可能导致血流动力学不稳定。

84% 的硬膜囊终止于 $S_2$ 节段。$S_1$ 和 $S_2$ 神经根的直径为骶神经孔直径的 1/4～1/3，而在 $S_3$ 和 $S_4$ 节段，神经根的直径仅为骶神经孔的 1/6[65]。

$S_2 \sim S_5$ 神经根的横截面积分别为 $S_1$ 神经根的 80%、60%、20% 和 15%[65]。

**临床意义**：累及 $S_1$ 和 $S_2$ 骶神经孔的骨折更容易并发神经损伤。

### (六) 肌肉 - 韧带解剖

骶骨表面有部分韧带附着。脊柱前纵韧带与骶骨岬相连，后纵韧带向后穿过椎体，位于椎管内表面[73]。

其他相关韧带包括骶髂韧带复合体、髂腰韧带复合体和盆底韧带。

#### 1. 骶髂韧带复合体

包括骶髂前韧带、骶髂骨间韧带和骶髂后韧带（图 2-24）。

- 骶髂前韧带的起点位于骶髂关节水平上骶骨的前下部分，骶髂前韧带被认为是增厚的关节囊纤维膜[5]；它们充当后环张力带稳定系统，并阻止骶骨的轴向平移，从而阻止 SI 关节的分离[79]。
- 骶髂骨间韧带位于关节后上方，是最大、最强的骶髂韧带；它附着在髂骨和骶骨上邻近的扩张粗糙区域，填充两块骨头之间的间隙[5]。
- 骶髂后韧带位于骶髂骨间韧带后方，并在骶骨反点头时收紧[79]。

#### 2. 髂腰韧带复合体

髂腰韧带复合体（图 2-25）具有广泛的解剖

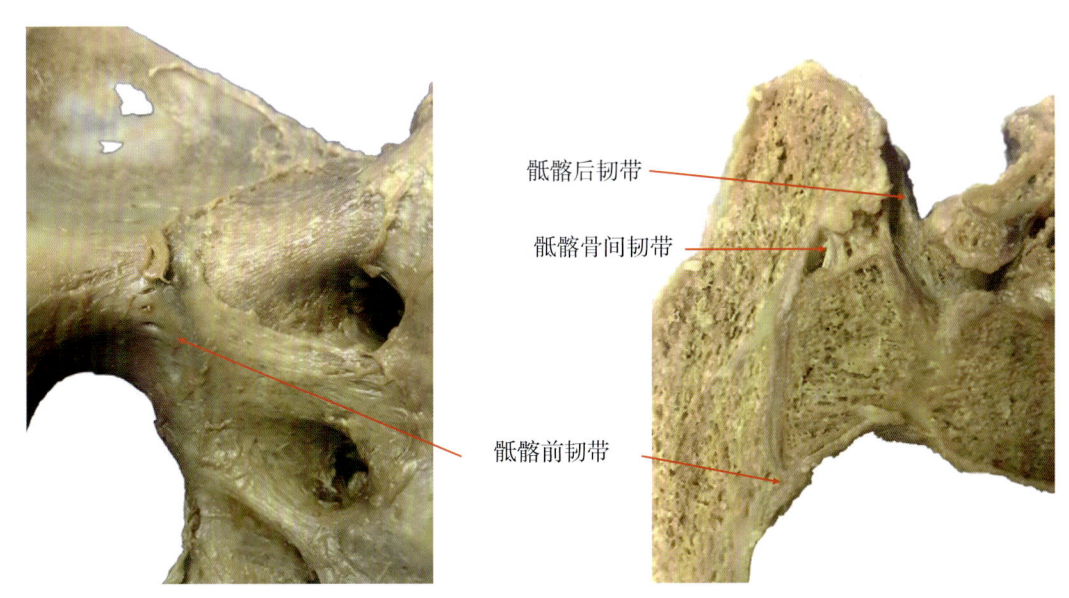

▲ 图 2-24　骶髂韧带复合体：半骨盆通过较薄的骶髂前韧带、强大的骶髂骨间韧带及骶髂后韧带联结

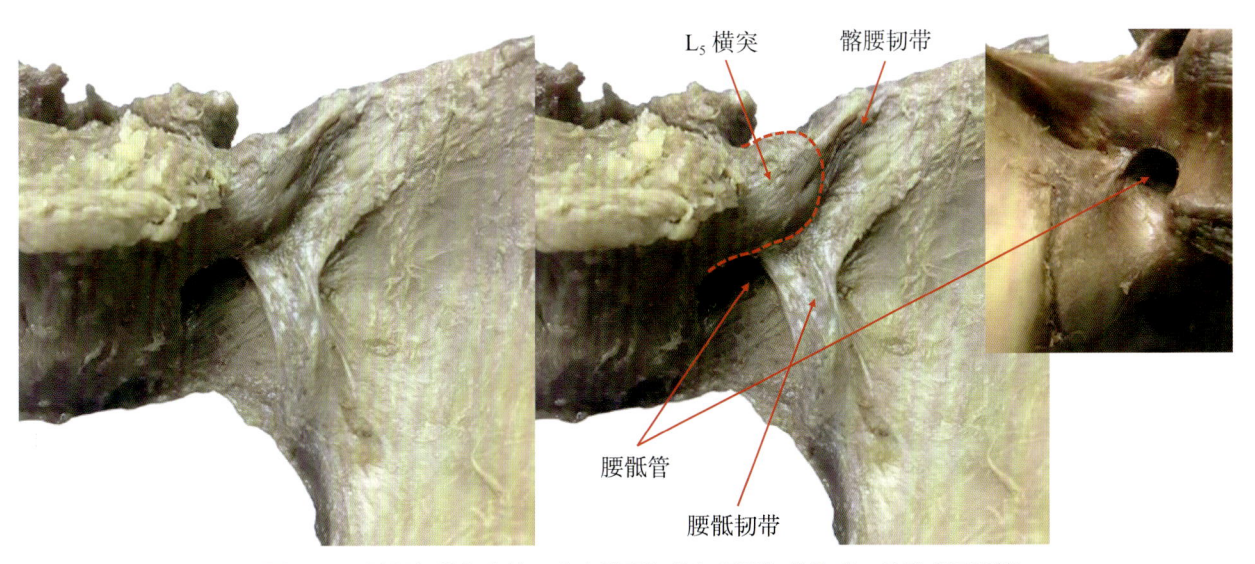

▲ 图 2-25　髂腰韧带复合体，由真髂腰韧带与腰骶韧带构成，并形成腰骶管

多样性[80]，由髂腰韧带和腰骶韧带[5]组成。它参与稳定腰骶椎区[81-83]。扇形髂腰韧带最常起自L₄和（或）L₅横突，止于髂骨顶部的髂后嵴和骶髂关节囊[82, 84]。其腰骶韧带部分起自L₅横突，止于骶骨翼[80, 85]。

真正的髂腰韧带呈水平走向，起于第五横突的尖端，止于髂嵴的不同位置，而腰骶韧带起于L₅横突的下部，止于骶髂关节的前表面。这种韧带复合体阻止了L₅的轴向旋转和向前移位[79]。

腰骶韧带与骶骨翼和L₅椎体/L₅~S₁椎间盘内侧一起形成腰骶管[86]。腰骶管包括以骶骨翼为代表的底部；仅存在于L₅横突下表面近端的顶部；内侧界（L₅椎体/L₅~S₁椎间盘）；腰骶韧带形成的外侧界。

腰骶韧带起源于L₅下横突，距横突基底外侧约1cm，成45°以下的可变角度。平均韧带长度为32.5mm[86]。

**临床意义**：腰骶韧带与骶骨翼、L₅横突、骶髂前上韧带共同形成骨－韧带通道，腰骶干走行其中[86]。该处如果出现多余组织会进一步压迫该通道[87]，从而导致腰骶干的损伤。

### 3. 盆底韧带

盆底韧带（图2-26）包括骶结节韧带和骶棘韧带，其交叉面积可达2.4cm²[88]，因此具有不同的功能。

骶结节韧带呈三角形，起自骶骨的后外侧，范围从骶骨横结节到尾骨的上部[89]，位于骶棘韧带的表面，可抵抗剪切和屈曲作用。

三角形的骶棘韧带起自骶骨前部和尾骨侧缘[5]，起抵抗外旋作用。

没有肌肉直接作用于骶髂关节使其产生生理性活动。竖脊肌起自骶骨后部，通过骶髂骨间韧带的上方，止于骶骨、髂嵴和骶结节韧带。

竖脊肌收缩可以使骶骨产生微动。骶骨通过韧带保持稳定，竖脊肌通过稳定的骶骨使脊柱、骨盆直立。此外，腹横肌对脊柱和骨盆的稳定起到核心作用。

### （七）尾骨

尾骨由3~4个融合的尾椎骨组成，由8个骨化中心[25]发育而来。它通过骶骨角与骶骨远端相接。这种关节连接可以是联合关节或滑膜关节[90]。

尾骨呈三角形，通常是完整的骨，而尾骨第一节有时与远端部分不融合。此外，高达57%的人存在骶尾骨融合[91, 92]。

尾骨最常见的类型是1型尾骨（稍弯曲，尾骨向下）；2型尾骨较弯曲，尾骨向前[91, 92]。尾骨附着有臀大肌、尾骨肌和肛尾韧带。

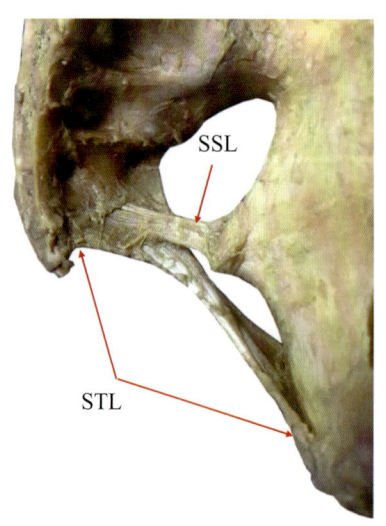

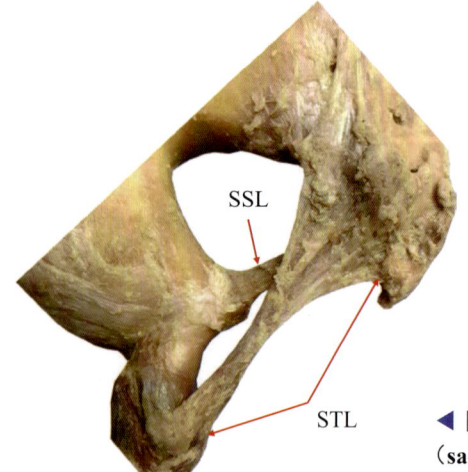

◀ 图2-26 盆底韧带：骶结节韧带（sacrotuberous ligament, STL）和骶棘韧带（sacrospinous ligament, SSL）

## 四、骨盆的关节

骨盆骨有 4 个关节连接。在骨盆前环,耻骨联合连接两个耻骨;在骨盆后环,两个骶髂关节连接骶骨和半骨盆;第 4 个关节是骶骨和尾骨之间的连接。

### (一) 耻骨联合

目前对耻骨联合的基本解剖学理解,在 Becker 等的研究报道中有详细的描述[93]。以下手术解剖细节的知识与骨折治疗有关。

耻骨联合被定义为次级软骨[94, 95]或纤维软骨关节[96]。

关节部分由两侧耻骨内侧软骨盘连接而成,软骨盘的纤维方向表明受到压缩和拉伸作用力(图 2-27)。关节盘的上、下比耻骨联合中部更宽[97, 98]。在临床实践中[99, 100],后凸(耻骨后隆起)可被触及,用于确定前入路中线的标志,从而显露耻骨后区域。

关节盘可包含一个腔(裂隙),最常见的是在其上部和后部[99-103]。裂隙的存在与所描述过的后凸吻合[102, 104]。

关节面平均长 30~35mm,宽 10~12mm,呈椭圆形[97, 99, 105]。联合骨间隙在 X 线片上通常是平行的,特别是在其后部,但有时可观察到前、上、下部变宽。尤其是在女性身上,可能会出现一些不对称。

关节透明软骨厚度在 0.5~3mm[97, 101, 106-109],厚度随着年龄的增长而减小[104]。

在青壮年人群中,因为骨嵴导致软骨下骨不规则。这个现象可以在常规 X 线片上发现,在 20—30 岁时软骨下骨变得更加平滑,并且在 50—60 岁时显示有退行性变化[97, 99, 102, 109, 110]。

在 CT 分析中观察到耻骨联合体与冠状面呈 55°角[111]。

#### 1. 耻骨联合韧带

总的来说,耻骨联合处有 4 条关节周围韧带(图 2-27),按照韧带的强度从大到小排列[112, 113]如下。

- 耻骨前韧带:连接耻骨前骨,插入骨膜[97, 99, 100],是关节的主要稳定韧带[99, 105, 112];它的厚度为 5~12mm[97, 99, 105, 106];它由几个不同方向的纤维层组成,主要维持耻骨联合的生物力学稳定[100, 105];最近,它与锥状肌和内收肌[97, 99, 105, 114]的连接被证实,锥状肌作为唯

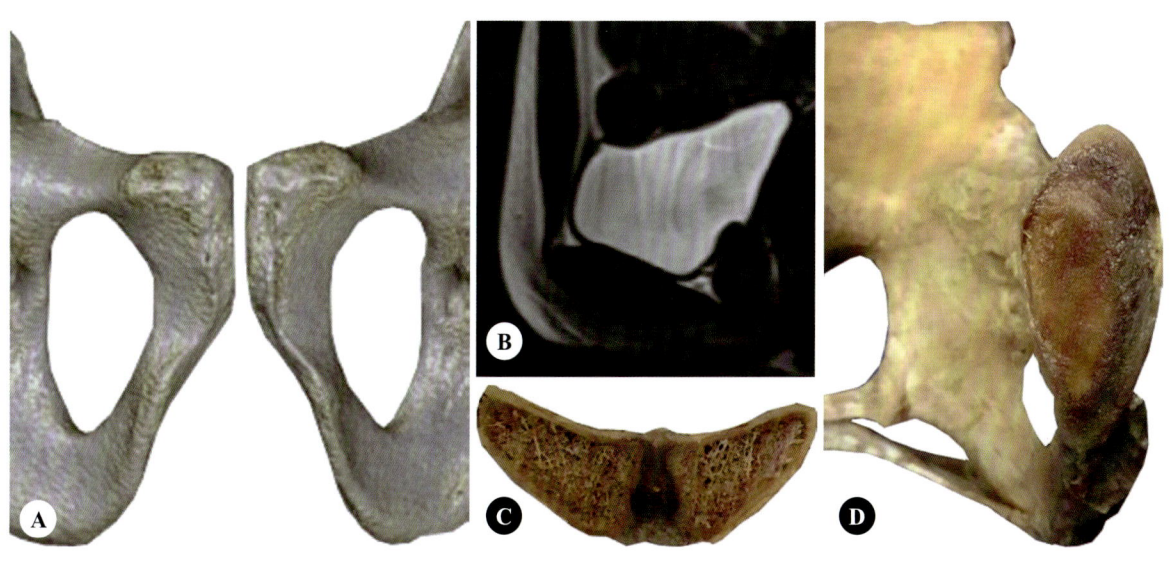

▲ 图 2-27 耻骨联合解剖
A. 骨性结构显示耻骨结节、耻骨嵴和水平走向的耻骨支;B. 腹直肌止点位于耻骨联合前缘,显示膀胱与耻骨联合紧密关系;C. 横断面解剖显示耻骨联合前侧稍张开,可见耻骨联合前、后韧带;D. 尸体标本解剖显示耻骨联合卵圆形的结构

一的耻骨前肌，始于该韧带；内收肌长头也止于该韧带[115]。
- 耻骨上韧带：连接双侧耻骨上支，起自耻骨结节和耻骨上支骨膜[99, 108]，部分纤维插入关节软骨盘、耻骨梳韧带和腹白线[97, 99, 101, 105]；但是其临床意义尚不清楚。
- 耻骨下韧带（弓形耻骨韧带）：以弓形连接耻骨支下段[96, 99, 107]，比上韧带强[100, 105, 112]。
- 耻骨后韧带：仅能被识别出少量纤维；它被认为是后骨膜的增厚部分[93]。

**2. 耻骨联合的宽度**

在创伤实践中，识别出损伤是很重要的。因此，了解正常的、年龄相关的耻骨联合宽度是重要的。

大家一致认为联合前部比后部宽[104, 108, 116, 117]，耻骨联合宽度与年龄和性别有关。

Kraus 早在 1930 年就报道过，耻骨联合的宽度从幼儿时期的约 10mm 持续减小到 50 岁以上时期的约 2mm[118]。Patel 和 Chapman 观察到，在婴儿出生的头几个月，其宽度为 7.4mm，16 岁时减小到 5.4mm[119]。

在过去的 10 年中，一些研究特别分析了不同年龄患者的 CT 数据，以确定联合宽度的标准测量值（图 2-28）。

- Alicioglu 等对＞16 岁的成年患者进行了 CT 分析，其中包括 278 例女性和 264 例男性[120]。他们报道发现，耻骨联合前部和后部的宽度不断变窄，而中部没有明显变化，这与生育次数和体质量指数无关。女性患者前部和中部的数值较大。
- McAlister 等使用标准 X 线片测量了 316 例儿童患者（165 例男童，151 例女童）的耻骨联合宽度，这些患者按性别分为 3 个年龄组：2—6 岁、7—10 岁和 11—14 岁[121]。耻骨联合宽度正常值为 5.2～8.4mm，平均宽度为 6.8mm。有趣的是，随后在 3 个年龄组中观察到的宽度分别为 6.6mm、6.8mm 和 7.2mm。结论是＞8.4mm 的宽度应进行进一步的病理评价。
- Bayer 等分析了 350 例不同年龄组儿童的 CT 结果：0—6 岁、7—11 岁、12—15 岁和 16—17 岁。这些年龄组中，女童的平均宽度分别为 5.4mm、5.3mm、4.1mm 和 3.5mm，男童的平均宽度分别为 5.9mm、5.4mm、5.2mm 和 4.0mm[122]。
- 对儿童患者（2—18 岁）的 1020 个 CT 轴位扫描进行进一步的分析，发现 2 岁男童的耻骨联合平均宽度为 6.35mm，女童为 5.85mm。据观察，在 18 岁时，男童和女童分别下降到 3.68mm 和 3.92mm[123]。
- 最近，我们分析了 811 例耻骨联合 CT 测量数据，发现 2—16 岁，耻骨联合平均宽度从

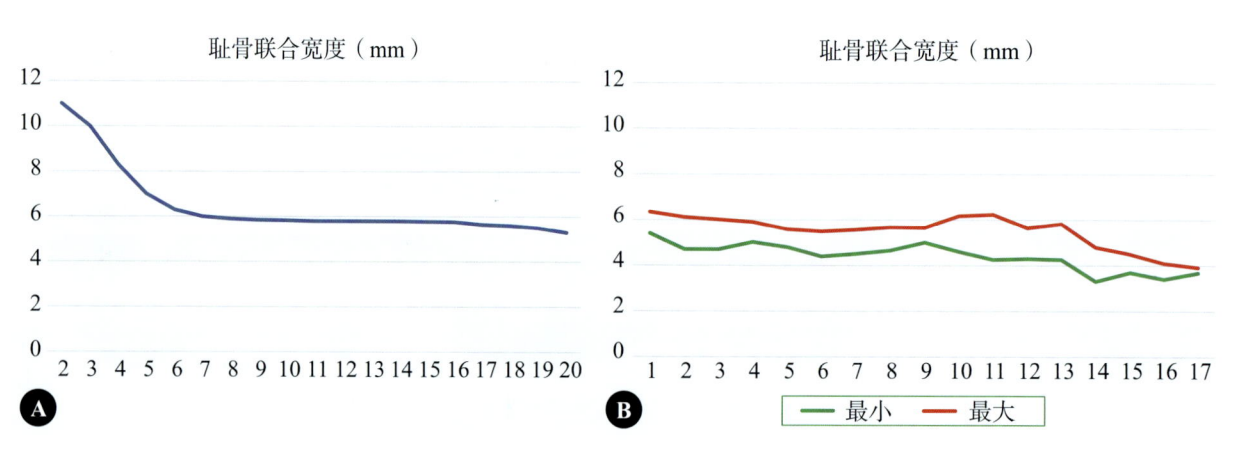

▲ 图 2-28 不同年龄耻骨联合宽度
A. 根据 Kraus（1930）研究获得的数据；B. 根据现今 CT 分析获得的数据

5.55mm 减小到 3.69mm[124]。

**临床意义**：CT 分析显示，耻骨联合的宽度从出生 2 年后的 5~6mm 减小到成年早期的 3~4mm。
在 <10 岁的儿童创伤患者中，耻骨联合宽度 >10mm 应引起损伤的怀疑[123]。

此外，耻骨联合宽度在分娩时也会发生增宽[125]。

### 3. 局部解剖

局部解剖研究发现肌肉附着与前方耻骨联合存在很密切的关系。

Gamble 等已经指出锥状肌、腹直肌、股薄肌、收肌、闭孔肌和肛提肌都参与了耻骨联合周围的解剖构成[108]。

在尸体分析中，常常能看到长收肌和腹直肌与耻骨联合关节囊甚至耻骨联合间盘存在连接。短收肌与耻骨联合关节囊存在附着连接已是少见，股薄肌与之有附着连接更为罕见[114]。

最近，锥状肌被发现是唯一的耻骨联合前方的腹部肌肉。这块肌肉源于耻骨结节和耻骨前韧带，并向上延伸附着于腹直肌鞘内侧缘的白线处。腹外斜肌腱膜的纤维也与耻骨前韧带相连。长收肌也源于耻骨结节和耻骨前韧带[115]。

众所周知，腹直肌附着于耻骨结节的前方和头侧。

在处理耻骨联合分离的手术过程中，通常需要剥离至耻骨结节，如果使用骨盆内入路，则需要进一步沿着骨盆缘剥离。

精索在剥离过程中存在风险，因为它与耻骨结节的关系非常近。精索在出腹股沟管后位于耻骨结节的外侧，并与之紧贴，平均距离为 0.8mm[126]。

**临床意义**：在耻骨联合分离切开复位内固定时，钢板应放置在腹直肌附着的后方，以避免肌肉压迫坏死。

### （二）骶髂关节

Vleeming 等对骶髂关节的解剖学基础进行了详细的描述[80]。对手术解剖的详细了解与骨折治疗密切相关。骶髂关节是最大的轴向关节[127, 128]，被肌肉和韧带包裹。神经支配来自 $L_4$~$S_3$ 后支的外侧分支，以及 $L_2$~$L_3$ 节段的前支[129-132]。

骶髂关节被认为是一种真性关节，它包括骶骨和髂骨之间形成的关节腔和关节腔周围的纤维包裹，关节腔内有滑液、软骨及韧带[132-135]。最近，一项组织学分析将骶髂关节归类为只有少量经典关节特征的联合[136]。

男性的骶髂关节通常由前三节骶椎组成，而女性的 $S_3$ 椎体往往只部分参与骶髂关节组成[137]。

骶髂关节的形状变化很大[138]。它由两个关节面组成。骶骨面为凹面，髂骨面为凸面。骶髂关节通常呈 L 形，类似于耳廓、C 形或新月形，在发育过程中直到成年其形状都在变化[139, 140]。较短的纵向/头侧轴线，与较长的水平/横向轴线，呈近垂直相交（图 2-4）。骶髂关节由滑膜包绕，其表面覆盖关节囊。Cole 等指出，在具体结构当中，滑膜只存在于关节纵轴方向的下方和尾侧，而上方则由较多的纤维组织构成[141]。

骶髂关节与矢状面存在倾斜角[132, 139, 140]。站立位时，$S_1$ 部分存在两个垂直方向（L 型）。骶髂关节与矢状面的倾斜角，平均从 $S_1$ 的 40° 减小到 $S_2$ 的 25°，再到 $S_3$ 的 10°[128, 132, 142]。

骶髂关节的表面由三部分组成（分别对应三节骶椎），其大小从头侧的 $S_1$ 向尾侧的 $S_3$ 逐渐减小。特别是在男性，关节内骨性结节经常出现在关节骶骨表面的中间部分。软骨覆盖着关节表面，骶骨面比髂骨面的软骨更厚更光滑[135, 143]。骶髂关节的平均表面积为 17.5cm²。关节面的平均表面积在 18~23cm²[135, 144]。

骶髂关节的退行性改变较为常见。显著的骶髂关节骨桥在男性和女性中的发生率分别为：12.27% 和 1.83%。38.6% 的患者双侧出现，且与年龄增长有关[145]。在大多数男性（97%）中，骨桥发生在关节外，而女性骨桥均出现关节内[146]。

**1. 骶髂关节韧带**

除了囊状结构外，主要的骶髂关节韧带（图 2-24 和图 2-29）包括骶髂前韧带、骶髂骨间韧带和骶髂后韧带[147]。

(1) 骶髂前韧带：骶髂前韧带对应关节囊的前方增厚部分，髂腰韧带复合体中的腰骶韧带向尾侧延伸止于骶骨翼，以此来加强关节囊。前关节囊的下部包含部分骶棘韧带。腰骶干和髂血管与这些结构密切相关。骶髂前韧带（关节囊）较薄，往往存在一些缺失[148]。

(2) 骶髂骨间韧带：骶髂骨间韧带连接骶骨和髂骨之间的不规则间隙，正好位于关节面后上方，相当于 $S_1$ 和 $S_2$ 水平。骶髂骨间韧带在三条韧带中最为坚强，具有最大的起始面积和总体积[149]。女性骶髂骨间韧带较男性更大[149]。韧带的深层可与浅层相互区分。部分浅层骶髂骨间韧带与骶髂后韧带相连接。在骶骨面和髂骨面可以观察到形态各异的中等到大量的骨棘，并且韧带骨化较为常见[150]。

(3) 骶髂后韧带：坚固的骶髂后韧带位于骶髂骨间韧带后方，起源于髂后上棘（posterior superior iliac spine，PSIS）和髂嵴内侧，斜向内下方止于骶骨外侧嵴与骶正中嵴[151, 152]。骶髂后韧带由不同的束组成，形成浅层和深层。它的外侧部分与骶结节韧带的纤维相连；其他纤维附着在竖脊肌、多裂肌和后方的腰筋膜上[80]。男性的骶髂后韧带较女性更大[149]。在骶骨仰头时，这条韧带会绷紧[152]。

**2. 盆底韧带**

盆底韧带，即骶结节韧带和骶棘韧带，也被称为副韧带[153]。后者将坐骨大切迹分为坐骨大孔和坐骨小孔（图 2-26）。

(1) 骶结节韧带：骶结节韧带呈三角形，起自髂后棘、骶骨下部（横结节）和尾骨上部，斜下方止于坐骨结节内侧缘[89]。它位于骶棘韧带的表面，与臀大肌、胸腰筋膜和多裂肌的肌纤维和筋膜紧密附着。偶尔与股二头肌长头紧密附着，由此表明骶结节韧带是由股二头肌肌腱退变而来[154]。此外，通常可以观察到骶结节韧带的内侧膜状部分（镰状韧带缘）延伸至坐骨窝，在临床上可以引起阴部神经的卡压[155]。据报道，骶结节韧带平均长度为 68~86mm[89, 155]，平均宽度为 63mm（50~80mm）[89]，韧带表面积约为 $18.5cm^2$[88]。

(2) 骶棘韧带：骶棘韧带为三角形薄束，位于骶结节韧带前方，起自骶骨前部和尾骨侧缘，向外侧、尾侧和前方走行，止于坐骨棘。韧带表面积为 7~$8cm^2$[88]。

**3. 骶髂关节宽度**

最近，有研究使用 CT 数据分析了与年龄相关的骶髂关节正常的生理宽度（图 2-30）。

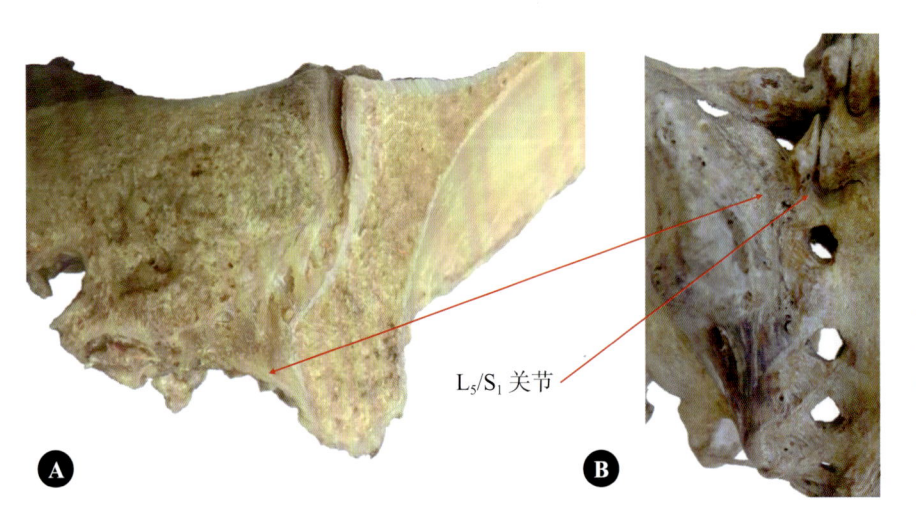

$L_5/S_1$ 关节

◀ 图 2-29 骶髂关节的解剖结构：A. 1/3 的骶髂关节是由相邻两部分的软骨面构成的真性关节，后部区域被强健的骨间韧带和骶髂后韧带填充；B. 后侧观显示韧带覆盖骶髂关节区域

Oetgen 等的一项 CT 分析显示，在 821 例 2—16 岁无骨性或韧带损伤的儿童患者中，骶髂关节平均宽度从 3.11mm 降至 1.80mm[124]。

对 1020 份 CT 数据进行进一步的分析发现，2 岁儿童的平均宽度为 4.4~4.5mm，18 岁儿童的平均宽度降为 2.0~2.3mm[123]。随着年龄的增长，女童的骶髂关节宽度较男童略大。

> **临床意义**：在 <10 岁的儿童创伤患者中，骶髂关节宽度 >8mm 应引起存在骶髂损伤的怀疑[123]。

#### 4. 局部解剖

虽有数块肌肉包绕骶髂关节复合体，但没有直接的肌性组织长入。因此，不存在生理性的骶髂关节活动。

骶髂关节周围肌肉包括竖脊肌、腰大肌、腰方肌、梨状肌、腹部斜肌、臀肌和腘绳肌，这些肌肉作用于髋部和腰椎的运动。竖脊肌和多裂肌的主动活动导致骶骨相对髋骨前倾（点头位），而臀大肌导致骶骨的侧方牵拉[140]。这些肌肉所产生的力称为闭合力。

- 臀大肌：收紧骶髂关节；与骶结节韧带和骶棘韧带之间存在坚实连接[156]。
- 腘绳肌：通过附着纤维与骶结节韧带牵连[156, 157]。
- 梨状肌：收紧骶髂关节；其背侧筋膜与骶结节韧带相连[156]。
- 多裂肌：使骶骨相对髋骨前倾（点头）。
- 竖脊肌：使骶骨相对髋骨前倾（并锁定）。
- 腹横肌：核心稳定作用。

在骶髂关节（骨折）脱位治疗中，腰骶干近端与骶髂关节的解剖关系与手术相关。

腰骶干穿过骶骨翼内侧至骶髂关节时，在骶骨翼外上方走行，距离骨表面 0.1mm[72]。

Ebraheim 等分析了 $L_4$ 和 $L_5$ 神经根相对于骶髂关节的距离，研究发现距离盆腔缘近端 4cm 处有 23~26mm 的距离，而在盆腔缘（骶髂关节前方）处，这个距离缩小到 10mm[74]。

在最近的一项 CT 和尸体分析中，Bai 等详细说明了这些结果[158]。测量 $L_4$、$L_5$ 神经根到骶髂关节线最高点、中点、最低点的距离，与 $L_4$ 神经根的距离分别为 2.1cm、1.7cm、1.2cm，与 $L_5$ 神经根的距离分别为 2.6cm、2.2cm、1.5cm。

在采用前外侧入路用于骶髂关节（骨折）脱位的钢板固定时，尸体解剖显示往往能看到腰骶干[159]。

> **临床意义**：采用沿髂嵴至骶髂关节的前入路时，直接进行髂骨翼骨膜下剥离，可避免对腰骶干的损伤。应该充分考虑两个结构之间的相邻程度，靠近骶髂关节前缘处，安全区只有 1.2cm（图 2-13）。

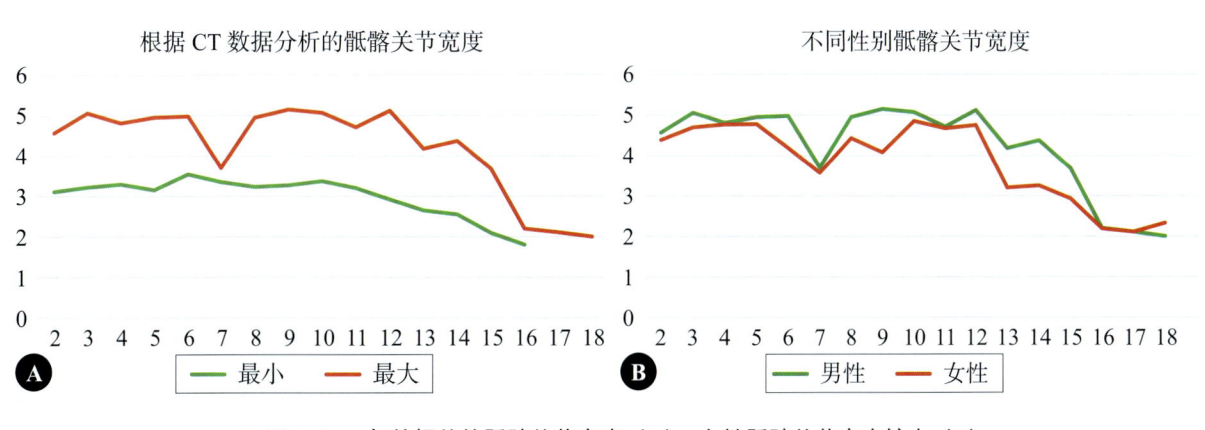

▲ 图 2-30 年龄相关的骶髂关节宽度（A），女性骶髂关节宽度较小（B）

### 5. 髂腰韧带

髂腰韧带（iliolumbar ligament, ILL）（图 2-25）有两个不同的走行[84]，有的起源于 $L_5$ 横突[160]，有的起于 $L_4$ 横突[161]，但后者很少见，最终都止于髂嵴。

髂腰韧带有助于骶髂关节和腰骶部的稳定[83, 162]，并对抗骨盆外翻应力[81, 103]。

通常，髂腰韧带可以识别出由两束构成：前（上）束和后（下）束[81, 84]，分别具有以下特征[163, 164]。

- 髂腰韧带前束：扁平结构；长度 30～40mm；宽度 5～10mm；直径 2～3mm；起于 $L_5$ 横突的前下外侧部分；止于髂骨粗隆的前部。
- 髂腰韧带后束：圆形结构；长度 10～12mm；直径 5～7mm；起于 $L_5$ 横突尖端；止于髂嵴的上部和顶端及髂骨粗隆的前部。

$L_5$ 横突撕脱被认为是骨盆后环不稳定的标志。

根据 Young-Burgess 分型，对 80 例骨盆骨折进行分析，其中包括 45 例稳定骨折和 35 例不稳定骨折患者，稳定骨折中横突骨折的发生率为 6.7%，不稳定骨折中为 40%。不稳定骨折与 $L_5$ 横突骨折的比值比（odds ratio, OR）为 9.3，相对危险度（relative risk, RR）为 2.5[165]。

Maqungo 等报道不同结论，根据 Tile 分型，$L_5$ 横突骨折在稳定型 A 型骨盆骨折与不稳定型 B 和 C 型骨盆骨折中的发生率分别为 19% 和 12%。该报道认为 $L_5$ 横突骨折与骨盆骨折密切相关，但无法区分骨折是否稳定[166]。

一项系统性综述和 Meta 分析研究表明，目前的数据只允许得出以下结论：$L_5$ 横突骨折是高能创伤的一个潜在标志，并不意味着骨盆骨折的不稳定[167]。

**临床意义**：$L_5$ 横突骨折，应考虑是否存在不稳定骨盆骨折。

## 五、腰骶丛

掌握腰骶丛的解剖学知识对于了解骨盆环骨折并发神经损伤非常重要（图 2-20 和图 2-21）。

### （一）腰丛

腰丛由 $L_1$～$L_4$ 神经根前支组成，构成髂腹下神经、髂腹股沟神经、生殖股神经、股外侧皮神经、股神经和闭孔神经。存在数种变异[168]。

腰丛神经根的大小从 $L_1$～$L_4$ 逐步增大，$L_1$ 4.1mm，$L_2$ 4.8mm，$L_3$ 5.2mm，$L_4$ 5.5mm[169]。

髂腹股沟神经在精索或圆韧带下方的腹股沟管内走行[170]。

股外侧皮神经、股神经和闭孔神经在治疗骨盆环骨折的手术中非常重要，因此本文将进行更详细的讨论。

#### 1. 股外侧皮神经（LFCN）

股外侧皮神经（lateral femoral cutaneous nerve, LFCN）（$L_2$～$L_3$ 神经根）出盆腔时，其走行存在高度的解剖变异，在髂前上棘和髂前下棘之间的走行段，股外侧皮神经有时跨过腹股沟韧带，有时在其下穿过[171-175]。一般情况下，神经在骨盆外腹股沟韧带下穿出，距离髂前上棘（anterior superior iliac spine, ASIS）内侧 15～20mm。在腹股沟韧带下方，神经干向缝匠肌边缘外侧延伸，在 ASIS 水平以下约 5cm 处分成数个分支[174, 176, 177]。LFCN 的平均直径为 1.8mm[169]。

由于髂腹股沟入路靠近髂前上棘（ASIS），在髂腹股沟入路的第一个窗口操作暴露至骶髂关节时，LFCN 有损伤的风险。LFCN 发出后，经腹壁走行至 ASIS 外侧 5cm 处[178-180]。

#### 2. 股神经

股神经（$L_2$～$L_4$）在髂腰肌纤维筋膜内走行，因此可以受到保护；通过肌间隙出骨盆，直接走行于髂耻筋膜外侧[181]。

股神经可以在 ASIS 和耻骨联合之间的中线上识别[182]。股神经的平均直径为 2.6mm[169]。

使用前入路时，翻动髂腰肌时存在股神经损伤的潜在风险。

### 3. 闭孔神经

闭孔神经（$L_2 \sim L_4$）穿腰大肌下行。在盆腔中，闭孔神经靠近骶髂关节，距离骶骨翼上方存在一定的距离，在进入真骨盆并通过闭孔离开真骨盆之前与髋臼前柱接触。其走行路径位于闭孔动静脉的前上方，因此是闭孔膜管上可见的最上层结构[181]。

在骶髂关节和骶骨翼水平，闭孔神经经过$L_5$横突前方、腰骶干内侧的髂腰韧带后方及髂总血管后方，最后到达骶髂关节前方[170]。

在1/4的病例中，闭孔神经干在进入闭孔膜管之前已经分成了两个主要分支[183, 184]。闭孔神经的平均直径为1.6mm[169]。

在前入路包括骨盆内入路时，存在闭孔神经损伤的潜在风险。

## （二）腰骶干

腰骶干是连接腰丛和骶丛的纽带。它由$L_4$神经根前支的部分纤维和$L_5$神经根前支的所有纤维组成，在骶髂关节及骶骨前方，与$S_1$神经根连接（图2-13）。

腰骶干的走行始于腰大肌的内侧，在骶骨翼的顶部经过真骨盆缘到达第一骶前孔。Ebraheim等分析了腰骶干的长度，他们报道腰骶干的长度为21～38mm，宽度为4～4.4mm[185]。$L_4$和$L_5$神经根之间的连接可以出现在骶髂关节上方或下方，也可以直接出现在骶髂关节前方[186]。

腰骶干相对于骶髂关节的位置关系，在前入路进行骶髂关节钢板固定时是非常重要的。

Atlihan等报道腰骶干与骶髂关节前上方之间的平均距离为11.5mm，而骶髂关节的正前方，即靠近真骨盆缘的距离为5.3mm[187]。

Ebraheim等报道$L_4$神经根距离骶髂关节为23mm，在骨盆缘近端和内侧4cm处的距离为26mm，靠近骨盆缘处的距离为10mm[74]。

腰骶干被纤维组织固定在骶骨翼上[185]。

## （三）骶丛

骶丛由$S_1 \sim S_4$神经根前支构成。这些神经前支在骶骨前方汇合，在梨状肌前方、髂内血管和输尿管后方形成一大束[170]。骶丛的主要分支包括坐骨神经和阴部神经。

最大的神经根为$S_1$神经根，宽度为8.6～9.8mm[185]。

分析骶丛的各神经根与骶髂关节最下方的平均距离[186]如下。

- $S_1$神经根：冠状面2.18mm，矢状面8.16mm。
- $S_2$神经根：冠状面16.88mm，矢状面9.33mm。
- $S_3$神经根：冠状面24.01mm，矢状面8.89mm。

### 1. 坐骨神经

坐骨神经由两大神经分支组成：腓总神经和胫神经。坐骨神经的外侧部分通常是腓总神经。在约80%的患者中，坐骨神经通过梨状肌下方的梨状下孔出盆腔。各型变异包括坐骨神经穿过梨状肌（20%的患者有一分支穿过梨状肌纤维）走行，在梨状肌上方走行，以及一些其他变异[188-190]。

### 2. 臀上神经

臀上神经是骶丛最靠近头侧的分支。该神经伴行臀上血管，在骶髂关节前方，经梨状肌上缘与坐骨大孔骨缘之间的梨状肌上孔出盆腔[181]。除了有共同的神经主干外，之后的分支往往呈发散状走行[191-195]。神经分支走行于臀中肌、臀小肌之间。

当使用骨盆C形钳或经皮骶髂螺钉固定时，由于入点的错误，可能会伤及该神经。在骶髂螺钉固定的尸体分析中，Collinge等观察到18%的臀上神经和（或）血管损伤率。螺钉头到神经的平均距离为9.1mm[196]。

### 3. 臀下神经

臀下神经经梨状肌肌腹部下方的梨状肌下孔出骨盆，靠近坐骨神经内侧[197]。

### 4. 阴部神经

阴部神经（$S_2 \sim S_4$）位于梨状肌和骶棘韧带之间的真骨盆，经坐骨大切迹绕坐骨棘穿过臀区。

## 六、血管解剖

骨盆被密集的动、静脉血管网包围，充足的侧支供给盆腔各器官，这也使得手术控制出血有时很困难（图 2-19 和图 2-23）。更明显的是密集的静脉丛的侧支。因此，静脉出血往往只能通过填塞来控制。

### （一）动脉系统

下肢的血管供应来自髂总动脉。在骶髂关节前方，髂总动脉分为髂内动脉和髂外动脉，髂内动脉供应真骨盆的各盆腔器官，髂外动脉供应下肢。髂外动脉位于髂腰肌筋膜内侧的结缔组织内。腹壁下动脉和旋髂深动脉在穿过血管腔隙前离开主动脉干。穿过血管腔隙后的血管称为股动脉。解剖学文献[9, 26, 94, 95]对血管系统及其吻合支有更详细的解剖学描述。

所有盆腔器官，除了历来有不同动脉供血来源的睾丸外，均由髂内动脉的分支供血（图 2-31）。髂内动脉在坐骨大孔上缘处，分为前、后分支。

髂内动脉后侧分支为腹部和盆壁提供血液供应[23]。

- 髂腰动脉（腰大肌、髂肌、腰方肌）。
- 骶外侧动脉（骶骨前表面，骶孔外侧）。
- 臀上动脉：经梨状肌近端坐骨大切迹出真骨盆后，主要分出两大分支：浅支和深支，为展肌提供血供[198-201]；可以观察到旋髂浅、深动脉、髂腰动脉分支和旋股外侧动脉（lateral circumflex femoral artery，LCFA）升支的相互吻合[181]。

髂内动脉前侧分支及内脏支支配膀胱、直肠和生殖器。相关分支包括以下三支。

- 臀下动脉：通过梨状肌下孔出骨盆，供养臀大肌、梨状肌和坐骨神经[181]。
- 阴部内动脉：它与阴部神经一起出真骨盆，穿梨状肌下孔，由坐骨棘内侧进入 Alcock 管，绕过坐骨棘后通过坐骨小切迹重返真骨盆。
- 闭孔动脉：它通常起源于髂内动脉的前支，

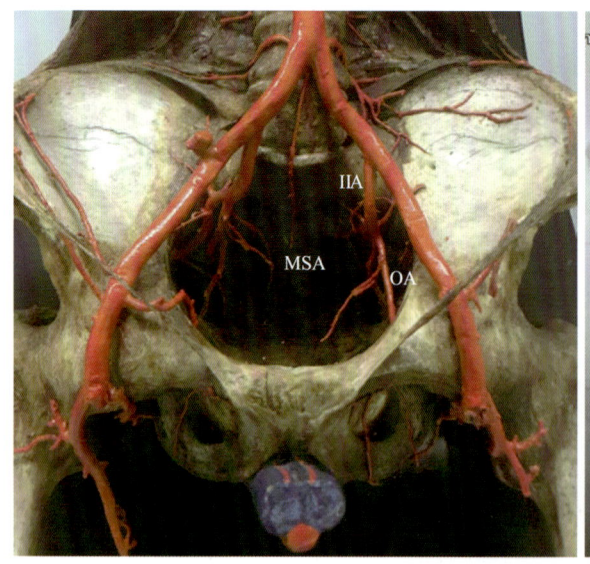

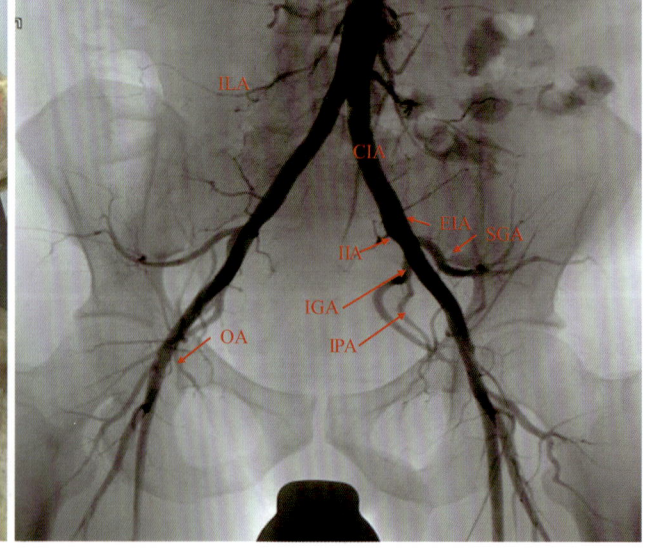

▲ 图 2-31 骨盆动脉网
CIA. 髂总动脉；EIA. 髂外动脉；ⅡA. 髂内动脉；ILA. 髂腰动脉；SGA. 臀上动脉；IGA. 臀下动脉；IPA. 阴部内动脉；OA. 闭孔动脉；MSA. 骶正中动脉

但时有变异，可以从髂外动脉，甚至腹壁下动脉发出[201]，供养四边区表面；闭孔动脉穿闭孔膜，出真骨盆，供养大腿内侧肌群。

### （二）死亡冠

具有重要意义的血管吻合——"死亡冠"，它是指闭孔血管与髂外或腹壁下血管之间的任意连接[181]。

这些吻合支可以是完全动脉吻合支，完全静脉吻合支或者动、静脉吻合支兼有[181]。

临床上总体来讲死亡冠并没有非常重要的意义。在使用不同手术入路治疗骨盆环和髋臼骨折时，仅有41%的患者可以看到这些血管[202]。但死亡冠引起的大出血却时有报道[203-205]。

### （三）静脉系统

静脉系统主要由巨大的静脉丛组成，最终汇入髂总静脉。通过直肠静脉，还存在额外的门静脉与腔静脉吻合支。

位于真骨盆中的手术相关的重要静脉丛包括以下三个。

- 耻骨联合和膀胱之间的静脉丛（"Retzii 间隙"）。
- 直肠静脉丛。
- 骶前静脉丛（图 2-19 和图 2-23）。

在不稳定骨盆环骨折的急诊处理过程中，相关的出血主要来自骶前静脉丛。

#### 1. 耻骨联合后方间隙静脉丛

膀胱前静脉丛（图 2-32）包绕膀胱下部，在男性中还包绕前列腺基底部[206]。

膀胱前静脉丛通常包括 2~5 条静脉，在阴道旁组织内，这些静脉平行于膀胱走行，最终注入髂内静脉[207]。

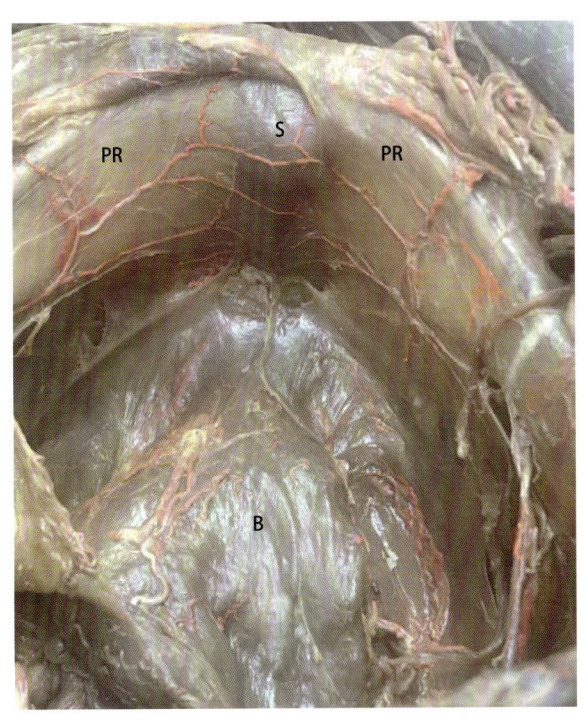

▲ 图 2-32 位于耻骨支（PR），耻骨联合（S）和膀胱前壁（B）的耻骨联合返动脉网

#### 2. 骶前静脉丛

骶静脉丛位于腰骶交界处的尾端，双侧对称，呈六边形，注入腹壁下静脉侧支[208]。骶静脉丛尾侧部分呈双侧梯状纵形走行，通过横向走行的静脉与骶正中静脉发生吻合（图 2-19 和图 2-23）。

因此，骶前静脉丛主要来源于两条骶外侧静脉、骶正中静脉和交通静脉[78]。经由穿过骶孔的基底静脉，椎内静脉系统与骶前静脉丛还存在吻合支[77]。

在骶前筋膜下方，骶前静脉丛覆盖着骶骨体前部，而骶前筋膜与梨状肌、尾骨肌筋膜和骶棘韧带关系密切[78]。

因此，任何骶骨前方的损伤都可能导致严重的出血。

# 第 3 章 骨盆生物力学
## Biomechanics of the Pelvis

Peter Grechenig　Axel Gänsslen　Stephan Grechenig　Bernd Füchtmeier　著
朱正国　译

了解骨盆环的基本生物力学知识对骨盆环损伤的诊断和治疗至关重要。

骨盆由 3 块骨头组成（双侧髋骨和骶骨）和 3 个关节（2 个骶髂关节和耻骨联合），形成环状结构（图 3-1）。

成人的骨盆环是一个稳定的环状结构，三个关节都是微动关节，骨盆环的活动取决于骨头的弹性模量。骨盆后环是负荷传递重要部分。

Dolati 认为 $L_5$ 由于与骨盆后部通过韧带相连接，与骨盆的功能密切相关[1]。$L_5$ 与骨盆后部通过以下结构相连接。

- 前方：前纵韧带。
- 外侧：髂腰韧带。
- 后方：竖脊肌的筋膜部分。

骨盆环具有动态和静态两方面的结构稳定基础。

- 静态稳定是骨骼结构（骨结构损伤会导致静态不稳定）。
- 动态稳定包括韧带、肌肉和肌腱（关节损伤会导致动态部分不稳定）。
  - 韧带动态稳定包括关节韧带和盆底韧带（骶结节韧带和骶棘韧带）和髂腰韧带。
  - 筋膜动态稳定包括闭孔肌筋膜、盆底筋膜等。
  - 肌筋膜稳定包括腹壁、盆腔间室，后躯干肌肉等。

从实际情况来看，骨盆环损伤常导致动态和静态都不稳定。

外部负荷作用于骨头会产生内部和外部负荷反应，导致变形甚至骨折。因此可以计算出负荷 – 变形曲线[2]。

骨负荷的实际效应是非均质效应（根据负载

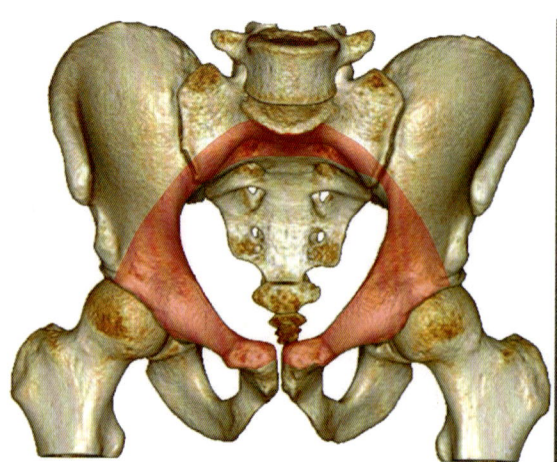

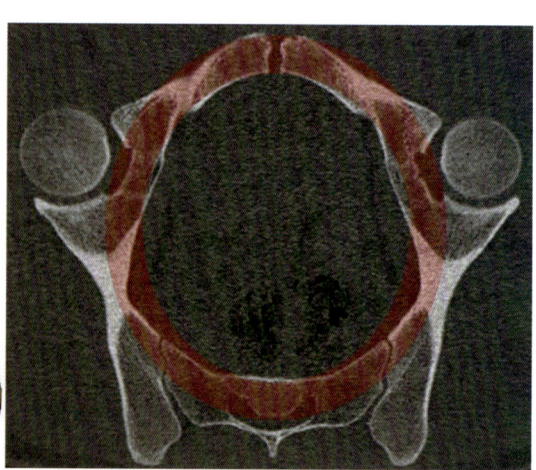

▲ 图 3-1　骨盆的环状结构

向量影响骨骼形变）及黏弹性效应（受加载速度和加载持续时间的影响；缓慢加载的负荷可导致骨折发生更早）[3]。

此外，骨质具有弹性形变（形变＜3%，形变能完全恢复）和非弹性形变（形变＞3%，形变不能够完全恢复）。

作用在骨头上的力可能是拉力、压力、弯曲力、摩擦力和扭转的力量。在骨盆上，通常是这些外力的合力，导致骨骼或韧带损伤。

从形态学的角度来看，与稳定性相关的元素只包括骨骼、韧带和肌肉组织等，这些因素只负责被动的压力和拉力。此外，骨盆的稳定性还应考虑肌肉连接，相关的肌肉群包括竖脊肌、浅表和深层的腰肌和髂腰肌。总的来说，对于骨盆稳定的动态部分了解较少。

## 一、骨盆环结构

骨盆是一个略倾斜的环状结构，从耻骨开始沿着真骨盆缘到第一骶椎（图3-1）。骨盆环状结构不包括骶骨下部、尾骨和髂骨翼。

目前对骨盆损伤生物力学的基本认识是基于Marvin Tile 小组的前期工作。在他关于骨盆环骨折的论文中，他强调以下几个内容。

- 骨盆是环状结构，如果环状结构的一个区域骨折并发生移位，那就一定有环的另一部分发生断裂或脱位。
- 骨盆环的稳定性取决于后方承重的骶髂复合体的完整性，主要是骶髂韧带、骶结节韧带和骶棘韧带。强健的骶髂后韧带维持骶骨在骨盆环中的正常位置，整个骶髂复合体形成悬索桥样的结构。
- 骶棘韧带连接骶骨外侧缘与坐骨棘，起到半骨盆的抗外旋作用，而骶结节韧带能抵抗垂直平面的旋转力和剪切力。
- 作用于半骨盆的主要力量包括外旋、内旋（侧方挤压）和垂直剪切。

在计算机断层扫描（computer tomography, CT）时代之前，骨盆环骨折经常被诊断为单纯前环（耻骨区）骨折，但骨扫描和尸检结果已证实通常伴随后环的损伤[5, 6]。

由此引出了盆骨环损伤的"法式蝴蝶饼（Pretzel）理论"[7]。

- 只有新鲜的蝴蝶饼（儿童）可以发生一处断裂。
- 放一段时间后的蝴蝶饼变脆（成人）则总是两处断裂。

骨盆后环是主要的承重部位，将负荷从躯干传递到肢体的结构[1, 4, 8]。

骨盆后环通过其牢固的结构为整体稳定性提供重要的结构支撑，而前环与耻骨联合对环的固有稳定性影响不大[9]。Tile 将骨盆后环的韧带和骨性结构比作吊桥[4, 8, 10, 11]，负重时，强壮的骶髂后韧带会拉紧后骶髂关节复合体，悬吊髂后上棘。

环状结构的整体稳定性主要由周围的肌肉和韧带收缩维持，骨盆环的3个骨性组成部分，骶骨和双侧髋骨（半骨盆），不能维持固有的稳定性。

因此，骨盆后环结构功能性重于解剖结构性，后环的完整性破坏将导致整个后环的静态不稳定。

## 二、拱心石理论

在站立位时，躯干的负荷通过骶骨、骶髂关节以及髋臼后柱传递到下肢。因此，骨盆后环的完整性与最优的力学传递密切相关。

骨盆后环由双侧髋骨与骶骨形成拱石桥样结构，而骶骨就是重要的拱心石（Keystone）[12, 13]。

由于骶骨的形状和骶髂关节面的空间方向问题，这个理论还存在一些不足。

在骨盆的出口位平面，骶骨的形状类似于真正的拱心石，楔入双侧髋骨的中间（图3-2）。然而在入口位平面（垂直于出口平面）骶骨楔形方向，与拱心石的楔入方向相反，无法牢固楔入。两侧骶髂关节线存在向前15°的开放角度，存在

骨盆环骨折
Pelvic Ring Fractures

向后汇聚的趋势（图 3-3）。

由于骶骨形状，整体的骨盆生物力学特性取决于骶骨的平面[8]。

- 在骨盆入口位置，骶骨的方向是反拱心石（不稳定）。
- 在骨盆出口位置，骶骨的方向是正拱心石（稳定）。

行走时，由于骶髂关节面的方向，前宽后窄，骶骨有向前移位的倾向。因此，骶骨无法实现阻挡前移。向前移位的趋势需通过骶髂后韧带的张力来消除。

Tile 提出了后韧带的支撑概念与悬索桥结构类似[8]。髂后上棘被认为是桥梁的支柱，骶骨代表桥梁的骨架，最强的骶髂骨间韧带代表钢索（图 3-4）。髂腰肌的相关韧带被认为是进一步的悬吊装置[8]。在脊柱前屈时，可以通过肌肉张紧来稳定脊柱与骨盆环的连接稳定。

相比之下，由耻骨和耻骨弓形成的骨盆前环起到拉杆（撑杆）的作用来阻止侧方分离（图 3-5）[8]。

强壮的韧带结构对骶骨在骨盆环状结构中的稳定非常重要。其中最重要的韧带为骶髂后韧带[14]。

总的来说，站立位时，骶骨方向存在一定缺陷，但在后仰手足共同撑地时，骶骨能够起到真正的拱心石作用。

## 三、骨的生物力学

作用于骨盆骨的机械力主要通过皮质骨传递。松质骨能够分散剪切力和压力，从而降低力量的最大值。通过 Wolff 定律，骨盆的自然受力影响骨小梁的形成方向[15, 16]。

Euler 利用偏振光（光应力法）分析检测负重条件下，一侧骨盆的表面张力[17]。张应力中心位于骨盆缘邻近骶髂关节的骨盆内侧面（对应于髂骨皮质密度）。这个区域与 CT 密度测定法测定的骨密度分布区域一致[18]。

Poigenfürst 等提出了缓慢直接的静态压载负荷会导致整个骨盆环（半骨盆）变形，同时最大形变的位置承受弯曲力，然而动态负荷（快速的压载骨盆）只会导致直接受压区域的变形[19]。脉冲式负荷导致远处骨盆受到剪切力。因此，大部分的力量可以被吸收而不伤害骨骼/关节。这就解释了首发骨折通常发生在前环，随后力量持续传递，半侧骨盆围绕骶髂关节旋转，随后出现后

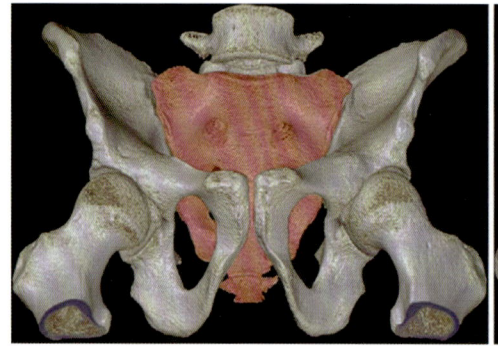

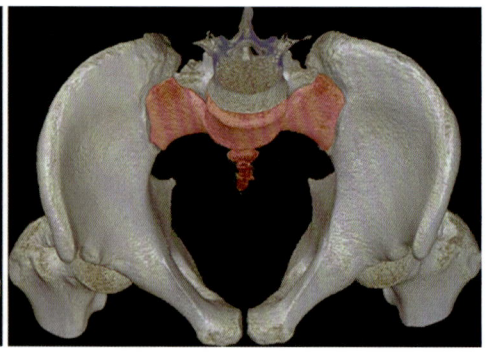

◀ 图 3-2 骶骨在骨盆后环的拱心石理论

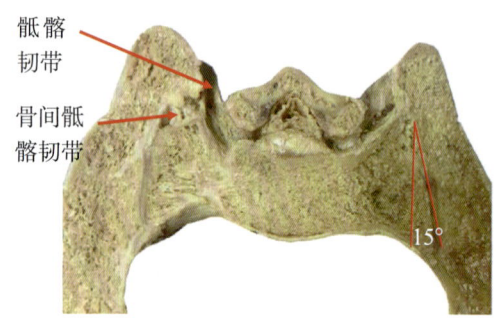

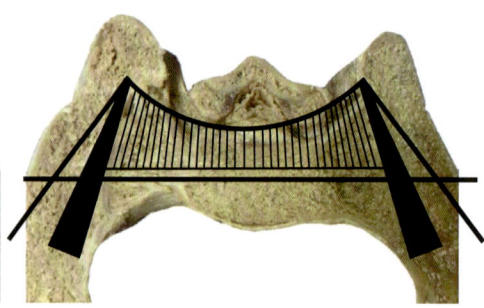

◀ 图 3-3 骨盆后环的悬索桥概念，解剖标本展示后方的骶髂韧带起动态稳定器作用

骶髂韧带
骨间骶髂韧带

038

环损伤和前环的进一步损伤。

由于人类双足站立行走，骶骨承受垂直负荷，因此骶骨各个节段发生融合就可以解释了[20]。

基于骨盆环的结构，骶骨下部节段对力的承载没有作用[21-24]。

Linstrom 等进行了有限元（finite element, FE）分析检测骨盆的典型负荷模式[25]。

在站立位，最大应力出现在第一骶骨的外侧部分。步行状态下，双侧垂直应力沿着骶骨翼、髂骨皮质增厚区向髋臼后柱分布。单足站立时，应力峰值位于同侧骶骨翼内侧。

Pal 等认为腰骶关节将整体负重力量的 21% 传递给骨盆，而骶骨传递 67% 的力量[22]。骨折发生后腰骶椎的生物力学特性发生改变，可导致腰椎不稳和类似退行性变时的下腰痛[26]。

在轴向压力下，未损伤的骨盆发生的型变为弹性形变。未超过生理负荷的情况下，减小负荷整个骨盆环就可以恢复原有的形状[27]。

无损伤的骨盆，微动只发生在骶髂关节和耻骨联合处。因此了解生理负荷状态下的骶髂关节和耻骨联合的改变是了解损伤机制的基础。

## 四、耻骨联合的生物力学

既往的解剖研究和生物力学研究证实在耻骨联合处存在张力、压力、剪切力[28-32]。

作用于耻骨联合的生物力学力主要包括拉伸、剪切和挤压。

最近的生物力学研究进一步解释了这些力的存在。

Walheim 分析了志愿者仰卧位和站立位两种状态，结果显示耻骨联合平均移位 1mm，额面和矢状面旋转＜1.5°。垂直方向最大移位 2mm[33]。耻骨联合最大移位是垂直方向，水平方向无明显移位。

在对两名志愿者的进一步 X 线立体摄影测量分析中，观察到耻骨联合处的最大移位为 2mm，旋转为 3°[34]。

### （一）单腿站立

- Ulmer 等的研究成果显示，在大多数骨盆中，

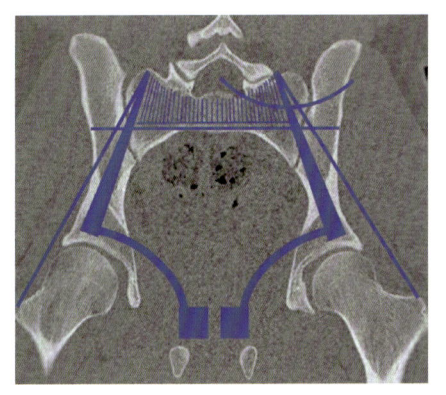

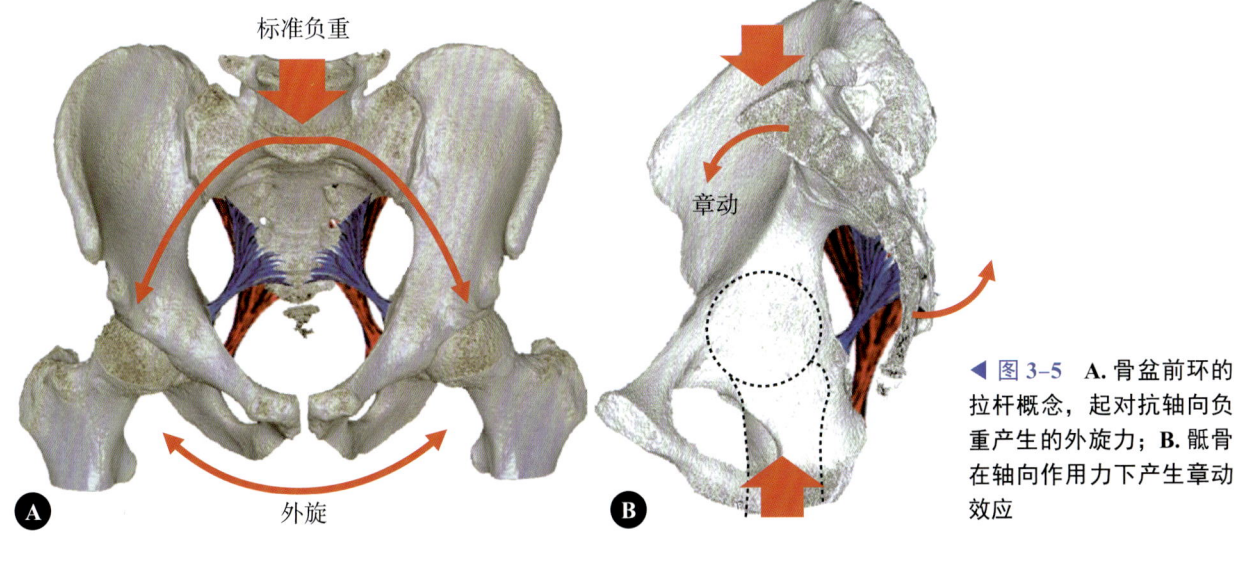

▲ 图 3-4 在骨盆 CT 片上绘制悬索桥概念示意图

◀ 图 3-5 A. 骨盆前环的拉杆概念，起对抗轴向负重产生的外旋力；B. 骶骨在轴向作用力下产生章动效应

压力作用于耻骨联合，耻骨支发生接近最大 1.4mm 的移位；同时，观察到半骨盆内旋最大 1.7°；在矢状面上，向前旋转 0.8°，产生耻骨联合上的剪切力[27]。

- Walheim 分析了单腿站立的影响，报道称垂直方向的活动度高达 2.6mm，矢状面的活动度高达 1.3mm；行走时的活动度也相当，分别为 2.2mm 和 1.3mm[33]。
- Meissner 等对 10 具新鲜尸体骨盆前环部进行了测试，发现垂直方向的平均作用力为 169N（最大为 398N），矢状面的平均作用力为 148N[35]；步行时，垂直张力为 120N（最大 333N），矢状张力为 68N（最大 136N）。
- 在一具模拟单腿站立的尸体标本上，观察到耻骨联合变窄，这表明对侧的压力与矢状面旋转相结合[36]。

### （二）双腿站立

- 在负荷作用下，由于耻骨支在水平面上的位置邻近，加上轻微的内部旋转，耻骨联合受到压力[27]。
- Meissner 等报道了在双腿站立时耻骨联合处的张力和剪切力，而没有观察压缩力[37]。
- 尸体模拟双腿站立的研究显示耻骨联合间隙发生均匀的扩大，说明耻骨联合间存在拉力[36]。

### （三）坐位

- Ulmer 等报道，耻骨联合处的张力主要导致耻骨支分离 0.5mm，半骨盆外旋约 0.5°[27]。

在生理负荷下，耻骨联合处的前、内旋力 <2°。根据负荷的类型（单腿站立，双腿站立，坐位）、拉伸（双腿站立）、压缩（单腿站立）、剪力（双腿站立，坐位）作用于耻骨联合。

### 五、骶髂关节的生物力学

骶髂关节的确切生理机制还没有完全弄清楚。Hippocrates 和 Vesalius 认为骶髂关节完全不能活动，只在妊娠期才会有活动[38]。而 Paré 证实了骶髂关节具有一些活动性，甚至在男性也存在[38]。

历史上，基于实验和理论研究探索有限，人们认为在生理负荷下骶髂关节的活动是复杂多维的，但没有充分描述单一平面的活动[12, 39-48]。

估计的旋转轴被认为在骶髂关节后第一和第二骶椎之间的过渡处，其位置在运动过程中发生改变[48, 49]。

由于双足直立行走，骶骨矢状面允许上下摆动[21, 50-52]。

在负荷作用下，骶骨进行不同程度的前旋和"向下"平移运动（"微动"）[49]，这取决于几个因素，包括施加的负荷量、性别、年龄和骶髂关节的个体解剖形状[53]。

Walker 在 1992 年总结了现有的文献（不同的临床和实验设置）关于骶髂关节的活动，并报道了以下两个生理性活动[54]。

- 1°～12° 旋转。
- 0.5～7.25mm 平移。

众所周知，女性和尤其在妊娠期骶髂关节的活动性增加，而活动性随着年龄的增加而减少[55]。

多数研究集中在旋转和平移上。根据选择的生物力学设置不同，得到了不同的结果。

Coalchis 等是最早对志愿者进行骶髂关节运动临床研究的科学家之一。克氏针用于检测移动性，并且报道了个体间不同的轻微移动[38]。

在独立的骶髂关节的分析中，拉力产生 2.7mm 水平移位是可逆的，这表明骶髂关节在没有韧带断裂的情况下发生了弹性形变[56, 57]。韧带损伤情况下平均移动为 5.1mm，转动 11°。

Rothkötter 等使用附着骶骨的半骨盆模型对单独的骶髂关节进行稳定性测试。横向牵引导致骶髂关节分离，平均为 3368N（5.5mm 移位）；矢状面后旋关节失效发生在 5150N（6.6mm 移位），矢状面前旋关节失效发生在 4933N[58]。后旋的摩擦稳定性高于前旋。

一些研究区分了单腿站立、双腿站立及坐姿，以分析作用在骶髂关节上的合力。

### （一）单腿站立

- 在模拟展肌的单腿站立模型中，发生了 1.3° 的微动和 1.6mm 的最大平移[59]。
- Ulmer 等报道了站立位骶髂关节后侧加宽导致骶髂关节前侧受压，从而导致骶骨楔入两侧半骨盆之间[27]有 1°~2° 的微动。
- 在对 8 例骶髂关节尸体的模拟静态负荷分析中，沿着骶髂关节中央终板[60]平移和旋转负荷，骶前方向的平均移位最高，平均为 2.74mm；主要旋转为关节扭转 6.21°，屈曲 2.68°，伸直 3.52°；骶髂关节分别能承受 500~1440N 和 42N~160Nm 的负荷，无失效。

### （二）双腿站立

- 在负荷作用下，由于骶骨前旋、髋部后旋，并伴有骶髂关节后方加宽，骶髂后韧带限制骶髂关节分离[27]；检测到最大 1.5° 的前旋活动，导致腰椎前凸过度和 1~2mm 的前平移。
- 在 8 个成年标本的骶髂关节尸体的模拟静态负荷分析中，沿着 $S_1$ 中央终板[60]平移和旋转负荷，双侧固定髂骨条件下的平均骶骨移位比模拟单腿站立时最大移动小 0.53mm，最大旋转小 2°。
- Wilke 等使用后外固定架对健康患者俯卧位进行临床测量；观察到 <2° 的旋转运动和最大 1mm 的平移运动[61]。
- 在 4 个新鲜的女性尸体标本中，对骶骨施加偏心压力（60% 体重），并记录骶髂关节的相对运动；测量到最大旋转 1.2°（上外旋转 + 前旋）和 0.9mm 平移；切断前或后韧带后旋转增加 10%，所有韧带均切断后旋转增加 30%[62]。

### （三）坐位

- Ulmer 等发现，在模拟坐姿时，骶髂关节的运动与双腿站姿相似，并伴有轻度前旋和前平移[27]。

## 六、韧带的生物力学

相关的韧带包括盆底韧带和腹股沟韧带，它们具有预加载作用以获得进一步的稳定性[19]。

Tile 指出盆底韧带的完整性是重要的相关因素[8]。骶棘韧带为水平方向，而骶结节韧带为垂直方向。两者都处于彼此垂直的方向。因此，骶结节韧带抵抗垂直移位，而骶棘韧带抵抗外部旋转。

男性的骶结节韧带和骶棘韧带的平均长度分别为 64mm 和 38mm。对于女性，测量了骶结节韧带和骶棘韧带的长度分别为 70mm 和 46mm[63]。

Vrahas 等进行了韧带对骨盆稳定性的生物力学研究。对 13 具新鲜冰冻骨盆进行轴向加载。在恒定负荷下切断耻骨联合后稳定性显著下降（稳定性降低 21%），在 600N 的轴向负荷下，耻骨联合处最大移位仅为 1mm，单独切断骶髂前韧带与完整骨盆相比稳定性降低到 91%，而单独切断骶髂后韧带导致完整骨盆稳定性降低 15%。如果耻骨联合被解剖，盆底韧带（骶结节韧带和骶棘韧带）对骨盆整体稳定性的贡献很小[64]。

一项实验生物力学研究表明，盆底韧带没有增加骶髂关节力学的稳定性[65]，Vrahas 等证实了这一点[64]。在解剖耻骨联合后，盆底韧带（骶结节韧带和骶棘韧带）对骨盆整体稳定性的贡献很小。

Varga 等使用 Marvin Tile 的生物力学装置，模拟双足站立模型，分析盆底韧带对骨盆稳定性的单独影响[66]。切断一条韧带（骶结节韧带或骶棘韧带）平均轴向刚度降低 4.8%，而分离两条韧带导致刚度降低 5.2%。产生的移位很小，最大移

位 <4μm。

在最近的骨盆有限元模型中，对骨盆稳定性进行了研究[49]。

为了分析骨盆后环韧带对骨盆稳定性的影响，模拟站立和坐位 600N 的垂直负荷。在骶髂关节和耻骨联合处观察到拉力和压力。骨盆后环软骨和后环韧带对骨盆稳定性有显著贡献[49]。

相比之下，盆底韧带对骨盆韧带的稳定性有重要贡献[49]。

在生理负荷下，骶骨相对于半骨盆有轻微前旋（点头运动）约 2°，以及 <2mm 的轻微平移运动。因此，不存在单独的轴向运动。根据人体负载状态的不同（单足，双足站立，坐位），产生不同的力作用在骶髂关节上。而前方压缩伴随后方的牵张是典型的形变类型。
骶结节韧带或骶棘韧带的稳定作用目前尚不完全清楚。

### 七、韧带对骨盆稳定性的作用

一些韧带对骨盆稳定性具有重要的作用，如耻骨联合韧带、盆底韧带、骶髂韧带和髂腰韧带。

部分学者进行了切除部分韧带对骨盆稳定性影响的研究，依次切除耻骨联合韧带、盆底韧带和骶髂韧带产生一个前外旋畸形的骨盆。这让我们认识到韧带对骨盆稳定性的影响。

Marvin Tile 的团队使用逐步不稳定模型进行了一系列基础研究[8, 10, 11, 67]。

- 单独切断耻骨联合导致最大分离达到 2.5cm，其余结构维持旋转和平移的稳定性。
- 切断盆底韧带（骶棘韧带和骶结节韧带）明显增加了"不稳定性"；骶髂前韧带能够维持抗旋转力稳定性（水平方向）。
- 切断前骶髂关节韧带导致半侧骨盆通过后骶髂关节韧带绕"铰链"完全旋转，剩余的骶髂关节和髂腰韧带能够阻止平移运动。
- 骶髂韧带复合体的完全切断可引起半侧骨盆的平移运动。

作用在骨盆上的外旋力量导致了相应的骨盆不稳定。

Krueger 等[68]的韧带解剖分析得到以下结果。
- 只切断耻骨联合韧带可导致半侧骨盆外旋畸形和耻骨联合分离达 2.5cm，不发生垂直移位。
- 进一步切断骶髂韧带，会导致半侧骨盆向头端旋转移位。
- 盆底韧带的进一步横断导致外旋畸形的增加，而不发生相应的垂直移位的增加。

Dolati 等进行了对比研究。进行性的外部旋转运动导致长达 18cm 的耻骨联合分离。观察到四种不同阶段[69]。
- 耻骨联合分离 3~4cm 不导致骶髂关节韧带损伤。
- 耻骨联合分离达到 5cm 导致骶髂前韧带损伤。
- 耻骨联合分离达到 8cm 导致骶髂前韧带、骨间韧带损伤，一侧骨盆有围绕横轴出现旋转不稳定的可能，骨盆形变表现为弹性变形，力量减少后可以恢复。
- 超过 13cm 的耻骨联合增宽导致骶髂前韧带、骨间韧带损伤。

Simonian 等对 7 具新鲜冰冻的未防腐尸体进行了韧带切断术[70]。在双腿站立模型中，对完整的骨盆进行垂直加载，然后依次切断耻骨联合韧带、骶髂前韧带、骶髂骨间韧带和骶棘/骶骨结节韧带。观察到下列移位现象。
- 切断耻骨联合韧带：耻骨联合宽 1.2mm，无骶髂关节移位，骶髂关节角度无变化（0.43°）。
- 切断骶髂前韧带和骶髂骨间韧带：耻骨联合间隙 1.1mm，骶髂关节移位 0.4mm，骶髂关节角度 0.8°。
- 切断骶棘/骶结节韧带：耻骨联合间隙 1.5mm，骶髂关节移位 0.3mm，骶髂关节角度 1.05°。

Simonian 等报道了新鲜冰冻非防腐尸体垂直负荷的生物力学双腿站立模型的结果[70]。

在 400N 负荷下，最大耻骨联合分离为 0.03mm，骶髂关节移位为 0.04mm，骶髂关节屈曲角为 0.43°。外侧弯曲应力导致相似的结果，耻骨联合分离 0.05mm，骶髂关节移位 0.06mm，骶髂关节旋转移位 0.43°。

Abdelfattah 等在 6 具尸体的骨盆上施加手动外旋力进行了基于 X 线透视的不稳定性测试[71]。
- 切断耻骨联合韧带导致平均水平移位 11.8mm 和平均垂直移位 6.3mm。
- 切断盆底韧带未见相应的移位改变（水平移位 12.1mm，垂直移位 7.4mm）。
- 进一步切断骶髂关节韧带可以显著增加水平和垂直移位，分别达到 38.4mm 和 20mm。
- 初次切断骶髂关节韧带导致水平移位 42.1mm，垂直移位 18.4mm。
- 再切断盆底韧带没有导致进一步的不稳定。

Abdelfattah 等的结论是骶棘韧带和骶结节韧带对前后稳定性影响不大[71]。

Böhme 等使用有限元分析模拟了 Young-Burgess 分型 II 型的前后挤压模型。

完整的骨盆显示，95% 以上的负荷是通过骨盆后环韧带传导的，与此相关的应力分布到骨盆底、髂腰和骶髂韧带，而前骨盆韧带（如腹股沟韧带、闭孔膜）连同骨间韧带和骶髂后韧带占总负荷的比例 <5%。耻骨联合韧带不参与负荷的传递[72]。

模拟耻骨联合切断后，需要 831N 的力量才能使耻骨联合扩大 10cm。同时观察到此种非生理状态下韧带负荷 80% 转移到骶髂前韧带，17% 转移到骶结节韧带。负荷峰值出现在前旋时的骶髂前韧带。韧带负荷比正常情况高 10 倍。此外，模拟显示，盆底韧带和骶髂骨间韧带在 APC 2 型损伤中保持完整。总的来说，APC 2 型损伤表现为水平不稳定，但没有垂直不稳定，这是 Tile 分型 B 型损伤。

骨盆后韧带主要用来稳定骨盆，抵抗水平方向的外旋力。

盆底韧带阻止垂直移位和骶骨的前旋运动。因此，可以减少对躯干的弹性冲击[14]。

骶髂骨间韧带在解剖学上是骶髂韧带复合体中最强壮的部分，这一点得到了有限元分析的支持，因为在典型的前旋运动中该韧带张力最高[73]。

## 八、髂腰韧带

髂腰韧带（iliolumbar ligament，ILL）是三个脊柱骨盆韧带之一，因此参与稳定腰骶椎区域[74-76]。

髂腰韧带是一个巨大的扇形韧带，最常见于 $L_4$ 和（或）$L_5$ 横突处，插入后髂嵴和骶骨顶部的骶骨关节囊[75, 77]。这种韧带的一部分被命名为腰骶韧带[55, 78, 79]，它起源于 $L_5$ 横突插入骶骨。文献[55]中报道了腰骶韧带的变异结构。

由于腰骶韧带比较强壮，这部分韧带可以传递更多的负荷。这可以被骨小梁的结构证实，因为大多数的骨小梁结构在 $L_5$ 横突的下方[80]。

髂腰韧带存在几个分支，特别是在止点位于髂后嵴的前部和相应的后部的韧带[75, 77]。相反，Basadonna 等报道了该前后韧带相互交叉[81]。

白种人的髂腰韧带长度约为 32mm，而非裔美国人的长度几乎翻了一番，约为 61mm[82]。

鉴于髂腰韧带的解剖结构，主要稳定 $L_4$ 和（或）$L_5$ 与骨盆，抵抗 29% 的骨盆侧向挤压力[83-85]。

横断面研究显示，髂腰韧带通过限制脊柱侧弯、屈伸和腰骶连接处的旋转运动而影响腰骶部的稳定性[78, 85]。

- Yamamoto 等生物力学分析，指出双侧髂腰韧带切断导致轴向旋转增加 18%（0.3°），骨盆背伸 20%（1.1°），屈曲 23%（1.7°），侧弯 29%（1.2°）[85]；而只切断一侧对稳定性无明显影响。

- Pool-Goudzwaard 等对 12 具人类尸体切断髂腰韧带不同部位。显示前束是腰骶区的主要稳定结构，而后束和骶髂束对稳定性影响不大[78]。

## 九、肌筋膜结构的生物力学

骨盆周围的肌肉会使骨盆关节更坚固。在一项针对 13 名健康志愿者的临床研究中，腹横肌收缩对骶髂关节的稳定作用高于腹壁外侧肌的收缩[86]。

相反，一个实验研究使用 15 个防腐尸体，检测到在腹横肌收缩的情况下，耻骨联合和半侧骨盆稳定性无明显变化[87]。这与最近的研究结果一致，即尽管骶髂关节有一定的弹性（在半骨盆前、后旋转时较大），但腹横肌的收缩对骨盆稳定性没有影响[88]。

在女性中，盆底肌肉紧张可引起骶髂关节活动度增加 8.5%，而在男性中，没有发现变化。据推测，这些变化与女性骶髂关节活动性较高有关[89]。

## 十、骨盆环的损伤机制

各种不同的损伤机制超过骨盆环的弹性限度时可出现损伤。损伤模式各不相同，与作用力的方向和大小及个人的"生物学条件"相关。

造成骨盆环损伤的典型机制包括股骨或髋部传导的前方的间接作用力、侧方的直接作用力及少见的腰椎的极度屈曲。

能够导致骨盆环结构断裂的能量仍不明确，各个研究的测量值变异度过大。

目前对盆腔损伤机制的认识主要基于早期临床、实验和尸体解剖探索，后来依据更详细的理论分析、临床数据分析和有限元分析。

### （一）早期临床结果

过去，曾多次尝试在临床观察基础上确定导致骨盆环断裂的损伤机制。

- 早在 1847 年，Malgaigne 就分析了 10 例严重创伤后的患者，并报道了两种主要的临床损伤机制[90, 91]：前后方向力的传导导致骨盆环前后方骨折，矢状面力的传导导致耻骨骨折和骨盆关节脱位。

- 1909 年 Fisher 报道了一起雪橇受伤事件，6 个人坐成一排，撞到一棵树上时遭受了高速撞击，其中 3 例患者当场死亡，这种前后损伤机制主要导致骶髂关节脱位[92]。

- Haumann 分析了 18 例早期采矿业的骨盆损伤患者，详细描述了损伤机制，确定前后挤压机制和剪切机制是损伤的主要原因，而侧向压缩损伤并不常见[93]。

- 1924 年，Hirsch 分析了 102 例矿难损伤，指出致损力的大小和方向决定了损伤的特点；直接的、局部的力量导致髂骨翼骨折；前后压迫力量导致骨盆前环骨折，偶尔累及不完全骶骨关节损伤；矢状面或前方的力量导致前环骨折合并骶骨和髂骨骨折[94]。

- Watson-Jones 分析了 18 例不稳定的骨盆骨折，确定了两种主要的损伤机制：侧向压迫力导致骨盆前环断裂；前后压迫力导致前、后骨盆环均断裂[95]。

> 早在一个世纪以前，造成骨盆环损伤的典型损伤机制就是前后或侧方挤压机制。

### （二）实验结果

即使在研究骨盆环损伤机制的最初几十年里，科学家也做了很多实验。

- Messerer 于 1880 年进行了骨盆损伤力学的实验研究，证实了 Malgaigne[96] 所描述的临床损伤机制。

- 1882年，Kusmin对完整的尸体和不同体位的骨盆标本进行静态和冲击负荷，在前后力传递和侧向力传递后确定特定的损伤组合[97]，Katzenelson临床证实了这一实验结果[98]。

19世纪末期的实验结果确认了临床上已证实的损伤机制。

更进一步的实验分析则聚焦于可以导致特定区域损伤的力学分析上。
- Berner单独测试了骨盆后环标本，实验显示骶髂关节分离所需负荷为（4933±1038）N，骨折时需要（3313±469）N。韧带断裂的扭矩为120Nm，而骶骨骨折最大扭矩为149Nm[56,57]。
- Stuhler对儿童骨盆标本进行了前后向力加载[99]。
  - 在儿童骨盆（1岁）中，在10 000N的力量下，只发生弹性形变而未发生骨折。
  - 在12岁的骨盆试验中，第一个受累结构是髋臼（三角软骨），负荷为2300N。其次是骶髂关节断裂，负荷为8000N。最后是耻骨联合损伤，负荷为10 000N，该年龄组无骨折发生。
  - 14岁的少年，首先发生髋臼或骶髂关节损伤，负荷为2000～3000N，耻骨骨折发生在4000N，耻骨联合分离发生在6000N。

### （三）尸检结果

有关潜在伤害机制的进一步资料，是从对事故受害者的尸体解剖研究中获得的。
- Voigt根据不同的"旋转轴"描述了27种不同的骨折模式[100]。
- Buchholz分析了47例创伤患者，报道了三种主要的损伤类型。
  - 单独骨盆前环损伤，骨盆后环完整。
  - 损伤累及骶髂关节和骶结节韧带，无后部不稳定。
  - 骶髂后韧带完全断裂。

## 十一、模拟事故

通过对完整人类尸体的研究，模拟典型的受伤情况，发现骨折发生所需的力量在个体之间存在很大的差异。一般来说，正面撞击和侧面撞击是可以区分的。

### （一）侧面撞击试验研究

20世纪80年代的数据显示，汽车侧面保护不足，汽车对汽车的侧面撞击可能会导致骨盆骨折/损伤，在中年女性和中年男性中冲击力分别为4000N和1000N，而在年龄较大的情况下，较低的侧向挤压会导致骨盆受伤[101]。Fleischer等报道了导致骨盆骨折的定量数据。骨盆骨折需要7.8～14.9kN的侧向挤压力或6.5～11kN的力峰值，持续时间为3ms[101]。

一些研究使用了不同参数的模型，如撞击、加速度、速度等。

Fayon等进行了侧面的自由落体实验，涉及18具尸体，0.5～3m的下落高度，骨盆损伤是罕见的。在6具尸体中的3具进行了3m高度的模拟之后，骨盆骨折发生了。可见耻骨前支受伤[简明损伤评分（abbreviated injury scale, AIS），2～3分]。骨折阈值加速度需超过每3毫秒50g[102]（1g=9.8N/kg）。Tarriere等也获得了相似的结果，骨盆骨折需要更高的阈值每3毫秒80～90g[103]。

Cesari等做了一个钟摆撞击试验，撞击目标是股骨大转子和最常见发生多发骨折的耻骨支。男性骨盆骨折为4.9～11.9kN，女性骨盆骨折为4.4～8.2kN，对于AIS 2分或3分的骨盆损伤，平均力量分别需要8.6kN和5.6kN。对于一个75kg的成人该模型致骨盆骨折需要10kN[104]。

Nusholtz等进行了钟摆撞击试验，模拟骨盆标本的大转子侧面撞击。骨折发生在负荷45kN以上，而负荷<26kN没有骨盆骨性损伤[105]。峰

值加速度为 38～135g，峰值力为 3.2～14kN。12 具尸体中有 6 具骨盆骨折，其中 4 具是耻骨支骨折。骨折类型与加速度和力度没有相关性。

Viano 在实验中报道了骨盆最大承受力的 27% 能够产生 25% 的骨盆骨折[106]，Cavanaugh 等发现最大耐受值的 32.6% 可造成骨盆骨折[107]。

Zhu 等实验指出 5.0kN 的标准力能够产生 AIS≥2 分骨盆损伤的概率为 25%[108]。

Molz 等认为，25.2kg 的撞击器的 4.5m/s 的横向冲击速度是人类骨盆的骨折最低承受能力[109]。在 Guillemot 等的实验中，质量为 3.68kg 的物品以 4m/s 的速度掉落，可导致 12 具尸体骨盆中 83% 发生骨折，骨折类型呈现多样性。可以算出一个相对较低的能量阈值为 30J[110]。

Bouquet 等发现在 7.6kN 的外力作用下骨盆发生 AIS≥2 分损伤的概率为 50%[111]，而 Matsui 等报道在 9.6kN 时骨盆骨折的概率为 50%[112]。

Beason 等发现常见的（内侧移位）耻骨支骨折，其次是骶骨外侧骨折、髂骨翼和耻骨下支骨折，均为侧向冲击负荷所致[113]。耻骨支骨折发生在峰值负荷接近 3500N。此外，还测试了髋部骨密度［双能 X 线吸收法（dual energy X-ray absorptiometry，DEXA）测量］与骨折负荷/最大骨盆压缩承受力的相关性。

通过对比平均断裂负荷，文献中给出了不同实验设置下的不同结果。总体而言，在无缓冲的横向压缩负荷下，平均断裂负荷为 3.86～11.7kN，而有缓冲的负荷试验中平均断裂负荷为 2.29～13kN[113]。

在猪尸体模型中，前后方向的力造成经典的单侧 C 型骨折或 Malgaigne 骨盆骨折，最小负荷为 4030N[114]。

Salzar 等设计了不同位置的横向撞击实验。撞击点在髂骨后方，则耻骨联合骨折所需的负荷为 420N，骶骨骨折需 3110N。而直接撞击髋臼，耻骨联合骨折所系负荷为 1910N，骶骨骨折为 1020N[115]。

低骨密度和低骨小梁骨密度与侧向碰撞中骨盆骨折的风险相关[116]。

在自由落体（drop）试验中，骨盆骨折耐受力为 80～90g[102, 103]。

Yoganandan（2001 年）研究发现，在髋-股骨-膝关节复合体屈曲内收位时，骨盆耐受性下降到 6.8kN，而在直立位时，10kN 可导致股骨骨折[117]。

### （二）正面冲击实验研究

Fleischer 等报道了导致骨盆骨折的定量数据。前后静负荷 4.7～10kN 可导致骨盆环骨折[101]。

Patrick 等对 10 具未受约束的高龄防腐尸体进行了正面撞击，报道骨折耐受力低于 6.2～11.8kN。由于尸体年龄较大，骨折负荷被认为是保守估值[118]。

Melvin 分析了 6 具未经防腐处理的尸体。膝关节联合负荷 8.9～25.6kN 可造成骨盆骨折[119]。在后序研究中，对 37 个骨盆的测试，在高达 37kN 的力作用下并未发现骨盆骨折[120]。

在 Brun-Cassan 等的一项整体尸体实验中显示，10 具尸体中只有 1 具在负荷 8.8kN 后出现骨盆骨折[121]。

Patrick 等报道，在 128 例系安全带的假人正面碰撞实验中未发现骨盆骨折[122]。

King 等从这些实验中得出结论，股骨承受 10kN 的前方撞击负荷时能够避免骨盆骨折[123]。

## 十二、事故分析

对"真实"事故的分析，结合医学发现，提供了关于骨盆骨"极限"的信息。

- McCoy 等研究了 40 例骨盆骨折[124]；正面汽车碰撞导致骨盆环剪切损伤和髋臼骨折（后脱位），侧面碰撞导致经典的"侧方挤压损伤"；相对速度 >56km/h 时，导致未系安全带的前排乘客发生骨盆骨折或髋臼脱位的概率是 40%。

- Siegel 等前瞻性分析了 121 例正面碰撞和侧面碰撞后多发损伤的患者[125]；侧撞后骨盆骨折的风险显著增加（56%；最常见的是耻骨骨折、骶骨骨折和髋臼骨折）；正面撞击最有可能导致髋臼骨折；受伤机制与骨盆骨折类型无明显相关性；侧面碰撞导致 53% 的骨盆骨折，而正面碰撞导致 23% 的骨盆骨折。

- 对系了安全带的车祸受伤乘客，骨盆环损伤大多发生在速度＞30km/h 时，而对于不系安全带的乘客、行人和骑自行车者，较低的碰撞速度即可导致骨盆骨折；车速越高，B 型和 C 型损伤的比例越高[126, 127]；约 75.5% 的骨盆骨折发生在相对速度为 20～59km/h，而 C 型损伤的相对速度值增加到 40～79km/h；75% 的骨盆骨折受到撞击的能量高达 5000kJ，该能量的大小与骨折类型无相关性[128]。

- 安全带的使用使不稳定甚至稳定的骨盆环损伤显著减少[129]。不稳定的骨盆骨折可减少 2.83 倍，隐匿的稳定的骨盆环损伤可减少 1.5 倍。

Pool-Goudzwaard 等研究了 18 个防腐标本在模拟矢状旋转过程中骨盆底肌肉张力对骨盆环稳定性的影响[89]。存在性别差异，盆底肌使女性骶髂关节更加坚固，但对男性无影响，女性骶髂关节也表现出更多的灵活性。此外，在男性和女性中都观察到骶骨向后旋转。结论：女性盆底肌能增加骨盆环的强度。

Hefzy 等分析了俯卧位骶骨后负荷下骨盆开书型损伤的生物力学结果[130]。同临床经验，受伤侧耻骨向下旋转 / 移位较差，而骶髂关节未显示垂直剪切。

一项临床分析证实，侧方撞击是最常造成骨盆骨折的方式。有趣的是，安全带和安全气囊对骨盆环损伤并没有保护作用，而碰撞的严重程度是一个更有预测性的因素[131]。尽管侧面撞击平均碰撞冲量更小，但侧面碰撞导致 35.2% 的骨盆骨折发生率和更高的创伤严重度评分（injury severity score，ISS），相比之下，正面碰撞骨盆环骨折的发生率为 7.7%。

Pel 等在三维仿真模型中分析了肌肉神经支配对关节稳定性的影响[132]。计算了在站位处的最大垂直剪切力为 563N。通过收缩屈髋肌和舒张髋伸肌，将这些剪切力减少 20%，可使压迫骶髂关节的力增加 70%。剪切力降低 40%，引起压迫力进一步增加 400%。骶髂关节压迫力由腹横肌和盆底肌的收缩导致两个半骨盆挤压骶骨引起。

## 十三、有限元分析

Li 等建立了骨盆有限元模型[133]，并模拟了耻骨联合的侧面撞击[134]。在侧向负荷时，观察到对侧耻骨上支的应力最高，其次是同侧上支和对侧下支。观察到有联合骨重叠倾向的变形，耻骨联合在矢状面移位平均 3.9mm，垂直面移位 2.7mm，横断面移位 1.4mm，耻骨联合后韧带紧张，耻骨联合下韧带受压。

车祸时，汽车前引擎盖边缘或盖顶对行人股骨上部和骨盆撞击而形成压力，骨盆可能在这种侧向撞击中损伤。

被汽车撞击的行人最常见的侧面撞击伤部位是头部、胸部和下肢。最常见的损伤结构是骨盆，概率是 4.5%～9.2%（平均 7.3%），包括耻骨联合和耻骨支骨折（2005 Int J Vehicle Safety Yang）。

Otte 等在一项综合医学和技术分析（Otte IRCOBI, 2001）中分析了行人被汽车撞击造成骨盆损伤的风险。骨盆骨折最常发生在初次撞击（被汽车直接撞击），是第二次撞击（摔在地上）的 5 倍多。较高的撞击速度（41～70km/h）比低速（20～40km/h）造成的骨盆骨性损伤概率更高。

# 第 4 章 骨盆环损伤分型
## Classification of Pelvic Ring Injuries

Christoph Grechenig　Stephan Grechenig　Gloria Hohenberger　Axel Gänsslen　Jan Lindahl　著
郭　浩　毕　争　译

在考虑骨盆损伤的分型时，除了单纯的骨、韧带损伤外，还应该考虑骨盆周围其他组织的相关损伤，如相关的软组织损伤，包括开放性骨折、盆腔器官损伤、神经血管损伤和潜在的伴随血流动力学不稳定，这些都被概括为"复杂的骨盆创伤"。

诊疗决策的主要依据是骨、韧带损伤，它通常根据稳定性需求来指导手术方案，而其他合并损伤决定手术时机。

## 一、骨韧带骨盆环分型

骨盆环损伤有多种分型在临床上使用。最常用的骨韧带损伤分型是 Young-Burgess 分型，它是基于整个骨盆的受力方向；Tile 分型是基于骨盆不稳定程度；AO/OTA 分型，是基于 Tile 分型（改进的）。

进一步的分型分析了这些分型的亚型，包括基于预后和治疗相关的骶骨骨折分型，骶髂关节损伤分型，以及与年龄相关的分型（包括老年和儿童骨盆骨折分型）。

### （一）Tile 分型

基于 20 世纪 80 年代早期报道的骨盆的主要损伤机制（前后压缩、侧方压缩和垂直剪切）研究[1, 2]，Tile 提出了稳定性相关的分型方式[3]，重点放在骨盆后环结构的受累和完整性上。

Tile 分型包括 3 种主要的骨折/损伤类型，A 型、B 型和 C 型，骨盆环力学不稳定性逐渐增加。

- A 型：移位最小，稳定的骨折。
- B 型：旋转不稳定，垂直稳定。
- C 型：旋转和垂直不稳定。

根据骨盆损伤的严重程度，对这些骨折类型进行了进一步的亚组分型。

**1. A 型：稳定、移位最小**

A 型损伤分为 3 个亚型。

- A1 型：无骨盆环累及（孤立髂骨翼骨折、撕脱骨折）。
- A2 型：未移位、稳定的骨盆环骨折。
- A3 型：骶髂关节水平以下的横行骶尾骨骨折。

**2. B 型：旋转不稳定、垂直稳定**

B 型损伤按主要损伤机制细分为外旋转（开书型损伤）和内旋转（侧方压缩损伤）[3]。

B1 型开书型损伤是外旋的结果，最常见的是耻骨联合断裂。此组由 3 个阶段组成，具体取决于传递到骨盆的力。

- B1.1 型：骨盆正位 X 线片显示耻骨联合分离<2.5cm，无骨盆后环损伤。
- B1.2 型：骨盆正位 X 线片显示耻骨联合分离>2.5cm；单侧骶髂前韧带断裂，骶棘韧带可疑损伤。
- B1.3 型：骨盆正位 X 线片显示耻骨联合分离>2.5cm；双侧后方损伤合并骶髂前韧带断裂，双侧骶棘韧带可疑损伤。

B2 型损伤和 B3 型损伤都是侧方压缩/内旋的结果。后环复合体表现为压缩或嵌插而无平移畸形。

- B2 型损伤伴有同侧耻骨前支骨折和后环挤压伤（骶骨前部骨折）；罕见的耻骨联合重叠或联合损伤合并耻骨支骨折，后者有时会造成"刺突骨折"（耻骨刺突）。
- B3 型损伤是由于直接挤压髂嵴造成对侧损伤（桶柄状：半骨盆向前上旋转）；前环受累通常在后环损伤对侧，但也能观察到双侧骨折。

### 3. C 型：旋转和垂直不稳定

C 型损伤的定义包括疑似盆底韧带（骶棘韧带/骶结节韧带）完全断裂和骨盆后环完全断裂（半骨盆移位＞1cm）、L₅ 横突（髂腰韧带）撕脱，和（或）骶骨外侧或坐骨结节撕脱骨折（盆底韧带）[3]。区分为 3 个亚型。

- C1 型：单侧后方 C 型损伤。
- C2 型：双侧损伤，一侧 B 型，一侧 C 型。
- C3 型：双侧 C 型损伤合并髋臼骨折。

随着人们对骨盆环损伤机制和稳定性概念的理解日益加深，这个初步的分型方案发生了改变[4-6]，从而产生了综合性的 AO 和 OTA 分类[7-10]（图 4-1，表 4-1）。

### 4. Tile 分型的临床意义

Tile 分型具有预后意义，因为观察到的死亡率从 A 型损伤的 8.8% 上升到 B 型损伤的 13.8% 和 C 型损伤的 25%[11]。

最近的一项分析[12]报道了死亡率从 B1 型到 B3 型逐渐上升。在 C 型损伤中，C2 型损伤死亡率最高。B3 型损伤的死亡率与 C 型损伤相当。

这是可以解释的，因为在开书型损伤后，由于骨盆体积的增加，观察到伴随的盆腔内血管损伤率很高[13]。

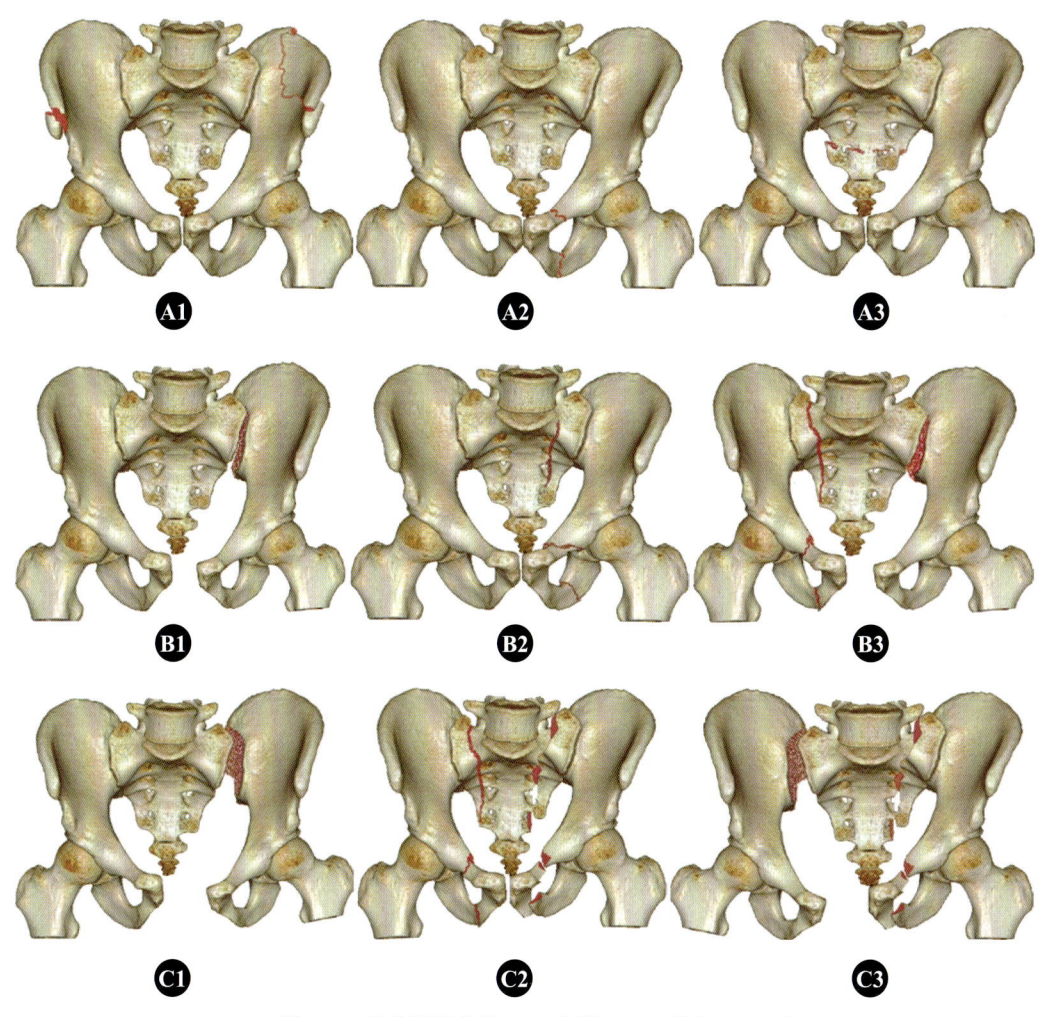

▲ 图 4-1 骨盆环损伤的 Tile 分型（1996 年），见正文

**表 4-1　根据 Tile 的建议提出的 AO/OTA 分型 [4]**

| A 型：骨盆环稳定 | |
|---|---|
| A1 | 无名骨撕脱骨折 |
| A2 | 稳定的髂骨翼或移位很少的骨盆环骨折 |
| A3 | 骶髂关节水平以下的横行骶尾骨骨折 |
| **B 型：骨盆环部分稳定** | |
| B1 | 开书型损伤 |
| B2 | 侧方压缩损伤 |
| B3 | 双侧 B 型损伤 |
| **C 型：骨盆环完全不稳定** | |
| C1 | 单侧损伤 |
| C2 | 双侧，一侧 B 型，一侧 C 型 |
| C3 | 双侧 C 型损伤合并髋臼骨折 |

Rommens 等对于 B 型损伤和 C 型损伤的进一步分析[14] 报道，C 型损伤的死亡率高出三倍。解剖复位率由 B1 型损伤的 93.5% 降至 B2/B3 型损伤的 75% 和 C 型损伤的 62.7%。C 型损伤功能康复效果比 B 型损伤差。

在 B 型损伤组中，与 B2 或 B3 型损伤相比，B1 型损伤功能更差。此外，B1 型损伤后相关神经和泌尿系统损伤的发生率高于 B2/B3 型[14, 15]。

### （二）Young-Burgess 分型

Young-Burgess 分型分析了潜在损伤外力的方向，从而详细提出了损伤机制（图 4-2）。

Young 和 Burgess 对 142 张常规骨盆 X 线片（骨盆正位、骨盆入口位、骨盆出口位）进行了影像学分析。并确定了 4 个主要方向的外力[16]。

- 前-后挤压（APC，半骨盆外旋）型损伤。
- 侧方挤压（LC，半骨盆内旋）型损伤。
- 垂直剪切（VS）型损伤。
- 复合机制（CM）型损伤。

#### 1. 前后挤压型损伤

前-后挤压（anterior-posterior compression，APC）型损伤最常导致耻骨支损伤，伴或不伴耻骨联合、骶髂关节和盆底韧带的损伤，所致韧带损伤的严重程度不同。

经典的开书型畸形包括耻骨联合分离伴随骶髂关节损伤。耻骨支骨折通常呈垂直方向的骨折线。当耻骨联合分离<2.5cm 时不合并骶髂关节不稳定[16]。Burgess 等观察到在 APC 损伤机制中没有半骨盆的头尾轴移位[17]。

后部损伤的严重程度分级基于 Bucholz 的建议[18]。

- APC 1 型（图 4-3）：骨盆前环损伤，无放射学或临床的后方不稳定（耻骨联合增宽通常<2.5cm）（图 4-3）。
- APC 2 型（图 4-4A 和 B）：合并耻骨联合脱位（耻骨联合分离通常>2.5cm）和骶髂关节前部损伤；应考虑髂内动脉分支和腰骶静脉丛的损伤[17]。
- APC 3 型（图 4-5）：骶髂关节完全断裂（髂骨和骶骨之间无韧带连接）。

在这些患者中，多达 2/3 的患者可能伴有髋臼骨折。

在生物力学上，不支持使用 2.5cm 的耻骨联合移位值来区分 APC 1 和 APC 2 损伤。Doro 等观察到骶髂前韧带断裂很可能伴有耻骨联合移位>4.5cm，而移位<1.8cm 则无骶髂前韧带损伤[19]。

#### 2. 侧方挤压型损伤

侧方挤压（lateral compression，LC）型损伤几乎 100% 表现为横形的（粉碎性）耻骨支骨折的特征。88% 的患者存在骶骨骨折，而合并髋臼骨折（19%）表现为向内侧（中央）移位骨折类型[16, 17]。韧带损伤少见。可能会出现骶髂后韧带损伤。观察到 3 种亚型。

- LC 1 型（图 4-6）：外力向骨盆后环传递，伴轻微的临床不稳定。
- LC 2 型（图 4-7）：外力更多向后传递，导致前内侧（中间）骨折移位并伴后半骨盆外旋[16]；该骨折类型包括新月形骨折[17]。

APC 1　　　　　　　　　APC 2　　　　　　　　　APC 3

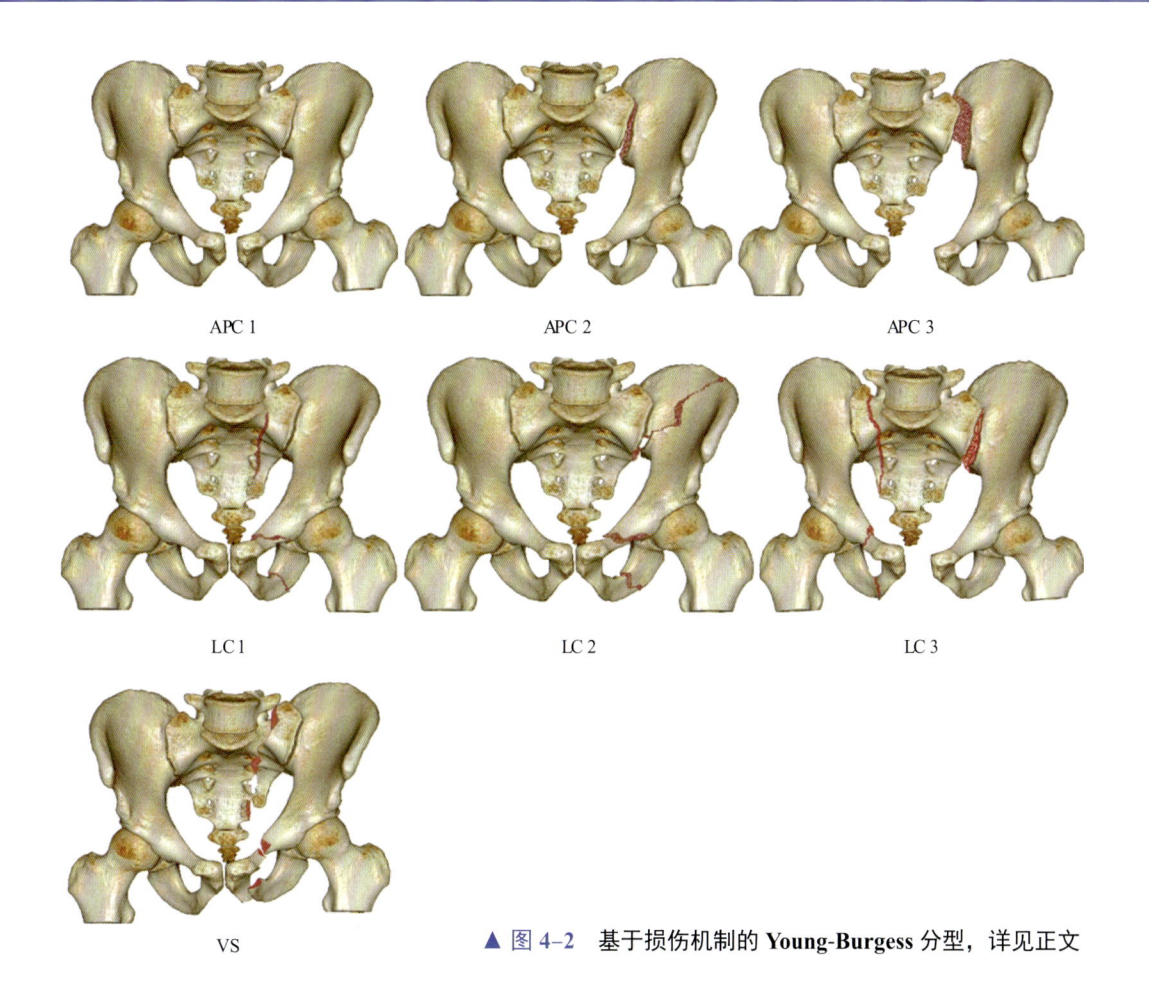

LC 1　　　　　　　　　LC 2　　　　　　　　　LC 3

VS

▲ 图 4-2　基于损伤机制的 Young-Burgess 分型，详见正文

APC 1

▲ 图 4-3　Young-Burgess APC 1 型损伤，耻骨联合扭伤（可以忽略的不稳定），并且没有骨盆后环损伤的证据

- LC 3 型（图 4-8）：同侧半骨盆内旋（LC 1 型或 LC 2 型），合并对侧骨盆外旋（APC 2 型损伤）[16, 17]。

**3. 垂直剪切型损伤**

垂直剪切（vertical shear，VS）型损伤是由严重的垂直方向外力（从高度坠落）引起的，累及单侧或双侧的骨盆后环（图 4-9）。严重的骨盆后环不稳定主要表现为累及骶骨或后韧带复合体。通常情况下，会观察到垂直方向的骨折[16]。

严重的垂直剪切损伤，特别是伴有骨盆向尾端移位，与严重的动脉损伤相关，需要行半骨盆切除术[20]。

APC 2

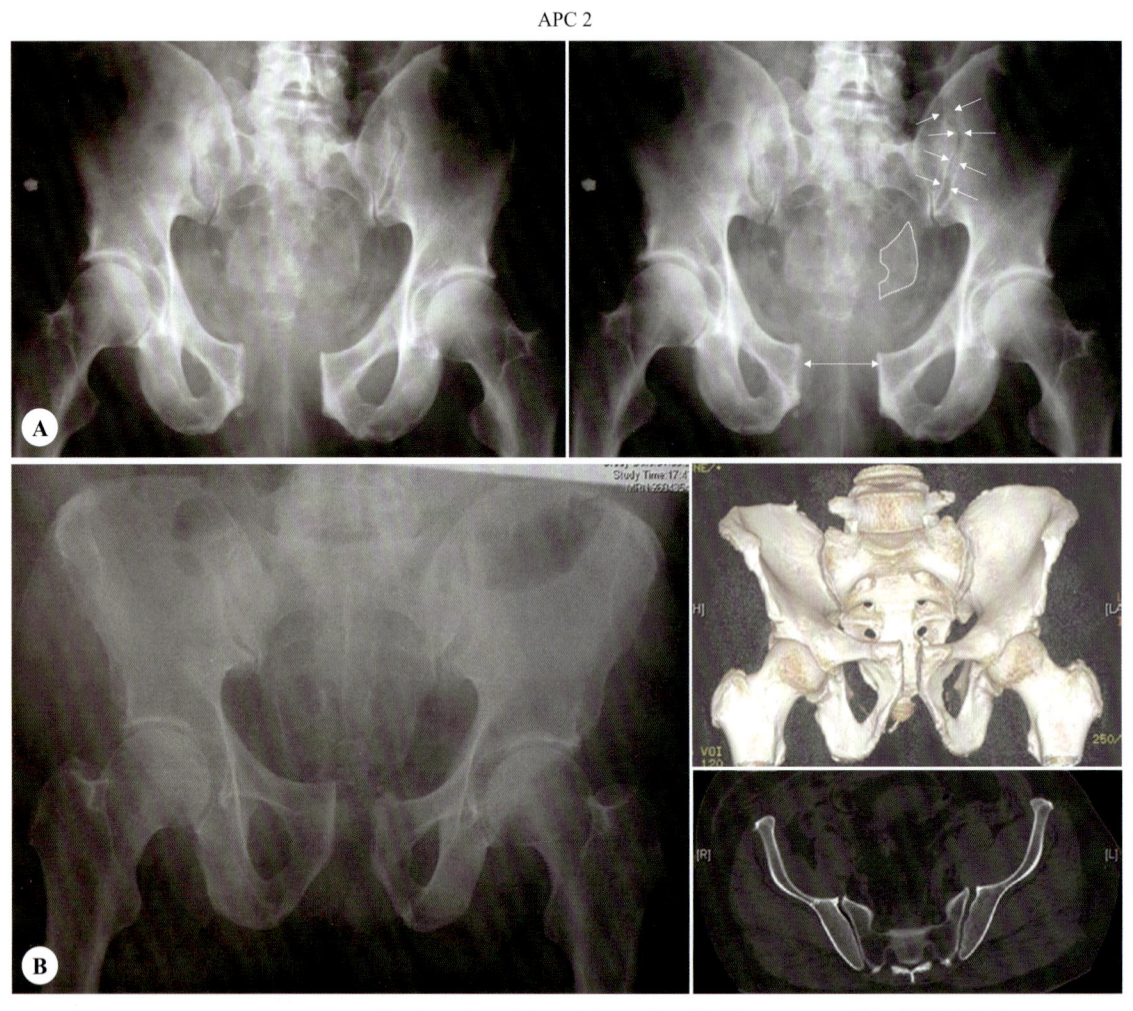

▲ 图 4-4  A. Young-Burgess APC 2 型损伤，耻骨联合和左侧骶髂关节脱位，可见骶棘韧带骨性撕脱；B. Young-Burgess APC 2 型损伤，耻骨联合和左侧骶髂关节脱位

APC 3

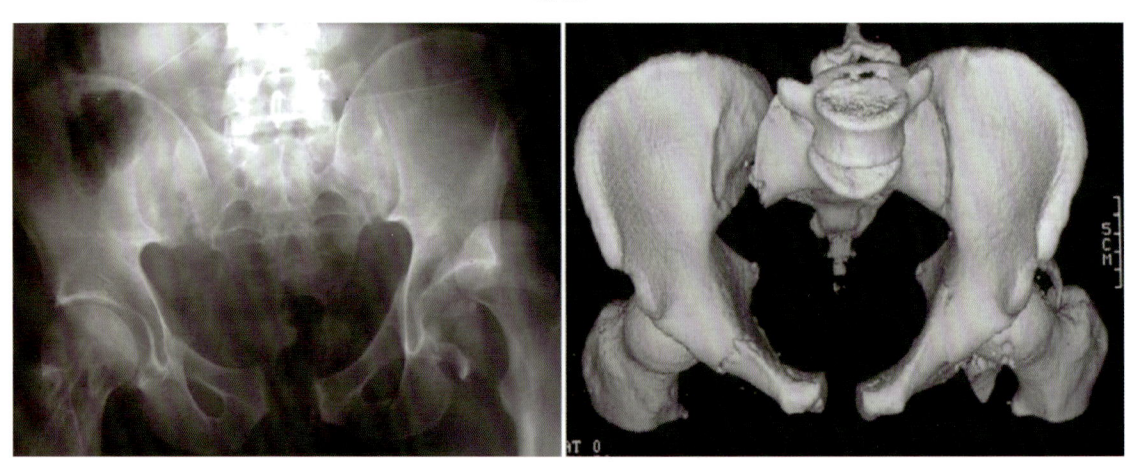

▲ 图 4-5  Young-Burgess APC 3 型损伤，右侧骶髂关节完全脱位，耻骨联合分离

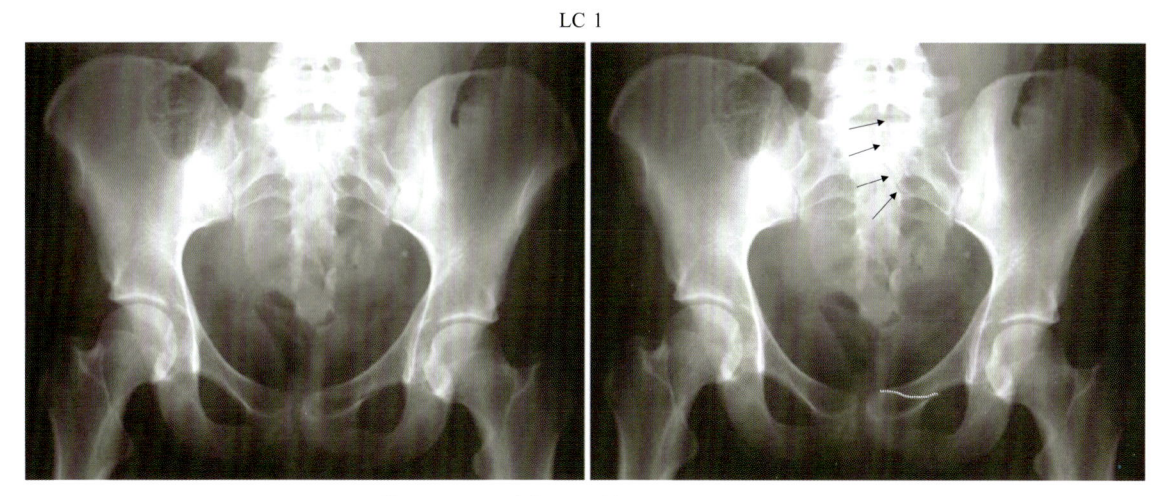

第 4 章 骨盆环损伤分型
Classification of Pelvic Ring Injuries

LC 1

▲ 图 4-6 Young-Burgess LC 1 型损伤，骶骨中间沿长轴骨折线，水平方向的耻骨上支骨折，耻骨下支骨折

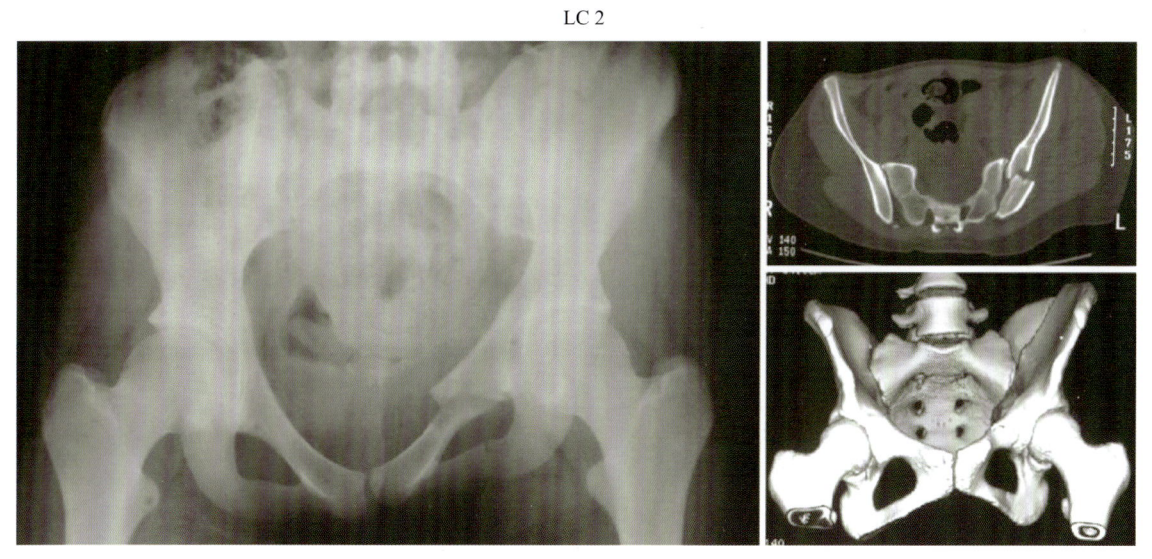

LC 2

▲ 图 4-7 Young-Burgess LC 2 型损伤，左侧骶髂关节骨折脱位，左侧耻骨支骨折

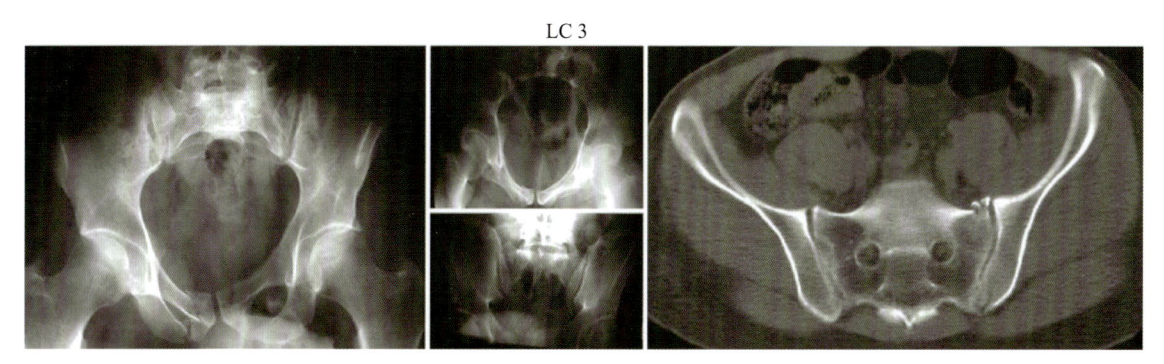

LC 3

▲ 图 4-8 Young-Burgess LC 3 型损伤，右侧骶髂关节开书型损伤，左侧骶骨前方侧方压缩骨折，右侧耻骨支骨折

#### 4. 复合机制

复合机制（combined mechanism, CM）型损伤是这些损伤外力方向中至少 2 个的组合（图 4-10）。

Young 和 Resnik 总结了这些 X 线片的表现（表 4-2）[21]。

#### 5. Young-Burgess 分型的临床意义

几项研究评估了 Young-Burgess 分型及其亚型的临床相关性。

LC 损伤是侧方外力的结果。畸形主要是半骨盆向中线移动[17]。这会导致同侧韧带和神经血管结构的挤压/缩短，而拉伸或剪切外力比较少见[17]。因此，血管损伤被认为是骨折碎片直接切割所致。

相比之下，盆腔血管损伤、腹膜后血肿形成、血流动力学不稳性休克、24h 输血需求、急性呼吸窘迫综合征（acute respiratory distress syndrome, ARDS）和脓毒症的发生率从 APC 1 型损伤至 APC 3 型损伤逐渐增加[22]。

最近的分析表明，经典的 Young 和 Burgess 分型存在一定局限性。

对 LC 1 型骨折的计算机断层扫描（computer tomography, CT）分析表明，很大比例的完全性骶骨骨折是此骨折类型，预示着更加更不稳定[23]。该损伤类型的危险因素是根据 Denis 标准的Ⅲ型骶骨骨折、严重的前骨盆环损伤、较高的腹部简明损伤评分（abbreviated injury scale, AIS）和较高的创伤严重度评分（injury severity score, ISS）。完全性骶骨骨折合并到这个亚型中[24]。

通过一项对 318 例患者的分析，证实了 LC 损伤的异质性。4% 的患者没有观察到后部损伤，51% 的患者有骶骨前部压缩性骨折，32% 的患者有骶骨完全骨折。13% 的人出现新月形骨折。总

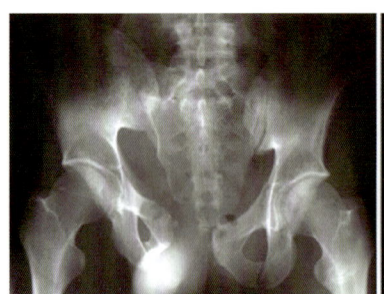

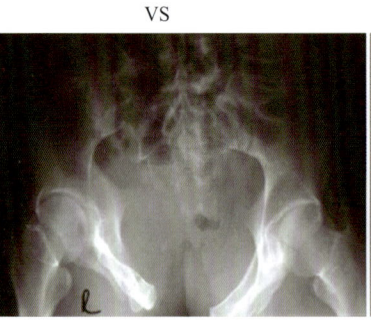

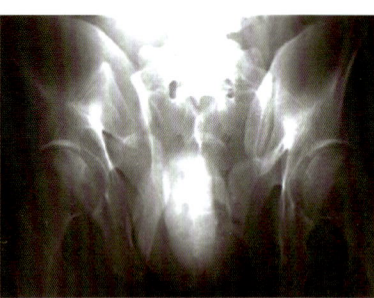

▲ 图 4-9 Young-Burgess 垂直剪切（vertical shear, VS）型损伤，右侧骶髂关节脱位，耻骨联合分离，右侧耻骨支骨折，左侧髋臼 T 形骨折

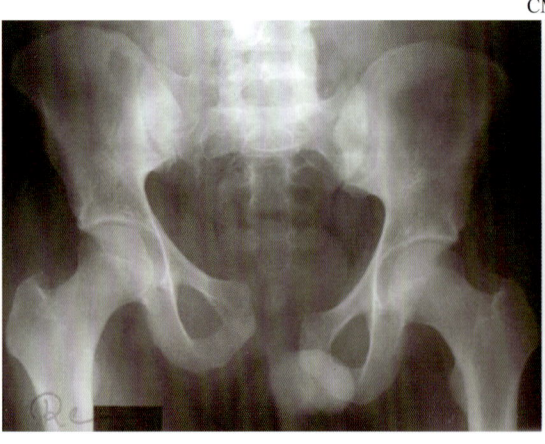

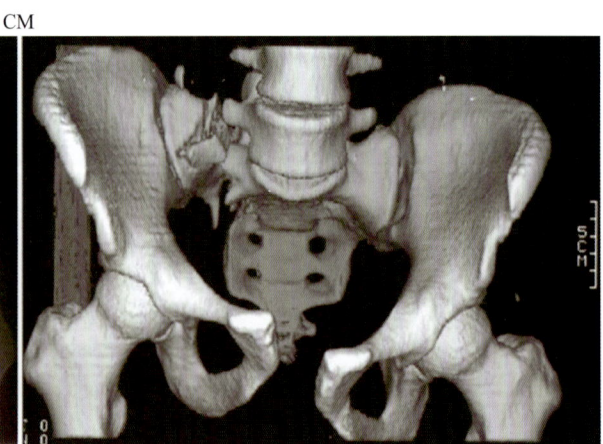

▲ 图 4-10 Young-Burgess 复合机制（combined mechanism, CM）型损伤，左侧骶髂关节外旋损伤，右侧骶骨垂直剪切损伤，耻骨联合分离

表 4-2 Young-Burgess 分型骨盆损伤典型影像学表现

| 骨折类型 | 耻骨 # | 骶骨 # | 髋臼 # | 耻骨联合 | 骶髂关节 | 髂骨翼 | 半骨盆移位 |
| --- | --- | --- | --- | --- | --- | --- | --- |
| LC 1 型 | 水平 | 同侧 | 内侧壁 | 无 | 无 | 很少 | 无 |
| LC 2 型 | 水平 | 外侧 | 内侧壁 | 无 | 无 | 斜行 | 轻度中心移位 |
| LC 3 型 | 水平 | 外侧 | 内侧壁 | 无 | APC 2 型[a] | 斜行/挤压 | 外向中间[b] |
| APC 1 型 | 垂直 | 无 | 前柱 | <2.5cm | 无 | 无 | 无 |
| APC 2 型 | 垂直 | 无 | 前柱 | >2.5cm | 前侧 | 无 | 前外 |
| APC 3 型 | 垂直 | 很少[c] | 前柱 | 变化 | 完全 | 无 | 外侧 |
| VS 损伤 | 垂直 | 垂直 | 髋臼顶 | 变化[d] | 变化[d] | 变化[d] | 垂直 |

a. 对侧骶髂关节
b. 同侧中间，对侧外侧
c. 骶骨盆底韧带撕脱骨折
d. 垂直移位

共 45 例完全性或不稳定骨盆后环损伤[25]。

前后压缩损伤表现为合并脾脏、肝脏和肠道损伤，盆腔血管损伤伴腹膜后血肿形成，原发性血流动力学休克，以及 24h 输血需求的发生率从 APC 1 型到 APC 3 型逐渐增加[22]。

APC 1 型损伤不常见[17, 26]。一项对 APC 1 型损伤的分析显示，在标准骨盆正位 X 线片上，耻骨联合分离平均为 1.8cm。CT 显示耻骨联合增宽 1.4cm，常规应力位 X 线片显示耻骨联合增宽至 2.5cm。1/4 患者耻骨联合分离>2.5cm，这导致了治疗方式的改变[27]。

因为骨盆正位 X 线片只是一张静态 X 线片，所以骨盆的移位经常被低估[28]。

在 Sagi 等的一项分析中，动态透视显示，50% 的 APC 1 型损伤（亚型改变为 APC 2 型）和 39% 的 APC 2 型损伤（亚型改变为 APC 3 型）出现隐匿性不稳定[29]。

在 APC 3 型损伤中，往往出现盆腔边缘的完全性断裂，导致腹膜后大出血，此时需考虑到伴有严重的局部血管和内脏损伤[17]。APC 3 型损伤与最高的输血需求和死亡率相关[22]。

比较 LC 1~3 型与 APC 2 型和 APC 3 型损伤，观察到 48h 输注所需的浓缩红细胞（packed red blood cell, PRBC）依次增加，分别为 2.7，3.1，7.4，7.6 和 35.4[17]。相应死亡率分别为 6.6%、50%、4.3%、20% 和 35.7%。VS 损伤的输血率为 9.4%，死亡率为 3.1%。相比之下，Starr 等发现实际上，LC 3 型和 APC 3 型损伤中死亡率也是最高的[26]。

最近研究表明，LC 3 型、APC 2 型和 APC 3 型损伤比 LC 1 型、APC 1 型和 VS 损伤有更高的输血需求，而与观察到的头部、胸部或腹部的其他损伤没有相关性[30]。

将 Young-Burgess 分型减少为稳定型（LC 1、APC 1）和不稳定型（LC 2、LC 3、APC 2、APC 3、VS、CM）骨折类型时，不稳定骨折更好地预测了死亡率、合并腹部损伤发生率和输血需求[30]。

必须考虑到使用动态透视时，37% 的 LC 1 型损伤（亚型变为 LC 2 型）观察到隐匿的不稳定性骨折[29]。

由于动态不稳定性试验（来自 Sagi 的图）会引起分型为更严重的损伤亚组，无负荷显像可能会低估损伤程度和真正的骨盆不稳定性[31]。稳定性测试是否应该在全身麻醉下进行目前也无相关数据[29]。

Young-Burgess 分型分析了损伤机制，侧重于特定外力方向，特别是前后压缩机制、侧方压缩机制和垂直剪切机制。

特定的骨折类型与输血需求和容量置换量相关[12]，而关于死亡率存在相互矛盾的数据[12, 17, 26]。

已有共识认为，开书型 APC 型损伤与液体需求和不稳定骨折类型的高风险相关，预测死亡率和输血需求[12, 17, 22, 30]。

Young-Burgess 分型的主要缺点是其指导骨韧带治疗的价值有限[31]。

### （三）AO/OTA 分型 2018

现有的 Tile AO/OTA 分类最近修改为 2018 版本[32]。且此次改版，还尝试将 AO/OTA 分型与 Young-Burgess 分型相关联[32]。

**1. A 型损伤**

61-A 型损伤定义为具有完整的后弓。骨折类型分为 3 型，共 7 个亚型。

61-A1 型是指不同部位的髋骨撕脱骨折。

- 61-A1.1 型：髂前上棘骨折（图 4-11）。
- 61-A1.2 型：髂前下棘骨折（图 4-12）。
- 61-A1.3 型：坐骨结节骨折（图 4-13）。

61-A2 型损伤为后弓完整的髋骨骨折。

- 61-A2.1 型：髂骨翼骨折（图 4-14）。
- 61-A2.2 型：单侧前环骨折（图 4-15）。
- 61-A2.3 型：双侧前环骨折（图 4-16）。

61-A3 型损伤是指位于真骨盆缘以下的横形骶骨骨折（$S_3$、$S_4$、$S_5$），以及骶髂关节和尾骨骨折（图 4-17）。

**2. B 型损伤**

61-B 型损伤定义为后弓不完全断裂。该骨折类型分为 3 型，共 8 个亚型。

61-B1 型损伤是指后弓不完全断裂，无旋转/后方不稳定，分为 2 个亚型。

- 61-B1.1 型：侧方压缩性骨折（LC 1 型；图 4-6）。
- 61-B1.2 型：开书型骨折（APC 1 型；图 4-3）。

修正后的 B1.1 型损伤，加入了同侧或单侧耻骨支骨折、双侧耻骨支骨折、对侧耻骨支骨折、耻骨联合周围骨折、刺突骨折或耻骨联合交锁。

61-B2 型损伤是旋转不稳定的，并伴有单侧后部损伤，进一步分为 3 个亚型。

- 61-B2.1 型：骶骨侧方压缩骨折伴内旋不稳定（LC 1 型；图 4-6）。
- 61-B2.2 型：髂骨侧方压缩性骨折（新月形）伴内旋不稳（LC 2 型；图 4-7）。
- 61-B2.3 型：开书型或外旋不稳定（APC 2 型；图 4-4B）。

修正后的 B2 型损伤，包括同侧或单侧耻骨支骨折、双侧耻骨支骨折、对侧耻骨支骨折、耻

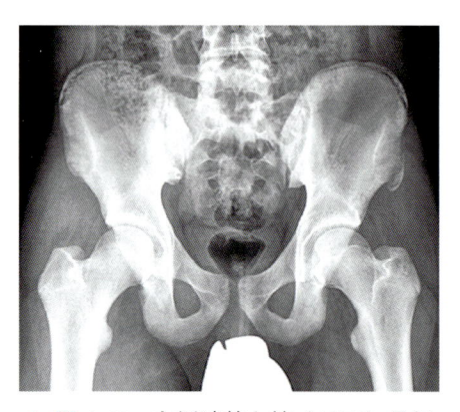

▲ 图 4-11　左侧髂前上棘（ASIS）骨折

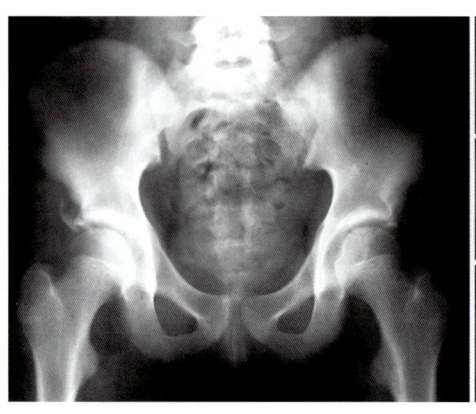

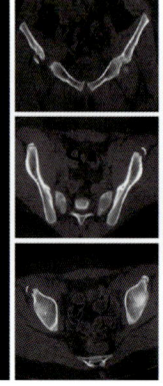

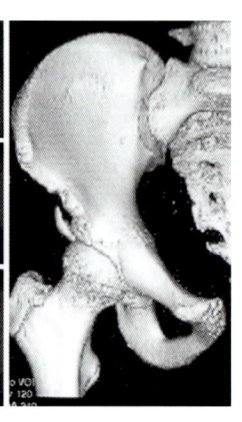

◀ 图 4-12　右侧髂前下棘（AIIS）骨折

骨联合断裂、耻骨联合周围骨折、刺突骨折或耻骨联合交锁。

61-B3 型损伤为后环不完全性损伤，旋转不稳定，双侧后环损伤。进一步分为 3 个亚型。

- 61-B3.1 型：一侧内旋不稳定和对侧外旋不稳定（LC 3 型；图 4-8）。
- 61-B3.2 型：双侧侧方压缩性骶骨骨折（图 4-18）。
- 61-B3.3 型：双侧开书型或外旋不稳（双侧 APC 2 型；图 4-19）。

修正后的 B3 型损伤，包括同侧或单侧耻骨支骨折、双侧耻骨支骨折、耻骨联合断裂、耻骨

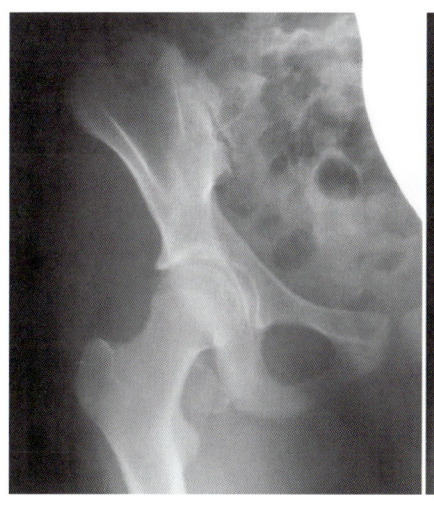

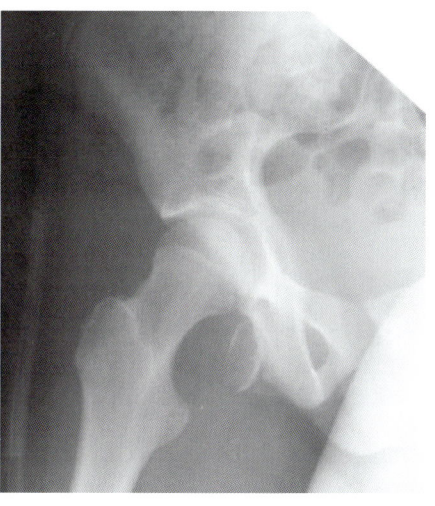

◀ 图 4-13 右侧坐骨结节撕脱伤

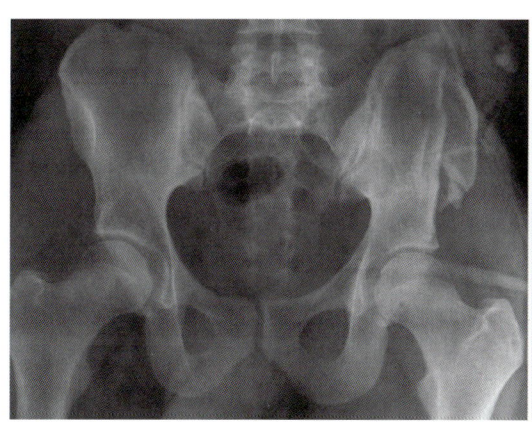

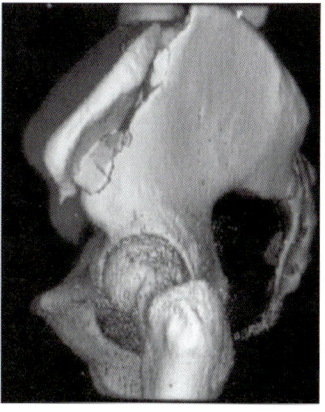

◀ 图 4-14 AO/OTA A2.1 型左侧髂骨翼骨折 未累及骨盆环

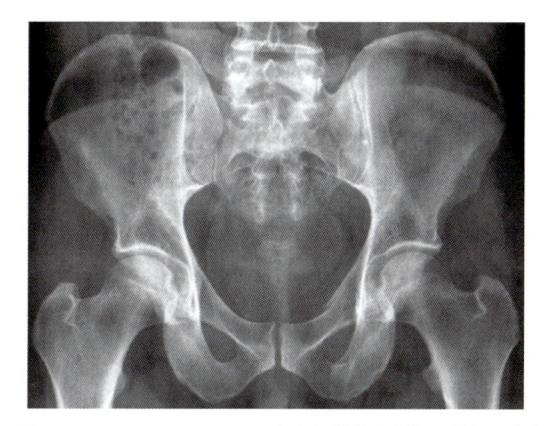

▲ 图 4-15 AO/OTA A2.2 型孤立的单侧前环骨折（左侧）不伴有后环损伤

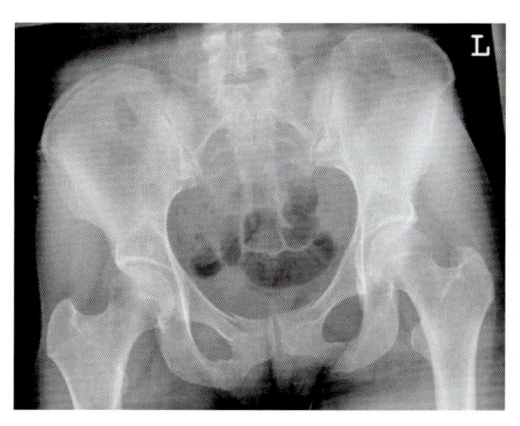

▲ 图 4-16 AO/OTA A2.3 型孤立的双侧骨盆前环骨折，没有后环损伤的证据

# 骨盆环骨折
Pelvic Ring Fractures

联合周围骨折、刺突骨折或耻骨联合交锁。

### 3. C 型损伤

61-C 型损伤定义为后弓完全断裂。这种骨折类型分为 3 型，总共 9 个亚型。

61-C1 型损伤是指单侧后弓完全性断裂（APC 3 型，垂直剪切），又细分为 3 个亚型。

- 61-C1.1 型：髂骨后侧完全性骨折（图 4-20）。
- 61-C1.2 型：贯穿骶髂关节（图 4-21）。
- 61-C1.3 型：骶骨骨折（图 4-22）。

修正后的 C1 型损伤，包括同侧或单侧耻骨支骨折、双侧耻骨支骨折、对侧耻骨支骨折、耻骨联合断裂、耻骨联合周围骨折、刺突骨折或耻骨联合交锁和骶髂关节骨折脱位。

61-C2 型损伤是指双侧后环损伤，一侧半骨盆完全性损伤，对侧半骨盆不完全性损伤（LC 3 型）。这些损伤又细分为 3 个亚型。

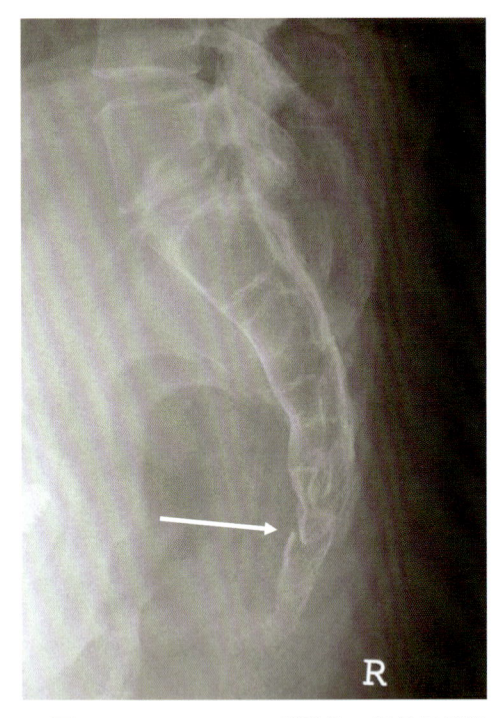

▲ 图 4-17　AO/OTA A3 型损伤：骶骨远端骨盆环水平下方横行骶骨骨折

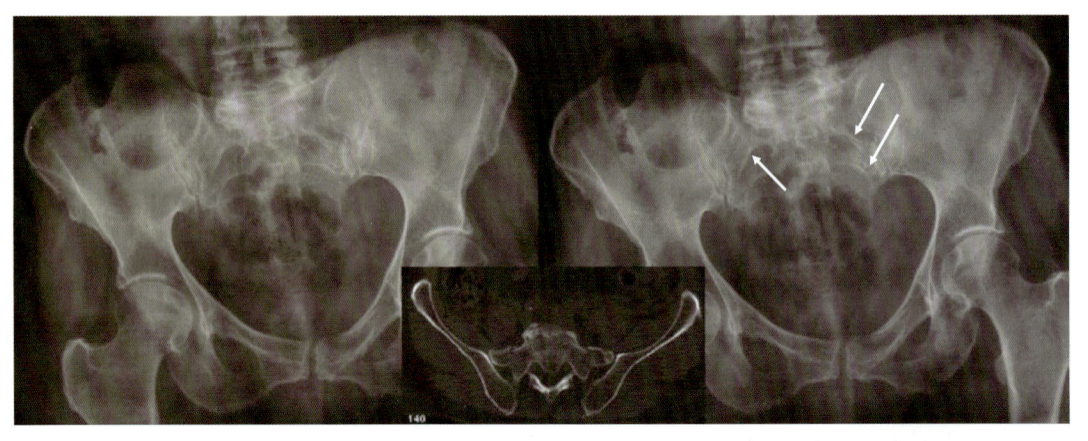

▲ 图 4-18　AO/OTA B3.2 型：双侧骶骨后外侧压缩损伤（箭），可以从 CT 确认，在老年人骨折（不全骨折）中常见

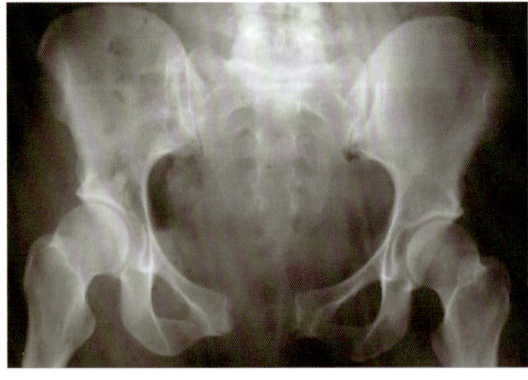

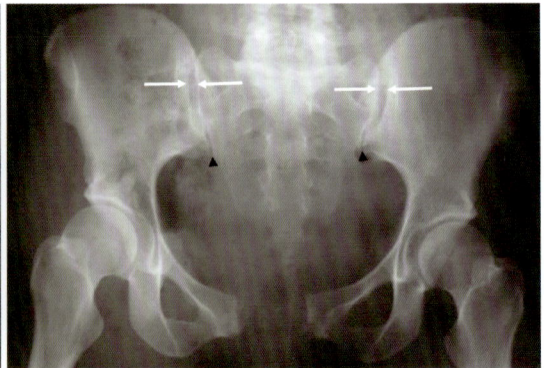

▲ 图 4-19　AO/OTA B3.3 型：双侧后环外旋损伤（双侧 APC 2 型损伤）。可见双侧骶髂关节前侧增宽（箭），后侧骶髂关节韧带未受损（▲）

058

- 61-C2.1 型：经髂骨完全断裂。
- 61-C2.2 型：经骶髂关节完全断裂。
- 61-C2.3 型：骶骨骨折。

修正后的 C2 型损伤，包括同侧或单侧耻骨支骨折、双侧耻骨支骨折、对侧耻骨支骨折、耻骨联合断裂、耻骨联合周围骨折、刺突骨折或耻骨联合交锁。对侧后方损伤可包括骶骨侧方压缩性骨折、髂骨后方侧方加压损伤（新月形骨折）、骶髂关节后外旋性损伤或伴有骨折脱位的后外旋性损伤。

61-C3 型损伤是指双侧后环完全性损伤（APC 3 型，垂直剪切），分为 3 个亚型。

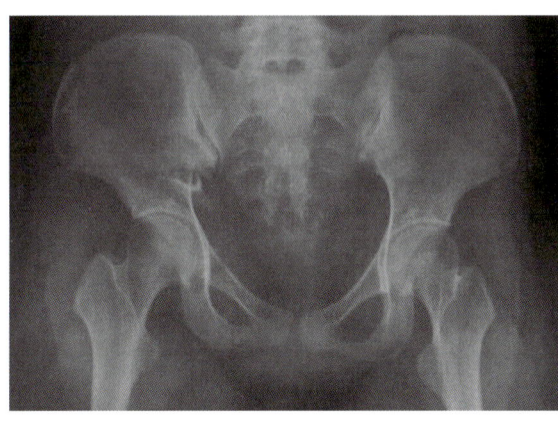

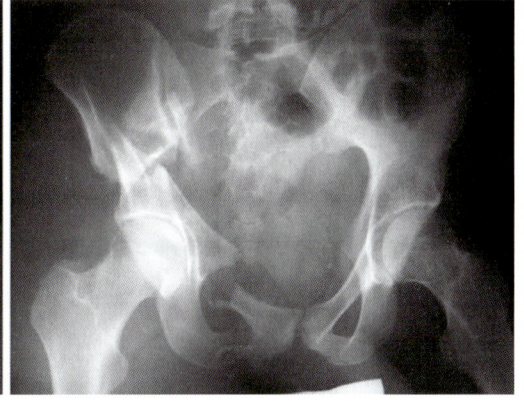

▲ 图 4-20　2 例 AO/OTA C1.1 型损伤，右侧髂骨完全性骨折未累及骶髂关节和髋臼

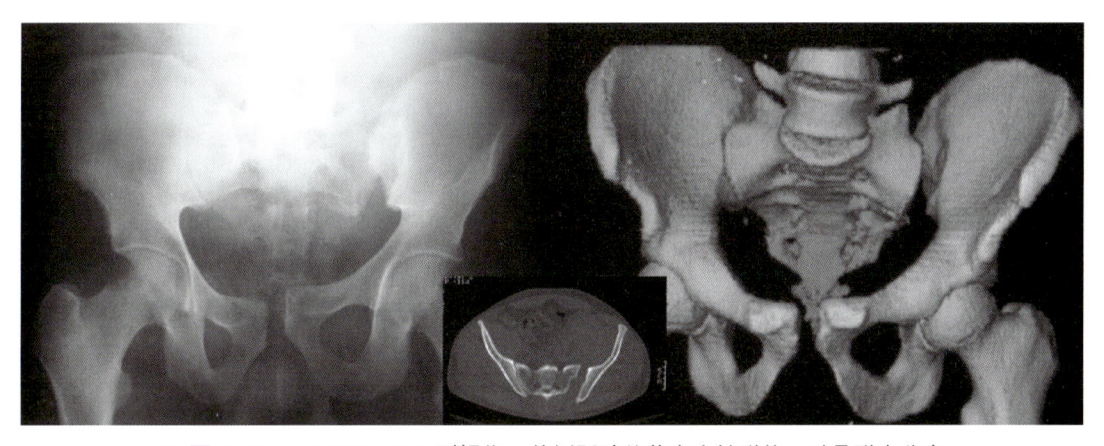

▲ 图 4-21　AO/OTA C1.2 型损伤，单侧骶髂关节完全性脱位，耻骨联合分离

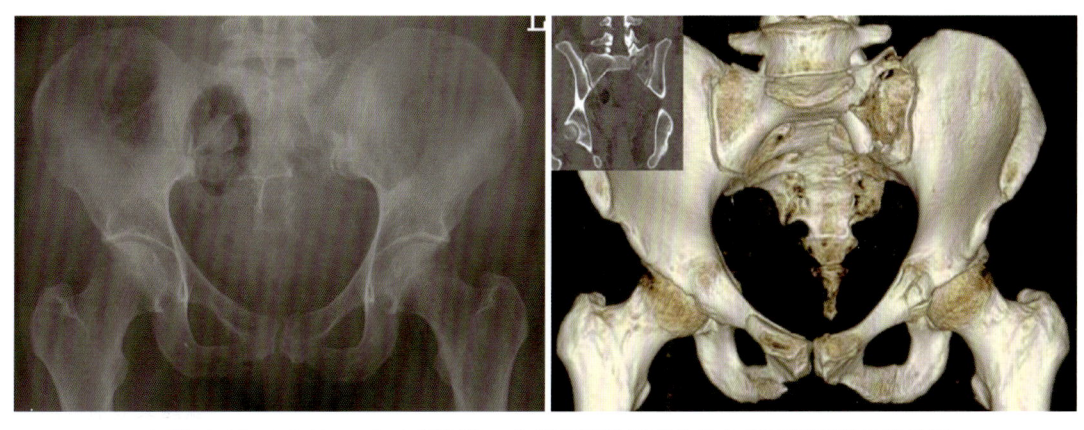

▲ 图 4-22　AO/OTA C1.3 型损伤，左侧经骶孔的完全性骨折和双侧耻骨支骨折

- 61-C3.1 型：双侧骶骨外骨折。
- 61-C3.2 型：一侧骶骨骨折，另一侧骶骨外骨折。
- 61-C3.3 型：双侧骶骨骨折。

修正后的 C3 型损伤，包括同侧或单侧耻骨支骨折、双侧耻骨支骨折、对侧耻骨支骨折、耻骨联合断裂、耻骨联合周围骨折、刺突骨折或耻骨联合交锁、髂骨翼骨折、骶髂关节损伤。关于骶髂关节骨折脱位的 C 型损伤没有添加任何修正。

与骶髂关节相连的骶骨上段骨折（$S_1$、$S_2$）被归类为骨盆环损伤的一部分。建议将骶骨分型作为脊柱骨折分型的一部分。

### 4. 作者的意见

结合使用目前最常用的两种骨盆环损伤分型（AO/OTA 和 Young-Burgess）更好。

即使是 2018 年版本的 AO/OTA 分型也显示了一些缺陷。

分型应该简单且易于使用[33]，能够帮助提供合理的处理决策[6, 34, 35]，从而帮助外科医生选择基于骨折类型的合理治疗方式。此外，对于选择的治疗方式，能够有效评估预后[7]。

目前常用的分型支持预后与不稳定相关，从 A1 型至 C3 型骨盆环不稳定性增加，预后变差。

特别是 B 型损伤变得更加不明确。与之前的版本相比，B1 型损伤不再像以前一样是旋转不稳定损伤。

B2 型和 B3 型损伤目前仅代表旋转不稳定损伤伴后环基本稳定。B2.1 型、B2.3 型和所有 B3 型损伤均为经典的 B 型损伤，通常只需要骨盆前环固定，而 B2.2 型损伤机制（外侧压缩）导致新月形骨折。这种损伤大多数导致后弓连续性中断，因此，需要前、后固定。长期以来，Young-Burgess 分型一直存在这个问题，因为新月形骨折的形态代表完全的后弓断裂。

目前分型的另一个缺点是对后环受累的描述不完整。在 C1 型损伤中，SI 关节的损伤可以描述为骶髂关节骨折脱位，而 C2 型和 C3 型损伤，不存在这种选择。

### （四）可靠性分析

可靠性分析显示经典的分型系统之间存在部分冲突。

骨盆前后位 X 线片的相关性已经被一些作者报道。因此，初次诊断准确率可高达 90%[16, 36, 37]。

Young 等报道骨盆环损伤的初次诊断准确率高达 94%[16]。他们将常规影像学结果与 CT 资料进行了比较。

Edeicken-Monroe 等的分析也得出了类似的结果，与骨盆 CT 相比，初次诊断的准确率达 88%[36]。Resnik 等将骨盆 CT 作为金标准，用来明确骨盆环[37]骨折与脱位。只有 9% 的损伤被漏诊而未获得治疗。

Koo 等将 30 例患者的 3 种标准位 X 线片与 CT 进行对比，分析 Tile 分型和 Young-Burgess 分型[38]。

只分析 X 线片时，经验丰富的髋臼/骨盆手术医生使用 Young-Burgess 分型和 Tile 分型均能够准确分型，亚组分型也具有极高的一致性。

相比之下，Tile 分型对于骨科创伤医师和高级学员来说是不充分的，一致性较差，而使用 Young-Burgess 分型则分别显示了高度和中度的一致性水平。对于缺乏经验的外科医生来说，增加 CT 检查，分型水平能够获得少量提高。

此外，还分析了一些特殊的影像学特征。仅使用 X 线片在检测后环移位 > 1cm 和耻骨联合分离 > 2.5cm 方面一致性较高，而在识别 $L_5$ 横突骨折和骨盆稳定性分析方面一致性中等。

额外的 CT 评估将骨盆稳定性的一致性提高到极好的一致性，而后环移位 > 1cm 的比率没有变化。

得出如下结论。
- CT 在评估骨盆稳定性方面具有一定的价值。
- Young-Burgess 分型系统是初学外科医生的

理想选择。

- Tile 分型系统可能有利于骨盆和髋臼外科医生。

Furey 等报道，5 位经验丰富的骨科医生对 89 例患者的常规 X 线片和 CT 分别进行分型，报道显示 Young-Burgess 分型高度一致性，而 Tile 分型中度一致性[39]。

在 Gabbe 等最近的一项报道中，经验丰富的骨科创伤外科医生使用 AP 位 X 线片和 3D CT 数据对 100 例患者的 Young-Burgess 分型系统进行了评估[40]。Young-Burgess 分型和 Tile 分型系统总体一致性均较低。

### （五）骨盆脆性骨折（FFP）

随着人口结构的不断变化，需分析在老年人群中新的骨盆骨折类型及相应的特殊治疗方式。目前广为接受的老年人骨折综合骨盆脆性骨折（fragility fractures of the pelvis, FFP）分型（图 4-23）是由 Rommens 等提出，且这类分型可指导特定的稳定技术[41-43]。

FFP Ⅰ型损伤代表单纯的骨盆前环损伤。随着 CT 诊断在大多数疑似骨盆骨折患者中的使用增加，这些损伤的发生率较低。分为 2 个亚型。

- FFP Ⅰa 型：单侧骨盆前环骨折（图 4-23A）。
- FFP Ⅰb 型：双侧骨盆前环骨折（图 4-23B）。

FFP Ⅱ型损伤定义为伴有或不伴有骨盆前环损伤的无明显移位的后环损伤。此类骨折约占骨盆脆性骨折的 50%[43]。

- FFP Ⅱa 型：单纯的无明显移位的后环损伤[最常见的是骶骨前侧骨折（图 4-23C）]。
- FFP Ⅱb 型：骶骨挤压骨折合并骨盆前环损

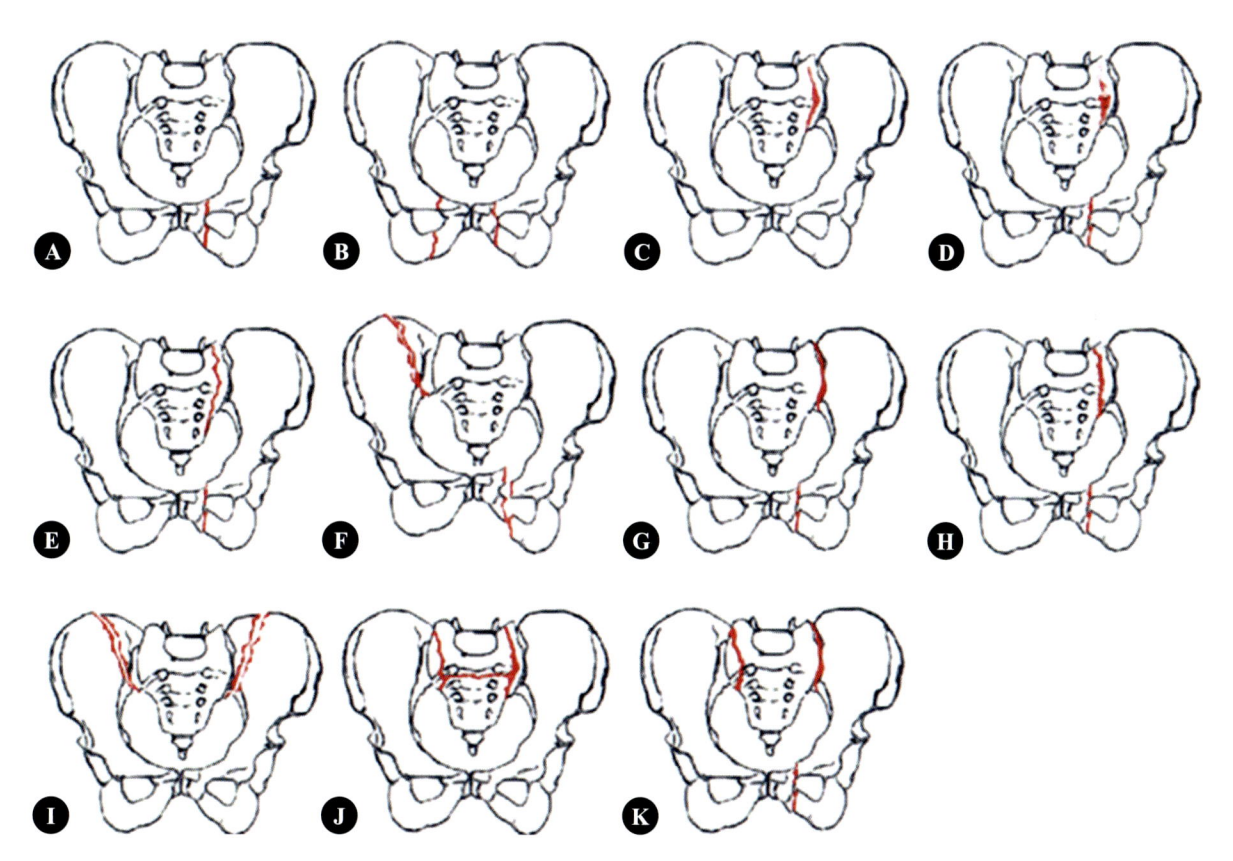

▲ 图 4-23 A. FFP Ⅰa 型：单侧骨盆前环骨折；B. FFP Ⅰb 型：双侧骨盆前环骨折；C. FFP Ⅱa 型：单纯无移位的后环损伤（多为骶骨前侧骨折）；D. FFP Ⅱb 型：骶骨挤压骨折合并骨盆前环损伤（B2 型或 LC 1 型损伤）；E. FFP Ⅱc 型：无移位的骶骨、骶髂关节或髂骨骨折合并骨盆前环损伤；F. FFP Ⅲa 型：移位的髂骨骨折；G. FFP Ⅲb 型：移位的骶髂关节分离；H. FFP Ⅲc 型：移位的单侧骶骨骨折；I. FFP Ⅳa 型：双侧髂骨骨折或双侧骶髂关节脱位；J. FFP Ⅳb 型：脊柱骨盆分离合并双侧 Denis Ⅰ区沿长轴骨折，伴有横行骨折线（H 型或 U 型损伤）；K. FFP Ⅳc 型：不同类型不稳定性后环损伤的组合

伤［B2 型或 LC 1 型损伤（图 4-23D）］。
- FFP Ⅱc 型：无明显移位的骶骨、骶髂关节或髂骨骨折合并骨盆前环损伤（图 4-23E）。

FFP Ⅲ型损伤表现为移位的单侧后环损伤合并骨盆前环损伤，相当于 C 型骨盆骨折。
- FFP Ⅲa 型：移位的髂骨骨折（图 4-23F）。
- FFP Ⅲb 型：移位的骶髂关节分离（图 4-23G）。
- FFP Ⅲc 型：移位的单侧骶骨骨折（图 4-23H）。

FFP Ⅳ型损伤定义为双侧骨盆后环移位损伤。
- FFP Ⅳa 型：双侧髂骨骨折或双侧骶髂关节脱位（图 4-23I）。
- FFP Ⅳb 型：脊柱骨盆分离合并骶骨双侧纵向 Denis Ⅰ区损伤伴额外的横行骨折线（H 型和 U 型损伤：图 4-23J）。
- FFP Ⅳc 型：不同类型不稳定性后环损伤的组合（图 4-23K）。

（六）骨盆后环复合体损伤分型

骨盆后环复合体根据预后和治疗方面的挑战，产生一些亚型。

这些分型包括骶骨骨折分型和骶髂关节损伤分型。

**1. 骶髂关节损伤**

Tan 等对骶髂关节损伤进一步分型[44]。
- Ⅰ型：骶髂关节前脱位（图 4-24）。
- Ⅱ型：骶髂关节后脱位（图 4-25）。
- Ⅲ型：骶髂关节新月形骨折伴脱位。

新月形骨折进一步细分为 3 型（图 4-26）。
- Ⅲa 型：<1/3 的骶髂关节受累伴有大的新月形碎片（图 4-27）。
- Ⅲb 型：1/3～2/3 骶髂关节受累伴中间新月形碎片（图 4-28）。
- Ⅲc 型：>2/3 骶髂关节受损伤，有小的新月形碎片（图 4-29）。

**2. 骶骨骨折分型**

骶骨骨折的分型主要集中在神经损伤、累及腰骶区域的后环稳定性和腰骶骨折。

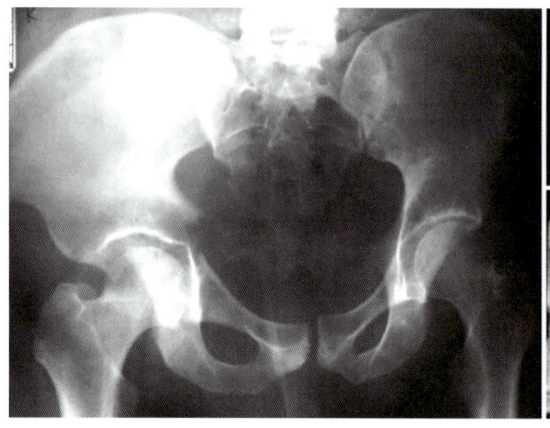

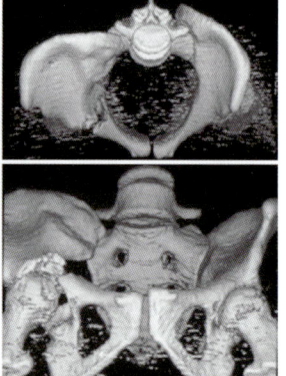

◀ 图 4-24 Ⅰ型骶髂关节损伤，伴前方半骨盆脱位

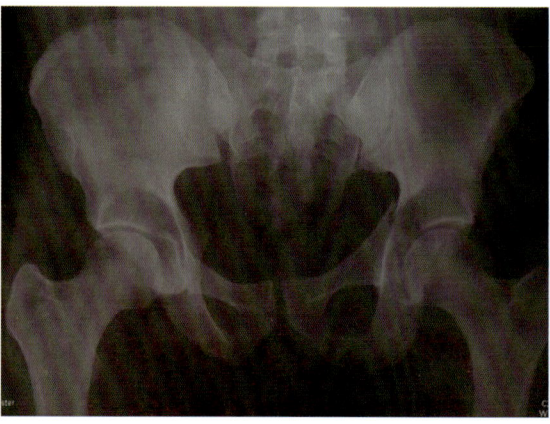

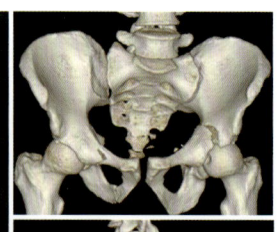

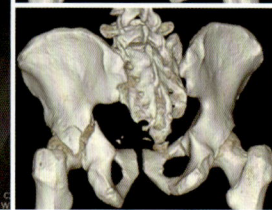

◀ 图 4-25 Ⅱ型骶髂关节损伤伴后方半骨盆脱位

第 4 章　骨盆环损伤分型
Classification of Pelvic Ring Injuries

**髂骨翼新月形骨折分型**

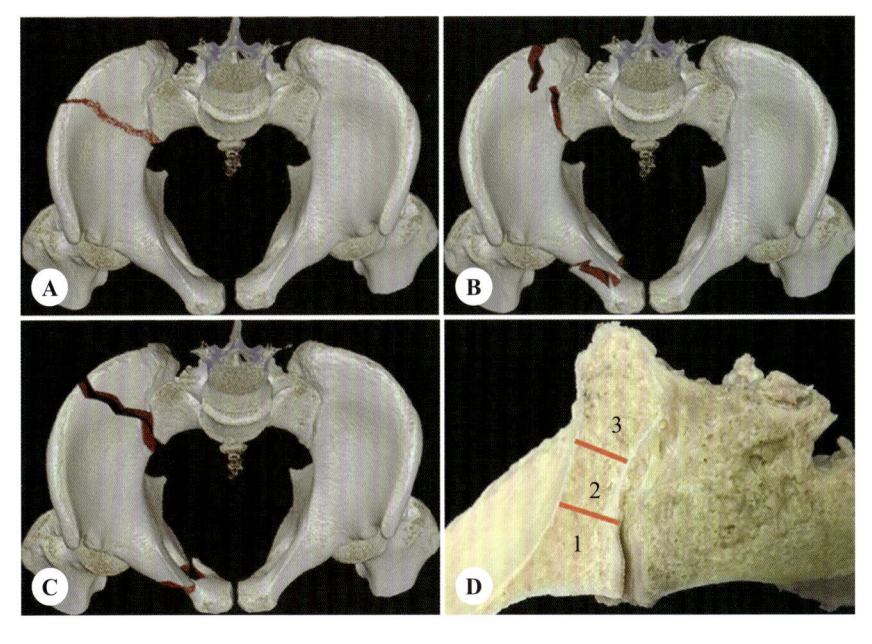

◀ 图 4-26　Ⅲ 型骶髂关节损伤：Ⅲ 型新月形骨折脱位 [前方（A），中部（B），后侧（C），骶髂关节损伤] 及解剖分区（D）

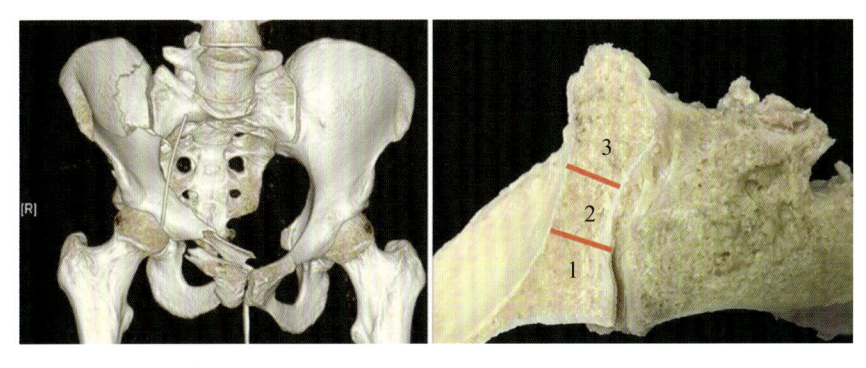

◀ 图 4-27　Ⅲa 型骶髂关节损伤，前侧（1）

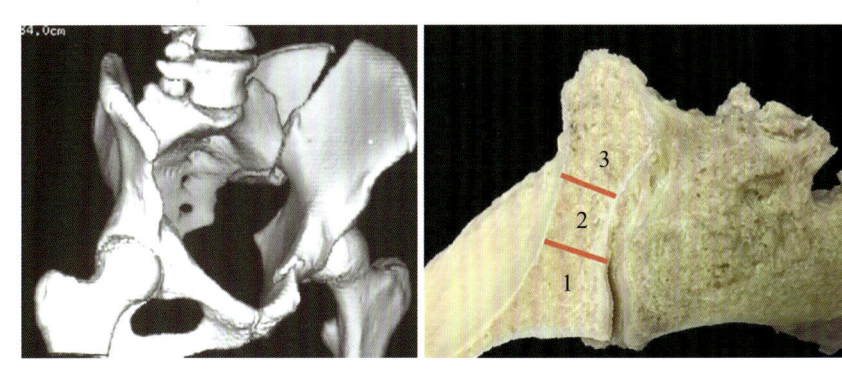

◀ 图 4-28　Ⅲb 型骶髂关节损伤，中部（2）

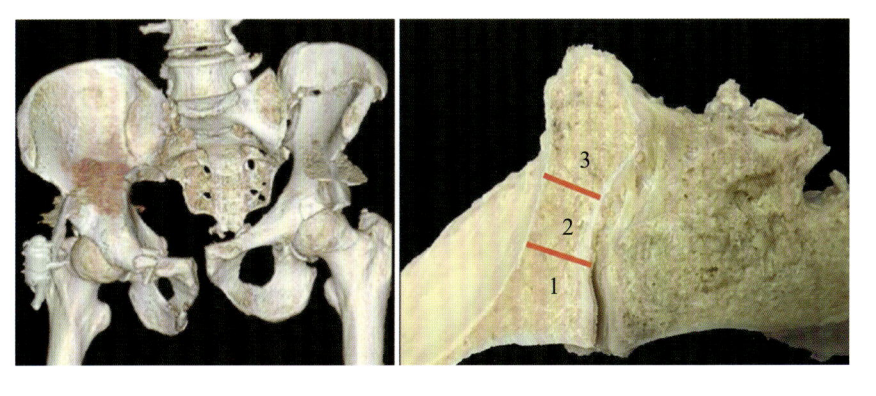

◀ 图 4-29　Ⅲc 型骶髂关节，后侧（3）

髂骨翼新月形骨折分型

063

### 聚焦于神经损伤

Schmidek 等提出了骶骨骨折的分型，分为直接创伤和间接创伤[45]。直接创伤导致骶骨贯穿性骨折或 $S_2$ 水平以下的横行骨折。间接创伤可单独表现为 $S_1$ 或 $S_2$ 水平的高横行骨折，或表现为腰骶部骨折脱位。此外，一些骶骨骨折合并其他骨盆环损伤［骶骨外侧块骨折、关节旁骨折、劈裂骨折（中心骨折）、撕脱骨折，以及这些骨折的合并］[45]。

随着对骶骨骨折认识的增多和手术稳定方法了解的增加，提出了一些新的分型，尤其以预后和伴随神经损伤为焦点。

Denis 等描述了公认的骶骨骨折分型，区分了 3 种类型的骶骨骨折（图 4-30）。

- 1 区骨折：骶神经孔外侧的骶骨翼区。
- 2 区骨折：在骶神经孔区域。
- 3 区骨折：累及中心骶管区域。

这种分型在临床上是非常实用的，因为它代表了从 1 区到 3 区神经损伤的风险逐步增加[46-51]。3 区损伤包括 $S_2$ 水平以下严重移位的骶骨横行骨折和腰骶骨折脱位[46]，合并骨折相关神经损伤的风险最高[46, 47, 50-52]。

(1) 聚焦于腰骶部损伤：Isler 在对 134 例不稳定骨盆环损伤[53]的分析中，确定了 3 种类型的腰骶交界处相关损伤（图 4-31）。

- $L_5/S_1$ 关节突外骨折，累及 $L_5$ 关节突或 $S_1$ 关节突。
- $L_5/S_1$ 关节突关节骨折表现为完全性骨折脱位、半脱位或绞锁脱位。
- 合并关节突、关节突关节部分、椎板和椎弓骨折的复杂损伤。

这些损伤具有临床意义，因为骶骨骨折复位时可能受损，关节退变可能导致持续和渐进性腰骶部疼痛[53]。

Oransky 等和 Leone 等增加了第 4 类分型，$L_5 \sim S_1$ 椎间盘损伤，$L_5$ 椎体侧弯，$L_5/S_1$ 椎间隙不对称[54, 55]。

(2) 腰骶分离：自从 Roy-Camille 等[56]首次描述腰椎骨盆分离骨折以来，文献中报道了一些改进后的特定损伤分型。

Roy-Camille 等已经描述了脊柱骨盆分离损伤，但他们只对骶骨横行骨折进行了分型，没有对双侧垂直骨折部分[57]进行分型。Roy-Camille

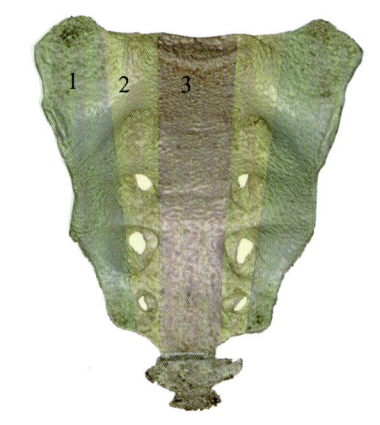

▲ 图 4-30 骶骨骨折 Denis 分型，分为骶骨翼（1 区）、骶孔区（2 区）、中央区（3 区）骨折

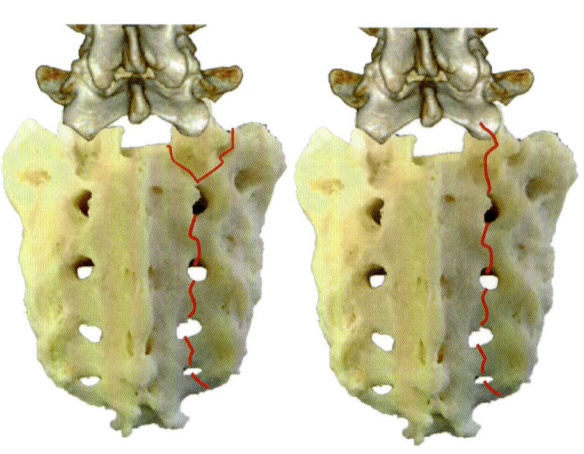

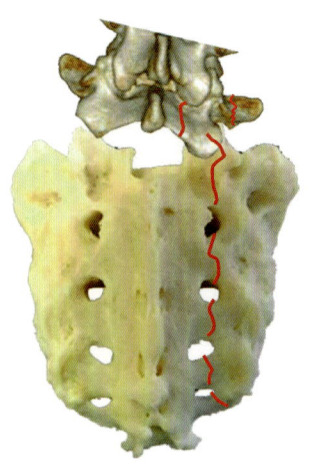

◀ 图 4-31 Isler 腰骶结合部损伤分型，详见正文

等将骶骨上段横行骨折分为 3 种类型。
- 1 型：屈曲骨折伴上骶骨前屈，无横向移位。
- 2 型：屈曲骨折伴上骶骨后移位，或多或少水平并落在下块骨折面上。
- 3 型：延伸性骨折，上部碎片前移位，或多或少垂直，在下部碎片前面向下滑动。

Strange-Vongsen 和 Lebech 增加了第 4 种类型[58]。
- 4 型：中位骨折，骶骨上部完全粉碎，下段无移位。

此 4 型骨折更多的是 $S_1$~$S_2$ 后方挤压的爆裂性骨折，而不是真正的骶骨横行骨折[59]。

这种分型在科学文献中被广泛接受[60-64]。另外，通常是双侧垂直骶骨骨折合并横行骨折可能形成所谓的 H 型、U 型、Y 型或 λ 型骨折[60-65]。

这些类型的骶骨骨折，连同上骶骨爆裂骨折或完全骶骨爆裂骨折，是临床上观察到的。

Lehman 等提出了一种基于损伤形态、后韧带复合体完整性和神经系统状态的腰骶损伤分型系统，并对各参数进行严重程度分析[65]。形态学标准包括以下 4 项。
- 屈曲加压：≤20°后凸（1 分），>20°后凸（2 分）。
- 轴向压迫（上骶骨粉碎）；伴 / 不伴（3 分 /2 分）累及骶管或神经孔。
- 平移 / 旋转（3 分）：上骶骨前或后平移，腰骶关节突损伤，或脱位或垂直平移或不稳定。
- 爆震伤 / 剪切损伤（4 分）：严重粉碎或节段性骨缺损。

改进因素是后韧带复合体（posterior ligamentous complex，PLC）的完整性，包括棘上韧带、棘间韧带、黄韧带、髂腰韧带、腰骶外侧韧带和关节突关节囊。这些韧带结构能够抵抗损伤受力，特别是前移和屈曲畸形[65]。

PLC 状态区分为完整的韧带结构（0 分）和不确定的（1 分）或中断的状态（2 分）[65]。附加的神经系统评分分为 5 类[65]。

- 神经完整（0 分）。
- 仅感觉异常（1 分）。
- 下肢运动障碍（2 分）。
- 肠 / 膀胱功能障碍（3 分）。
- 进行性神经功能障碍（4 分）。

累积创伤严重度评分（cumulative injury severity score，CISS）为 1~10 分。评分<4 分的患者可进行保守治疗，> 4 分的患者应进行手术固定治疗。在得分为 4 分的患者中，外科医生可以决定手术或非手术治疗[65]。

Lindahl 等分析了 36 例患有一种 H 型骶骨骨折与脊柱骨盆分离的患者[66]。根据其结果进行分析，对 Roy-Camille 分型改进了 2 型和 3 型损伤，因为特定的骨折类型会导致更多的不良结果（图 4-32）。
- 1 型：屈曲损伤，无横行移位。
- 2a 型：屈曲损伤伴骶骨远段部分前移位。
- 2b 型：屈曲损伤伴骶骨远段完全前移位。
- 3a 型：延展性损伤伴骶骨远段部分后平移移位。
- 3b 型：骶远段向后完全移位的伸展性损伤。

研究发现，神经功能恢复和临床效果与骶骨横行骨折的初始平移移位程度相关，与骶骨部分移位患者相比，完全性骶骨横行骨折移位患者更容易出现永久性神经功能障碍[66]。

新的 AO/OTA 分型整合了骶骨骨折分型，用于不合并骨盆环损伤的骨折[67]。

### 3. 基于脊柱骨折 AO 分型的骶骨骨折分型

单纯骶骨骨折，作为非后环稳定性的骶骨部分被纳入脊柱骨折分型系统[67]。单纯性骶骨骨折分为 3 类（图 4-33）。
- A 型：不累及骶髂关节的骶骨下段骨折。
- B 型：单侧纵向或垂直骨折累及骶骨上端和骶髂关节，影响骨盆稳定性。
- C 型：骶骨骨折导致骨盆脊柱不稳。

(1) A 型骨折：骶骨下段骨折可分为 3 型。
- A1 型：尾骨或骶骨压缩骨折。

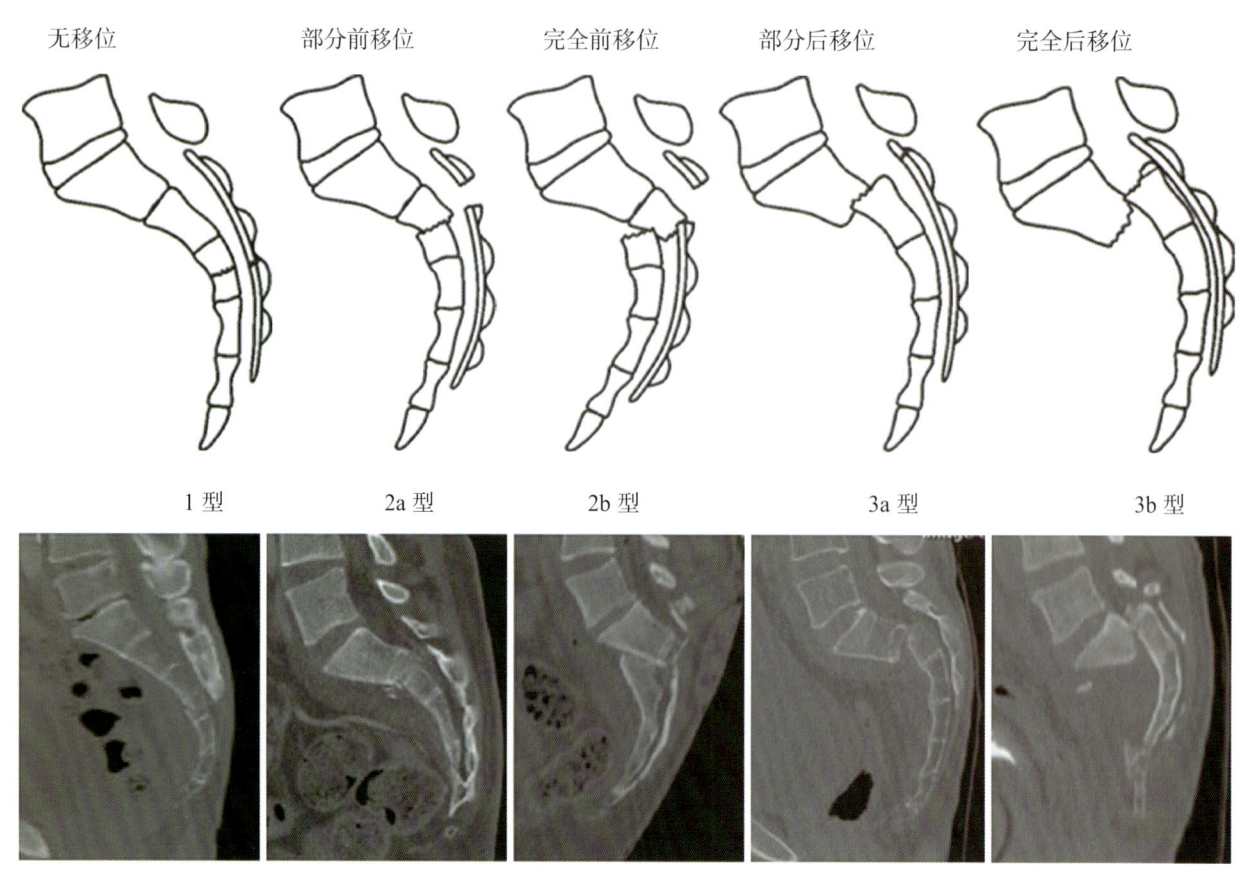

| 无移位 | 部分前移位 | 完全前移位 | 部分后移位 | 完全后移位 |

| 1 型 | 2a 型 | 2b 型 | 3a 型 | 3b 型 |

▲ 图 4-32 Lindahl 脊柱骨盆分离分型

- A2 型：无移位的横行骨折。
- A3 型：移位的横行骨折。

(2) B 型骨折：根据骶骨骨折的 Denis 分型可将纵行骨折分为 3 型。

- B1 型：Denis Ⅲ 损伤，骶神经孔内侧。
- B2 型：Denis Ⅰ 损伤，骶神经孔外侧。
- B3 型：Denis Ⅱ 骶神经孔损伤。

除了对骨盆后环稳定性的影响外，还可能造成额外的神经损伤。

(3) C 型骨折：骶骨骨折导致脊柱骨盆不稳，存在 U 型、Y 型、H 型和 λ 型变异类型，可分为四种骨折类型。

- C0 型：非移位性骨折，多为低能量不全骨折。
- C1 型：无骨盆后环不稳定；任何单侧 B 型损伤伴附于外侧碎片的 $S_1$ 关节突损伤。
- C2 型：双侧完全 B 型损伤，无横行骨折。
- C3 型：移位性骨折。

此外，添加了 2 种改良型分型，定义了额外的神经缺陷和特定的患者情况。多个限定条件可以用来分级。

(4) 神经功能缺损

- NX：无法检查。
- N0：神经完整。
- N1：短暂性神经功能障碍。
- N2：神经根损伤。
- N3：马尾损伤或不完全脊髓损伤。

(5) 患者具体情况

- M1：软组织损伤。
- M2：代谢性骨病。
- M3：骨盆前环损伤。
- M4：骶髂关节损伤。

## 二、复杂骨盆创伤

伴有包括盆腔器官损伤在内的骨盆周围软组织损伤，与预后相关[68]。

Bosch 在 1992 年将"复杂骨盆创伤"定义为

| A1.1 型 | A1.2 型 | A2 型 | A3 型 |

| B1 型 | B2 型 | B3 型 | B4 型 |

| C1 型 | C2 型 | C3 型 |

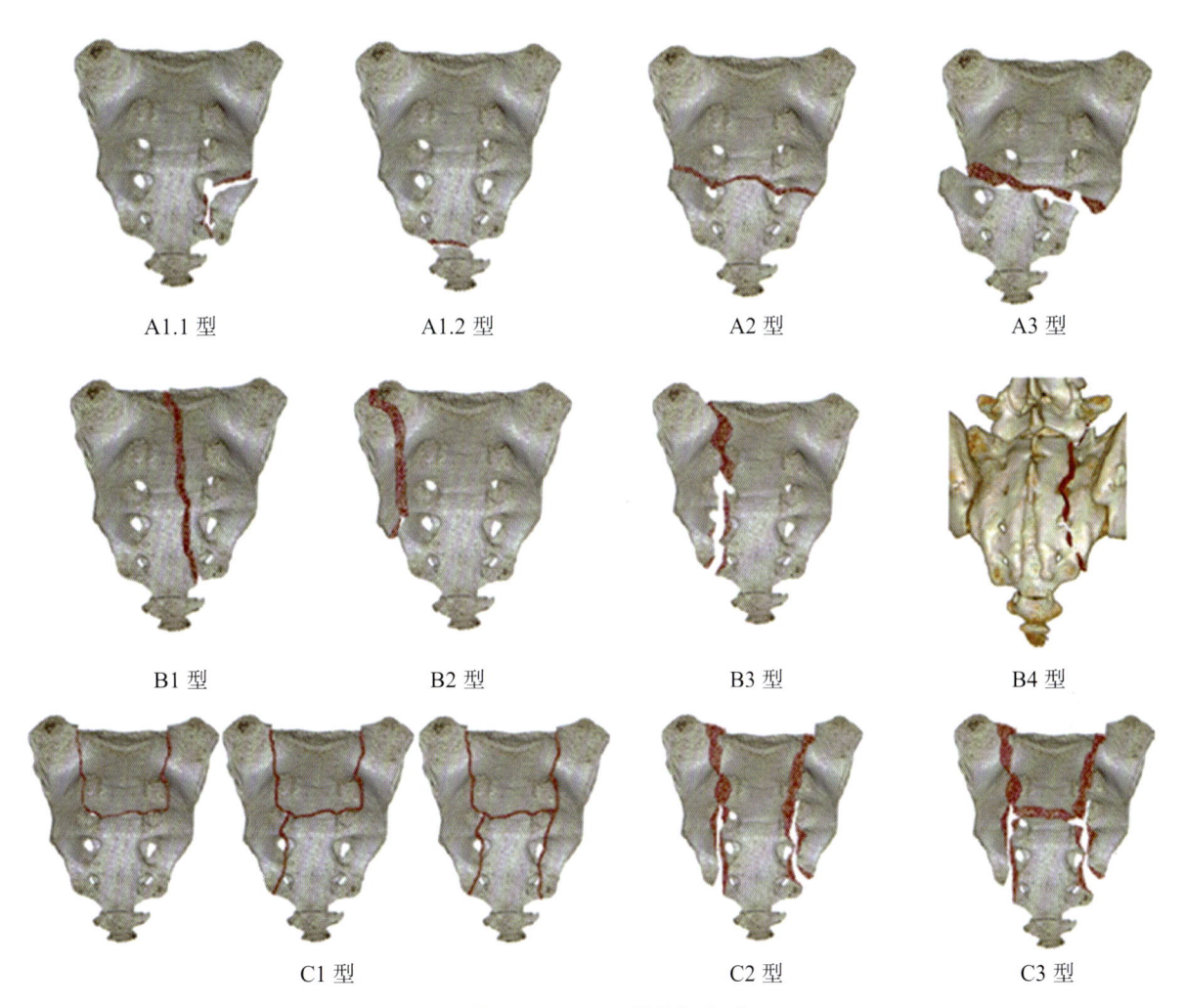

▲ 图 4-33 AO 骶骨骨折分型

骨盆骨折并伴有骨盆软组织损伤[68]。

使用部分 Hannover 骨折评分，参考 Tile 分型的骨盆环稳定性，软组织挫伤或撕裂的数量（包括会阴损伤），其他的多发伤情况和盆腔脏器损伤（膀胱、尿道、输尿管、阴道、乙状结肠、直肠、累及的大血管和累及的腰骶丛）被纳入评分系统，可预测死亡率。

复杂骨盆创伤与显著的高死亡率相关，死亡率高达 20%，几十年来几乎没有变化[11, 69]。

Pohlemann 等从实际角度进一步定义了对死亡率有预后影响的复杂骨盆创伤的 2 个亚型[70]。

- 机械和血流动力学不稳定的骨盆损伤。
- 创伤性半骨盆离断。

这些损伤的患者死亡率明显较高，最常被定义为"绝境患者"[71, 72]。

（一）WSES 分型

WSES 分型，结合了 Young-Burgess 分型法，对血流动力学不稳定的患者进行分型[73]。

分为以下 4 型。

- WSES Ⅰ型：机械性稳定性受损（APC 1 型，LC 1 型），血流动力学稳定。
- WSES Ⅱ型：血流动力学稳定和机械不稳定（APC 2~3 型和 LC 2~3 型）。
- WSES Ⅲ型：血流动力学稳定和机械不稳定（VS，CM）。
- WSES Ⅳ型：所有血流动力学不稳定的病变，独立于机械稳定性。

（二）开放性骨盆骨折分型

开放性骨盆骨折是复杂骨盆创伤的一个分

支。开放性骨盆骨折有两种分型[74, 75]。

1997 年，Jones 等发表了基于骨盆环稳定性及会阴部和直肠损伤的开放式骨盆骨折分类[75]。

- 第 1 类：稳定的骨盆环。
- 第 2 类：骨盆环不稳定，无直肠或会阴开放伤。
- 第 3 类：不稳定的骨盆环伴直肠或会阴开放伤。

Bircher 和 Hargrove 在 2004 年根据 Tile 分型对皮肤损伤、软组织损伤和骨盆环不稳定进行了分型[74]。

- A1 型：穿透性创伤导致 A 型骨盆环损伤，伴有软组织损伤，具体取决于致伤物及其路径。
- A2 型：A 型髂骨"由外向内"骨折，软组织损伤极小。
- A3 型：A 型髂骨"由外向内"骨折，广泛软组织损伤。
- B1 型："由内向外"的 LC B2 型损伤，外部损伤小，但可能有泌尿生殖系统损伤。
- B2 型："由内向外"的 LC B2 型损伤，中度组织损伤（Morel-Lavallée 损伤）。
- B3 型："会阴裂开"B1（"开书型"）骨折。
- C1 型："会阴撕裂"和（或）"骶骨剪切/裂"型损伤伴中度至广泛皮肤丢失，泌尿生殖系统完全中断，直肠病变伴随后的粪便污染。
- C2 型："半骨盆不稳定"C 型损伤，严重组织损伤，泌尿生殖系统和肠道损伤，所有组织层广泛污染。
- C3 型："骨盆挤压"伴双侧复杂的 C 型盆腔不稳定及大量软组织和盆腔内器官损伤。

**结论**

从作者的观点来看，1996 年版本的 AO/OTA 骨盆环分型似乎是最佳的。

2018 年，"新"AO/OTA 分型和 AO 脊柱骶骨分型发表。与 1996 年版本相比，后者有以下缺点。

- 在 2018 年版本中，B1 类型改为 B2 类型。
- AO 脊柱骶骨分型为 B 型损伤，主要是骨盆环 C 型损伤。
- 在 AO 脊柱骶骨分型中，没有包括骨盆环 B 型损伤。

根据 AO 分型处理骨盆环损伤时，新旧差异使临床决策产生争议。

# 第 5 章 可疑骨盆损伤院前救治
## Prehospital Treatment of Suspected Pelvic Injuries

Mario Staresinic　Bore Bakota　Stephan Grechenig　Axel Gänsslen　著
刘　翔　陈　华　齐红哲　译

疑似骨盆骨折的多发伤患者的治疗一般遵循高级创伤生命支持原则，即使在入院前的治疗过程中也应遵循此原则[1]。

骨盆高能量损伤后的主要风险是出血。如果能在院前救治过程中控制与骨盆相关的危及生命的出血，患者的生存率可能会增加。

通常在事故现场进行初步复苏的时候，骨盆损伤的严重程度往往会被低估[2]。

一般来说，院前治疗应侧重于骨盆损伤的临床鉴别、骨盆的力学稳定性和改善正在发生的血流动力学不稳定性的状况[3]。

即使在院前救治过程中，稳定骨盆也有利于减少出血和减少骨盆容积（填塞效应），从而减少患者对止痛药的需要，并有利于患者的转运[4]。

下面这篇文献综述为疑似骨盆骨折患者的院前治疗提供了一些参考[3]。

- 对损伤机制的分析非常重要，因为这将有助于诊断骨盆损伤。
- 在清醒的患者中，如果患者诉骨盆后侧或腹股沟区域疼痛则表明可能存在骨盆损伤。
- 在清醒的患者中，如果发现骨盆损伤阳性体征，建议常规固定骨盆。
- 未明确骨盆骨折前，应避免骨盆相关的操作，因为通过单纯查体难以准确的判断是否存在骨盆骨折。
- 应为每例疑似骨盆环骨折的患者进行外部加压支具固定。

- 对患者翻身时要格外小心，避免血栓移位、脱落。
- 使用铲式担架移动患者进行转运。
- 在脊柱板或充气床垫上转运。
- 充足的液体复苏。

## 一、疑似骨盆损伤患者的院前诊断

基于 Lee 等[3]关于骨盆损伤患者的最新报道，我们提出了疑似骨盆损伤患者院前救治的新理念。

### （一）伤害机制分析

可疑骨盆损伤的第一个特征来源于损伤机制。

在大多病例中，高能量损伤机制往往是导致骨盆骨折的原因。在多发伤患者中，约 1/4 的患者伴有骨盆损伤[5-7]。

- 20 世纪 90 年代早期，德国骨盆多中心研究小组的数据表明，大多数患者因道路交通事故（59.7%）而发生骨盆骨折，主要涉及行人被汽车撞伤（图 5-1）；第二个常见的损伤机制是坠落伤[8]。
- Balogh 等比较了低能量损伤和高能量损伤的机制；低能量损伤仅发生在从 1m 以下简单的跌落，而高能量损伤常因机动车事故（motor vehicle accident, MVA）而引起，其中摩托车事故占 31%，汽车事故占 27%，被汽车撞伤的行人事故占 22%[9]。

# 骨盆环骨折
## Pelvic Ring Fractures

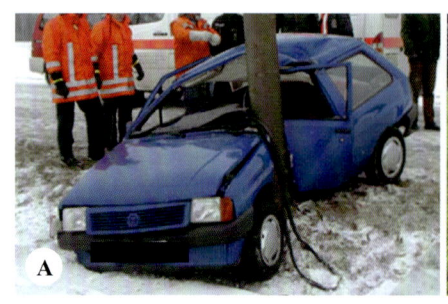

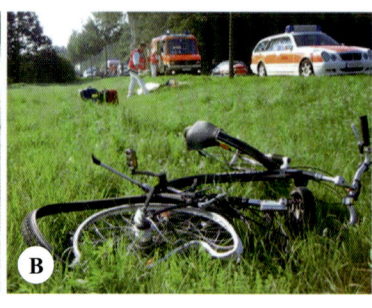

图 5-1 骨盆环损伤可能的致伤因素：机动车事故外侧撞击（A），无保护的自行车骑行者受伤（B）

- 1994—2005 年在德国治疗的 1012 例患者中，损伤机制为机动车事故的占 68.2%，从高处（＞3m）坠落占 16.6%，而单纯摔倒（＜1m）仅占 8.5%[10]。
- 儿童骨盆损伤患者中，行走时被汽车撞伤的发生率高于机动车事故[11]。
- 在 5—14 岁的儿童骨盆骨折中，被汽车撞伤因素是单纯跌倒因素的 6 倍，机动车事故因素是单纯跌倒因素的 2 倍[12]。

高能量损伤过程常常会引起严重骨盆损伤[13]。

导致骨盆损伤的典型损伤机制如下[2, 14]。
- 高速道路交通事故。
- 侧方撞击车祸中，患者位于被撞击侧。
- 从高处坠落。
- 下肢受到轴向牵拉暴力。
- 受到高速的撞击，却没有佩戴保护头盔、支具等，如摩托车骑手。
- 车辆侧翻伤事故。

### （二）临床表现

在最初的治疗过程中，典型的临床表现往往并不明显。如果出现盆腔外出血则会容易识别[15]，但很少见。而内出血则很容易被忽略，因为通常缺少明显的临床表现。

开放性骨盆损伤往往呈现让人触目惊心的临床表现，伴随大量的外部出血和（或）严重骨盆畸形（见第 17 章），而盆腔内出血的骨盆轮廓变化通常不明显[16]。

急诊医生对创伤性损伤的院前评估显示，腹部和骨盆损伤的漏诊率较高[17]。骨盆损伤诊断的灵敏度仅为 57%，43% 的相关骨盆损伤被忽略[17]。

在现场，根据标准方案［如高级创伤生命支持（advanced trauma life support，ATLS）、院前创伤生命支持（prehospital trauma life support，PHTLS）等］，在初始通气、呼吸、循环稳定后，只要条件允许，就要对骨盆的血肿、开放性伤口、外部轮廓变化进行全面检查（见第 17 章），比如进行骨盆和（或）下肢畸形（短缩、外旋畸形）[2]，以及主干神经血管状态的评估。

在清醒的患者中，如果患者诉骨盆区域疼痛，那么存在骨盆骨折的迹象，但也有很高的误诊率[18-25]。

- 据 Salvino 等报道，39 例经影像学明确诊断的骨盆骨折患者中，7.7% 的患者单凭采集病史或临床检查而漏诊，然而 3.6%（28/771）的患者怀疑骨盆骨折，通过 X 线片检查后明确无骨盆骨折[23]。
- Yugueros 等观察到，在 59 例经影像学证实的骨盆骨折中，3.4% 的患者并不是通过病史或临床检查而确诊的，而 32.1% 的患者怀疑骨盆骨折，通过 X 线片检查后明确无骨盆骨折[25]。
- Kaneriga 等观察到 52.6% 的骨盆骨折患者在临床查体中被漏诊[21]。
- Tien 等分析了 763 例钝性创伤患者，其中 55 例患者经影像学诊断为骨盆骨折；但其中约 9.1% 的骨盆损伤患者没有骨盆损伤的临床症状或疼痛病史；即使是有酗酒史的患者也并没有改变这些结果[24]。

- Duane 等报道了一组 520 例钝性创伤患者，其中通过病史或临床检查确定的 45 例骨盆骨折患者中，有 73.8% 的患者有阳性临床体征，但最终证实无骨盆骨折[19]。
- Gonzales 等报道，临床查体漏诊了 7.2% 的骨盆骨折患者，而 65.1% 的患者有骨盆骨折体征但没有骨盆骨折[20]。
- Pehle 等报道，临床查体中显示骨盆不稳定的患者创伤严重度评分（injury severity score，ISS）更高，发生休克相关问题的风险更高，死亡率也更高[22]；临床检查的灵敏度为 44.1%，特异度为 99.7%，阳性预测值为 96%，阴性预测值为 93.3%。
- Duane 等前瞻性的比较了临床检查与 X 线片和计算机断层扫描（computer tomography，CT）诊断骨盆骨折的结果。所有骨盆骨折均可通过影像学证实，其灵敏度 100%，阴性预测值 100%；其中 6 例 CT 诊断为骨盆骨折的患者临床体征为阴性[18]。

Sauerland 等做了一个纳入 12 个研究的 Meta 分析，共 5454 例疑似骨盆骨折患者[26]，其中 549 例患者被确诊为骨盆骨折。总体灵敏度和特异度为 90%，假阴性率和假阳性率为 10%。

在清醒患者中，灵敏度接近 100%，表明神经功能正常的患者更容易得出准确的判断。总体而言，11.1% 的骨盆骨折在临床查体中会被漏诊[26]。

Duane 等确定了清醒患者中疑似骨盆骨折的典型临床体征[18]。
- 主观上髋部疼痛。
- 下肢内旋。
- 骶骨触诊有压痛。
- 髋部触诊有压痛。
- 整个骨盆触诊有弥漫性压痛。

即使在意识功能减退的患者中，这些体征仍可预测骨盆骨折[18]。

相反，据 Mackersie 等报道，当临床查体为阴性时，隐匿性严重骨盆骨折的发生率也很高[27]，据 Gonzales 等报道，仅有 1/3 的患者在按压骨盆侧方或耻骨联合触诊时出现疼痛[20]。

在最近的一项分析中，Shlamovitz 等分析了 81 例稳定型和 34 例不稳定型骨盆损伤患者[28]，并报道了几个重要参数的灵敏度和特异度。
- 所有类型的骨盆骨折：灵敏度 8%，特异度 99%。
- 不稳定骨折：灵敏度 26%，特异度 99.9%。
- 骨盆疼痛或压痛［格拉斯哥昏迷量表（Glasgow coma scale，GCS）>13］，所有骨折：敏感性 74%，特异度 97%。
- 骨盆疼痛或压痛（GCS>13），不稳定骨折：灵敏度 100%，特异度 93%。
- 骨盆畸形，所有骨折：30% 灵敏度，99% 特异度。
- 骨盆畸形，不稳定骨折：灵敏度 55%，特异度 97%。

如果在院前评估中未发现阳性临床体征，通常可以排除相关的骨盆骨折，尤其是在清醒的患者中。

即使在意识受损的患者中，骨盆骨折也可能有以下临床表现[3, 14]。
- 畸形。
- 髂骨、耻骨、会阴或阴囊出现瘀伤或肿胀。
- 双下肢不等长。
- 下肢旋转畸形（四肢无骨折）。
- 骨盆周围出现开放性伤口。
- 患者直肠、阴道或尿道出血。
- 神经功能异常。

### （三）骨盆稳定性测试

骨盆力学不稳定被认为是严重骨盆骨折的标志。

骨盆稳定性可以通过在前－后和侧－内方向上手动挤压骨盆环来评判。建议动作轻柔地进行稳定性试验，因为这些措施可能导致额外的盆腔出血[2]。

骨盆的不稳定与出血高风险存在正相关性[22]。

在德国医院最近的一项线上调查中，91%的外科医生建议对可疑骨盆骨折进行稳定性测试，而31.2%的医生表示应避免不必要的操作[29]。此外，70.7%的医生认为在临床测试骨盆稳定性后需要实施急诊骨盆固定[29]。

在院内处置中，88.7%的外科医生倾向于在力学不稳定骨盆和伴有血流动力学不稳定的患者中使用骨盆带[29]。

在对254例怀疑骨盆骨折患者的前瞻性分析中，仅45.7%的患者经放射学证实为骨盆骨折[30]。25例患者的骨盆稳定性试验为阳性，其中72%的患者在后来的CT检查中证实为不稳定的骨盆骨折。

总体而言，常规体格检查稳定性测试漏诊了68.4%的被影像学证实为不稳定骨折的患者，并在检测不稳定骨盆骨折方面得出以下统计结果[30]。

- 灵敏度为31.6%。
- 特异度为92.2%。
- 阳性预测值为72%。
- 阴性预测值为68%。

最近的一项分析表明，虽然临床查体或存在骨盆畸形时的患者骨盆不稳定的主观"感觉"，对不稳定骨盆骨折的诊断灵敏度较低，但清醒患者中无骨盆疼痛或压痛通常可以排除不稳定型骨盆损伤[28]。

> 尽管考虑可能存在骨盆骨折时[3]，临床医生倾向于进行骨盆稳定性查体试验[29]，但在无意识的创伤患者中，还是应避免进行骨盆稳定性试验。

此外，骨盆稳定性试验对治疗决策和目标医院的选择无明确意义和优势。

> 对于无意识的患者，难以进行临床查体，也无法对所有可疑骨盆骨折患者做出明确诊断。

对于不确定是否存在骨盆骨折的患者，转运患者时应避免将患者翻滚到脊柱板上[3]。

### （四）高危患者的血流动力学鉴别

患者持续出血的相关参数，一直是临床科学研究关注的热点。

即使入院时血压已恢复正常，院前低血压（收缩压≤90mmHg）与死亡率呈正相关[31-33]，并预示需要紧急手术治疗[34]。

入院后患者出血性休克的鉴别除了依据临床因素，还依赖于乳酸和碱剩余指标。因此，有必要使用床旁监护设备将这些参数整合到院前评估中。

总之，院前乳酸测量比常规的临床因素（收缩压）在判定隐匿性低灌注、是否急诊手术、急诊治疗方案[35-38]方面更加敏感。存在临床意义的乳酸阈值是＞2mmol/L[35, 36]。

> 院前乳酸监测能够识别有持续出血风险的患者，其阈值为2mmol/L。

## 二、骨盆的力学稳定

在欧洲关于血流动力学不稳定型患者管理的指南中，明确支持在临床处置中应立即闭合并稳定骨盆环[39, 40]。此外，更建议在意识减退的患者中及时稳定骨盆环，甚至在院前救治过程中就要稳定骨盆环[2, 3, 13, 29, 30]。

主要的病理生理学目标是通过减少骨盆移动来控制骨折处的出血和静脉出血（凝血）[41]。

历史上，军用抗休克裤（military anti-shock trousers，MAST）已在院前被用于产生骨盆填塞效应和增加回心血量，但随机试验证实：无证据表明使用军用抗休克裤能够降低死亡率[42]。反而会带来相关并发症，如筋膜室综合征、挤压综合征或电解质失衡[43-47]。

在院前处置中，有以下几种机械稳定骨盆的方法。

- 弹力绷带。
- 布巾（图 5-2）。
- 骨盆带。
- 紧急救护床（图 5-3）。

在英裔美国人地区，倾向于使用简单的弹力绷带、布巾、床单进行弹性固定。

- Routt 等报道了 1 例不稳定骨盆损伤的病例，在医院内使用床单环绕固定骨盆，并在前方夹持固定[48]。
- Simpson 报道了另外 2 例患者，使用床单固定技术稳定骨盆[49]。
- Duxbury 等改进了这个技术，通过将床单向前扭转并用两根尼龙扎带固定[50]。
- 建议下肢内旋[16]。
- Gardner 等倾向于下肢内旋后进行固定。在大腿前部和足部使用 10.16cm（4in）宽的泡沫胶带固定[51]；无不良反应报道，解剖复位率为 15%~20%。

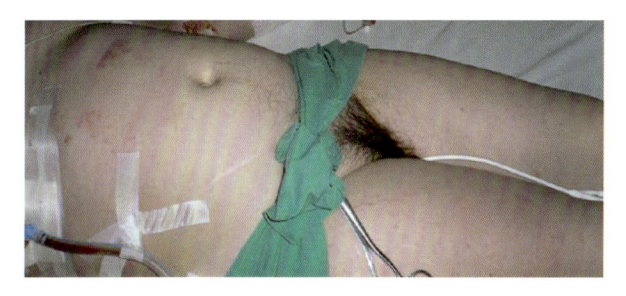

▲ 图 5-2 使用布巾对骨盆环进行紧急稳定

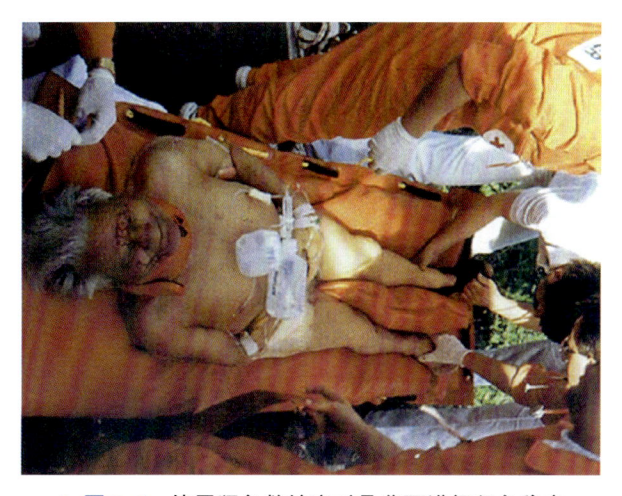

▲ 图 5-3 使用紧急救护床对骨盆环进行紧急稳定

- Nunn 等在 7 例出现严重休克和骨盆不稳定的清醒患者中，将骨盆布巾与下肢弹性泡沫胶带固定相结合；休克指数从 1.89 提高到 0.71，输血需求从 11.3 PRBC/12h 降低到 0.94 PRBC/h[52]。

这些简单、低价且随时可操作的技术也可用于院前急救。

Baumgärtel 在受伤的骨盆环周围使用一条狭窄的充气带。通过对三个腔室充气，实现对骨盆环的加压。其主要优点是可以快速应用，并获得合适的压力，而不会产生明显的不良反应[53]。

Vermeulen 等于 1999 年首次在院前处置中使用骨盆带固定骨盆，他们在 19 例患者救治过程中取得了满意的结果，并且无相关并发症[54]。

部分研究对这些力学稳定装置进行了相关测试，尸体试验显示，复位和稳定 B 型或 C 型骨盆损伤需要 150~180 N（15~18kg）的力量[55, 56]。合适的固定部位位于大转子、耻骨联合平面，如在髂嵴应用会导致稳定性不足和推迟血流动力学稳定[57]。骨盆带产生的生物力学力量效应与急诊处置中应用骨盆 C 形钳相当，并优于传统的外固定装置[55, 56, 58]。

后来的研究证实了这些结果[59, 60]。束带类弹性固定能够使骨盆获得足够的临时稳定性[61]。

Krieg 等对环形骨盆稳定装置的可行性进行了一项前瞻性临床研究[62]，报道了使用环形骨盆装置后在 X 线和 CT 检查中显示骨盆容积显著减少，即使在侧方挤压损伤中（装置无过度压迫）也没有不良影响。院前应用此类装置可降低死亡率[4]，并且转运前使用可减少输血需求[63]。

相比之下，这些临时外固定装置的非必要使用率很高[64]。在一项临床研究中表明，使用了该技术的患者中 60% 没有骨盆损伤。还有 6.4% 的后期诊断为不稳定骨盆损伤的患者未使用骨盆带。

尽管骨盆带的使用存在相关软组织损伤的风险，使得后期频繁评估皮肤软组织情况非常必要[65, 66]。但在院前阶段，使用骨盆带的好处远大于软组织风险。

应用骨盆带是目前可疑骨盆损伤院前处理的金标准[67, 68]，但并非所有患者都需要骨盆带。

总之，骨盆带的优点如下。
- 提供骨盆力学稳定。
- 有助于静脉凝血。
- 防止持续性出血。
- 能够快速使用。

尤其适合与大腿内旋、捆绑膝踝关节联合应用，效果更优。但临床医师必须经过充分的培训，以避免骨折移位。

在现场预防性应用这些设备是必要的。它们使用方便、有效、容易获取且价格低廉。尽管在小样本临床病例报道中很少出现，但可能存在软组织受压相关并发症风险，例如脏器损伤、骶神经根受压[1]。

此外，德国创伤学会的多发性创伤指南更新小组建议，固定时保留其患者受伤时的皮革外衣，以避免皮肤压伤（尤其是摩托车车祸伤时）[69-71]。

### 液体复苏

对于每1例疑似骨盆损伤的患者或多发伤的患者，应对患者的循环系统状态进行临床评估[1]。

院前静脉通路建立不会延迟患者的转运时间[72, 73]。液体复苏的最佳容量仍有争议[1]。尽管这些"低血压复苏"建议是基于评估贯穿性创伤患者的研究[75]，桡动脉脉搏的有无仍是指导液体复苏的方式[74]。没有随机对照试验的证据支持在未控制的出血中应早期给予大量的液体输注。对于严重创伤患者，包括血流动力学不稳定的骨盆骨折患者，仍需进行大量液体复苏。在德国，低容量复苏不是公认的做法。

如果患者处于低灌注状态，液体复苏可降低在急诊室的休克率（优化休克指数），而当输液量＞1L则急诊室的输血率需增加[77]。

对于创伤合并骨盆骨折患者的充足的液体管理方案仍存在争议。

## 三、危及生命的盆腔出血的院前控制

文献中讨论了盆腔出血控制的院前处置选择方案。其中包括复苏性血管内主动脉球囊阻断术（resuscitative endovascular balloon occlusion of the aorta，REBOA）理念[78]和院前血液制品（prehospital blood product，PHBP）复苏[79]。

### （一）复苏性血管内主动脉球囊阻断术

盆腔出血通常是不可压迫止血的。在过去的10年中，复苏性血管内主动脉球囊阻断术（REBOA）被重新引入急诊治疗方案中，以控制损伤出血。

这一方法在院前救治中是有效的，因为不受控制的盆腔出血可能导致死亡。

临时主动脉阻断的方法可导致收缩压暂时升高，并通过暂时控制远端出血来改善心脏和大脑的灌注，直至彻底止血。REBOA作为一种微创手术方法利用闭塞性球囊导管进行，通过股总动脉的血管内通路引入主动脉[78]。首例病例报道了满意的结果，即使是在院前救治过程中应用[80]。军事医学理念倾向于未来将REBOA整合用于救治战斗伤员[81, 82]。

在不久的将来，REBOA可以作为无法控制的盆腔出血患者的院前急救措施。

### （二）院前血液制品复苏

早在2004年，Soudry等就广泛讨论了院前血液制品（PHBP）复苏的概念[83]。

根据文献综述，他们的治疗策略包括以下内容[83]。
- 持续低流量灌注既保持基本灌注又不加重出血。

- 输注浓缩红细胞以维持灌注和细胞供氧，但存在一些问题，如血液制品的储存、过期、交叉配血等。
- 全氟化碳作为一种人工方式能够提升携氧量。
- 人工血红蛋白溶液具有更强大的携氧能力和氧气输送能力，没有存储等物流问题，但存在包括高血压在内的几种可能的不良反应风险。
- 重组激活因子Ⅶ（recombinant activated factor, rFⅦa）可能增强受损小血管的凝血功能，目前无确定的临床经验。

他们得出结论，在院前控制出血方面，早期使用血红蛋白溶液和rFⅦa可能是未来的方向[83]。

在最近关于PHBP复苏的系统综述中，没有报道表明PHBP与存活率之间存在相关性[79]。

氨甲环酸用于高度不稳定患者的院前急救，被认为是安全和有效的。死亡率有明显下降趋势[84-87]。

两种评分方法均可作为指导院前急救人员使用凝血药物的使用指征。

严重创伤凝血功能障碍（coagulopathy of severe trauma，COAST）评分（严重创伤的院前凝血病，表5-1）由Mitra等[88]报道。由Peltan等提出的创伤急性凝血病预测（prediction of acute coagulopathy of trauma，PACT）评分，包括年龄、损伤机制、院前休克指数、格拉斯哥昏迷评分值、院前心肺复苏、气管内插管[89]。他认为PACT评分能更好地区分凝血药物的使用必要性。

如果存在以下两点或两点以上，则具备PHBP复苏的适应证[90]。

表5-1 严重创伤凝血功能障碍（COAST）评分

| 变量 | 数值 | 评分 |
| --- | --- | --- |
| 压迫 | 是 | 1 |
| 收缩压 | <100mmHg | 1 |
|  | <90mmHg | 2 |
| 体温 | <35℃ | 1 |
|  | <32℃ | 2 |
| 胸腔减压 | 是 | 1 |
| 腹部或骨盆脏器损伤 | 是 | 1 |
| 可能的累计最高分 |  | 7 |

评分≥3提示需要使用TXA

- 低血压（单个收缩期的血压≤90mmHg）。
- 心动过速（单次心率≥每分钟120次）。
- 穿透性损伤。
- 乳酸≥5mg/dl（通过便携式护理点设备测量）。
- 国际标准化比值（international normalized ratio，INR）≥1.5（便携式床旁设备测量）。
- 碱剩余（base excess，BE）≤-5mmol/L（通过便携式床旁设备测量）。
- 临床印象。

关于院前血液制品输注数据仍然存在争议，适应证取决于转运时间和当地救援系统[85]。

用血液制品复苏是可行的，但目前不是标准的治疗措施。对于骨盆骨折出血的患者，氨甲环酸是一个较好的选择。

# 第 6 章 入院后临床检查
Inhospital Clinical Examination

Stephan Grechenig　Christian Pfeifer　Axel Gänsslen　著
曹文豪　陈　华　齐红哲　译

创伤患者的早期管理必须对所有的创伤做出正确诊断。特别是当患者昏迷或不合作时，需要高度怀疑骨盆损伤。对骨盆不稳定程度的评估必须从仔细的询问病史和体格检查开始。

高级创伤生命支持（advanced trauma life support，ATLS）理念，首次提出一种系统、高效的方法来管理这种常见的严重损伤的患者。首先，C-ABCs 的稳定是必须的。

## 一、患者交接

团队创伤在交接过程中保持安静，院前急诊团队的成员通常使用 AT-MIST 原则传达患者的信息。然后，所有成员在对患者的最初情况有一般的了解后开始治疗。

入院后，立即就院前细节进行有效沟通，并将相关信息提供给所有团队成员。院前团队进行"寡言（无声）交接"[1]。院前团队的一名成员传达患者的相关信息。交接通常包括 MIST 详细信息。

- M—损伤或疾病的机制。
- I—损伤（确定的或可疑的）。
- S—体征，包括观察的和监测的。
- T—给予的治疗。

## 二、损伤机制

了解损伤机制有助于更好地理解可能作用在骨盆上的力[2]。在较年轻的患者中，通常需要相当大的力量才能导致骨盆环损伤。因此，许多骨盆环骨折患者受到多重创伤，并伴有多处合并损伤[3, 4]。低能量骨折通常见于从站立姿势跌倒的老年患者或在运动中骨盆肌腱-骨复合体 [如髂前上棘（anterior superior iliac spine，ASIS）、髂前下棘（anterior inferior iliac spine，AIIS）或坐骨结节 ] 发生撕脱的年轻患者[5]。

## 三、骨盆视诊

对整个骨盆区域进行详细的检查是至关重要的，因为几个临床体征可以提示骨盆损伤。

对患者脱掉衣物后进行的初步检查应集中在骨盆不对称，双下肢不等长，整个骨盆区域软组织损伤（包括会阴部），寻找尿道或阴道出血，以及双足颜色差异（可能提示血管受损）（图 6-1）。

挫伤、擦伤、阴囊肿胀和血肿可以提供额外的信息，包括遭受暴力的方向和大小及可能受伤的邻近结构。

Destot 征，在腹股沟韧带上方的表浅血肿（图 6-2），超过阴囊或会阴，或者在大腿上部，提示骨盆骨折[6]。

Grey Turner 征，胁腹部瘀斑，提示腹膜后血肿（图 6-3）。

任何撕裂伤，特别是会阴部裂伤，都应该检查，因为它们提示可能的开放性骨折（图 6-4）。

如果直肠或尿道流血，可能导致泌尿生殖系统损伤，而阴道流血最常见的原因是非更年期女

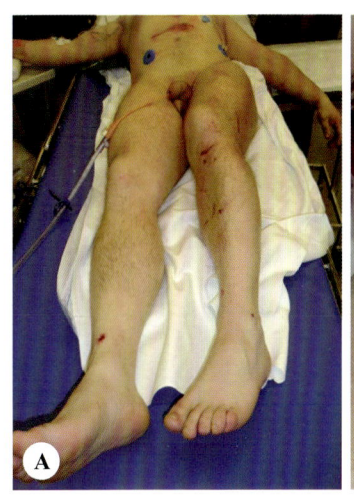

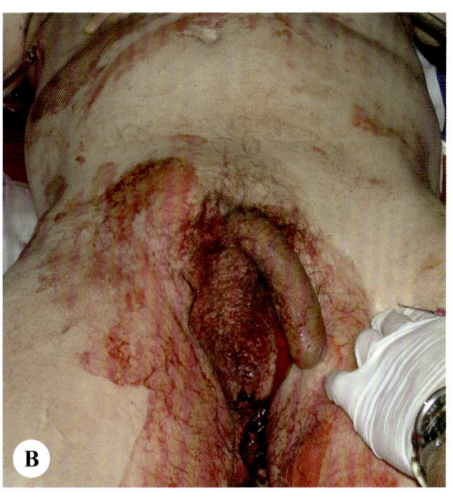

◀ 图 6-1 骨盆损伤可能发现的体征
A. 骨盆不对称和双下肢不等长；B. 开放骨盆损伤

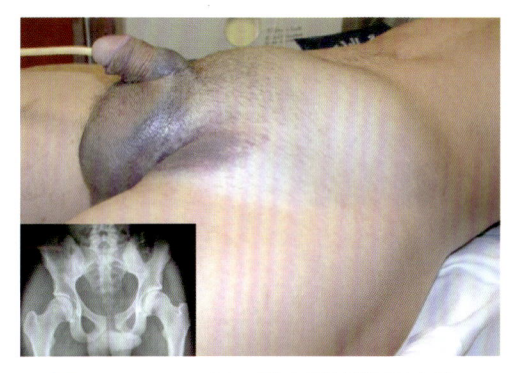

▲ 图 6-2 Destot 征：浅表腹股沟区血肿，X 线片确认耻骨联合分离

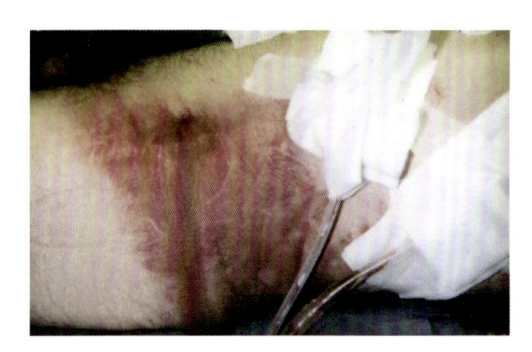

▲ 图 6-3 Grey Turner 征：胁腹部瘀斑，提示腹膜后血肿

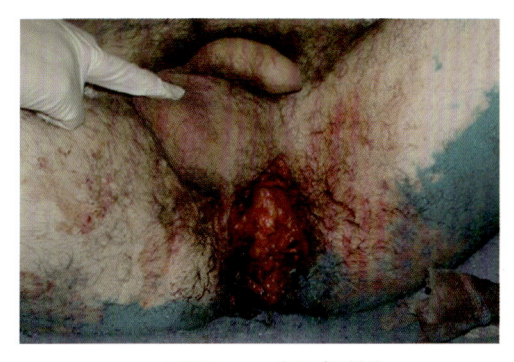

▲ 图 6-4 会阴部裂伤

性的月经。

骨盆或下肢旋转畸形和双下肢不等长，并且无明显的长骨骨折，提示移位的骨盆环损伤[5]。然而，根据最近的文献，体格检查时检出骨盆畸形或骨盆环不稳定，对于检查钝性创伤患者的不稳定骨盆骨折灵敏度较差，不一定推荐。双手压迫和牵拉髂骨翼出现疼痛是骨盆骨折的首要征象，在不稳定的骨盆损伤中是一个可靠的发现[7]。典型的可观察到的包括以下临床表现。

- 腹股沟、臀部、会阴和臀部的开放性或闭合性伤口或擦伤。
- 尿道口、直肠周围或阴道外有血液。
- 双下肢不等长。
- 半骨盆外旋或内旋畸形。
- 阴囊水肿。

## 四、疼痛分析

骨盆区域疼痛是骨盆骨折的潜在表现，但是有很高的误诊率[8-15]。

骨盆临床检查未能发现后期确诊的骨盆损伤的比例为 3.4%～52.6%[8, 9, 11-16]。3.6%～73.8% 的骨盆损伤是临床怀疑但后来在 X 线片上排除的[8, 13, 15, 16]。

Sauerland 等的 Meta 分析中，报道了临床检查骨盆损伤的总灵敏度和特异度为 90%，假阴性和假阳性率为 10%。清醒患者灵敏度接近 100%，表明神志清楚的患者更容易分析。总体而言，

11.1% 的骨盆骨折在临床检查中被遗漏[17]。

相反，Mackersie 等报道，当临床检查阴性时，隐匿性严重骨盆骨折的发生率也很高[18]。并且 Gonzales 等报道，仅有 1/3 的患者按压骨盆侧方或在耻骨联合触诊时出现疼痛[10]。

在最近的一项分析中，Shlamovitz 等分析了 81 例稳定型和 34 例不稳定型骨盆损伤[7]，报道了取决于几个参数的不同灵敏度和特异度。

- 所有骨盆骨折：灵敏度 8%，特异度 99%。
- 不稳定骨盆骨折：灵敏度 26%，特异度 99.9%。
- 骨盆疼痛或压痛（GCS > 13），所有骨折：灵敏度 74%，特异度 97%。
- 骨盆疼痛或压痛（GCS > 13），不稳定骨折：灵敏度 100%，特异度 93%。
- 骨盆畸形，所有骨折：灵敏度 30%，特异度 99%。
- 骨盆畸形，不稳定骨折：灵敏度 55%，特异度 97%。

McCormick 等提出后方触诊时疼痛高度提示后骨盆环损伤[19]。

Nüchtern 等还提出，超过 80% 的骨盆后环临床表现（疼痛、压痛、骨盆应力征阳性）阳性的老年患者磁共振成像（magnetic resonance imaging，MRI）显示骨盆后环骨折[20]。

### 五、骨盆触诊

对于有意识且能配合的患者中，体格检查诊断骨盆环损伤的灵敏度为 90%[16]。

触诊时发现局部疼痛、捻发音，甚至半骨盆的异常移动，提示骨骼不稳定。

触及波动区域提示潜在的 Morel-Lavallée 损伤（图 6-5）。这些可能发生在大转子、腰臀部和大腿周围的特定区域[21]。除了局部疼痛，典型的临床表现还包括以下 3 个[22-29]。

- 出现皮肤过度移动的柔和波动区域。
- 潜在的皮肤感觉减退。
- 局部皮肤挫伤，骨盆环周围瘀斑，轮胎印记和摩擦烧伤。

直肠或尿道的出血通常是潜在损伤的征兆（图 6-6），而在未绝经的女性中，出血可能是月经的征兆。

钝性创伤后，膀胱损伤最常见的临床症状是大量血尿[30, 31]。其他症状包括无法排尿[30, 32]、腹部压痛[31]、耻骨上擦伤[30, 32]、腹部膨隆[30, 32]、阴囊、会阴、腹壁和（或）大腿肿胀[30]、尿毒症、血肌酐水平升高[30]。

男性患者尿道损伤的临床症状包括尿道口流血、无法排尿、血尿和膀胱功能障碍。在部分破裂情况下，临床症状包括阴囊、会阴和（或）阴茎肿胀、直肠指诊时前列腺肿胀或无法触及，并且作为插入导尿管困难或不能插入尿管的间接指征[33]。

在女性患者中，尿道口和（或）阴道口出血、无法排尿、大阴唇肿胀、阴道撕裂和尿道不完全破裂时的血尿是尿道损伤的临床表现[33]。

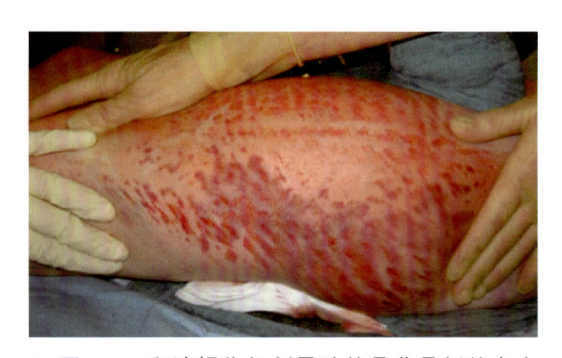

▲ 图 6-5 翻滚损伤机制导致的骨盆骨折伴有大腿区域的 Morel-Lavallée 损伤

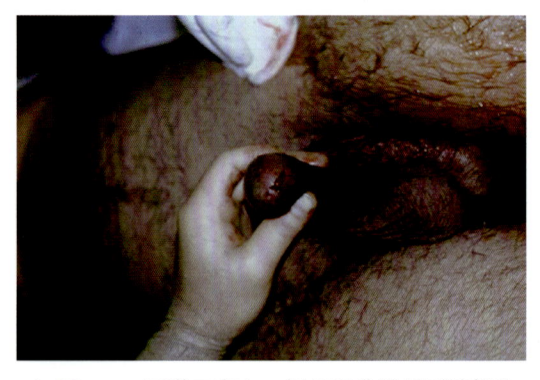

▲ 图 6-6 尿道口有血，提示骨盆泌尿系统损伤

必须对所有孔道（尿道、直肠）进行详细的检查，来排除伴随的复杂骨盆创伤。

对所有女性患者进行阴道检查（至少视诊），来排除阴道黏膜撕裂。如有疑问，请泌尿外科和妇科会诊。

即使是意识受损的患者，骨盆骨折可以包括以下临床表现[34, 35]。

- 骨盆畸形。
- 骨突起、耻骨、会阴或阴囊擦伤或肿胀。
- 双腿长度不等。
- 下肢旋转畸形（该肢体无骨折）。
- 骨盆周围伤口。
- 直肠、阴道或尿道出血。
- 神经系统异常。

## 六、骨盆不稳定试验

长期以来，骨盆力学不稳定的临床试验阳性是严重骨盆骨折的标志。推荐在前－后方向和外－内侧方向小心轻柔地手动按压骨盆环[36]。骨盆不稳定通常与盆腔出血的高风险相关[12]。

德国医院最近的一项线上调查中，91%的外科医生推荐对可疑的骨盆骨折进行稳定性试验，而31.2%的医生表示应该避免不必要的操作。此外，70.7%的医生表示骨盆的紧急稳定只能在临床检查骨盆稳定性之后进行[37]。

在一项对254例临床怀疑骨盆骨折的患者进行的前瞻性分析中，只有45.7%的患者有放射学确认的骨盆骨折。25例患者的临床稳定性试验呈阳性，其中72%的患者在后来的计算机断层扫描（computer tomography，CT）检查中出现了不稳定的骨折。总的来说，手动稳定性试验会错过68.4%的放射学上不稳定的骨折，其灵敏度为31.6%，特异度为92.2%，阳性预测值为72%，阴性预测值为68%[38]。

另外，必须考虑到稳定性测试没有（治疗的）相关性，并且在为这些患者选择目标医院方面没有观察到优势。

对无答复的患者进行临床查体很困难，不能确认患者骨盆骨折。

## 七、血流动力学不稳定患者的识别

在对骨盆环损伤患者的初步评估中，伴随的休克的评估对于治疗的启动具有重要意义。

潜在出血的严重程度、失血量和软组织损伤的程度仍然难以评估。

在确认休克时要考虑各种参数，例如收缩压、心率、碱剩余、乳酸，观察这些参数的变化过程，以及入院时的血红蛋白或血细胞比容水平、呼吸频率、脉搏压、精神状态、"毛细血管再灌注"和尿量[39-41]。

钝性创伤的低血压通常被定义为收缩压（systolic blood pressure，SBP）为≤90mmHg[39-48]。Eastridge等发现，在骨盆损伤的患者中，即使收缩压已经达到110mmHg，仍存在软组织低灌注[43]。

可显示病理性休克状态的心率值仍然不清楚。文献报道了不同的心率临界值[42, 48, 49]。Brasel等报道，在心率每分钟>120次的钝性创伤患者中，特异度>95%。相反，心率在每分钟80～100次时，特异度仅为33.2%，灵敏度为75.4%[50]。Blackmore等报道了相似的心率值，他们认为心率（heart rate，HR）每分钟≥130次是骨盆相关出血的危险因素[42]。

单独分析心率或收缩压对估计骨盆相关休克状态没有可靠的预测价值。

Victorino等尝试在钝挫伤和穿透伤分析中把这两个参数联系起来[48]。心率每分钟≥90次是低血压（收缩压<90mmHg）的重要危险因素。然而，35%的患者出现相对心动过缓并伴有低血压，这与其他研究的经验相一致[48, 51]。

Grimme等根据休克指数>1（HR/SBP），证实了这种关系。尤其是伴随骨盆创伤被认为是病理性休克指数的危险因素[52]。通过床边血红蛋白测定法（光度法）即时分析毛细血管、静脉和动脉全血的主要血红蛋白浓度[53, 54]。可以在40s内出结果。作者自己的观察显示，严重出血时的血红蛋白浓度为8g/dl[55]。

必须考虑到，主要血红蛋白浓度的入院数值正常不能排除严重创伤[56]。

原发血红蛋白浓度的孤立分析没有可靠估计骨盆相关休克状态的预测价值[57]。

相反，碱缺失和乳酸水平被认为是重要的参数，可以监测休克，预测死亡率和预估休克相关并发症[41, 57-62]。

这两个参数对于评估"隐匿性"休克都很重要[58, 63]。

原发性乳酸水平升高提示损伤严重[59, 64]，数值持续增加和死亡率相关[63, 65, 66]。

Rixen等对碱剩余的值进行了广泛的分析[61, 67]，确定阈值 –6mmol/L 是预后更差的指标。

最近的研究显示，在预测死亡率方面，碱剩余为 –9.35mmol/L 时，特异度为100%，灵敏度为70%[68]。

碱缺失和乳酸病程是有用的参数，因为其数值越差表示相关的创伤后休克程度越重。

最近，根据对创伤后凝血功能障碍的广泛的病理生理认识，对骨盆环骨折患者进行了血栓弹力图引导下的分析[69]。与已形成的方案（1∶1∶1 的浓缩红细胞∶新鲜冰冻血浆∶血小板比例）相比，观察到浓缩红细胞∶新鲜冰冻血浆∶血小板比例为 2.5∶1∶2.8，因为＞90% 的患者至少输过一次浓缩红细胞。

带有辅助血小板图的血栓弹力图是指导骨盆多发伤患者急性期复苏的有价值的辅助手段[69]。

## 八、直肠检查

历史上，甚至在今天，教科书中仍然推荐对疑似骨盆环损伤的患者进行常规直肠检查，以确认或排除伴发的盆腔周围损伤[70]。

早在2005年，Esposito等分析认为，直肠指诊的价值不大，因为在不改变治疗方案的情况下，胃肠道出血、尿道断裂或脊髓损伤的临床体征有着类似的信息。有人表示："从第2次检查中取消常规的直肠指诊可能会节省时间和资源……而不会对治疗和结果产生任何重大的负面影响"[71]。

最近的深入分析证实了这些说法。分析发现直肠指检对成人和儿童患者的脊髓、肠道、直肠、甚至骨盆和尿道损伤的诊断灵敏度较差[72, 73]。

即使用来检查尿道损伤（直肠检查中的"高位前列腺"），灵敏度也只有2%[74]。

最近的一项分析显示，直肠指诊漏掉了所有的尿道和结肠损伤。此外，91.7%的脊髓损伤、93.1%的小肠损伤和66.7%的直肠损伤未被检查到[75]。

对于钝性创伤患者，不再推荐使用直肠指检作为筛查工具。然而，检查会阴和寻找直肠、阴道或阴道出血是至关重要的。

## 九、相关的神经血管损伤

骨盆环损伤可能伴有神经血管的损伤。因此，对每一个可疑的骨盆骨折患者，都必须做仔细的腰骶丛和下肢血管的神经血管检查。

血管损伤主要是静脉血管，动脉损伤比较少见。

通过触诊下肢脉搏和检查毛细血管再充盈情况（正常时间＜3s）来分析血管状态。对疑似病例做脉冲多普勒检查。

下肢的神经系统检查是必要的，包括定向感觉测试、标准腱反射试验，以及清醒患者的关键肌肉定向测试。

骨盆环损伤时，最常累及 $L_5$ 和 $S_1$ 神经根。骶骨骨折还可伴有骶丛损伤。因此，必须检查腰骶神经根。推荐的标准检查，比如 ASIA 损伤分级。

腰骶丛神经功能检查的下肢关键神经肌节和皮节（表 6-1）。

ASIA 损伤分级还包括标准的肌肉功能分级（表 6-2）和感觉功能分级系统（表 6-3）。

低位骶神经根损伤可能导致肠道和膀胱功能失调和（或）性功能障碍，这通常不是休克评估的重点。

最低限度的检查应该包括检查足部、第一足趾和膝关节屈曲、伸展，以及小腿的典型皮节。如有疑问，应进行详细的临床神经病学评估。

在昏迷的患者中，临床神经病学检查是困难的。神经损伤的线索包括以下内容。

- 无自主活动。
- 对疼痛刺激无反应或反应减弱。
- 牵张反射减弱或消失。
- 自主神经功能障碍（无汗症、血管运动麻痹、两侧存在温差）。

表 6-1 用于神经功能检查的下肢关键神经肌节和皮节

| 神经根 | 功能群 | 肌节 | 皮节 |
| --- | --- | --- | --- |
| $L_2$ | 髋关节屈曲 | 髂腰肌 | 大腿前中部 |
| $L_3$ | 膝关节伸展 | 股四头肌 | 膝关节前侧 |
| $L_4$ | 踝关节背伸 | 胫前肌 | 大腿内侧和踝关节内侧 |
| $L_5$ | 趾背伸 | 踇长伸肌 | 小腿外侧和足内侧 |
| $S_1$ | 跖屈 | 腓肠肌-比目鱼肌复合体 | 小腿远端和足底外侧 |

表 6-2 肌肉功能分级

| 分级 | 描述 |
| --- | --- |
| 0 | 完全瘫痪 |
| 1 | 可触及或肉眼可见收缩 |
| 2 | 主动活动，在消除重力情况下可进行全范围活动 |
| 3 | 主动活动，可对抗重力进行全范围活动 |
| 4 | 主动活动，可对抗重力进行全范围活动，在特定位置能中度对抗阻力 |
| 5 | （正常）主动活动，可对抗重力进行全范围活动，在肌肉功能位置能完全对抗阻力，但与未受伤的正常人不同 |
| 5* | （正常）主动活动，可对抗重力进行全范围活动，如果不存在制约因素（如疼痛、废用），确认正常，有足够的对抗力 |
| NT | 无法测试（如制动、严重疼痛导致患者无法评估，截肢，或是肢体挛缩影响超过 50% 正常活动度） |

表 6-3 感觉功能分级

| 分级 | 描述 |
| --- | --- |
| 0 | 缺失（无法辨别是尖锐还是顿挫） |
| 1 | 感觉改变，感觉减低或感觉受损或过度敏感 |
| 2 | 正常 |
| NT | 无法配合检查 |

# 第 7 章 影像诊断学
Radiological Diagnostics

Peter Grechenig　Stephan Grechenig　Bore Bakota　Axel Gänsslen　著
祁　麟　常祖豪　陈　华　齐红哲　译

许多已发表的创伤评估方法均在早期急救阶段整合了3种基本的放射学检查——胸部正位X线，创伤重点超声评估（focused assesment of sonography for trauma，FAST）或扩大创伤重点超声快速评估（extended focused assessment with sonography for trauma，eFAST）检查，骨盆正位X线——作为标准，用以排除胸腔内大出血、气胸、腹腔内大量游离液体和骨盆环不稳[1-3]。

尽管在处理创伤的第一阶段，是否进行骨盆X线或计算机断层扫描（computer tomography，CT）检查仍存在争论，但许多创伤中心仍然使用骨盆正位X线来排除作为高暴力创伤后相关出血来源之一的严重骨盆损伤。

在接诊的最初几分钟，应对骨盆X线进行分析以识别或排除骨盆不稳定和潜在出血。此外，应根据此分析的结果决定急诊治疗决策。

## 一、关于骨盆 X 线与 CT 的争论

骨盆正位X线检查是所有骨盆损伤和多发伤患者的金标准[1, 4-6]。

许多作者均报道了骨盆正位X线的临床意义，患者的初次诊断准确率可达90%[5, 7, 8]。

Young等指出，骨盆环损伤的初次诊断率高达94%[8]。Edeicken-Monroe等的分析也发现了类似的结果，而骨盆CT检查的初次正确识别率为88%[7]。Resnik等将骨盆CT检查作为金标准，认为其能够确认骨盆环的骨折和脱位。只有9%的骨盆环损伤被忽视，因而没有治疗结果[5]。

与此同时，关于常规使用骨盆X线检查的讨论已经持续进行了10年之久，比如清醒的患者，不需要行常规骨盆X线检查，因为临床检查可以确认或排除骨盆损伤。此外，从标准创伤方案中剔除该检查可以减少医疗费用，因此，常规骨盆X线检查主要适用于创伤严重的患者[9]。

计算机断层扫描（CT）是详细诊断骨盆骨折的标准程序。它可以对骨盆后环和髋臼骨折进行更详细的分析。有助于为生命体征平稳的患者制订详细的手术计划[10, 11]。对于血流动力学不稳定、骨盆力学不稳定的患者（"危急患者"），应避免CT检查，因其可能会延误对出血的控制。

这一点在德国的一篇报道中得到了证实，该报道将临床检查和放射检查进行了比较。强调所有存在急诊固定骨盆指征的患者都应该在急诊行骨盆X线检查以指导手术计划。即使在没有骨盆损伤临床症状的患者中，也推荐进行骨盆X线检查，因为临床检查不能可靠地排除有手术指征的骨盆骨折，尤其是创伤严重的患者[12]。

较新的数据显示，与CT相比，骨盆正位X线在发现骨盆骨折，尤其是骨盆后环骨折，以及区分稳定和不稳定骨盆损伤方面的灵敏度有限[13-17]。

血流动力学稳定的患者不推荐常规行骨盆X线检查，该检查适用于血流动力学不稳定的患者、骨盆区域有相关临床表现的患者以及需要立即手术的"危急"患者[13-16]。

相比之下，在骨盆低能量损伤的老年患者中，在临床查体后，仍推荐行骨盆正位 X 线检查。在每一个有前环损伤的病例中，必须进一步行 CT 检查以排除或确认骨盆后环损伤，因为骶骨骨折经常被漏诊，漏诊率高达 91%，即 10.5% 的低灵敏度[15]。

相比之下，Verbeek 等清楚地说明了骨盆正位 X 线仍然是一种合适的筛查工具，它可以迅速确定骨盆损伤是否需要立即干预[6]。在他们的分析中，平均需要 48min 才能进行骨盆 CT 检查。有趣的是，如果只进行 CT 评估，需要经导管血管栓塞术的患者有显著的 2h 处理延迟。每个髋关节脱位患者都需要做 CT 检查，因为髋关节脱位在很大程度上通过 CT 才能观察到[6]。

这些数据与德国创伤登记处的数据一致。标准骨盆 X 线检查通常在入院后 5~7min 即可进行，而全身 CT，包括骨盆区，平均在 22min 后才能进行[18]。

## 二、骨盆 X 线分析

仅根据骨盆正位 X 线片，即可对骨盆环损伤进行稳定性分析和明确骨折类型。

分型基于 Pennal 和 Tile 的损伤机制，以及由此产生的 AO/OTA 分型[19]。骨盆不稳定分为 3 种程度：稳定、旋转不稳定和平移不稳定。

- A 型：骨盆后环的骨韧带复合体完整；稳定的骨盆损伤，盆底完整，骨盆能承受生理负荷，骨折无移位。
- B 型：骨盆后环不完全断裂，导致沿垂直或横向轴线的旋转不稳；损伤为部分不稳定，部分保留了骨盆后环的骨韧带复合体完整性，在某些情况下还保留了盆底的骨韧带复合体完整性。
- C 型：骨盆后环完全断裂；骨盆后环的所有骨韧带复合体之间失去连续性，因此存在三个方向的平移和旋转不稳定；骨盆环损伤是不稳定的。

此外，不同骨盆（损伤）区域的解剖学描述（根据改良后的 Letournel[20]，图 7-1）是有用的。

这里，骨盆环被分成以下几个解剖区域。

- 耻骨联合。
- 耻骨。
- 髋臼。
- 髂骨。
- 骶髂关节。
- 骶骨。

根据 Denis[21]，骶骨不稳定被进一步细分为经翼部骨折、经骶神经孔骨折和经骶管骨折。骶髂关节损伤可细分为单纯骶髂关节脱位和骨折脱位，包括经骶骨或经髂骨骨折脱位（新月形骨折）。

因此，强烈建议对这些损伤区域（不包括髋臼骨折）进行标准化 X 线片分析。

## 三、耻骨联合区域

耻骨联合损伤指的是单纯的分离，通常表现为外旋损伤（图 7-2），或由于半侧骨盆内旋损伤而表现为罕见的耻骨联合绞锁（图 7-2）。这些较明显的损伤很容易被识别出来。

轻微损伤的诊断比较困难（图 7-3）。了解正常的、与年龄相关的耻骨联合宽度是很重要的。普遍认为联合前部比后部宽[22-25]。耻骨联合宽度与年龄和性别的相关是已知的。Kraus 早在 1930 年就曾报道，耻骨联合的宽度从蹒跚学步的孩子的约 10mm 持续减少到 50 岁以上的 2mm[26]。

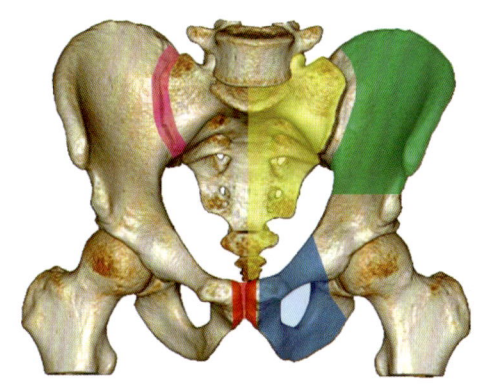

▲ 图 7-1 根据 Letournel 提出的骨盆分区：耻骨联合（红）、耻骨（蓝）、髂骨（绿）、骶髂关节（粉）、骶骨（黄）

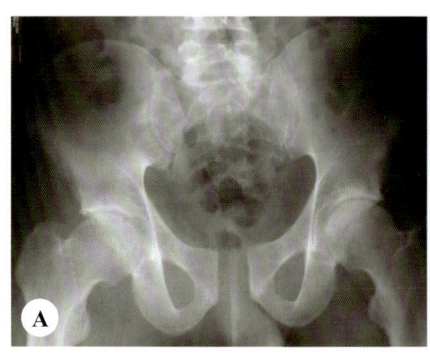

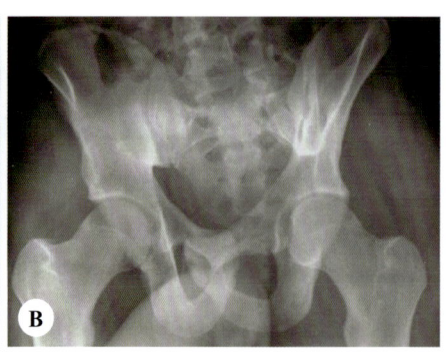

# 骨盆环骨折
## Pelvic Ring Fractures

◀ 图 7-2 耻骨联合损伤相关机制：外旋损伤导致耻骨联合增宽（耻骨联合分离）（A）或内旋损伤导致耻骨联合绞锁（B）

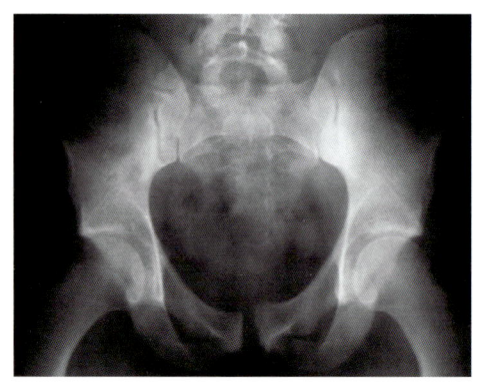

▲ 图 7-3 耻骨联合轻微损伤，可见关节间隙不对称增宽和不平行

Patel 和 Chapman 观察到出生后最初几个月耻骨联合的宽度为 7.4mm，到 16 岁时下降到 5.4mm[27]。

在过去的 10 年中，一些调查特别分析了不同年龄患者耻骨联合的 CT 数据，以获得耻骨联合宽度的标准测量（见第 1 章）。

- Alicioglu 等对 278 例>16 岁的成年女性和 264 例>16 岁的成年男性患者进行了 CT 测量[28]。他们指出，耻骨联合前部和后部的宽度持续变窄，而耻骨联合中间部分的宽度没有明显变化，该变化与出生数量和体质量指数无关。女性患者耻骨联合的前方和中间部分的宽度较大。

- McAlister 等将 316 例患儿（男 165 例，女 151 例），按性别分为 2—6 岁、7—10 岁、11—14 岁 3 个年龄组，用标准 X 线片测量其耻骨联合宽度[29]。正常值为 5.2～8.4mm，平均值为 6.8mm。有趣的是，随后观察到三个年龄组的耻骨联合增宽：分别为 6.6mm、6.8mm 和 7.2mm。结论：耻骨联合宽度> 8.4mm 应作进一步的病理损伤评估。

- Bayer 等分析了 0—6 岁、7—11 岁、12—15 岁、16—17 岁不同年龄段的 350 例儿童 CT 结果。这些年龄组的平均宽度女童分别为 5.4mm、5.3mm、4.1mm 和 3.5mm，男童分别为 5.9mm、5.4mm、5.2mm 和 4.0mm[30]。

- 对 1020 例儿童（2—18 岁）CT 轴位扫描的进一步分析显示，2 岁男童耻骨联合平均宽度为 6.35mm，女童为 5.85mm。在 18 岁时，观察到男童减少到 3.68mm，女童减少到 3.92mm[31]。

- 最近，对 811 例耻骨联合的 CT 测量数据进行了分析，发现从 2—16 岁，耻骨联合的平均宽度从 5.55mm 下降到 3.69mm[32]。

**临床意义**

通过 CT 分析，耻骨联合的宽度从出生 2 年后的 5～6mm 减少到成年早期的 3～4mm。在<10 岁的儿童创伤患者中，骶髂关节的宽度>10mm 应怀疑存在损伤[31]。

轻微损伤可能导致主诉不清（图 7-4）。应该分析以下几点。

- 髂耻线：沿耻骨上支的线用于双侧垂直移位或不对称的分析；垂直移位可能较小，因为耻骨联合的平面与 X 线投射存在夹角（图 7-5）。不完全损伤可以观察到轻微的不对称，这可能出现在伴有髋臼横行骨折中，因为闭孔坐骨节段显示出绕耻骨联合纵轴的内旋和（或）绕矢状轴的旋转（图 7-6）。

- 耻骨弓线：耻骨弓用于不对称的分析（图 7-7）；然而，患者不正确的位置可能会导致错位（斜位前后 X 线片）。
- 耻骨内侧线：分析耻骨联合外侧边缘，即耻骨内侧边缘，是否平行；不对称可能表明耻骨联合受损（图 7-8）。

特别是，在髋臼横行骨折中，闭孔部分的旋转可能会导致联合裂的不对称。应该注意的是，在这些损伤中，联合并不总是完全损伤（图 7-6）。

在利用上述对隐匿性耻骨联合损伤进行分析后，仍存在临床体征的，可以考虑磁共振断层扫描或双侧单腿站立（火烈鸟）X 线片。后者可以显示耻骨存在"台阶"（图 7-9）。最近，有 2 项涉及单腿站立 X 线的报道[33, 34]。

Garras 等分析了 45 例无症状的成年志愿者，用单腿站立 X 线片测定耻骨联合的生理运动。男性患者平均平移 1.4mm，未分娩女性平均平移 1.6mm，经产女性平均平移 3.1mm[33]。结论：耻骨联合最大生理运动移位是 5mm。

Siegel 等分析了 38 例在创伤、分娩或骨质减少平均 41 个月后出现骨盆疼痛的患者。65% 的患者显示了平均 2cm 的耻骨联合不稳定[34]。此外，在分娩过程中会发生耻骨联合增宽[35]。

> 单腿站立 X 线可以用来检测耻骨联合不稳定。负荷状态下的移位正常值有临床价值。这些数据和孕产史应该被考虑在内。

在极少数情况下，通常见于骨盆后方的腹直肌撕脱伤（外旋性损伤）可能是耻骨联合损伤的唯一间接表现（图 7-10）。

在骨盆耻骨联合断裂和后方骶髂关节部分或完全损伤的"开书型"损伤中，通常可以观察到典型的如下述的三联征[36]（图 7-11）。

- 与对侧相比，患侧骨盆耻骨上支位置较健侧低。
- 患侧骨盆外旋，可见髂骨面变大。
- 由于患侧盆骨旋转导致两侧闭孔不对称。

## 四、耻骨区域

耻骨上支和耻骨下支损伤是最常见的骨盆前环损伤。在移位骨折中，通常不存在诊断问题，轻度或微小移位的骨折可能很难被发现，或者在靠近髋臼的骨折中，会被认为低位髋臼前柱损伤。

评估髋臼远端髂耻线的走行，分析其是否存在中断或分离，从而诊断为耻骨上支骨折（图 7-12）。

耻骨上支"高位"骨折与低位前柱骨折的区别通常只能通过 CT 鉴别（图 7-13）。

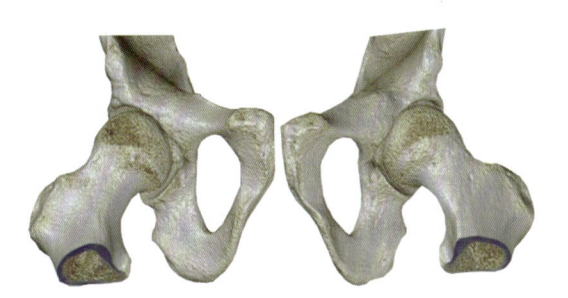

▲ 图 7-4 耻骨联合对位异常分析：髂耻线（耻骨支上缘）不对称，可见耻骨联合间隙不平行，耻骨下支位置不一致

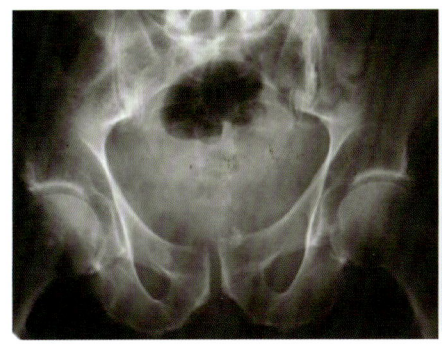

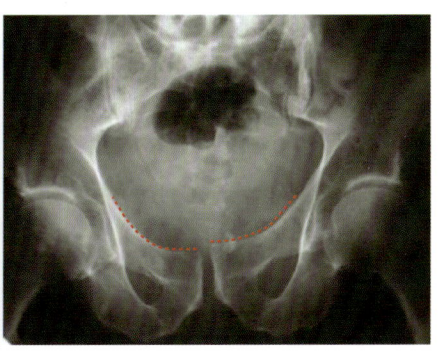

◀ 图 7-5 髂耻线（耻骨上支上缘）分析，显示高度不一致

# 骨盆环骨折
Pelvic Ring Fractures

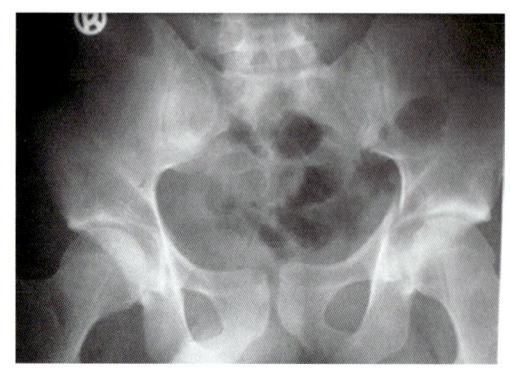

▲ 图 7-6 左侧横行髋臼骨折。闭孔部分内旋畸形导致耻骨联合不对称，但没有耻骨联合不稳定

少部分病例，耻骨下支的骨折可能由于旋转畸形而难以评估（图7-14）。然而，比较对侧通常有助于诊断。或者见到骨折片的叠加会帮助诊断（图7-14）。

## 五、髂骨区域

单纯的完全性髂骨骨折很少见。由于髂腰肌和臀肌组成的周围肌肉悬吊结构的内在稳定作用，骨折通常只有轻微移位，因此诊断上存在困难。

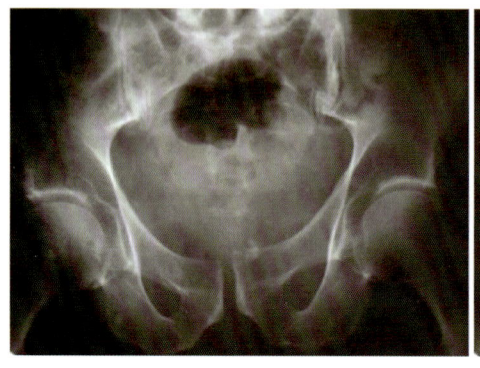

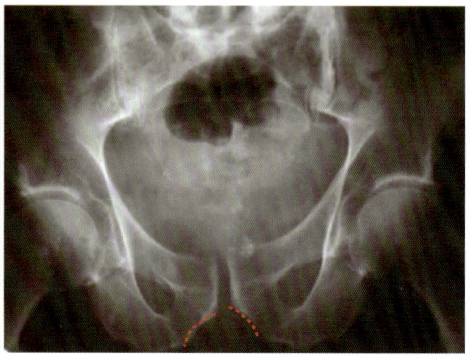

◀ 图 7-7 耻骨联合弓状线（耻骨下支线）分析，显示不对称

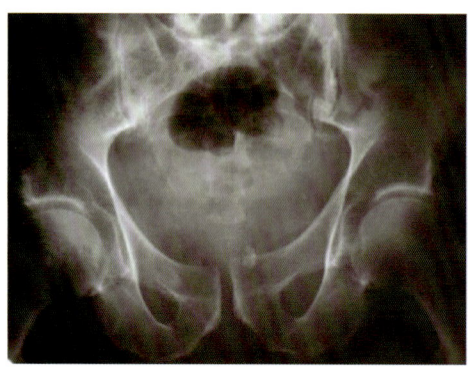

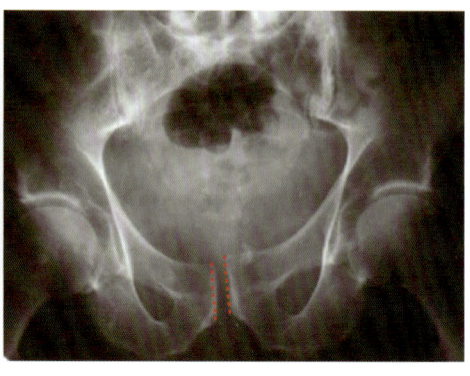

◀ 图 7-8 耻骨联合外侧边缘分析：通常是平行的

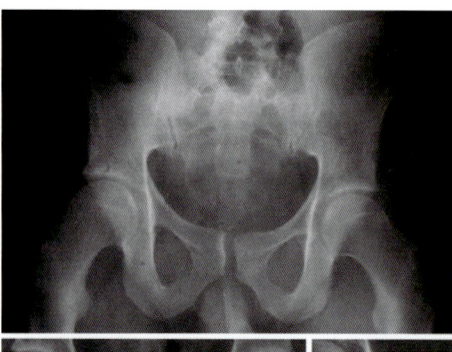

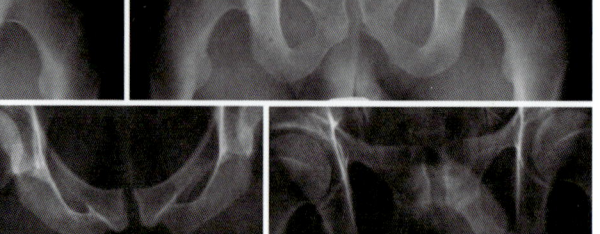

◀ 图 7-9 双侧单腿站立（火烈鸟）放射影像提示耻骨联合不稳定。下半部分视图显示在标准入口位及出口位下耻骨联合的情况

同时由于髂骨各部位的重叠投影，骨折平面的显示常常很不清楚。通常，这些骨折显示为"细微的"骨折线（<3mm）（图7-15）。

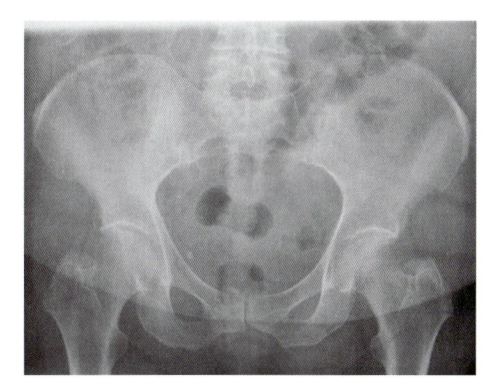

▲ 图7-10 腹直肌撕脱伤是耻骨联合损伤中很少见的影像学表现

延伸到骶髂关节区域的骨折须与真正的新月形骨折（髂骨骨折脱位）区分开来。

常见的是直接暴力导致的单纯性髂骨翼骨折，其不累及骨盆环，粉碎性骨折率高（图7-16），髂骨骨折常见是髋臼骨折的一部分。髋臼区域伴行的髂骨骨折线总是被怀疑为髋臼骨折。分析以下几条线。

- 髂嵴线：检查上半骨盆外侧缘，从髂前下棘到骶骨后部之间，是否存在中断；还需重点关注是否存在撕脱损伤（图7-15和图7-17）。
- 近端髂耻线：分析髂骨内侧边缘是否有始于髂嵴的骨折；累及髂耻线的骨折高度怀疑为完全性髂骨骨折（图7-17）。

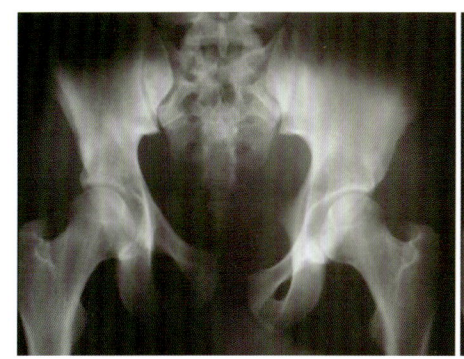

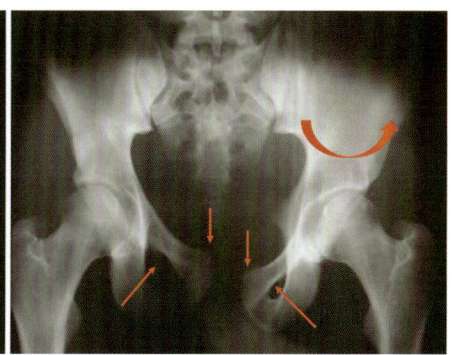

◀ 图7-11 开书型损伤影像三联征：患侧半骨盆耻骨上支较对侧向下移位，外旋畸形伴随髂窝增宽，闭孔不对称

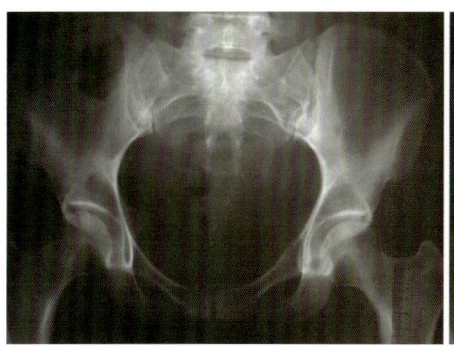

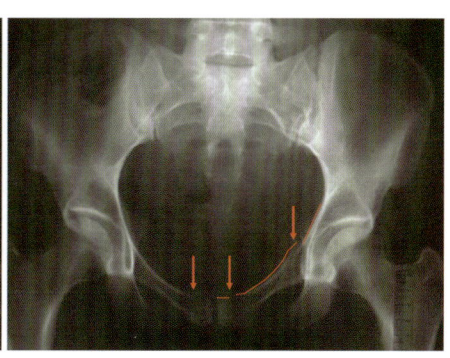

◀ 图7-12 髂耻线在髋臼以远部分断裂，诊断为耻骨上支骨折

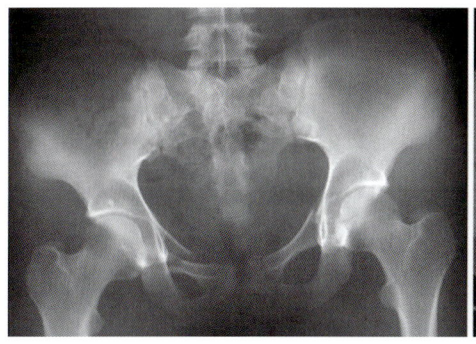

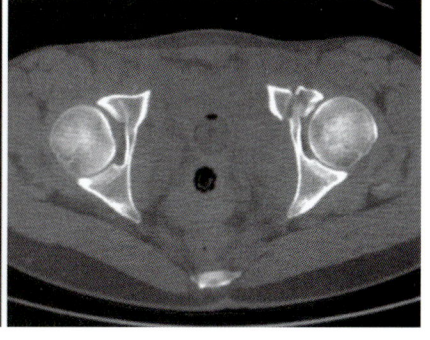

◀ 图7-13 耻骨上支骨折（右侧）与左侧髋臼前柱骨折的区别，通常只能通过CT鉴别

- 髂骨后部：骶骨上方的髂骨后部的损伤很难发现，只有高质量的 X 线片和无肠道气体遮挡才能发现这一区域的骨折（图 7-18）。

## 六、骶髂关节区域

骶髂关节在骨盆正位像上呈前外到后内走行，通常可以用两条有特征的线来分析。

在髂耻线和骶骨的交界处的间隙对应骶髂关节的前部。稍向内侧，通常存在第二个间隙，对应于骶髂关节的后部（图 7-19）。主要检查这些线是否平行。

骶髂关节的损伤可细分为部分或完全性骶髂关节脱位和伴骶骨或髂骨骨折脱位。

单纯骶髂关节脱位，可以分为以下 3 种损伤类型。

- B 型骶髂关节脱位的特点是骶髂后韧带完整，前部骶髂关节在 X 线上增宽，而后部的线保持完整（图 7-11）；沿垂直方向轴的旋转导

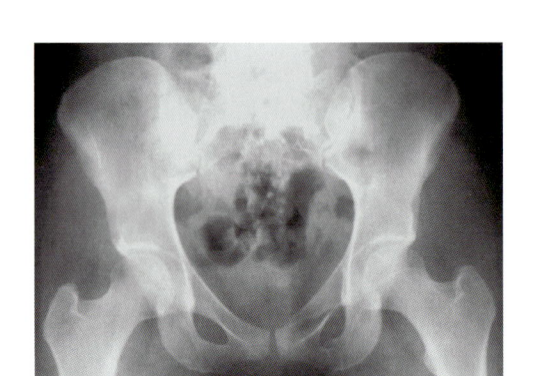

▲ 图 7-14 耻骨下支骨折移位可以通过与对侧对比或重叠来判别

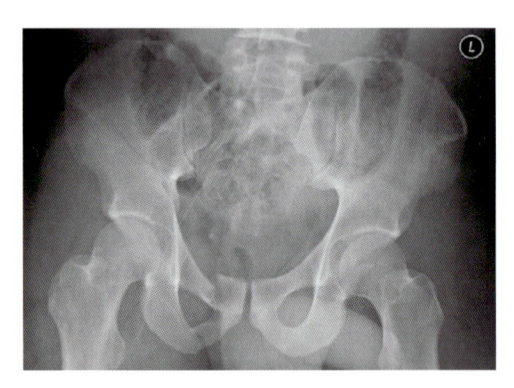

▲ 图 7-15 右侧髂骨完全骨折

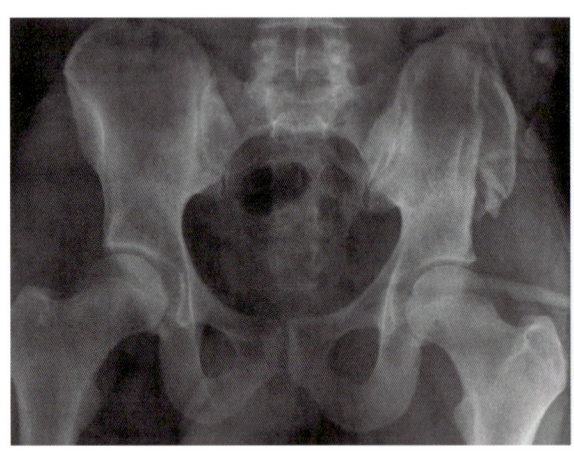

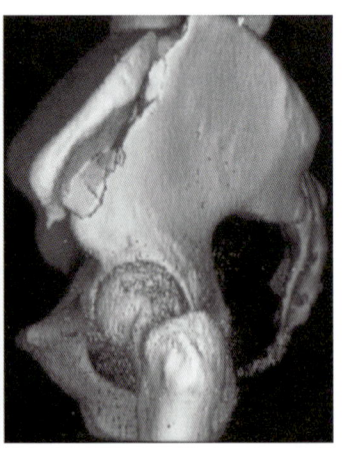

◀ 图 7-16 左侧髂骨翼骨折，不影响骨盆稳定性（也称为 Duverney 骨折）

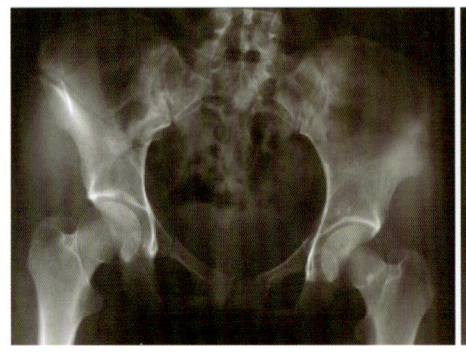

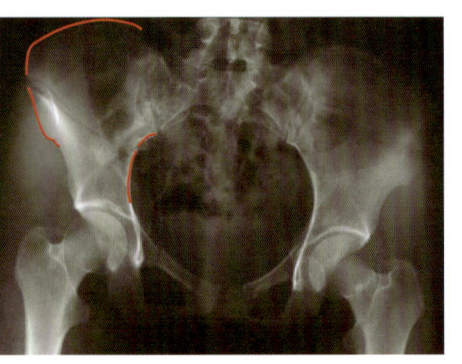

◀ 图 7-17 髂骨完全骨折（C 型），髂嵴线和髂耻线近端中断

致骨盆外旋伴典型的开书三联征影像；前环损伤常表现为耻骨联合断裂（"开书型"损伤）。
- C 型骶髂关节脱位的特点是骶髂韧带结构完全断裂；前关节表现为广泛的分离，通常＞10mm；后方间隙不可见（图 7-20）；骨折可沿三个方向的轴线旋转而出现侧方、上方（垂直剪切）和前后移位；其中上下或前后方移位通过分析髂耻线与骶骨的关系容易判断。

髂耻线几乎总是终止于第 2 骶骨弓的水平：对线不齐则表明是 C 型损伤（图 7-21）。

- 桶柄型骶髂关节脱位，代表 B 型和 C 型损伤之间的过渡；骶髂关节的前部通常表现为广泛的分离，而后部至少部分完整；绕矢状轴旋转（图 7-22）。

这 3 种类型之间的过渡常常很难被检查判断。在骶髂关节骨折脱位中，骶髂关节的一部分保持完好。骶骨骨折脱位和髂骨骨折脱位有以下区别。

- 髂骨骨折脱位也被称为"新月形骨折"，因其完整的髂骨部分与新月形相似；主要骨折线从髂嵴开始，一直延伸到骶髂关节（图 7-23）；

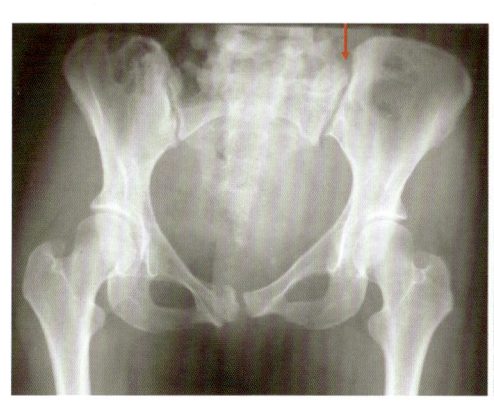

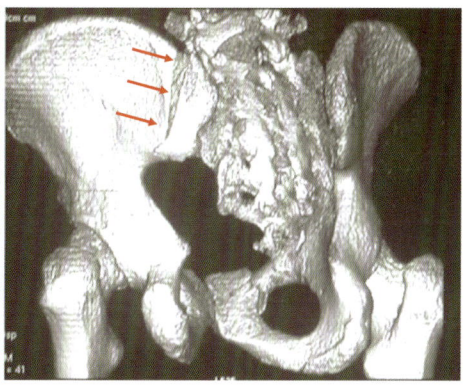

◀ 图 7-18 后侧髂骨骨折（骶髂关节后方）

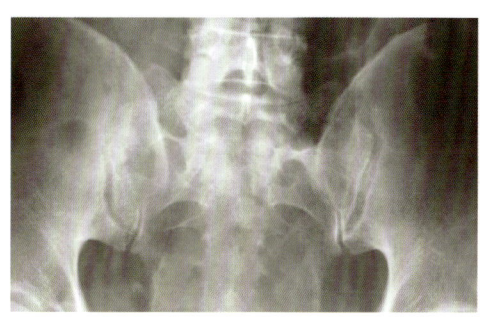

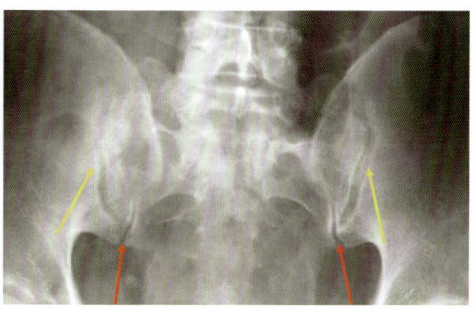

◀ 图 7-19 骶髂关节影像学表现

骶髂关节后部（红箭）：双侧相同；骶髂关节前部（黄箭）：左侧稍增宽

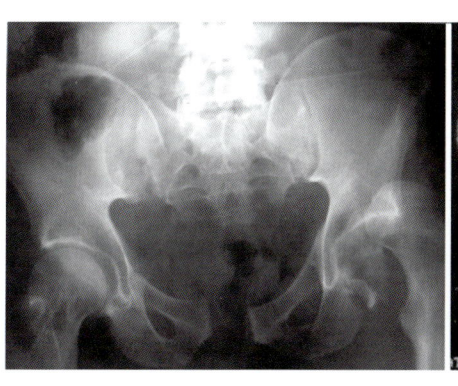

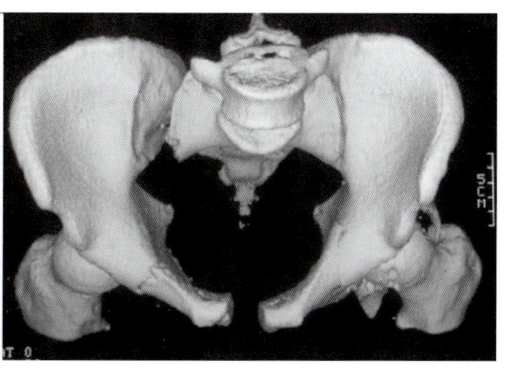

◀ 图 7-20 完全骶髂关节脱位影像学表现，前后关节间隙不可见

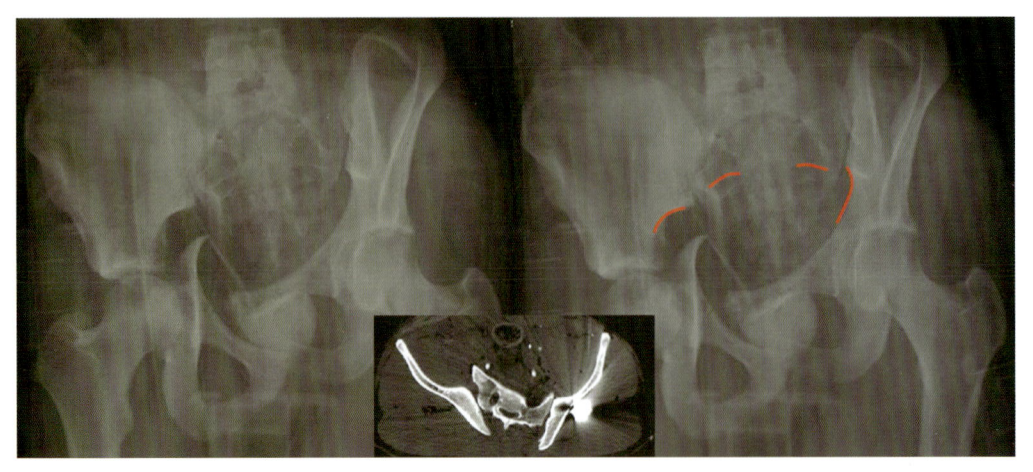

▲ 图 7-21 半骨盆移位的影像学表现：髂耻线没有止于第 2 骶孔

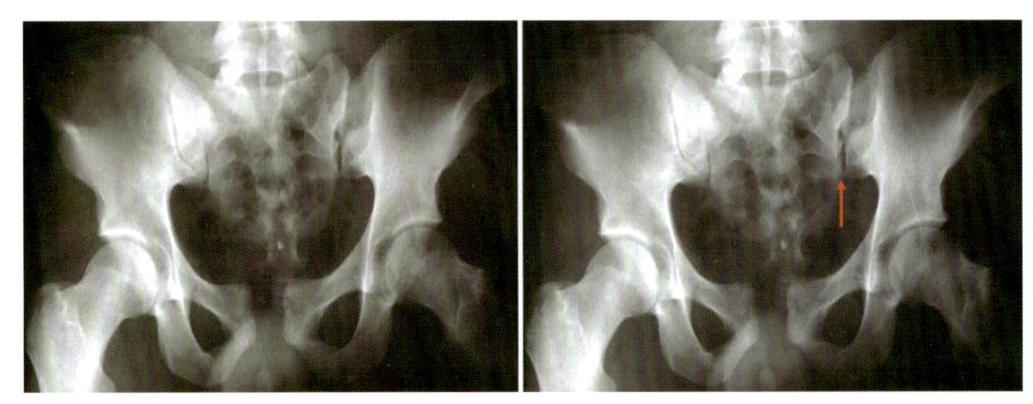

▲ 图 7-22 骶髂关节桶柄样损伤，骶髂关节近端增宽，但下半部分未受损无移位（箭）

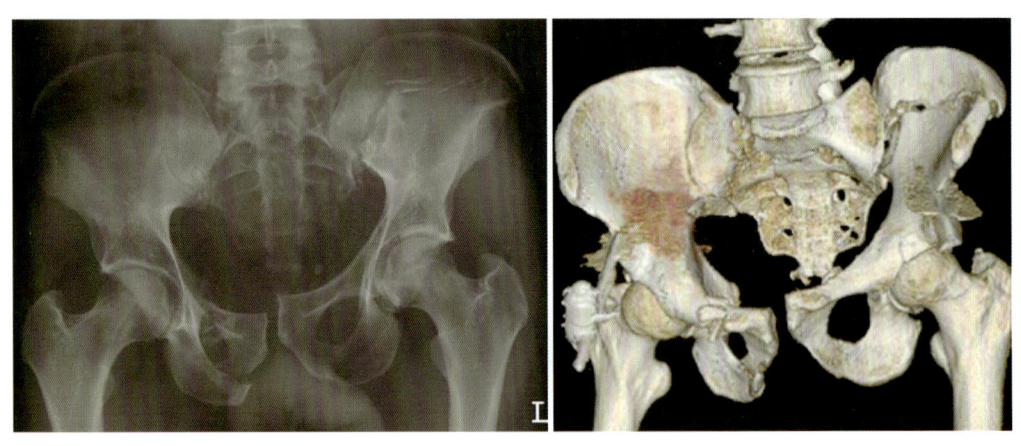

▲ 图 7-23 新月形骨折（髂骨骨折，骶髂关节脱位）

根据骶髂关节受累的部位，可以区分为三种亚型（见第 1 章）。
- 骶骨骨折脱位表现为骶骨近端骨折碎片并附着于骶髂关节的完整部分（图 7-24）。

轻度损伤往往诊断困难。最近的数据明确了骶髂关节的生理宽度。使用 CT 数据分析放射学上与年龄相关的骶髂关节生理宽度（见第 1 章）。

Oetgen 等在对 821 例 2—16 岁的骶骨或韧带损伤的儿童患者的 CT 分析中，观察到骶髂关节的平均宽度从 3.11mm 减少到 1.80mm[32]。

对 1020 个 CT 数据进行进一步的 CT 分析发现，2 岁儿童骶髂关节的平均宽度为 4.4~4.5mm，而 18 岁儿童的平均宽度为 2.0～2.3mm[31]。随着年龄的增长，女童骶髂关节的宽度略有增加。关于老年人没有明确的数据。

同时伴有骶髂关节脱位的韧带损伤可以使用磁共振成像（magnetic resonance imaging，MRI）进行分析[37]。骶棘韧带、骶结节韧带、骶髂前韧带和骶髂后韧带的诊断率分别为 91%、100%、98% 和 91%。

### 七、骶区

根据过去的报道，骶骨骨折被忽视的发生率为 30%～50%[21, 38]。直到现在，一项关于老年患者的研究报道称，骨盆正位 X 线检查诊断骶骨骨折的灵敏度依然很低（10.5%）[15]。

我们主要通过评估骶孔的弓形弧线来判断是否存在骶骨骨折（图 7-25）。即使这些线存在细微断裂仍然可提示骶骨骨折（图 7-26），行 CT 检查证实了前皮质压缩性骨折。由于经常被肠道气体覆盖，细微断裂可能在观察上存在困难。

此外，还对骶骨上缘（骶骨肩部、骶骨翼）进行了分析。分析了从骶髂关节到 $L_5/S_1$ 关节突关节是否存在中断（图 7-27）。进一步分析骶骨中线到骶骨翼尖端的距离。距离不同常常提示经骶骨骨折的 C 型骨盆环骨折（图 7-27）。侧向挤压性骨折可观察到上述距离缩短。

罕见的损伤是所谓的跳楼骨折或腰 - 骨盆分离[39]。屈曲/压缩机制可导致骶骨双侧纵行骨折，并伴有额外的横行或斜行骨折。在轻微移位性骨折中，这些损伤常常在骨盆正位 X 线检查中被忽视，因为这种移位的方向是沿矢状面发生。由于骨盆前环有时并没有损伤，骶骨骨折可能就是一个突出的岬部，显示为近侧骶骨处的一个椭圆形畸形（图 7-28）。只有通过侧位 X 线片或 CT 矢状位的重建图像才可以证实这种骨折的发生。

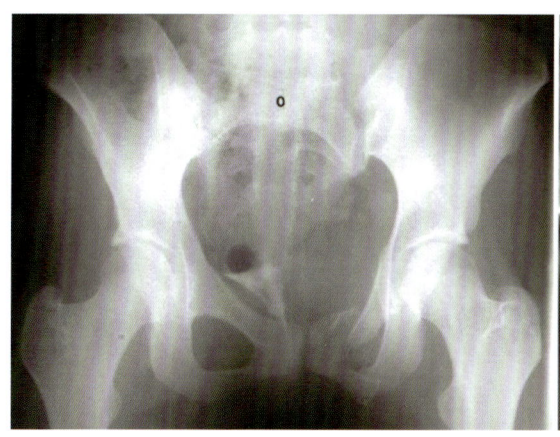

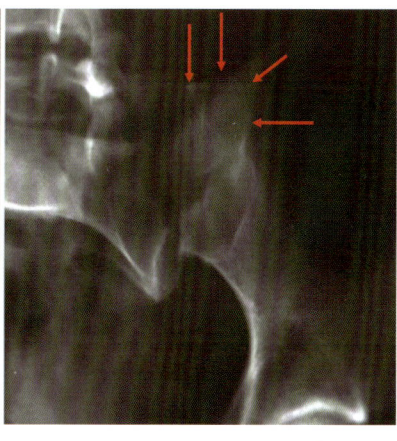

◀ 图 7-24 骶骨骨折，骶髂关节脱位，骶骨骨折块附于左侧半骨盆

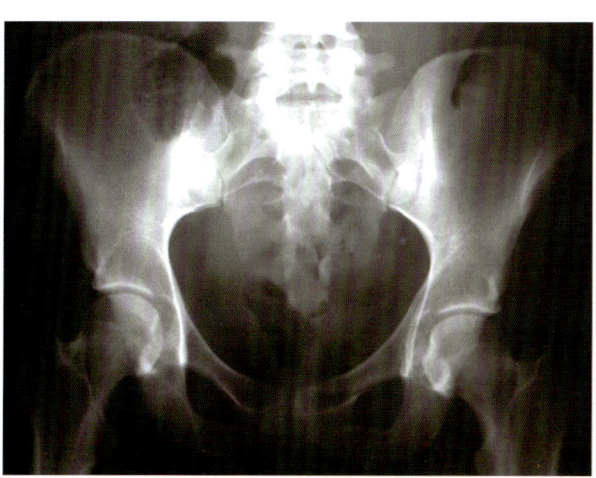

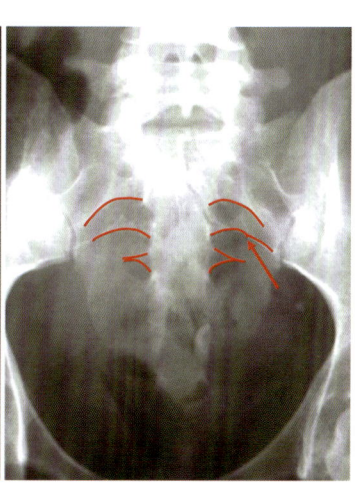

◀ 图 7-25 分析骶骨弧形线，可能有局部中断（箭），提示骶骨前侧皮质断裂

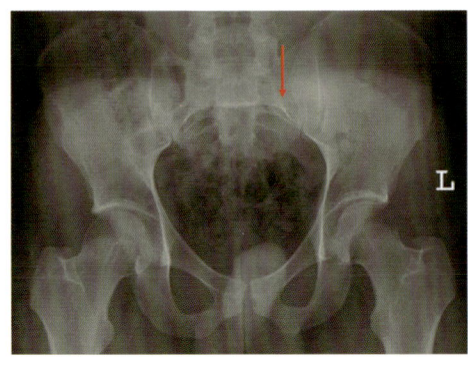

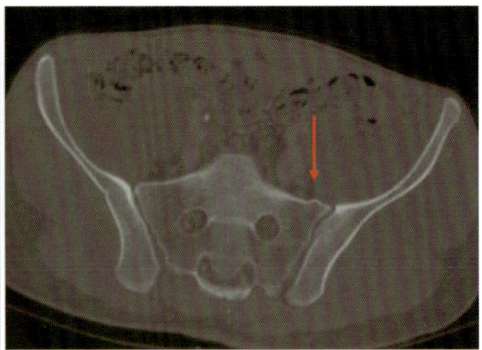

骨盆环骨折
Pelvic Ring Fractures

◀ 图 7-26 前后位片显示左侧第 1 骶骨弧形线轻微中断，轴向 CT 确认前侧皮质断裂

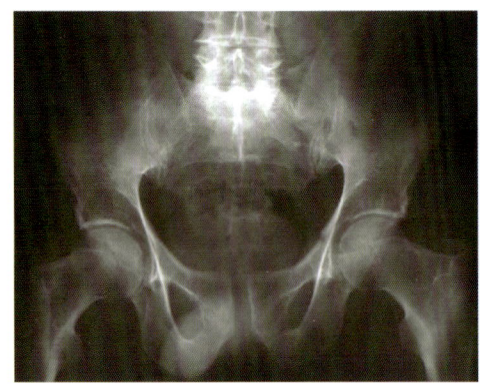

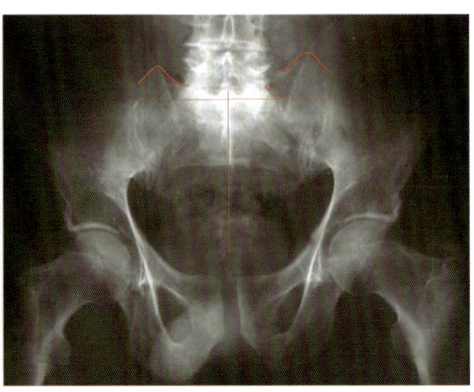

◀ 图 7-27 骶骨上缘中断和半骶骨宽度进行分析

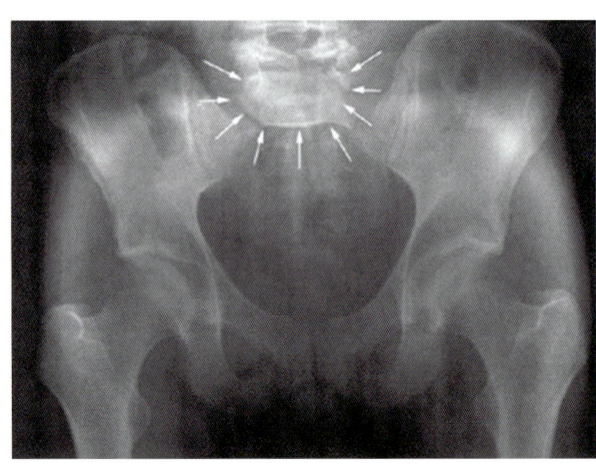

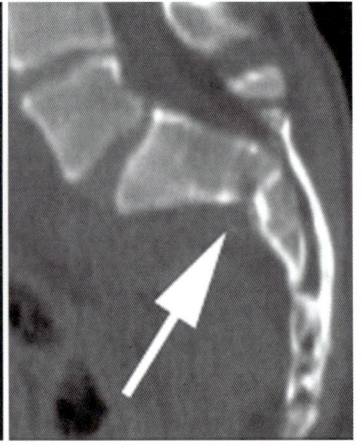

◀ 图 7-28 突显的骶骨岬可以提示脊柱骨盆分离损伤（自杀性跳楼者骨折），这在矢状位 CT 上得到证实

## 八、特殊注意事项

除上述区域的骨折或损伤外，骨盆正位 X 线检查偶尔还可见其他重要的骨折特征。

### （一）盆底韧带损伤

在极少数情况下，可观察到盆底韧带（骶结节韧带或骶棘韧带）的骨 – 韧带撕脱损伤（图 7-29）。坐骨棘（骶棘韧带）或坐骨结节（骶结节韧带）撕脱骨折很少能看到。这些损伤可能是骨盆严重不稳定的征兆。因此，它们主要见于骨盆 C 型损伤，但也可以在 B 型较严重的旋转不稳定病例中观察到（图 7-29）。

### （二）L$_5$ 横突骨折

髂腰韧带复合体起始于 L$_5$ 横突外侧和下部，分别止于髂嵴后部和骶骨翼。在 C 型损伤中，一侧骨盆的剪切力可能导致横突的骨性撕脱（图 7-30）。因此，可提示骨盆存在明确不稳定[40-43]。

### （三）一期应用骨盆带外固定后的评估

骨盆带应用存在潜在风险，即骨盆带可能会

092

"掩盖"受伤时骨折块移位情况，因为我们有时观察到由于骨盆带的应用，使不稳定的骨盆实现近似解剖复位（见第 9 章）。

使用骨盆 CT 检查而不是常规骨盆 X 线检查作为早期诊断方式可能会导致骨盆环相关损伤确诊时间明显延迟，而这些损伤往往需要立即进行处理[6]。因此，常规 X 线检查仍是早期治疗的诊断金标准。

## 九、动态透视

对移位轻微的骨盆损伤采用动态透视确定其不稳定程度。

患者取仰卧位，建议在麻醉状态下进行应力检查。具体包括以下检查（图 7-31）[44]。

- 通过股骨大转子施加压缩力，将下肢进行内收和内旋。
- 髋关节取外旋外展位（蛙位），进行骨盆推拉试验，对双下肢施加轴向作用力，即一侧肢体轴向牵拉的同时对侧肢体施加轴向推力，反之亦然。

在上述基础上对骨盆进行标准 X 线检查（正位、入口位、出口位），可发现更严重的骨盆不稳定，进而推翻之前的骨盆骨折 Young-Burgess 分型结果（其中约有 50% 之前被诊断为 APC 1 型，APC 2 型为 39%，LC 1 型为 37%）[44]。

## 十、入口位与出口位像

一直以来，骨盆畸形需通过不同倾斜角度的透视来确定。

入口位、出口位分别为向头端、尾端旋转 45° 进行透视以获得相应图像（图 7-32）[45]。Pennal 等和 Tile 等推荐的入口位和出口位透视至

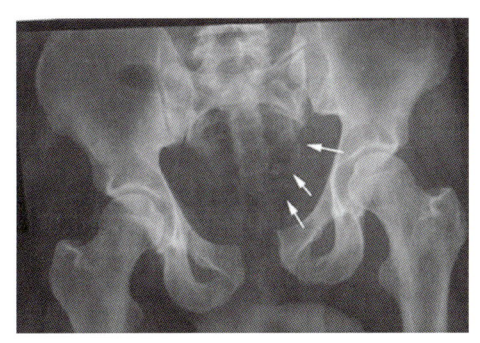

▲ 图 7-29　C 型损伤的盆底韧带撕脱骨折

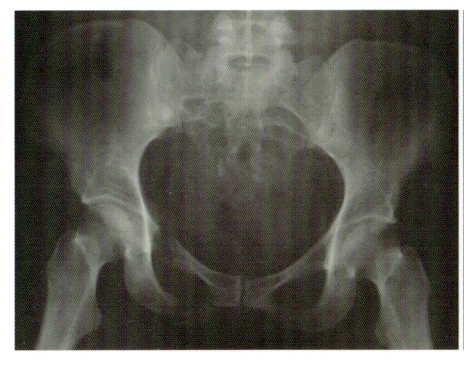

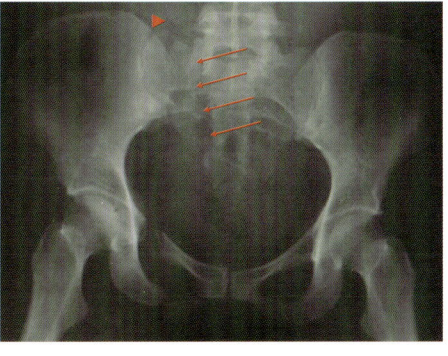

◀ 图 7-30　L$_5$ 横突撕脱骨折（箭头），提示后方不稳定［右侧经骶孔完全的骶骨骨折（箭）］

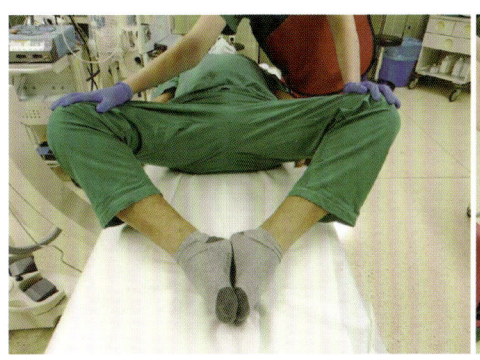

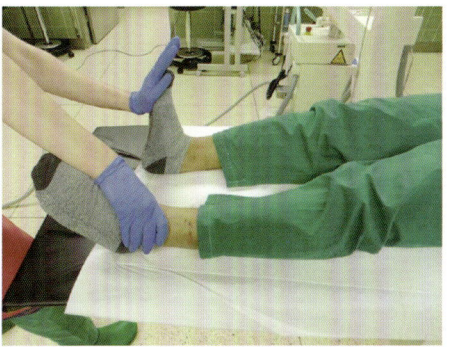

◀ 图 7-31　仰卧位对骨盆进行动态稳定性评估，以检测细微的不稳定性或确认相应的不稳定性

# 骨盆环骨折
## Pelvic Ring Fractures

今已有几十年之久。最近的结果表明这依然有效（图 7-33）[46]。

最近，上述透视方法被重新定义[47,48]。Pohlemann 等描述了不同的透视角度：入口位为向头端旋转 40°~60°，出口为向尾端旋转 30°~45°[49]。

Ricci 等发现入口位的最佳旋转角度为 21°，出口位最佳旋转角度对 63°，垂直于 $S_1$ 椎体，与 $S_2$ 椎体呈 57°[47]。在韩国的一项研究中，入口位最佳旋转角度相对于 $S_1$ 和 $S_2$ 分别为 24.2° 和 27.9°，出口位则分别为 54.8° 和 52.3°[50]。

进一步的 CT 研究结果显示入口位最佳旋转角度为 25°，出口位为 43.8°[46]。使用入口位和出口位分析，分别得出骨盆的前后移位和垂直移位程度（图 7-34）。

最近研究表明，Sagi 法、Keshishyan 法和 Lefaivre 法（图 7-34 和图 7-35）分析骨盆畸形的可靠性较差。Sagi 法仅注重移位的相关信息，而最好的方法是很难解释的 Keshishyan 法[51]。

Nystrom 等认为在骨盆正位像上通过测量髂骨翼相对于骶骨中线垂直线的高度差来评估垂直移位，甚至通过 CT 测量骶髂关节前移位，都是不可靠的[52]。然而，Boontanapibul 等的研究表明骨盆实际移位与相应的出口位影像上测量的移位存在相关性，但影像上测量移位约为实

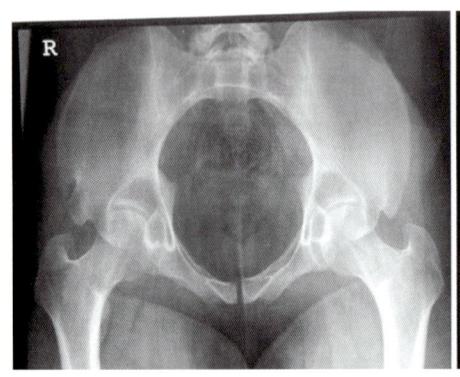

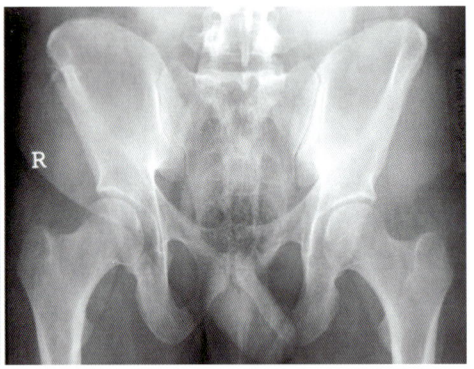

◀ 图 7-32 经典的入口位与出口位

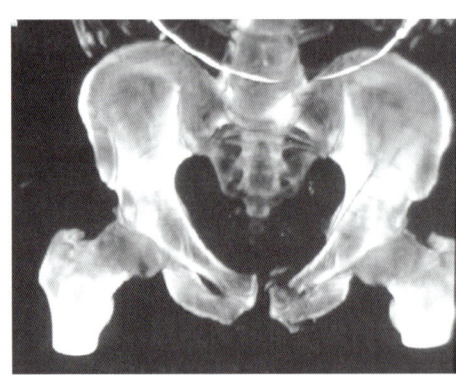

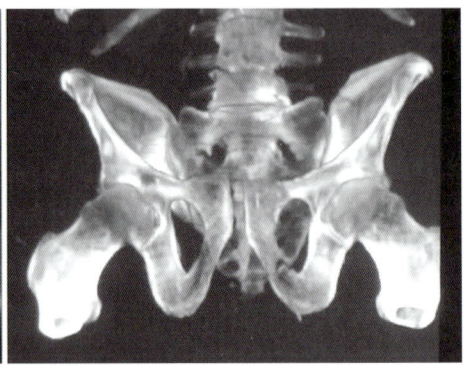

◀ 图 7-33 根据 CT 数据重建的虚拟入口位与出口位影像

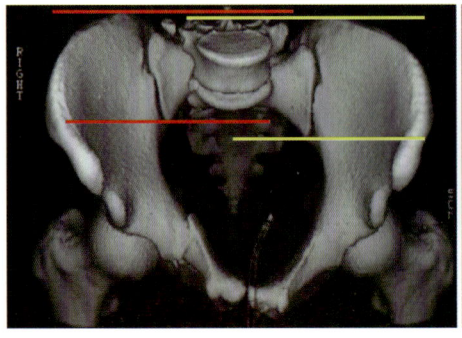

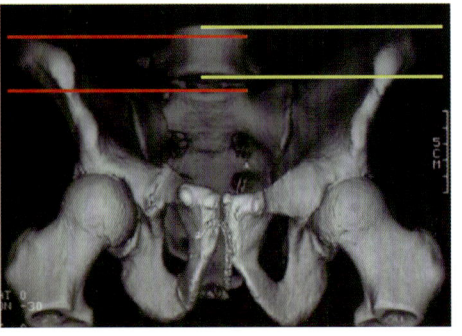

◀ 图 7-34 骨盆损伤前后移位（入口位）及头尾向移位（出口位）的测量，根据 Lefaivre 和 Sagi 方法改良

际移位的 2 倍[53]。

## 十一、CT

骨盆 CT 平扫及骨盆增强 CT 作为医学影像学检查手段之一，也是评估骨盆环损伤的金标准，通常在最初的全身 CT 检查中就同步进行。在单纯骨盆损伤中，在常规 X 线检查后应再进行 CT 检查以进一步评估损伤和诊断。

骨盆 CT 可以进行更为细致的评估，特别是对骨盆后环结构的评估，这对于评估骨盆后环的稳定性十分关键。总体而言，骨盆 CT 检查有助于评估以下内容。

- 受伤机制。
- 骨盆稳定程度。
- 骨折/移位程度。
- 其他骨盆脏器和神经血管损伤。
- 治疗决策制订。

除了横断位的图像外，冠状面和矢状面的多平面重建（multiplanar reconstruction，MPR）（图 7-36）图像和三维（three-dimensional，3D）重建可以使我们对骨盆的骨性损伤有进一步的了解。

最近有研究推荐行骨盆骨折术后 CT 检查，以便评估植入物放置是否安全，特别是骶髂关节通道螺钉[54]。

### 血管损伤的 CT 分析

除了分析骨性结构外，对比增强 CT 还提供有关骨盆软组织损伤和动脉损伤情况（图 7-37）。在动静脉相中，对比剂活动性外渗提示盆腔血肿形成。通过不同的相位可以区分动脉和静脉出血[55]。

动脉损伤可以在 CT 成像的动脉相被检测到。动脉损伤的典型表现为活动性出血（活动性对比剂外渗），在进一步检查时血肿内有高密度区或血肿扩大[56]。如果没有观察到血管增强，则应怀疑形成血栓或动脉闭塞（与对侧对比评估）。

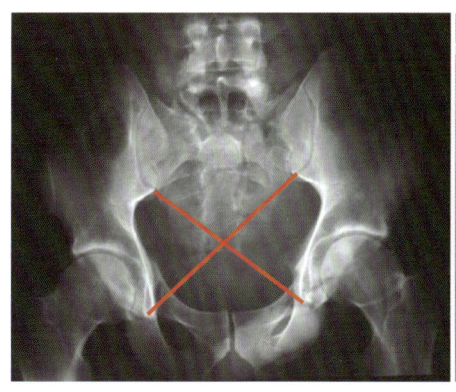

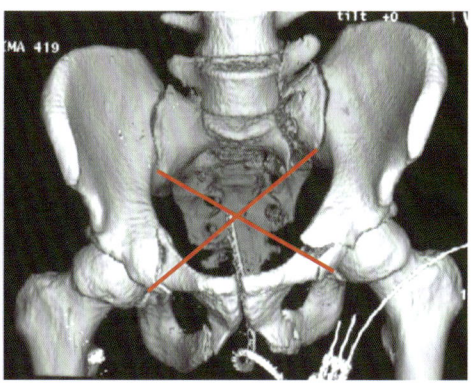

◀ 图 7-35 Keshishyan 法测量骨盆倾斜程度

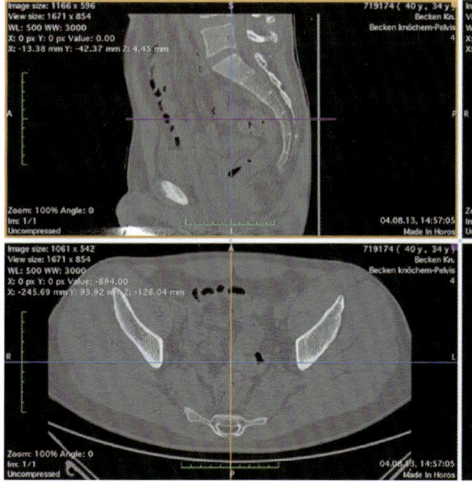

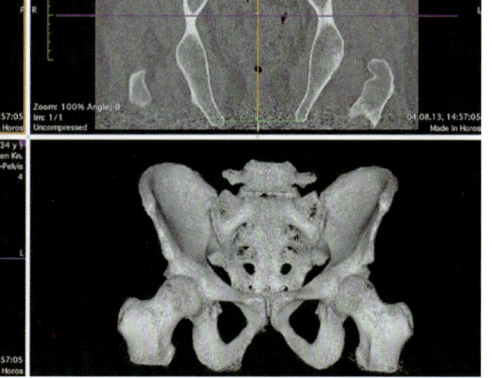

◀ 图 7-36 标准骨盆 CT，3 个标准位的多平面重建和三维骨盆

骨盆环骨折
Pelvic Ring Fractures

CT 诊断动脉出血的灵敏度、特异度、阳性预测值、阴性预测值和总体准确率分别为 82%、95%、60%、98% 和 94%[57]。

血管损伤的直接表现包括以下内容（图 7-38）[58, 59]。

- 动脉血栓形成 / 动脉闭塞。
- 血管撕脱 / 完全性撕裂。
- 破裂伴对比剂活动性外渗：动脉相血肿内的局部高密度区，延迟相血肿扩大、增强。
- 假性动脉瘤：动脉相局部高密度区，大小稳定，延迟相呈"流空"。

静脉损伤的间接征兆包括以下内容。

- 血管周围血肿：静脉相血肿中呈局部高密度区。延迟相血肿扩大、强化。
- 脂肪聚集。
- 血管壁不规则。

与髂内动脉损伤相比，髂外动脉损伤往往与血流动力学不稳定更为相关[60]。

增强 CT 的延迟相成像优点是更容易确认较慢的对比剂活动性外渗和泌尿系统损伤[61]。

标准多排计算机断层扫描（multidetector computed tomography，MDCT）对动脉出血的评估与数字减影血管造影（digital subtraction angiography，DSA）具有相当的诊断价值[62, 63]。

Hallinan 等首先在轴向 CT 图像上定义了基于动脉解剖的 9 个主要的骨盆血管支配区域，以便快速评估潜在的损伤部位（表 7-1 和图 7-39 至图 7-41）[58]。

建议在进行泌尿系统造影检查之前（如逆行尿道造影术、膀胱造影术）进行骨盆 CT，因为泌尿系统对比剂可能会掩盖潜在的动脉外渗[64]。

Uludag 等的一项研究对比分析了骨盆环骨折后的盆腔出血的解剖分布[65]。

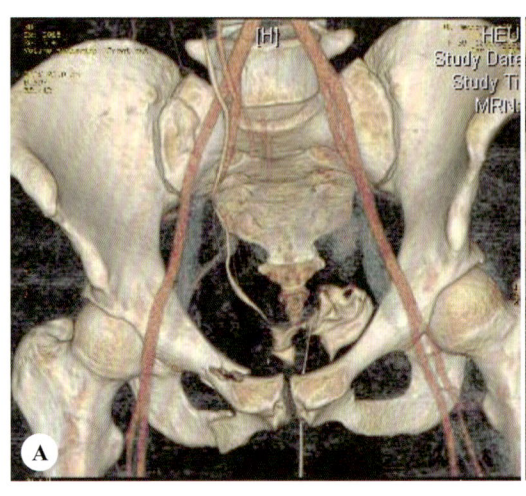

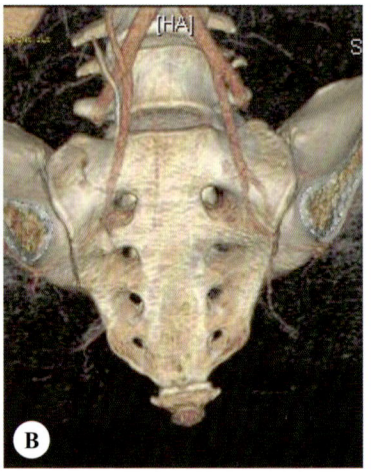

◀ 图 7-37 1 例侧方挤压损伤患者，正常骨盆动脉血管解剖（A），位于骶骨前侧（B）

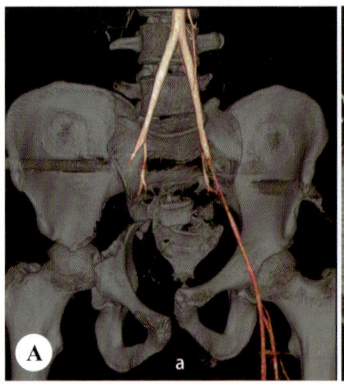

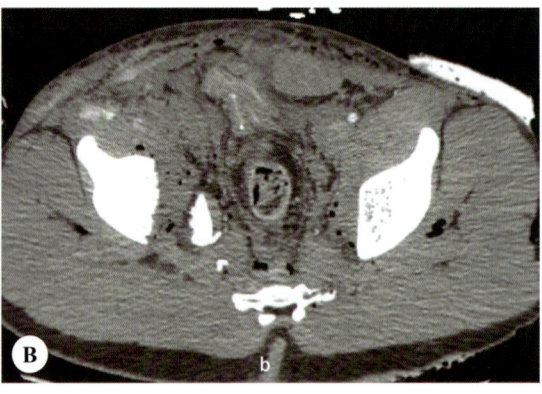

◀ 图 7-38 髂外动脉闭塞，动脉挛缩（A），闭塞区远端对比剂外渗（B）

表 7-1 轴向 CT 显示血管支配及潜在的损伤部位

| 动　脉 | 支配范围 | 潜在损伤部位 |
| --- | --- | --- |
| 髂腰动脉 | 髂腰肌，腰方肌，髂骨 | 髂骨，骶髂关节 |
| 骶外侧动脉 | 梨状肌，骶骨，竖脊肌 | 骶骨 |
| 骶正中动脉 | 下部腰椎 / 骶骨 Denis Ⅰ + Ⅱ 区 | 骶骨 |
| 臀上动脉 | 梨状肌，臀肌 | 髂骨，后侧骨盆 |
| 臀下动脉 | 梨状肌，臀肌，腘绳肌 | 髂骨，后侧骨盆 |
| 闭孔动脉 | 闭孔内肌，展肌 | 髋臼，耻骨支 |
| 阴部内动脉 | 会阴，泌尿生殖三角 | 耻骨支，后侧骨盆 |
| 腹壁下动脉 | 腹直肌 | 耻骨联合 |
| 脏器支 | 盆腔脏器 | 耻骨支 |

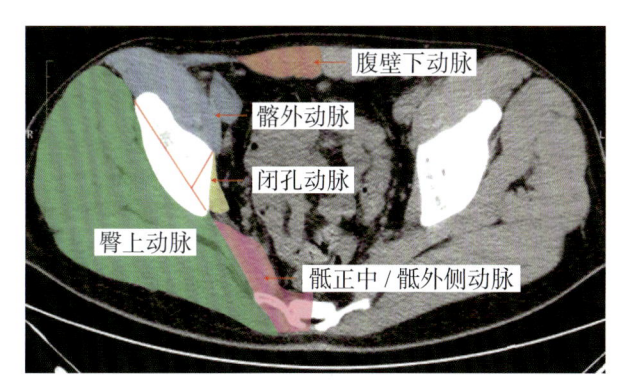

▲ 图 7-39　骨盆内肌肉血管支配，根据 Hallinan 的骨盆中部水平 CT 影像改良

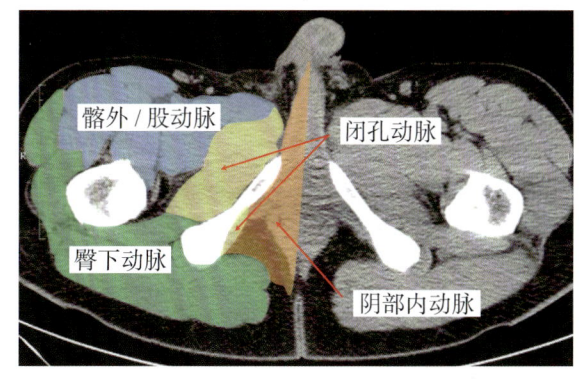

▲ 图 7-41　骨盆内肌肉血管支配，根据 Hallinan 的坐骨结节水平 CT 影像改良

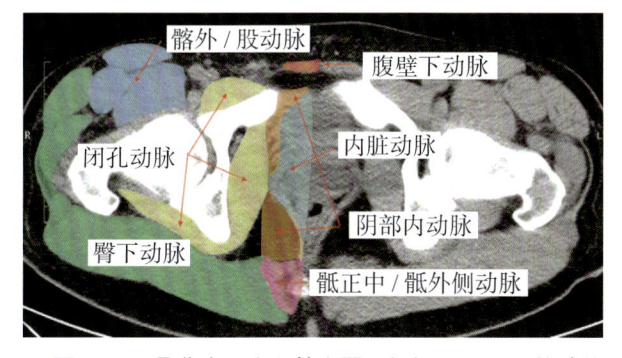

▲ 图 7-40　骨盆内肌肉血管支配，根据 Hallinan 的髋关节水平 CT 影像改良

通过对 60 例骨盆环损伤、血流动力学不稳定和骨盆相关出血患者的分析，发现 47% 的患者存在骨盆外出血的表现，尤其是臀部出血。出血与输血需求、血管造影必要性和 30 天死亡率相关。

CT 分析包括 3 个主要区域（A～C 区），在轴向 CT 图像上进一步细分为 24 个真骨盆区域和 5 个骨盆外区域。A 区、B 区和 C 区被细分为真骨盆内、外的右、左及前、后室。

- A 区：坐骨结节至坐骨棘（1～8 分区）。
- B 区：骶髂关节下缘至坐骨棘（1～8 分区）。
- C 区：骶髂关节下缘至髂嵴（1～8 分区）。
- D 区：骨盆外椎旁中央区域横膈肌至骶骨岬，外侧边界为外侧的腰大肌。
- E 区：骨盆外侧面区域，从臀肌到髂嵴，腰大肌外侧（2 个区域）。
- F 区：左、右侧大腿区域（2 个区域）。

最近，Dreizin 等根据放射学参数提出了主要骨盆动脉损伤的预测模型，从而在血管造影后指导控制出血[66]。分析得出血肿体积、对比剂外渗、动脉粥样硬化、骨盆旋转不稳定和闭孔环骨折与动脉损伤有关。

血肿体积＞433ml 与需要经导管血管栓塞术（angiographic embolization，AE）并需要输血的大动脉损伤的阳性预测值为 87%～100%。并提出了一个如下的概率方程。

$$概率 = \frac{e^{(1.134"OB)+(0.82"AT)+(0.007"HV)+(1.099"ICE)+(-1.237"RT)-2.143}}{1+\left[e^{(1.134"OB)+(0.82"AT)+(0.007"HV)+(1.099"ICE)+(-1.237"RT)-2.413}\right]}"100\%$$

OB. 闭孔环损伤；AT. 动脉粥样硬化；HV. 血肿量；ICE. 静脉对比剂外渗；RT. 骨盆旋转不稳定

## 十二、骨盆泌尿系统损伤的 CT 分析

见第 21 章。

## 十三、MRI

在骨盆环损伤的早期评估中，MRI 并不重要。MRI 诊断的主要适应证包括以下几个。

- 鉴别不全骨折，如老年压缩骨折[67]。
- 评估骨盆血栓（图 7-42）[68, 69]。
- 与损伤相关的神经损伤[70]。

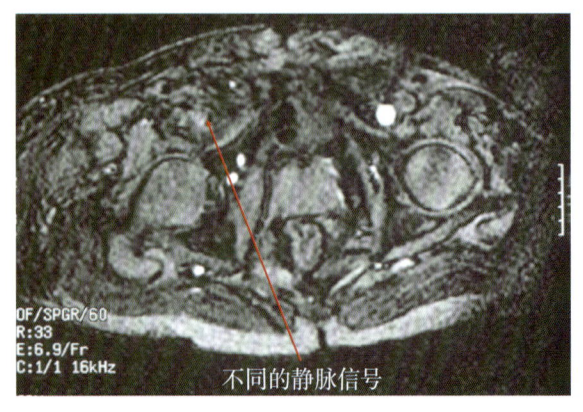

▲ 图 7-42 骨盆区 MRI 影像，提示静脉血栓

只有一项研究分析了 MRI 在骨盆损伤患者早期评估中的价值。当骨盆正位 X 线提示骨盆前环存在损伤、后环无明显损伤时，MRI 可用于评估是否有骨盆后部损伤。骨盆 CT 诊断骨盆后环损伤的灵敏度和特异度分别为 0.83 和 0.92。MRI 可以发现 CT 中漏掉的骨盆后环损伤[71]。

骨盆骨折血栓发生率高达 63%[72]。由于骨盆区域通常无法进行超声检查，深静脉血栓（deep vein thrombosis，DVT）的筛查也是通过磁共振静脉成像（magnetic resonance venography，MRV）完成。

此外，MRI 可用于进一步检查盆底韧带和骶髂韧带损伤[37]。骶棘韧带、骶结节韧带、骶髂前韧带和骶髂后韧带损伤，其发生率分别为 91%、100%、98% 和 91%。在所有骨盆环骨折的患者中，都检测到韧带损伤。有趣的是，Young-Burgess APC 2 型损伤的患者只有 50% 存在盆底韧带断裂。

## 十四、血管造影

见第 15 章。

## 十五、辐射剂量

骨盆正位 X 线检查的有效剂量预计为 0.3～0.7mSv（http://www.bfs.de）。

全身 CT 的辐射暴露不容忽视。Davies 等报道的全身扫描的平均剂量为 31mSv，16 排 CT 和 128 排 CT 之间辐射剂量没有差异。恶性疾病发生的计算风险平均为 1∶683[73]。

骨盆 CT 通常与腹部 CT 一起进行，其综合有效剂量为 6.7mSv，相当于近 450 张胸片[59]。

# 第二篇 急救处理
## Emergency Management

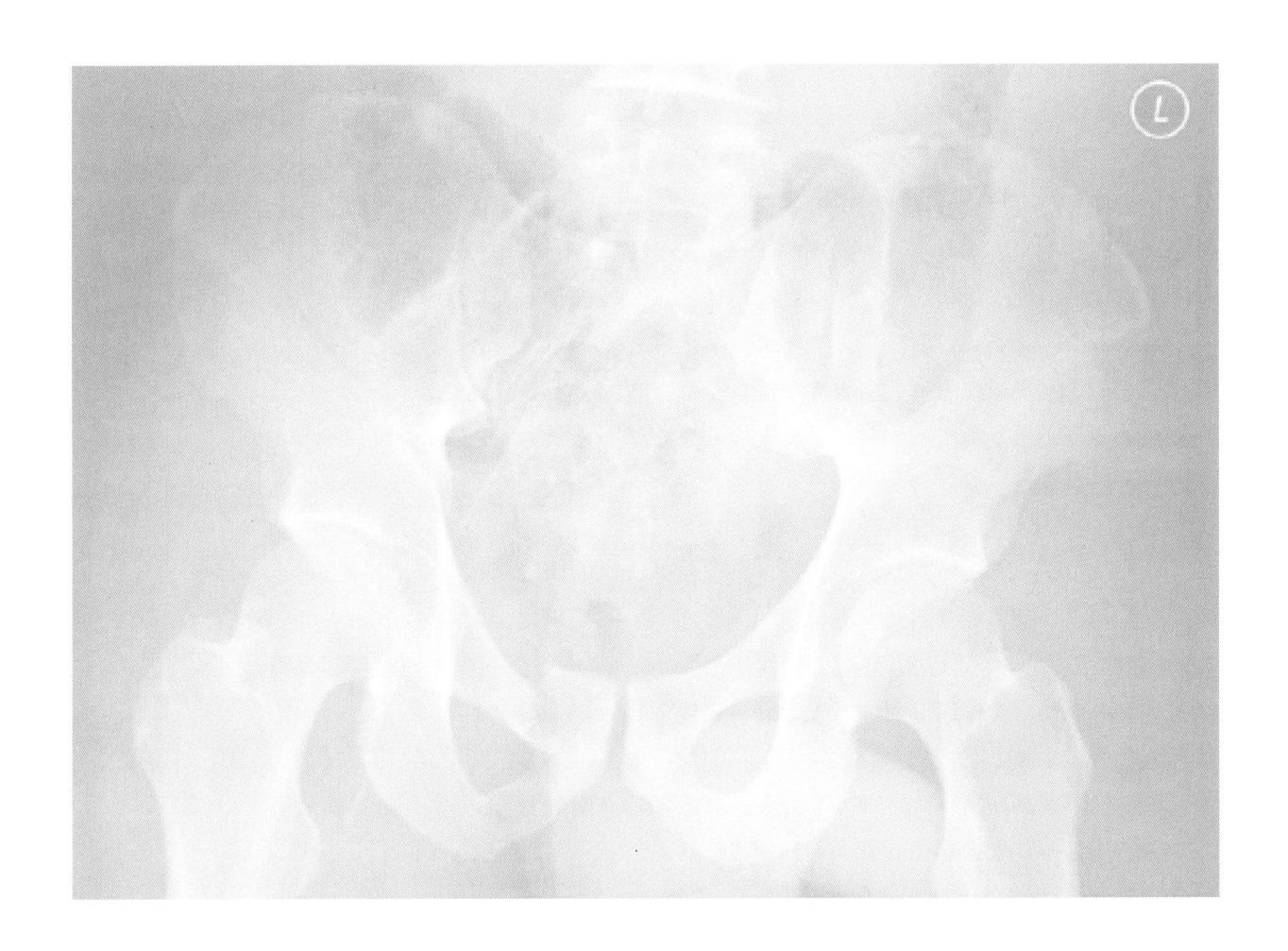

# 第 8 章 急救处理概述
## Introduction: Emergency Management

Axel Gänsslen　Jan Lindahl　著

郭晓东　译

骨盆环受损合并有血流动力学不稳定的患者是复杂骨盆创伤患者的一个特殊亚组。合并有明显骨盆周围软组织或器官损伤的复杂骨盆损伤被认为对患者的生命存在着潜在威胁，其死亡发生率达 20%[1]。

在这些损伤当中，合并有血流动力学和力学不稳定的骨盆环损伤的患者常处于生命受到威胁的状态，因此急诊处理非常重要，因为出血的严重程度与受伤后 24h 内的高死亡率息息相关[2]。

2007 年以来，来自欧洲的学者对血流动力学不稳定创伤管理提出了自己的解决方案，并且相继在国际期刊上发表了具有重大影响的文章，对管理措施提出了自己的意见。

Rossaint 等和 Spahn 等建议对具有血流动力学不稳定的骨盆环损伤患者，需要立即闭合及固定骨盆环，对于血流动力学不稳定仍持续性存在的患者，尽早进行腹膜外骨盆填塞、经导管血管栓塞术，或者手术对出血进行控制[3,4]。

在 Scandinavian 指南中，建议对大出血患者，首先在骨盆损伤稳定固定的情况下排除了胸腔和（或）盆腔来源的出血后，可直接根据损伤控制原则，对血流动力学不稳定的危急患者进行腹膜外骨盆填塞，对血流动力学较为平稳、24h 内输血 ≥4 单位的患者，可进行经导管血管栓塞术[5]。

Geeraerts 等首先提出经导管动脉栓塞术，并结合骨盆外固定装置，可以更有效地减少来自静脉的出血，而在腹膜后血肿严重的患者中，直接采用骨盆填塞或骨盆夹进行损伤控制手术更加有效[6]。

最近的欧洲指南中明确提出了以下处理意见。

- 对于存在有疑似危及生命的骨盆骨折时应在手术前及时使用骨盆带以限制出血（1B 级）。
- 骨盆环破裂并存在出血性休克的患者需要立即闭合和稳定骨盆环（1B 级）。
- 尽管骨盆环足够稳定，然而对于血流动力学持续不稳定的患者，建议早期手术控制出血或腹膜外骨盆填塞或经导管血管栓塞术（1B 级）。
- 主动脉阻断术只有在严重危及生命情况并且时间紧迫的情况下才考虑使用，直到适当的出血控制措施实施（2C 级）。

以下为 3 种主要用于骨盆固定的方式[7,8]。

- 骨盆外固定架。
- 骨盆带 / 床单（见第 9 章）。
- 骨盆 C 形钳（见第 10 章）。

在实行骨盆填塞之前，需要使用螺钉或克氏针对骨盆后环进行损伤控制固定（见第 11 章）。

直接手术出血控制包括腹膜外骨盆填塞（见第 12 章）和损伤控制血管手术（见第 7 章）。

间接出血控制可以通过血管造影进行选择性血管栓塞（见第 15 章）或在特殊情况下使用血管内球囊对主动脉进行阻断（即 REBOA，见第 14 章）。

对骨盆环进行力学稳定的基础上，对于因直接手术或间接控制出血、创伤引起的凝血功能障碍也必须得到纠正（见第 16 章）（图 8-1）。

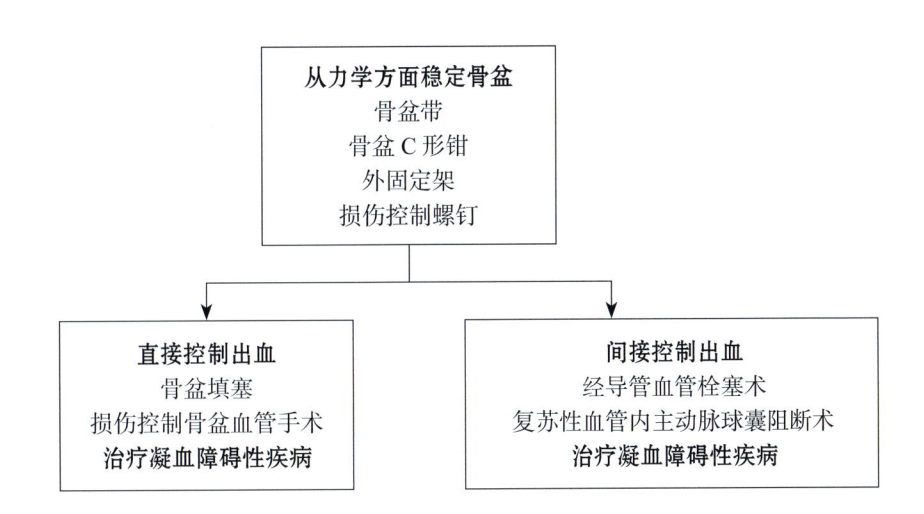

```
                    ┌─────────────────┐
                    │ 从力学方面稳定骨盆 │
                    │     骨盆带      │
                    │   骨盆 C 形钳    │
                    │    外固定架     │
                    │   损伤控制螺钉   │
                    └────────┬────────┘
                    ┌────────┴────────┐
                    ↓                 ↓
         ┌──────────────────┐  ┌──────────────────────┐
         │   直接控制出血    │  │     间接控制出血      │
         │    骨盆填塞      │  │    经导管血管栓塞术    │
         │ 损伤控制骨盆血管手术 │  │ 复苏性血管内主动脉球囊阻断术 │
         │  **治疗凝血障碍性疾病**  │  │   **治疗凝血障碍性疾病**   │
         └──────────────────┘  └──────────────────────┘
```

▲ 图 8-1 阶段性治疗血流动力学和力学不稳定的骨盆环损伤

# 第 9 章 急救固定：骨盆带
## Emergency Stabilization: Pelvic Binder

Axel Gänsslen　Jan Lindahl　Bernd Füchtmeier　著
郭晓东　译

历史上，军用抗休克裤（military anti-shock trousers，MAST）可以用于骨盆急救，通过对其进行充气增加压强达到对骨盆环和下肢的直接加压和固定[1, 2]。

然而，军用抗休克裤在创伤领域的应用有限，同时对合并的其他损伤的评估和治疗会受到延误。在长时间使用之后出现的一些并发症相继也被报道了出来，尤其在长时间使用之后出现的骨筋膜室综合征和外周组织灌注受到损害导致的截肢[1, 3-5]。

在一篇 Cochrane 的系统评价文章中，对两项随机应用 MAST 试验中的 1075 例患者进行了回顾，并未发现死亡率降低、住院时间或在重症监护病房（intensive care unit，ICU）所待的天数减少的证据[6]。

1996 年，Baumgärtel 提出了一种充气式"急救骨盆带"，放置在骨盆的周围，在耻骨前方和两侧臀部各有一个腔室，对这些腔室可以进行充气，通过对局部骨盆进行加压实现骨盆周围环形的固定（图 9-1），且更容易使用[7, 8]。

这一理念的提出导致了不同环形骨盆固定技术的发展，包括使用床单、骨盆兜或骨盆带急救稳定骨盆骨折。其主要优点是在不干扰对患者评估的情况下，能获得满意的骨盆加压作用[7-13]。

## 一、骨盆弹力带

Routt 等提出了使用床单的环形骨盆带的概念[11]。优点主要有包括患者舒适、无创、快速和可临时获得骨盆环稳定，材料易于获取、价格低廉且易于应用（图 9-2）。

将一张纵向折叠的床单由两名医生左右托住从底下环绕骨盆。骨盆前面的用 2 个夹子固定，方便进行腹部和下肢损伤评估。在血流动力学不稳定的患者中使用可达到血流动力学稳定。

Simpson 等对 2 例患者进行的临床分析显示该方法以安全和有效的方式充分复位了开书型损伤[12]。

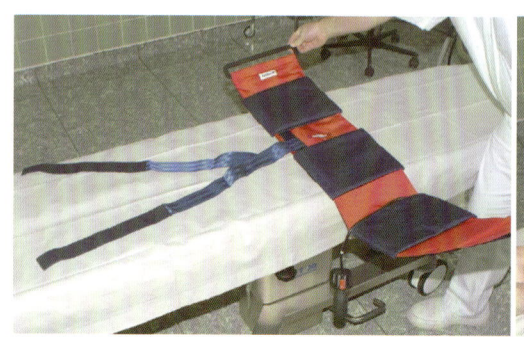

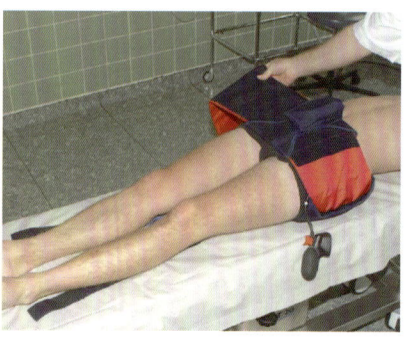

◀ 图 9-1 Baumgärtel 骨盆带，有 3 个充气舱，双侧臀部及耻骨联合前侧区域

Duxbury 等对该项技术进行了固定方式改良，将床单的尾部取出向前交叉（图 9-2），采用单扭方式，并用两个扎带固定，通过将结打在骨盆前方来固定骨盆[10]。

Nunn 等对 7 例清醒的重度低血容量性休克患者进行了分析，这些患者为前 - 后挤压（anterior-posterior compression，APC）型损伤、侧方挤压（lateral compression，LC）型损伤和复合机制（combined mechabnism，CM）型损伤，在使用外固定器进行最终的急诊固定之前，在其骨盆、大腿中部和上踝部周围使用布单环形捆扎进行固定，使双腿内旋[14]，可使得休克指数从 1.89 降至 0.71。输血需求从 11.3PRBC/12h 转为 0.94PRBC/h。

Gardner 等证明，进行简单的"下肢向内旋转和固定使得骨盆闭合复位"（图 9-2），可以实现 15%～20% 的解剖复位[15]。即使在骨盆周围已经用布单包扎，也可以额外开一个"窗口"经皮置入内固定物，如骶髂螺钉、股血管介入、前方外固定和顺行耻骨支螺钉固定[16]。

Pizanis 等比较了三种不同的骨盆急救固定技术：环形布单捆扎、骨盆带和骨盆 C 形钳，应用于 3.4% 的骨盆环损伤患者。在 B 型和 C 型骨折中，环形布单捆扎是第二常用的紧急固定方法，使用率为 16%，平均约在患者入院后 10min 就可以使用该方法进行骨盆的固定[17]。

Prasarn 等通过实验验证显示，固定后骨盆环的稳定性和骨折移位方面，布单环形捆扎法与传统的骨盆带效果几乎相似[18]。

> 骨盆环形床单捆扎法是一种经济有效且简单的紧急固定方法，与骨盆带相比，它可以更加紧急的固定骨盆并提供足够的稳定性。

## 二、骨盆带

Baumgärtel 提出了他的骨盆带固定后，一些新的骨盆带固定方法也被相继提出并被广为接受（图 9-3）。

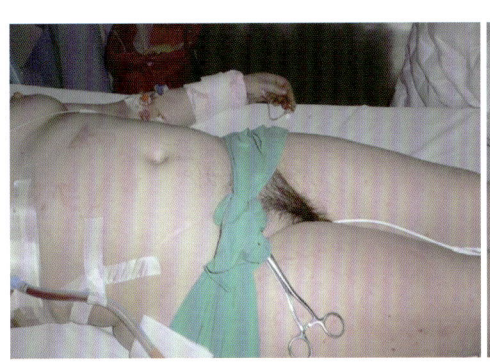

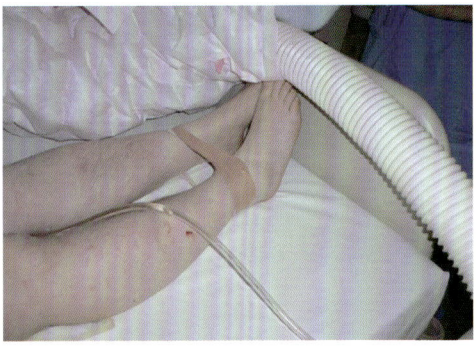

◀ 图 9-2 骨盆床单，将下肢内旋固定

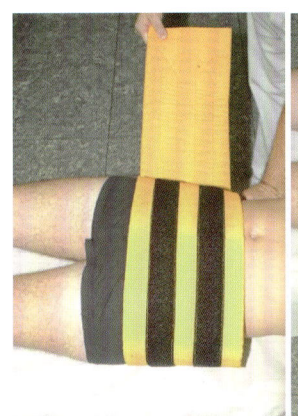

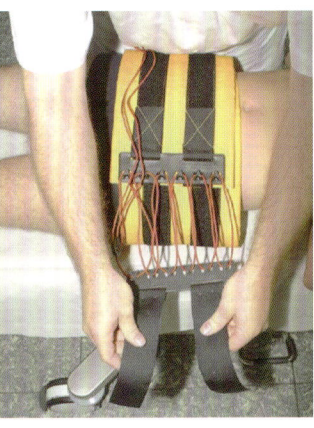

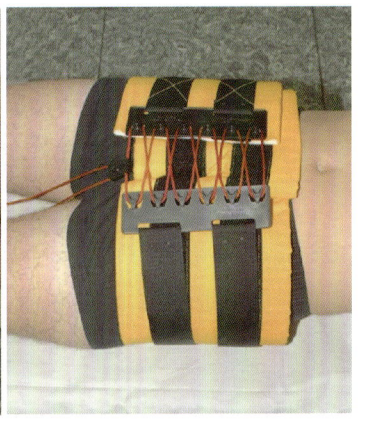

◀ 图 9-3 骨盆带示例

骨盆带的应用为骨盆提供了稳定性，可防止持续出血[19]。

Vermeulen 等于 1999 年首次在院前环境中采用骨盆带固定骨盆。他们在 19 例疑似骨盆损伤患者入院前使用骨盆带的治疗经验获得令人鼓舞的结果[13]。19 例患者中 13 例有骨盆骨折，3 例多发伤患者在入院后由于多种原因而导致死亡，5 例血流动力学不稳定的患者没有从入院前预防性使用骨盆带获益。使用该措施固定骨盆仅需要花费很短的时间（平均 30s），并很少发生不良的并发症。

目前可知，使用该措施可以促进血流动力学稳定，但也必须接受专业的培训以防止放错位置[19]。

### （一）试验结果

Bottlang 等进行了一些尸体实验，他们利用骨盆带复位骨盆 B 型和 C 型外旋转损伤[9, 20]，发现这两种损伤均能够得到充分有效的复位[9]。并且发现最佳的骨盆带放置的部位在两侧股骨大转子区域，将骨盆带放置在正确有效的部位可以增加腹压。其中对于耻骨联合完全复位需要的最小压力为 177~180N。

在 APC 3 型和 LC 2 型模拟损伤中，骨盆带对骨盆的固定稳定性与骨盆 C 形钳不相上下，然而外固定器在 APC 3 型损伤中并不能为骨盆提供充足稳定性[20]。

Jowett 等选取了 10 名健康志愿者使用骨盆带捆绑在正确的位置，使用压敏传感器在骨盆骨突起处进行的局部压力的测定，产生结果表明在骨性突出处存在着发生压疮的风险[21]。同时在其他试验中也发现相似的结果[22]。因此，对于长期需要使用骨盆带的患者，必须经常进行软组织评估以防止压疮的产生。

一项在模拟了骨盆 B1 型 /APC 2 型损伤的尸体上进行的 T-POD 和经典骨盆环形布单固定的试验中，根据应用骨盆正位 X 线片显示，布单可以使耻骨联合分离从 39.3mm 恢复到 17.4mm，而使用了 T-POD 则可以恢复到 7.1mm，因此表明使用 T-POD 具有更为强大的加压能力[23]。

在一项骨盆固定方式（骨盆带、SAM 吊索和 T-POD）的生物力学试验当中，这 3 种方法都能有效的固定 B1 型和 C 型损伤，其中 T-POD 对于损伤完全复位所需要提供的压力最低[24]。

Prasarn 等证实了 T-POD 骨盆带与传统床单捆扎具有相似的使用效果，但对于骨盆环的稳定和防止移位方面比外固定器更为出色[18, 25]。

### （二）临床结果

Krieg 等进行了一项关于环形骨盆固定装置可行性的前瞻性临床研究，发现 X 线和计算机断层扫描（computer tomography，CT）检查显示骨盆带应用后盆腔体积有着显著的减少，即使在侧方挤压损伤中也无不良影响[26]。16 例骨盆环损伤患者用盆腔带进行临时稳定，并用 Bottlang 进行实验测试。外旋损伤的移位在 X 线上表现出较使用前减少了 10%。而在侧方挤压型损伤中，并未观察到相关的过度加压存在。

Ghaemmaghami 等回顾性分析了 118 例骨盆骨折中紧急使用了骨盆带应用的患者，并将结果与未使用骨盆带固定的患者对照组进行比较[27]。两组在骨折类型、年龄和损伤严重程度方面具有可比性。应用组有更多的 LC 2 型和垂直剪切（vertical shear，VS）型损伤，骨盆不稳定的患者占多数。研究结果表示，骨盆带的应用与降低死亡率、输血需求和血管栓塞发生率并无明显关联。

在一项骨盆外固定与骨盆矫形装置（pelvic orthotic device，POD）的临床对比分析中，后者可以减少 24h 和 48h 的输血需求和缩短住院时间，并且更能降低死亡率（26% vs. 33%）[28]。

Tan 等对 15 例合并有不稳定骨盆环损伤和血流动力学不稳定，并在最初使用 T-POD 进行骨盆固定的患者进行了分析[29]。主要观察指标变化是耻骨联合的分离减少了 60%，平均动脉压显著升高（65.3mmHg 至 81.2mmHg），心率显著降低

（每分钟107次降至94次），总体临床疗效达到了70%。

对于疑似骨盆骨折的患者在入院时即使用骨盆带进行固定的患者，住院时间和在重症监护病房（intensive care unit，ICU）所待的时间都缩短了，并且对输血需求和生存率都有着积极的作用[30]。

在2009年的一篇系统性文献综述中就有学者提出，使用骨盆带固定后发现真骨盆容积显著减少，但未发现任何影响预后的不利因素[31]。

Toth等对骨盆带固定不同骨盆损伤类型是否有不同的固定效果进行了研究分析[32]，尤其是对B1型、C1型和C2型骨盆损伤伴或不伴有血流动力学不稳定的患者。总体而言，其中68%的患者的骨折复位情况有所改善，21%的患者没有差异，而11%的患者（B2型和B3型损伤）可能会导致畸形加重。

通过Bonner等对骨盆带在临床使用的研究分析发现，骨盆带最佳的放置位置在两侧股骨大转子的区域[33]。对167例患者的分析发现，只有50%的患者在使用骨盆带时放置在正确的位置。而39%的患者放置在较高的位置，这就导致了耻骨联合分离更加严重并引起出血增多。

几乎44.8%的骨盆环损伤患者入院前没有使用骨盆带，其中20%的患者有不稳定的骨盆损伤。对这些患者的CT影像数据进行分析，表明只有49.1%复位后的位置满意，而50.9%复位后的位置并不满意[34]。

Fu等研究发现在患者转运前应用骨盆带与减少输血、减少ICU的时间和减少住院时间相关[35]。

Pizanis等比较了三种不同的急救骨盆固定技术：环形布单捆扎、骨盆带和骨盆C形钳，并在3.4%的骨盆环损伤患者中使用。在德国，骨盆带在B型和C型骨折中的使用率较低，仅为15%。大多数患者在使用骨盆C形钳和骨盆布单捆扎后变得稳定。需要的操作时间较短，为入院后平均约10min[17]。而在英国，约3/4的创伤病房都备有骨盆带[36]。

Mason报道了1例骨盆挤压伤伴严重软组织损伤及肌肉坏死的病例，表示骨盆带使用后可能会存在加重相关的软组织损伤的潜在风险[37]。肌肉坏死相关的并发症是由骨盆带引起还是由损伤本身引起仍有争议。

在一项临床研究中，60%的患者没有骨盆损伤但仍然使用了骨盆带，而6.4%没有使用骨盆带的患者后来被诊断为不稳定骨盆损伤[38]。因此在使用方面应该予以限制和规范。

### （三）对首次放射学评价的影响

由于使用骨盆带会降低骨盆的不稳定性，所以骨盆带的使用可能会"掩盖"受伤时的初始移位的距离[9, 12, 20, 23, 24, 26, 29, 31, 32, 39]。

因此，为尽可能不忽略相关的其他骨盆损伤，在检查时是否需要松开骨盆带存在着争议。最近，Fletcher等报道了2例应用骨盆带后获得解剖复位的病例，这些患者也伴有其他的骨盆损伤[40]。

在AO/OTA 61-B1型、61-B3.1型、61-C型外旋损伤中，通过标准骨盆X线片的诊断率为70%，而在使用骨盆带和CT之后，诊断率只有50%[41]。而在侧方挤压伤中，未出现这种类似的现象。

在英国的一项全国性调查中，87.5%的急诊科医生和78.5%的骨科医生在对具有血流动力学稳定患者的骨盆进行放射学检查时不会松开骨盆带[36]。

Schweigkofler等提出了一种"撤除原则"，提出了多发伤患者需要松开骨盆带的条件[42]。在X线或CT评价之前，不得松开骨盆带。

- 对于没有临床疑似骨盆损伤的患者，当不需要从腹股沟进行动脉穿刺时，将骨盆带留在原位，直到对骨盆损伤进行放射学排除。
- 对于没有临床疑似骨盆损伤的患者，当需要紧急从腹股沟进行动脉穿刺时，应松开骨盆带，然后进行放射诊断。
- 在临床怀疑骨盆损伤且血流动力学稳定的情

况下，当不需要从腹股沟进行动脉穿刺时，将骨盆带留在原位，直到骨盆损伤的放射学排除。
- 在临床怀疑骨盆损伤且血流动力学稳定的情况下，当需要紧急从腹股沟进行动脉穿刺时，应松开骨盆带，然后进行放射诊断。
- 在临床怀疑骨盆损伤和血流动力学不稳定的情况下，应将骨盆带留在原位，检查骨盆带位置，并建议在放射诊断后进行骨盆手术。

如果放射学诊断可以排除相关骨盆损伤的迹象，例如，盆腔血肿、动脉损伤、B 型或 C 型损伤和（或）腹腔内损伤，则可以松开骨盆带，然后进行详细的临床检查。如果存在上述情况之一，则应在手术准备完善的情况下打开骨盆带[42]。

Swartz 等提出在麻醉下行透视及手动骨盆应力检查作为必要的辅助手段[41]。

最近的一项研究分析比较了使用和不使用骨盆带的首次骨盆 X 线片发现[43]。未使用时拍摄的 X 线片会导致额外 7% 的患者被诊断为不稳定骨盆环损伤，这些病例在使用了骨盆带之后的 CT 资料中并未诊断为不稳定骨盆环损伤[43]。

### 结论

- 骨盆带使用时放置的最佳位置是两侧大转子位置（图 9-4 和图 9-5）[9, 20, 33, 44]。
- 骨盆带和经典布单捆扎固定在临床上对减少骨盆移位都有效[9, 12, 20, 23, 24, 26, 29, 31, 32]。
- 骨盆带潜在的风险可能导致软组织受压形成压疮、内脏损伤或骶神经根受压[21, 24, 37]。
- 骨盆带位置放置不正确的比率仍然很高，约为 50%[33, 34]。因此，有必要对如何使用进行培训。

- 骨盆带的使用会掩盖骨盆 X 线检查中骨盆损伤的严重程度[39-41]。
- 理论上存在松开骨盆带之后血流动力学出现不稳定并且恶化的情况，然而目前没有明确的证据。

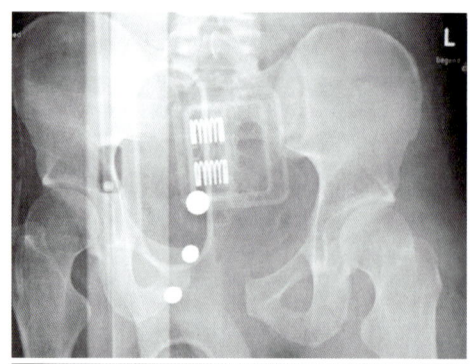

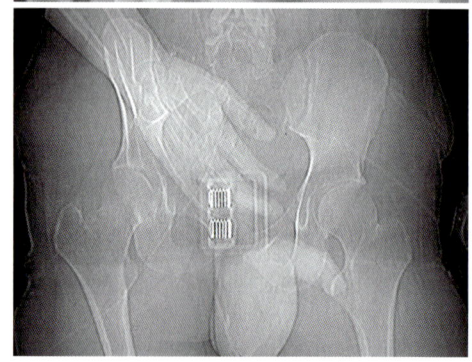

▲ 图 9-4 骨盆带位置太高位于髂嵴，矫正之后，可见骨盆更好的解剖复位

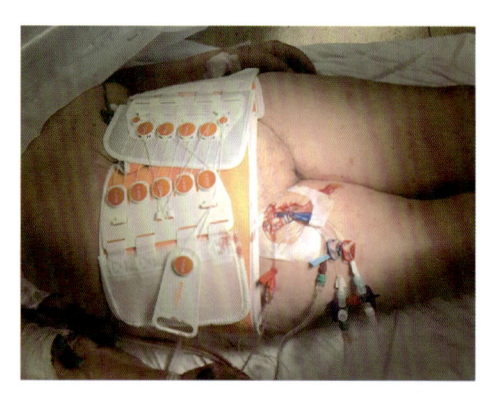

▲ 图 9-5 临床病例，使用骨盆带固定

# 第 10 章 急救处理：骨盆 C 形钳
Emergency Management: Pelvic C-Clamp

Axel Gänsslen　Jan Lindahl　著
郭晓东　译

1937 年 Vorschütz[1] 使用钳式固定系统对不稳定骨盆环损伤进行外固定的方法。使用这一种特殊的夹钳（"Schraubzwinge"）装置可以使耻骨联合复位，该夹钳的固定位置在两侧的股骨大转子区域。

1964 年，Richter 用一种主要用于髋臼损伤和骨盆开书型损伤的带式夹钳，用以处理这些后环损伤（图 10-1）[2]。

1991 年，Ganz 用一种矩形骨盆 C 形钳（Ganz 钳），由两个长的侧臂，一根横着的连接杆，两个经皮插入到骶髂关节或骶骨的螺钉（图 10-2A）[3]。并使用这个"抗休克骨盆钳"治疗血流动力学不稳定患者。

1994 年，Browner 改进该夹钳，夹钳臂带有弯曲弧度（ACE 夹钳）（图 10-2B）[4, 5]。

自 20 世纪 90 年代初以来，这些骨盆 C 形钳已常规用于急救固定骨盆环[5-12]，尤其是在欧洲创伤中心使用更为频繁。

在最近一项由德国创伤外科学会（German Society of Trauma Surgery，DGU）进行的关于不稳定骨盆损伤治疗现状的网络调查中，47.7% 的医生建议对力学和血流动力学不稳定的骨盆骨

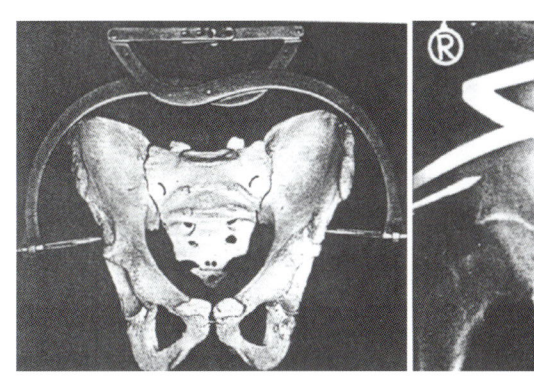

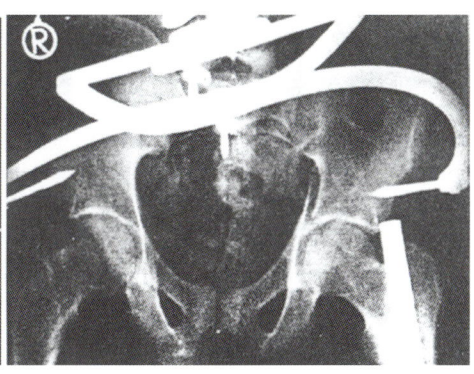

◀ 图 10-1 Richter 在 1964 年介绍骨盆钳应用图片及临床病例

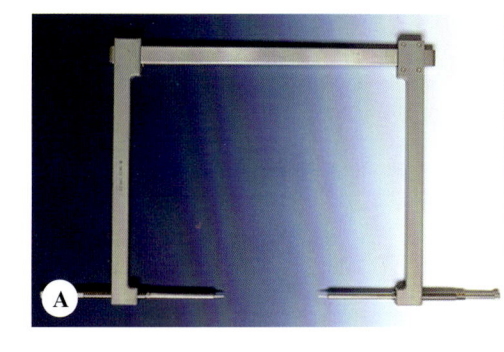

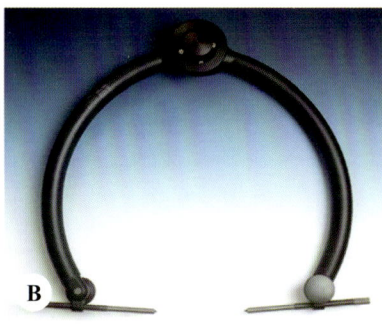

◀ 图 10-2 Ganz 骨盆 C 形钳（A），及 Browner 的 C 形钳（B）

折患者直接使用骨盆夹钳进行稳定固定[13]。而55.6%的医生中，在使用骨盆夹钳之前进行了X线/CT检查。

2017年，世界急诊外科学会（World Society of Emergency Surgery，WSES）提出了骨盆创伤分类，确认患者的血流动力学状态和骨盆环的力学稳定性评估标准[14]。根据Young-Burgess分类，对于垂直剪切（vertical shear，VS）型损伤、复合机制（combined mechanism，CM）型损伤、血流动力学稳定的骶髂关节损伤患者以及所有骨盆损伤和血流动力学不稳定的患者，建议将骨盆夹钳用于急救骨盆固定，为下一步骨盆填塞止血创造条件。

使用骨盆夹钳的禁忌证包括粉碎性和经骶孔的骶骨骨折、髂骨翼骨折和侧方挤压（lateral compression，LC）型骨盆环断裂。

在急诊使骨盆稳定的处理建议中，明确了使用骨盆夹钳降低血流动力学不稳定骨盆患者的死亡率[15]。

## 一、背景

从欧洲的观点来看，使用骨盆夹钳的包括以下适应证[16, 17]。

- C型损伤（根据AO/OTA分类）完全骶髂关节脱位，伴或不伴有相关血流动力学不稳定。
- C型损伤（根据AO/OTA分类）有不稳定骶骨骨折，伴或不伴有相关血流动力学不稳定。
- 某些B型损伤（旋转不稳定）伴有相关的血流动力学不稳定。
- 此外，骨盆夹钳可作为骨盆复位辅助工具[18-20]。

禁忌证主要包括A型骨盆骨折、B型无血流动力学不稳定的骨盆损伤、经骶窝纵行骨折、大多数"新月形骨折"，骶髂关节对应的髂骨骨折和髋臼双柱骨折[16, 17]。

骨盆夹钳的主要优势是可以直接将力传递到骨盆后部，从而减少骨折/损伤部位的失血，并允许骶前静脉丛和其他后方静脉丛形成血肿加大盆腔压强而减少出血。

在急诊室使用该夹钳后，并不会影响进一步的计算机断层扫描（computer tomography，CT）检查和手术（包括开腹探查手术或股骨骨折固定）。

潜在的风险是对髂骨翼骨折和盆腔脏器存在挤压的风险及骨折过度加压变形的风险。

常规情况下，必须进行骨盆前后（anterior-posterior，AP）位X线片检查。

## 二、骨盆夹钳技术的应用

骨盆夹钳技术的应用需要按照一定的顺序进行操作。

- 患者定位：在仰卧位下进行用骨盆夹钳操作（图10-3），在情况允许的情况下可在可透视的手术台上进行操作，可以进行前后（AP）位的骨盆X线片拍摄，如有必要还可进行入口位和出口位，更有助于判断夹钳侧臂位置是否正确。
- 准备：根据血流动力学情况，在可能的情况下，对大腿近端、骨盆前部（包括生殖器区域和臀部）进行消毒覆盖（图10-3）；尽可能将患侧腿消毒以便进一步操作。
- 复位：在移位严重的骨盆损伤中，可以通过对患腿的手动牵引，加上一些腿部的内部旋转和对骨盆的侧压来纠正移位；并由一名助手保持复位直到骨盆夹钳最终固定。
- 进针点：由于骨盆移位和血肿形成，软组织轮廓可能改变；因此，很难识别骨盆解剖标志的正确位置；经典的进针点位于股骨长轴延伸过大转子顶端的线与过髂前上棘向下的垂线之间的交点（图10-3）；在移位明显的损伤或解剖位置不清楚的情况下，使用不同透视位可以帮助识别正确的进针点。
- 切口：在定位交叉点做一个切口，插入一个导针（克氏针引导）以"感觉"髂骨外表面（图10-3）；在骶髂关节水平面上，髂骨外板表面是一个凹腔（"凹槽"）（图10-4），

第 10 章 急救处理：骨盆 C 形钳
Emergency Management: Pelvic C-Clamp

可以通过导针间接感知到髂骨平面的改变，即使有移位或严重软组织肿胀[21]患者也可以轻松地判断导针定位，导针也可以先从健康的一侧置入。

- 对侧克氏针插入：通过锤击将第一根克氏针沿中空导向器插入外侧髂骨（1～1.5cm），如果需要可以用不同方位的 X 线片进行位置判断。

- 对侧 C 形钳插入：将骨盆 C 形钳插入，夹钳的空心套筒钉通过克氏针连接到侧臂下部（图 10-5）；固定套筒钉必须安全地穿入髂骨外侧。

- 患侧 C 形夹插入：通过对侧另外的切口将夹钳对侧固定针插入患侧；通常不需要克氏针导引；此时，还需要调整复位，使其接近解剖位置。

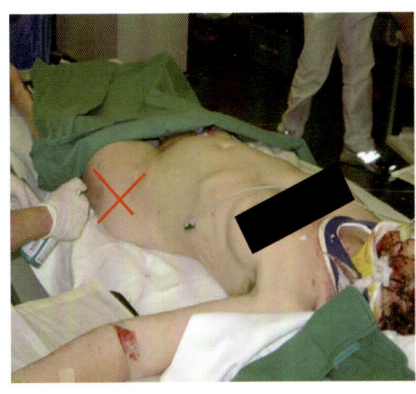

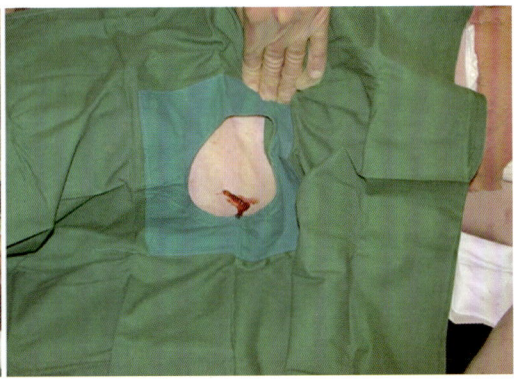

◀ 图 10-3 骨盆 C 形钳应用：仰卧位，确认入钉点并做皮肤切口

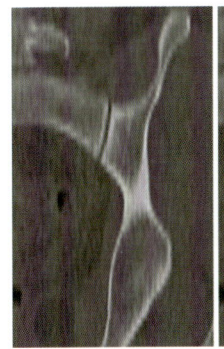

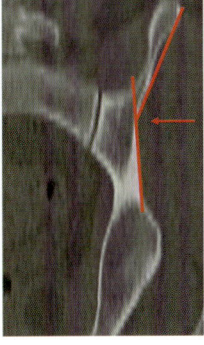

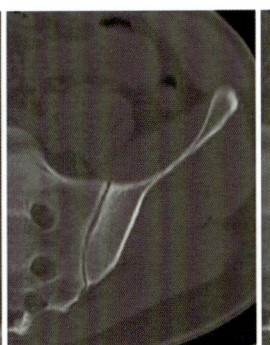

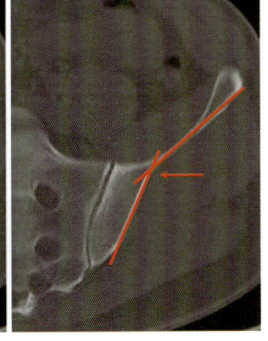

◀ 图 10-4 髂骨外表面两个不同走向的平面形成一条沟，使用钝性器械可以触及

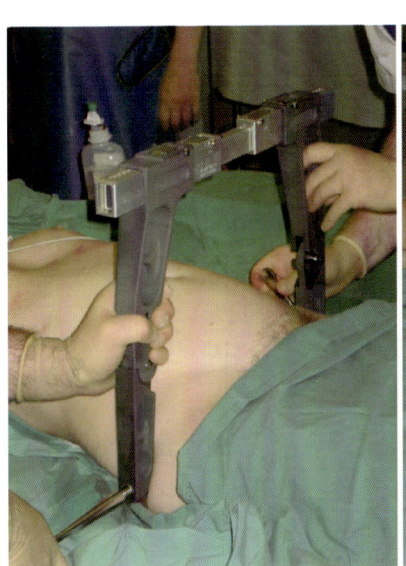

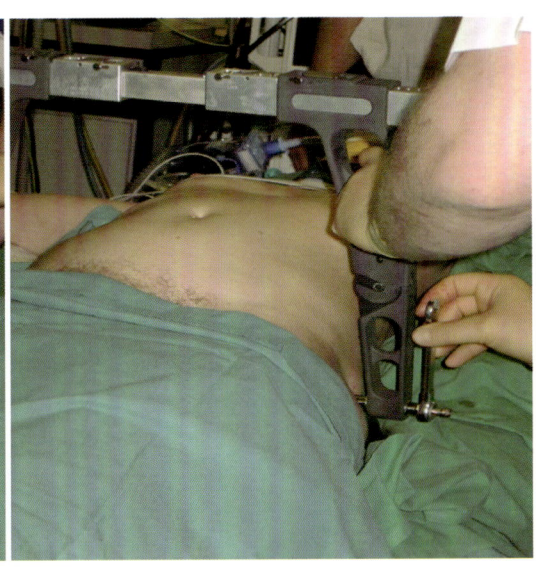

◀ 图 10-5 置入并锁紧侧臂

骨盆环骨折
Pelvic Ring Fractures

- 骨盆夹钳加压：手动加压夹钳上方侧臂，并通过扳手拧紧螺纹管加压套筒钉进行最终固定（图 10-6）。
- 骨盆夹钳锁定：通过位于夹钳上方按钮进行锁定，可防止夹钳移动时意外失去加压能力。
- 克氏针管理：移除克氏针或短缩克氏针。
- X 线检查：完成骨盆夹钳应用后，AP 位的 X 线检查确认固定钉位置正确，并判断骨盆有无过度加压（图 10-7 和图 10-8）。
- 伤口闭合：对切口进行包扎，或根据其大小进行缝合。

在正确地安装好骨盆夹钳后，可以在身体长轴方向转动夹钳，以便分别进行剖腹探查手术、血管造影或股骨固定等操作（图 10-9）。

### 三、错误、危险、并发症

急救情况下，并发症的风险远低于其所带来的益处。包括以下可能的并发症。

- 放置空心套筒钉过于靠前可能穿透髂骨翼（图 10-10 和图 10-11），增加出血和骨盆器官损伤的风险。
- 放置空心套筒钉过于靠前可能损伤臀上神经血管[17, 22]。
- 骨盆过度加压（图 10-12）会导致医源性骶神经根压迫的风险。

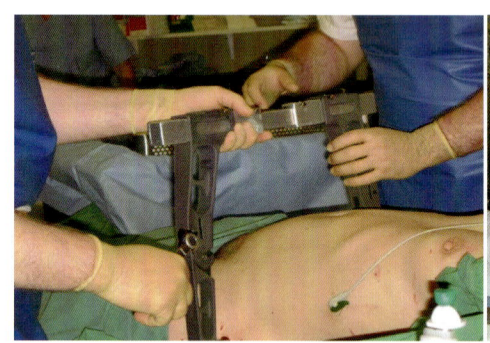

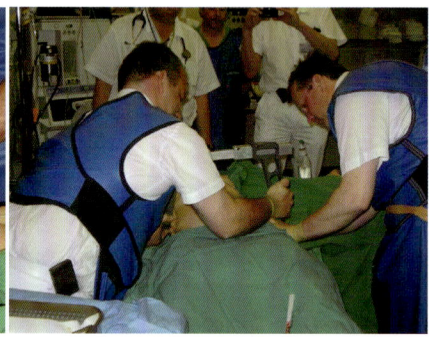

◀ 图 10-6 使用 C 形钳进行加压

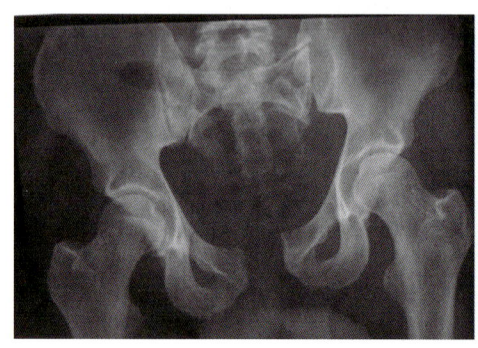

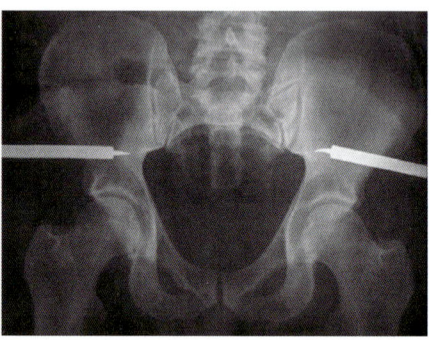

◀ 图 10-7 C 形钳应用病例，C1.2 型损伤（左侧骶髂关节脱位 + 耻骨联合分离）：尽管 C 形钳侧臂放置位置不够理想，但骨盆获得解剖复位

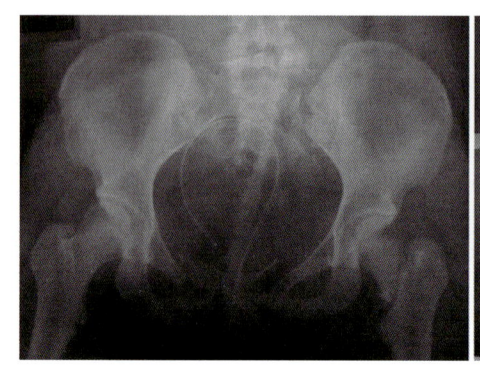

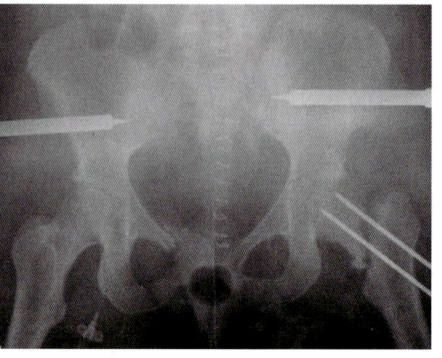

◀ 图 10-8 C 形钳病例，C1.3 型损伤（左侧骶骨骨折，右侧 B 型骶髂关节损伤 + 双侧耻骨支骨折）：使用后骨盆接近解剖复位，使用克氏针对股骨颈骨折进行损伤控制固定

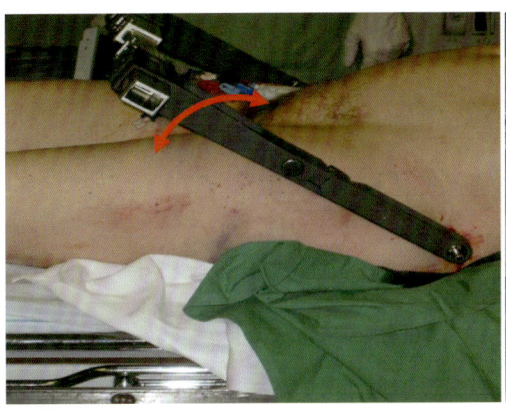

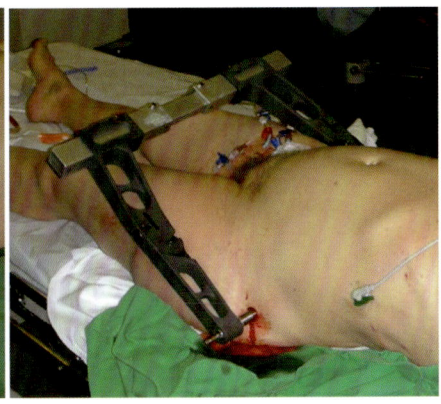

第 10 章 急救处理：骨盆 C 形钳
Emergency Management: Pelvic C-Clamp

◀ 图 10-9 C 形钳移动放置位置可以方便剖腹手术及股骨干固定

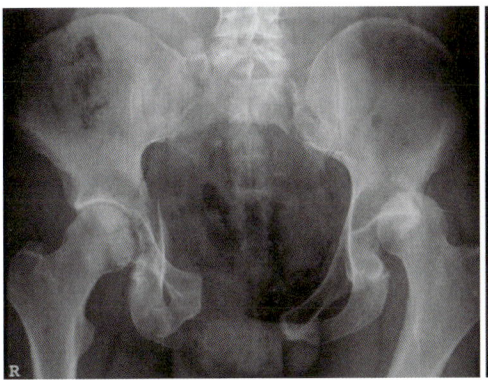

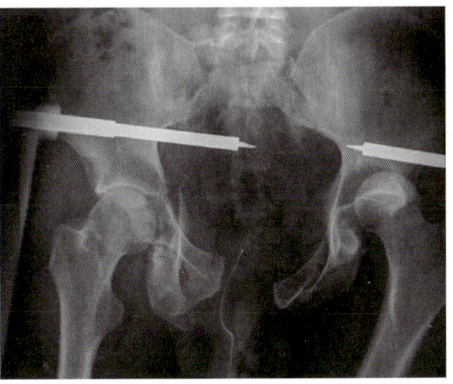

◀ 图 10-10 1 例患者 C 形钳侧臂固定靠前导致固定钉穿入真骨盆（C 型损伤，双侧经骶孔骶骨骨折，耻骨联合分离＋双侧髋臼骨折）

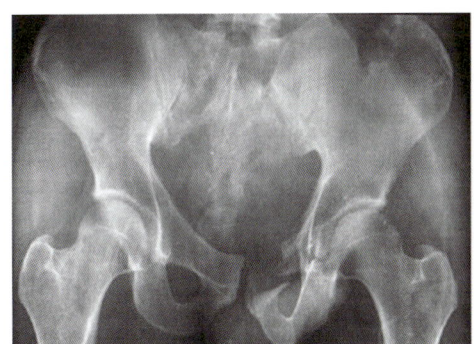

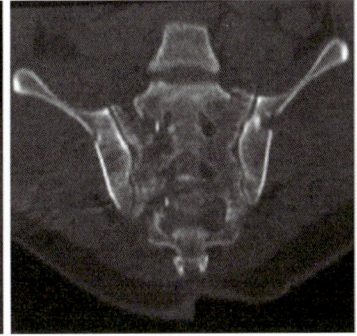

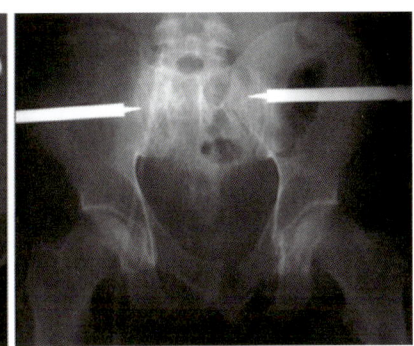

▲ 图 10-11 穿透左侧髂骨外板皮质

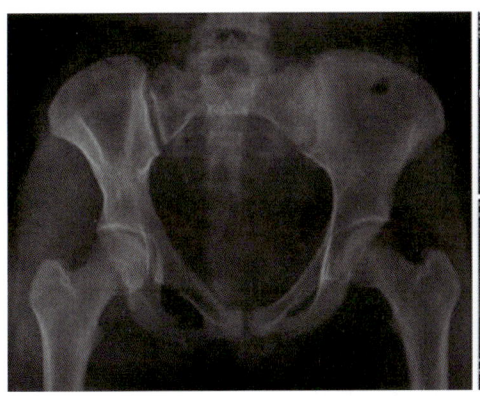

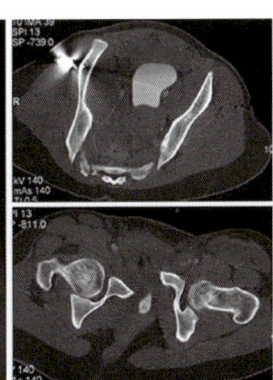

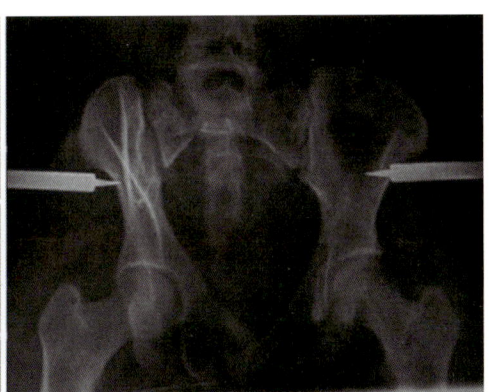

▲ 图 10-12 C 形钳侧臂放置过于靠前导致右侧半骨盆过度加压，耻骨联合重叠，真骨盆容积减少

- 由于患者频繁的体位变动，可能导致骨盆夹的松动。
- 因固定钉位置不正确导致的前方半骨盆脱位（图10-13）[23]。

然而，相对骨盆损伤不稳定的患者的危急情况，这些并发症风险不值一提[24]。

### 四、骨盆C形钳的拆卸

当患者的情况允许对骨盆后环损伤进行最终治疗时，可以对骨盆夹钳进行拆除。

在少数情况下，可单纯使用骨盆夹钳进行治疗（多发性创伤、急性呼吸窘迫综合征）。在3～4周后取下夹钳，期间需要使用抗生素和无菌敷料对进针点伤口进行定时处理。

### 五、治疗结果

骨盆夹钳的使用一般只在非常紧急的情况下使用，因为骨盆骨折患者中只有1%～4%被认为是"危及生命"的高度不稳定骨盆损伤的患者[25]。

在一项研究中，88例钝性创伤患者合并骨盆骨折[骨盆简明损伤评分（abbreviated injury scale，AIS）≥3分]，入院时收缩压≤90mmHg或6 PRBC/24h，存在血流动力学不稳定，这些患者在24h内就进行了骨盆固定，只有3.4%的患者使用骨盆夹钳进行急救稳定骨盆[26]。

瑞士和德国首次报道了使用Ganz钳的治疗结果[3,7,9-12,17,27-29]。

- Ganz等报道了1例详细病例和另外4例C型骨盆骨折患者的急性治疗。骨盆后方的移位得到充分复位[3]。总的来说，死亡率为40%（2/5）。2例患者（40%）血流动力学在使用夹钳后转为稳定。在Bernese研究小组正在进行的一项分析中，Witschger等分析了17例患者其中有2例B型和15例C型骨盆损伤[12]。

- Heini等对30例患者的资料进行分析[9]。其中，有25例患者为C型损伤，3例患者为B型损伤，另外2例患者的骨盆后环损伤无法分类。平均ISS为29分。12例不稳定骨盆骨折的患者和其他18例（60%）合并骨盆和血流动力学不稳定的患者有骨盆夹钳适应证。"血流动力学不稳定"定义为休克指数＞1。在12例骨盆后方不稳定（预防性稳定）患者中，只有2例死亡（16.7%），而在18例伴有血流动力学不稳定患者中，死亡率为44.4%。伴有血流动力学不稳定的患者如果使用了骨盆夹钳，死亡率仅为20%，而未使用的患者死亡率为75%。

总体分析，这些患者在前24h内平均需要输血24单位。

在入院后平均110min和院前130min后使用骨盆夹钳。

Heini等也指出，这些患者不能与以前血流动力学不稳定的骨盆骨折患者的报道数据相比较。

- Schütz等报道了9例C型骨盆损伤患者[11]。分别使用了两种不同的骨盆夹钳。应用骨盆

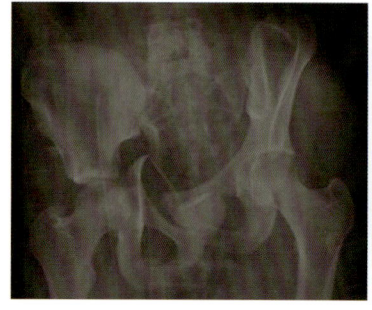

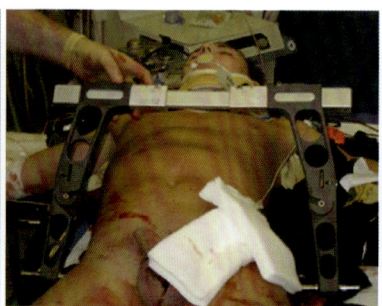

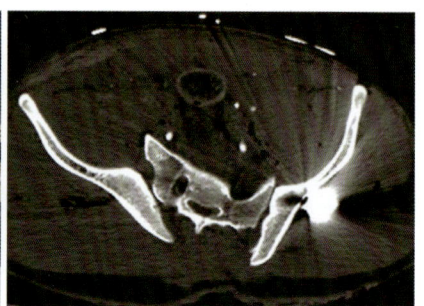

▲ 图10-13 高度不稳定的C 3型损伤右侧后方半骨盆脱位，双侧骶髂关节脱位

夹钳有 4 例患者的骨盆力学不稳定，5 例患者的血流动力学不稳定。2 例患者因固定针放置不当而导致夹持复位失败。有 3 例患者（33.3%）死于非骨盆损伤原因。

- Pohlemann 等报道了 19 例 C 型损伤患者应用骨盆夹钳的情况，Hannover 多发伤评分平均得分为 47.4 分[10]。受伤到入院平均时间为 72.3min；该组患者入院后平均 14min 应用骨盆夹钳。入院后 3h 内，存活患者的输血需求量为 12.3 PRBC，死亡患者为 18.5 PRBC。24h 输血率分别为 23.3 PRBC 和 33.6 PRBC，总死亡率为 57.8%。

在 13 例患者中，应用骨盆夹钳后可实现血流动力学稳定（46% 存活），而在 6 例患者观察到持续的血流动力学不稳定（66.6% 死亡率）。4 例患者出现骨盆夹钳相关并发症：1 例 Morel-Lavallée 病变导致的臀肌出血，1 例臀动脉附近放置针而导致的出血，1 例针道感染，1 例复位失败。

建议使用骨盆夹钳的适应证是骨盆的力学不稳定和疑似血流动力学不稳定的"危急"患者。

- 来自苏黎世的 Ertel 等证实了这一想法。只有"处于危急"或血流动力学严重不稳定的患者更适合使用骨盆夹钳进行治疗[30]。
- 在对 20 例患者，其中有 4 例 B 型和 16 例 C 型损伤的患者，进行进一步详细分析时，发现骨盆夹钳可与骨盆填塞一起用于控制盆腔出血[7]。C 型患者组的平均 ISS 为 38.5 分。所有患者均在入院后 57.4min 内应用骨盆夹钳。总体死亡率为 25%。
- Gänsslen 等分析了 39 例 C 型骨盆损伤伴有血流动力学不稳定患者使用骨盆夹钳的情况[17]。患者平均年龄为 36 岁。Hannover 多发伤评分（Hannover Polytrauma Score, PTS）平均为 39.9 分。平均入院血红蛋白浓度为 6.7g/dl，平均碱剩余为 –8.7mmol/L，平均收缩压为 82mmHg。入院后平均 4h 内使用骨盆夹钳。

有 13 例患者应用骨盆夹钳的适应证是骨盆不稳定，其他 26 例患者骨盆力学和血流动力学均不稳定。在这 26 例患者中，有 15 例观察到早期循环稳定（57.7%），5 例没有变化，6 例血流动力不稳定进一步恶化。

并发症发生率为 17.9%（7 例）：3 例骶骨骨折过度挤压，无医源性神经损伤，1 例固定针位置放置不正确，1 例髂骨破裂，2 例因凝血障碍而导致针道出血。

- Thiemann 等报道了 28 例多发伤患者，平均年龄 38 岁，其中 27 例为 C 型骨盆损伤，1 例为 B 型骨盆损伤[29, 31, 32]。创伤后平均 64.7min 和入院后 17min 后应用骨盆夹钳进行固定。首次血红蛋白浓度为 10.1g/dl，平均 ISS 为 47.1 分。在入院后第 1h 内平均输血 9PRBC。6h 为 15.2 PRBC，24h 为 19.2 PRBC，死亡率为 25%。
- Sadri 等报道了 14 例失血性休克患者（失血性休克定义：补充 2 L 晶体液后收缩压＜90mmHg），入院后 2h 内使用骨盆夹钳急救固定骨盆，并进行经导管血管栓塞术以控制出血[28]。平均 ISS 为 30.1 分。记录了骨盆夹钳应用后的疗效。未发生骨盆夹钳相关并发症，总死亡率为 14%。
- Lustenberger 等报道了 50 例患者，其中 8 例 B 型和 42 例 C 型损伤伴有失血性休克[27]；对持续血流动力学不稳定的患者急救措施包括使用骨盆夹钳固定和剖腹手术腹膜外或腹膜内骨盆填塞处理；患者平均年龄 44.7 岁，ISS 平均 41.7 分；58% 的患者入院时收缩压＜90mmHg；第 1h 内平均需输注 4.3PRBC，前 4h 内平均需输注 12.7PRBC；在入院后（39.5±2.2）min 内完成骨盆夹钳的应用，总死亡率为 40%；未报道使用骨盆夹钳相关的并发症。

同时，夹钳的使用也有许多改进，例如，在更靠近大转子和髋臼上方作为固定针的入钉点[33-35]。

Archdeacon 等报道了 1 例在大转子经皮应用 ACE 夹钳的病例，并进行了尸体分析。尸体试验研究表明这个方式可以可靠地复位耻骨联合水平和骶髂关节处的前后挤压损伤导致的 B 型和 C 型骨盆骨折[33, 34]。

Frosch 等提出了一个髋臼上缘的进针点。有 15 例患者使用这种方法[35]，平均年龄为 46 岁，平均 ISS 为 40 分。平均入院血红蛋白浓度为 7.4g/dl，平均收缩压为 69mmHg。入院后平均 54min 骨盆夹钳固定，在入院后 6h 内输血平均为 36.7PRBC。60% 的患者在 6h 内观察到血流动力学稳定效应。然而其中有 33.3% 的患者死亡。15 例患者中有 14 例骨盆损伤得到了有效的复位。

文献分析表明，正确应用骨盆夹钳可以避免相关并发症的发生[17]。

Koller 等发现，积极参加操作培训可以减少骨盆夹钳的定位偏差的发生率，80% 的固定针可以在 2.5min 内放置在正确的位置。在临床实践中，骨盆夹钳由于适用患者少而很少使用，因此是一种罕见的操作[36, 37]。

## 结论

在急诊科，骨盆夹钳是稳定骨盆后环和盆腔出血控制的一种选择，并可以为进一步出血控制操作奠定基础，如骨盆填塞。

治疗经验和不断接受培训有助于降低并发症的发生率。

# 第 11 章 力学稳定：损伤控制 – 接骨术
## Mechanical Stabilization: DC-Osteosynthesis

Axel Gänsslen　Bore Bakota　Mario Staresinic　Gloria Hohenberger　著

郭晓东　译

骨盆环损伤血流动力学不稳定的患者，标准管理理念应首先对骨盆环进行力学稳定，然后采取措施控制盆腔出血[1,2]。

力学稳定的处理方式可以选择骨盆带和外固定技术，如简单的前方外固定架和骨盆 C 形钳[2]（见第 9 章和第 10 章）。

骨盆带和外固定架对进一步治疗的影响各有优缺点（表 11-1）。此外，还必须考虑直接对骨盆进行出血控制、腹部创伤的手术和股骨干骨折固定。

**表 11-1　常见急救力学稳定骨盆装置**

| 装置 | 优点 | 缺点 |
| --- | --- | --- |
| 骨盆带 | 足够的力学稳定性<br>操作简单<br>应用时间：<2min<br>可重复使用 | 限制了进入真/假骨盆的路径 |
| 前方外固定架 | 操作简单<br>不需要使用影像增强器<br>应用时间：15～20min | 削弱了力学稳定性 |
| 骨盆 C 形钳 | 足够的后侧稳定性<br>应用时间：15～20min<br>足够空间进行腹部、骨盆及大腿手术操作 | 需要学习曲线<br>要求的技术 |

骨盆带和骨盆 C 形钳可以对骨盆后方提供足够的稳定性。骨盆带在大多数医院很常见，而骨盆 C 形钳只有少数医院在使用。根据骨折的类型选择不同的骨盆固定带，可方便对盆腔出血的手术入路或下腹的入路进行操作，或者对伴随的腹部盆腔损伤进行充分的外科治疗。

在获得足够后环稳定性后的下一步操作可以使用简单螺钉对骨盆后环进行内固定，这也是实行骨盆填塞前的必要操作，尤其是危急患者[2]。

2010 年，Gardner 等提出了使用抗休克骶髂螺钉作为急救稳定骨盆后环的理念[3]。

需要注意的是，在急救过程中这个操作很难有效和安全地应用，其主要适用于对原发性或持续性血流动力学不稳定及骨盆骨折不稳定类型患者的进一步抢救，尤其是在标准骨盆固定方式使用或失败后（如使用骨盆带之后），骨盆环损伤仍然导致的盆腔容积增大。现在的病例处理策略顺序可总结如下。

- 院前盆腔容量控制。
- 急诊骨盆带的使用。
- 计算机断层扫描（computer tomography，CT）确定骨盆移位。
- 骨盆血管造影后进行栓塞。
- 前方骨盆外固定架（股骨牵引器），Synthes，Paoli，PA。
- 置入经皮抗休克螺钉。

### 一、手术技术[3]

手术技术步骤如下。
- 使用骨盆前后位、入口和出口位及骨盆 CT 进行充分的术前规划。
- 螺钉长度和进针方向的规划。

- 仰卧位。
- 前方外固定架应用（每侧髂棘上2枚固定钉）。
- 尽量减少复位操作（可以接受轻微的复位不良）。
- 骶髂螺钉固定的步骤（包括系列透视图），取决于骶髂关节的受累情况或骶骨骨折情况，并判断是否需要2枚螺钉。

抗休克骶髂螺钉（antishock iliosacral screw，ASISS）的置入因需要多方位X线片和持续的血流动力学稳定措施而会推迟置入时间。完成不同的操作步骤所需要时间目前并没有数据。

对于中度不稳定患者在急诊室所需要的操作时间为30～40min，进一步的经导管血管栓塞术需要至少60min[4]（甚至更长时间，最多3～4h[5, 6]），送到手术室需要15min，使用外固定器需要15～20min，入院后至少在2～4h后才能置入第1枚骶髂螺钉。

因此，"抗休克"一词具有一定误导性。在3～4h的时间内，骶髂螺钉置入应在不对患者造成二次损害的情况下进行。

相比之下，欧洲指南建议在到达医院后的第1h内（骨盆黄金处理时间）对患者进行力学稳定。

在一些特殊情况下，也可以采用经皮固定的方法进行损伤控制。例如，对于血流动力学无明显变化的患者，尽管有足够的血容量和凝血替代物可以输入，也仍然建议进行手术控制出血[1, 2, 7, 8]。

在骨盆填塞治疗有效的病例中，必须提前进行一定的力学稳定固定，尤其是在骨盆后部，骨盆力学稳定是进行骨盆填塞的必要条件[2]。

在一些特殊情况下，可选经皮使用骶髂螺钉或粗克氏针（2.0～3.0mm）。两者可以在不需要透视的情况下使用。

然而由于定位不当或复位不当，这些螺钉或克氏针的使用存在一定的风险，例如骶神经根损伤的潜在风险，因此使用时必须权衡利弊[3]。

## 二、损伤控制手术技术 – 螺钉/克氏针（DCSW）

患者取仰卧位。在进行抗休克治疗的同时，对这些患者的标准评估除了根据C-ABC原则进行临床检查外，还要包括对胸部、骨盆的影像学诊断和进行eFAST。由于其实际应用的情况不同，在一些医院会直接进行CT评估。

在判断出具有力学不稳定骨盆损伤（C型损伤，APC 2/3型，VS型损伤）和持续性血流动力学不稳定后，即使一开始就进行了适当的扩容、输血和预防凝血障碍的治疗，仍应考虑应用损伤控制手术技术 – 螺钉/克氏针（damage-control screw/wire，DCSW）。

由于半骨盆变形导致了正常的骨盆解剖结构改变，因此应首先根据骨盆AP位X线片进行闭合复位操作，包括以下步骤[9]。
- 牵引患侧下肢。
- 手动进行侧方骨盆加压。
- 内旋患侧下肢。

准确定位螺钉或克氏针的进针点，与骨盆夹钳[9-11]或骶髂螺钉[12-16]的传统进针点相同。

由于骨折的移位和血肿的形成，周围软组织的轮廓发生改变，导致很难识别骨盆的解剖标志。

传统的进针位于股骨轴线近端延长线与髂前上棘垂直于手术台的垂直线之间的交点。

在该交叉点进行切口，插入7.3mm空心螺钉的克氏针导针或导钻，到达髂骨外表面。使用这些工具进行钝性触诊，以感知骨皮质平面方向的变化，在骶髂关节水平，髂骨的平面形成了一个凹陷（"凹槽"），即使在存在移位的损伤或严重的软组织肿胀中也可以识别[11]。

需使用锤子将克氏针或导钻头穿过髂骨皮质进入骶骨。

克氏针的直径不超过3.0mm，钻头的直径为2.8mm，因此减少了周围相关结构发生损伤的风险（图11-1）。

第 11 章　力学稳定：损伤控制－接骨术
Mechanical Stabilization: DC-Osteosynthesis

必须权衡相关解剖结构损伤的风险与骨盆后环稳定的获益。

根据身边可供使用的工具，将空心螺钉插入，或者保留克氏针也可以确保骨盆后方稳定。随后的骨盆填塞止血可直接在急诊室或转移到手术室进行。

DCSW 的应用是一种简单并且容易操作的固定骨盆后环的方法。在紧急情况下可以使患者血流动力学稳定（图 11-2 至图 11-4）。

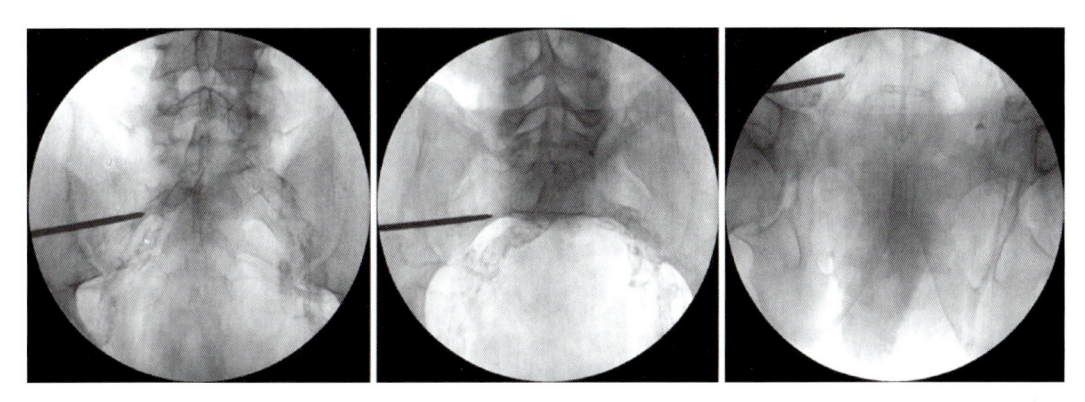

▲ 图 11-1　使用 2.8mm 克氏针在没有 X 线支持下经皮置入（在尸体标本上），然后用三张标准位片检验

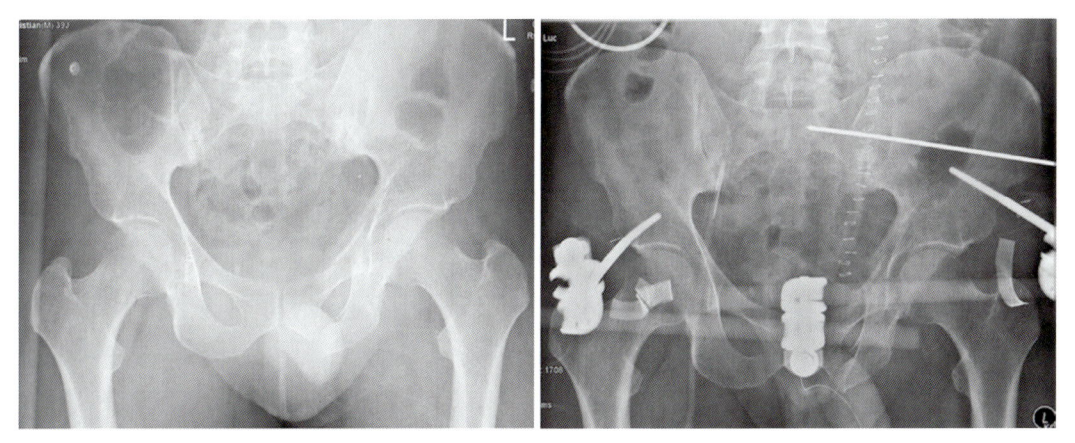

▲ 图 11-2　血流不稳定的 C 型骨盆环损伤（不稳定的左侧骶髂关节脱位 + 左侧耻骨支骨折），使用克氏针临时固定的临床病例

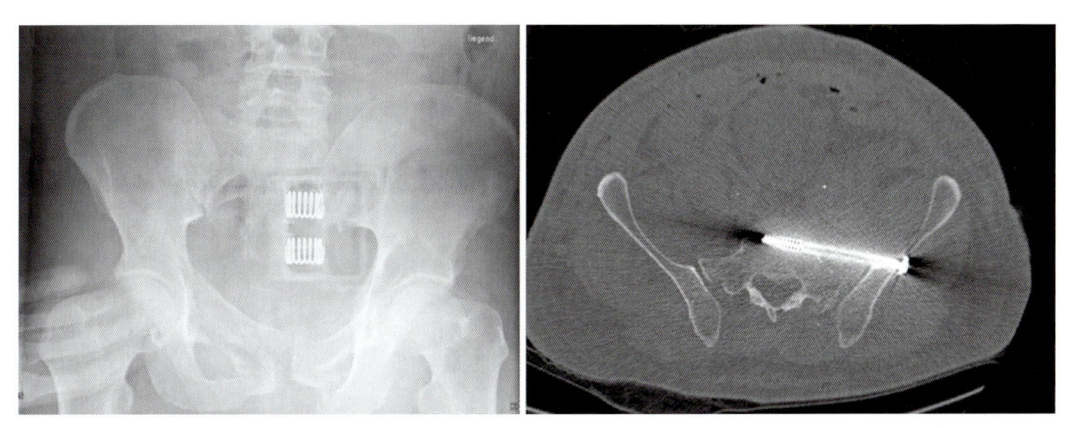

▲ 图 11-3　血流不稳定的 C 型骨盆环损伤（左侧经骶孔骶骨骨折 + 双侧耻骨支骨折）使用 DC 螺钉进行固定的临床病例；螺钉位置轻度偏前，没有神经损伤

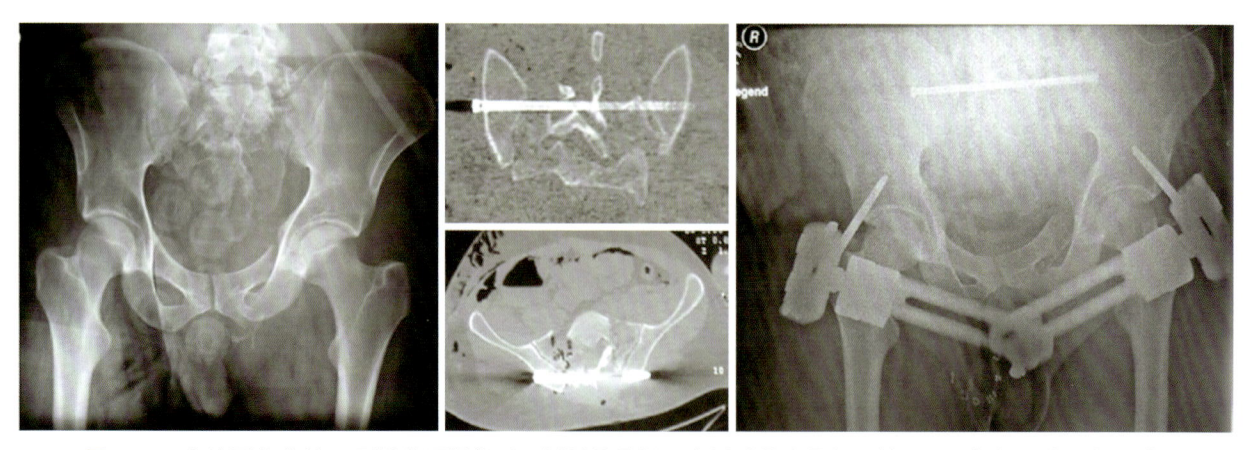

▲ 图 11-4 血流不稳定的 C 型骨盆环损伤（双侧骶骨骨折 + 左侧耻骨支骨折）使用 DC 螺钉固定的临床病例；由于严重的骶骨粉碎，螺钉的位置靠后（与骶骨棒位置相比较）

# 第 12 章 骨盆填塞
## Pelvic Packing

Axel Gänsslen　Jan Lindahl　著
郭晓东　译

骶前骨盆填塞技术是一种在不同外科情况都适用的著名手术[1]。

1979 年，Riska 等首次报道了 42 例不稳定骨盆环骨折和盆腔大出血患者在危急情况下，通过局部骨盆填塞或通过临时阻断腹主动脉进行手术出血控制[2]。根据不同部位的出血而选择不同的腹部入路（图 12-1），如腹中线入路、Pfannenstiel 入路、髂股前入路或后外侧入路，甚至结合使用不同入路。出血的来源主要是大动脉损伤，骨盆骨折的出血影响较小。

1995 年，Pohlemann 等再次提出了骨盆填塞技术，并且对该技术进行了详细描述[3]。这种腹膜外的操作技术是力学和血流动力学不稳定骨盆环损伤急救治疗方案的一部分，充填部位分别为骶前前静脉丛、膀胱旁和膀胱前区。

在这些严重损伤患者中，由于骨盆区域的间隔边界被破坏，在进行骨盆填充手术之前需要对骨盆环进行临时（外）固定。

Ghanayem 等发现，在不稳定的 C 型骨盆骨折模型中，外固定可以减少真骨盆的容积。附着在髂骨翼的腹壁组织显示出额外的张力带效应，剖腹手术后可能会破坏开书型骨盆损伤的稳定性，增加骨盆容积和导致耻骨联合分离，最终可能导致骨盆损伤失血增加，降低机体本身的填塞止血效应[4]。

对于不稳定骨盆损伤患者伴有的额外腹腔内损伤，建议在进行创伤剖腹手术之前，需要先进行骨盆环的力学稳定（图 12-2）。

在过去 10 年中，欧洲发表的几篇具有里程碑意义的涉及血流动力学不稳定创伤患者的治疗建议论文，也重点关注骨盆损伤。

- Rossaint 等建议伴有血流动力学不稳定的骨盆环损伤患者需要立即闭合及固定骨盆环，然后在血流动力学不稳定持续时尽早采取腹

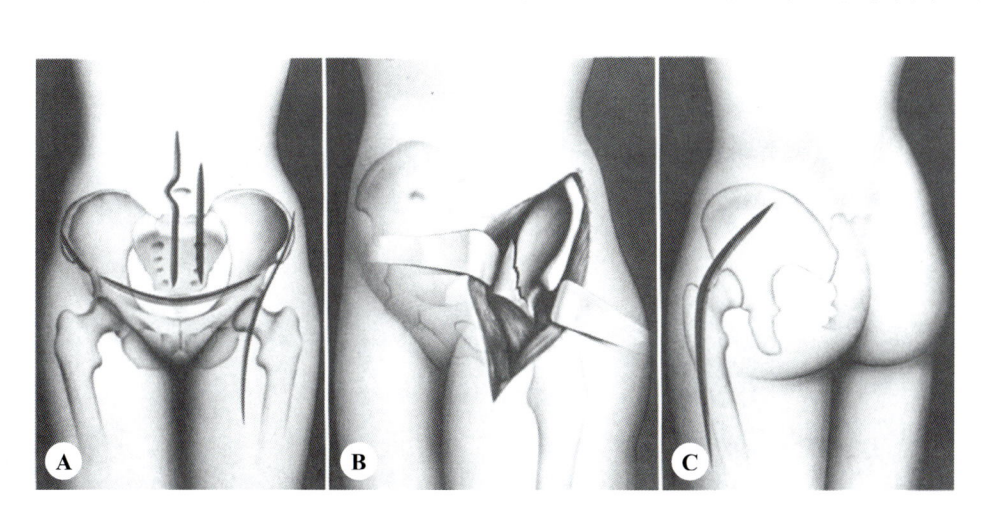

◀ 图 12-1　使用棉垫进行骨盆填塞控制出血的手术入路

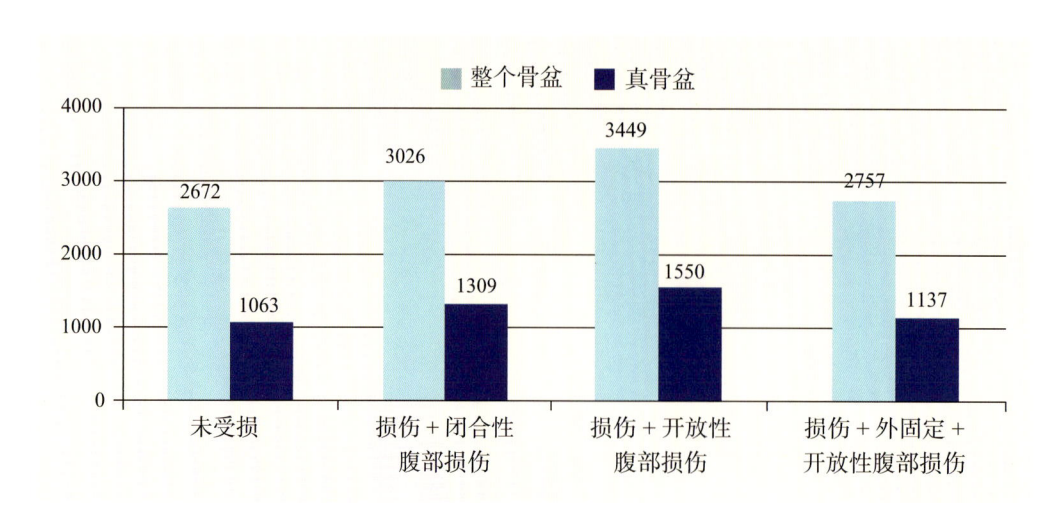

骨盆环骨折
Pelvic Ring Fractures

◀ 图 12-2 使用 CT 测量不同损伤类型的骨盆容积：通过髂骨翼的腹壁张力带效应为不稳定的骨盆环损伤提供稳定性，通过外固定适当的复位减少骨盆容积

膜外骨盆填塞、经导管血管栓塞术进行出血控制[5]。

- Scandinavian 指南建议采用骨盆损伤控制的方法，在紧急情况下，腹膜外骨盆填塞更受青睐，而在首次骨盆固定后排除胸部和（或）腹部出血后，仍需要超过每 24h 4 单位的红细胞才能稳定的患者，则需要血管造影检查。
- Geeraerts 等开始提出血管造影和动脉栓塞作为治疗的辅助手段，同时增加盆腔外固定装置，促进静脉止血，而对于严重的周围血肿，通过骨盆填塞和骨盆 C 形钳进行损伤控制是有效的治疗手段[7]。
- 最近的欧洲指南建议即使骨盆环稳定而伴有血流动力学不稳定的患者也需尽早手术控制出血或腹膜外骨盆填塞或经导管血管栓塞术治疗[8]。

一些欧洲有影响力的文献报道，对于血流动力学和力学不稳定性的骨盆损伤提出了力学稳定和手术/介入出血控制。

然而对于这些患者的治疗仍有一些争议，不稳定骨盆环损伤中盆腔出血的来源及最佳治疗方法尚不清楚。

最近一篇关于骨盆骨折血流动力学不稳定患者的综述，以循证医学的角度对骨盆填塞所提供的效果给出了以下分析[9]。

- 骨盆骨折相关血流动力学不稳定的患者应考虑腹膜外骨盆填塞，尤其是在那些不能进行血管造影的医院。
- 对于伴有骨盆环破裂的低血压患者，直接进行腹膜外骨盆填塞可以早期有效地进行出血控制。
- 骨盆填塞应与骨盆稳定配合进行，可以最大限度地减少出血。
- 骨盆骨折相关的血流动力学不稳定且血管造影后仍然有出血倾向的患者应考虑进行腹膜外骨盆填塞。
- 腹膜外骨盆填塞是一种有效的技术，可用于控制骨盆骨折相关血流动力学不稳定患者的出血，这些患者在术前都要进行骨盆前方固定或 C 形钳后方固定。

一、流行病学

骨盆填塞的临床应用非常少。所以在所发表的文献中只有很少的数据记载和报道[2, 9-30]。

Pohlemann 等对 497 例患者中的 11 例（2.2%）进行了腹膜外骨盆填塞（preperitoneal pelvic packing，PPP）[25]。并且其他的文献数据也表明，骨盆填塞在临床应用很少（表 12-1）。

只有约 2.2% 的骨盆骨折患者进行了腹膜外骨盆填塞。

表 12-1 腹膜外骨盆填塞的频率（*ISS > 15 分）

| 作 者 | 年 份 | 频 率 | 占比 % | 作 者 | 年 份 | 频 率 | 占比 % |
| --- | --- | --- | --- | --- | --- | --- | --- |
| Pohlemann | 1995 | 11/497 | 2.2 | Li | 2016 | 29/973 | 3 |
| Tötterman | 2006 | 18/661 | 2.7 | Tesoriero | 2016 | 46/4712 | 1 |
| Tai | 2009 | 11/632* | 1.7 | Jang | 2016 | 14/1164* | 1.2 |
| Froberg | 2016 | 35/2173 | 1.6 | Burlew | 2017 | 138/2293 | 6 |

## 二、出血来源

Riska 表示，出血主要来自盆腔的动脉和静脉[2]。Huitinen 等对骨盆骨折导致的死亡患者进行了尸体解剖研究，发现骶髂关节区（关节、韧带、骨折）有明显血肿，其中，66.6% 为骨盆间隔破裂，29.6% 为骨折出血（骶骨骨折），22.2% 为盆底出血（韧带），11.1% 的出血来自髂内动脉的大分支[31]。

根据临床经验判断确定了 3 大主要出血来源[9, 24, 32, 33]。

- 骨折部位的松质骨。
- 骨盆腹膜后静脉撕裂。
- 静脉出血（骶前丛和膀胱前静脉）。
- 动脉出血（髂内动脉前支、阴部动脉和闭孔动脉前支、臀上动脉和骶外侧动脉后支）。

从解剖学的角度分析，静脉系统与动脉系统是相伴随的，但静脉系统位于盆腔更深的位置（更靠近骨骼）（图 12-3）。因此，腹膜后静脉出血可能与（后）骨盆骨折有关[7]，静脉出血的频率更为常见。

由此可见，致命性的静脉出血的发生比我们认知到的更为频繁[34, 35]，而动脉出血发生的概率往往被高估[35]。

- Rothenberger 等报道了 12 例伴有不稳定骨盆骨折的大血管损伤患者中，有 11 例出现相关的静脉损伤，只有 5 例出现动脉损伤[36]。
- Ertel 等分析了 14 例经骨盆 C 形钳和骨盆填塞治疗的不稳定骨盆骨折多发伤患者，观察到 13 例患者出现明显静脉出血，而未观察到动脉损伤[17]。
- 对开书型骨盆损伤的实验分析表明，耻骨联合分离达 5cm 时，60% 的髂腰静脉损伤，但未观察到动脉损伤[37]。
- Kataoka 等 72 例血流动力学不稳定的患者进行了研究分析［收缩压（systolic blood pressure, SBP）<90mmHg］，平均 ISS 为 34.4 分；入院时收缩压为 76.2mmHg；对血管进行了栓塞治疗的 61 例，血流动力学稳定 59%，25 例血流动力学不稳定；其中 12 例患者立即死亡；9 例患者中，检测到髂静脉损伤（ISS 45.8 分，死亡率 77.8%）[38]。

骨盆静脉损伤相关死亡率为 11.3%～31.8%[39]。

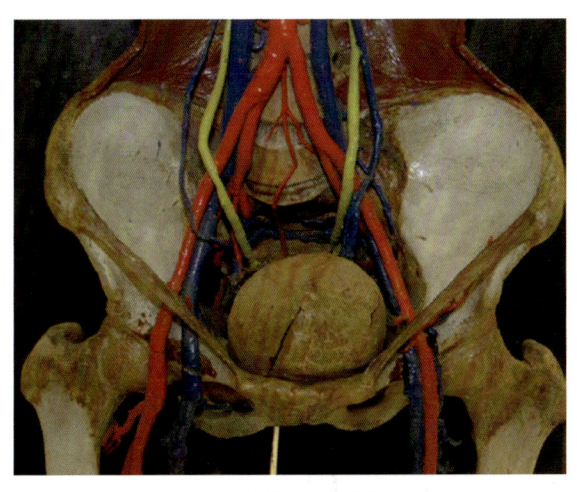

▲ 图 12-3 骨盆区域主要血管解剖
注意：静脉系统更接近骨面

### 三、骨盆填塞的病理生理学

普遍认为骨盆容积增加，尤其像 C 型或一些外旋损伤（Burgess 认为 APC 2~3 型）与盆腔出血并发症的发生率增加有关。

Moss 等发现，每发生 1cm 的耻骨联合分离，骨盆容积将增加 4.6%，每发生 1cm 的骶髂关节分离，预计骨盆容积将增加 3.1%。5cm 的耻骨联合分离将使得骨盆容积增加约 20%[40]。

Bagué 等也报道了类似的结果，显示骨盆体积增加 20.8%，则耻骨联合分离约 5cm。在一些开书型损伤模型中，观察到 60% 的髂腰静脉撕裂，但未发现腰骶干或闭孔神经动脉血管损伤[37]。

自行填塞效应是不可靠的。Grimm 等通过实验分析，即使将 20L 液体（血液）注入真骨盆和腹膜后，也不会起到很好的填塞效果，无法达到填塞完整骨盆的效果。应用外固定会起到临时性的复位稳定，但产生的效果会慢慢降低，而剖腹手术更会导致机体自身的填塞止血效率下降[41]。并且最近的一些研究分析也表明类似的现象[42]。

Ghanayem 等报道了类似的研究结果，并指出骨盆的力学稳定可能会减少剖腹手术导致盆腔出血的风险，并且最好在髋臼上缘进行外固定置入，因为这可以尽可能避免骨盆腹部区域不稳定性[4]。此外，还有研究发现，腹壁软组织张力带效应可为不稳定骨盆环损伤提供一些稳定性。

因此，单独使用骨盆外固定[43, 44]并通过"自我填塞效应"控制盆腔出血的效果不佳，因为自身的填塞效果因肾盂旁筋膜（臀中肌、臀小肌、臀大肌、髂腰肌室）完全断裂而丧失。因此，"骨盆骨折出血实质上是向自由空间的出血"[35]。Trentz 等在临床上也证明了这一点，他们将这种效应描述为力学不稳定骨盆环损伤中的"烟囱效应"[45]。

最近，Sato 等在尸体上用 3 块海绵填充骨盆后，测量盆腔的张力[46]。骨盆填塞可以引起平均压力增加至 12.3mmHg，在盆底和骨盆后缘压力显著增加，但骨盆前缘和中缘压力无显著增加。

真骨盆的扩大增加了静脉出血的风险。无法预期自我填塞效应的效果。髋臼上缘外固定架和闭合开腹切口可增加骨盆内压力，而骨盆填塞可充分控制静脉出血。

### 四、骨盆填塞应用的条件

骨盆填塞的基础是骨盆环的力学稳定[47]。对于血流动力学不稳定的患者，通过外部稳定立即闭合骨盆环是首要治疗目标[3, 5-7, 30, 44, 47]。

骨盆的力学稳定有以下 3 种主要方法[47]。

- 骨盆带 / 布单捆扎可以直接加压和充分缩小骨盆环，但其缺点达到真骨盆容积的能力有限（骨盆带的最佳位置在大转子水平，而不是髂骨翼，因为这样可以允许其他的手术方便进行）。
- 骨盆外固定仍然是最常用的方法，它可通过加压骨折部位迅速控制出血，但生物力学上仍然不足；外固定架在髋臼上缘的置入，生物力学上比在髂棘上置入更强[48]。
- 骨盆 C 形钳具有对骨盆后环直接加压的生物力学优势；在急救情况下，可以不考虑 C 形钳理论上可能导致骶骨骨折过度加压和穿透髂骨的缺点[49]。

对于血流动力学不稳定的骨盆骨折患者，尤其是需要剖腹手术的患者，应首先考虑采用外固定[4, 50-52]。

### 五、腹膜外骨盆填塞的适应证

骨盆填塞推荐用于"危急"患者[47]，因为其可以快速有效地改善血流动力学不稳定（在休克黄金时段内）。因此，主要有以下几个适应证[9, 47, 53, 54]。

第 12 章 骨盆填塞
Pelvic Packing

- 骨盆骨折伴血流动力学不稳定。
- 进行骨盆外固定的同时进行腹膜外骨盆填塞（前路/C 形钳固定）。
- 骨盆骨折相关血流动力学不稳定，血管造影后仍存在出血倾向。
- 休克无反应的患者。

## 六、腹膜外骨盆填塞（PPP）

Pohlemann 和 Tscherne 等对腹膜外骨盆填塞技术进行了详细的说明和解析[3, 30]。腹膜外骨盆填塞技术可以在急诊室[29]、介入室[55]中进行，或者最好在手术室进行[3, 30, 55]。

### （一）定位和消毒

仰卧位进行手术并尽可能暴露并消毒整个胸腹盆区域。如果在急诊室进行填塞，可仅仅消毒局部腹部/骨盆。

消毒暴露的标准范围是从耻骨到锁骨上缘，这样可以进行骨盆填塞、剖腹手术或紧急开胸手术。

### （二）切口

有两种切口。低位正中切口是金标准，切口从脐部开始延伸至耻骨联合（图 12-4）。或使用 Pfannenstiel 切口，当存在肠损伤时，该切口可避免剖腹手术切口侵扰到腹膜外的填充区域，以避免潜在污染。也可以在"比基尼线"水平，做一个 10～12cm 的低位水平切口[55]。

如果需要剖腹手术，选择两个独立的切口有利于骨盆填塞的效果，并互不干扰[56]。剖腹手术切口从剑突开始，直到肚脐下方。腹膜外骨盆填塞技术切口在水平方向（Pfannenstiel）或垂直方向进行，距离耻骨上区域约 6cm[56]。

### （三）腹膜后进入

切开皮肤和皮下组织，辨认清楚白线，由此处分离进入。向旁边牵拉腹直肌，直到可以看到腹直肌鞘的后层（图 12-5）。在耻骨联合附近分开腹直肌暴露 Retzii 间隙（图 12-6）。操作过程中要保持腹膜的完整，在受伤部位通过拉钩牵拉腹直肌，尽可能不对腹直肌进行切割。

### （四）深部的分离

在患侧，受伤本身导致深部间隔的分离。因而，可以通过右侧或左侧膀胱旁间隙利用钝性分离进入骶前区，无须进一步的软组织分离解剖（图 12-7）[30]。

将膀胱牵拉到对侧，触诊耻骨上支。闭孔神经血管束可以清晰地解剖出来，但对于有明显出血的患者，没有必要对其进行辨认（图 12-8）。此

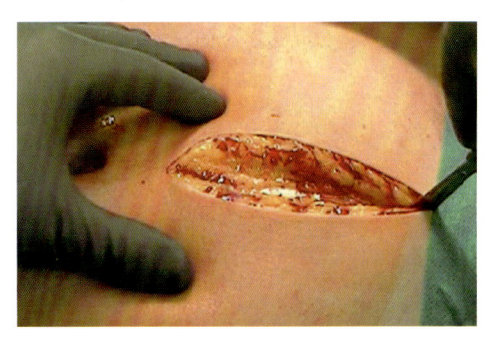

▲ 图 12-4 切口从脐至耻骨联合。这个切口方便日后需要时进行开腹手术

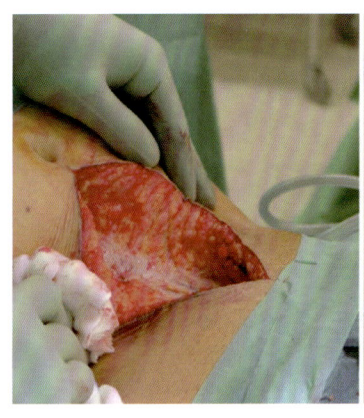

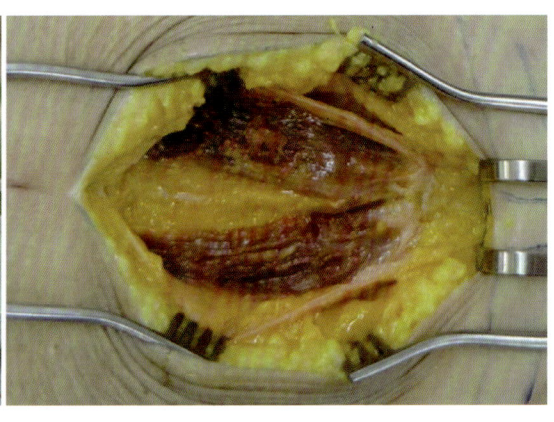

◀ 图 12-5 切口从脐开始至耻骨联合。这个切口方便日后需要时进行开腹手术

骨盆环骨折
Pelvic Ring Fractures

外，髋臼四边体表面位置也无须直视。在靠近骶髂关节的真骨盆缘内侧进行进一步的钝性分离。

出血通常来自真骨盆，因此，骨盆填塞应在该区域实施。

如果在骨盆填塞前进行剖腹手术，则需要保持腹膜远端完整，为腹膜外的填塞提供一定的阻隔空间[29]。

**（五）骨盆填塞的步骤**

在大多数情况下具体的出血来源是无法确定的，出血的来源主要是静脉丛或骨折部位。在导致骨盆外旋的前后挤压伤中，出血源主要见于骨盆前环。通过内旋或使用简单的复位钳闭合骨盆环和膀胱旁填塞操作相对容易，并可以止血。在更不稳定的骨折类型（C型损伤）中，最常见的出血源位于骨盆后部（骶前）区域[30]。

骶前和膀胱旁区域需要使用标准外科填塞物填充（图12-9）。由于骨盆间隙中的血液量，尤其是在危急患者中，骨盆间隙无法清晰显示，因此，骨盆填塞必须尽快实行[56]。

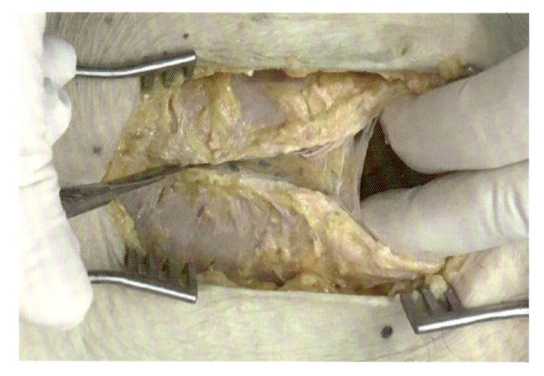

▲ 图12-6 用手指分开耻骨联合后间隙，不要损伤腹膜

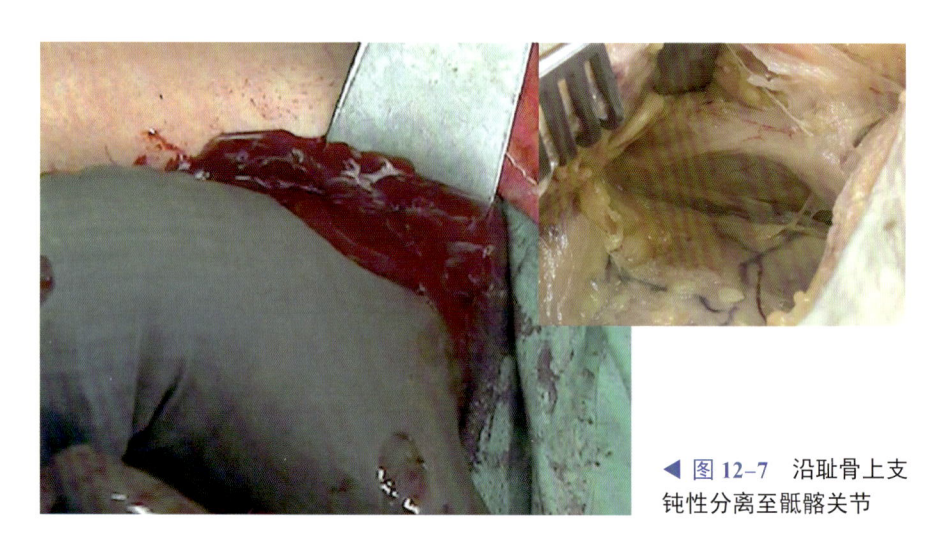

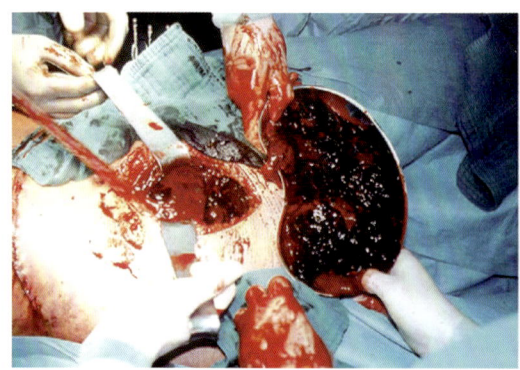

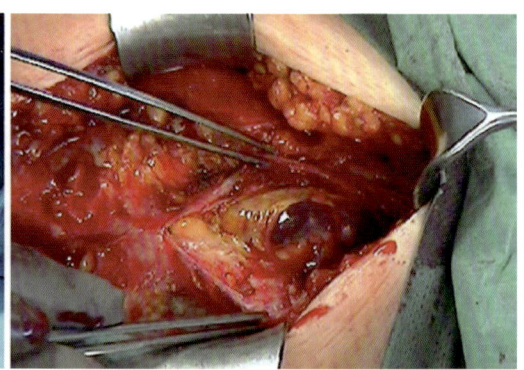

◀ 图12-7 沿耻骨上支钝性分离至骶髂关节

▲ 图12-8 清除血肿后，可见挫伤的膀胱壁

引自 Pohlemann T, Regel G, Bosch U, Stief Ch, Tscherne H. Kapitel 7: Notfallbehandlung und Komplextrauma, p. 99 (Fig. 7.16); in: Tscherne H, Pohlemann T (Ed.). Tscherne Unfallchirurgie – Becken und Acetabulum. Springer Verlag Berlin, Heidelberg, New York, 1998

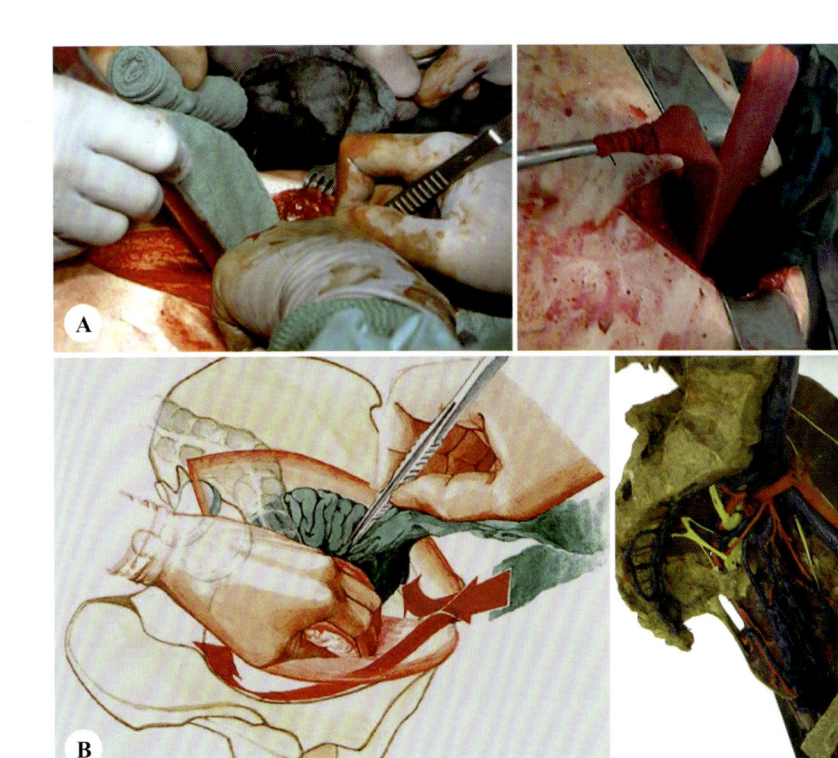

图 12-9 A. 使用标准的外科填塞物进行填塞,从骶髂关节附近开始,然后沿着真骨盆缘,结束于耻骨联合后方;B. 腹膜外骨盆填塞原理示意图

引自 Pohlemann T, Regel G, Bosch U, Stief Ch, Tscherne H. Kapitel 7: Notfallbehandlung und Komplextrauma, p. 100 (Fig. 7.17b); in: Tscherne H, Pohlemann T (Ed.). Tscherne Unfallchirurgie – Becken und Acetabulum. Springer Verlag Berlin, Heidelberg, New York, 1998

在骨盆中放置 2~3 个大块的不透放射线纱布垫,从骶髂关节开始,向后到达耻骨后区域[29, 30]。将纱布垫置于真骨盆中,以压迫骶骨和骨盆附近的髂内血管和骶前静脉丛(图 12-9B)[29]。

> 通常,即使没有出血,也必须解剖对侧部位进行额外的填充。根据临床经验,持续的盆腔出血会导致继发性血肿和血流动力学不稳定。

在开放性会阴部的损伤中,需要额外对该区域进行填充。

要尽可能避免真骨盆表面填充以防股血管受到压迫[55]。通常放置 6~9 个纱布垫在真骨盆中。

如果还未达到血流动力学稳定性,则将纱布垫取出,在更准确位置重新进行骨盆填塞[3, 55]。

如果确定存在有膀胱损伤,则可以根据血流动力学状态考虑一期修复膀胱。

对于合并腹腔内损伤而需要额外剖腹手术的患者,可以在出血控制后进行腹膜外骨盆填塞(图 12-10)。

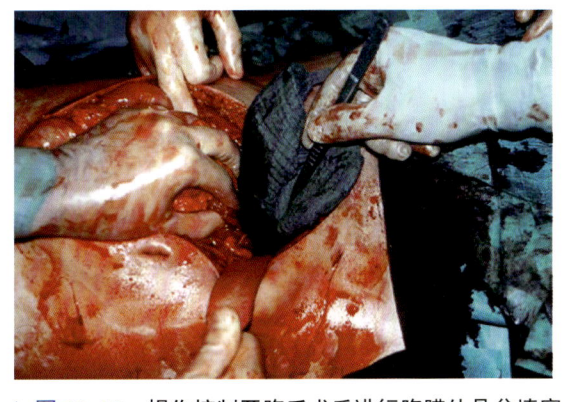

▲ 图 12-10 损伤控制开腹手术后进行腹膜外骨盆填塞

引自 Pohlemann T, Regel G, Bosch U, Stief Ch, Tscherne H. Kapitel 7: Notfallbehandlung und Komplextrauma, p. 100 (Fig. 7.17c); in: Tscherne H, Pohlemann T (Ed.). Tscherne Unfallchirurgie – Becken und Acetabulum. Springer Verlag Berlin, Heidelberg, New York, 1998

### (六)伤口闭合

闭合前,应对填塞物的止血效果进行评估,优化填塞物的放置位置,甚至可以通过直接手术方法对可确认的血管损伤进行外科处理[30]。

尽可能闭合腹白线加强骨盆填塞效应。不需要放置引流管。

在伴有剖腹手术切口的患者中,通常需要保

持腹腔开放，降低发生腹腔间室综合征（abdominal compartment syndrome，ACS）的风险[29]。

### （七）对血管进行栓塞治疗的作用

Tscherne 等指出，对于持续血流动力学不稳定的患者可以考虑对血管进行栓塞治疗[30]。

如果患者血流动力学仍不稳定，且计算机断层扫描（computer tomography，CT）评估显示动脉损伤迹象，即血肿、对比剂外渗、活动性血肿形成等，则可以将患者转移到介入室进行栓塞治疗[9]。

Ron 等建议在无菌条件下取出纱布垫，直接观察髂血管情况，然后选择性对血管进行栓塞。在其后的 48~72h 内完全撤除填塞物[55]。

约 15% 的不稳定患者进行了栓塞治疗[12]。腹膜外骨盆填塞实施后，一旦凝血障碍得到纠正，12h 内进行性出血超过 4 单位，应立即对血管进行栓塞[56]。

### （八）力学稳定

骨盆力学稳定之后再进行腹膜外骨盆填塞是一项金标准，稳定后的骨盆环有助于填塞压迫效果[3, 9, 30, 56]。也有一些人建议在实施骨盆填塞后再进行骨盆外固定[20, 55]。

### （九）第二次检查

24~48h 后需要常规进行第二次检查[3, 29, 30, 55, 56]。如果仍然存在相关的出血，则采用相同的技术重新填塞。对于血流动力学稳定且无再出血的患者，可取下纱布垫，并放置 1~2 个引流管（无负压）随后闭合腹膜。

根据患者的一般状况，可以考虑进行前环稳定，甚至后环稳定。

仍持续性出血的患者可以通过重新填塞进行加强治疗，并在 24~48h 后进行"第三次检查"，或者直接进行血管栓塞。

## 七、腹膜外骨盆填塞技术相关资料

自 1995 年 Pohlemann 等首次报道，后续也有多个病例报道相继公布[14, 19, 26, 57]和回顾[18, 35, 53, 54, 56, 58–61]。

Pohlemann 等详细描述了通过脐下腹膜外途径进行腹膜后骨盆填塞的技术[3]，首次总结了 19 例 C 型骨盆损伤的严重损伤患者进行骨盆填塞的适应证，骨盆用骨盆 C 形钳固定。平均损伤严重程度为 47.4 分（Hannover 多发伤评分），入院血红蛋白为 7.7g/dl。73.7% 的患者进行了腹膜后骨盆填塞以控制静脉出血，约 70% 的存在静脉出血。合并有腹部损伤发生率为 63%。总体而言，这篇报道中患者的死亡率很高，为 58%。

Tscherne 等报道了 15 例 C 型骨盆损伤患者的初始血红蛋白水平均≤8g/dl，每位患者都进行了骨盆填塞[30]。另外，该组患者损伤严重，ISS 评分为 37.4 分，入院时平均收缩压为 63mmHg，平均血红蛋白水平为 5.6g/dl，平均碱缺乏为 –10.1mmol/L。在治疗的第 1h 内，平均需要输血 7.9 单位，入院后 12h 内，平均需要输血 37.4 单位。并且 80% 患者伴有腹部损伤。总死亡率高达 66.6%。

Ertel 等对 41 例急重患者进行了分析，这些患者被诊断为生命体征不稳、严重休克需要进行机械复苏或注射儿茶酚胺，入院后 2h 内输液量均＞12 单位[16]。平均 ISS 为 40.1 分。41 例患者中有 19 例为 C 型骨盆损伤，12 例为 B 型骨盆损伤。合并腹部损伤发生率为 61%。2 例 C 型损伤患者（10.5%）采用骨盆 C 形钳固定，另有 26.3% 的 C 型损伤患者使用了外固定架。危急 C 型损伤患者采取骨盆急诊固定的比例为 36.8%。全组 29.3% 患者行骨盆填塞。总死亡率为 90.2%。2/3（62%）的患者死于无法控制的出血。

对同一组 16 例 C 型损伤患者进行了进一步的分析，其中 10 例患者进行了腹腔内骨盆填塞。该组的平均 ISS 为 38.5，总死亡率为 25%。其中 75% 死于无法控制的出血[17]。并通过乳酸水平、血红蛋白或血细胞比容，分辨出患者急重状态。

Töttermann 等对 18 例血流动力学不稳定的患者进行了分析，平均收缩压为 60mmHg，心率为每分钟 119 次，血红蛋白为 8.8g/dl[29]。其中 17

例伴有多发性创伤。平均 ISS 为 48%，其中 28% 的患者在接受下一步治疗的过程中死亡。从受伤到入院的平均时间为 63min。骨盆通过骨盆布单捆扎或外固定架固定，入院 41min 后，13 例有明显休克症状的患者进行了腹膜外骨盆填塞，入院到手术平均时间为 134min，受伤后住院治疗时间窗为 2.2h。在此期间平均输血 12 单位（每小时 5.3 单位），随后 24h 内平均输血每小时 0.71 单位。术后立即观察收缩压稳定情况，尽管骨盆填塞术后血流动力学稳定，但二次血管造影仍显示有 80% 的患者存在动脉损伤。

骨盆填塞并发症发生率为 11.1%，1 例患者因伤后 3 天内无法取出填塞物而感染，另 1 例患者因意外留下填塞物而引起脓毒症。

由于骨盆填塞技术是一种尚未广泛使用的手术，Bach 等提出了这种手术的教学方法，认为这种手术简单易行，临床实施是可行的[62]。

近年来，这一治疗理念在英美地区也得到了确认。这项技术的发现使治疗方式发生转变。

在 Smith 等所公布的首份研究报道中，2 例二次转运的患者，均接受了骨盆 C 形钳和腹膜外骨盆填塞治疗[26]。2 例患者在进行骨盆填塞前均接受了约 2 单位 /h 的输血。从他们的血流动力学状态来看，两人的血流动力学都处于中度不稳定的状态。Cothren 等报道了另外一个病例[14]。1 例二次转运的 6 岁儿童，在骨盆填塞前接受了 5 单位的血液，并且在填塞后的血管造影中显示没有发现明显的动脉外渗。

Cothren 等随后又报道了一项研究，研究对象为 28 例 B 型和 C 型损伤患者，收缩压均 <90mmHg，均接受 2 单位的血液。ISS 为 55 分。平均首次所测收缩压为 77mmHg，心率为每分钟 120 次。骨盆填塞前通过前方外固定架或后骨盆 C 形钳获得骨盆的力学稳定。初期平均输血每小时 2.9 单位，在 48h 内，32% 的患者需要重新进行骨盆填塞，死亡率为 25%。其中有 1 例患者发生了感染。因此，他们得出结论，骨盆填塞能更快、更直接地解决骨盆骨折的出血，并有效减少输血需求[15]。

也有一些外科医生比较了经导管血管栓塞术（angiographic embolization，AE）和骨盆填塞的效果。Osborn 等报道了在 20 例按照高级创伤生命支持（advanced trauma life support，ATLS）方案输入了 2000ml 静脉（Ⅳ）晶体的患者后仍然需要进行骨盆填塞。虽然这些患者接受了 2 个单位的血液输入，但入院后 6h 收缩压 <90mmHg 时，在骨盆力学稳定的同时直接进行骨盆填塞[23]。填塞组的平均 ISS 为 54.7 分，高于 AE 组。两组的平均入院收缩压（骨盆填塞与 AE）具有可比性，分别为 81.5mmHg 与 75.8mmHg。

患者在入院后平均 45min 内进行了骨盆填塞。这些患者在完成骨盆填塞前均接受了至少 PRBC11.8 单位（平均每小时 15.7 单位），而 AE 组为至少每小时 2 单位（平均每小时 4.2 单位）。与 AE 组相比，骨盆填塞后 24h 内患者的输血需求有减少的趋势（6.9 vs. 10.1 PRBC），而死亡率分别为 25% 和 30%。

中国报道的一些文献中，Gao 等报道了 2 例严重盆腔出血的患者，均通过腹膜后进行骨盆填塞，手术之前使用外固定架进行固定。2 例患者在手术后血流动力学稳定[19]。

Tai 等对 11 例入院后平均 78.8min 接受骨盆填塞的患者进行分析，这些患者入院时的平均收缩压为 99mmHg[63]。骨盆填塞前平均输血 2 单位（每小时 1.5 单位）。手术结束后接下来的 24h 内输血需求量为每小时 0.37 单位。总死亡率为 36.3%，与进行 AE 的患者比较，发现栓塞前的输血需求较高（每小时 3.1 单位），而术后 24h 内的输血率降低（每小时 0.21 单位），但首次收缩压为 61.9mmHg，死亡率较高，为 69.2%。骨盆填塞组有 25% 的患者死于持续性出血，而 AE 组为 33%。

在需要骨盆填塞的患者中，年龄越大，预后越差[15, 29]。

通过对现有文献中 364 例 PPP 患者的总结分析（表 12-2），得出以下结果。

- 大多数患者骨盆环为高度不稳定，其中 73.6% 为 C 型损伤和 25.2% 为 B 型损伤[13,17,21,22,29,30]。
- 填塞组的平均 ISS 为 43 分[13,17,20-22,29,30,55,58,63,64]。
- 入院时的平均收缩压为 76mmHg[20,29,30,55,58,63]。
- 入院时的平均乳酸为 4.5mmol/L[13,17,20,64]，碱剩余为 –9.4mmol/L[13,29,30,58,63,64]。
- 入院时的平均血红蛋白为 8.2g/dl[17,20,29,30,55,63,64]。
- 入院后到 PPP 实施之间的时间间隔为 53.3min[20,21,29,55,58,63]。
- 在入院后的第 1h 内，平均输注了 4.7PRBC[29,30,55,58]。
- 24h 输血需求为 12.3 PRBC[13,29,58,63,64]。
- 观察到总体死亡率为 28%[13,17,20-22,29,30,55,58,63,64]。

## 八、可比性分析

很多作者分析了血流动力学不稳定患者骨盆填塞的治疗效果，并比较了 PPP 和 TAE 的治疗疗效（表 12-3）。

Osborn 等比较了 20 例进行了经导管动脉栓塞术（transcatheter arterial embolization，TAE）和 PPP 的患者[23]。在入院后 PPP 明显实施的更早（PPP 45min vs. TAE 130min），24h 输血量明显减少，甚至死亡率也低于 TAE 组（20% vs. 30%），尽管整体 ISS 都较高（54.7 分 vs. 45.9 分）。

Tai 等比较了 13 例 TAE 患者和 11 例 PPP 患者[63]。从入院到 PPP 实施完成的平均时间为 78.8min，而 TAE 为 139min；PPP 和 TAE 的死亡率分别为 36.3% 和 69.2%。

Li 等比较了 27 例 TAE 患者和 29 例 PPP 患者[21]。ANGIO 组的 ISS 低于 PACK 组（分别为 43 分和 48 分）。TAE 在入院后 102min 后进行，手术时间为 84min（总体为入院后 186min），而 PPP 在入院后 77min 就可进行，手术时间为 60min（总体为入院后 137min，比 TAE 少 50min），并且 TAE 组的总体死亡率较高（TAE 死亡率 18.5%；PPP 死亡率 13.8%）。

表 12-2 腹膜外骨盆填塞（PPP）的患者数据

| 作者 | 年份 | 例数 | ISS | SBP | Lac | BD | Hb | A | B | C | PPP 时间 | EK/1st | EK/24h | 死亡率（%） |
| --- | --- | --- | --- | --- | --- | --- | --- | --- | --- | --- | --- | --- | --- | --- |
| Tscherne | 2000 | 15 | 37.4 | 63 |  | –10.1 | 5.6 | 0 | 0 | 15 |  | 7.9 |  | 66.6 |
| Ertel | 2001 | 20 | 41.2 |  | 5.1 |  | 7.0 | 0 | 4 | 16 |  |  |  | 25 |
| Tötterman | 2006 | 18 | 48.0 | 80 |  | –7.9 | 8.0 | 1 | 6 | 8 | 41.0 | 4.1 | 29 | 27.8 |
| Tai | 2011 | 11 | 40.0 | 99 |  | –10.8 | 11.8 |  |  |  | 78.8 |  | 9 | 36.4 |
| Ron | 2015 | 14 | 29.7 | 63 |  |  | 10.3 |  |  |  | 83.9 | 8.6 |  | 21.4 |
| Froberg | 2016 | 35 | 30.0 |  | 3.4 | –4.3 | 7.1 |  |  |  |  |  | 9 | 25.7 |
| Li | 2016 | 29 | 48.0 |  |  |  |  | 0 | 13 | 16 | 77.0 |  |  | 13.9 |
| Burlew | 2017 | 128 | 48 | 74 |  | –12.0 |  |  |  |  | 44.0 | 4.0 | 11 | 21.1 |
| Jang | 2016 | 14 | 38.8 | 95 | 4.9 |  | 10.4 |  |  |  | 55.0 |  |  | 35.7 |
| Lustenberger | 2011 | 50 | 41.7 |  |  |  |  | 0 | 8 | 42 |  |  |  | 40 |
| Cjiara | 2016 | 30 | 44.9 |  | 5.2 | –4.3 |  | 1 | 9 | 20 |  |  | 13 | 33.3 |

ISS. 创伤严重度评分；SBP. 收缩压；BD. 碱剩余（mmol/L）；Hb. 血红蛋白浓度（gldl）；Lac. 乳酸（mmol/L）；EK/1st. 入院后第 1h 内输血需求；EK/24h. 入院后第 24h 内输血需求

表 12-3  经导管动脉栓塞术与腹膜外骨盆填塞的患者数据比较

| 作者 | 年份 | 发病率 | 年龄 | ISS | SBP | BD | 乳酸 | 时间 | PRBC | 死亡率（%） |
|---|---|---|---|---|---|---|---|---|---|---|
| 腹膜外骨盆填塞 | | | | | | | | | | |
| Osborn | 2009 | 20 | 37.9 | 54.7 | 81.5 | 12.7 | 5.3 | 45 | 11.8 | 20 |
| Tai | 2011 | 11/632 | 51.2 | 40 | 99 | 10.8 | | 78.8 | 2 | 36.3 |
| Li | 2016 | 29/973 | 43 | 48 | | | | 77 | 10.9 | 13.8 |
| Froberg | 2016 | 35/2173 | 43 | 30 | | 4.3 | 3.4 | | | 25.7 |
| 经导管动脉栓塞术 | | | | | | | | | | |
| Osborn | 2009 | 20 | 39.5 | 45.9 | 75.8 | 13.2 | 4.9 | 130 | 9.2 | 30 |
| Tai | 2011 | 13/632 | 44.8 | 42.3 | 61.2 | 14.8 | | 139.5 | 3.2 | 69.2 |
| Li | 2016 | 27/973 | 40 | 43 | | | | 102 | 11.2 | 18.5 |
| Froberg | 2016 | 31/2173 | 46 | 30 | | 5.2 | 3.3 | | | 9.7 |

ISS. 创伤严重度评分；SBP. 收缩压；BD. 碱剩余（mmol/L）

以下几项研究对骨盆填塞组和无骨盆填塞组进行了比较分析。

Jang 等分析了 14 例接受 PPP 治疗的血流动力学不稳定患者，其中 69% 的患者存在 C 型损伤，平均 ISS 为 38.8 分，入院时的平均血红蛋白为 10.4g/dl，乳酸为 4.9mmol/L，在最初 24h 内平均需要输注 23.9 单位的血液。手术开始时间为入院后 55.4min，总死亡率 35.7%。因此明显可知，与非 PPP 组相比，PPP 可以明显降低死亡率（14.3% vs. 37.5%）[20]。

Chiara 等报道了 30 例血流动力学不稳定的患者采用 PPP，其平均碱缺失为 –4.3mmol/L，乳酸为 5.18mmol/L。入院后 24h 内需要输入 13PRBC。其死亡率为 28%，与非 PPP 组（20 vs. 52）相比，有着明显的下降[13]。

在一篇综述中，Hou 等对更多的患者进行了 PPP 和非 PPP 比较分析[65]，尽管 ISS 都较高，但死亡率有着显著差异：骨盆填塞 21.9%，非填塞 46.5%。

从入院到开始实施骨盆填塞的时间间隔较实施 TAE 的时间更短，这可能是骨盆填塞更明显地降低死亡率的原因。但将两者直接进行比较是相对困难的，因为研究对象和出血来源不好比较，还有一些其他原因（如头部受伤和造成的死亡）。

### 结论

对于"情况危急"的患者，建议采用腹膜外骨盆填塞。对于中度不稳定的患者或在休克治疗中力学稳定和骨盆填塞后仍存在持续性血流动力学不稳定的患者，需要血管造影排除动脉损伤，然后选择性栓塞骨盆血管[47]。

# 第 13 章 直接出血控制：血管的损伤控制治疗
Direct Hemorrhage Control: Vascular DC-Treatment

Jan Lindahl　Axel Gänsslen　著

樊仕才　译

假骨盆和真骨盆中的主要血管出血可导致全身血流动力不稳定的严重后果。

因此，掌握对血管损伤处理和骨盆血管解剖的基本知识对处理极端情况和骨盆环不稳定的患者来说非常重要。

在血管外科医生到来之前，骨盆外科医生应掌握以下操作：①股动脉主干损伤控制手术方法；②髂外动脉和静脉损伤控制的手术方法；③髂总和髂内动静脉损伤控制的手术方法。

## 一、股动脉主干损伤控制（DC）入路

位于腹股沟的股三角，上界为腹股沟韧带，内侧界为长收肌，外侧界为缝匠肌。

股动脉主干损伤控制的手术入路应取血管体表走行稍外侧做纵行切口。切口位于腹股沟韧带体表投影（髂前上棘和耻骨结节）中线偏内（图13-1）。切口起自腹股沟韧带稍上方，向远侧直接延长约 10cm（图 13-1）。分离皮下脂肪后，腹壁浅静脉通常在靠近腹股沟韧带的位置被切断。在缝匠肌内侧缘处切开深筋膜后，继续沿血管内侧进行分离，直到暴露动脉和静脉（图 13-2）。显露时应注意保护淋巴管，也可以将其结扎防止淋巴瘘。当然，在紧急情况下，这个步骤就显得并不那么重要了。

通常情况下，即便股动脉损伤了，仍可被触及或直视。

在腹股沟韧带附近显露股动脉可以控制股动脉的近端损伤出血。股动脉主干向外侧分支出旋股动脉升支并在内侧分支出腹壁下动脉。

股动脉向下延伸成为股前动脉并直接分出1～2 条深层动脉，股浅动脉走行于缝匠肌深层，股深动脉自股动脉主干外侧进入大腿肌肉。

动脉损伤一般在钳夹止血后，可直接缝合修复，更多情况下也可通过血管移植修复。

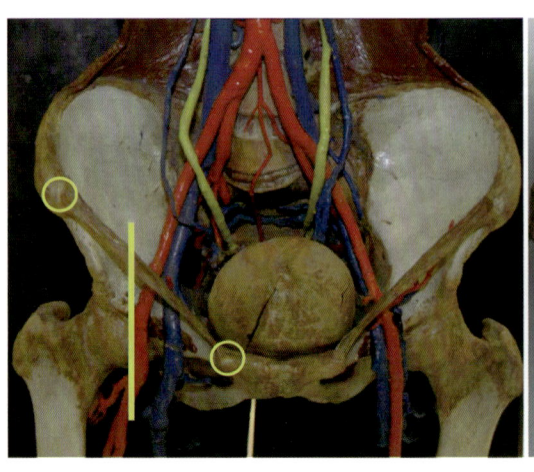

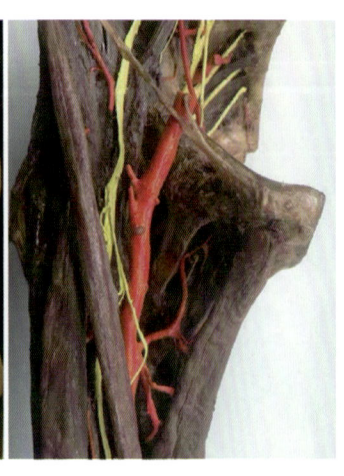

◀ 图 13-1　直接显露股动脉手术切口的解剖标志

对静脉损伤来说，由于它们血管壁极其脆弱，因此更应关注血栓形成和短时间内出血。静脉损伤首先应用手指压迫，由于使用血管夹会增加血管损伤，因此应慎用。

在缺乏血管外科专业知识的情况下，为肢体进行临时分流再灌注是一种较好的替代方法[1-7]。

总体上说，结扎股动脉会带来极高的截肢率，因此绝对不能结扎股动脉[8]。但近年来的经验表明，截肢时是例外[9-11]。

该入路可从头侧延伸至髂外动静脉[12]。经腹膜外延伸做"曲棍球棒"状切口可显露这些血管。向外侧的弧形延伸可以显露到髂嵴上方。

## 二、髂外动静脉损伤控制（DC）入路

如果同侧髂内动脉完好，可以对髂外动脉损伤的患者进行髂外动脉结扎[13]。髂外静脉损伤时可以进行血管重建或结扎。重建后由于静脉内径变窄，术后需要进行抗凝治疗。

髂外血管探查入路是经典的腹膜外入路，它也可以是股动脉探查入路的垂直延伸[14]。这种腹膜外入路一直以来都备受外科医生青睐。在腹股沟韧带上方平行于腹股沟韧带做 10~15cm 长的皮肤切口，与腹外斜肌的肌纤维走行一致，以髂前上棘为起点，到达腹直肌的外侧边界（图 13-3），显露过程中可能需要结扎腹壁浅表血管[15]。

在腹中线附近的切口应在腹股沟内环的外侧，以避免损伤精索。切开皮下脂肪和其他软组织后，切开腹外斜肌腱膜，进而分离拉开腹内斜肌和腹横肌，向外侧打开腹横筋膜后暴露腹膜（图 13-4）。钝性分离腹膜外脂肪和前腹壁后[15]，腹膜和输尿管便可在内侧被辨识。

之后，髂血管相对易于显露（图 13-5），静脉位于动脉的后内侧，使用弯钳（Lahey 钳）分离并穿过血管簇后，使用吊带悬吊标记，便可以使血管簇内外移动[12, 15]。

通过向内上方牵拉腹膜囊及尾侧牵拉切口下缘，可以有效地分别向远近端延展切口暴露范围[15]。

考虑到骨盆或髋臼骨折，腹直肌旁入路可以作为处理这些血管的替代入路。该入路允许同时对骨盆环或髋臼骨折进行首次或二次的固定。

腹直肌旁入路的切口更加倾斜，开始于髂前上棘内侧 3~5cm 处，位于肚脐和髂前上棘连线的中外三等分点（图 13-6）。切口呈曲线延伸至

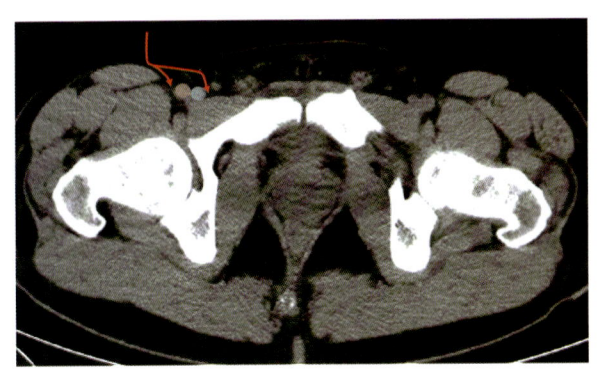

▲ 图 13-2　沿缝匠肌内侧进行解剖

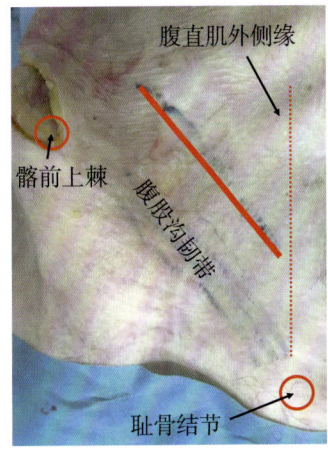

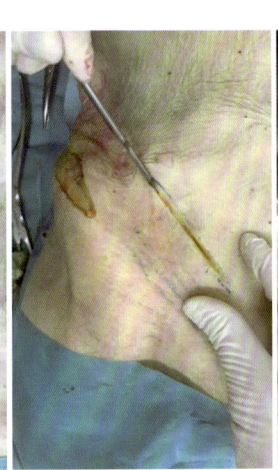

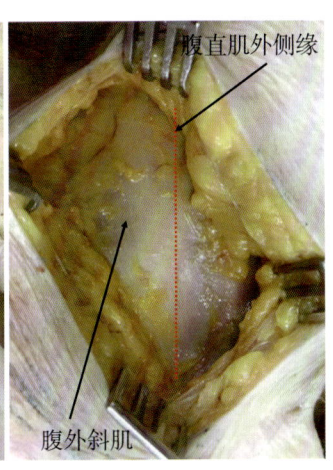

◀ 图 13-3　体表标志，切口及平行腹股沟韧带的浅层解剖

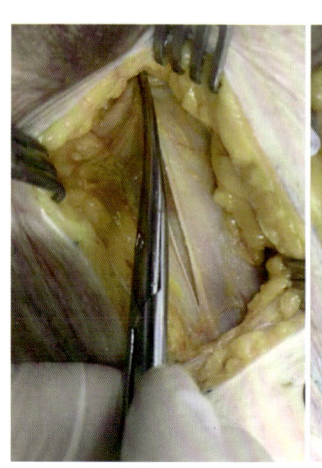

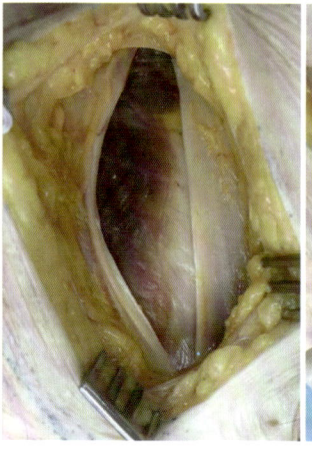

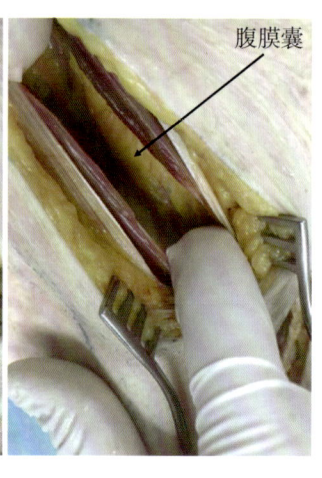

骨盆环骨折
Pelvic Ring Fractures

图 13-4 劈开腹外斜肌腱膜，辨认并推开腹横肌，在外侧打开腹横筋膜（腹膜囊）

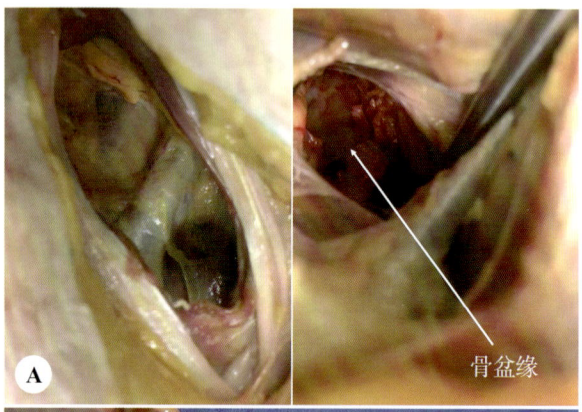

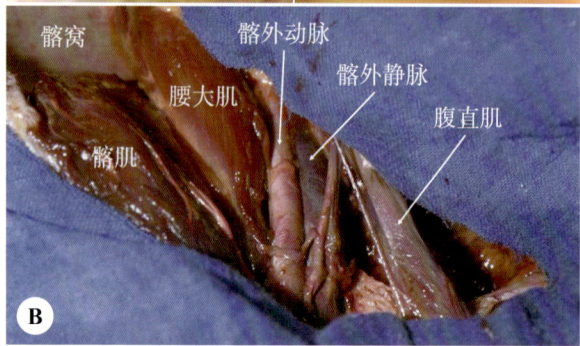

图 13-5 A. 向中间牵开腹膜囊后，可以很容易辨认髂血管束。将髂血管束向内侧牵开可以看见骨盆缘；B. 髂外血管束解剖

髂前上棘与耻骨联合连线中内三等分点[16]。

切开分离皮下组织后，前腹壁筋膜的切口与皮肤切口一致。

切开腹直肌鞘膜，向内侧牵拉肌腹以识别横行筋膜，纵行切开。操作过程中应注意避免损伤壁层腹膜。如上所述，通过腹膜外操作向头端牵拉、移动腹膜囊，髂外动静脉就可以被辨识和牵开，这种解剖与所描述的技术相同（图13-7），在侧面，可以看到髂腰肌。

术中，应注意保护髂腹股沟神经、股神经、股外侧皮神经和生殖股神经。皮肤切口的近端延伸可以显露骶髂关节与腰骶干（在损伤控制时不需要）（图13-8）。将切口向内侧牵拉甚至可以达到髂总血管（图13-9）。

## 三、髂总和髂内动静脉损伤控制（DC）入路

根据最近的指南，髂总动脉损伤的治疗包括紧急分流、直接端端吻合、交替插入大隐静脉或PTFE移植物[13]。结扎导致肢体缺血。静脉损伤可以重建或结扎。重建后，静脉尺寸变窄术后需要抗凝治疗。

一般首选开腹入路，因为髂总与髂内血管损伤通常伴有腹腔内脏器损伤和腹部远端血管的损伤。

经典的损伤控制剖腹探查方法甚至可以达到主动脉远端和下腹动脉。触摸定位骶骨岬后，通过骶骨岬与双侧髂前上棘的假想连线可以投影定位髂总动脉的预期分叉位置。

在髂总动脉水平做腹膜后壁的纵行切口。在这里必须注意输尿管的走行，它从外向内走行，穿过髂总动脉。

髂总动脉和髂内动脉与下方的静脉毗邻密切，这些静脉有损伤的风险，可能会引起灾难性的大出血。

第 13 章 直接出血控制：血管的损伤控制治疗
Direct Hemorrhage Control: Vascular DC-Treatment

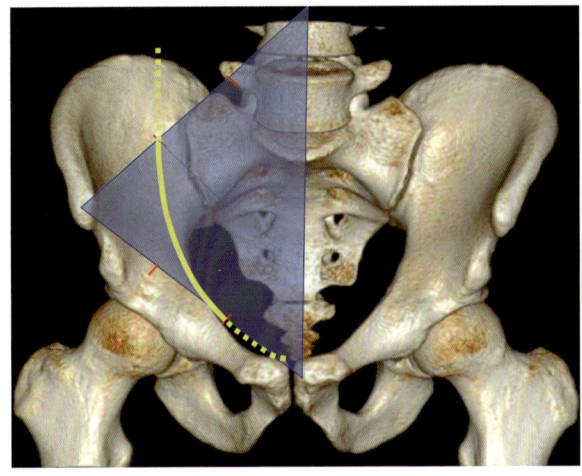

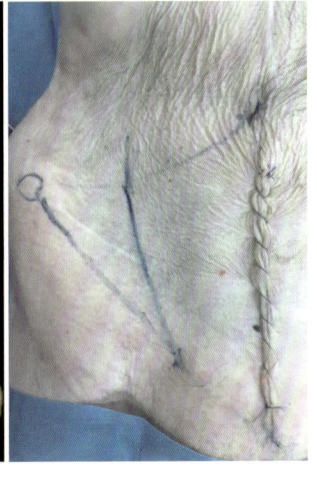

◀ 图 13-6 腹直肌旁入路的解剖标志及皮肤切口示意图

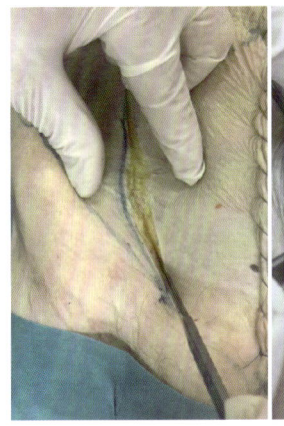

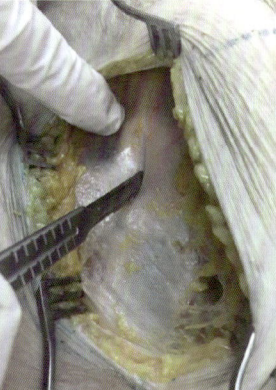

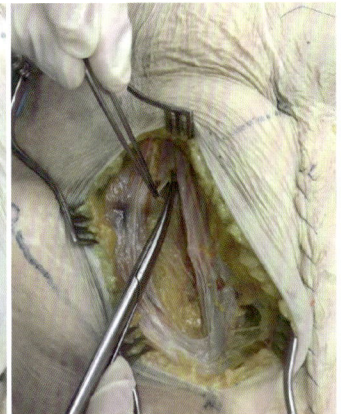

◀ 图 13-7 浅层解剖达到中间的腹膜囊

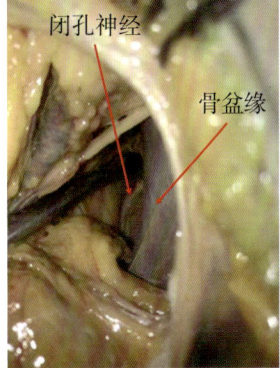

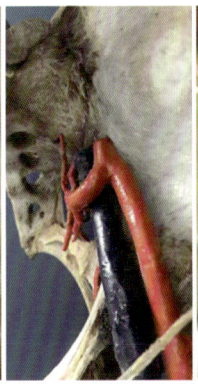

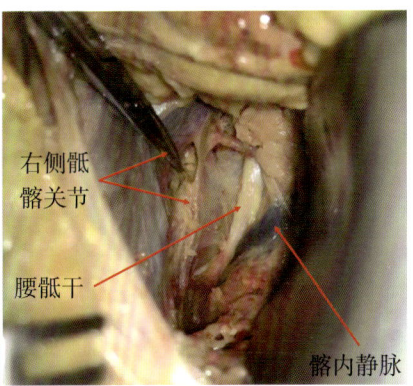

◀ 图 13-8 将髂外血管向中间牵开。辨认髋臼周围的骨盆缘及近端的骶髂关节和前方的血管神经结构，包括髂内血管束

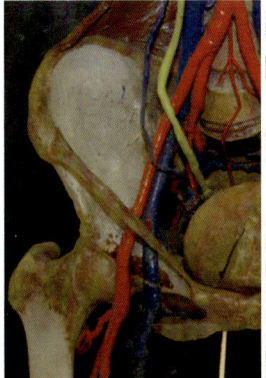

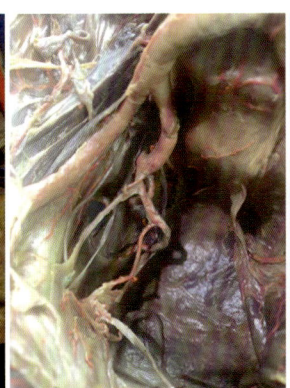

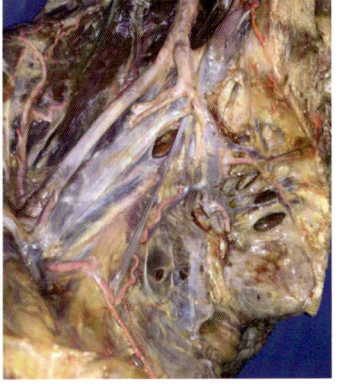

◀ 图 13-9 髂总、髂外、髂内血管与骶骨区的解剖关系。向中间移动髂外血管束可以辨认髂内及髂总血管

133

如果髂内静脉与动脉粘连，则需要用剪刀仔细解剖分离髂内静脉与动脉[14]。也可以使用手指或局部填塞压迫来直接控制出血。

对于血管外科经验较少的医生来说，应考虑行临时血管分流。

**结论**

对于合并血流动力不稳的骨盆环损伤患者，掌握骨盆内大血管手术入路的基础知识对外科医生来说有极大的帮助。

# 第 14 章 急救处理：复苏性血管内主动脉球囊阻断术
## Emergency Management: Resuscitative Endovascular Balloon Occlusion of the Aorta (REBOA)

Axel Gänsslen　Jan Lindahl　著

樊仕才　译

骨盆、腹部和胸部出血属于不可压迫性躯干出血（noncompressible torso hemorrhage，NCTH）。这些位置出血是造成创伤患者过早死亡的主要原因，因此控制 NCTH 能够预防患者死亡[1]。

长期以来，阻断盆腔主干血管是控制急性盆腔出血的常规方法。在急诊剖腹探查时，通常可以选择对髂内动脉进行结扎和临时夹闭主动脉[2,3]。

临床经验表明，由于盆腔内存在丰富的侧支循环，结扎髂内动脉控制盆腔出血效果欠佳[4-8]。

阻断主动脉是控制大出血的一种临时措施。可以在开放、直视下钳夹肾动脉分支以下或胸段主动脉[9]。

早在 20 世纪 50 年代中期，就已经提出了用于控制腹腔内大出血的经皮复苏性血管内主动脉球囊阻断术（resuscitative endovascular balloon occlusion of the aorta，REBOA）的概念[10]。该技术随后也被应用于控制腹膜后大出血或穿透伤的急诊处理[11,12]。

Bühren 首次描述了这种技术在骨盆骨折患者的血流动力学不稳定中的应用[13]。盆腔出血属于不可压迫性躯干出血的第三区（腹主动脉肾动脉分支以下至动脉分叉处）[14]。

如今，REBOA 是在伤后 30~60min 实现确切外科手术止血操作前，控制躯干出血的重要的临时性手段[15]。

即便是在院前急救情况下，该技术也是一个可行的选择[16]。

总的来说，目前研究表明，REBOA 相比损伤控制性开胸行主动脉钳夹手术，在死亡率方面更有优势[17]。

### 一、REBOA 应用原则

REBOA 有两个基本应用原则[18]。
- 在确切损伤控制复苏流程（损伤控制复苏，损伤控制手术）启动之前，对胸部、腹部和（或）骨盆不可压迫性躯干出血患者进行辅助复苏，暂时恢复主动脉血压。
- 紧急维持脑和心肌器官灌注，以暂时纠正生理凝血和血容量异常，直至手术止血。

### 二、REBOA 技术

下面详细讲解了 REBOA 技术，其标准操作步骤如下[14]。
- 建立动脉通道。
- 球囊导管的选择和置入。
- 扩张球囊。
- 排空球囊。
- 移除股动脉鞘管。

### 三、材料

使用时需要一套标准化的工具（REBOA-Kit），包括"导入器"、股动脉鞘管、Seldinger 导丝、闭塞性球囊导管和用于血管暴露和导管固定的外科工具（图 14-1 和图 14-2）。

目前的标准技术是导丝相关的 REBOA 技术。近来，无导丝技术开展也取得了相当的临床效果[21]。

## 四、先决条件

骨盆前后位 X 线是用于评估所选取股动脉区域骨折情况的必要检查，同时通过触诊周围动脉搏动排除所选通道周围的骨盆动脉损伤。

在患者已经完成骨盆外固定装置的情况下，由创伤小组组长决定是否需要取出外固定。理想的情况是外固定装置预留出局部操作空间，并且不影响外固定结构的稳定性[22]。

## 五、适应证

在法国的一项研究中，分析 REBOA 的应用指征是具有极端血流动力学不稳定的"濒死患者"

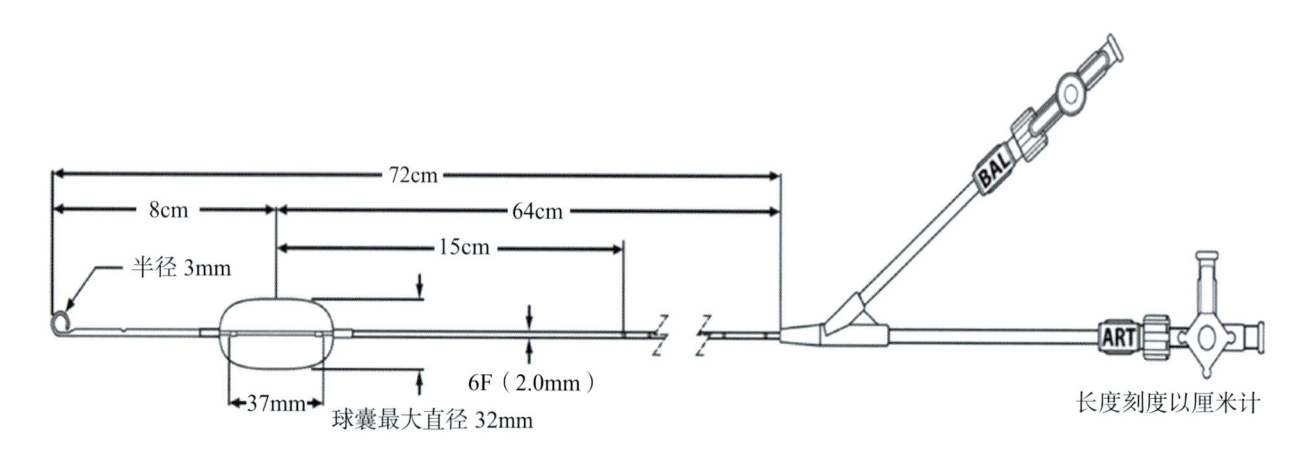

▲ 图 14-1 复苏性血管内主动脉球囊阻断套管示意图
图片来自参考文献 [19]

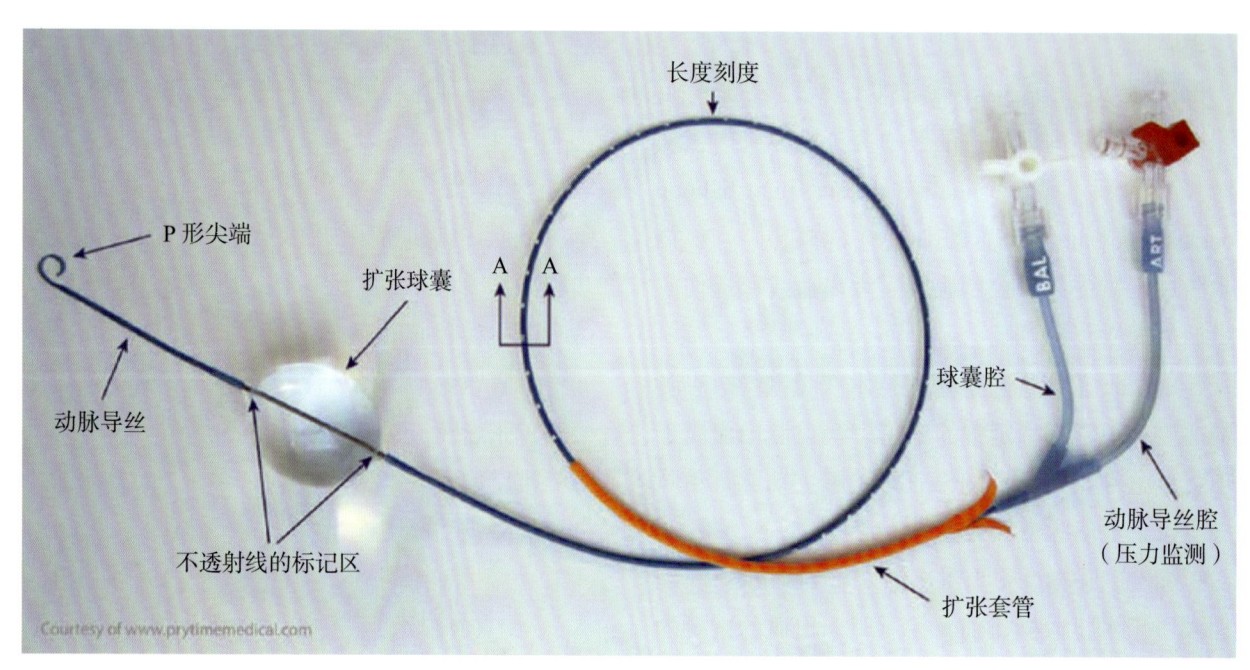

▲ 图 14-2 复苏性血管内主动脉球囊阻断套管
图片来自参考文献 [20]，由 www.prytimemedical.com 提供

(入院时动脉收缩压<60mmHg，经过初步复苏后收缩压仍持续<90mmHg，创伤后心脏骤停和骨盆 X 线阳性征象)[23]。

## 六、血管通道

在处理骨盆骨折出血中采用标准经股动脉通道。目前报道有 3 种途径能够到达股动脉[14, 15]。

- 经皮（超声引导下）Seldinger 通道（图 14-3）。
- 开放股动脉切开（图 14-3）。
- 插入动脉导管后更换导丝导引（需要考虑导丝和鞘管系统的兼容性）。

在紧急情况下，也可以在没有超声引导下经皮插入导丝。基于血流动力学情况，尤其是对于没有脉搏的低血压患者，超声引导对于导丝置入很有帮助。

## 七、躯干出血分区

躯干出血可以分为以下 3 区（图 14-4）。

- Ⅰ区：左锁骨下动脉至腹主动脉段。
- Ⅱ区：腹主动脉至肾动脉分支以下（无可供闭塞位置）。
- Ⅲ区：腹主动脉肾动脉分支以下至动脉分叉处。

在孤立的盆腔损伤中，经创伤重点超声评估（focused assesment of sonography for trauma，FAST）和胸部 X 线检查（甚至 CT 检查，取决于血流动力学状态），排除其他的腹腔或胸腔内出血源后[24]，在主动脉分叉处进行动脉阻断就足够了。

当合并盆腔及腹腔内出血时球囊应该置于Ⅰ区。Ⅱ区是置入禁区，因为其同时阻断了腹腔及肠系膜上动脉，存在肠系膜缺血的风险[14]。

区分不同区域出血对于 REBOA 应用具有实际指导意义，比如孤立的骨盆骨折出血中（Ⅲ区），小直径球囊阻断就足够了，因为主动脉分叉后，球囊能够抵抗住脉压搏动[14]。

作为对比，在Ⅰ区放置的球囊则需要更大的直径和更长的鞘管（45～60cm），鞘管必须被引导至胸主动脉。

## 八、开放血管

用合适大小的针穿刺股动脉后，置入导丝。导丝应该能够在血管内无阻力前进。如果选择的是较短的鞘管，也可以在没有透视的情况下插入。Ⅰ区的鞘管应该在透视监视下置入。

如果考虑用现有动脉导管"重新布线"，建议使用 2 倍于现有长度的导丝[14]。

在孤立骨盆损伤中，需要将 1 个 10～15cm 鞘管插入股动脉和髂外动脉。

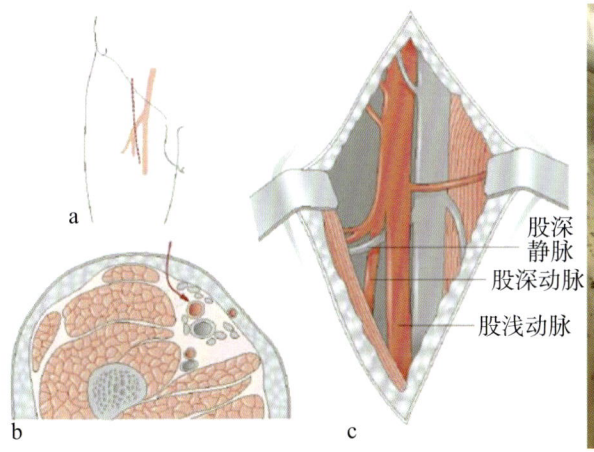

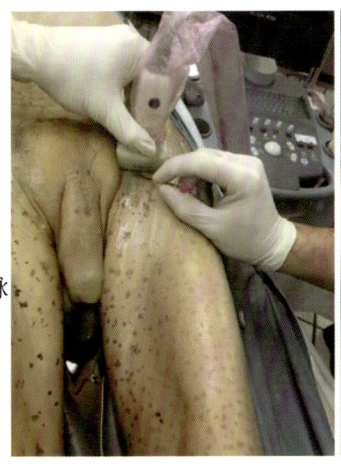

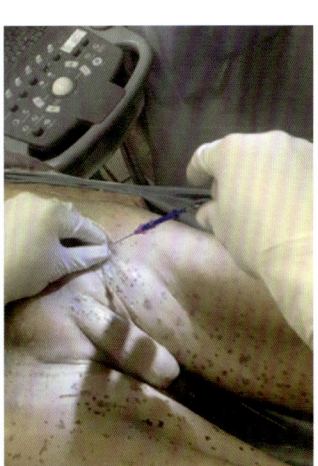

▲ 图 14-3 开放 * 和经皮经股动脉应用复苏性血管内主动脉球囊阻断术

*. 图片引自 Eric Wahlberg, Pär Olofsson, Jerry Goldstone (Ed.): Emergency Vascular Surgery—A Practical Guide, 2007 Springer

## 九、置管标志

确定一些解剖标志有助于我们准确的插入鞘管（图 14-5）。

- Ⅰ区：鞘管位于第 12 肋上缘和胸锁关节远端之间[14]；球囊导管的长度可以通过穿刺点到胸骨中部的距离估计[25]，或者短于穿刺点到胸骨上切迹的距离，长于穿刺点到剑突的距离[26]；X 线片上，Ⅰ区 REBOA 应位于 $T_4 \sim T_{12}$ [27]。
- Ⅲ区：可以根据穿刺点到肚脐的距离估计球囊导管的长度；X 线片上球囊最佳位置位于 $L_2$ 以下水平[27]；通过超声可以监测到主动脉搏动将球囊推到分叉处[28]。

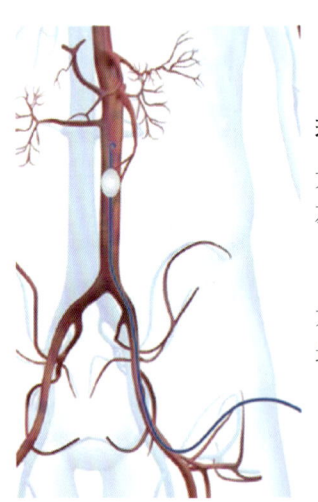

## 十、置入球囊

球囊置入深度由出血区域决定。

- Ⅰ区：通过内鞘置入一根长 260cm，直径 0.035 英寸导丝（图 14-6），在透视引导下进入胸部区域，直到尖端到达主动脉弓远端；应控制置入导丝深度，避免导丝脱位，避免潜在的冠状动脉或脑血管损伤；然后在金属丝上更换鞘管（导丝不脱位），更大更长的鞘管能够引导球囊进入胸主动脉。在这部分操作中，必须进行透视评估；之后在透视下将球囊推至目标区域（图 14-7）[14]。
- Ⅲ区：应该插入更大更短的鞘管，以便在透视下观察球囊到达主动脉下部。

## 十一、扩张球囊

应该按照推荐容量对球囊进行扩张。

- Ⅰ区：使用大容量注射器在透视控制下于球

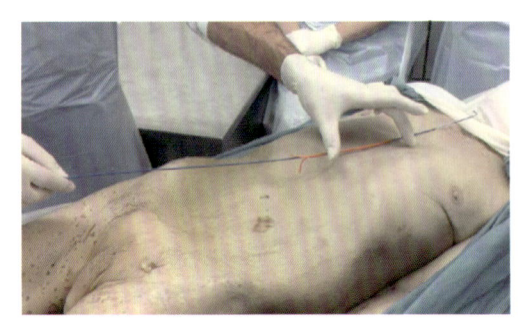

**球囊到达区域**

大动脉Ⅰ区
左锁骨下动脉到腹主动脉

大动脉Ⅲ区
最低的肾动脉到主动脉分叉

▲ 图 14-4 主干部出血的分区：Ⅰ区及Ⅲ区可以使用复苏性血管内主动脉球囊阻断（REBOA）技术，避免在Ⅱ区使用该技术
由 www.prytimemedical.com 提供

▲ 图 14-5 预估导管长度

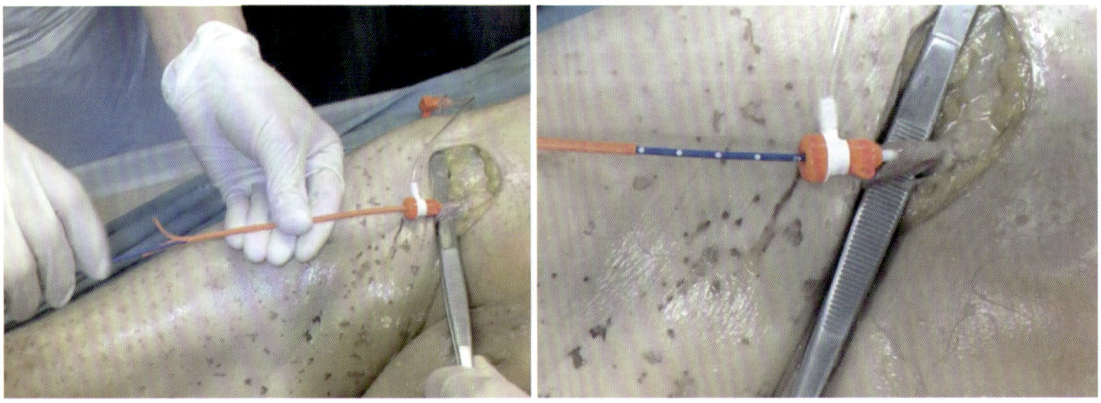

▲ 图 14-6 置入 REBOA 导管：插入 45cm 至Ⅰ区

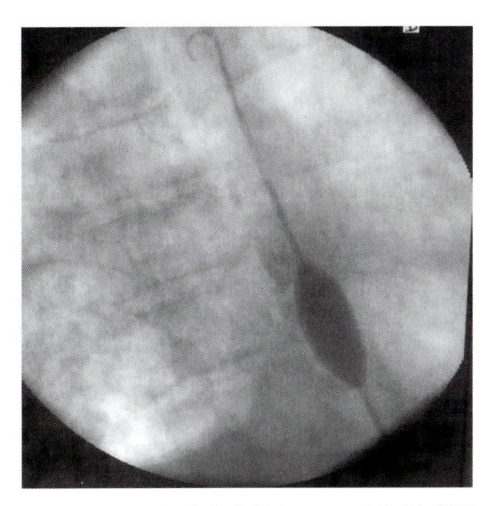

第 14 章　急救处理：复苏性血管内主动脉球囊阻断术
Emergency Management: Resuscitative Endovascular Balloon Occlusion of the Aorta (REBOA)

▲ 图 14-7　在球囊内注入 4ml 对比剂后通过影像透视控制球囊位置

囊内注入 8～9ml 无菌生理盐水和对比剂，直到球囊外形由凸形变为更平行的轮廓；在收缩期可见到"蘑菇帽"[14]；在这个步骤中，一名助手应将球囊、鞘管和导丝保持在适当位置；当血压恢复后，球囊有向尾端移位的风险。

- Ⅲ 区：球囊扩张通常只需要更小的体积（4～5ml）；在透视下扩张球囊后，主动脉搏动常将球囊推向主动脉分叉处[28]。

**注意**：操作过程应避免引起过度的炎症反应，因为这会导致主动脉内膜损伤甚至主动脉破裂；临床上，球囊远端的有创血压监测应显示出脉搏曲线消失[15]。

### 十二、监测

在整个过程中助手应当持续关注并报道平均动脉压、球囊位置和扩张情况。

Ⅰ 区球囊也可以通过经食管超声[15] 或超声[29] 监测。Ⅲ 区球囊通过超声监测[15]。可以通过缝线或封闭敷料进一步保护球囊[14]。

### 十三、排空球囊

球囊排空应该由置入球囊的外科医生执行，助手将球囊、鞘管和导丝固定在其位置。

**注意**：在经过长时间球囊扩张或复苏不完全时，由于冲刷的代谢产物和酸中毒，排空球囊会导致缺血再灌注损伤。当患者出现低血压、高血钾和代谢性酸中毒时，预期可出现再灌注综合征。

因此排空球囊应该是循序渐进的。建议在血流动力学反应控制下逐毫升排空球囊，或维持球囊打开 5min 后球囊水平下方收缩压增加不超过 50%[15, 30]。

即使在这个原则指导下，主动脉开放 30min 后临床上仍然可以观察到缺血再灌注问题[31]。因此，后续应当采取各种抗休克治疗手段。建议每 5～10min 定期评估血气、电解质和凝血功能［旋转血栓弹力图（rotational thromboelastometry, ROTEM）][15]。

取出排空球囊和导管后，应将肝素钠盐水冲入鞘管内，对于大直径鞘管，需要采用腹股沟纵行或横行切口切开股动脉来移除鞘管。因此产生的动脉切口应该采用标准的方法对其缝合[14]。

### 十四、并发症

文献中报道入路或球囊相关的局部并发症较为少见[20, 32-34]。文献中报道的球囊移位、感染、腹膜后血肿和球囊破裂等并发症，发生率都远低于 1%[35]。

全身性并发症与血流阻断时间相关，因为必须考虑初始血流动力学不稳定的潜在损伤相关后果。血流阻断时间应该尽可能缩短。

Ⅰ 区的最大阻断时间应该控制在 60～90min，而Ⅲ区则允许更长的阻断时间[16, 18, 19, 36, 37]。

为了给手术止血争取更长的时间，在 REBOA 相关血流动力学稳定后，应该在急诊室启动损伤控制流程[15]。

最近研究提出部分 REBOA[30]（partial REBOA,

pREBOA）的概念可延长阻断时间，且对并发症和死亡率没有负面影响[34, 38-40]。

## 十五、REBOA 在骨盆骨折中的应用效果

Martinelli 等率先使用 REBOA 控制骨盆骨折相关出血[28]。在 13 例患者中，球囊充分放置后，观察到平均收缩压（systolic blood pressure, SBP）升高了 70mmHg。总的生存率为 46%。

在 24 例钝挫伤患者中，对腹腔积血和（或）骨盆环骨折患者行 REBOA 手术。收缩压显著增加了 46mmHg。总的死亡率为 41.7%[34]。

日本报道了 10 例骨盆骨折患者应用 REBOA 后总的生存率为 40%[41]。

法国报道了 32 例患者，总的生存率为 40.6%。REBOA 使收缩压从 60mmHg 增加到 115mmHg。存在 19% 的血管并发症。34% 的患者需要肾透析治疗，近 1/2 的患者出现严重的横纹肌溶解[23]。相比之下，Tsurukiri 报道的存活率只有 25%[42]。

Moore 比较了不同创伤和非创伤患者接受 REBOA 初始治疗的情况。对于入院时有生命体征及盆腔出血，行Ⅲ区 REBOA 的患者，报道的最高生存率为 53.8%。在 17 例Ⅲ区出血患者中，70% 的患者转移到手术室进行骨盆填塞或剖腹探查术，30% 进行血管造影。

在最近的 Meta 分析中，明确了 REBOA 在创伤中的作用[44]。865 例患者的总死亡率为 63%。97% 的患者通过经皮入路进入股动脉，占 REBOA 的 79.7%（20.3% 切开入路）。平均阻断时间为 52min，对血流动力学有显著影响，收缩压平均升高 79.8mmHg。Ⅲ区平均阻断时间更长，为 68min。

## 十六、REBOA 在骨盆骨折中的应用指南

REBOA 已经整合到目前的创伤救治指南中。然而，在过去 10 年中，多发创伤指南通常包括初级全身计算机断层扫描（computer tomography, CT）检查并已抛弃了传统的 X 线检查，而 REBOA 指南回到了经典的高级创伤生命支持（advanced trauma life support, ATLS）流程，包括常规的胸部和骨盆 X 线片和（扩展的）创伤重点超声评估（FAST），可立即发现可能危及生命的躯干出血源[43, 45, 46]。

以上三种标准都没有包括 CT 评估，因为 REBOA 的适应证是高度不稳定的患者。这一特定群体属于"濒死患者"。

目前，尚无共识性文献发表。因此，目前公认的规范如下。

依据 ATLS 流程，骨盆前后位 X 线是丹佛健康医疗中心处理合并血流动力学和力学不稳定骨盆骨折的依据[45]。该标准操作包括将骨盆填塞和 REBOA 技术，应用于初级血流动力学稳定的患者。如果选择 REBOA，则应在骨盆环力学稳定之前进行该手术，之后应用骨盆填塞结合骨盆外固定技术。

Houston 流程的基础是识别 ATLS 部分或无反应患者中潜在的主动脉、腹内或相关的盆腔损伤[43]。在这个特定的患者组中，无论是为了动脉血压管理，或是为了 REBOA 的置入，所有患者在急诊科都已经备好股动脉通路。诊断评估包括胸部、骨盆 X 线片和 FAST。

最近德国的 REBOA 流程对贯穿损伤和钝性损伤机制进行了区分。所有患者都准备了股动脉通路，并根据大量输血和 ATLS 规范进行治疗。胸部 X 线片和胸部 FAST 检查排除心脏或胸内主动脉损伤后，进行腹部 FAST 评估，检测腹腔损伤。腹腔检测到流动液体则在Ⅰ区应用 REBOA。接下来进行骨盆前后位 X 线检查。如果存在开书型损伤或骨盆复杂骨折/脱位，则行Ⅲ区 REBOA。有趣的是，这里并没有关于骨盆力学稳定的建议[46]。

骨盆 X 线检查及相关诊断评估流程见图 14-8 至图 14-10。

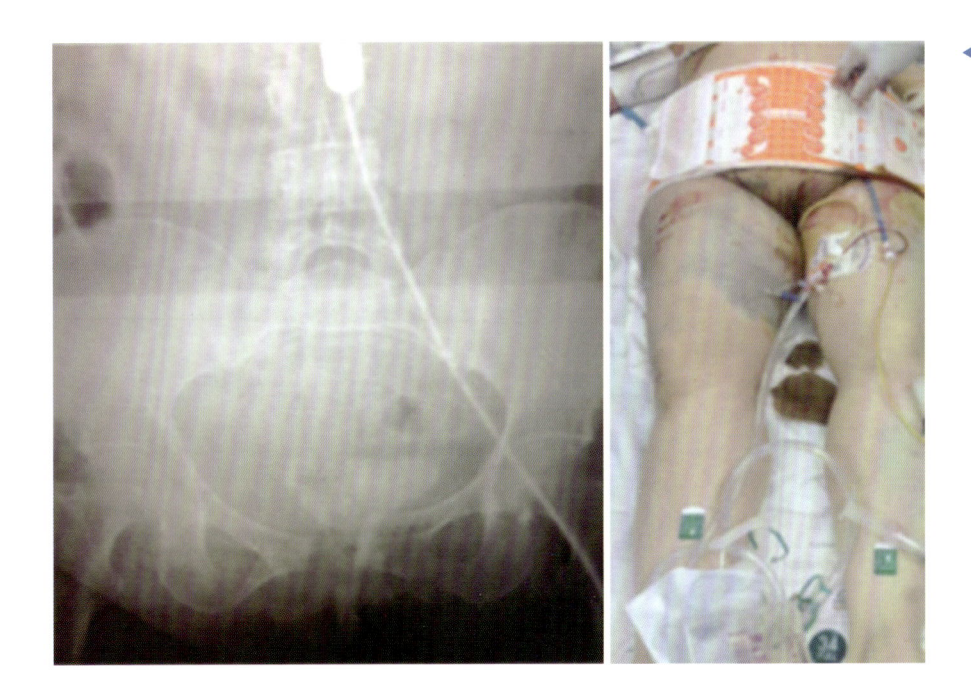

第 14 章 急救处理：复苏性血管内主动脉球囊阻断术
Emergency Management: Resuscitative Endovascular Balloon Occlusion of the Aorta (REBOA)

◀ 图 14-8 骨盆 X 线检查

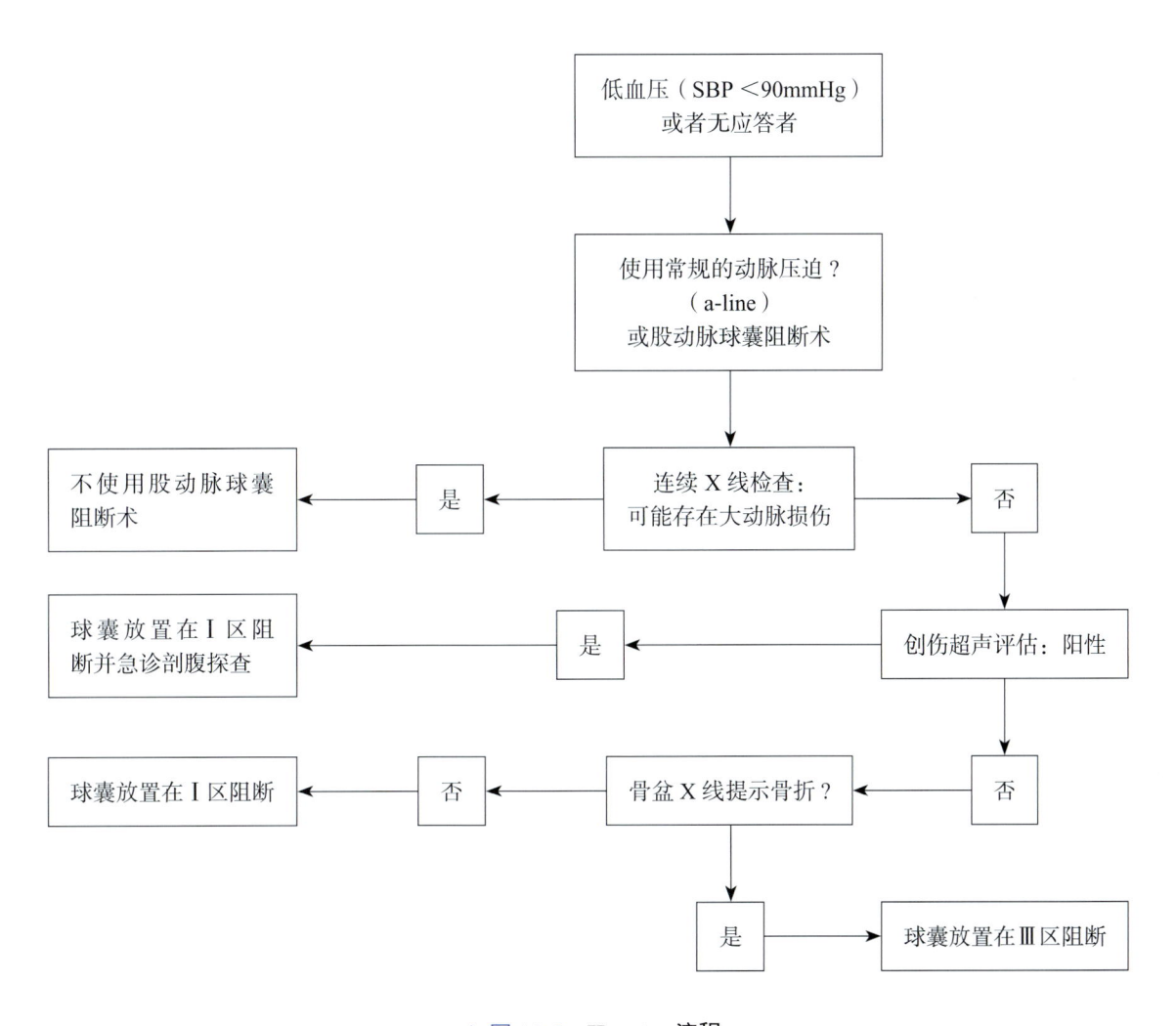

▲ 图 14-9 Houston 流程

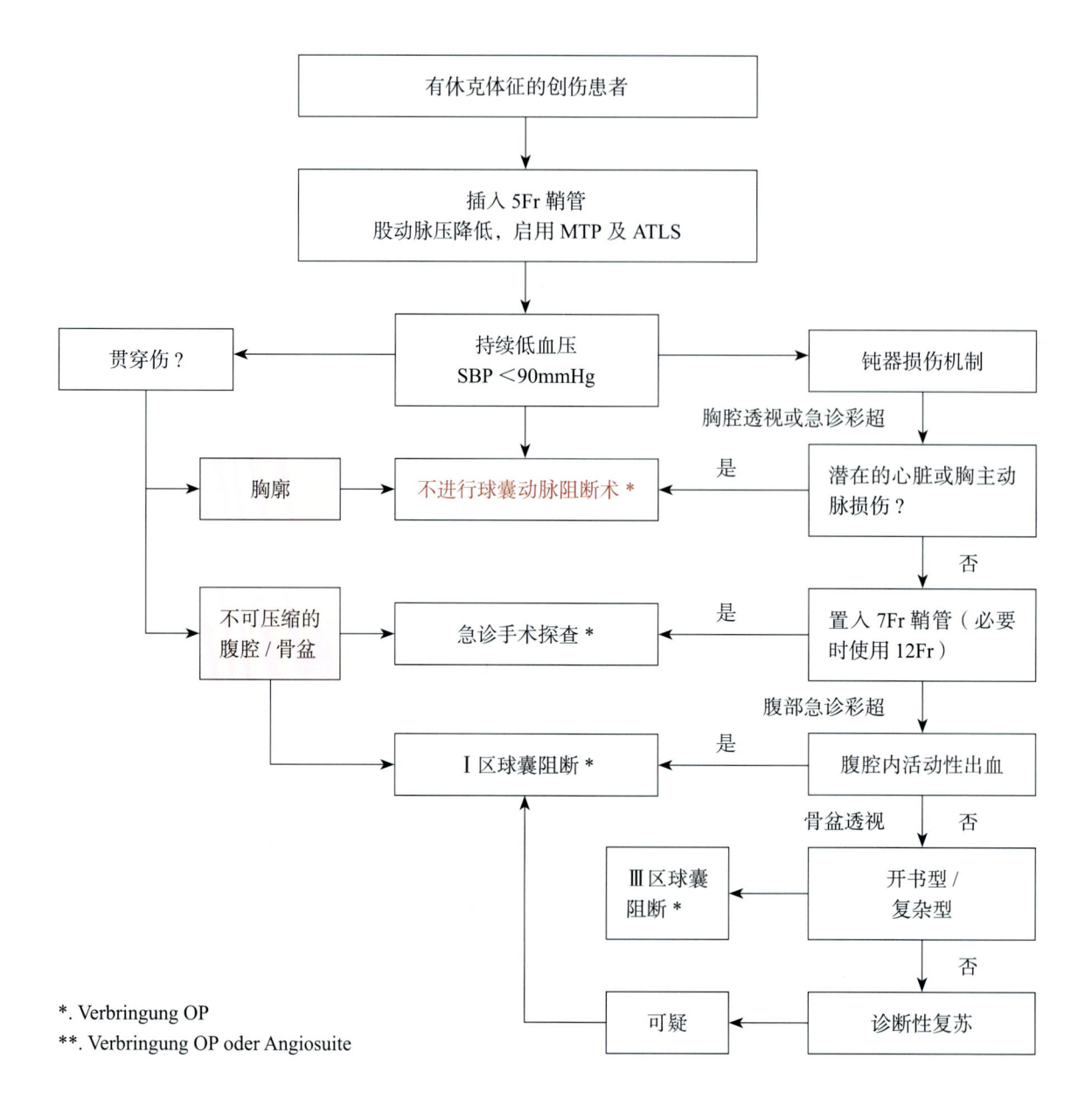

# 骨盆环骨折
Pelvic Ring Fractures

```
                    ┌──────────────────┐
                    │ 有休克体征的创伤患者 │
                    └────────┬─────────┘
                             ↓
                    ┌──────────────────┐
                    │     插入 5Fr 鞘管     │
                    │股动脉压降低，启用 MTP 及 ATLS│
                    └────────┬─────────┘
                             ↓
  ┌────────┐        ┌──────────────────┐        ┌──────────┐
  │ 贯穿伤？ │←──────│   持续低血压      │──────→│ 钝器损伤机制│
  └───┬────┘        │  SBP ＜90mmHg     │        └────┬─────┘
      │             └────────┬─────────┘             │胸腔透视或急诊彩超
      │                      ↓                       ↓
  ┌───┴────┐      ┌──────────────────┐  是    ┌──────────┐
  │  胸廓   │────→│ 不进行球囊动脉阻断术* │←──────│ 潜在的心脏或胸主│
  └────────┘      └──────────────────┘        │ 脉损伤？    │
      │                                       └────┬─────┘
      │                                            │否
      ↓                                            ↓
  ┌────────┐      ┌──────────┐   是      ┌──────────────┐
  │不可压缩的│─────→│急诊手术探查*│←──────────│置入 7Fr 鞘管（必要│
  │腹腔/骨盆 │      └──────────┘           │ 时使用 12Fr） │
  └────────┘                              └────┬─────────┘
                                               │腹部急诊彩超
                                               ↓
                  ┌──────────┐   是      ┌──────────┐
                  │ Ⅰ区球囊阻断*│←──────────│腹腔内活动性出血│
                  └──────────┘           └────┬─────┘
                       ↑                      │骨盆透视  否
                       │                      ↓
                       │              ┌──────────┐
                       │  ┌──────────┐│ 开书型/   │
                       │  │Ⅲ区球囊   │←│ 复杂型    │
                       │  │阻断*     ││          │
                       │  └──────────┘└────┬─────┘
                       │                   │否
                       │              ┌────┴─────┐
                       └──────────────│  可疑   │←──│诊断性复苏│
                                      └──────────┘  └─────────┘
```

*. Verbringung OP
**. Verbringung OP oder Angiosuite

▲ 图 14-10 **REBOA 流程**
MTP. 大量输血方案；ATLS. 高级创伤生命支持

## 结论

REBOA 只是一种用于稳定心脏循环的临时措施，作为损害控制外科概念的一部分，随后应进行明确的外科出血控制[47, 48]。Ⅰ区 REBOA 术后 45min 内应行确定手术来维持血流动力学稳定（图 14-11），否则死亡率将增加到不可接受的程度。在Ⅲ区，通常可以接受较长的球囊充盈时间，特别是当部分闭塞或执行球囊间歇性充放时[49]。对于"濒死"患者，立即开始 REBOA 治疗与患者死亡率有高度相关性[50]。

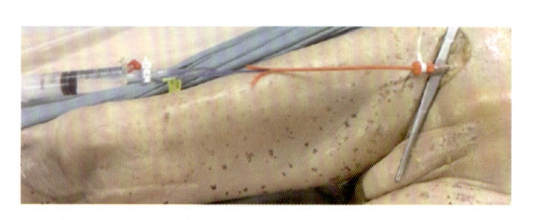

▲ 图 14-11 使用 **REBOA** 技术后的大体外观

# 第 15 章 间接控制出血：血管造影 / 血管栓塞
## Indirect Hemorrhage Control: Angiography/Embolization (AE)

Jan Lindahl　Axel Gänsslen　著

樊仕才　译

一直以来，在钝挫伤引发骨盆损伤救治中，快速评估和控制出血始终是急诊创伤管理的挑战。在合并骨盆环损伤的多发伤患者中，大量失血被认定是伤后 24～48h 内患者死亡的主要原因[1-7]。这个时间段的治疗与患者的存活率直接相关[8]。因此必须尽早发现动脉出血，以防止进一步的出血相关并发症的发生。

血流动力学不稳定的骨盆环损伤患者，急救处理着重于控制出血和积极抗休克治疗。然而，在入院时，导致休克的出血来源往往很难及早发现[9]。血流动力学不稳定的骨盆骨折患者的最佳治疗方案在各不同医疗机构中存在显著差异[10]。

世界急诊外科学会推荐了 4 种盆腔大量出血的控制方案，包括骨盆环的闭合复位与临时固定、腹膜外骨盆填塞（preperitoneal pelvic packing，PPP）、复苏性血管内主动脉球囊阻断术（resuscitative endovascular balloon occlusion of the aorta，REBOA）、经导管血管栓塞术（angiographic embolization，AE）[11]。近年来，随着这 4 种技术的普及，严重骨盆损伤的死亡率已经显著降低[12]。

当前的创伤管理共识基于以下理念：快速控制外部和内部的出血；预防致命的三联征（酸中毒、体温过低和凝血障碍）；控制危急实验室指标（如血红蛋白、血小板、pH、碱剩余、乳酸、血清钙）；合理成分输血；维持组织灌注；药物治疗[13, 14]。

从 20 世纪 70 年代开始，经导管血管栓塞术已用于控制盆腔动脉出血[15]。

血管造影可以准确识别出血源，而选择性的经导管血管栓塞术（AE）可以有效治疗动脉出血[16-22]。然而，对于伴有腹膜后大量出血的骨盆骨折，血管造影的适应证、手术时机及顺序，目前尚无明确的共识。

### 一、骨盆骨折相关出血

严重的骨盆损伤，动静脉出血风险极高[23-25]。患者到达时一旦出现低血压（SBP <90mmHg），其死亡率会大大增加（表 15-1）。然而，骨盆骨折既可能由低能量损伤引起，也可能是高能量损伤引起；有时候是单一的损伤，有时候伴有身体其他部位的损伤。在多发伤患者中，由于损伤分布和损伤严重程度差异较大，因此，血流动力学不稳定也可能是由出血以外的情况引起的。约10% 的骨盆骨折患者住院时的特征都表现为血流动力学不稳定[36]。

其中盆腔出血量可能较大[19, 37]。骨盆骨折相关的出血通常可直接起源于松质骨表面和骨折线边缘[24, 38]，也可能来源于腹膜后骶前静脉丛损伤[13, 38] 或髂内、髂外动静脉系统[6, 17, 19, 24, 37, 39, 40]。

骶前静脉丛位于骶骨和骶髂关节的前面，因此，在损伤累及骶髂关节后方复合体的骨折时，往往伴有骶前静脉丛的损伤。当血管壁薄弱的骶前静脉丛受损时，流出的血液会进入腹膜后。腹膜后是一个相对封闭的空间；因此，当间室内压

**表 15-1** 钝性盆腔创伤患者出血和死亡率的预测因素

| 危险因素 | 参考文献 |
| --- | --- |
| **A. 血流动力学和实验室参数** | |
| 收缩压（<90/100mmHg） | [2–4, 19, 26, 27] |
| 脉率（每分钟 100~130 次或以上） | [2, 23] |
| 低血红蛋白浓度 | [3, 4, 27] |
| 血细胞比容（30 或更少） | [23] |
| 碱剩余 | [17, 27] |
| 血乳酸水平高 | [28] |
| 输血需求 | [3, 4, 7, 26] |
| **B. 患者相关方面** | |
| 年龄 | [2, 6, 7, 26, 27, 29] |
| 性别（男性） | [4] |
| **C. 骨折相关的方面** | |
| 骨盆骨折类型 | [1, 3, 4, 6, 26, 29–31] |
| 骨盆环的损伤机制 | [26, 30–32] |
| 骨盆骨折的移位程度 | [23, 26] |
| **D. 受伤的模式和严重程度** | |
| 创伤严重度评分（ISS） | [3, 4, 7, 26, 29, 33–35] |
| 修订后的创伤评分（RTS） | [7, 27] |
| 头部损伤 | [3] |
| 昏迷等级（GCS） | [7] |

经许可转载，引自 Jan Lindahl, Management of Pelvic Ring Injuries, Thesis, University of Helsinki, Helsinki, Finland 2015

力超过静脉压且患者的凝血状态保持在可接受的范围内[41]，静脉丛出血会自行停止[13]。而动脉出血的填塞止血效应有限，易出现低血容量性休克。此外，腹膜后空间巨大，自横膈膜到真骨盆，可以容纳几升血液。

严重的静脉出血其实比大家所认知的更多见，但是目前大多数治疗流程可能高估了动脉出血的重要性和发生率，而低估了静脉出血的重要性[40]。

- Rothenberger 等发现继发于骨盆骨折的大血管损伤的 12 例患者中，11 例伴有静脉损伤，只有 5 例出现动脉损伤[6]。
- Ertel 等分析了 14 例血流动力学高度不稳的骨盆环损伤患者，其中 13 例被查出有静脉丛出血，但术中未观察到动脉损伤[28]。
- Kataoka 等分析了一批主干静脉损伤的患者，在栓塞治疗成功后，发现 11 例患者中的 9 例都是相关的静脉出血[37]。

一项"开书型"骨盆损伤的尸体模型研究显示，5cm 的耻骨联合分离会导致 60% 的髂腰静脉损伤，但不会发生动脉损伤[42]。

髂内动脉是盆腔内结构的主要动脉血供。该动脉长约 4cm，起源于骨盆缘（终线：$L_5$~$S_1$ 椎间盘水平）上方的髂总动脉，在骶骨外侧的前方。然后下降到坐骨大孔的上缘（图 15-1），在真骨盆缘分出主要分支。严重的骨盆创伤可能会破坏髂内动脉主干[17, 19]、髂总动脉或髂外动脉[6, 17, 39]。髂内动脉最大的两个分支——臀上动脉和臀下动脉的损伤是大出血的常见原因。因为臀上动脉穿过坐骨大孔的上部，所以在骨折累及骶髂关节时容易损伤（图 15-1）。在真骨盆中，主要的出血可能源于闭孔动脉，该动脉沿骨盆侧壁（髋臼的四边形表面）走行并进入闭孔。此外，髂动脉的其他分支也可能是骨盆骨折相关的动脉出血的潜在来源[17, 19]。

尽管 Huittinen 和 Slätis 的研究表明在骨盆骨折患者中，出血导致的死亡很少见，但是一旦发生，最常见的原因是骨盆环中动脉源性的出血[24]。此外，这些患者中有近 1/2 的人同时合并其他出血源，大多来自胸部或腹部损伤[43]。

钝挫伤导致的主干髂静脉破裂较为少见。这些损伤很难诊断，因为血管造影无法有效显示静脉的出血[37]。静脉损伤可以通过盆腔静脉造影进行诊断，但在初次复苏或紧急剖腹手术观察到骨盆腹膜后静脉持续出血时却很少使用这项技术。髂内静脉出血通常可以通过骨盆填塞[13]或血管支架置入[37]来控制。静脉大出血的发生率可能比一般认为的要高[40]。

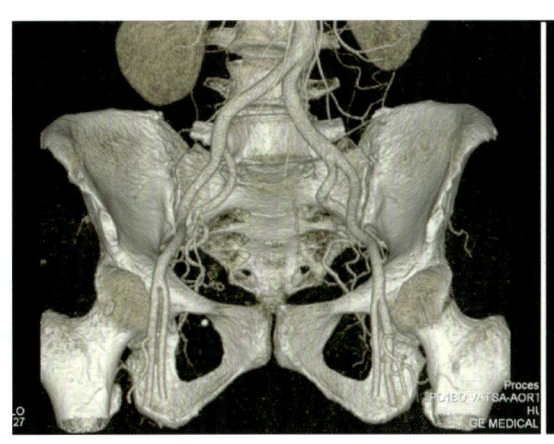

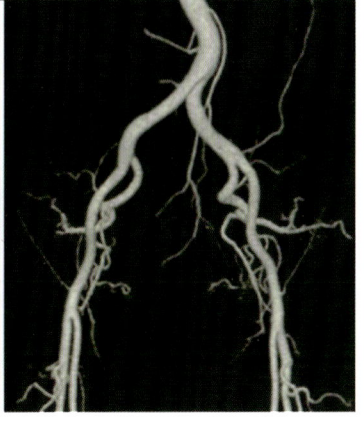

▲ 图 15-1　CT 血管造影显示正常血管解剖

## 二、大出血

危及生命的损伤程度有时难以精确判断。Spahn 等将创伤的大出血定义为 24h 内丢失全身等量血容量或在 3h 内丢失 1/2 全身血容量[44]。为了更好地对大出血进行早期判断，斯堪的纳维亚指南将成年患者的外伤大出血定义为：需依赖持续压力驱动输液和成分输血才能维持血流动力的危急情况[45]。大量出血通常是由血管损伤和凝血功能障碍共同引起的[44]。

处在"极端"失血状况下的患者死亡风险最大。该类患者的特点是生命体征消失或严重休克、入院收缩压 <70mmHg 的患者、入院后的前 2h 内输血超过 12 单位，仍需要机械复苏或儿茶酚胺维持的患者[46]。

总的来说，输血超过 50 单位的患者存活率较低[47, 48]。据报道，需要大量输血的患者的总体死亡率约为 50%[49-51]。

危及生命的大出血在儿童骨盆髋臼骨折中较为罕见（2.8%）。因此，该人群基本不影响骨盆骨折的总体死亡率[52]。

## 三、盆腔出血的判断

骨盆钝性损伤时动脉出血往往难以分辨，因为目前尚无用于检测动脉出血的急诊指标或相关检测。出血评估需要对创伤机制、生命体征和生理参数进行复杂的综合评估。外部和内部出血的判断主要基于创伤后的计算机断层扫描（computer tomography，CT）或其他检查中发现损伤位置、是否需要血制品输注及患者对治疗的反应[14]。

动脉来源的出血可通过血管造影证实。增强 CT 可以用来检测活动性动脉出血，但并非所有情况都需要有创干预[53]，相反，CT 中即使没有对比剂泄露也不能排除活动性动脉出血[54]。所有用于检测动脉源性出血的成像技术都非常耗时。而精确评估和控制骨盆主干动脉大出血需要时间。

骨盆骨折分型在出血风险评估方面效益十分有限[55]。而用于评估损伤严重程度的常用评分系统，如创伤严重程度评分（injury severity score，ISS）[56]、新创伤严重程度评分（new injury severity score，NISS）[57] 和修订后的创伤评分（revised trauma score，RTS）[58]，对于出血的早期诊断都不够详细具体。

理想的急诊出血评估指标（死亡的危险因素）应该尽早进行评估（在初诊的 10~15min 内）。目前已发现几个风险因素可以预测大出血和死亡率（表 15-1），但没有一个已知指标可以具体辨别高死亡风险的患者。

### （一）动脉损伤的 CT 表现

增强 CT（图 15-1）有助于判定是否需要进行盆腔血管造影和进一步的栓塞。

AE 包括以下经典 CT 指征[59]。
- 对比剂外渗（contrast media extravasation，CE）。
- 血流动力学不稳并伴有盆腔血肿患者。

骨盆环骨折
Pelvic Ring Fractures

- 血流动力学不稳并伴有 Blush 征阳性（对比剂外渗信号＞1mm×2mm）的患者。

CT 的敏感性为 60%～90%，特异性为 92%～100%。

此外，盆腔血肿的大小可以指导是否对血管进行栓塞[64, 65]。即使 CT 检查没有观察到明显的对比剂外渗，只要盆腔血肿大小超过 500cm³，便提示有很高的动脉损伤可能性[64]。

近年的研究发现，CE 与血管造影和血管栓塞率呈正相关（40% 和 23%），CE 在 CT 中的敏感性、特异性、阳性预测值和阴性预测值分别为 100%、87.9%、22.7%、100%。CE 的存在还与患者死亡率翻倍密切相关（13% vs. 6%）[66]。

### （二）动脉损伤的血管造影表现

血管造影开始后，出现以下征象提示有行 AE 的必要[67]。

- 对比剂外渗（图 15-2）。
- 假性动脉瘤。
- 动静脉瘘。
- 血流中断。
- 血管变窄。

### （三）骨盆经导管血管栓塞术的指征

在充分复苏和临时固定骨盆环后，患者仍存在血流动力学不稳定，应立即考虑经导管血管栓塞术（AE），可以有效止血。

AE 是一种有效且安全的方法。动脉出血通常需要行 AE[15, 21, 49]。但仅 10%～20% 的病例会有明显的动脉出血[27, 57, 68]。

通过血管造影明确出血的患者，经 AE 可有效止血。通常可以有选择地对持续性出血的血管进行置管，并用线圈或生物胶进行栓塞。如果因多处血管出血或因出血无法控制而无法做到时，则使用线圈栓塞髂内动脉。由于侧支循环广泛，即使栓塞双侧髂内动脉主干也是可行的[69]。

以下为 AE 的适应证[11, 46, 64, 67, 70, 71]。

- 骨折相关的血流动力学不稳定（收缩压＜90mmHg）和持续出血（没有证据提示腹腔内有出血）。
- 骨盆临时固定（骨盆带、前环外固定架或骨盆 C 形钳固定）后仍有骨折相关血流动力学不稳和持续出血。
- 腹膜外骨盆填塞（PPP）后仍有骨折相关血流动力学不稳和持续出血。
- 血管造影提示髂外动脉分支出血。
- 腹膜外骨盆填塞和复苏性血管内主动脉球囊阻断术（REBOA）后仍无好转的患者。
- 无论血流动力学状态如何，CT 显示动脉对比剂外渗，可能都需要进行 AE。
- CT 提示存在巨大血肿或增大的臀肌血肿。
- 稳定的（或已经稳定）骨盆骨折仍有持续出血。
- 栓塞后复发性出血。

髂总动脉或髂外动脉出血非常特殊，因为这

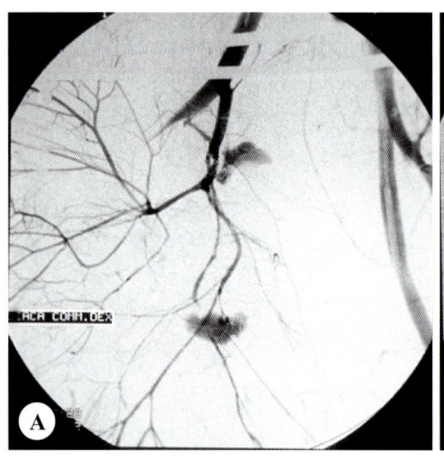

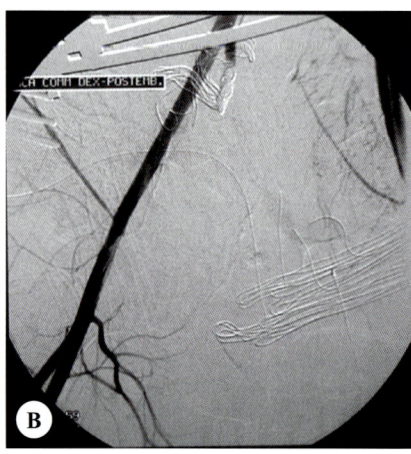

◀ 图 15-2 髂内动脉血管造影，栓塞前与栓塞后（非选择性栓塞）
A. 最初的血管造影显示数根血管出血；B. 栓塞后出血停止

是唯一需要立即手术修复的骨盆动脉损伤（见下文）。而明确诊断要通过血管造影。

高级创伤生命支持（advanced trauma life support，ATLS）理念推荐使用血管造影来控制盆腔出血[72]。Hou 等在 48 例伴有血流动力学不稳定的骨盆骨折患者中分析了这一理念[73]。根据创伤外科医生的偏好，其中 14 例患者进行了入院后的急诊血管造影。而这 48 例患者的平均 ISS 评分为 43.2 分，休克相关参数包括平均收缩压 74.8mmHg，心率每分钟 102 次，休克指数为 1.37。入院后前 6h 的平均输血量为 7.06 单位红细胞 + 4.2 单位新鲜冰冻血浆。进行血管造影的平均等待时间 235min。总死亡率为 41.7%。

Hou 等得出的结论是，与使用输血或其他干预措施（如骨盆填塞）等更具体的方法相比，ATLS 指南导致了令人无法接受的高死亡率[73]。

因此，最新的 ATLS 理念认为，当 AE 的等待时间较长或没有条件时，骨盆填塞是有效的替代方案[74]。

对于伴有血流动力学不稳定的骨盆环损伤患者，AE 是广泛认可的治疗方式。

在北美的创伤中心，AE 已被广泛使用。在一项多中心研究中，观察了 178 例因血流动力学不稳定性休克（收缩压<90mmHg 或心率＞每分钟 120 次或碱剩余 <-5）的骨盆损伤患者，患者的总体 AE 率为 17.5%[10]。

世界急诊外科学会（World Society of Emergency Surgery，WSES）推荐 AE 为仅次于维持骨盆力学稳定的最有效的出血控制方法，特别是当 CT 提示骨盆有潜在出血征象时[11]。

### 四、经导管血管栓塞术的时机

数据显示经导管血管栓塞术（AE）的数量正在逐年快速增长[16, 61, 75-80]（图 15-3）。

早在 1997 年，Agolini 等证实如果在入院后 3h 内进行 AE 可有效提高患者生存率[75]，3h 内接受 AE 患者的死亡率为 36.4%，延迟接受 AE 患者的死亡率为 75%。基于这项研究，Hak 等推荐在入院后 90min 内开始血管造影[81]。

最近，Tanizaki 等报道，如果 AE 在入院 60min 内开展，患者死亡率为 16%，而如果 AE 延迟进行，死亡率为 64%[63]。

因此，对于血流动力学不稳定的骨盆环损伤患者来说，在急救阶段应尽早进行 AE。

相比之下，Gänsslen 等详细分析了从入院到开始血管造影的时间间隔[46]，研究基于 320 例栓塞患者，结果提示从住院到完成栓塞的平均时间窗是 5.6h[22, 82-87]。

近年最新的数据分析提示了术前时间、手术时间和整个治疗时间（表 15-2）。

- Shapiro 等分析了 31 例接受血管造影的患者，并报道了从入院至开始血管造影的时间为 187.3min[88]。
- Töttermann 等报道从入院到开始血管造影的平均时间为 240min[22]。
- Westhoff 等报道了 21 例患者从入院到 AE 开始的平均时间为 62min，手术操作时间为 25min[87]。

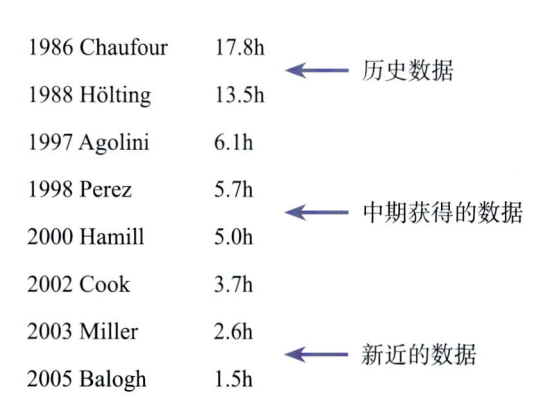

| | | |
|---|---|---|
| 1986 Chaufour | 17.8h | ← 历史数据 |
| 1988 Hölting | 13.5h | |
| 1997 Agolini | 6.1h | |
| 1998 Perez | 5.7h | ← 中期获得的数据 |
| 2000 Hamill | 5.0h | |
| 2002 Cook | 3.7h | |
| 2003 Miller | 2.6h | ← 新近的数据 |
| 2005 Balogh | 1.5h | |

▲ 图 15-3 入院到行经导管血管栓塞术的时间

# 骨盆环骨折
## Pelvic Ring Fractures

表 15-2 经导管血管栓塞术（AE）时间分析

| 年 份 | 作 者 | 数 量 | 血管造影时间（min） | AE 时间（min） | 总时间（min） |
|---|---|---|---|---|---|
| 2005 | Shapiro | 31 | 187.3 | | |
| 2006 | Tötterman | 31 | 240 | | |
| 2008 | Westhoff | 21 | 62 | 25 | 87 |
| 2009 | Osborn* | 20 | 276 | | |
| 2009 | Fang | 140 | 584 | | |
| 2009 | Jeroukhimov | 29 | 210 | | |
| 2010 | Jeske | 45 | | 60.4 | |
| | 小计 I | 272 | 396.8 | | |
| 2010 | Morozumi | 29 | 87.9 | 73.3 | 161.2 |
| 2011 | Barentsz | 19 | | 68.3 | |
| 2011 | Tai | 13 | 139.5 | 61.9 | 201.4 |
| 2011 | Seif | 17 | | 92.8 | |
| 2012 | Tanizaki | 43 | 76.3 | | |
| 2012 | Hou | 48 | 235 | | |
| 2014 | Tanizaki | 68 | 76 | 58 | 134 |
| 2014 | Brun | 27 | 120 | 105 | 225 |
| 2017 | Tesoriero* | 344 | 286 | 51 | 337 |
| | 小计 II | 653 | 219.8 | 58.4 | 278.2 |

表内提及的时间均为平均时间；* 为中位时间

- Osborn 等观察患者从入院到开始血管造影的中位时间为 130min，平均时间为 276min[89]。
- Fang 等报道，从患者入院到开始血管造影之间的时间间隔为 584min[82]。
- Jeroukhimov 等的数据为：所有血管造影都在入院后（3.5±2）h 进行[84]。
- Jeske 等报道，AE 的平均时间为 60.4min[85]。
- Morozumi 等分析了 29 例接受血管造影的患者，发现入院到手术干预的间隔为 87.9min，平均手术操作时间为 73.3min。因此，从入院到完成 AE 平均约 161.2min[86]。
- Barentsz 等报道的手术操作时间为 68.3min[60]。
- Tai 等分析了以血管造影为稳定血流动力学方法的 13 例患者，入院到手术干预的时间间隔为 139.5min，手术操作时间为 61.9min。因此，从入院到完成 AE 平均 201.4min[90]。
- Seif 等报道的平均手术操作时间为 92.8min，其中包括血管造影耗时和患者转运、准备和穿刺部位加压的时间损耗[91]。
- Tanizaki 等的报道中，入院到血管造影开始前的时间很短，仅为 76.3min[92]。
- Hou 等连续分析了 48 例的血流动力学不稳定骨盆骨折患者[73]，其中从入院到血管造影开始的平均时间为 235min。
- Tanizaki 等报道，入院和到开始血管造影的平均时间间隔为 76min，平均手术操作时间为 58min（30~125min）[63]。因此，从入院到栓塞结束的整个时间为 134min。

- Brun 等分析了 27 例需要血管造影的不稳定骨盆环损伤患者。从入院到盆腔血管造影的平均时间为 120min，平均手术操作时间为 105min。而在血流动力学不稳定的情况下，血管造影的开始时间更快，大约在入院后 80min 内[93]。

即使在技术完善的今天，在有着丰富经验的医学中心，从患者入院到 AE 开始时间间隔仍然过长。Tesoriero 等分析了 344 例患者的血管造影结果[94]。入院到血管造影开展的中位时间为 286min（不稳定患者为 264min，稳定患者为 309min）。AE 时间为 51min。但是有趣的是，在整个研究的 2 年跨度内，患者入院到手术开始的间隔时间仅仅减少了 21min，故经验的增长并没有带来显著的效率提升。

> 尽管在过去的 10 年中，从患者入院到 AE 的开始时间间隔总体下降了近 50%，但血流动力学稳定患者的治疗仍显著延迟，AE 往往在入院后 3.5h 才开始。

AE 治疗非常耗时，需要放射介入科医生 24h 在岗。介入手术室应靠近急诊室。未来的创伤中心应配备集合诊断、介入放射和手术的所有设施，以避免将不稳定的患者转运到另一个地点进行影像学检查和治疗。

对于单侧或双侧多条动脉的大出血，迅速进行单侧或双侧的非选择性髂内动脉主干栓塞是合理的选择[17]。

## 五、经导管血管栓塞术

### （一）体位及消毒铺巾

患者取仰卧位，完整的胸、腹、骨盆、腹股沟区域均应该进行消毒铺巾（图 15-4）。标准消毒铺巾应从腹股沟区域开始到锁骨上缘。这样既可以同时进行骨盆填塞、创伤性剖腹手术或急诊开胸手术，也可以应对在经导管血管栓塞术（AE）时血流动力学状态恶化，需立即进行以上手术。

### （二）股动脉穿刺

股动脉的穿刺通常在单侧骨盆骨折的对侧进行（图 15-4）。

### （三）诊断性造影

动脉出血的来源可以通过血管造影证实。首先使用 5F 导管通过股动脉进行诊断性血管造影，包括主动脉、双侧髂总动脉和髂内动脉对比剂注射[17]。主动脉造影可了解主要动脉结构，并显示可能出血部位。选择性髂内动脉造影可以显示有临床意义的出血。出血动脉可通过动脉期对比剂的外渗来识别，这种外渗通常会持续到静脉期。其他发现可能有：局部动脉痉挛、移位和血肿引起的动脉压迫。

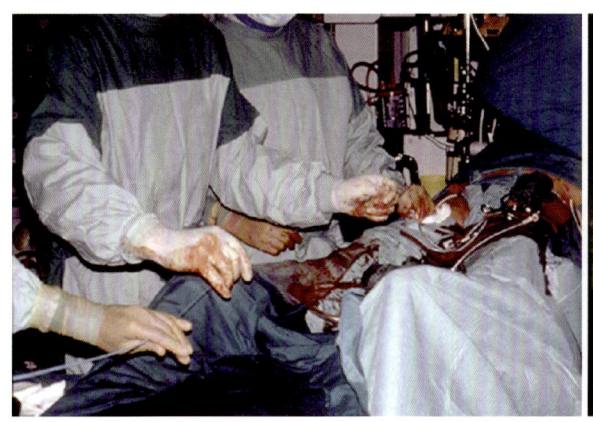

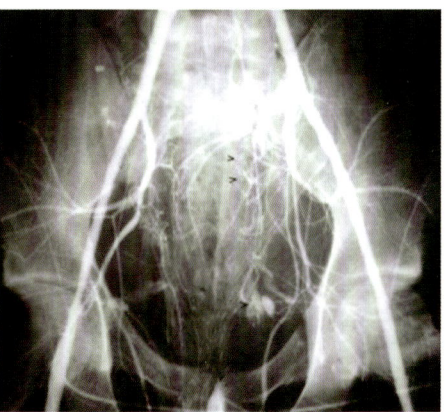

▲ 图 15-4 经股血管入路血管造影：骶骨外侧动脉损伤，臀下动脉痉挛

### （四）栓塞

当发现活动性出血时，通过导管在出血点附近置入带有导丝的3F微导管，并根据介入科医生的习惯使用各种材料进行栓塞。

### （五）栓塞材料

多种止血剂可用于通过血管内操作技术促进止血。

栓塞材料可分为固体材料、液体材料，机械或化学材料，以及自体或生物合成材料。

液体材料可以是明胶海绵、胶水、PVA（聚乙烯醇）或Onyx，而机械材料包括线圈和封堵器[95]。

此外，材料还可以分为临时材料和永久材料。临时材料允许栓塞血管早期（自体血）或延迟（明胶海绵）再通。永久材料包括不可吸收的微粒（PVA，明胶微球）、机械材料（线圈、封堵器）或一些液体材料[95]。

在历史上，凝结的自体血首先被用来做凝血剂[15, 96, 97]，然后是供小动脉使用凝胶泡沫[18]和带或不带明胶泡沫的金属线圈[98, 99]。

最近，Rehwald等报道，当使用的线圈过少或不使用微粒时，AE的失败率更高（更高的死亡率和更高的再手术率）[100]。

- 自体血凝块：首先，在股动脉插管后，抽取25ml血样并置于无菌烧杯中。凝块一般在15min内形成。如果患者大量出血，则可能不形成凝块。自体凝块会在栓塞早期（12h内）溶解，再出血的风险很高，因此笔者所在的医学中心并不使用。
- 金属线圈：在明确出血动脉后，纤维状铂微线圈是动脉栓塞的一种良好选择。要注意选用正确尺寸的微线圈。纤维铂微线圈是笔者所在医学中心的常用材料（附带或不附带胶水）。
- 胶水：胶水（正丁基氰基丙烯酸酯和碘苯酯的混合物，比例为1∶1[17]或2-氰基丙烯酸异丁酯）是一种良好的替代金属线圈来阻塞

出血动脉的方法。它栓塞动脉有明确的疗效。
- 明胶海绵：明胶海绵通过促进局部凝块形成来进行短时间的出血控制。在髂内动脉撕裂中，明胶海绵栓塞可能无效，所形成的凝块会从损伤部位流出管腔，而不会凝集。因此，在笔者所在医学中心的罕见大出血病例中，均使用了金属线圈和胶水。
- 镍钛合金封堵器：镍钛合金封堵器与金属线圈一样，可以为需要处理的血管提供永久闭塞。

### （六）非选择性栓塞与选择性栓塞

在紧急情况下，通过快速的单侧或双侧非选择性栓塞髂内动脉主干是合理的。此外，如果患者处于极端大量出血或血管造影发现多个出血点，则应进行髂内动脉近端非选择性栓塞（图15-2）。与远端、小动脉或多条动脉的选择性栓塞相比，该方式被认为是省时且有效的。另一方面，对于早期对抗休克治疗有效并在检查中显示为单一动脉分支出血的患者，选择性栓塞术更加适合。

### （七）对照血管造影

再次进行对照血管造影显示没有出血时即可以停止栓塞手术。

## 六、特殊情况

### （一）髂总或髂外动脉出血

动脉出血可能发生于髂内或髂外动脉系统的任何分支。然而，髂总动脉主干和髂外动脉的损伤并不常见[6, 19, 39]。在Lindahl等的研究中，86%的患者的出血来自髂内动脉主干或主要分支，4%的患者的出血来自髂外动脉的主干或主要分支，10%的患者的出血同时来自髂内动脉和髂外动脉的主干或主要分支[17]。

这种情况是髂动脉系统出血控制原则的一个特例。在这种情况下，患者小腿严重缺血的风险很高，可能导致截肢，因此临床医生应反复尝试修复髂总动脉和髂外动脉的损伤[13, 101]。对于以上

情况，血管内支架置入术可能是控制出血的一种选择。

血管造影是识别这种罕见出血源的有效检查，如髂外动脉系统中的旋股动脉。选择性 AE 可以最优地控制髂外动脉分支的出血。PPP 无法填塞住这个靠外侧、靠前的出血源，如果血管造影没有发现出血动脉解剖位置，那通过手术控制出血会十分困难。

另外，髂外动脉主干的破裂极为特殊，因为它是唯一需要立即手术修复的骨盆动脉损伤。这种动脉损伤可能与骨盆骨折块刺伤有关[24]。髂总动脉破裂也有可能发生，但较少。这也是需要尽早手术修复动脉，恢复血供和避免小腿严重缺血的特殊情况。

### （二）腹内和盆腔动脉出血

在骨盆环和腹部合并损伤的情况下，许多研究人员建议：若指征明确，应在 AE 之前进行剖腹手术[33, 102, 103]。然而，Eastridge 等回顾了 193 例骨盆骨折后发现：在剖腹手术前接受血管造影的患者（n=4）比先接受剖腹手术的患者（n=10）有更好的愈后（死亡率分别为 25% 和 60%）[36]。

在 Lindahl 等的结果研究中，49 例骨盆骨折相关的动脉出血患者接受了 AE[17]。其中 9 例患者伴有腹腔内出血，需要进行剖腹手术。6 例患者进行 AE 前接受了紧急剖腹探查手术，3 例患者在 AE 后接受了急诊剖腹探查手术。伴有腹腔内出血需要剖腹手术的患者总死亡率为 44%，而没有腹腔内出血的患者总死亡率为 25%。

### （三）极端情况下的骨盆填塞与经导管血管栓塞术

对于生命体征不稳定且正在出血、无法运送到血管造影室的患者，腹膜后骨盆填塞是公认的损伤控制选择[2, 5, 28, 89, 104]。在这种罕见的情况下，患者处于极端状态，骨盆填塞可以有效减缓出血速度，从而为患者复苏到可耐受介入下进行栓塞手术的状态争取时间，并最终明确出血来源、控制损伤[40, 45, 89, 104]。骨盆填塞和 AE 在控制盆腔内大出血方面起到互补作用[104, 105]。在对骨盆填塞的系统评估中，Papakostidis 和 Giannoudis 得出结论：PPP 可以早期控制盆腔内出血，并为介入下进行栓塞争取有效的时间[5]。

### （四）临时血管阻断

骨盆大动脉大出血的精确评估和控制需要时间。这个时间部分可以通过 PPP 获得，部分可以通过左侧急救开胸手术和主动脉交叉钳临时阻断主动脉来获得。这个方法已被纳入临床指南，但存活率十分低[106]。

最近，复苏性主动脉血管内球囊阻断术（REBOA）已被认为是控制盆腔大量出血的首选早期操作[106, 107]。

Sadeghi 等首先报道了一项关于连续和非连续 REBOA 结果的观察性多中心研究，结果显示 REBOA 效果良好。然而，作者在总结中提及，仍需要进一步的前瞻性研究才能得出关于发病率和死亡率的结论[108]。

### （五）多发或双侧骨盆动脉出血

动脉出血可能发生在髂内或髂外动脉系统的任何分支。在 Lindahl 等的研究中，血管造影显示队列中 2/3 的患者有多个出血血管，1/3 的患者有双侧动脉出血[17]。O'Neill 等也报道了类似的发生率[19]。Huittinen 和 Slätis 对重大事故中骨盆骨折的个体进行的死后血管造影研究，报道了较高的双侧出血发生率（64%）[24]。极差的愈后与盆腔大动脉或多个小动脉的大出血有关[17, 19]。来自髂内动脉和髂外动脉的小分支出血都可以通过对血管进行栓塞成功阻断。

### （六）髂内动脉主干出血

大量出血和较差的预后多与髂内动脉损伤有关，极少与髂外动脉损伤有关。与更远端或骨盆小动脉出血的患者（死亡率 24%）相比，髂内或髂外动脉出血的患者（死亡率 57%）预后更差[17]。

用填塞方法控制破裂的髂内动脉出血从技术上来说可能比较困难。髂内动脉较短，长度约 4cm，起源于髂总动脉，起点位于骨盆环上方（图 15-1）$L_5/S_1$ 椎间盘水平。从起点下降到坐骨大孔的上缘并分出主要分支。尽管 PPP 可以减少髂内动脉出血，但即使加压敷料放入真骨盆缘内也难以阻断出血。理论上，填塞敷料应放置在真骨盆缘上方，紧靠髂内动脉的主干。然而，在那个位置，填塞材料可能会导致髂外动脉受压，增加小腿严重缺血的风险。

由于骨盆中侧支循环的广泛存在，有时髂内动脉主干也可能需要被阻断[109-111]。急诊单侧或双侧髂内动脉栓塞后的并发症发生率通常较低[17, 112]。

## 七、流行病学

以下为 AE 的相关研究（表 15-3）。

- Costantini 等前瞻性分析了 1339 例骨盆环损伤患者，报道的血管造影率为 5.8%，AE 率为 1.6%[10]。
- Froberg 等对 2173 例骨盆环损伤患者中的 31 例中进行了 AE（AE 率为 1.4%）[113]。
- Metsemakers 等分析了 803 例骨盆环损伤患者，其中 15 例接受了 AE（1.9%）[114]。
- Hauschild 等分析了来自德国骨盆创伤登记处的 5040 例患者的数据，并确定了 152 例盆腔出血患者中 17 例接受 AE（占所有患者的 0.3%，CT 诊断出血患者的 11.2%）[34]。
- Cherry 等对 912 例骨盆环骨折患者中的 65 例患者进行了 AE（血管造影率：7.1%）[115]。
- Karadimas 等报道，血管造影率为 8.5%（400 例骨盆环损伤患者中的 34 例）[116]。
- Jeske 等分析了 1476 例骨盆骨折患者，其中 42 例接受了 AE（2.8%）[85]。
- Costantini 报道 819 例骨盆骨折患者中，只有 31 例患者（3.8%）接受了诊断性盆腔血管造影[117]。
- Fang 等报道，964 例骨盆骨折患者中，174 例患者（18%）进行了血管造影，其中 140 例患者需要进行 AE（占所有患者的 14.5%，AE 率为 80.4%）[82]。
- Shapiro 等分析了 678 例骨盆骨折患者，其中 31 例患者（4.6%）进行了血管造影[88]。

北美地区与欧洲地区的血管造影率有显著差异。

在北美（美国），使用血管造影/血管栓塞来控制骨盆环损伤相关出血的患者数量明显较多[10, 88, 115, 117]。总体血管造影率为 5.4%（204 次血管造影/3748 例骨盆损伤患者）。Roudsari 等对 6315 例骨盆环损伤患者的分析中，血管造影率从 1996 年的 31% 减少到 2010 年的 9%[118]。

相比之下，在欧洲的创伤中心，只有 1.4% 的患者接受了血管造影（517 次血管造影/9892 例盆腔损伤患者）[34, 85, 113, 114, 116]。

> 骨盆骨折（主要损伤）的患者仅 1%~4% 进行了骨盆血管造影。

## 八、需要进行经导管血管栓塞术的患者

笔者对 2017 年之前有关经导管血管栓塞术的文献进行了回顾，获取特定患者数据。

Gänsslen 等回顾 2003 年之前的多项研究[16, 21, 68, 77, 78, 80, 119]（表 15-4）并分析了栓塞患者的数量（数）、栓塞时间（h）、栓塞前的输血需求（浓缩红细胞 PRBC）、输注速率和死亡率[120]。

这些患者表现出差异性大，大多合并多发损伤。干预时间 5~17h，平均时间较长，为 10.7h。在此期间，平均栓塞前的输血量为 18.3PRBC，速率为 1.65 PRBC/h。

## 九、1997—2005 年研究数据

笔者对 1997—2005 年发表的研究进行分析显示，在 3879 例患者中，血管造影率为 2.9%，动脉出

第 15 章　间接控制出血：血管造影 / 血管栓塞
Indirect Hemorrhage Control: Angiography/Embolization (AE)

表 15-3　骨盆环损伤患者的血管造影率

| 年　份 | 作　者 | 患者数 | 血管造影数 | 血管造影率（%） | 区　域 |
| --- | --- | --- | --- | --- | --- |
| 2016 | Costantin | 1339 | 77 | 5.8 | 北美 |
| 2016 | Froberg | 2173 | 31 | 1.4 | 欧洲 |
| 2013 | Metsemakers | 803 | 15 | 1.9 | 欧洲 |
| 2012 | Hauschild | 5040 | 17 | 0.3 | 欧洲 |
| 2011 | Cherry | 912 | 65 | 7.1 | 北美 |
| 2011 | Karadimas | 400 | 34 | 8.5 | 欧洲 |
| 2010 | Jeske | 1476 | 42 | 2.8 | 欧洲 |
| 2010 | Costantini | 819 | 31 | 3.8 | 北美 |
| 2009 | Fang | 964 | 174 | 18 | 亚洲 |
| 2005 | Shapiro | 678 | 31 | 4.6 | 北美 |
|  | 合计 | 14604 | 517 | 3.5（平均） |  |

表 15-4　不同历史栓塞研究的分析

| 年　份 | 作　者 | 样本量 | 时　间 | PRBC | PRBC/h | 死亡率（%） |
| --- | --- | --- | --- | --- | --- | --- |
| 1986 | Chaufour | 9 | 17.8 | 13.9 | 0.78 | 11.1 |
| 1989 | Grabenwöger | 6 | n.e. | 24 | n.e. | 50.0 |
| 1992 | Hölting | 20 | 13.5 | 28 | 2.1 | 55 |
| 1995 | Piotin | 6 | 44 | 11.3 | 0.25 | 0 |
| 1998 | Perez | 8 | 5.7 | 120.6 | 1.8 | 25 |
| 2000 | Hamill | 20 | 5 | 14 | 2.8 | 45 |
| 2002 | Cook | 23 | 3.7 | n.e. | n.e. | 43 |
|  | 合计 | 92 | 10.6（平均） | 18.3（平均） | 1.65（平均） | 39.1（平均） |

n.e.. 无效数据

血的发生率为 65%，死亡率为 32%[16, 36, 61, 75, 80, 88, 121-123]。但无法明确临床相关出血的发生率。

最近的一项分析[46]指出，约 3% 的病例需要进行 AE[61, 75, 80, 88, 123]，成功率高达 95%[88, 122-124]，但总体上这些患者的死亡率仍高达 1/3 [3, 16, 20, 29, 33, 75, 80, 88, 102, 122, 123]。

血管造影数据分析的一个重要问题是血流动力学不稳定的定义，例如，不同报道认为的血流动力学不稳定有不同输血需求量，从 24h 内 6PRBC 到 72h 内 6PRBC[27, 125]，同时，这些与血流动力学不稳定的临床定义也存在差异。

有趣的是，最近的数据显示近年 AE 的手术率迅速升高，达 31%[22, 82, 83, 126, 127]。

### 十、2005—2017 年研究数据分析

近年的 33 项研究的数据进行了患者人口统计学、临床和实验室血流动力学参数及死亡率的分析[22, 34, 55, 60, 66, 82-90, 92-94, 113, 114, 116, 117, 127-138]。

## （一）人口学数据

28项研究报道了患者的平均或中位年龄[22, 34, 55, 60, 66, 82, 83, 85-90, 92-94, 113, 114, 116, 117, 127, 128, 130, 131, 133, 134, 136, 138]。

1497例患者的平均年龄为45岁（33—58岁）。

23项研究报道了男性或女性患者的比率[34, 5, 60, 66, 82, 85, 87, 88, 92-94, 113, 116, 117, 127, 128, 130, 133-138]。

在1438例患者中，964例患者是男性（67%），男女比例为2∶1。

## （二）损伤严重程度

27项研究报道了创伤严重度评分（ISS）的平均或中位数[22, 34, 55, 82, 83, 85-90, 92-94, 113, 114, 116, 117, 127-129, 131, 133-135, 137, 138]。

对1464例患者的分析表明，平均ISS为29分（16.6~45.9分）。

## （三）休克相关参数

10项研究报道了平均或中位收缩压（systolic blood pressure，SBP）和心率（heart rate，HR）[66, 92-94, 116, 117, 127, 130, 135, 138]。

826例患者的平均SBP为113.7mmHg（92~119.1mmHg），平均HR为每分钟102.9次（91~109.3次）。这组患者的休克指数（shock index，SI）为0.9。

此外，这些报道还分析了年龄（<45岁、>45岁）和ISS相关的数据。

在两个年龄组没有观察到休克参数相关差异（SBP：116.9mmHg vs.112.6mmHg；HR：每分钟102.1次 vs.103.2次；SI：0.87 vs. 0.92）。其中的8项研究报道了ISS、SBP和HR的综合数据[92-94, 116, 117, 127, 135, 138]。759例患者的平均ISS为27.2分。

ISS<30分和>30分的两组患者休克指数表现了一定差异，但两组的休克指数均<1（0.89 vs. 0.97）。两组的HR相同，均为每分钟103次，而ISS较高的患者的SBP略低（107.3mmHg vs. 116.7mmHg）。

实验室参数包括血红蛋白浓度（Hb，g/dl）、乳酸（Lac，mmol/L）和碱缺乏碱剩余（BD，mmol/L）。

有11项研究报道了骨盆骨折患者血红蛋白的平均或中位数[34, 82, 83, 85, 87, 90, 93, 113, 127, 130, 138]。492例患者计算出的平均血红蛋白浓度为9.97g/dl。

5项研究报道了患者乳酸的平均数或中位数[85, 89, 93, 113, 138]。在139例患者中，乳酸平均浓度为4.3mmol/L。

6项研究报道了患者碱剩余平均数或中位数[85, 88-90, 113, 117]。在171例患者中，碱剩余平均值为-8.1mmol/L。

8项研究报道了入院后最初24h内的输血量平均数或中位数（浓缩红细胞，PRBC）[55, 86, 90, 92, 94, 113, 116, 135]。725例患者入院后24h内的平均输血量为6.9PRBC。

## （四）死亡率

25项研究报道了患者死亡率数据[22, 34, 55, 82, 83, 85, 86, 88, 90, 92-94, 113, 114, 116, 117, 127, 128, 130, 131, 6, 133, 138]。

其中1603例患者的数据分析显示平均死亡率为17.5%。当将患者按时间段分组到2005—2010年、2011—2014年和2015—2017年时，可以观察到死亡率呈降低的趋势。相应的死亡率分别为18.7%、17.9%和16.7%。

死亡率与损伤严重程度密切相关。ISS<35分的患者死亡率为16.9%，而中位或平均ISS>35分的患者死亡率为31.4%。

在有血红蛋白（平均值：9.96g/dl）记录[34, 82, 83, 85, 87, 90, 93, 113, 127, 130, 138]的患者（n=471）中，总体死亡率为19.3%。

在有乳酸（平均值：4.2mmol/L）[85, 89, 93, 113, 138]记录的患者（n=471）中，总死亡率为27.7%。

在有碱剩余（平均值：-8.1mmol/L）[85, 88-90, 113, 117]记录的患者（n=171）中，总死亡率为21.6%。

> 在过去的15年中，中度血流动力学不稳定、休克指数<1，前24h内的输血需求较低的患者，需要AE的患者与需要骨盆填塞的患者相比，死亡率相对较低，为17.5%。

## 十一、血管造影的缺点

AE 进行时有以下几个缺点。

- 由于 AE 需要将患者运送到血管造影室，因此可能非常耗时，也势必拖延了其他损伤的同步治疗[3, 9, 74, 120]。
- AE 需要熟练的介入放射科医生操作，因此，这个人必须每天 24h 在岗，这在小型的创伤中心难以实现。
- 目前报道的手术均有 1~5.5h 的延迟，仅有 14.7% 的血管造影患者能在入院的 90min 内完成的[139]。
- 由于患者自身肥胖、血压过低或合并的软组织损伤，股动脉穿刺可能很困难[19, 20]。此外，动脉穿刺部位存在术后血肿和假性动脉瘤形成的潜在风险[16]。
- 髂内动脉的栓塞可能导致臀部肌肉、膀胱壁、子宫、结肠和股骨头的缺血和坏死[140-145]。
- AE 可能导致神经缺陷、小腿麻痹和阳痿[16, 22, 25, 140]。
- AE 可伴有反复的出血，需要持续给予血液制品甚至有时需重新栓塞[82, 88, 126]。
- 既往数据提示有 20% 的患者在 AE 期间需要进行心肺复苏（cardiopulmonary resuscitation, CPR）[146]。

## 十二、经导管血管栓塞术的优势

相比于潜在的缺点，近年的文献清楚地说明了 AE 的几个优点。

- Auerbach 等发现：髂内动脉分支的选择性 AE 对骨盆环损伤的患者没有潜在风险；单侧栓塞时，即使是非选择性 AE 也是安全的[128]。
- Velmahos 等[147] 报道了 30 例接受双侧髂内动脉栓塞术的患者。13 例患者首先接受了剖腹手术，但均未能成功止血。在剩余 17 例患者中，栓塞术作为控制出血的主要治疗方法，骨盆钝性损伤患者中的总体成功率为 97%。因此，作者得出结论，AE 对此类患者有效。
- Agolini 等回顾分析了 15 例接受盆腔 AE 的患者。所有手术均成功，没有因持续出血而导致死亡。所有患者在到达 ICU 后的 50min~19h 进行手术。血管造影的平均时间为 90min（50~140min）。在到达后的 3h 内接受手术的患者存活率显著更高。但作者没有给出骨盆环不稳定或血流动力学不稳定患者的相关数据。因此，作者得出结论：栓塞是有效的，但可能仅适用于一小部分骨盆骨折患者。
- Hamill 等[78] 回顾性分析了 76 例在入院前 24h 内接受超过 6 单位血制品的骨盆损伤患者。20 例患者接受了 AE，并且初步成功率为 90%。

总体上说，目前报道的 AE 临床成功率是理想的。

2012 年，Papakostidis 等总结了 21 篇文献[16, 18, 20, 22, 27, 29, 33, 55, 75, 82–85, 88, 89, 121, 123, 127, 139, 148, 149]。主要发现如下。

- 通常在 AE 后，预期输血需求会减少。
- AE 普遍有高成功率（81%~100%）。
- 0%~26% 的患者需要再次血管造影。
- 0%~19% 的患者需要再次 AE。
- 需要经导管血管栓塞术的患者死亡率为 7%~50%。
- 在 6.3% 的患者中，盆腔出血是导致死亡的原因。
- 在 5% 的患者中，合并损伤是导致死亡的原因。
- 在 8% 的患者中，休克相关并发症［急性呼吸窘迫综合征（acute respiratory distress syndrome, ARDS）、多器官功能衰竭（multiple organ failure, MOF）、脓毒症］是导致死亡的原因。
- 整体手术并发症率平均为 1%（0%~9.7%）。

最近对 26 项研究的综述分析了可比参数[59]。
- 血管造影率为 0.34%~48.6%。
- 13.1%~100% 患者需要进行栓塞。
- 观察到的成功率为 74%~100%。
- 再次血管造影率为 2.2%~34%。
- 栓塞率为 11.3%~40.0%（再次血管造影或 AE 通常与新的出血部位相关[36,78,126]。此外，这些患者大多表现多处损伤和血流动力学不稳定[36]）。
- 需要盆腔 AE 的患者通常死亡率很高。

## 十三、相关血管

目前的文献分析并不能给出准确的说法。有几项研究分析了与 AE 相关的血管，但所报道的相关血管都不同且分布较为广泛。

Lindahl 等分析了 49 例接受 AE 的患者[69]。42 例患者（86%）累及髂内动脉（internal iliac artery，IIA）出血，其中 6 例患者（12%）主干受累，36 例患者（74%）为主要分支受累。2 例患者（4%）发现髂外动脉（external iliac artery，EIA）损伤，其中 1 例为主干受累，另 1 例为主要分支（旋股动脉）受累（图 15-5）。在 5 例患者中，观察到 EIA 和 IIA 的联合损伤。总体而言，59% 的患者的出血动脉不止一条，30% 的患者为骨盆环两侧出血。

大动脉破裂（髂内或髂外动脉）与 C 型骨盆环损伤、休克相关指标（碱剩余：14.0mmol/L）和 57% 的死亡率相关。

其他相关血管包括臀上动脉（superior gluteal artery，SGA）、髂腰动脉（iliolumbar artery，ILA）、闭孔动脉（obturator artery，OA）和阴部内动脉（internal pudendal artery，IPA）（表 15-5）。

## 十四、并发症

AE 并发症影响患者的生存愈后。Vaidya 等分析了 2017 年之前的文献，报道的并发症发生率为 0%~63%[59]。Matityahu 等重点关注了 98 例盆腔 AE 患者的并发症[150]。总体并发症发生率

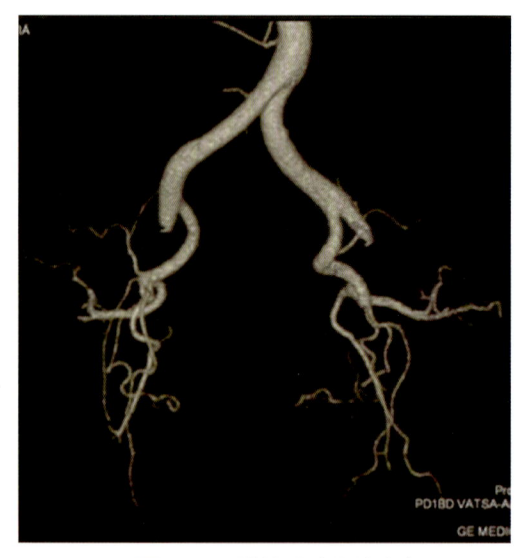

▲ 图 15-5 髂外动脉血流中断

为 11.2%。6 例患者出现臀肌坏死（6.1%），5 例患者出现手术伤口破裂（5.1%），4 例患者出现深部感染（4.1%），1 例患者出现浅表感染。泌尿生殖系统并发症包括了 2 例患者的勃起功能障碍和 1 例患者的膀胱坏死。并发症的危险因素包括 Morel-Lavallée 损伤和（双侧）非选择性栓塞。

动脉穿刺部位的并发症较少发生，但可能包括穿刺部位的局部血肿和动脉穿刺部位的假性动脉瘤[16]。

总体上说，AE 相关并发症如下。
- 手术伤口破裂。
- 深度感染。
- 臀肌坏死，尤其是在非选择性髂内动脉栓塞后[145,150]。
- 神经损伤。
- 膀胱或输尿管梗阻[151]。
- 再出血或再渗血。
- 肠梗死。
- 大腿或臀部血管闭塞相关性跛行。
- 勃起功能障碍。
- 臀部、大腿或会阴部感觉异常的发生率增加[112]。
- 对比剂肾病[152]。

最近，中国台湾的两项研究报道了盆腔出血

表 15-5 涉及血管的分析

| 年份 | 作者 | 数量 | CIA | EIA | IIA | ILA | SGA | IGA | MSA | LSA | OA | PA | FA |
|---|---|---|---|---|---|---|---|---|---|---|---|---|---|
| 2017 | Cha | 19 | 0 | 0 | 0 | 4 | 2 | 3 | 1 | 6 | 8 | 3 | 0 |
| 2015 | Ierardi | 168 | 0 | 1 | 0 | 19 | 55 | 10 | 0 | 27 | 29 | 44 | 1 |
| 2010 | Jeske | 45 | 1 | | 14 | 1 | 9 | | 1 | | 4 | 16 | |
| 2008 | Westhoff | 21 | 0 | 0 | 0 | 6 | 5 | 3 | 0 | 2 | 2 | 1 | 0 |
| 2006 | Tötterman | 31 | 0 | 0 | 28 | 2 | 11 | 0 | 0 | 4 | 4 | 3 | 1 |

CIA. 髂总动脉；EIA. 髂外动脉；IIA. 髂内动脉；ILA. 髂腰椎动脉；SGA. 臀上动脉；IGA. 臀下动脉；MSA. 骶中动脉；LSA. 骶外侧动脉；OA. 闭孔动脉；IPA. 阴部内动脉；FA. 股动脉

行 AE 后性功能障碍的结果如下。
- 男性患者出现勃起功能障碍的风险较高[153]。
- 在女性患者中，观察到了更高的不孕风险[154]。

> 当 AE 用于控制可能危及生命的出血时，较多的获益肯定高于少见的风险[67]。

关于（非选择的）双侧髂内动脉（IIA）栓塞的效果，研究出现了矛盾的结果。有的学者的结果提示并发症发生率的增加[63, 80, 112, 131, 150]。但 Travis 等报道，与未栓塞的患者相比，栓塞后 30 天内皮肤坏死、脱落、盆腔会阴感染或神经损伤的发生率没有差异[112]。

髂内动脉栓塞极少导致臀肌、膀胱壁、子宫、结肠或股骨头缺血和坏死。此外，非常罕见的并发症还包括神经功能缺陷、小腿麻痹和阳痿[16, 22, 25, 140]。

在最近的一项研究中，49 例患者中有 1 例出现单侧臀肌坏死[17]。在本例中臀肌缺血的原因要么是髂内动脉栓塞，要么是臀部直接撞击损伤和筋膜室综合征。

即使双侧髂内动脉栓塞也不会对泌尿生殖功能产生负面影响[155]，其他学者也报道没有在双侧非选择性栓塞后发现并发症[60, 63]。可能的原因是，使用多于平均水平的明胶海绵可以使小血管的一些侧支血流减少，从而减少组织缺血并降低并发症发生率[63, 144]。

## 十五、再出血和再栓塞

一些研究报道了经导管动脉栓塞术（transcatheter arterial embolization，TAE）后复发性出血，这种情况需要持续输注血制品和重新栓塞[82, 88, 126]。

Shapiro 等报道，由于持续的血流动力学不稳定，16 例接受初次 TAE 的患者中有 3 例（18.8%）进行了再次血管造影[88]。此外，在初始血管造影阴性的 15 例患者中，有 5 例患者在二期诊断出动脉出血后需要再次血管造影（33.3%）。复发性低血压（SBP <90mmHg）、未发现腹内损伤和持续碱缺失（BD>10mmol/L）且持续 6h 以上是再次血管造影的预测因素。但是，他们并没有报道再次出血的来源。

Gourlay 等分析了 556 例接受初次血管造影的患者，报道了再次血管造影率为 7.5%[126]。在这些患者中，82% 的患者发现了新的出血部位，32% 的患者出现了持续出血区域。复发性血管造影的危险因素是持续输血需求（>2PRBC/h）和初始血管造影中有超过 2 个动脉出血部位。第一次和第二次血管造影之间的间隔时间平均为 24.3h。

Fang 等分析了 964 例不同骨盆环损伤的患者。在进行了经导管血管栓塞术的 174 例患者中，其中 135 例患者有活动性的对比剂外渗。其中 133 例患者进行了 TAE[82]。

再次血管造影率为 25.2%（$n$=34），再次栓塞率 19.5%。第一次和第二次血管造影之间的时间间隔为 3～58h，平均 21h。再次 TAE 临床有效率为 100%。有趣的是，69.2% 接受二次血管造影患者都是稳定性的骨盆骨折（LC 1～2 型；APC 1 型）。38% 的患者出血源是新部位，27% 的患者是先前已栓塞的部位，35% 的患者两者兼有。

在 Lindahl 等的研究中，他们使用线圈或胶水阻断出血的动脉，栓塞的血管没有再出血[17]。另外，他们在一次重复的血管造影中发现了新的出血动脉并通过选择性栓塞治疗。

对新动脉出血的一个可能解释是，它们在第一次 TAE 期间处于血管痉挛或已形成血栓，之后又开始出血。栓塞血管再出血可能是使用明胶海绵（凝胶泡沫）栓塞血管所致：这些海绵吸收降解迅速，可在栓塞后 48h 至数周内发生血管再通[25, 147]。

> 二次血管造影率在 2%～25%，并平均在 24h 后进行。持续的血流动力学不稳定和休克是判断其他出血或栓塞部位持续出血的主要因素。

### 30 天死亡率

多发伤患者的死因往往是多方面的，因此，很难确定大出血对死亡率的正向作用[5]。

25 项研究提示，接受 TAE 后患者的平均死亡率为 17.5%[22, 34, 55, 82, 83, 85, 86, 88, 90, 92–94, 113, 114, 116, 117, 127, 128, 130, 131, 133–136, 138]。

在之前的一项研究中，头部损伤是骨盆骨折患者的主要死亡原因，无论是否有其他部位的损伤[4]。在该研究中，与特定身体部位无关的最常见死因是大出血，而致命出血的主要来源是骨盆。

Lindahl 等报道，14 例死亡患者中有 5 例（36%）死于头部受伤[17]。在死亡患者中，没有人死于持续性盆腔出血，但有 5 例在入院后的前 24h 内死于与出血相关的、不可逆的、致命的三联征（酸中毒、体温过低和凝血障碍）。此外，3 例晚期死亡患者死于长期低血容量相关的多器官功能衰竭（MOF），1 例死于心脏骤停。在他们的系列研究中，排除头部受伤导致的死亡后，与出血相关的死亡率为 16%。

## 十六、经导管血管栓塞术的预测因素

一些研究分析了采取 AE 必要性的预测因素。

### （一）骨折类型

不稳定的骨盆后环骨折与 AE 必要性增加密切相关。

- 涉及坐骨大切迹和骶骨的骨折与血管造影发生率相关[129]。
- 进一步的研究报道在 CT 评估中发现骨盆对比剂外泄与完全的骨盆后环损伤相关[134]。
- 基于 Young-Burgess 骨盆骨折分型，一项多中心研究表明，LC 1 型、LC 2 型和 VS 损伤与各种出血控制干预措施相关，包括盆腔经导管血管栓塞术、腹膜外骨盆填塞、骨盆外固定架、REBOA[156]。
- APC 骨盆骨折与 AE 率以及双侧 IIA 损伤正相关[133]。
- 不稳定的骨盆骨折是需进行 AE 的危险因素[157]。

近来，一项包含 5340 例创伤登记的骨盆环损伤患者的研究表明，C 型骨折患者的死亡率高于 B 型和 A 型骨折患者[4]。在单纯骨盆损伤患者与伴有其他部位损伤的骨盆骨折患者两组之间这个结果是一致的。

在一项单中心研究中，3/4 的动脉出血（78%）发生在高能量 C 型骨盆骨折中。另外 1/4 的动脉出血与其他骨盆环损伤（B 型：14%；A 型：2%）和髋臼骨折（6%）有关[17]。

在 15 例接受血管造影的患者的分析中，单独使用 CT 检测血肿对 AE 需求的阳性预测值为 39%，而孤立的盆腔对比剂泄露的阳性预测值为 73%，此外，单独存在不稳定 B 型或 C 型骨折的阳性预测值为 47%。所有 3 个参数的综合阳性预测值为 75%[158]。

## （二）血流动力学参数

进一步的分析集中在血流动力学参数和血管损伤类型上。

在 143 例高能量损伤患者的分析中，BD＜-6mmol/L，收缩压＜104mmHg 和急诊输血需求被发现是急救阶段盆腔动脉出血的独立预测因素[159]。

## （三）血管损伤

Lindahl 等分析了 49 例接受 AE 的患者[17]。与小动脉出血相比，骨盆大动脉（髂动脉）出血与高死亡率相关（57% vs. 24%）。初始极低的 BD 值（＜-10.0mmol/L）的患者与生存预测值负相关。对于这些患者，推荐在 AE 之前采用腹膜外骨盆填塞或 REBOA 方案积极控制出血。

## （四）风险评估模型

Salim 等建立了盆腔血管造影的风险分层模型，参数包括骶髂关节破坏、性别和低血压持续时间[127]。以下等式来自多变量分析。

治疗性血管造影的对数概率 = -1.408 +（1.361×性别女性）+（1.497×存在骶髂关节断裂）+（0.364×前 2h 15minBP＜100mmHg 的分钟数）。

在三个风险因素存在的情况下，99% 的患者进行了血管造影，而没有风险因素的患者的 AE 率仅为 20%。

相比之下，Shapiro 等基于复发性低血压（SBP＜90mmHg）、血管造影后持续 6h 碱缺失（BD＜-10mmol/L）和无腹内损伤，建立了复发性血管造影的风险模型[88]。计算的再出血概率估计为：

出血的对数概率 = -0.667 +（2.0149×SBP＜90）-（1.6292×腹腔内出血存在）+（2.1282×BD＜-10）。

在所有 3 个风险因素都存在的情况下，97% 的患者需要再次进行血管造影，而没有风险因素的患者的二次 AE 率为 9%。

## （五）患者年龄

随着人口老龄化，越来越多的老年人将因创伤而需要紧急治疗。在过去的几十年中，老年人群中骨质疏松性骨盆骨折的数量有所增加[160, 161]。患者年龄是骨盆骨折出血和死亡的危险因素[2, 6, 7, 13, 26, 27, 29]。然而，最近一项基于创伤登记骨盆骨折的研究并未显示存活者与非存活者之间平均年龄或年龄分布存在任何差异[4]。他们通过观察来解释这一点，即遭受高能量创伤的年轻患者往往比老年患者有更高的身体其他部位损伤风险。老年人出血风险增加可能是老年人中动脉硬化很常见，这可能会限制受伤血管通过血管痉挛自发止血的能力[9]。因此，老年患者经常需要经导管血管栓塞术来控制血管，即使是较轻的骨盆骨折[9, 13]。老年人基础病多且长期使用抗凝药和抗血小板药物，会增加骨盆损伤的出血风险[162]。未来，我们预计需要设计专门针对老年患者出血控制的治疗方案。

## 十七、应急处理的展望

在复苏阶段，目前的方法可能无法立即确定盆腔出血的主要来源[40]。CT 扫描中的对比剂泄露是在血管造影前检测动脉出血的唯一方法，但 CT 并不能显示所有病例动脉出血[54]。此外，血流动力学不稳定是急诊创伤 CT 的禁忌证。CT 的目的是迅速识别存在显著动脉出血的患者。如果能在恰当的时间进行 AE，这些患者将从 AE 中得到最大获益，并更好地评估和管理其他相关损伤[9]。这充分说明动脉大量出血的诊断和医学成像方面技术进步的必要性。

在过去10年中，使用复苏性血管内主动脉球囊阻断术（REBOA）进行急救的情况有所增加[163]。与PPP相比，血管内技术的创伤更小，并且可以降低出血发生率。腹膜后血肿的开放手术探查会增加感染的危险[5, 40, 104, 164]。PPP是一种创伤性较大的方法，它需要二次手术来去除填塞物。此外在髂内动脉主干大量出血的情况下，PPP的有效性尚未得到证实。复苏性血管内主动脉球囊阻断术在未来可能会更频繁的出现在骨盆损伤患者出血的治疗方案中。但在此之前，需要仔细分析使用REBOA治疗更多严重的骨盆骨折和大出血患者的结果，与迄今使用AE或PPP，或者REBOA后使用AE的研究结果比较，并发症发生率是否更低，患者生存率是否有所提高。

成功救治骨盆外伤出血患者需要多学科团队合作。未来的创伤中心应配备诊断、介入放射学和手术设施，以避免将不稳定的患者运送到另一个地点进行影像学处理和管理。这种集合CT血管造影装置可以优化当前急救资源的使用。急救的最新干预措施以低血压复苏概念为指导。他们的目标是在弹性测量装置（如ROTEM，TEG）的指导下，通过早期使用新鲜冰冻血浆、纤维蛋白原浓缩物、血小板和氨甲环酸来治疗，避免过度使用晶体及创伤性凝血病的发生[165]。

多学科合作、快速稳定骨盆环、使用新策略急救复苏、使用PPP或REBOA进行临时出血控制，进而使用AE和配有CT血管造影装置的创伤中心，势必能给患者最佳的生存机会。

**结论**

在40年前，Matalon等发表了一篇关于经导管血管栓塞术具有里程碑意义的论文[18]。他们的发现及手术经验至今仍在沿用。

1. 大多数骨盆骨折和快速失血患者的骨盆动脉出血部位可以通过血管造影来识别。

2. 几乎在所有病例中，经导管动脉造影栓塞的方法都能迅速减少或控制盆腔出血。

3. 由于缺乏合适的对照，无法评估经导管栓塞治疗对死亡率的影响。

4. 应在盆腔出血治疗过程中及早进行血管造影，以避免大量血液置换和低血压引起的并发症。

基于现有文献，可以得出以下结论。

- AE是除了力学稳定骨盆外控制出血的有效措施。
- AE可以有效治疗骨盆动脉出血。
- AE应尽早进行。
- 1%~4%的骨盆骨折（以骨盆骨折为主要损伤）的患者进行了骨盆血管造影。
- AE十分耗时。
- 在危急情况下推荐非选择性近端AE。
- 应尽可能进行选择性AE。
- AE主要与高能量C型骨盆骨折有关。
- 应权衡AE的潜在缺点与AE在控制危及生命出血时的优势。

# 第 16 章 凝血障碍的治疗
## Coagulation Management

Jan Lindahl　Axel Gänsslen　著

樊仕才　译

在治疗血流动力学不稳定的骨盆环损伤患者时，创伤性凝血功能障碍（trauma-induced coagulopathy，TIC）的意义至关重要。

不稳定骨盆环损伤与 TIC 发生率一直息息相关，TIC 在不稳定骨盆环损伤患者中发生率为 25% 至 40%[1, 2]。

最近来自德国骨盆损伤登记处未发表数据报道，A 型骨盆骨折的 TIC 发生率为 36.1%，B 型骨盆骨折为 50.4%，C 型骨盆骨折为 53.1%，此外，大量输血需求（>10PRBC/24h）在 A 型骨盆骨折中发生率为 8.3%，B 型为 13.3%，C 型为 18.5%[3]。骨盆环的力学稳定与出血的相关性已清楚显示。

> 明确骨盆环损伤患者中是否存在潜在 TIC 风险至关重要。

在过去的 20 年里，为了降低 TIC 的危害，学者们在病理生理学、快速诊断和治疗指南更新的方面做了大量的科研工作。

讨论创伤性凝血障碍的病理生理学、凝血评估和临床治疗超出了本书的范围。这里提供需要参考的文献综述和教科书[4-10]。

最近，关于创伤后大出血和凝血功能障碍的治疗，欧洲指南提出了建议，这些建议也适用于骨盆环损伤出血的患者[9]。综上所述，笔者针对出血性创伤患者总结出了以下建议。

- 应在治疗阶段开始时就使用传统实验室和（或）即时（point-of-care，POC）方法进行早期、重复的凝血功能监测。
- POC 血小板功能监测装置有助于及时处理疑似血小板功能障碍的患者。
- 应尽早恢复正常体温以改善凝血功能［创伤后 3h 内给予氨甲环酸（tranexamic acid，TXA）］。
- 应用以下两种策略之一：新鲜冰冻血浆（resh frozen plasma，FFP）或病原体灭活 FFP；新鲜冰冻血浆：红细胞（red blood cell，RBC）比率至少为 1∶2，根据需要输注纤维蛋白原浓缩物和红细胞。
- 应持续采用以标准实验室凝血值或黏弹性评估指导治疗策略。
- 凝血因子 XIII（FXIII）应该被监测并在缺乏的患者中及时补充，对于低纤维蛋白原血症的患者，建议输注纤维蛋白原浓缩物或冷沉淀。
- 应输注血小板以维持血小板计数高于 $50 \times 10^9$/L。
- 在大量输血期间监测钙离子水平并纠正低钙血症。
- 重组活化凝血因子 Ⅶ（recombinant-activated coagulation factor VII，rFⅦa）不作为一线治

# 骨盆环骨折
# Pelvic Ring Fractures

疗使用；但在特定情况下可考虑超适应证的使用。

- 有抗血栓形成药物拮抗药的使用指征。

凝血监测，包括 POC 系统和目标导向治疗方案，也包括大量输血方案，应该是骨盆环损伤患者创伤性出血治疗的一部分[9]。

# 第 17 章 开放性骨盆骨折
## Open Pelvic Fractures

Jan Dauwe　Axel Gänsslen　著
樊仕才　朱振华　译

开放性骨盆骨折是骨骼肌肉系统创伤中最具破坏性的损伤之一[1]，有着极高的损伤相关死亡风险。

Bosch 等将"复杂骨盆创伤"定义为任何骨盆环损伤伴有软组织和盆腔内部器官的严重损伤[2]。开放性骨盆骨折是复杂骨盆创伤中的一个重要部分，复杂性创伤的整体并发症发生率为41.3%，而开放性骨盆骨折的并发症发生率高达53.2%，复杂性骨盆创伤的总死亡率为31.1%[3]。

骨骼与皮肤、直肠或阴道之间的直接连通会大大增加感染和脓毒症的风险[4,5]。

这类损伤主要是由高能量损伤引起的，伴随损伤的发生率很高，属于不稳定骨折[4-6]。

Rothenberger 等称其为"致命损伤"。1978 年，在一组包含 604 例骨盆骨折患者的研究中，3.6% 患者为开放性骨折，死亡率为 50%，开放性骨盆骨折是其中 73% 的患者的主要死亡原因。相比之下，在闭合性骨折患者中，只有 30% 的患者死于骨盆损伤[7]。

Perry 等报道开放性骨盆骨折的发生率为4.2%，死亡率为 42%。出血、脓毒症和肾衰竭是高死亡率的主要原因[8]。

更标准化的出血控制方法的应用结果可以降低死亡率[1]。预防感染是进一步治疗的核心，但泌尿生殖系统相关损伤和骨盆相关神经损伤是导致患者产生远期并发症的原因[9]。

目前，由于治疗这些损伤的经验较少，故尚无标准化的管理办法。

开放性骨盆骨折较为少见[10]，仅占所有入院骨盆骨折患者的 1%~10%，平均发生率为 3%（表 17-1）[3, 4, 6-8, 11-22]。

## 一、分型

目前存在几种开放性骨盆骨折的分型，这些分型从不同的方面描述了这种损伤。

Faringer 等根据伤口位置对开放性骨盆骨折进行分类（图 17-1）[23]。

- Ⅰ区：从耻骨结节的前外侧开始，平行于腹股沟痕到骶骨后部（图 17-2）。
- Ⅱ区：大腿内侧到大腿前方，自髂前上棘与大腿后中线顶点沿腹股沟痕至髋骨内侧。
- Ⅲ区：髂嵴下的臀部后外侧区。

创面跨多个区域按数字最低的区域分类（图 17-3）[23]。

进一步的定义包括浅表伤口（至皮下脂肪）或深部伤口（至深部肌肉和筋膜及脱套伤）。

1997 年，Jones 等发表了基于骨盆环稳定、会阴和直肠损伤的开放性骨盆骨折分类[5]。

- 1 级：骨盆环稳定。
- 2 级：骨盆环不稳定，无直肠或会阴伤口。
- 3 级：骨盆环不稳定伴有直肠或会阴伤口。

近来，Jones-Powell 分类的预后价值得到证实，研究表明从 1 级到 3 级，患者死亡率分别增加了 0%、24%、38%[10]。Bircher 等根据原发性

骨盆环骨折
Pelvic Ring Fractures

表 17-1　大样本中开放性骨盆骨折的发生率

| 作者 | 年份 | 样本量 | 开放骨折量 | 频率(%) | 作者 | 年份 | 样本量 | 开放骨折量 | 频率(%) |
|---|---|---|---|---|---|---|---|---|---|
| Rothenberger[7,11] | 1978 | 604 | 22 | 3.6 | Dente[12] | 2005 | 1506 | 44 | 2.9 |
| Perry[8] | 1980 | 738 | 31 | 4.2 | O'Sullivan[13] | 2005 | 174 | 14 | 8.0 |
| Hanson[14] | 1991 | 890 | 43 | 4.8 | Giannoudis[15] | 2007 | 1177 | 59 | 5.0 |
| Davidson[16] | 1993 | 957 | 21 | 2.2 | Hauschild[17] | 2008 | 4291 | 46 | 1.1 |
| Gänsslen[3] | 1996 | 2551 | 77 | 3.0 | Black | 2011 | 3053 | 52 | 1.7 |
| Brenneman[4] | 1997 | 1179 | 44 | 3.7 | Siada[18] | 2015 | 1505 | 25 | 1.7 |
| Ferrera[6] | 1998 | 632 | 17 | 2.7 | Giordano[19] | 2016 | 396 | 30 | 7.6 |
| Sriussadaporn[20] | 2002 | 170 | 16 | 9.4 | Hermans[21] | 2018 | 492 | 24 | 4.9 |

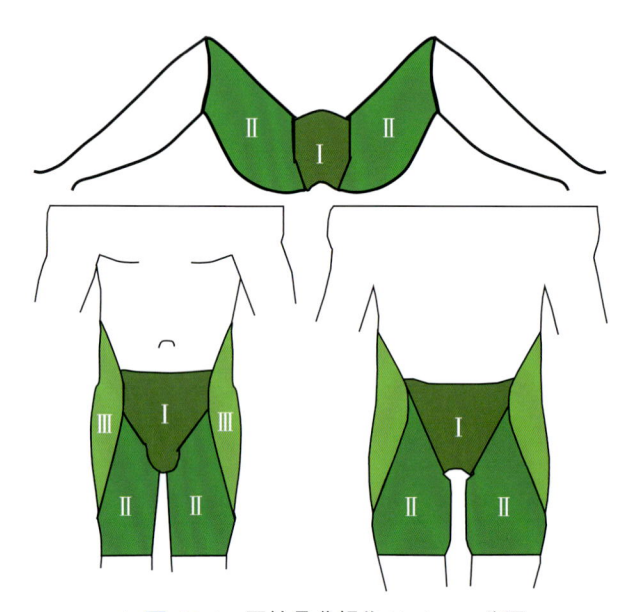

▲ 图 17-1　开放骨盆损伤 Faringer 分区

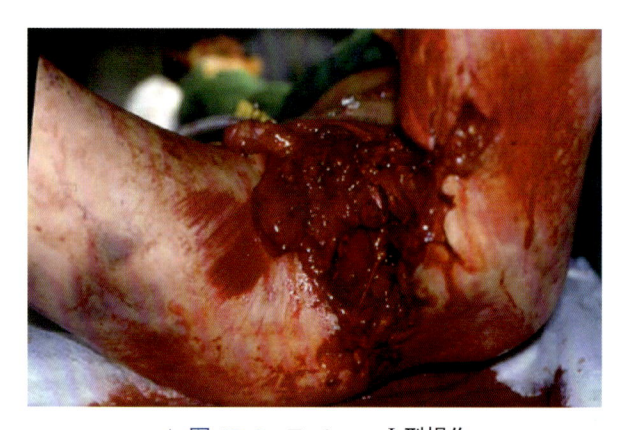

▲ 图 17-2　Faringer Ⅰ型损伤

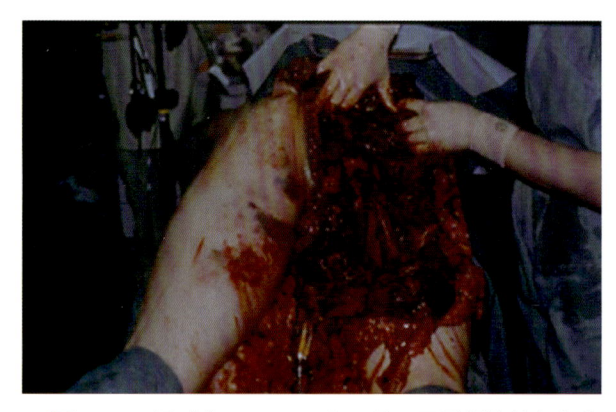

▲ 图 17-3　同时有 Faringer Ⅰ、Ⅱ、Ⅲ区损伤的归为 Ⅰ区损伤

皮肤损伤、额外的软组织损伤和基于 Tile 分型的骨盆环不稳定性进行分类[24]。

- A1 型：穿透伤、A 型骨盆骨折、额外的软组织损伤，取决于发射物及其路径。
- A2 型："由外向内"A 型髂嵴骨折，软组织损伤最小。
- A3 型："由外向内"A 型髂嵴骨折，广泛的软组织损伤。
- B1 型："由内向外"B2 型骨盆骨折，外部损伤很小，可能是泌尿生殖系统损伤。
- B2 型："由内向外"B2 型骨盆骨折，中度组织损伤（Morel-Lavallé 损伤）。

- B3 型："会阴分离" B1（"开书型"）骨折。
- C1 型："会阴分离"或"骶骨剪切/分离" C 型损伤、中度/大面积皮肤脱落、完全的生殖泌尿系统断裂、直肠损伤及粪便污染。
- C2 型："半骨盆失稳" C 型损伤，严重的组织损伤，完全的泌尿生殖、肠道损伤，以及所有组织层次的广泛污染。
- C3 型："骨盆挤压"，双侧复杂 C 型损伤，软组织和盆腔内器官的严重损伤。

此外，开放性伤口的等级应根据 Gustilo/Anderson（表 17-2）[25] 进行分类。但一些作者建议将涉及会阴部或直肠的伤口的患者纳入 Gustilo/Anderson Ⅲ 类别[1]。直肠损伤在开放性骨盆骨折中的发生率高达 60%[1, 4, 5]。

Fu 等建立了会阴软组织损伤分型标准（表 17-3），此标准整合了损伤特点和最终的治疗方案[26]。

## 二、死亡率

既往数据提示开放性骨盆骨折死亡率很高[7, 11, 27, 28]。据 Grotz 等报道，从 20 世纪 70 年代到 20 世纪 90 年代，开放性骨盆骨折为 30%[1]。他们总共分析了 6 个研究。其中 4 个研究显示死亡率＞40%，而另外 2 个研究显示死亡率分别为 5.7% 和 25%[7-9, 27-29]。总体而言，在 148 例患者中

表 17-2 开放性骨折的 Gustilo/Anderson 分型

| | |
|---|---|
| Ⅰ型 | 清洁皮肤伤口＜1cm，通常从内到外；肌肉挫伤，横/短斜骨折 |
| Ⅱ型 | 撕裂＞1cm，广泛的软组织损伤；最小至中等破碎成分；简单的横形或短斜形骨折，合并小粉碎骨折 |
| Ⅲ型 | 广泛的软组织损伤，包括：肌肉、皮肤和神经血管结构；通常是高能量损伤和严重的破碎骨折 |
| ⅢA | 广泛的软组织撕裂伤，有足够的骨骼覆盖；节段性骨折、枪伤、少量骨膜剥离 |
| ⅢB | 广泛的软组织损伤，骨膜剥离和骨暴露，需要软组织修复闭合；通常与大量污染有关 |
| ⅢC | 任何Ⅲ A、B 型合并需要修复的血管损伤 |

表 17-3 会阴软组织损伤的分型

| 分型 | 损伤特征 | 修复方式 |
|---|---|---|
| **A. 泌尿生殖区损伤** | | |
| A1 | 无泌尿道损伤 | 皮肤移植或无膀胱造瘘术的皮瓣移植 |
| A2 | 合并尿道损伤 | 皮肤移植或合并膀胱造瘘术的皮瓣移植 |
| **B. 肛门区损伤** | | |
| B1 | 无肛门直肠损伤 | 皮肤移植或无结肠造口术的皮瓣移植 |
| B2 | 合并肛门直肠损伤 | 皮肤移植或皮瓣移植合并结肠造口术 |
| **C. 泌尿生殖器区和肛门区均有损伤** | | |
| C1 | 无尿道损伤且无肛肠损伤 | 皮肤移植或皮瓣转移 |
| C2 | 有尿道损伤，但没有肛肠损伤 | +膀胱造瘘术 |
| C3 | 无尿道损伤，但有肛肠损伤 | +结肠造口术 |
| C4 | 既有尿道损伤，且合并肛肠损伤 | +膀胱造瘘术+结肠造口术 |

# 骨盆环骨折
## Pelvic Ring Fractures

发现了49例开放性骨盆骨折，死亡率为30.4%[1]。

从20世纪80年代末和20世纪90年代初开始，许多创伤中心引进使用了更标准化的骨盆骨折治疗方案，包括开放性骨盆骨折的治疗。这使得相关死亡率下降至18%[1]。

最近的数据显示，即使在今天，开放性骨盆骨折仍与高死亡率密切相关，明显高于闭合骨折[10, 12, 13, 18, 19, 21, 22, 26, 31, 33, 34, 36, 37, 39, 43]。

开放性骨盆骨折的死亡率在4%~60%，平均死亡率为24%（表17-4）。

### 死亡的危险因素

开放性骨盆骨折早期治疗阶段的主要危险因素是直接出血，直接出血会导致早期死亡[4, 5]。近来，已经报道了一些最新的死亡风险因素[1, 12, 22, 33]。

- 年龄：是否＞30岁死亡率比较为40.9% vs. 5.3%[33]，老年患者[14]。
- 损伤严重程度[14]：是否ISS＞25分死亡率比较为37% vs. 0%[33]；ISS＞35分[19]；损伤部分＞5个[22]。
- 修订后的创伤评分（revised trauma score, RTS）：修订后的创伤评分低[12]；RTS是否＜8死亡率比较为77.7% vs. 9.4%[33]，RTS≤8是患者死亡的独立危险因素。
- 软组织损伤：Jones-Powell分型[19]；开放伤口的大小和污染程度[14]；Faringer Ⅰ或Ⅱ区损伤[12]。

表17-4 开放性骨盆骨折的死亡率

| 作　者 | 年　份 | 样本量 | 死亡数 | % | 作　者 | 年　份 | 样本量 | 死亡数 | % |
| --- | --- | --- | --- | --- | --- | --- | --- | --- | --- |
| Raffa[28] | 1976 | 16 | 8 | 50 | Ferrera[6] | 1999 | 17 | 2 | 11.8 |
| Maull[27] | 1977 | 12 | 7 | 58.3 | Mosheiff[30] | 1999 | 15 | 3 | 20 |
| Rothenberger[7, 11] | 1978 | 22 | 11 | 50 | Kudsk[31] | 2003 | 25 | 8 | 32 |
| Perry[8] | 1980 | 31 | 13 | 41.9 | Dente[12] | 2005 | 44 | 20 | 45.5 |
| Richardson[9] | 1982 | 35 | 2 | 5.7 | O'Sullivan[13] | 2005 | 14 | 4 | 28.6 |
| Kusminsky[32] | 1982 | 11 | 3 | 27.3 | Dong[33] | 2011 | 41 | 10 | 24.4 |
| Govender[29] | 1990 | 32 | 8 | 25 | Black[22] | 2011 | 52 | 10 | 19.2 |
| Hanson[14] | 1991 | 43 | 13 | 30.2 | Wei[34] | 2012 | 16 | 5 | 31.3 |
| Sinnott[35] | 1992 | 27 | 4 | 14.8 | Hasankhani[36] | 2013 | 15 | 2 | 13.3 |
| Davidson[16] | 1993 | 20 | 3 | 15 | Cannada[10] | 2013 | 64 | 15 | 23.4 |
| Faringer[23] | 1994 | 34 | 6 | 17.6 | Fu[26] | 2015 | 15 | 1 | 6.7 |
| Jones[5] | 1997 | 39 | 10 | 25.6 | Teixeira[37] | 2015 | 42 | 15 | 35.7 |
| Brenneman[4] | 1997 | 44 | 11 | 25 | Giordano[19] | 2016 | 30 | 12 | 40 |
| Woods[38] | 1998 | 60 | 7 | 11.7 | Song[39] | 2017 | 20 | 3 | 15 |
| Pell[40] | 1998 | 18 | 4 | 22.2 | Siada[18] | 2015 | 25 | 4 | 16 |
| Rieger[41] | 1999 | 40 | 5 | 12.5 | Hermans[21] | 2018 | 24 | 1 | 4.2 |
| Michel[42] | 1999 | 11 | 1 | 9.1 | Moskowitz[43] | 2018 | 14 | 1 | 7.1 |

- Gustilo/Anderson 分级：Ⅲ级软组织损伤[12]；是否为 Gustilo Ⅲ级的死亡率比较为 57.1% vs. 8%[33]。
- 骨盆环不稳定[5]：垂直剪切损伤[12]。
- 腹部外伤[12]：是否存在腹内损伤的死亡率比较为 30% vs. 22.6%[33]。
- 盆腔器官损伤：直肠损伤[5] 和肠道造瘘的必要性[28]；是否存在泌尿生殖系统损伤的死亡率比较为 33% vs. 20.7%[33]。
- 颅脑损伤（traumatic brain Injury，TBI）：格拉斯哥昏迷量表（Glasgow coma scale，GCS）是否<8 死亡率比较为 83.3% vs. 14.2%[33]。
- 出血控制：PRBC[7, 8, 41] 和 AE[12] 的必要性。晚期死亡与盆腔脓毒症[12] 及其并发症（57.1% vs. 17.6%）有关[33]。

### 三、开放性骨盆骨折的治疗

有关开放性骨盆骨折的治疗标准尚未达成共识[1, 9, 22, 31, 34, 43–45]。但必须由以下几个因素来制订治疗方案。

- 积极抢救和（手术）出血控制，包括局部伤口填塞。
- 静脉注射抗生素和破伤风抗毒素。
- 骨盆环的临时固定（如外固定装置）。
- 软组织/伤口处理：根据急诊诊断（乙状结肠镜检查、结肠造口术、直肠冲洗）和盆腔器官损伤情况进行治疗，对所有失活组织进行清创、脉冲冲洗、一期不闭合伤口。粪便尿路或粪路改道，或两者同时进行；会阴伤口的处理。
- 多次、反复手术清创，最终植皮或皮瓣移植或两者联合覆盖创面软组织。
- 确定最优的骨盆固定方案。
- 合理治疗多发损伤（泌尿生殖系统）。
- 肠内通道的建立与早期给予肠内营养[31]。

### 四、初次手术

开放性骨盆骨折患者主要根据标准化治疗原则进行评估，如高级创伤生命支持（advanced trauma life support，ATLS）流程[45]，因为这些患者的相关损伤严重程度大多不同且存在多发伤。文献综述报道的平均创伤严重度评分（injury severity score，ISS）为 29 分[6, 10, 12, 14, 18, 19, 21, 22, 26, 33, 36–38, 43, 46]。

这些患者的紧急救治大多已经在事故现场展开。所有疑似骨盆损伤都常规使用骨盆带进行临时固定（图 17-4）。

骨盆带的使用[22] 和用于减少外部出血的伤口局部填塞（图 17-5）[9] 不能等到进入急诊室（emergency room，ER）后进行。同时应该彻底清除伤口污染物。

*最危险的骨盆骨折类型是遗漏的骨折！*[48]

尽管使用骨盆带进行骨盆急救临时固定，但也必须检查骨盆周围的局部皮肤状况，包括骶骨后区、整体的 Faringer 分区、会阴区、阴道或直肠及尿道孔。此外，还应进行神经血管评估并予以记录。

从定义上看，所有开放性骨折都受到污染[49-54]。根据开放性骨折治疗的标准指南，应在 3h 内，早期静脉给予抗生素，[55] 并进行破伤风免疫。

在开放性骨折中，Gustilo Ⅲ 型骨折的感染风险高达 10%～50%[56]。

一般而言，在Ⅰ级和Ⅱ级开放性骨折中，首选的抗生素是头孢唑啉 2g，给药 24h。对于Ⅲ级开放性骨折，无明显污染，伤口闭合后的 48h 或 24h 应给予抗生素，首选 2g 头孢曲松；而对于有严重污染的Ⅲ级开放性骨折，2g 头孢曲松 + 500mg 甲硝唑用药直至伤口闭合后 48h[49–52, 54]。

急诊必须完成标准的骨盆正位 X 线片。根据骨盆骨折的不稳定类型，利用现有的辅助手段，使用标准化的治疗方案对骨盆进行力学稳定[57]（图 17-6）。

- 骨盆带。
- 骨盆床单。

- 简单的外固定器。
- 骨盆 C 形钳。

根据最新的创伤后大出血和凝血功能管理欧洲指南推荐[57]，强烈建议以下几项的方案应纳入初始治疗流程。

- 对出现失血性休克和出血源明确的患者立即启动出血控制程序。
- 早期影像学检查［超声检查 eFAST（图 17-7）或增强对比计算机断层扫描（computer tomography，CT）］用于检测可疑躯干外伤及患者体内的游离液体。
- 血流动力学稳定的患者应进行 CT 评估。

- 分析一些特殊参数以判断持续休克或血流动力学不稳定的［低初始血红蛋白浓度、血清乳酸和（或）碱缺失测量］。
- 尽早并反复监测凝血指标［凝血酶原时间（prothrombin time，PT）、活化部分凝血活酶时间（partial thromboplastin time，APTT）、血小板计数和纤维蛋白原］和血液黏弹性。
- 存在典型死亡风险因素（严重凝血病、体温过低、酸中毒）的情况下应立即启动损伤控制手术。
- 骨盆环力学不稳定及持续血流动力学不稳定的患者应尽早进行腹膜外骨盆填塞、经导管血管栓塞术或出血控制手术。
- 添加局部止血剂治疗实质性脏器损伤的相关静脉或中度动脉出血。

### 五、出血控制

出血控制包括创伤性凝血功能障碍（traumatic induced coagulopathy，TIC）的并行治疗和手术控制出血。

#### （一）TIC 的治疗

TIC 的监测和治疗应在入院后立即开始，应

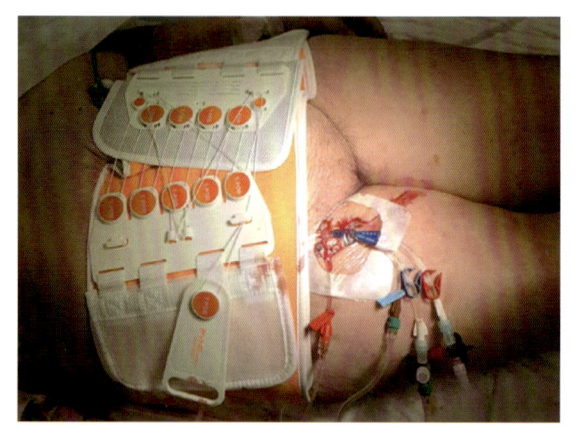

▲ 图 17-4　1 例入院直肠损伤患者使用骨盆带进行急救

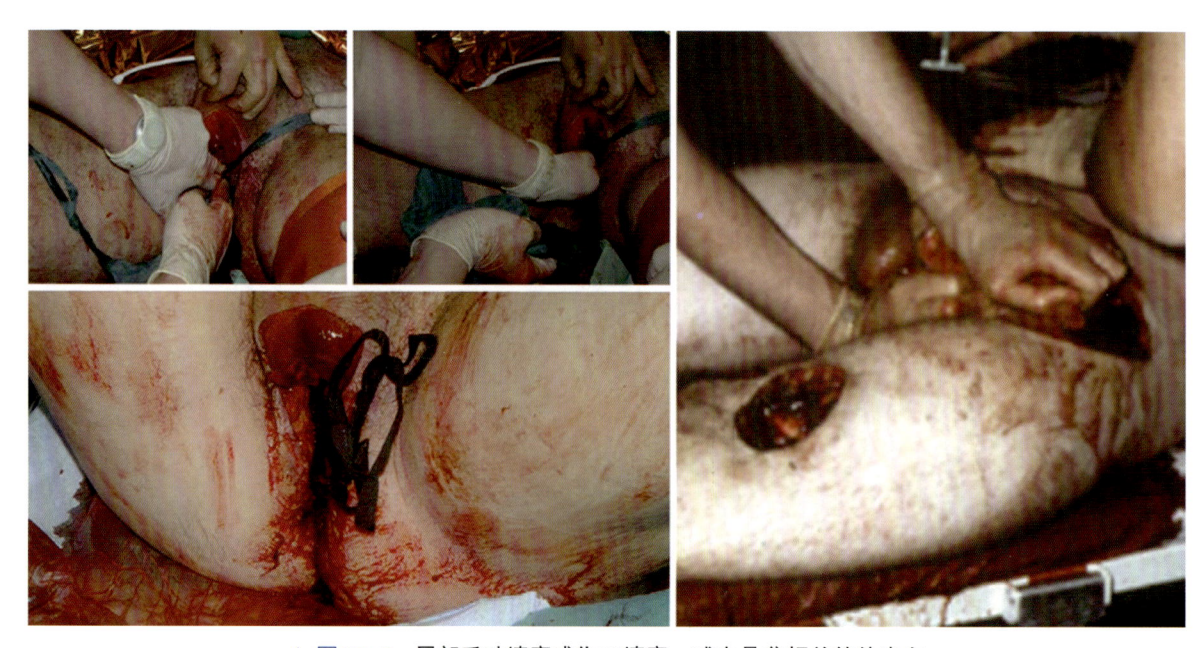

▲ 图 17-5　局部手动填塞或伤口填塞，减少骨盆相关的外出血

第 17 章　开放性骨盆骨折
Open Pelvic Fractures

使用基于目标导向的凝血障碍治疗方案[57]。

根据生理参数或治疗策略，基于患者血红蛋白水平，早期给予血浆（FFP 或病原体灭活血浆）输注，此外，还要输注纤维蛋白原浓缩物和浓缩红细胞[57]，血浆与红细胞的比例至少为 1∶2。另一方面，对于明确出血或怀疑有大量持续出血的患者，应立即给予氨甲环酸。实验室凝血参数和血液黏弹性测试可以指导 TIC 的治疗。

血浆、纤维蛋白原浓缩物或冷沉淀和血小板输注取决于患者对输血的反应和实验室指标。在大量输血期间应监测钙离子的水平，并适当补钙直至达到正常水平。

对于使用抗凝剂的患者，必须考虑使用去氨升压素、浓缩凝血酶原复合物甚至超指征使用 rF Ⅶa。

推荐在出血控制后的 24h 内使用药物预防血栓；而与经典建议相反，下腔静脉滤器对这些患者的治疗无明显帮助。

对于开放性骨盆骨折患者，在治疗的前 24h 内应给予大量血液制品（如浓缩红细胞，PRBC）[12, 21, 26, 33, 36, 58]。

- Dente 等报道在所有开放性骨盆骨折患者中有 73% 的人至少需要 1PRBC 输注，37% 的患者需要≥10PRBC，平均需求为 11.5 PRBC/24h[12]。
- Dong 等报道，开放性骨盆骨折患者在前 24h 内平均需要输注 17.2PRBC（0～104 PRBC）[33]。
- Hasankhani 等报道开放性骨盆骨折患者平均输血量为 8PRBC（4～21PRBC）[36]。
- Fu 等分析了 11 例会阴软组织损伤的骨盆骨折患者，并发现在前 24h 内平均输入 11.7PRBC（7～19）[26]。
- Hermans 等报道在开放性骨盆骨折的患者在前 24h 内平均输注了 13.2PRBC（0～30PRBC）[21]。
- Ramasamy 等分析了爆炸相关的开放性骨盆骨折，并且发现平均输注量为 60.31PRBC（0～224 PRBC）[58]。

总体而言，在最近关于开放性骨盆骨折的研究中（不包括爆炸相关损伤），所有患者前 24h 内平均输注了 13.1PRBC[12, 21, 26, 33, 36]。

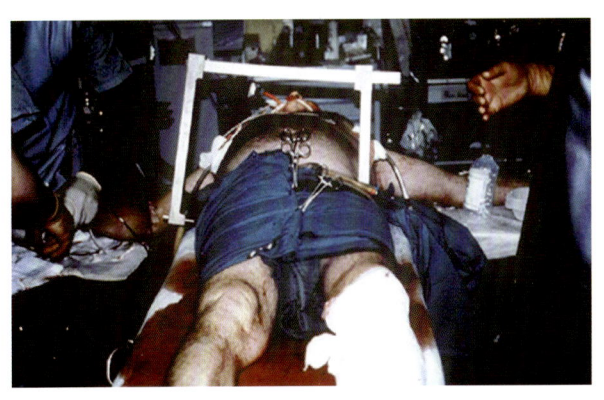

▲ 图 17-6　1 例高度不稳定的开放性骨盆损伤在使用环形床单包裹后进一步使用骨盆 C 形钳稳定骨盆
来源：Pohlemann T, Regel G, Bosch U, Stief Ch, Tscherne H. Kapitel 7: Notfallbehandlung und Komplextrauma, p. 106 (Fig. 7.21c); in: Tscherne H, Pohlemann T (Ed.). Tscherne Unfallchirurgie – Becken und Acetabulum. Springer Verlag Berlin, Heidelberg, New York, 1998

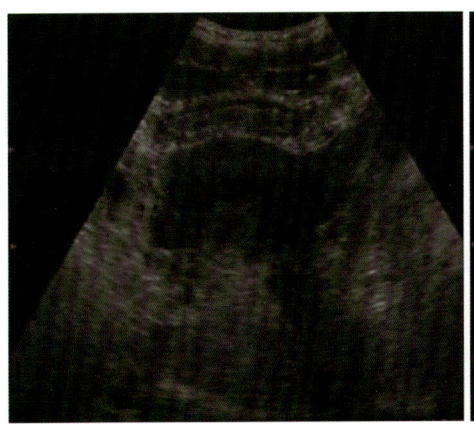

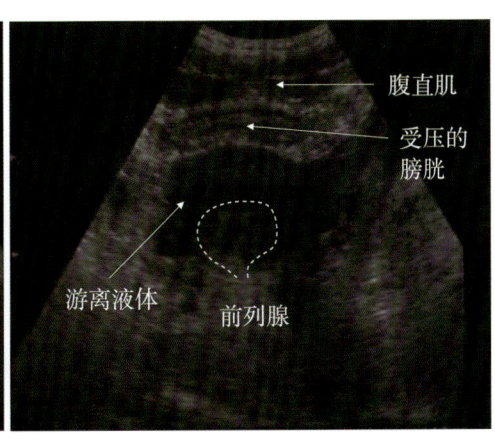

◀ 图 17-7　eFAST 超声检查显示前列腺周围腹膜后血肿形成

（标注：腹直肌、受压的膀胱、游离液体、前列腺）

169

### （二）出血控制手术

手术止血的选择包括骨盆环力学稳定及不同方式稳定血流动力学，包括外部出血伤口的填塞[9]、盆腔内填塞[43, 59-62]、经导管血管栓塞术和损伤控制剖腹探查手术[12]。

骨盆环急救力学稳定的选择包括骨盆带、外固定器或骨盆C形钳，即使是最简单的措施，如骨盆床单甚至牵引，双腿的内旋都是有用的[57]。然而，特别的是，骨盆带的应用可能会掩盖骨盆X线或CT上的骨盆移位和不稳[63, 64]。

控制出血的经典选择包括局部填塞和盆腔内、腹膜外骨盆填塞[43, 60-62]、经导管血管栓塞术、REBOA或剖腹手术期间的远端主动脉或髂动脉夹闭（见相关章节）。

## 六、诊断

盆腔区域的临床检查主要目的是通过检查肛周组织来排除或明确可能伴随的直肠、阴道、泌尿生殖器或血管损伤，因为这是开放性骨盆骨折软组织损伤最常见的部位（图17-8），之后再检查阴道和直肠穹隆（图17-9）。

软组织损伤的程度根据Gustilo/Anderson[25]进行分级，并根据Faringer的分区[23]对开放性伤口进行定位分类。

肛门直肠损伤的发生率高达64%[1]。直肠出口处或直肠检查中可见血迹，特别是触及直肠壁感觉无力时应怀疑直肠损伤。然后进行乙状结肠镜和直肠镜检查确定（图17-10）[1]。在生命体征平稳接受CT评估的患者中，肠道损伤的间接迹象包括肠腔外局部游离气体或液体、出血、节段性肠壁增厚、肠壁不连续性和肠系膜脂肪滞留[65-69]。相关的阴道撕裂伤会导致假阳性的出现。

对所有疑似会阴部损伤，在会阴口（会阴、直肠或阴道伤口）可见出血，应进行内窥器或直肠镜检查，然后进行充分的清创和冲洗[44]，因

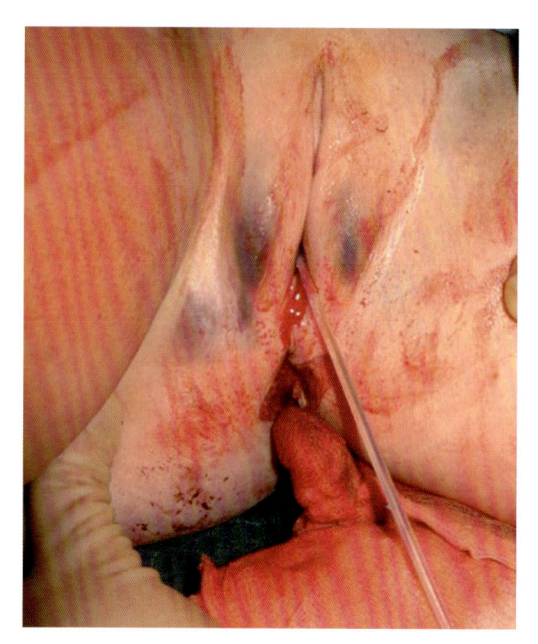

▲ 图 17-8　隐蔽的开放性会阴区损伤检查

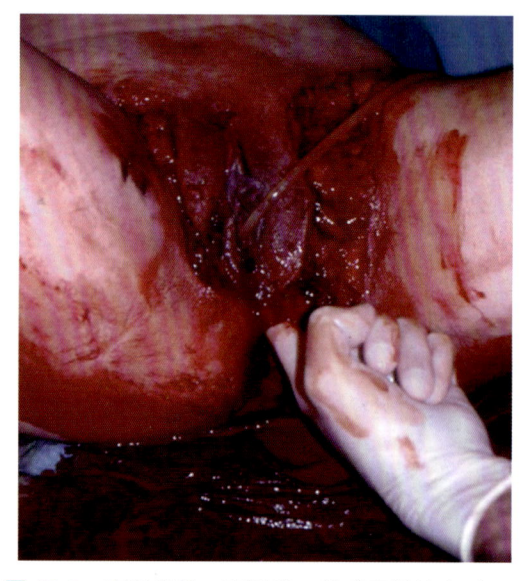

▲ 图 17-9　直肠指检：直肠出口处或直肠检查时可见血液应怀疑直肠损伤，尤其是当触诊到直肠壁无力时

为脓毒症并发症、发病率和死亡率都与这些损伤有关[5]。

逆行尿路造影是诊断尿道损伤的金标准[70-72]。尿道口的血液提示有膀胱或尿道损伤的可能（图17-11）。阴道撕裂伤常与累及会阴和直肠的较大撕裂伤同时发生。子宫、子宫颈或卵巢的损伤通常通过初始或二次CT检查在后续诊疗过程中诊断。

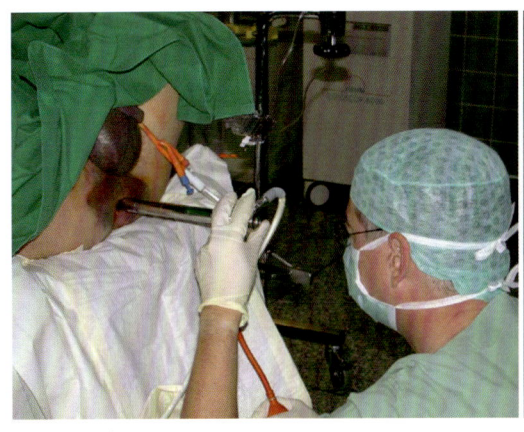

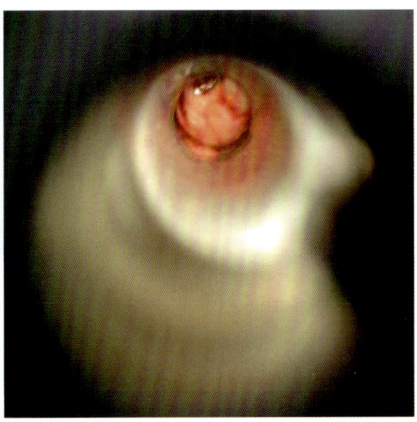

图 17-10 乙状结肠镜与硬直肠镜检查对直肠损伤程度进行评估

## 七、合并损伤

Perry 等既往已报道，大多数患者存在合并损伤，包括头部、胸部、腹部、泌尿生殖系统损伤、严重的四肢骨折和神经血管损伤，平均每例患者有 2.7 处合并的严重损伤[8]。所有患者中只有 2 例患者是单纯的开放性骨盆骨折。另一个研究中，只有 14.1% 的患者是单纯的开放性骨盆骨折[10]。

预计约有 35%（21.2%~47.1%）的患者合并泌尿生殖系统损伤[6, 14, 16, 23, 26, 29, 31, 33, 35, 73]。

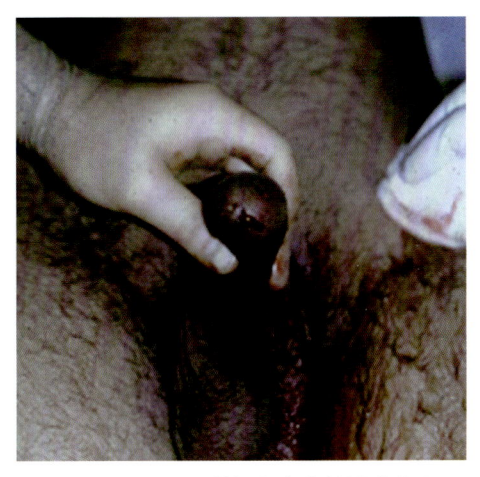

图 17-11 尿道损伤患者的尿道出血

## 八、伤口处理

伤口处理和软组织清创取决于开放性软组织损伤的等级。Hanson 等观察到的大部分是 Gustilo Ⅲ 级开放性损伤，发生率为 74.4%，而 Gustilo Ⅰ 型伤口的发生率 9.3%，Gustilo Ⅱ 型伤口的发生率为 16.3%[14]。最近的研究报道Ⅱ级伤口发生率增高[18, 21, 33]。总体而言，Ⅰ级到Ⅲ级损伤的分布预计如下[14, 18, 21, 33]。

- 根据 Gustilo/Anderson 分级，21.1% 的患者为Ⅰ级损伤。
- 根据 Gustilo/Anderson 分级，33.1% 的患者为Ⅱ级损伤。
- 根据 Gustilo/Anderson 分级，45.8% 的患者为Ⅲ级损伤。

根据 Faringer 的分区，这些盆腔周围伤口 39.6% 都定位在 FaringerⅠ区，也就是会阴区，21.4% 的伤口定位在 FaringerⅡ区，39% 的伤口定位在 Faringer Ⅲ 区[18, 19, 21, 33, 37]。

伤口清创的主要原则为：清除除神经血管束外的所有失活组织，以建立接近闭合骨折的创面和骨折微环境（图 17-12）。

以下几个步骤可能与获得充分清洁的伤口有关。

- 用肥皂水和软刷预清洁（最好在麻醉室进行）。
- 在手术室中常规术前准备和铺巾。
- 使用充气止血带进行选择性止血（不常规推荐）。
- 去除可见污垢。
- 重复冲洗下开始逐区清创（各组织层、隔室等），严格执行从浅到深的原则。
  - 皮肤彻底清创到出现出血的皮肤边缘。
  - 沿筋膜走行进行皮下脂肪清创；通常需要

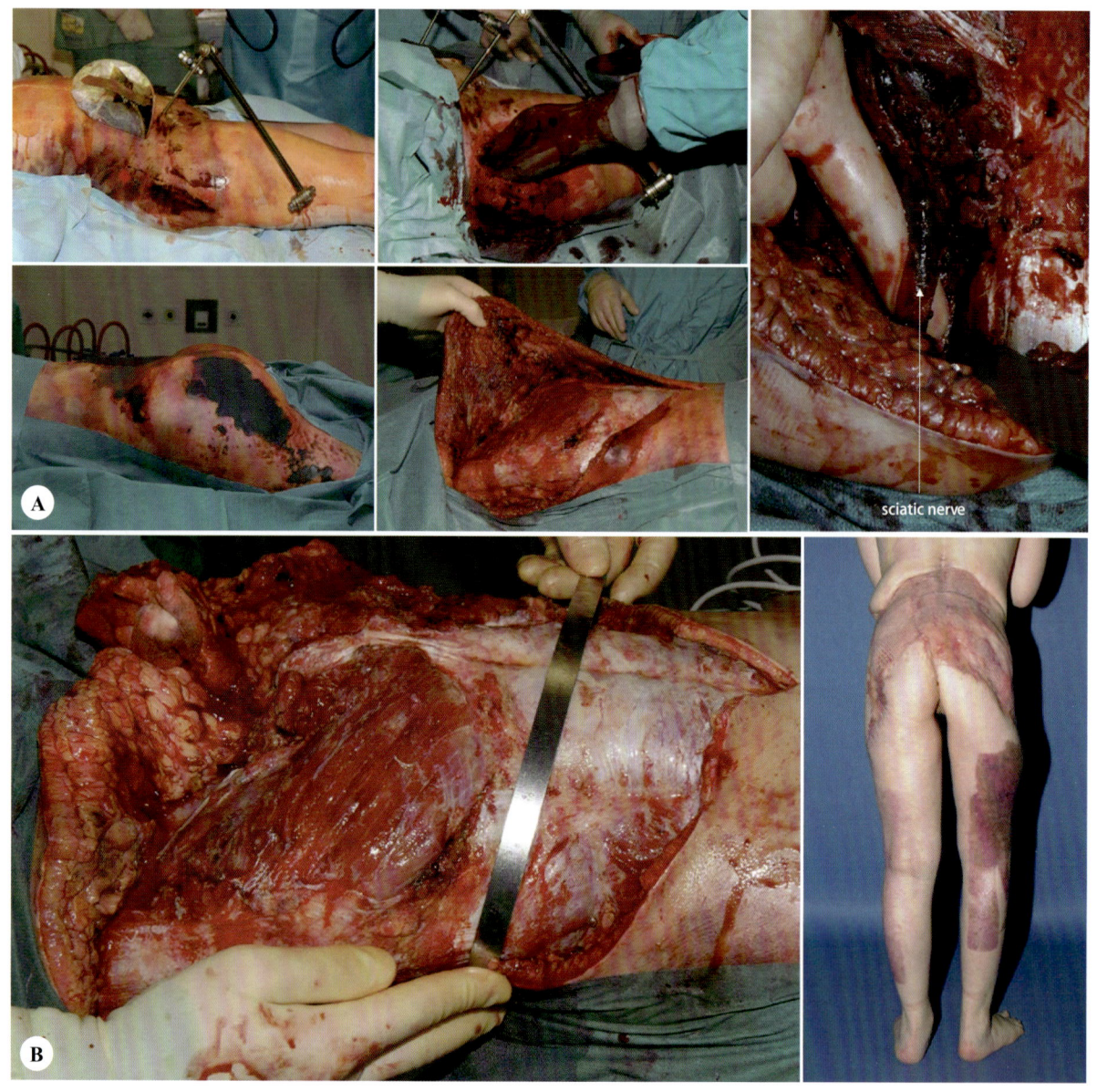

骨盆环骨折
Pelvic Ring Fractures

▲ 图 17-12　A. 充分伤口清创，除去所有失活软组织非常重要：神经血管结构不要损伤；B. 通常需要二期植皮

扩大原始创面；血供差的组织和广泛脂肪。坏死的风险应慎重考虑。

- 肌肉清创术，去除所有无活性的肌纤维（检查：颜色、收缩性、均一性、是否出血）。
- 骨清创术：切除不能存活的骨组织，除了带有关节软骨的骨碎片外其他骨组织尽可能切除；之后进行彻底清洁、刮除和固定，根据 AO 原则进行，以获得绝对稳定性，因为这样有利于血供重建。

- 创面冲洗或灌洗（图 17-13）目前仍参考旧的指导思想"解决污染的最好方案是稀释"，这个思维现在仍然是有效的；使用肥皂水、防腐剂或抗生素冲洗对避免感染没有太大帮助；低压冲洗与高压冲洗效果基本相同，并且与肥皂水冲洗相比，使用生理盐水冲洗的再手术率较低[74]。

Anglen 推荐冲洗伤口的液体用量如下[75]。

- 1 型为 3L。
- 2 型为 6L。

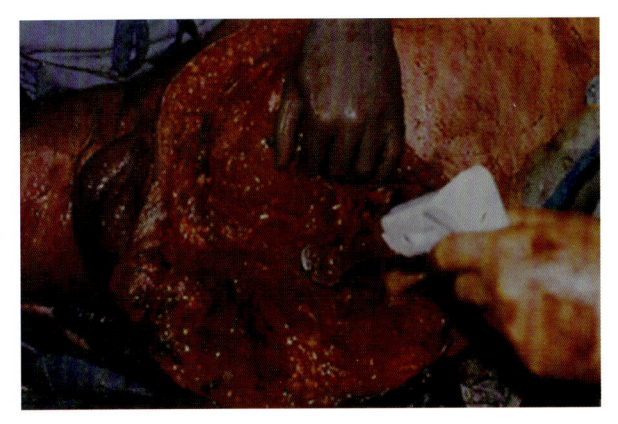

▲ 图 17-13　创面冲洗是所有开放伤的基本治疗方法

- 3 型为 9L。

冲洗液体量应基于创面大小，尤其是 Faringer Ⅰ～Ⅲ型的创面，通常需要更多的液体量。

闭合伤口取决于临床经验、伤口大小、污染程度等。尽管最近的数据表明，使用封闭负压引流（vacuum sealing drainage，VSD）的感染风险仅略低于标准护理[81]，但在大多数开放性骨盆骨折中，在达到闭合伤口的条件前，真空负压吸引还是更好的选择[76-80]。

局部抗生素骨水泥串珠链被证明可以进一步降低严重开放性骨折的感染率[82-85]。

推荐术后第 1 天复查创面，再次仔细冲洗和清除继发的软组织坏死[31]。Grotz 等强调早期处理潜在的骨盆空腔[1]。

与开放性骨折相关的脱套伤应通过软组织切除和早期或二次植皮治疗。

小的皮肤伤口可以在充分清创后直接关闭。较大的伤口可能与累及 Faringer 区域的广泛脱套伤有关。在观察到新鲜出血之前，应对所有坏死组织进行彻底清创，以防止感染相关并发症的发生。建议每天或至少 48h 内再次清创，以评估早期的持续性组织损伤[31]。

Kudsk 等明确指出：皮肤脱套区域之间的皮肤桥应该彻底清理，在任何情况下都不应该以大皮瓣覆盖创面，因为皮瓣深层的坏死感染是不可避免的，并且无法在脓毒症发作之前诊断。失活的肌肉必须彻底清除，即使这意味着会阴和直肠周围区域会产生大量空腔。一旦创面开始愈合，这些区域就会迅速收缩[31]。

骨外露可以通过臀部或大腿区域的肌肉和皮瓣进行处理[1, 26]。

Fu 等提出一个两阶段的规划[26]。会阴创面根治性清创和不超过 1 周的 VSD 处理后，再次进行清创、VSD 和深层软组织修复。然后用肌皮瓣或植皮进行最终的创面覆盖。

## 九、选择性结肠造瘘

粪便改道的概念被认为是预防感染并发症的绝佳方案。1976 年，Raffa 等发现，当早期行粪便改道的结肠/回肠造口术和远端直肠冲洗术时，开放性骨盆骨折患者的死亡率显著降低[28]。这个概念在接下来的几年中被广泛接受[7, 9, 11, 35]。同样，Pell 等证明粪便改道手术后开放性骨盆骨折患者的死亡率和脓毒症发病率显著降低[40]。

Faringer 等报道了结肠造口术后创面脓毒症的发生率为 31%，没有进行结肠造口术的创面脓毒症发生率为 19%，因此得出结论，粪便改道仅适用于部分开放性骨盆骨折患者[23]。有人主张所有 Faringer Ⅰ区开放性骨盆骨折都应进行粪便改道[4]。这个建议得到其他学者的支持[45, 86]。

相反，早在 1998 年，Woods 等指出：粪便改道与腹盆腔感染的较低发生率无关，因此，粪便改道仅适用于具有广泛软组织损伤或后方创面的部分患者。粪便改道后感染并发症的发生率为 27%，而未改道的患者为 17%，且死亡率相同[38]。故他们认为，导致骨盆感染的主要因素是骨盆的力学不稳。

对老年开放性骨盆骨折患者粪便改道的分析显示，该组患者与更高的 ISS、更多的腹部损伤（腹内粪便污染）和更多的合并损伤相关[87]。尽管数据不完全一致，但得出的结论是，对于开放性骨盆骨折和严重直肠损伤的老年患者，建议在急诊治疗期间积极进行粪便改道。

> 分流结肠造口术可以显著降低 Faringer Ⅰ 区（会阴创面）开放性骨盆骨折患者的感染并发症和死亡率，而 Faringer Ⅱ 区和 Ⅲ 区损伤的开放性骨盆骨折患者不能从结肠造口术中获益[1, 21]。

延迟结肠造口术导致盆腔感染率显著升高[9]。在进行分流性结肠造口术或回肠造口术时，应使用可同时满足骨盆环固定和耻骨上膀胱切开的手术入路[4, 23]。

## 十、直肠损伤

直肠损伤与开放性骨盆损伤密切相关。经典的治疗原则包括改道、引流、直接修复和远端冲洗[88]。

估算约 26%（9.1%～64.3%）的开放性骨盆骨折患者会发生肛门直肠损伤[10, 12, 14, 16, 21, 23, 26, 29, 31, 33, 35, 73]。

这些损伤可与盆腔血管损伤和泌尿生殖系统损伤合并发生，从而导致高死亡率和发病率[89]。因此，这种损伤需要多学科治疗方案。

直肠指检对这种损伤来说是不可靠的，因为高达 77% 的损伤被遗漏了。虽然直肠指检的特异性为 95%，但仅有 24% 的灵敏度[90-92]。

因此，在任何可疑病例中，强烈建议进行硬性直肠镜检查或软性乙状结肠镜检查[93]。

以下几种骨折形态可能导致可疑的直肠损伤[94]。

- 耻骨联合损伤（独立预测因子，RR=3.3）。
- 骶髂关节损伤（RR=2.1）。

通过近端结肠造口术进行粪便分流，使用或不使用骶前引流和一期修复直肠损伤被认为是治疗创伤性腹膜外直肠损伤的金标准。而腹膜内直肠损伤可以像结肠损伤一样通过一期修复或切除吻合进行治疗，可使用或不使用近端造瘘分流术[89, 95, 96]。

建议远端冲洗和骶前引流的相关证据越来越少，但目前仍在使用[95, 97-99]。

对 1990 年后发表文献的系统综述发现接受或不接受结肠造口术治疗的患者其感染率没有明显差异[100]。所有确诊为直肠损伤的患者均接受结肠造口术治疗，感染率和死亡率依然很高。结肠造口术使会阴/直肠创面的患者在感染并发症上有获益，但对于存在与不存在直肠损伤的患者来说，这方面获益尚不明确。

> 结肠造口术是直肠损伤治疗的关键[101]。

环型结肠造口术一直以来都受到青睐[98, 101]。结肠造口术应在开始后的 3 个月内尽早关闭，因为关闭过晚会增加并发症的发生率[98, 102, 103]。

在合并膀胱和直肠损伤的情况下，约 1/4 的贯穿性创伤患者后期发展为直肠膀胱或直肠尿道瘘[104]。对于这些患者，除了直肠清创、一期修复和近端改道外，在直肠前方覆盖网膜蒂皮瓣可以降低这种并发症的发生率[90, 105, 106]。

因此，即使在合并泌尿生殖器和肛门直肠损伤的钝性创伤患者中，这些概念也可以作为一种参考。

应根据患者的血流动力学状态进行肛门括约肌修复[98]。在病情稳定的患者中，直接修复是首选[98, 107]。如果考虑进行括约肌成形术，则建议延迟重建。在存在大范围肛门直肠撕裂伤和严重污染的情况下，粪便改道是有益的[107]。

完全破坏的肛门括约肌损伤可以后期通过腹部会阴切除术治疗[31]，肛门撕裂应首先进行清创并保持开放。彻底清创后应关闭直肠黏膜撕裂处[31]。

Song 等报道了 20 例直肠损伤患者感染的危险因素[39]。在单变量分析中，休克、RTS ≤ 8、格拉斯哥昏迷量表（Glasgow coma scale, GCS）≤ 8、前 24h 内输血 ≥ 10 单位、未进行结肠造口术或 Gustilo Ⅲ 级软组织损伤与盆腔感染密切相关。而在多变量分析中，休克和未进行结肠造口术与盆腔感染独立相关。

## 十一、骨盆环损伤的治疗

骨盆环损伤的治疗取决于伤口的位置和骨盆环的不稳定类型。

骨盆环完整的开放性骨盆骨折通常是由于对髂骨的直接冲击而导致的开放性髂骨翼骨折。与不稳定的骨盆环损伤[5, 28]相比，相关出血风险较低，并发症和死亡率较低[108]。在这个特定的损伤群体中，经过适当的急救，包括静脉注射抗生素、伤口冲洗充分清创、伤口填塞，以及使用真空吸引后进行一期或二期伤口闭合[80, 109]。

大多数骨折可以进行非手术治疗[109]，但切开复位内固定（open reduction and internal fixation，ORIF）可以作为严重移位的骨折（伴或不伴大块骨折碎片）的治疗选择[80]。为了避免使用钢板固定，单独选择螺钉固定也是一种方式[110]。

对于力学不稳的骨盆环损伤，首选 ORIF 或外固定。传统上看，在初次临时外固定后，建议延迟进行最终固定[73, 111, 112]。

考虑伴随软组织损伤的位置和严重程度，推荐采用经皮有限内固定和外固定[113]。

在大部分患者中，骨盆环稳定的方式包括前路外固定架 + 后路骶髂关节（sacroiliac joint，SI）螺钉或（经皮）钢板[10, 36]。

## 十二、远期结果

开放性骨盆骨折后的远期问题的相关研究很少（图 17-14 和图 17-15）。

- Brenneman 等报道了 44 例患者在受伤 4 年后出现长期疼痛和功能障碍[4]；功能性主诉包括性功能障碍、大便失禁和尿失禁及骨折不愈合；在伤前可正常工作的患者中，略多于一半的人重返工作岗位。
- Ferrera 等报道了在患者在远期日常活动损失约 50% 的功能；8/15 患者可在无辅助的情况下行走[6]。
- Wei 等报道了 11 例肛门直肠损伤的幸存患者，在平均 14 个月的随访中均没有肛门失禁的结果发生[34]。
- Fu 等分析了会阴损伤患者的随访结果，并报道平均 16.5 个月后，没有患者出现与粪便改道相关的并发症[26]。
- Giordano 等对 18 例患者进行了 6 个月的随访；根据 EQ-5D 量表，36.6% 的患者结果令人满意，23.3% 的患者结果不满意；结果不满意的患者出现了慢性疼痛、阳痿、活动性瘘管或慢性感染、步态障碍和由于性交疼痛导致性交减少；创伤后应激障碍（post-traumatic stress disorder，PTSD）综合征和抑郁症的患者也较多[19]。
- Hermans 等报道了 6 个月时出现的持续症状，包括阳痿、性问题和性交困难，但没有大便失禁或尿失禁的报道[21]。

与骨盆损伤相关的慢性临床主诉在开放性骨盆损伤后十分常见。

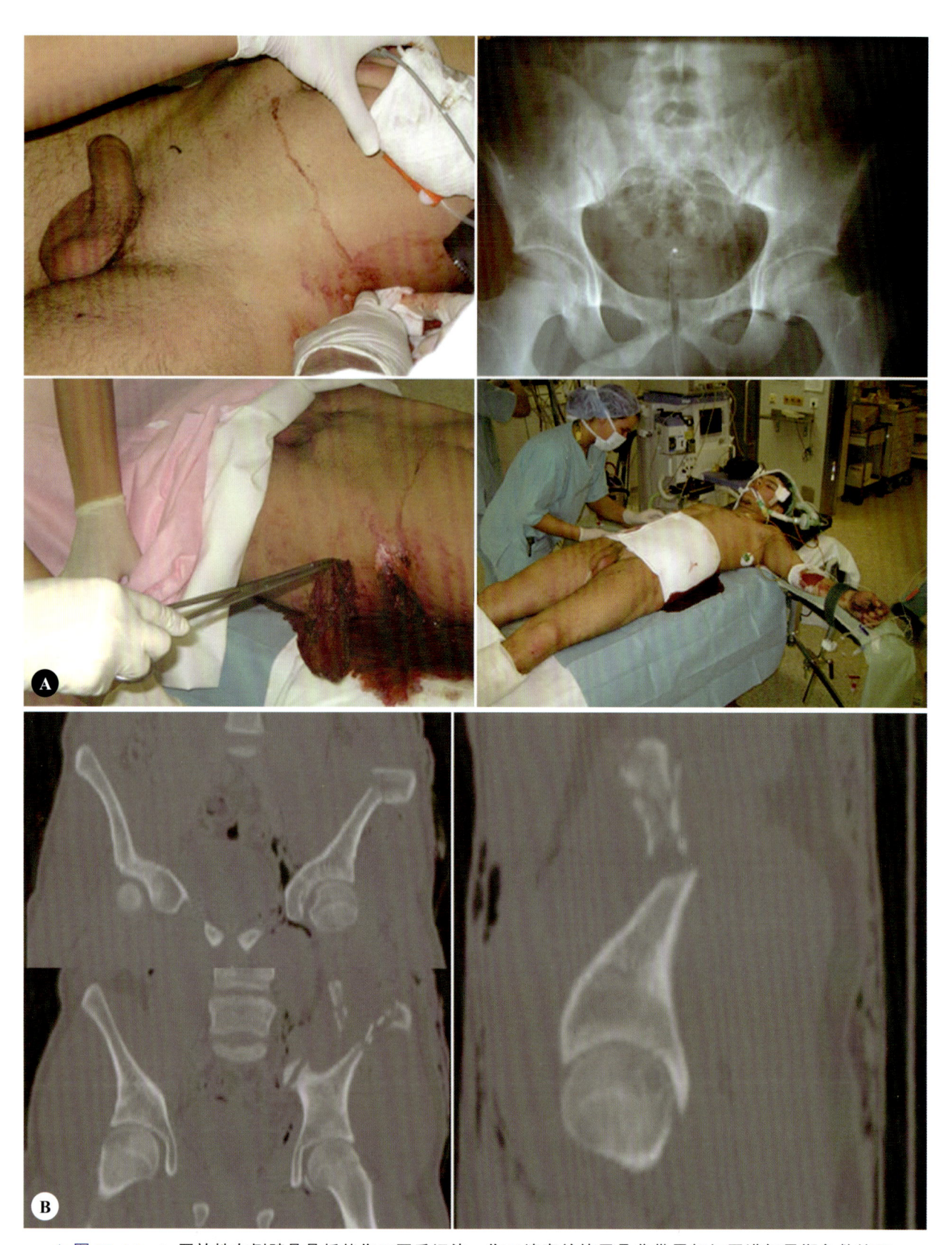

骨盆环骨折
Pelvic Ring Fractures

▲ 图 17-14　A. 开放性左侧髂骨骨折伴伤口严重污染，伤口填塞并使用骨盆带局部加压进行早期急救处理；B. CT：显示移位的髂骨翼骨折

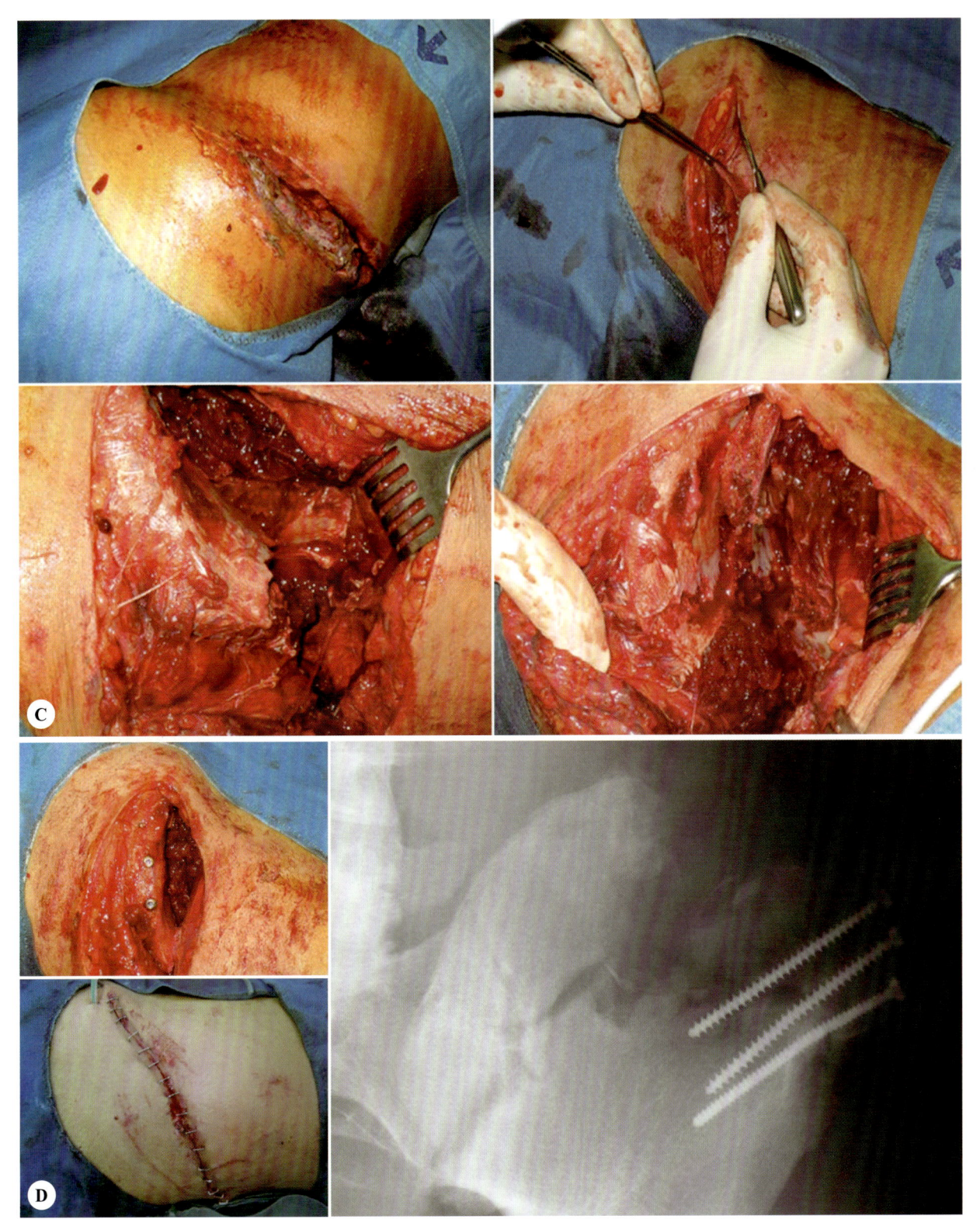

第 17 章 开放性骨盆骨折
Open Pelvic Fractures

▲ 图 17-14（续） C. 一期治疗措施：局部皮肤切除对失去血供的肌肉进行扩大清创，清理骨折区域；D. 使用髂骨翼螺钉稳定骨折端，一期闭合创口

骨盆环骨折
Pelvic Ring Fractures

◀ 图 17-14（续） E. 术后骨盆前后位 X 线片

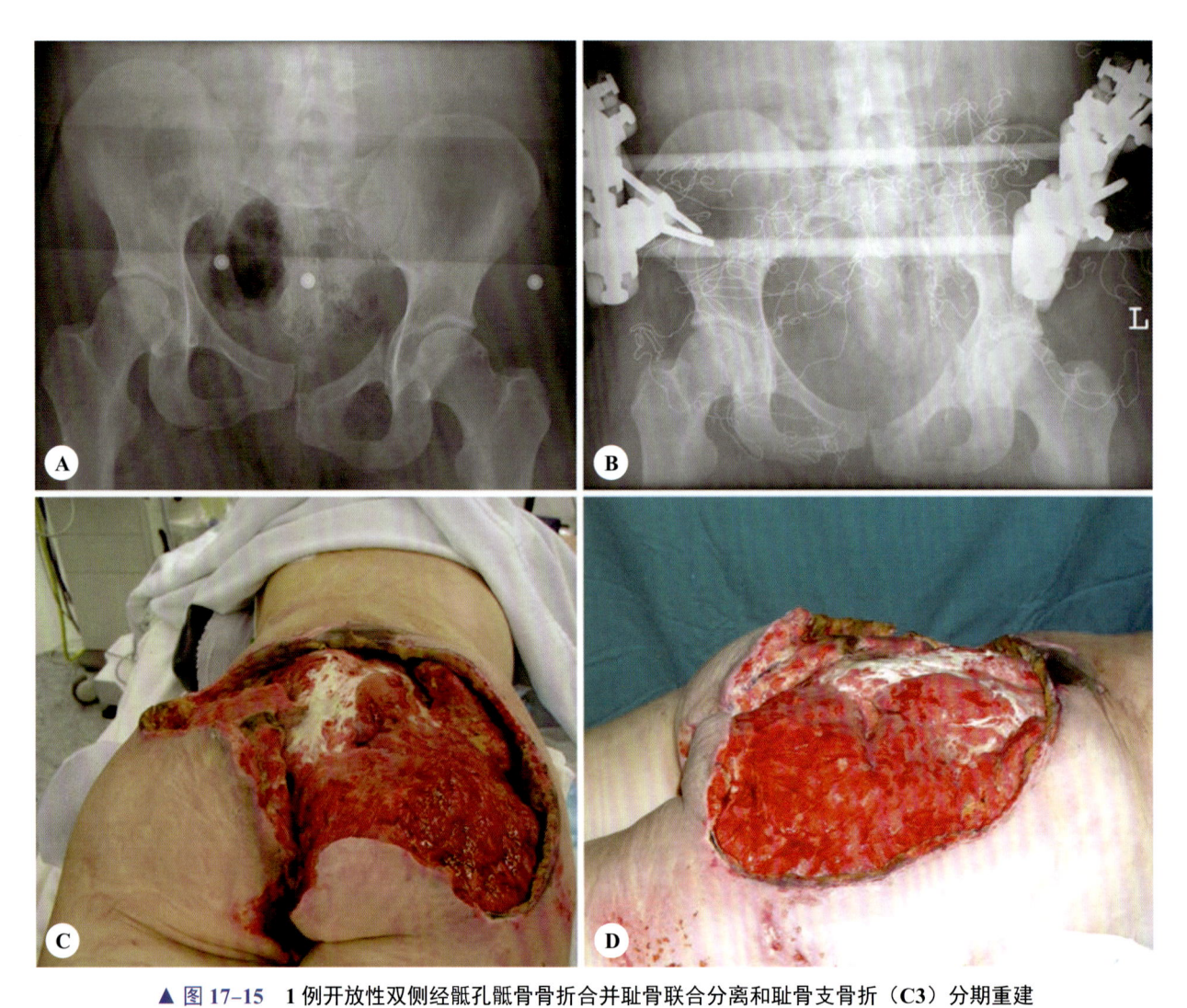

▲ 图 17-15 1 例开放性双侧经骶孔骶骨骨折合并耻骨联合分离和耻骨支骨折（C3）分期重建
A. 患者女性，26 岁，自行车骑手被巴士撞伤导致开放性骨盆骨折，大面积臀部及会阴部软组织剥脱损伤，进行了急诊结肠造口术；B. 闭合复位并使用外固定架作为骨盆紧急稳定手段，对双侧的骨盆动脉性出血进行非选择性经导管血管栓塞术；C 和 D. 对损伤的皮肤、皮下脂肪和肌肉进行反复外科清创

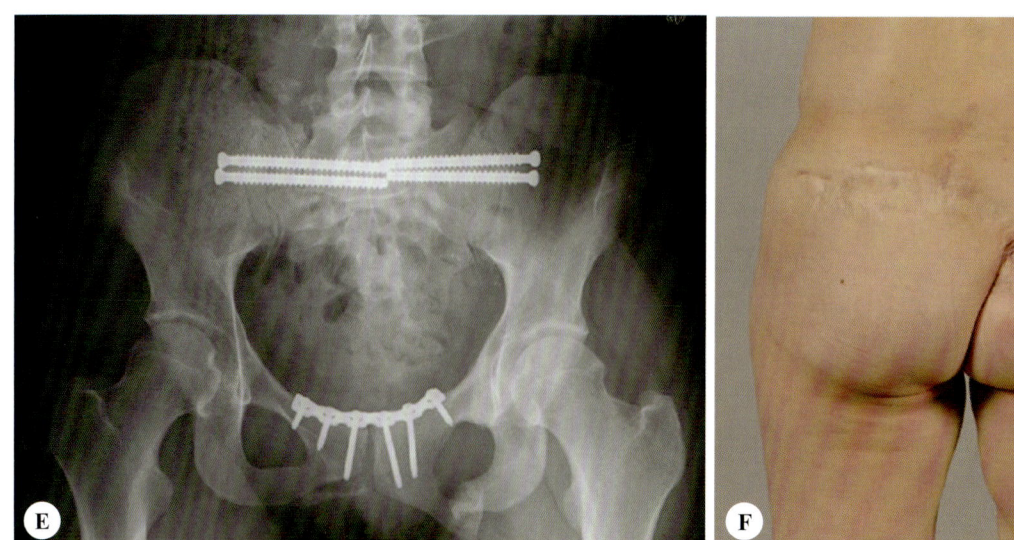

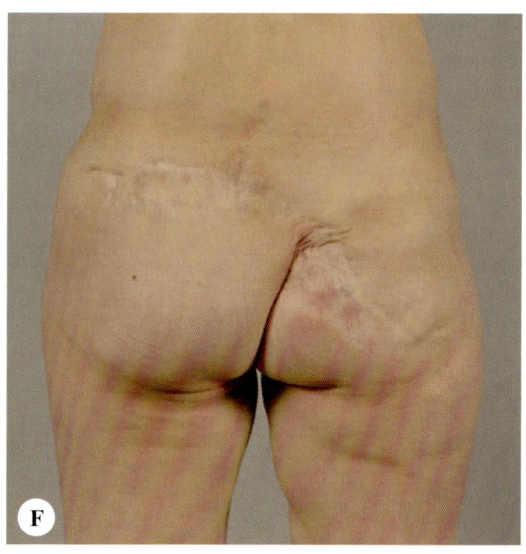

▲ 图 17-15（续） **1 例开放性双侧经骶孔骶骨骨折合并耻骨联合分离和耻骨支骨折（C3）分期重建**
E. 三周后对骨盆骨折进行最终治疗，在 $S_1$ 骶孔水平使用小切口对纵行骶骨骨折进行复位并使用骶髂螺钉进行固定，前环使用钢板固定，没有出现感染并发症。植皮覆盖软组织缺损区域。后期整形科医生对局部软组织进行数次重建手术；F. 数年后患者治疗结果满意，可以正常工作

# 第 18 章 Morel-Lavallée 损伤
## Morel-Lavallée Lesions

Bernd Füchtmeier　Franz Müller　Stephan Grechenig　Axel Gänsslen　著
樊仕才　朱振华　译

Morel-Lavallée 首先描述了闭合性脱套损伤[1]。之后，Letournel 和 Judet 提出了经典的 Morel-Lavallée（MLL）损伤，是指大转子上方闭合的内部脱套损伤[2]。

闭合性脱套损伤并不常见，在多发伤患者中常被忽视。正确的处理有助于降低其发病率。

## 一、定义

MLL 是一种与骨盆创伤相关的闭合性内部脱套损伤，由于穿过筋膜的动脉破裂，造成皮下组织与下层筋膜分离，形成一个充满血肿和液化脂肪的空腔[3,4]。

## 二、发生率

Letournel 首次报道了髋臼骨折中由于直接撞击大转子造成的 MLL 发生率为 8.3%[2]。Steiner 报道在骨盆环损伤中 MLL 发生率为 2.5%，髋臼骨折中发生率为 0.6%[5]。在对骨盆环骨折患者的回顾性分析中，通过计算机断层扫描（computer tomography，CT）评估，在 1493 例患者中发现 182 例（12.2%）MLL 病变[6]。

> 骨盆环损伤后，MLL 的发生率为 2%~12%，CT 检查能观察到更高的发病率。

## 三、定位

MLL 可以出现在不同位置。在骨盆髋臼损伤中最容易出现在大转子区域（图 18-1）。同时也可以累及侧腹部和腰背区[3]。

较大的 MLL 损伤也可以累及大腿、骶 - 臀、下腹部或腹股沟区域，甚至上腹部[5, 7]。在 CT 分析中，最常见的发病部位是大腿外侧，其余的 MLL 几乎都出现在后侧腹或腰椎区域[6]。

在对 204 例 MLL 损伤的回顾性分析中，MLL 出现的主要位置是大转子区占 30.4%，大腿占 20.1% 和骨盆占 18.6%，而臀和腰骶区的发生率分别为 6.4% 和 3.4%[8]。骨盆周围 MLL 损伤的平均面积为（30×12）cm²[9]。

> 在骨盆髋臼骨折中 MLL 主要累及大腿和大转子区[10]。

## 四、病理生理学

盆腔周围区域的局部突发损伤导致皮肤和筋膜之间产生额外的剪切力，导致 MLL。

这导致皮肤和（或）皮下脂肪与下筋膜（如髂胫束、臀或腰骶筋膜）的创伤性分离[10]。

真皮下毛细血管和淋巴管破坏，筋膜上出血、淋巴液、碎屑和真皮下脂肪共同形成膨胀性空腔（图 18-2）。同时，可以出现脂肪和软组织坏死，这也增加了感染的风险。此外，受累皮肤可因直接创伤或继发 MLL 空腔肿胀而缺血坏死[4, 11]。

第 18 章 Morel-Lavallée 损伤
Morel-Lavallée Lesions

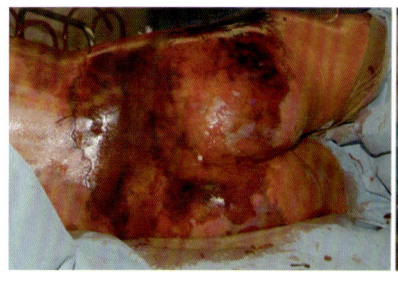

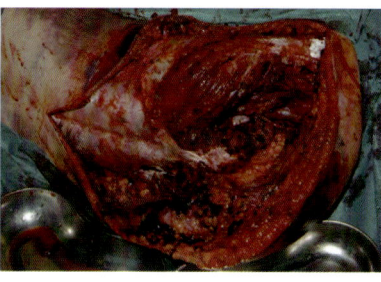

◀ 图 18-1 典型的 Morel-Lavallée 损伤发生在骨盆环损伤中股骨大转子和骶髂区，伴有严重的皮下软组织和肌肉损伤

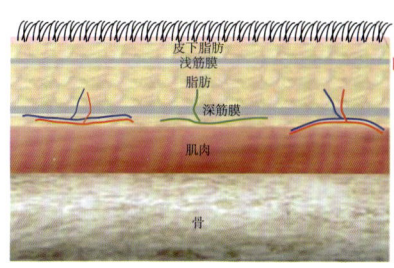

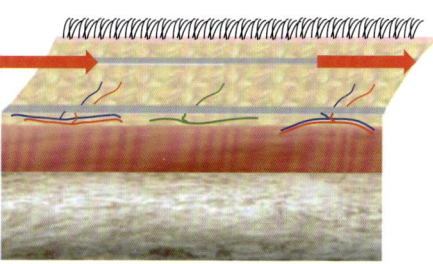

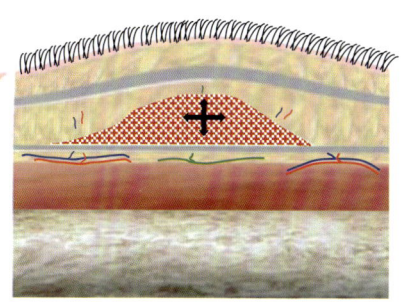

▲ 图 18-2 Morel-Lavallée 损伤发生机制

摘自 Bonilla-Yoon et al. Emerg Radiol 2014. Shearing between the subdermal plane and the fascia leads to a distended cavity

软组织灌注减少可导致溶血、坏死和感染。

当只有淋巴管受累时，空腔内容物增长的快慢取决于是否有额外的真皮下动脉损伤。

在接下来的几天，出血开始吸收，特点是浆液和纤维包裹的出现。后者会影响液体的吸收并导致 MLL 的长期存在[12, 13]。

亚急性或慢性损伤同时也与炎症反应相关，炎症反应会进一步引起周围纤维囊的形成[3, 13-18]。

当手术操作涉及 MLL 区域时，有可能导致更多皮肤或皮瓣坏死的风险[19]。即使是外固定针也应尽可能避免在此区域操作。

### 五、临床诊断

主要通过体格检查和手术对 MLL 诊断。其典型临床特点如下[4, 5, 10, 12, 13, 20-22]。

- 波动感。
- 真皮下传入神经中断引起皮肤感觉下降。
- 局部皮肤挫伤。
- 骨盆环周围瘀血。
- 车轮压痕。
- 皮肤擦伤。
- 皮肤过度松弛。
- 轮廓畸形（晚期体征）。
- 发热和白细胞升高。
- 疼痛。

在临床未确诊的情况下，术前可通过对可疑区域进行穿刺来确认病变[4, 9]。

继发性真皮症状包括皮肤干燥开裂、变色和继发性坏死[23]。

### 六、影像诊断

创伤性骨盆骨折患者中 MLL 主要是通过临床查体和检查确诊。

MLL 也可以通过多种放射学检查确诊（图 18-3）。在所有方法中，都可以观察到不同的影像学表现，通常为卵圆形或梭形充满液体的囊性结构，以及囊内纵隔形成的复杂影像学表现[15]。

#### （一）超声

超声检查是非特异性的，其可以显示 MLL 损伤的以下特点[24]。

- 深部脂肪和筋膜之间有液体聚集[24]。

- 表现多样（更均匀一致、平坦或梭形）[24]。
- 可压缩性[24]，彩色多普勒上无液体流动信号[10]。
- 低回声比无回声更常见[24]。
- 多相比均一相常见[24]。
- 回声结节[18, 25]。

损伤后 1 个月内的急性期，病变区域回声不均匀，边缘不规则，呈小叶状。在更常见的慢性病变中，液体呈均匀低回声，边缘光滑，呈扁平或梭形，有形成假性囊的趋势[10, 16, 24]。同时还可以看到内部没有血流的移动碎片[10]。

### （二）磁共振成像

磁共振成像（Magnetic Resonance Imaging，MRI）由于其高对比度、多平面成像和能展现更多的解剖细节，被推荐用于 MLL 诊断性成像[15, 16]。

由于高铁血红蛋白（亚急性血肿中）的存在，MLL 病变组织在 $T_1$ 加权序列上的信号低于肌肉组织，在 $T_2$ 加权序列中为高信号[16]。

在急性期，血液或淋巴 MR 信号强度不均。周围肌肉和软组织可显示水肿形成（STIR 序列）[10, 15, 16]。

随着对原发液体内容物的再吸收增加，能够观察到浆液性、水样 MRI 信号[10]。

慢性病变表现为低信号纤维囊形成，有时也可观察到沿筋膜分布的假结节[10, 15, 26]。

### （三）计算机断层扫描（CT）

通常会对所有遭受严重创伤的患者行全身计算机断层扫描（computed tomography，CT）检查。有时候能在术前 CT 中发现 MLL[27]。因此，在急性创伤的急诊诊疗中，CT 是首选的检查方式[28]。

McKenzie 等依据 CT 分析区分了急性、亚急性和慢性病变[28]。

- 急性期：通常为高密度[30HU（Hounsfield unit）]，72% 呈透镜状，无包囊，较差/中度清晰的边缘；成分：2/3 为血液，28% 血液/体液；28% 内脂球或脂肪分隔。
- 亚急性期：低密度（16 HU）；71% 呈透镜状，29% 为椭圆形；43% 存在部分囊腔；没有荚膜增强表现；成分：43% 液体，29% 血液/体液；另外有 28% 的脂肪；57% 内脂球或脂肪分隔。
- 慢性期：密度进一步降低（6HU）；包膜完整，假包膜强化表现。

## 七、分类

Mellado 和 Bencardino 对 MLL 进行分类（图 18-4）。其中 Ⅰ 型、Ⅱ 型病变与临床相关性更高（图 18-3）。

- Ⅰ 型：血肿；均匀，$T_1$ 加权像（$T_1$WI）低信号，$T_2$ 加权像（$T_2$WI）高信号，无包膜。
- Ⅱ 型：亚急性血肿；$T_1$WI 和 $T_2$WI 均呈均匀高信号（高铁血红蛋白表现）。

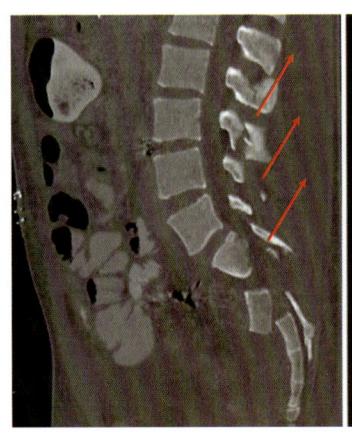

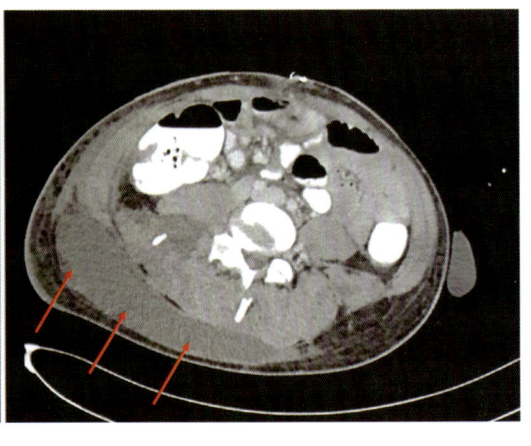

◀ 图 18-3 CT 诊断高能量坠落伤导致的 Morel-Lavallée 损伤

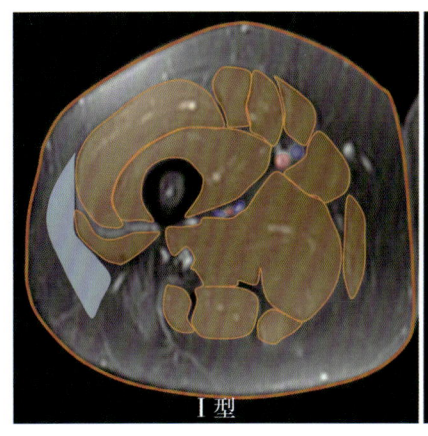

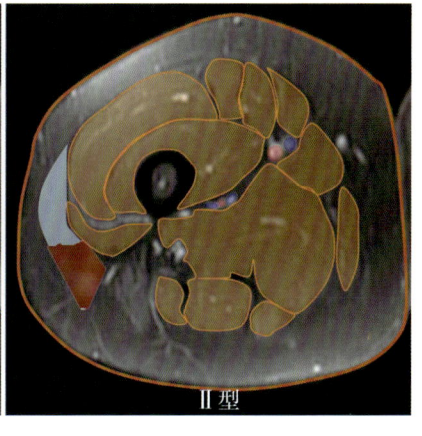

◀ 图 18-4 Mellado 和 Bencardino 的 Morel-Lavallée 损伤分型

- Ⅲ型：慢性血肿；$T_1WI$ 低信号，$T_2WI$ 不均匀低/等信号，包膜形成；已可见包膜强化（血肿组织中出现新生血管和肉芽组织）。
- Ⅳ型：$T_1WI$ 低信号，$T_2WI$ 高信号；没有包囊。
- Ⅴ型：筋膜周围假结节性病变，$T_1WI$、$T_2WI$ 信号多样。
- Ⅵ型：感染病灶；可能有窦道形成，内部有分隔，包膜信号强化。

根据有无包膜形成来区分急性和慢性病变更为实用。

## 八、细菌学分析

Hak 等指出，46% 的患者术中细菌培养呈阳性，且与从损伤到清创的时间无关，并且有 3 例患者出现深部感染[3]。

培养的典型细菌包括金黄色葡萄球菌、肠杆菌、表皮葡萄球菌、阴沟肠杆菌、鲍曼不动杆菌、铜绿假单胞菌、大肠埃希菌[5, 9]。

## 九、治疗

Letournel 和 Judet 提出对这些病变应进行早期抽吸或减压[2]。Hudson 等建议通过小切口清除血肿、冲洗伤口、引流和加压包扎，而在存在严重轮廓畸形的情况下，开放伤口治疗更可取[4]。平均排出 120ml 血液和坏死脂肪（15～800ml）。

Helfet 和 Schmeling 支持使用更大的切口清创后，伤口一期闭合或在 48h 后闭合[29]。现在已经有多种辅助治疗方法，包括抽吸、注射硬化剂（如四环素）、深筋膜开窗、加压敷料和长时间闭式引流[4, 11, 30, 31]。

一般来说，为了避免感染，在每个治疗方案中都必须对所有坏死物质进行清创。对于延迟诊断患者，受伤时间超过 3 天，如有必要建议开放清创或行连续清创减少死腔[3, 11, 27, 29]。

2013 年，Shen 等对现有文献（21 篇文章）进行了系统综述，分析了合并或不合并骨盆环骨折的 MLL 损伤[32]。其中有 12 篇文献报道骨盆环骨折相关的 MLL 损伤[3, 5, 9, 33-41]。

手术治疗优于保守治疗。对于合并骨盆环或髋臼骨折的患者，经皮微创手术或开放性清创闭合间隙都是有效的，而对于没有其他骨折的患者，应考虑硬化治疗。是否存在纤维囊包裹，也会影响治疗决策。

### （一）微创手术（图 18-5）

Harma 等提出了一种弹力绷带加压的保守治疗方法。除 1 例因诊断延迟而出现骶骨褥疮外，所有病变均在平均 6 周后痊愈（波动消失和损伤的皮肤恢复正常活性）[35]。

Tseng 等报道了 19 例 MLL 患者。在病变的近端、远端和后侧使用 2～3 个 2cm 的小切口进行经皮清创治疗，包括血肿清除、坏死脂肪的清除和使用塑料刷刷洗，以及伤口冲洗，直至冲洗液体清澈[9]。在插入引流管后进行一期伤口闭合。

183

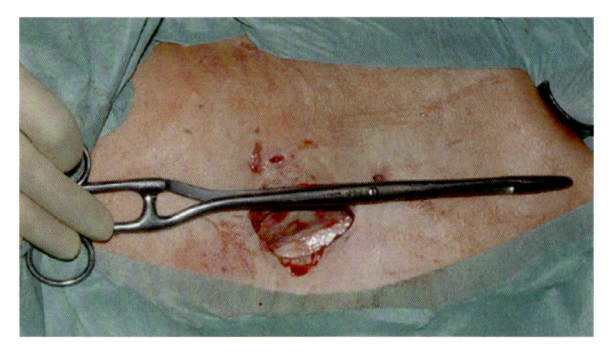

▲ 图 18-5  使用经皮入路微创治疗 Morel-Lavallée 损伤

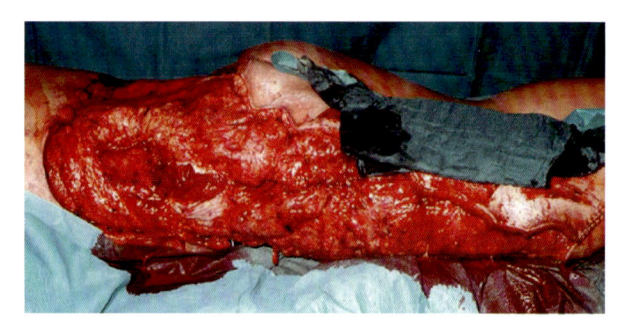

▲ 图 18-6  开放清创治疗大面积 Morel-Lavallée 损伤，二期植皮

当 24h 引流液＜30ml 时，拔除引流管，正常情况下观察时间为 3～8 天。留置引流期间，继续使用抗生素。

Zhong 等使用几个经皮 2cm 切口。通过这些切口进行抽吸和冲洗。在部分病例中，使用塑料刷进行清创。所有患者静脉应用抗生素（头孢呋辛）治疗。当 24h 引流量＜30ml 时，拔除引流管[22]。

最近，内镜治疗也被认为用于皮下缝合关闭死腔的新的选择[42]。

### （二）开放清创术（图 18-6）

Hak 等提出在皮肤脱套区中央切开皮肤行开放性清创术，以避免皮肤坏死[3]，因为当损伤引起相关穿支血管剥离后，皮肤的血供来自于真皮和皮下血管丛[43]。为了皮瓣存活，应避免清除过多的皮下脂肪[3]。即使已经进行了骨折固定，伤口也不应该完全闭合（Kocher-Langenbeck 入路的远端部分）。常规预防性使用的抗生素需要覆盖革兰阳性菌。每天更换敷料，直至能看到足够的肉芽组织生成，这也是二期伤口闭合的基础。

Carlson 等取病灶中部纵行切口，并清创至出现健康的出血面，然后使皮瓣靠近筋膜从而闭合死腔[33]。作者根据皮下脂肪层的厚薄，描述了以下两种减少死腔的方法。

- 对于皮下脂肪层较厚的患者，可以使用可吸收缝合线缝合筋膜 - 脂肪组织或行筋膜真皮层缝合。

- 对于皮下脂肪层较薄的患者，可以采用筋膜 - 皮肤缝合的方法。

当空腔较大时可以放置额外的引流管，通常在 2～5 天后，当液体输出＜30ml/12h 时移除引流管。在留置引流管期间，建议预防性应用抗生素（第一代头孢菌素）。

Herscovici 等在这些严重软组织损伤中引入了封闭负压引流技术（vacuum-assisted wound closure，VAC）的概念[44]。既往建议在清创和血肿清除后保持伤口开放以减少组织坏死的风险，但随着对 VAC 治疗了解的深入，这一观念正在改变。使用 VAC 治疗有较高的顺利愈合率[37]。

Köhler 等详细介绍了 VAC 的概念[36]。在病灶正上方，行 3～4cm 的中央皮肤切口。血肿清除后，使用大止血钳确定病灶大小，并采集微生物样本。确切的治疗是通过全长切口进行清创、止血、广泛冲洗并置入合适大小的 V.A.C.®GranuFoam™ 敷料，以避免填塞效应。建议每 48～72h 重新清创一次，直到引流量减少到 ＜30ml/24h。当伤口无菌时，留置两个大管腔引流管，并进行最终伤口闭合。另外，可以采用皮下缝合的方法减小伤口。

在慢性病变（＞3 周）中除了标准的清创术外，筋膜清创术也是必不可少的。由于渗液可能持续数周，所以应当留置引流管至无液体渗出[33]。

在规划 MLL 清创切口时，也应当考虑到确切手术治疗切口。Wei 等观察到，当存在骨盆环或髋臼损伤时，在骨折复位期间同时进行 MLL

治疗并无不利之处[45]。因此，清创可以在骨盆或髋臼损伤前或期间进行[2,3,46]。

> 即使是在初次骨折固定术中，大多数外科医生倾向于采用更开放的入路对MLL病灶进行广泛清创。

### （三）其他手段

近期有文献报道，在延迟或慢性病变中，可选用硬化治疗。

Demirel等提出通过手术引流，用合成胶再附着软组织，然后加压绷带治疗的方法，伤口在5周内得到愈合[34]。

Isaacson等报道了1例经皮清创术后，酒精硬化治疗MLL病灶的成功病例。注射脱水酒精10ml并留置10min，抽出液体后，留置引流管[47]。

Penaud等依据这一理念成功治疗了5例患者。酒精注射后会引起组织坏死，其机制是酒精导致蛋白质凝固、高渗性破坏细胞，并且酒精有一定的抗菌作用[48]。

Bansal等推荐多西环素硬化治疗慢性MLL病变，16例患者的总体效果较好[49]。

Nickerson等介绍了他们在Mayo诊所对79例不同部位MLL病变的治疗经验[50]。在合并大腿、臀部和（或）侧方骨折的MLL病变中，有约40%病变出现复发。有趣的是，手术和非手术治疗并没有显著差异。但该研究缺乏对病变部位的更详细的分析。单独抽吸治疗，有高达59%的复发率，而非手术和手术治疗后复发率分别为19%和15%。但抽液量>50ml是明确的危险因素。这种情况下，应考虑手术治疗。

### 十、危险因素

已报道多种MLL危险因素。MLL在摩托车碰撞和机动车事故中常见[6]。

Carlson等报道体质量指数（body mass index，BMI）≥25是一个危险因素[6,33]。

特殊的骨折类型被确定为潜在的危险因素。脊柱-骨盆分离损伤[6,51]和垂直剪切损伤相比，侧方挤压和前后挤压类型与MLL发生的相关性更高[6]。

> 在骨盆和髋臼骨折中，早期诊断的MLL病变（<2天）可以充分使用经皮入路治疗并行骨折稳定治疗。2天后确诊的病变建议行开放性清创手术[52]。

# 第 19 章 骨盆间隔室综合征
## Pelvic Compartment Syndrome

Axel Gänsslen　Stephan Grechenig　著
樊仕才　陈煜辉　译

骨盆间隔室综合征的意义在于盆腔（挤压）损伤后，有引起神经缺血性损伤（主要是坐骨神经和股神经，闭孔神经不常累及）和大面积肌肉缺血性损伤的潜在风险[1, 2]。

由于目前只有少量相关的病例报道，骨折相关的骨盆间隔室综合征的真实发生率尚不清楚。骨盆损伤很少会导致间隔室综合征，因为在骨盆遭受高能量创伤后，严重移位会引起所有相关"间隔边界"的破裂。然而，严重的软组织损伤会导致出现巨大血肿和整个盆腔区域肿胀[3]。

外伤性臀筋膜室综合征占骨盆间隔室综合征的 20%[4]。骨盆骨折合并的臀血管损伤是病因之一[5]。立即出现的并发症包括感染、急性肾功能衰竭，甚至死亡，只有 50% 的患者能够完全康复[6]。

在一项创伤性间隔室综合征的系统综述中，依据 Hessmann 等的定义（输尿管梗阻、盆腔内压力升高），非创伤性病例也纳入其中[7]。因此，创伤性骨盆间隔室综合征的发病情况仍不清楚。

## 一、定义

骨盆间隔室综合征为骨盆周围肌间室内压力增加，超过一个或多个骨盆肌间室的临界水平。

此外，由于腹膜后血肿压迫输尿管导致无尿和肾衰竭被描述为盆腔内间隔室综合征[8-11]。

## 二、解剖

骨盆周围包括以下主要的肌间室。

- 髂腰肌间室。
- 臀中肌和臀小肌间室。
- 臀大肌间室。
- 阔筋膜张肌间室。

此外，由于盆腔内血管大量出血压迫输尿管而导致的无尿并导致肾衰竭被称为盆腔内间隔室综合征。

### （一）髂腰肌间室

腹膜外髂腰肌间室（图 19-1）被髂腰肌筋膜包围，包括 3 块大腿和躯干的屈肌[12, 13]。

- 腰大肌：起源于 $T_{12}$ 的横突和腰椎，在 $L_5 \sim S_2$ 水平与髂肌合并。
- 腰小肌：位于腰大肌的前面；起源于 $T_{12} \sim L_1$ 椎体，肌腱止于髂耻隆突。
- 髂肌：起源于髂骨翼和髂窝。

由此形成的髂腰肌嵌入股骨小粗隆处的厚肌腱[14]。前方筋膜与增厚的腹横筋膜相对应。

股神经斜行穿过腰大肌至其外侧缘[15, 16]，在腰大肌和髂肌之间进一步穿行，通过肌腔隙离开骨盆至大腿前方。

当这些肌肉之间的股神经的血供出现生理性损伤时[17]，可出现股四头肌缺血性损伤，股四头肌瘫痪，并在大腿远端、大腿前及小腿前内侧区域出现相应的感觉障碍[15, 16]。甚至隐神经也会受到影响。

闭孔神经沿着腰大肌内侧，穿过筋膜，通过

闭孔管离开骨盆。

计算机断层扫描（computer tomography，CT）检查可观察到肌肉增厚和潜在的活动性出血[12, 13]。

### （二）臀中肌和臀小肌间室

臀中肌和臀小肌构成其内侧缘，包括外侧髂骨和髂骨上横筋膜和臀大肌筋膜（图19-2）。显示出后面的臀大肌间室和前面的阔筋膜张肌间室。

肌肉缺血和间室内压力升高可导致坐骨神经和臀神经损伤。

### （三）臀大肌间室（图19-3）

臀大肌起源于髂骨外表面和髂嵴后端，并以宽肌腱止于股骨近端后内侧。间室内压力升高可导致肌肉坏死和股后皮神经病变。坐骨神经靠近两个臀肌室，经过坐骨大切迹和梨状肌离开骨盆，走行于臀大肌下缘和腘绳肌之间。

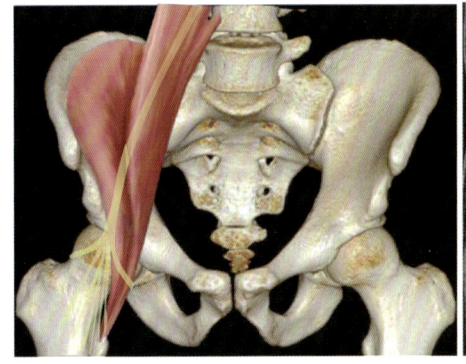

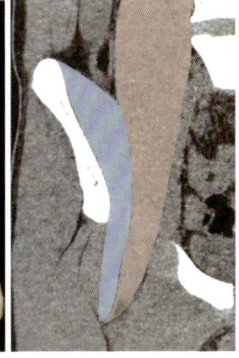

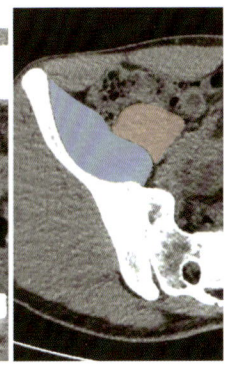

◀ 图19-1 髂腰肌与股神经间室，蓝色为髂肌，红色为腰大肌

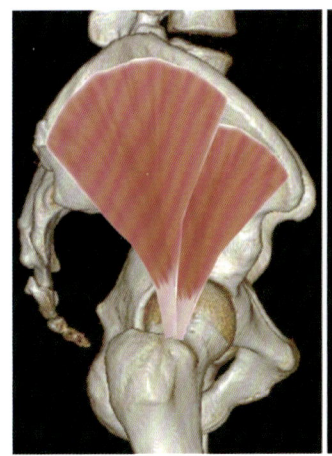

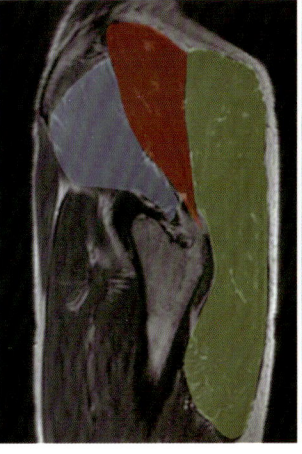

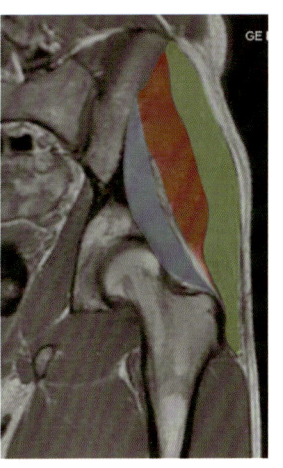

◀ 图19-2 臀中/小肌间室，蓝色为臀小肌，红色为臀中肌，绿色为臀大肌

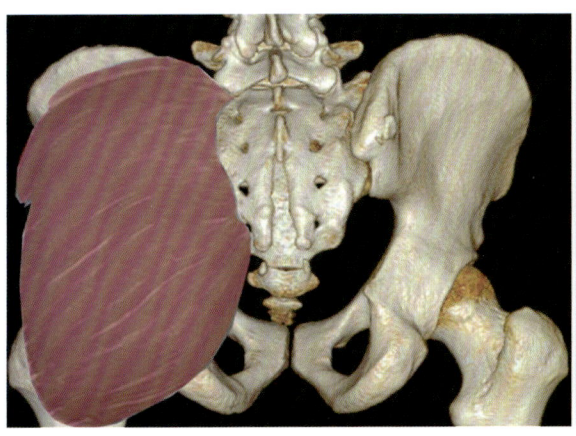

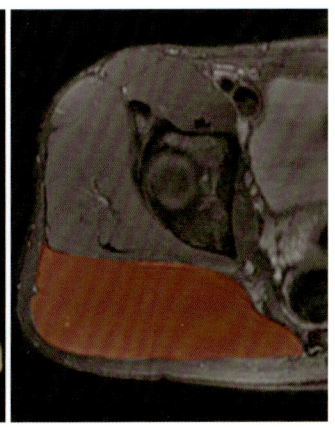

◀ 图19-3 臀大肌间室

### （四）阔筋膜张肌间室（图 19-4）

阔筋膜张肌间室只包括这一块肌肉。关于此，文献中有相关的慢性筋膜间室描述[18]，而创伤性筋膜间隔室综合征并不常见。

### （五）盆腔内间室

真骨盆及腹膜后间隙没有确切的骨筋膜室。真骨盆内周围脏器延伸静脉丛出血可导致相应的腹膜后血肿（图 19-5）。在不稳定的骨盆骨折中，腹膜后肌间室可能会完全破裂[19]，这可能会导致沿腰肌或臀肌蔓延的不受控制的出血，并有出现失血或盆腔和腹腔间隔室综合征的风险[20]。这种现象被称为"烟囱效应"[21]。因为腹膜后并不是一个封闭的空间，临床上这些损伤与腹部损伤的表现较为相似。因此，预期可能不会出现自限性、压力性填塞止血[19,22]。

### （六）腹腔间隔室综合征（ACS）

腹膜后出血和继发性休克可能会出现腹腔间隔室综合征（abdominal compartment syndrome，ACS）。

ACS 定义为腹腔内压（intra-abdominal pressure，IAP）升高>20mmHg［伴或不伴腹腔灌注压（平均动脉压 – IAP）<60mmHg］，并伴有肾脏、肠道、肺、肝脏、心脏系统或中枢神经系统出现新的器官功能障碍/衰竭[23]。

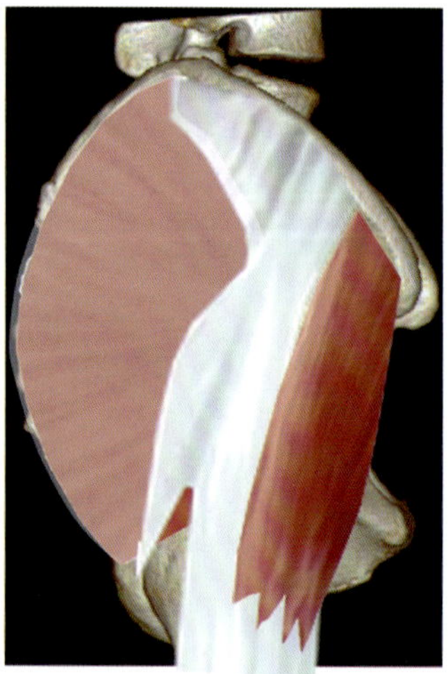

▲ 图 19-4 阔筋膜张肌间室

## 三、诊断指标

除了典型的主观临床症状（如与损伤不匹配的疼痛、肌无力、明显的筋膜间室压增加和受影响肌肉的硬化）外，测量筋膜下组织压力是检测臀肌、阔筋膜张肌和一些髂腰肌间隔室综合征最重要的辅助手段。

在一项关于臀肌间隔室综合征的系统文献综述中，近 1/2 的患者是通过测量间室压力确诊的，其他患者则是通过临床检查确诊的（图 19-6）[4]。

髂腰肌间室可以利用超声进行检查，而盆腔 CT 更有诊断价值，因为其可以显示出肌肉肿胀、血肿形成情况，甚至对比剂泄露等影像学表现。

患者入院后的实验室检查应包括肌酸磷酸激酶（creatine phosphokinase，CPK）和乳酸脱氢酶（lactate dehydrogenase，LDH）。其水平升高提示肌肉坏死和软组织损伤，是筋膜间隔室综合征的间接表现[24]。

## 四、治疗

早期和侵入性皮肤筋膜切开术是创伤性骨盆间隔室综合征的确切治疗方案[15,16]。

- 臀肌间隔室综合征：根据主要损伤部位的位置，宜采用 Kocher-Langenbeck 入路；或者，可以使用改良的 Gibson 入路；或做平行于髂骨的切口[15]；术中打开臀中肌和臀小肌筋膜至关重要；在一项系统综述报道中，71% 的患者接受筋膜切开减压手术，29% 的患者接受了保守治疗[4]；相关手术步骤如下[3]。
  - 完全清除臀部血肿。
  - 识别并控制出血源。
  - 全臀肌筋膜切开联合肌外膜切开术。
  - 仔细清理已经坏死的组织。
- 髂腰肌间室：可采用腹膜外入路[25]，或在双侧间室综合征中，推荐应用经腹膜入路[15]；推荐髂窝前外侧入路，通过该入路，可在腹

第 19 章 骨盆间隔室综合征
Pelvic Compartment Syndrome

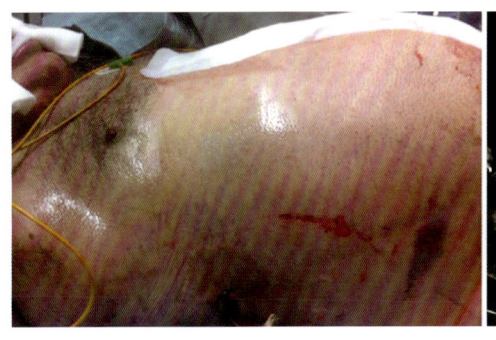

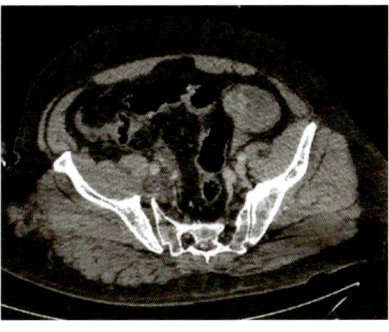

◀图 19-5 盆腔内间室：明显的右侧骨盆内血肿形成

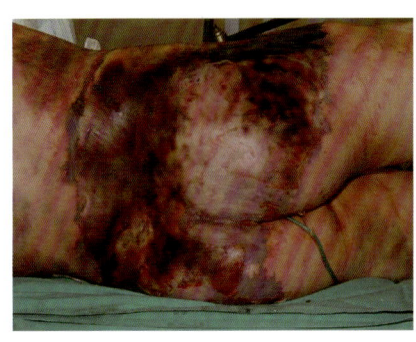

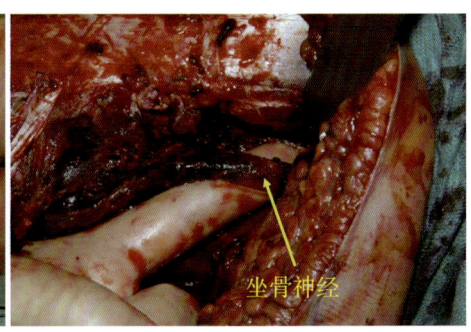

◀图 19-6 翻滚机制导致的 Morel-Lavallée 损伤，臀大肌间室情况，术野中可见坐骨神经

膜外剥离腰肌筋膜。
- 阔筋膜张肌间室：可以使用部分 Smith-Peterson 入路进入阔筋膜间室释放髂筋膜室的张力。
- 盆腔内 / 腹膜后间室：早期经手术清除血肿、修补血管、输尿管减压和（或）临时肾造瘘术[27]，然而仅进行肾造瘘术不利于肾功能的恢复[28]。

根据伤口紧张的程度，可以使用负压辅助闭合技术，直到伤口完全闭合。

## 五、骨盆骨折相关的间隔室综合征

Bosch 等报道 2 例臀肌间隔室综合征患者接受保守治疗和手术治疗的病例[15, 16]。

有文献报道了，在骨盆环或髋臼骨折后，因大量腹膜内及腹膜后血肿而导致输尿管梗阻的病例[8, 10, 11, 28]。

Hessmann 等报道了 3 例双侧输尿管梗阻而导致无尿伴肾衰竭的病例[9, 28]。有人指出，输尿管受压最早出现在 24~48h 后，可与休克相关的无尿区分开来[27, 28]。在这种情况下，推荐行骨折稳定、腹膜后血肿清除与输尿管减压治疗[27-29]。

梗阻发生的主要位置通常在靠近输尿管进入膀胱位置，血肿引起的输尿管扭结或内陷[28]。这时必须考虑到可能同时发生腹腔间隔室综合征的情况[7]。

Diaz Dilernia 等报道，70 岁男性患者，卡车辗压，造成了前后挤压 C1.2 型骨盆骨折，在二次转移（已经行包括标准外固定在内的紧急治疗）后出现盆腔局部肿胀，阴囊血肿、感觉运动障碍和坐骨神经麻痹。在臀大肌间隔室内测得间室内压力高达 46mmHg。此外，并发急性肾衰竭和无尿。之后对患者所有三条臀肌行紧急筋膜切开术并行封闭负压引流术。在持续 1 年随访过程中，患者仍然有坐骨神经麻痹症状[24]。

Songur 等报道，21 岁男性患者，从 2m 高坠落，造成 C 型骨盆环损伤。2h 内，患者出现臀肌间室综合征，急诊行筋膜切开术并清除了 800ml 血肿。患者出现了持续的血流动力学不稳定，进一步诊断明确是由臀上动脉破裂引起的。之后，行非选择性血管造影成功稳定了血流动力学[5]。

当患者伴发腹腔间隔室综合征（ACS）时，应立即进行开腹减压手术，同时使用晶体、胶

189

体、血管活性药物进行容量复苏，但同时也应当避免过度输液[23, 30]。

### 结论

骨盆间隔室综合征是一种罕见的疾病，最常累及臀肌间室。

当出现输尿管受压导致无尿，并导致肾衰竭时，应当考虑盆腔内间隔室综合征这一诊断，且必须与腹腔间隔室综合征区分开来。

应早期行筋膜切开术、血肿清除术、血管修复术、腹膜后减压术和（或）输尿管减压术。

# 第 20 章 创伤性半骨盆离断
## Traumatic Hemipelvectomy

Bore Bakota　Mario Staresinic　Axel Gänsslen　著
樊仕才　陈煜辉　译

随着院前护理的不断改善，越来越多的重伤患者能够从现场转移到医院治疗。

盆腔最严重的损伤之一是创伤性半骨盆离断（traumatic hemipelvectory，TH）。TH 是一种罕见并危及生命的损伤。

因此，TH 与高死亡率相关。1889 年，Theodor Billroth 首次报道了 1 例外伤性半骨盆离断伤[1]。患者术后仅存活 6h。以下文献多为单例存活患者病例报道（表 20-1）。少有连续性病例分析。

处理这些严重外伤的患者给复苏团队带来了巨大的压力。因此，从一开始就应该对患者进行积极治疗（图 20-1 和图 20-2）。

## 一、定义

Lipkowitz 等将 TH 定义为"一种特殊类型的开放性骨盆骨折，其合并腹股沟区软组织广泛破坏、髂外血管撕脱、股神经和坐骨神经严重牵拉伤或断裂，同时骨盆于耻骨联合、骶骨处分离"[2-4,5]。

很早就有研究提出在这种损伤中，血管损伤往往比神经损伤更为严重。

Rieger 等将这种损伤定义为"一种极端和近乎致命的开放性骨盆骨折"[6]，而 Pohlemann 等将创伤性半骨盆离断定义为"合并骨盆神经血管束（包膜开放或闭合）破裂的不稳定韧带或骨性半骨盆损伤"[7]。

Cavadas 等区分了完全损伤和不完全损伤，完全损伤比不完全损伤更少见[8]。

Teebken 等报道了 1 例双侧完全骨盆分离伴单侧髂外动脉完全损伤，同时半骨盆侧软组织闭合合并腰骶丛不完全损伤的病例[9]。因此，TH 损伤即使在软组织闭合时也会出现。

目前还没有公认的半骨盆离断损伤的定义。

我们推荐使用以下关于半骨盆离断的定义。

创伤性半骨盆离断是一种单侧（很少是双侧）的骨盆环 C 型损伤，伴有至少 Ⅲ 度盆腔血管损伤（髂外动脉，影响肢体灌注），并至少合并部分腰骶丛损伤。而开放性软组织损伤并不是必须的[10]。

## 二、流行病学

关于 TH，缺乏足够的流行病学数据，因为大多数文献报道仅涉及这种伤害的幸存者，缺乏对连续性病例的分析。

对骨盆环损伤数据进行检索，仅发现 3 个关于 TH 的连续性病例报道[7, 11, 12]。

- Pohlemann 等分析了 1972—1994 年治疗的 2002 例骨盆环损伤的患者。研究组中共有 11 例为半骨盆离断患者（0.5%）[7]。
- Labler 等报道了在 1998—2004 年治疗的 373 例骨盆环损伤患者，TH 占比高达 2.4%，其中

# 骨盆环骨折
## Pelvic Ring Fractures

表 20-1　创伤性半骨盆离断伤患者的资料

| 作　者 | 年份 | 年龄 | 性别 | Deb. | Vasc. | IF | FK | RT | Col. | St-rec. | p.o. rec | Closure | Rev. | Sec. Proc. |
|---|---|---|---|---|---|---|---|---|---|---|---|---|---|---|
| McPherson | 1960 | 22 | m | + | lig | – | – | – | + | n.r. | n.r. | sec | + | |
| McLean | 1962 | 23 | m | + | n.r. | – | + | + | + | Adapt | + | prim | – | |
| Wade | 1965 | 20 | m | + | n.r. | – | – | – | + | – | + | prim | – | |
| Wade | 1964 | 14 | m | + | lig | – | – | – | + | + | – | prim | – | |
| Palvolgyi | 1969 | 27 | m | + | n.r. | – | – | – | + | Adapt | – | sec | + | |
| Johansson | 1971 | 17 | m | + | lig | – | – | – | – | + | + | prim | – | |
| Ganapathy | 1973 | 17 | m | + | lig | – | + | – | + | + | – | prim | + | |
| Orcutt | 1974 | 20 | f | + | n.r. | – | – | – | – | + | – | sec | + | 皮片移植 |
| Meester | 1975 | 26 | m | + | lig | – | + | – | + | + | + | prim | + | |
| Oppenheim | 1977 | 28 | m | + | lig | – | + | – | + | + | + | prim | + | |
| Maull | 1977 | 25 | m | + | n.r. | – | – | – | + | + | – | sec | + | |
| Maull | 1977 | 16 | m | + | n.r. | – | – | – | + | + | – | sec | + | |
| Maull | 1977 | 36 | m | + | n.r. | – | – | – | + | + | – | sec | + | HP |
| Siemens | 1977 | 31 | m | + | n.r. | – | – | – | – | – | – | sec | – | |
| Wyndham | 1978 | 20 | m | + | lig | – | – | – | sec | + | + | sec | + | |
| Rodriguez | 1983 | 20 | m | + | lig | – | – | – | + | Adapt | – | sec | + | |
| Rodriguez | 1983 | 17 | m | + | lig | – | – | – | + | + | – | prim | – | |
| Evans | 1984 | 16 | m | + | n.r. | – | + | – | + | + | + | prim | – | |
| Sattel | 1984 | 21 | f | + | lig | – | – | – | – | + | – | prim | + | 皮片移植 |
| Sattel | 1984 | 21 | m | + | n.r. | – | – | – | – | + | – | prim | + | 皮片移植 |
| Lipkowitz | 1985 | 7 | m | + | lig | – | – | – | + | + | + | prim | – | |
| Danisi | 1985 | 32 | f | + | n.r. | – | – | – | + | + | – | sec | + | |
| Cooper | 1987 | 14 | m | + | lig | + | – | – | + | + | + | sec | + | HP |
| Ikpeme | 1987 | 18 | m | + | lig | – | – | + | + | + | – | sec | + | |
| Moore | 1987 | 22 | f | + | lig | – | – | – | + | + | – | sec | + | |
| Nichter | 1988 | 8 | m | + | lig | – | + | – | – | + | + | sec | + | |
| Smejkal | 1988 | 25 | m | + | lig | + | – | – | + | + | + | sec | + | HP |
| Smejkal | 1988 | 22 | m | + | emb | – | – | – | sec | + | – | sec | + | HP |
| Walker | 1989 | 20 | f | + | lig | – | – | – | + | + | – | prim | – | |
| Klasen | 1989 | 24 | m | + | lig | – | – | – | + | + | – | prim | – | |
| Klasen | 1989 | 28 | m | + | None | + | + | – | + | + | – | sec | + | HP |
| Klasen | 1989 | 7 | m | + | n.r. | – | – | – | – | + | – | prim | + | 皮片移植 |
| Beal | 1989 | 24 | m | + | None | – | – | – | + | + | – | sec | + | HP |
| Beal | 1989 | 28 | m | + | lig | – | – | – | + | + | – | sec | + | |
| Beal | 1989 | 26 | m | + | None | + | – | – | + | + | – | sec | + | HP |
| Wand | 1990 | 19 | m | + | n.r. | – | + | – | – | + | – | sec | + | |

（续表）

| 作　者 | 年份 | 年龄 | 性别 | Deb. | Vasc. | IF | FK | RT | Col. | St-rec. | p.o. rec | Closure | Rev. | Sec. Proc. |
|---|---|---|---|---|---|---|---|---|---|---|---|---|---|---|
| Klingman | 1991 | 26 | f | + | lig | − | + | − | + | + | + | prim | − | |
| Klingman | 1991 | 29 | f | + | lig | − | − | − | + | + | + | prim | + | |
| Spiers | 1991 | 30 | m | + | lig | − | − | − | + | + | − | prim | + | 感染 |
| Smith | 1991 | 26 | m | + | n.r. | − | + | − | − | + | − | prim | + | |
| Dendrinos | 1992 | 26 | f | + | n.r. | − | − | − | − | + | − | sec | + | |
| Raftos | 1994 | 26 | m | + | lig | − | − | − | + | + | + | prim | + | |
| Pohlemann | 1996 | 11 | m | + | recon | + | − | − | n.r. | − | + | sec | + | HP |
| Pohlemann | 1996 | 16 | m | + | recon | + | + | | n.r. | − | + | sec | + | HP |
| Pohlemann | 1996 | 21 | m | + | n.r. | − | − | − | + | − | + | sec | + | HP |
| Pohlemann | 1996 | 20 | m | + | Pack | − | − | − | − | − | − | − | | |
| Pohlemann | 1996 | 36 | m | + | n.r. | + | − | + | + | + | + | sec | + | HP |
| Pohlemann | 1996 | 29 | m | + | lig | − | − | − | + | − | + | sec | + | |
| Pohlemann | 1996 | 50 | m | + | n.r. | − | − | − | − | + | − | prim | − | |
| Pohlemann | 1996 | 3 | m | + | n.r. | − | − | − | + | + | − | sec | + | HP |
| Pohlemann | 1996 | 6 | m | + | lig | − | − | − | + | − | − | prim | − | |
| Pohlemann | 1996 | 7 | m | + | lig | − | − | − | − | + | − | prim | − | |
| Ossewarde | 1997 | 14 | m | + | lig | − | + | − | + | − | − | sec | + | 皮片移植 |
| Cho | 1999 | 28 | m | + | lig | − | + | − | + | − | + | sec | + | |
| Hutagalung | 2001 | 25 | f | + | n.r. | − | + | − | + | + | − | prim | − | |
| Losch | 2001 | 21 | f | + | n.r. | − | − | − | − | + | − | prim | + | |
| Losch | 2001 | 21 | m | + | n.r. | − | − | − | − | + | − | prim | + | |
| Schoderbek | 2005 | 20 | f | + | emb | + | | | | | | | | sec trans |
| Kauvar | 2005 | 26 | f | + | lig | − | − | − | + | − | − | sec | + | |
| Labler | 2005 | 29 | m | | | | | | | | | | | |
| Labler | 2005 | 22 | m | | | | | | | | | | | HP |
| Labler | 2005 | 75 | m | | | | | | | | | | | |
| Labler | 2005 | 22 | m | | | | | | | | | | | |
| Labler | 2005 | 33 | m | | | | | | | | | | | |
| Labler | 2005 | 24 | m | | | | | | | | | | | |
| Labler | 2005 | 13 | m | | | | | | | | | | | |
| Labler | 2005 | 18 | m | | | | | | | | | | | HP |
| Labler | 2005 | 33 | m | | | | | | | | | | | |
| Osti | 2006 | 21 | f | + | recon | + | − | − | − | − | − | sec | + | |
| Gonzales | 2006 | 21 | f | + | recon | | | | | | | | | sec trans |
| Heineck | 2006 | 16 | m | + | recon | + | − | − | − | − | − | sec | + | HP |
| Yalniz | 2007 | 27 | m | + | lig | − | − | + | + | + | − | prim | + | |

（续表）

| 作　者 | 年份 | 年龄 | 性别 | Deb. | Vasc. | IF | FK | RT | Col. | St-rec. | p.o. rec | Closure | Rev. | Sec. Proc. |
|---|---|---|---|---|---|---|---|---|---|---|---|---|---|---|
| Cavadas | 2008 | 18 | m | + | n.r. | − | − | − | + | + | − | prim | − | |
| Daub | 2008 | 21 | m | + | lig | − | − | − | + | + | − | sec | + | |
| Williams | 2009 | 21 | m | + | recon | − | − | − | sec | − | − | sec | + | HP |
| Lasurt | 2010 | 22 | f | + | lig | − | − | − | + | + | − | prim | − | |
| Calonge | 2010 | 9 | m | + | n.r. | − | − | + | + | + | − | prim | + | |
| Calonge | 2010 | 18 | f | + | lig | − | + | + | − | + | + | prim | + | 皮片移植 |
| Schuitema | 2010 | 21 | m | + | recon | + | − | − | n.r. | − | − | sec | + | HP |
| Wansbrough | 2011 | 23 | m | + | lig | − | + | − | + | − | − | sec | + | HP |
| Timmers | 2012 | 33 | m | + | lig | − | − | − | sec | − | − | sec | + | |
| Timmers | 2012 | 17 | m | + | lig | − | + | − | sec | + | − | prim | + | 感染 |
| Thomas | 2012 | 38 | m | + | n.r. | − | − | − | sec | − | − | sec | + | |
| Faisham | 2012 | 16 | m | + | n.r. | − | − | − | + | + | − | prim | − | |
| Walcher | 2013 | 30 | m | + | recon | + | − | + | + | + | − | sec | + | |
| Kayalar | 2014 | 40 | m | + | lig | − | − | − | + | + | − | prim | − | |
| Salomon | 2014 | 20 | m | + | n.r. | − | − | − | + | + | − | prim | − | |
| Ricci | 2014 | 25 | m | + | lig | − | − | − | + | + | + | prim | | |
| Pansard | 2014 | 33 | m | + | lig | − | − | − | sec | + | − | prim | + | |
| Haim | 2015 | 16 | m | + | recon | − | − | − | − | − | − | sec | + | HP |
| Rouemliotis | 2015 | 40 | f | + | lig | − | − | − | − | − | − | sec | + | |
| Müller-Höcker | 2017 | 18 | f | + | lig | − | − | − | − | + | − | prim | + | |
| Smith | 2017 | 21 | f | + | lig | − | + | − | + | + | + | prim | + | |
| Ghimire | 2018 | 19 | f | + | lig | − | − | − | − | + | − | sec | + | 皮片移植 |
| Yildrim | 2018 | 16 | m | + | n.r. | − | − | − | + | + | + | prim | − | |

m. 男；f. 女；Deb. 清创术；Vasc. 血管；FK.Foley 或耻骨上导管；RT. 直肠冲洗导管；Col. 结肠造口术；St-rec. 软组织重建；p.o.rec. 盆腔器官重建；lig. 结扎；emb. 栓塞；prim. 原发；sec. 继发；n.r. 未记录；Rev. 修订；Sec. Proc. 次要程序；recon. 重建；Adapt. 适应；tans. 移植；Pack. 包扎；IF. 内固定；Closure. 闭合

有 9 例符合创伤性半骨盆离断的诊断标准[11]。

• Wang 等分析了 2000—2011 年治疗的 917 例骨盆环骨折患者，观察到 9 例 TH（1%，2 例完全型，7 例部分型）[12]。

综合这些数据，总发病率为 0.9%（29/3292 例）。总的来说，TH 是一种非常罕见的损伤。

Pohlemann 等 23 年观察到 11 例（1 例 / 每 2.1 年）[7]，Labler 等 7 年报道 9 例（1 例每 9.3 个月）[11]，Wang 等 12 年报道 9 例（1 例每 16 个月）[12]。

## 三、受伤机制

Beal 等分析文献并总结出了 3 种主要的损伤机制[13]。

• 下肢被动极度外展并外旋（如骑自行车 / 摩托车者）。

• 农业 / 机械损伤中骨盆固定同时牵引肢体造成的撕脱性损伤。

• 挤压 / 翻滚机制。

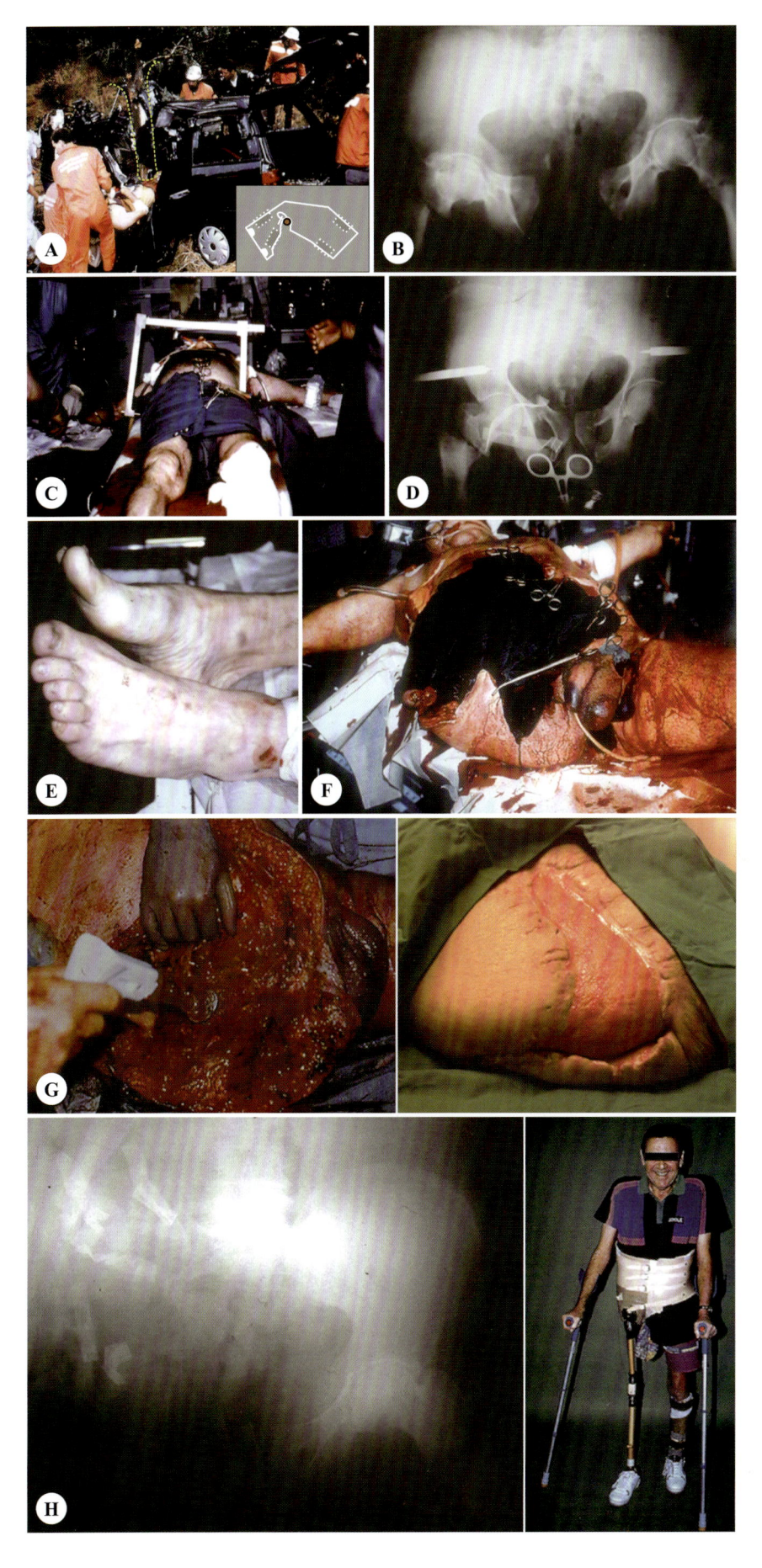

第 20 章 创伤性半骨盆离断
Traumatic Hemipelvectomy

◀ 图 20-1　A. 汽车撞树导致的机动车事故。B. 初次的前后位骨盆 X 线片显示完全的右侧半骨盆脱位（APC 3 型），左侧开书型损伤（APC 2 型），双侧股骨近端骨折。C. 立即使用床单及 C 形钳对骨盆进行急救稳定。D. 复位后的骨盆前后位 X 线片显示获得近乎解剖复位。E. 临床查体发现右足苍白，未触及周围动脉搏动。F. 马上进行半骨盆截肢术，并对开放伤口进行处理。G. 伤口需要反复多次清创，指导使用植皮术闭合创面。H. 半骨盆截肢术后的即刻 X 线片和 1 年后的临床随访，患者使用半骨盆假体和支具可以获得完全的活动能力。患者完全融入社会，没有心理后遗症

来源：Pohlemann T, Regel G, Bosch U, Stief Ch, Tscherne H. Kapitel 7: Notfallbehandlung und Komplextrauma, p. 106–107 (Fig. 7.21); in: Tscherne H, Pohlemann T (Eds.). Tscherne Unfallchirurgie–Becken und Acetabulum. Springer Verlag Berlin, Heidelberg, New York, 1998

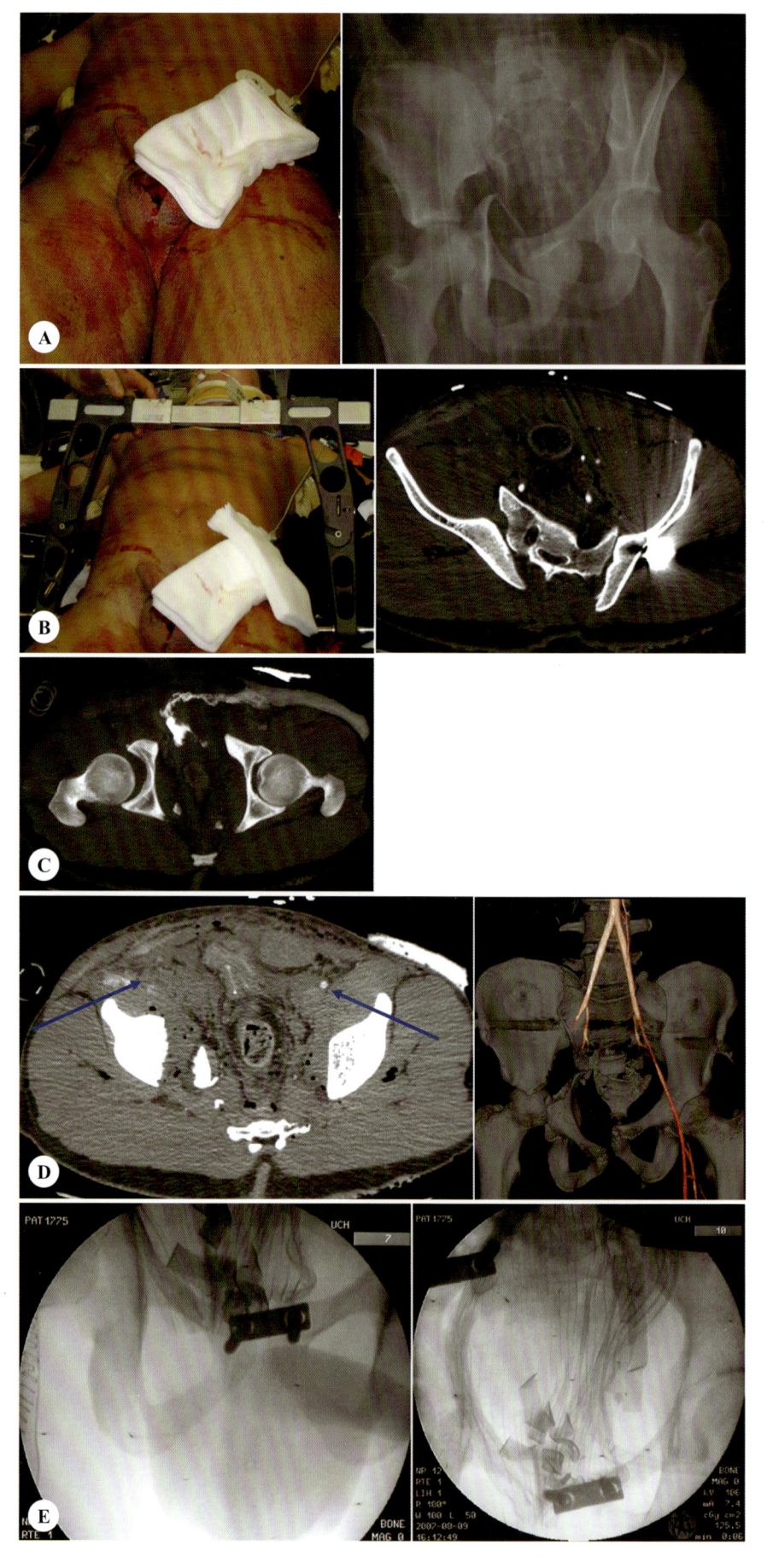

# 骨盆环骨折
## Pelvic Ring Fractures

◀ 图 20-2　A. 18 岁男性，摩托车事故导致左侧腹股沟区和阴囊开放伤。最初的骨盆 X 线片显示双侧骶髂关节脱位、耻骨联合脱位、右侧横行髋臼骨折。B. 在使用 C 形钳稳定血流动力学后，计算机断层扫描（computer tomography，CT）检查提示骨盆后环复位不足。C. 此外还发现腹膜外膀胱破裂。D. CT 血管造影可见髂外动脉完全性阻断。E. 入院后 75min 患者急诊手术进行损伤控制，对骨盆环进行力学稳定，措施包括双侧骶髂关节钢板固定（髂腹股沟入路第一窗），骨盆填塞及耻骨联合钢板固定。此外，还采用自体大隐静脉右髂分叉至近端股总动脉进行血管搭桥重建及膀胱重建

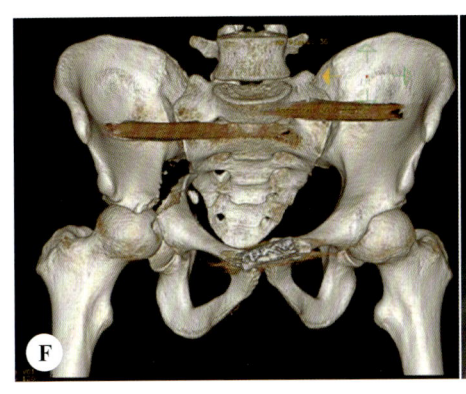

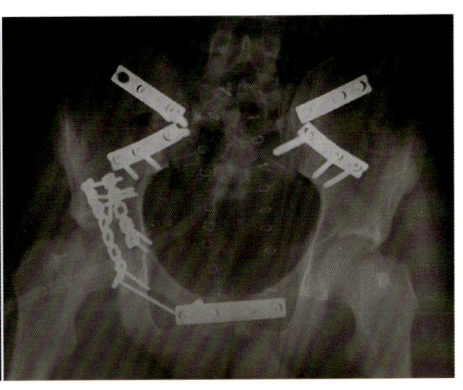

◀ 图 20-2（续） F. 术后三维 CT 显示骶髂关节复位不良（急诊手术的目标是稳定关节，没有进行复位）和髋臼骨折移位。14 天后的 X 线显示骨盆环最终固定情况，髋臼骨折和右侧半骨盆获得解剖复位，左侧骶髂关节仍残留轻微移位

## 四、治疗建议

首先，推荐在急救室进行标准的休克抢救治疗，如高级创伤生命支持（advanced trauma life support，ATLS）步骤[14, 15]。

特殊急救处理中应该对出血控制予以特别关注[16, 17]，通常做法是立即进行手术清创和伤口探查[18, 19]。

Lasurt 等认为，在完全性 TH 中，有更高的预期生存率，因为在完全性 TH 中，撕裂的血管有可能被肌肉压迫关闭，相比于不完全 TH 来说，这种情况在 TH 中更为常见[20]。此外，不完全 TH 可能与持续性出血有关，因为出血更难得到控制[21]。

立即完成半骨盆离断有助于出血控制和避免继发感染[7, 8, 18, 21]。

结直肠损伤常见于 TH 患者。2/3 的患者都有这种损伤[8, 13-15, 18, 20, 22-49]。结肠造口术有助于预防脓毒症、感染甚至继发性伤口破裂的发生，是初始治疗的重要组成部分。应考虑对直肠损伤进行标准治疗[24, 26, 30, 50, 51]。

因此，损伤控制处理应集中在出血和污染控制上。

最终的修复可以推迟到二次手术。常由于腹膜撕裂，腹壁肌肉破坏，腹壁封闭效果受到影响，出现出血并发症的风险增高。针对不稳定骨盆环损伤应首先予以机械稳定，恢复血流动力学稳定[16, 17, 52]。如前所述，在 TH 患者中，完成 TH 可使出血和污染得到控制。

结肠造口术对粪便完全分流很有效[53]。

此外，还应通过简单的方法进行充分的尿液引流，包括传统的膀胱导尿、耻骨上引流或双侧肾脏造瘘术[54, 55]。

生殖器损伤通常不会危及生命，因此可以通过局部出血控制（填塞等）、冲洗、清创和封闭负压引流技术（vacuum-assisted wound closure，VAC）来进行治疗[53]。

关于伤口处理，在对所有失活软组织进行广泛局部清创后，是否应进行一期或二期伤口闭合尚无定论[2, 5, 6, 27]。通常情况下，损伤后会形成一个大的臀后皮瓣，可用于创面修复甚至一期创面皮瓣闭合。

在进一步的治疗阶段，甚至在初次缝合后，中厚皮片移植通常是必要的[8]。

在最初的管理阶段，往往很难评估所涉及的肌肉的活力。髂腰肌常受累及 / 横断，并易出现继发性坏死，导致需要再次清创、感染，甚至脓毒症等后果[2, 6, 12, 33, 43, 56-58]。此外，臀肌也有继发性坏死的风险[6, 7, 57]。

根据文献中报道的幸存者治疗经验，应包括以下治疗方法。

1. 失血 / 休克 / 出血损伤控制治疗。
2. 完成半骨盆离断术。

3. 损伤控制治疗，预防感染（清创术）。
4. 损伤控制治疗，预防感染（结肠造口术）。
5. 适当的伤口护理（一期/二期伤口闭合）。
6. 重新清创（低等级）。

## 五、死亡率

以下四项研究提供了连续性病例报道的数据。

- Pohlemann 等报道 11 例 TH 患者中有 7 例死亡（63.6%）[7]。
- Labler 等报道 9 例患者中有 7 例死亡（77.8%）[11]。
- Wang 等报道 9 例患者中有 4 例幸存者（55.5% 的死亡率）[12]。
- Wu 等报道 4 例 TH 患者，死亡率为 50%[59]。

基于这 4 篇文章的病例报道，TH 后的总死亡率仍然很高，平均为 63.6%[7, 11, 12, 59]。

## 六、创伤性半骨盆离断的文献综述

对现有文献的分析显示，创伤性半骨盆离断（TH）文献主要报道孤立的或较少患者群的数据。只有少量关于爆炸伤的连续 TH 病例报道。

接下来的综述主要关注以下内容。
- 病例报道。
- 连续病例分析。
- 军事相关的 TH。

对现有文献进行分析，包括性别、年龄、损伤机制、院前护理、骨盆环分型、半骨盆离断分型、初始血流动力学状态、肢体状态、合并盆腔、局部肌肉、腹部和神经血管损伤、合并损伤、初始治疗、输血需求、并发症、二次手术、最终伤口处理方法、出院数据及随访评估。

## 七、创伤性半骨盆离断（病例报道）

总的来说，文献中共报道了 103 例相关患者。

### （一）患者数据

总共有 20 例女性患者（19.4%）[20, 23, 31, 34, 35, 38, 40, 41, 45, 58, 60–68]，83 例男性患者（80.6%）[1, 2, 4, 5, 7, 8, 11, 13, 18, 21, 23, 25, 27, 29, 32, 33, 35, 37, 39, 43–47, 49, 57, 60, 69–89]。平均年龄为 22.5 岁（1—75 岁）。男女患者年龄无差异（22.5 岁）。儿童（<15 岁）发病比例为 13.6%。

### （二）受伤机制

TH 有多种不同的受伤机制。
- 高处摔落[20, 32]。
- 摩托车损伤（未进一步说明）[2, 7, 13, 18, 19, 22, 27, 28, 35, 41, 45, 46, 49, 71, 74, 81, 84]。
- 摩托车与汽车/卡车碰撞事故[1, 2, 4, 18, 21, 23, 43, 47, 57, 61, 65, 80, 82]。
- 摩托车事故（人在摩托车上）[31, 37, 40, 48, 60, 64, 66, 72, 90]。
- 行人被汽车撞伤（包括两起骑自行车被撞伤）[4, 7, 13, 34, 38, 39, 56, 58, 60, 69, 76, 77, 85, 91, 92]。
- 翻滚损伤机制[5, 7, 25, 29, 63, 68, 70, 73, 74, 83]。
- 远端牵拉损伤机制[33, 75, 87–89]。
- 挤压机制[47, 62, 86]。
- 锐器切割损伤[8, 34, 78]。
- 钝器伤[44, 79]。

Labler 等还报道，在 6 例患者中，其中 1 例受伤原因是交通事故，另有 3 例是工作事故[11]。

总的来说，主要的损伤机制是摩托车事故和行人在缺乏足够保护的事故中受伤（行人、翻滚机制）。

### （三）院前急救

目前只有很少文献报道了关于这些损伤的院前治疗方案。大多数病例均采用局部填塞、伤口压迫或人为加压的处理方式[4, 5, 18, 20, 27, 38, 39, 44, 49, 60, 62, 64, 65, 76, 77, 80, 82, 85, 87]。进一步控制出血的治疗措施包括骨盆带[29]、气压抗休克服（pneumatic antishock garment，PASG）/军用抗休克裤（military anti-shock trousers，MAST）[34, 47, 78] 和直接血管钳夹[18, 84]

### （四）骨盆环损伤分类

共报道了 74 例患者的损伤部位[1, 2, 4, 5, 7, 8, 18–21, 23, 25, 27, 29, 31–35, 37–41, 43–49, 57, 60, 62–66, 69–80, 82, 83, 85–88]。大部分患者（$n = 43$）表现为左侧 TH（58.6%）。29 例（41.4%）为右侧损伤。2 例患者双侧 TH 损伤[68, 70]，2 例患者接受半骨盆离断术[7, 68]。

74 例患者 TH 可分为以下 3 类。

- 29 例完全 TH（31.2%）[4, 7, 8, 11, 18, 20, 25, 27, 29, 31–34, 38, 40, 43, 49, 60, 62, 64, 75–77, 79, 80, 87–89]。
- 21 例接近完全 TH（仅保留少量软组织）（22.6%）[1, 2, 5, 13, 18, 21, 33–35, 39, 45, 56, 60, 61, 63, 71, 74, 78, 81]。
- 43 例非完全 TH（有一定的软组织存留）（46.2%）。

根据骨盆环骨折分型（Tile）定义，所有患者均为 C 型损伤。

典型 TH 的骨盆环损伤类型是 C1.2 型损伤伴单侧骶髂关节完全断裂，并伴有耻骨联合分离[1, 2, 4, 7, 8, 18, 20, 21, 23, 27, 31–35, 38, 39, 41, 43–45, 47, 49, 57, 60, 63–66, 70, 71, 74, 76–78, 80, 86, 87]。

有 70 例患者存在骨盆后环损伤[1, 2, 4, 5, 7, 8, 18, 20, 21, 23, 27, 29, 31–35, 38, 39, 41, 43–45, 47–49, 56, 57, 60–66, 69–78, 80, 82, 83, 86–88]。

- 1 例 C 型损伤。
- 1 例 C1.1 损伤（髂骨完全骨折）。
- 62 例 C1.2 型损伤（骶髂关节分离）。
- 3 例 C2 型损伤（同侧 C 型损伤合并对侧 B 型损伤）。
- 3 例双侧 C 型损伤。

Williams 等报道了 1 例髋臼双柱骨折导致半骨盆切除的病例[19]。

骨盆前环损伤以耻骨联合韧带分离为主（70.6%）。骨盆前环损伤进一步做以下分类。

- 5 例同侧耻骨支骨折。
- 1 例对侧耻骨支骨折。
- 2 例双侧耻骨支骨折。
- 3 例同侧耻骨支骨折 + 耻骨联合断裂。
- 9 例对侧耻骨支骨折 + 耻骨联合断裂。

总的来说，在 88.2% 的病例中耻骨联合有明显移位。

### （五）血流动力学状态

关于失血性休克和损伤严重程度的数据不一致。在 65 例患者中，急诊科报道了一些初始数据，包括收缩压（systolic blood pressure，SBP）、心率（heart rate，HR）、休克指数（shock Index，SI）、碱剩余（base defcit，BD）、心肺复苏（cardiopulmonary resuscitation，CPR）、血红蛋白浓度（hemoglobin concentration，Hb）、创伤严重度评分（injury severity score，ISS）和有无出血。

98.3% 的患者在入院时出现相关血流动力学障碍（59/60）。共有 41 例患者的收缩压数据可用[2, 4, 5, 7, 18, 20, 21, 23, 25, 27, 32, 34, 38, 39, 44, 46–49, 57, 68, 71, 73, 76–78, 80, 82, 88]。除 4 例外，所有患者 SBP≤90mmhg（90.2%）。入院时平均收缩压为 57mmHg。9 例患者血压无法测到，另有 10 例患者收缩压≤60mmHg。平均心率为每分钟 107 次。

在 18 例患者中，血压和心率两个参数都是可用的（排除了 4 例患者，因为无法测得收缩压）[2, 18, 20, 23, 32, 38, 44, 47, 49, 68, 71, 73, 78, 88]。平均收缩压为 76mmHg，心率为每分钟 122 次，平均休克指数为 1.6。

6 例患者在入院时立即进行了心肺复苏[29, 39, 47, 63, 74, 77]。

14 例患者记录了出血情况。半数患者观察到活动性出血[2, 4, 5, 25, 27, 32, 40, 46, 68, 73, 77, 87, 88]。

在 11 例患者中，记录了 ISS。ISS 的平均得分是 46.5 分[7, 32, 65]。

9 例患者的平均碱剩余为 –7.8mmol/L[7, 43, 88]，13 例患者的平均血红蛋白为 6.15g/dl[7, 32, 34, 57, 78]。

### （六）四肢神经血管情况

共报道了 78 例合并神经血管损伤的病例[1, 2, 4, 5, 7, 8, 13, 18, 20, 21, 23, 27, 29, 31–35, 38–41, 43, 44, 46, 47, 49, 56–58, 60–64, 66, 68–78, 80–89]。在另外 19 例病例中，记录了相关的盆腔血管损伤，但未具体说明神经损伤

情况[2, 7, 11, 19, 25, 37, 45, 65, 74, 79]。

进一步将血管损伤分为髂总血管（common iliac vessel，CIAV）、髂内血管（the iliac internal vessel，IIAV）和髂外血管（iliac external vessel，IEAV）损伤。在 71 例病例中，对血管损伤进行了更为详细的描述。

- 2 例合并 CIAV、IIAV 和 IEAV 损伤[18, 71]。
- 3 例合并 CIAV 和 IEAV 损伤[18, 35, 47]。
- 7 例合并 IIAV 和 IEAV 损伤[21.32, 37, 58, 66, 69, 82]。
- 13 例为独立 CIAV 损伤[7, 23, 29, 35, 41, 44, 45, 64, 72, 78]。
- 1 例为独立 IIAV 损伤[73]。
- 45 例为独立 IEAV 损伤[1, 2, 4, 5, 7, 13, 19, 25, 27, 31, 33, 34, 38–40, 45–47, 56, 57, 61, 63, 65, 68, 70, 76, 77, 79–81, 84, 87, 88]。

进一步明确神经损伤情况。典型的是腰骶丛病变与股神经或坐骨神经横断损伤之间的区别。

- 45 个病例报道了腰骶丛神经病变[7, 8, 13, 18, 20, 21, 23, 33–35, 38, 46, 56, 57, 61, 64, 68, 70, 71, 73, 77, 78, 80, 83]。
- 5 例合并坐骨神经和股神经病变[18, 60, 72, 82, 84]。
- 7 例合并孤立的坐骨神经横断损伤[1, 4, 5, 58, 87, 88]。
- 6 例合并孤立的股神经横断损伤[7, 43, 82, 85, 86]。

总的来说，研究报道了 18 例 CIAV 损伤，10 例 IIAV 损伤和 57 例 IEAV 损伤。另外报道了 13 例股动静脉横断损伤[7, 20, 47, 48, 66, 70, 75, 76, 82, 83, 85, 88]合并髂血管横断损伤 7 例。

## 八、盆腔内器官损伤

只有少数病例报道详细描述了伴随的肌肉损伤，因此，没有对此进行下一步分析。所有纳入分析的病例均有骨盆区域的开放性伤口。

总共报道了 90 例伴或不伴有盆腔内器官或软组织损伤的病例[1, 2, 4, 5, 7, 8, 11, 13, 18–21, 23, 25, 27, 29, 31–35, 37–41, 43–49, 57, 58, 60–66, 68–85, 87–89]。

14 例（15.5%）除外伤性半骨盆离断伴肌肉损伤的开放性损伤外，无盆腔脏器及软组织损伤，76 例（84.5%）报道有其他相关盆腔脏器损伤。

总的来说，观察到盆腔器官 / 软组织损伤的比率如下。

- 28.9%（n=22）膀胱损伤[7, 11, 18, 34, 43, 47, 58, 68, 72, 75, 76, 82, 83, 85, 87]。
- 40.8%（n=32）尿道损伤[2, 5, 7, 11, 13, 18, 25, 29, 33, 46, 48, 49, 60, 70, 74, 75, 77, 79, 80, 85, 87, 89]。
- 67.1%（n = 51）直肠或肛门括约肌损伤[2, 4, 5, 7, 8, 11, 13, 18, 20, 25, 33–35, 37, 38, 40, 45, 47, 49, 58, 60, 62, 68–71, 74, 75, 77, 80, 82, 83, 87, 88]。
- 5.3%（n=4）输尿管损伤[7, 18, 25, 69]。

在这 76 例患者中，65 例为男性，男性特异性损伤发生率如下。

- 7.7%（n=5）前列腺损伤[7, 18, 25, 27, 87]。
- 43.1%（n=28）阴囊损伤[2, 4, 7, 18, 27, 33, 49, 60, 76, 77, 80, 87, 89]。
- 38.5%（n=25）睾丸损伤[2, 5, 7, 8, 13, 18, 25, 27, 29, 33, 39, 43, 57, 69, 76, 77, 80]。

76 例患者中，11 例为女性，女性的特异性损伤如下。

- 27.3%（n=3）外阴损伤[20, 38, 62]。
- 36.4%（n=4）阴道损伤[20, 34, 68, 82]。
- 9.1%（n=1）子宫损伤[58]。
- 26 例为单独盆腔脏器损伤，50 例（65.7%）至少 2 个盆腔脏器受累。

## 九、腹部伴随损伤

共有 96 例腹部并发症的文献资料。在 68 例患者中，尽管有 2 例发生了腹膜撕裂[82, 89]，但未观察到合并的腹腔内损伤[1, 2, 4, 5, 7, 8, 11, 13, 18–21, 23, 25, 27, 31–33, 35, 37, 39, 41, 44–49, 56, 57, 60–66, 69, 71, 73, 74, 77–80, 82–85, 88, 89]。

在 28 例患者中观察到腹部损伤[7, 11, 29, 34, 38, 40, 43, 47, 58, 60, 68, 70, 72, 74–76, 81, 87]，详情如下。

- 13/25 有腹膜撕裂伤[7, 11, 29, 34, 38, 40, 43, 47, 58, 60, 68, 70, 72, 74–76, 81, 87]。
- 7/28 表现为腹部脏器摘除[7, 34, 40, 47, 58, 60]。
- 15/28 表现为结肠损伤[7, 11, 34, 43, 47, 58, 70, 72, 75]。
- 15/28 表现为小肠损伤[7, 34, 68, 76]。
- 2/28 肾脏暴露，但无撕裂伤[29, 87]。
- 3/28 有脾脏损伤[7, 38]。
- 1/28 有肝脏撕裂伤[7]。

## 十、关联损伤

在 96 例病例中，报道了关联损伤的数据[1, 2, 4, 5, 7, 8, 11, 13, 18–21, 23, 25, 27, 29, 31–35, 37–41, 43–49, 56–58, 60–66, 68–85, 87–89]。

其中 51 个病例记录了关联损伤[2, 5, 7, 8, 11, 13, 18–21, 23, 25, 27, 31, 33–35, 37, 38, 40, 41, 45, 46, 56, 57, 61, 65, 66, 70, 71, 73–75, 79, 83, 84]。

- 9 例头部损伤。
- 2 例面部损伤。
- 10 例胸部创伤。
- 13 例上肢损伤（骨折、移位、截肢）。
- 30 例下肢损伤（骨折、移位、截肢）。
- 1 例脊柱损伤。

## 十一、休克处理

文献报道了，相关围术期输血需求的数据[5, 7, 11, 13, 18, 21, 23, 25, 33, 46, 48, 68, 78, 87]。

在术前治疗阶段，平均输注 23.7 单位浓缩红细胞[5, 7, 11, 13, 18, 21, 23, 25, 33, 46, 48, 78, 87]，另外平均输注了 14.5 单位新鲜冰冻血浆[5, 11, 18, 23, 48, 78]。

## 十二、处理

由于患者的异质性，从文献中无法总结出标准化的初始和二次治疗方案（表 20-1）。

所有患者均进行了清创处理。包括以下针对血管的治疗。

12 例患者行骨盆骨折固定，其中 10 例患者行二次半骨盆离断术。只有 2 例患者有明确的外伤性半骨盆离断的诊断，并进行了骨盆重建[41, 83]。总共有 16 例患者在初次骨盆重建后接受了二次半骨盆离断术。

血管治疗包括对大部分患者行髂血管结扎，9 例患者进行血管重建，2 例对血管进行栓塞，1 例仅进行直接压迫治疗。

初次和第二次进行最终创面重建的比例相当。有趣的是，在初次创面闭合/重建后，超过一半的患者需要进行二次软组织手术治疗。

并非每一份文献都报道了抗生素使用或破伤风免疫接种情况。许多报道指出，在初始治疗期间进行了广谱抗生素治疗。最近的研究建议使用头孢菌素和甲硝唑的联合用药方案[18, 32, 43, 83]。

有一些文献报道了输血相关数据。这些数据区分了在 12、24、36 和 48h 内的输血（浓缩红细胞和新鲜冰冻血浆）情况。

- Pohlemann 等分析，入院后 12h 内，平均输注浓缩红细胞 50.4 单位[7]。
- 入院 24h 内，平均输注浓缩红细胞 36.4 单位，新鲜冰冻血浆 18.3 单位，TC 11 单位[7, 57, 61, 74, 80, 88]。
- 入院 36h 内，平均输注浓缩红细胞 56.6 单位，新鲜冰冻血浆 30 单位，TC 47 单位[34, 47]。
- 入院后 48h 内，平均输注浓缩红细胞 41.7 单位和新鲜冰冻血浆 10 单位[2, 7, 27, 32, 38, 40]。

## 十三、结肠造口术

共报道了 94 例结肠造口术资料[1, 2, 4, 5, 7, 8, 11, 13, 18–21, 23, 25, 27, 29, 31–35, 37–41, 43–49, 56–58, 60–66, 68–85, 87–89]。

其中 74 例（78.7%）行结肠造口术[1, 2, 4, 5, 7, 8, 11, 13, 18–21, 23, 25, 27, 31–35, 37, 38, 40, 43–47, 49, 56, 60, 62–64, 66, 68–72, 74, 75, 77–83, 85, 87–89]。

- 6 例无明确分型。
- 8 例结肠末端造口。
- 13 例转移结肠造口。
- 2 例回肠造口术。
- 14 例乙状结肠造口。
- 18 例横结肠造口。
- 3 例行二次结肠造口。

## 十四、临床过程

创伤性半骨盆离断患者的平均住院时间为 12.9 周（2~55 周）[1, 2, 4, 5, 7, 8, 13, 18–21, 23, 32, 33, 35, 39–41, 43, 47–49, 57, 63–66, 69, 72–74, 76, 78, 82–84, 87, 88]。二次创面愈合患者的住院时间平均延长 1 周。

### 随访

34 例患者接受假体置换[1, 4, 5, 7, 8, 13, 19, 21, 27, 29, 32–34,

[37, 40, 45–47, 49, 57, 60–62, 69, 72, 73, 77, 78, 82, 85, 87, 88]。

21 例患者使用拐杖 [2, 5, 13, 20, 34, 37, 41, 46, 61, 62, 69, 72–74, 83, 88]。

9 例患者同时使用半骨盆假体和拐杖 [5, 34, 37, 46, 61, 62, 69, 72, 73]。

3 例患者出现明显的异位骨化 [73, 80, 85]；其中 1 例异位骨化严重 [85]。

2 例患者出现明显的脊柱侧弯，伴有骨盆倾斜畸形 [20, 35]。

5 例患者因以下原因继发死亡：1 例肺栓塞、1 例脓毒症、2 例自杀、1 例不明原因 [7, 35, 68, 74, 87]。

21 例患者在创伤后至少随访 1 年，平均随访时间为 3.7 年（1～13 年）[7, 18, 29, 32, 33, 41, 60, 61, 72, 73, 76, 80, 82, 84, 85, 88]。因为没有详细的随访评估数据，只有描述性数据可用。

- 15 例患者使用半骨盆假体，5 例患者使用拐杖，18 例患者使用行走支架。
- 11 例患者成功融入社会，1 例社会孤立。
- 7 例报道了骨盆相关的不适，6 例没有骨盆相关的问题。
- 2 例有严重的心理问题，7 例心理稳定。

只有一项研究采用问卷调查的方法，对因肿瘤切除、创伤、感染、神经源性疾病或外周动脉疾病导致的半骨盆切除和髋关节离断后的远期预后进行了研究 [42]。

- 62.5% 报道幻痛。
- 5.4% 有瘢痕相关疼痛。
- 30.4% 的人表示无疼痛。
- 38.1% 报道半骨盆离断术后膀胱功能障碍。
- 26.8% 报道下腰痛。
- 67.9% 使用半骨盆假体。
- 58.9% 使用轮椅。
- 82.1% 使用拐杖。
- 42.9% 使用坐姿辅助支架。

## 十五、战争相关的创伤性半骨盆离断

在军事 [93] 和恐怖袭击环境中 [67]，高能、爆炸性伤害可导致创伤性半骨盆离断。

其损伤机制与农业、摩托车、碾压或机动车事故造成的钝挫伤病例明显不同。

最近对此类 TH 的了解是通过军事经验获得的。

2012 年，Alleyrand 等报道了爆炸相关的创伤性半骨盆离断处理经验 [94]。由于大多数患者在创伤后 5～10 天内才到达能够进行最终治疗的医院，所以通常二次完成 TH。受损的肢体通常已经接受过近端或髋关节水平截肢的治疗。患者可能会出现相关的伤口坏死甚至感染等并发症，因此完成半骨盆离断手术是一个必然的选择。

这些损伤通常伴随着对侧下肢的严重损伤（可能会导致截肢）和非优势（非持武器）上肢的相关损伤。

> 战争相关的爆炸 TH 通常表现为双侧下肢撕裂和至少一个上肢的严重受伤。

关于这些灾难性创伤的治疗标准是基于钝挫伤半骨盆离断治疗经验提出的。

- 广谱抗生素的使用和预防性使用破伤风。
- 不在手术室外进行伤口探查。
- 直接压迫。
- 用血液或成分产品进行积极复苏。
- 考虑对近端、腹腔内血管进行控制。
- 直接血管控制。
  - 结扎撕脱或横断的血管，包括在完全性损伤时可能需要结扎对侧的胃下动脉。
  - 不完全性或闭合性损伤中考虑行经导管血管栓塞术。
- 耻骨上引流管的应用。
- 考虑修复原发性泌尿生殖系统或腹部损伤。
- 建立转移结肠造口和进行远端结肠冲洗以减少粪便污染。
- 尽早完成骨盆截断手术。
- 积极的伤口清创，特别是对髂腰肌、腰方肌、腹膜后和棘旁肌活力进行评估。
- 死亡三联征的治疗：凝血功能障碍、酸中毒和体温过低。
- 如果可能，使用皮肤筋膜或肌皮瓣缩小伤口大小，或考虑从受影响（截肢）下肢远端组织进行游离组织瓣转移。
- 避免一期闭合伤口。

由于爆炸相关损伤的软组织损伤程度更严重，因此经常需要在初次手术后进行频繁和额外的清创。

爆炸相关的创伤性半骨盆离断伤的经验教训包括以下[93, 95]。

- 完全性损伤常伴有轻微活动性出血，这是由于血管/动脉痉挛和血管收缩导致，同时会伴有血栓形成。
- 由于血管痉挛不常见，不完全性损伤和爆裂性损伤出血风险较高。
- 另外对侧已截肢的残肢可能出现相关的压力性溃疡（延长固定阶段）。
- 与肿瘤手术相比，保留尽可能多的髂骨以增加承重面（避免骶髂关节分离），并在二次手术时使用螺钉固定骶髂关节[94, 96]。
- 根据骨折类型的不同，最好采用半骨盆次全切除术。
- 对骶孔水平直接发出的神经根应谨慎分离，以避免潜在的脑脊液污染，降低脑膜炎的风险[2, 4]。
- 避免一期伤口闭合。
- 将尽可能多的完整皮肤和皮下组织置于负重区域下。
- 避免使用腹直肌（腹膜支持减少），背阔肌（轮椅使用障碍）重建。

在最近的一项连续性的爆炸相关半骨盆离断的分析中，报道的死亡率为15.4%。

## 十六、半骨盆离断术

半骨盆离断术的操作技术是来源于肿瘤手术的操作经验[36, 97]。

1977年，Wu等报道了19例骨和软组织肿瘤的半骨盆截肢（=半骨盆离断术）手术[97]。并描述了5个主要步骤。

随着对骨盆解剖的了解和骨盆周围大肿瘤切除经验的增加，经验丰富的肿瘤外科医生修改了这个基本概念，提出了前半或后半半骨盆离断术的描述[98, 99]。

在外伤性半骨盆离断患者中，通常会观察到完全的腿部撕脱或沿腹股沟和会阴褶皱的开放性骨盆骨折，通常优先行后半骨盆离断术。

## 十七、后半骨盆离断术

在肿瘤手术中，推荐使用5步操作步骤[36, 99]。患者体位为半卧位，也可以为平卧位、外展平卧位和轻度半侧卧位。

Malawer建议采用3部分皮肤切口，包括经典的髂腹股沟切口，从耻骨联合开始沿耻骨下支向上至坐骨结节的会阴切口，从髂骨到大转子的垂直切口到达臀襞并从内侧连接会阴切口。该切口是在Wu等所描述的技术上改进而来，原技术共包括四个主要切口。

## 十八、皮肤切口

皮肤切口由4个部分组成，包括髂腹股沟切口、会阴褶皱切口、臀沟切口和横行直切口[97]。

## 十九、髂腹股沟入路

经髂腹股沟入路用于探查骨盆内腹膜后区域。在标准平卧位，腹肌与髂嵴和腹股沟韧带分离，腹直肌与耻骨上支分离。在腹股沟韧带上面，髂外血管，股神经和腰肌被结扎或横断。将腹膜和腹内容物拉向近端和内侧，可以识别出髂总血管和髂内血管。此时输尿管仍在腹膜反折上。将膀胱移向内侧，在保护膀胱和尿道的情况下解剖耻骨联合。

## 二十、经会阴入路

会阴切口由外科医生站在两外展腿之间进行。它从耻骨结节开始沿着会阴部折痕平行于耻骨下支向上到坐骨结节，在这里结束于臀沟的起点。沿下支显露坐骨直肠间隙。

使用大的可延展切口，在保护膀胱和远端尿道的情况下解剖耻骨联合。在创伤病例中，对耻骨相邻肌肉进行骨膜下剥离。松解骶结节韧带止点。

### 坐骨直肠窝解剖（坐骨直肠间隙）[100, 101]

坐骨直肠窝是一个有边界的三角形空间，外侧界由坐骨结节内面和闭孔内肌组成，内侧界由肛提肌和肛门外括约肌组成。后面是骶结节韧带和臀大肌。它的顶点位于坐骨结节近端约5cm处，由肛提肌和闭孔筋膜连接而成。

坐骨直肠窝除脂肪组织和淋巴管外，还包括阴部神经血管束和直肠下神经血管束结构。

## 二十一、臀后肌瓣的制作

臀后肌瓣在半外侧卧位，在肢体的一定屈曲和内收下被切开。

会阴切口平行于臀沟（臀大肌下缘）延伸至大转子，在骶髂关节水平处从大转子区域垂直切开至髂骨。沿髂胫束和大转子向骶髂关节方向切开臀后筋膜皮瓣。

在后方，从髂棘后方切断剩余腹肌、腰方肌和竖脊肌止点。通过切断臀大肌腱膜并向内侧翻转形成臀大肌肌瓣。在骶骨起点处松解梨状肌，在坐骨大切迹附近解剖出坐骨神经。之后分离、活动骶髂关节，充分分离盆底韧带。

> 只要情况允许，应该利用臀大肌肌皮瓣以减少皮瓣坏死的风险。

## 二十二、完成半骨盆离断术

在肿瘤手术中的下一步是解剖骶髂关节。在创伤性病例中，骶髂关节完全损伤（C型）时，通常会出现完全半骨盆分离，因此，不需要进一步剥离关节。在半骨盆活动过程中，因为腹膜通常是完整的，将腹膜内容物拉向内侧和上方以避免损伤。保护先前切断的髂血管，同时保护输尿管。

在罕见的髂骨附着于完整的骶髂关节的病例中，清理髂骨骨折并使其留在原位，便于日后护理。如果可能，应保留臀下血管。

然后从前方入路（髂腹股沟入路）解剖闭孔神经血管束。

## 二十三、腹股沟管重建

在最初的创伤时，伤口应保持开放或用负压辅助系统封闭。当血流动力学稳定后，可以通过缝合臀大肌下内侧角腱膜到腹直肌和腹肌内侧部分来进行腹股沟管重建。

# 第 21 章 泌尿系统创伤
## Urological Trauma

Axel Gänsslen　Stephan Grechenig　著
樊仕才　庄　研　译

针对骨盆骨折相关的泌尿系创伤，已经有明确的推荐治疗方案。大多数病例可以观察到膀胱和（或）尿道损伤，因此，根据最近的指南，对这些部分进行讨论[1-3]。

### 一、膀胱创伤

骨盆环骨折常联合膀胱损伤，这主要取决于作用在骨盆上的力的大小。膀胱损伤最常发生在机动车辆事故、摔倒、骨盆挤压伤和下腹打击之后[4-7]。

在60%~90%的钝挫伤患者中，膀胱损伤伴随额外的骨盆骨折或腹腔内损伤[8]。相比之下，与骨盆骨折相关的膀胱损伤的总体发生率仅为3.6%[4, 6]。

膀胱损伤（如腹膜外、腹膜内，以及腹膜内和腹膜外联合破裂）发生率降低[5, 6, 8]。膀胱和尿道合并损伤发生率为4%~15%[4, 5]。

虽然几乎所有的腹膜外破裂都与骨盆骨折有关[7]，但腹膜内破裂更多是由于膀胱内压力突然上升而造成。

只有35%的膀胱撕裂伤位于骨折区，而根据"对冲机制"65%的膀胱撕裂伤位于骨折区对面。

腹膜外膀胱损伤最常见的原因是靠近膀胱基底的前外侧膀胱壁在剪切力作用下破裂，更少见的原因是碎片直接穿透[5]。骨盆环损伤伴骨折移位>1cm，耻骨联合分离>1cm，耻骨支骨折常伴有膀胱破裂[4, 10]。

腹膜内破裂最常由骨盆或下腹部的撞击引起。膀胱圆顶是最薄弱的部位，因此也是主要的损伤部位，膀胱充盈是一个危险因素[5]。与腹膜外撕裂相比，75%的腹膜内破裂与骨盆骨折有关，并且在多发伤患者中更常见，会导致死亡率升高[11]。

5%~10%的膀胱破裂为腹膜内、外混合损伤模式。同时有20%~50%比例出现了额外的尿道损伤[12]。

膀胱损伤最常见的临床体征是大量血尿[5, 7]。进一步的体征包括排空无力[5, 13]，腹部压痛[7]，耻骨上瘀斑[5, 13]，腹胀[5, 13]，阴囊、会阴、腹壁和（或）大腿肿胀[5]，尿毒症和肌酸肌酐水平升高[5]，在穿透性损伤中很少出现下腹、会阴和臀部伤口[13, 14]。

骨盆环骨折合并血尿[15]通常需要进一步影像学检查[5, 15]。

膀胱造影是外伤性膀胱损伤的首选诊断方式（图 21-1）[16, 17]，使用普通X线造影或计算机断层扫描（computer tomography，CT）膀胱造影，均具有较高的敏感性（90%~95%）和特异性（100%）[7, 18]。在创伤患者中推荐使用CT膀胱造影从而排除或确认进一步损伤[5]。

腹膜外膀胱破裂通常表现为膀胱周围软组织内出现火焰状对比剂外溢区[5]，腹膜内破裂时腹腔内有游离对比剂，突出肠管或其他器官[5, 19]。

Sandler等根据膀胱造影评估将膀胱损伤分为5种亚型（图 21-2 至图 21-4）[20]。

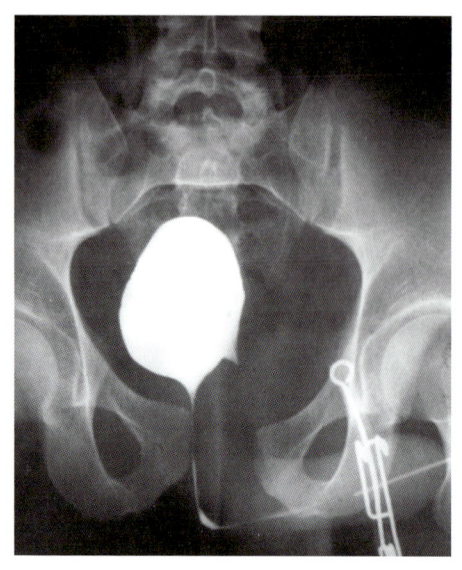

▲ 图 21-1　可疑创伤性膀胱损伤的造影

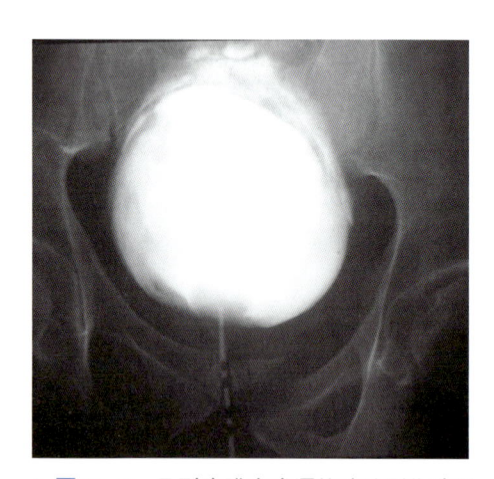

▲ 图 21-2　Ⅱ型腹膜内渗漏的膀胱裂伤造影

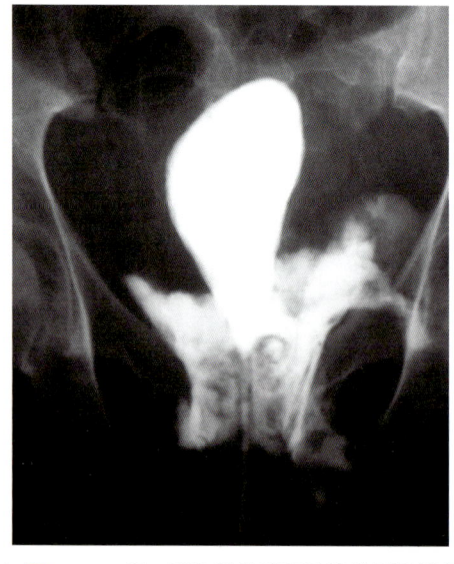

▲ 图 21-3　Ⅳa型腹膜外渗漏的膀胱裂伤造影

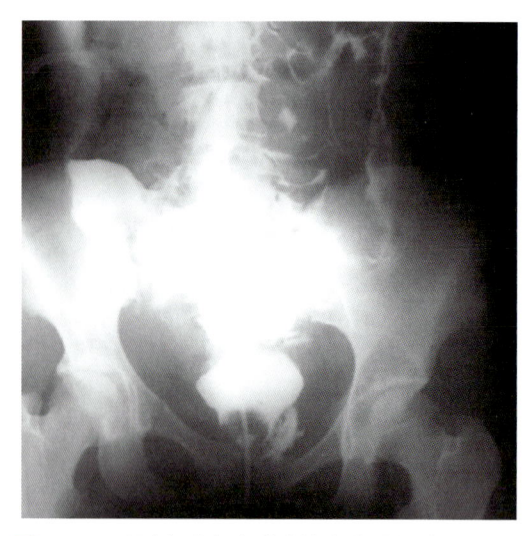

▲ 图 21-4　Ⅴ型腹膜内腹膜外均有渗漏的膀胱裂伤造影

- Ⅰ型：膀胱挫伤 – 黏膜不完全破裂，无膀胱造影异常。
- Ⅱ型：腹膜破裂 – 对比剂在结肠旁腹膜腔内。
- Ⅲ型：间质性膀胱损伤——极为罕见，对比剂在膀胱壁上无外渗。
- Ⅳa型：单纯腹膜外破裂 – 对比剂外渗，局限于真骨盆腹膜外部分。
- Ⅳb型：复杂的腹膜外破裂 – 对比剂外渗出现在前腹壁、阴茎、阴囊或会阴，提示真骨盆筋膜结构破裂。
- Ⅴ型：腹膜内外合并膀胱破裂。

美国创伤外科协会（AAST）器官损伤分级委员会提出了膀胱损伤的解剖分类[21]。

- Ⅰ级：膀胱挫伤伴壁内血肿及黏膜间质撕裂。
- Ⅱ级：<2cm 的腹膜外膀胱壁损伤。
- Ⅲ级：腹膜外膀胱壁损伤＞2cm 或腹膜内膀胱损伤＜2cm。
- Ⅳ级：腹膜内膀胱壁损伤＞2cm。
- Ⅴ级：腹膜内或外膀胱壁损伤，累及膀胱颈或三角区。

单纯的腹膜外钝性膀胱损伤可以通过临床观察、膀胱持续引流和抗生素预防进行保守治疗[5]。膀胱颈部受累，骨碎片穿孔，直肠损伤，或骨折部位膀胱受压，则应采用手术治疗[5, 13]。在进行骨盆前环损伤的切开复位时，还应使用可吸收缝线进行双层膀胱缝合（黏膜 - 逼尿肌）[5, 9, 22, 23]，从而预防感染[5-8]。

腹膜内破裂应始终采用手术治疗[5, 13]，因为尿液外溢可导致腹膜炎、脓毒症和死亡[8]。

在穿透性创伤中，在抗生素预防感染的情况下[24]，建议急诊探查、膀胱失活软组织清创和膀胱一期修复[14, 24]。采用中间探查切口对膀胱壁和远端输尿管进行检查[5, 14]。

对于会阴撕脱伤，无论有无膀胱组织丢失，推荐膀胱壁替代治疗[25]，否则，一期修复可能导致张力性膀胱壁坏死。

## 二、尿道创伤

骑跨骨盆损伤常导致尿道球部损伤[26]，而阴茎尿道损伤较少。贯穿损伤很少见[14]。

男性患者尿道损伤的临床体征包括尿道出血、排空障碍、血尿和膀胱功能障碍。在部分破裂，阴囊、会阴和（或）阴茎肿胀的情况下，高位或不可触及的前列腺直肠检查，插入导管困难/不能插入是损伤的间接征象[2]。

在女性患者中，尿道口和（或）阴道口出血、无法排空、阴唇肿胀、阴道撕裂和部分破裂的血尿都可能是尿道损伤的征象[2]。

首选的诊断方式是逆行尿道造影[26-28]，以区分前部后部损伤、部分损伤和完全损伤。另外，在急性尿道损伤时应考虑尿道镜检查[26, 29, 30]或使用对比剂进行CT评估（图21-5）。相比之下，由于女性尿道较短，尿道镜和阴道镜是首选的诊断工具[26, 28, 29]。

男性前尿道由阴茎和球部尿道向上至泌尿生殖膈组成。后尿道损伤包括膀胱三角区横膈膜和内尿道口之间的损伤。

AAST对尿道损伤的分类包括五种严重程度[21]。

- Ⅰ级：外尿道口挫伤 - 有血；尿道造影正常。
- Ⅱ级：尿道造影中无外渗的尿道伸长。
- Ⅲ级：部分破裂 - 对比剂外溢，膀胱内积聚

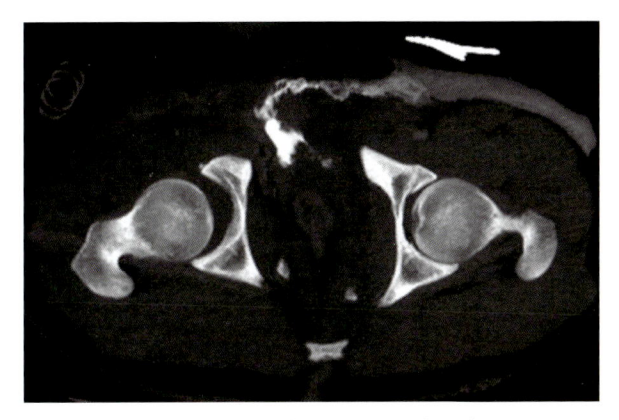

▲ 图 21-5 尿道裂伤的 CT 膀胱造影

对比剂。
- Ⅳ级：膀胱内完全破裂 - 外渗，无造影增强；尿道间隔<2cm。
- Ⅴ级：完全横断，尿道分离>2cm或延伸至前列腺或阴道。

前尿道损伤常伴有球茎挫伤，因此，早期重建手术预后较差[2]。

后尿道钝性损伤更为常见。在治疗方面，应区分完全性和部分性破裂，以及可能的干预时间，包括48h内立即治疗，2天至2周内延迟初次治疗，>3个月后延迟治疗[26, 29]。

在所有紧急情况下，在开腹手术或超声引导下，耻骨上导管引流是首选，直到可以经尿道置入导尿管[26, 28, 29, 31, 32]。

后尿道部分破裂可用耻骨上导管引流或导尿术治疗[30-35]。继发性狭窄可通过尿道切开术或尿道成形术得到充分治疗[34, 35]。

完全性后尿道破裂较难治疗。急诊治疗包括导管置入、探查和一期修复，以及孤立的耻骨上置管间接治疗[2]。

急诊置管可避免尿道撑开，并可预防狭窄，狭窄率低于耻骨上置管。尿道狭窄发展后，尿道连续性的二次恢复更为简单[2]。

相比之下，原发修复与不受控制的再出血风险，以及阳痿、失禁和继发性狭窄的高发生率相关[26, 36]。此外，内镜重组手术并非没有风险，据报道有14%～79%的狭窄率和10%～55%的阳痿

率，而失禁并不常见（5%）[27, 34, 37]。

延迟一期复位包括一期耻骨上置管后内镜复位[36, 38]。

延迟治疗几乎总是要处理一些后路闭塞，可以通过尿道成形术治疗，或者更糟糕的情况下经内镜下切开治疗[2]。

女性尿道损伤较少见，可通过早期探查和经阴道手术修复治疗[2]。

# 第三篇 骨盆环损伤的治疗
## Treatment of Pelvic Ring Injuries

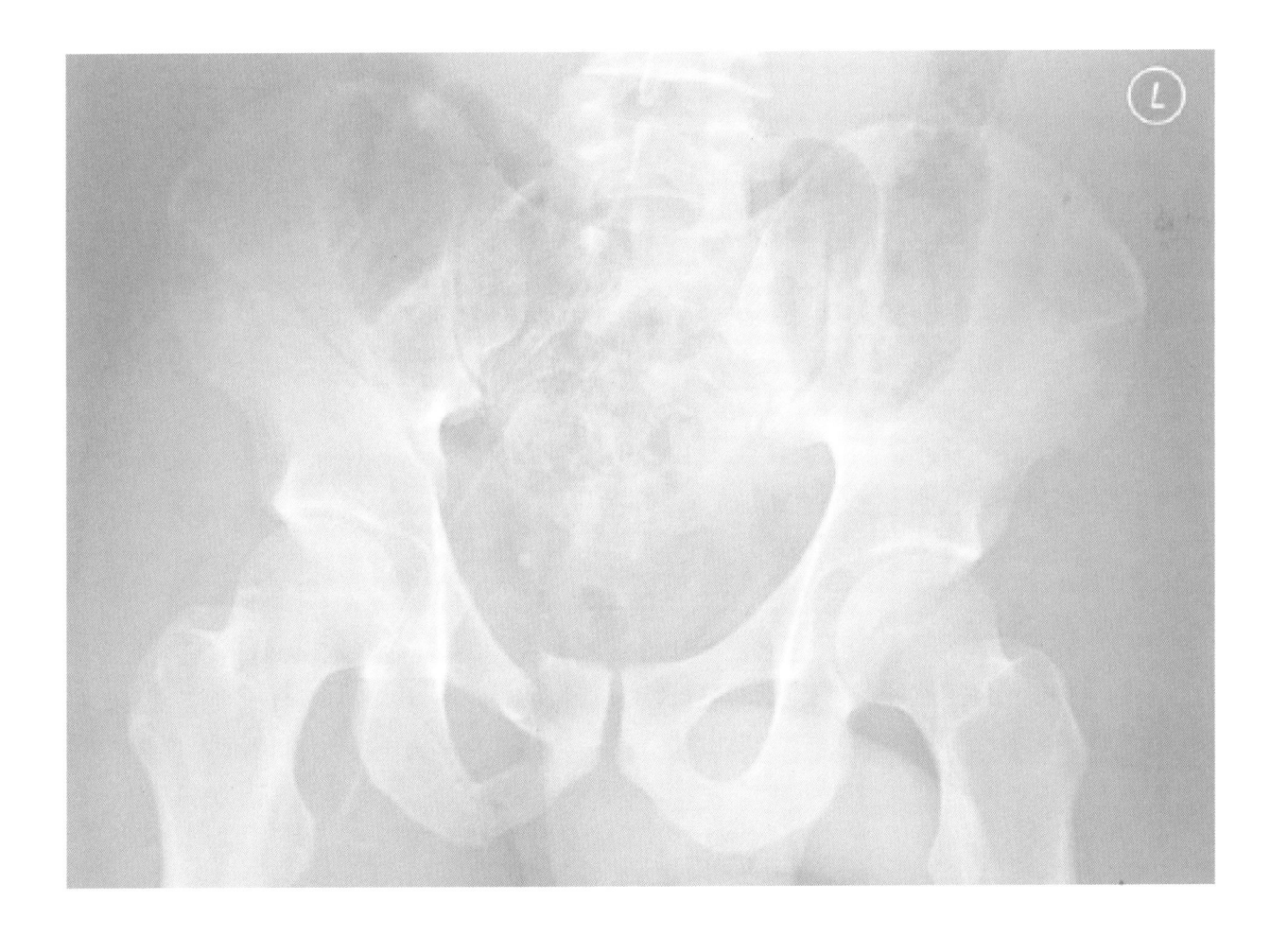

# 第22章 骨盆环损伤治疗原则
## Principles of Treatment of Pelvic Ring Injuries

Jan Lindahl　Axel Gänsslen　著
林涨源　译

## 一、治疗概论

骨盆骨折的发生率为每年17～35/100 000[1-6]，在老年人中发生率则高2～3倍[7,8]。

在芬兰，骨盆环损伤占到了骨折住院患者（≥16岁）的1%[9]。多发伤患者中，伴有骨盆环损伤的高达25%[5,10-12]。

不稳定的骨盆环损伤相对少见，但却是高能量多发患者死亡和残疾的主要原因[13-17]。高能量骨盆环损伤常与多种伴随损伤相伴发生。当伴有出血、颅脑损伤、骨盆软组织损伤（开放性骨折伴或不伴直肠或阴道损伤）或伴有原发性系统性并发症时，其死亡率则会升高[18-22]。然而，骨盆骨折相关的泌尿系统损伤和闭合的Morel-Lavallée软组织损伤不会影响急性死亡率，相反，它们可能会导致晚期并发症的发生[23]。

然而，在钝性创伤患者的治疗中，骨盆骨折的成功处理仍然是最具挑战的临床问题之一。

在过去的几十年里，骨盆骨折相关死亡率和发病率的控制取得了显著进展[13]。由于人们对骨盆骨折的解剖学特征，以及对潜在的大动脉出血的不断认识，从而产生了控制出血和临时稳定骨盆环的多学科方法[24]。

骨盆骨折的治疗在过去的50年中经历了显著的发展。

- 20世纪70年代之前 非手术治疗。
- 20世纪70年代外固定逐渐流行[25-27]。
- 20世纪80年代切开复位内固定（open reduction and internal fixation，ORIF）的方法逐渐开展[28-32]。
- 20世纪90年代经皮微创固定技术的发明[33-36]。
- 现今内固定是伴有前后环损伤的C型骨盆环骨折的首选治疗方法[14,37,38]。

自19世纪Malgaigne首次对半骨盆骨折脱位进行描述之后[39,40]，非手术治疗方法逐渐被报道。包括卧床休息、骨牵引、闭合复位、骨盆吊带和髋人字形石膏固定等[17,41-43]。但这些治疗方式均不允许患者早期活动。

在长期卧床的情况下，严重的肺部、泌尿系统和心理问题的发生率很高[44]。不稳定骨盆损伤的非手术治疗常与严重的慢性残疾有关，如显著双下肢长短不一、严重的下腰背部疼痛、明显移位的骨不连，以及女性的分娩问题[44-46]。

Slätis和Huittinen对163例Malgaigne骨折脱位中的65例进行了后期随访。他们发现晚期并发症的发生率为46%，包括坐位时骨盆倾斜、跛行、无法缓解的骶髂关节疼痛、腰骶丛持续损伤的症状和腰痛[17]。

Räf随访了65例采用非手术方法治疗的双侧骨盆骨折垂直不稳的患者（C型骨折）[47]。他们发现当骨盆后环骨折发生在髂骨的时候，预后相对较好；当后方损伤发生于骶髂关节时，很大一部分患者残留持续性背痛；当骨折发生于骶骨时，患者常伴有腿部持续性神经损伤症状（骶丛损伤）和泌尿生殖系统功能障碍。

采取非手术治疗的患者中，40%~60%的骨盆骨折患者伴有持续疼痛，其中只有一半的患者达到了伤前的工作水平[45, 48-51]。许多晚期并发症可归因于半骨盆脱位的非解剖复位[52]。

不稳定骨盆环骨折的非手术治疗与较高的并发症和致残率密切相关。

在20世纪70年代后期，前路外固定装置开始流行用于治疗不稳定的骨盆环损伤。与接受保守治疗的患者相比，采用前方外固定架治疗的患者显示出更好的早期效果[25-27, 53, 54]。梯形加压外固定架的使用，稳定了骨折块，从而显著降低了骨折疼痛的程度[27, 55]。

前方外固定架仅可以恢复部分骨盆骨折类型的稳定性，而不是全部[29]。前方外固定架有利于治疗前后压缩型骨盆环不稳（开书型B型）[56]。然而，前方外固定架并不能经骶髂关节产生足够的后方加压来稳定骨盆后环。此外，生物力学和临床研究表明，对于不稳定的C型骨盆骨折，前方外固定架并不能提供足够的稳定性；即使患侧不负重，前方外固定架固定的患者也不敢行走，因为存在骨折再次移位的风险[29, 51, 57, 58]。

外固定架的优点是操作简单。当骨盆前环损伤伴有直肠或腹部损伤，存在潜在感染风险而不适合使用内固定时，即可使用外固定架。外固定架也很容易拆卸。外固定架的缺点是影响坐姿和活动。针道部位需要常规护理，针道感染是最常见的。此外，使用前方外固定架很难维持前后骨盆环损伤的解剖复位。

各种前方外固定架在稳定性上都比较相近。Ponsen等在以铝和玻璃钢为基材的骨盆模型上制造C型骨折模型，然后比较了几种前路外固定系统的强度[59]。他们发现所有测试的外固定架提供的稳定性均较低。

然而，单杆系统相比框架构造强度更高，性能更好。性能差异归因于使用6mm针而不是5mm针；也就是说，2个6mm的针提供的强度比3个5mm的高15%，而且单杆系统使用的杆也比框架中使用的细杆更硬。其他因素的差别并不显著，包括将针放置在髂嵴或髂前下棘。

然而，生物力学和临床研究表明，这些框架在用于大部分不稳定的骨盆骨折时存在局限性[29, 51, 57, 58]。

骨盆外固定架的使用虽然可能改善患者愈合，但仍然无法为骨盆环提供足够的整体稳定性。

在20世纪80年代之前，骨盆骨折的手术治疗被排除在治疗原则之外。1913年，现代骨科之父Albin Lambotte（1866—1955年）出版了一本书，描述了固定骨盆的不同手术技术[60]。这些技术包括耻骨联合捆扎术、骶骨棒接骨术、骶髂螺钉固定和耻骨上支骨折的逆行螺钉固定[61]。当认识到晚期畸形、不稳和严重疼痛之间的相关性之后，大家的看法逐渐在改变。

现在，在Lambotte开展工作1个世纪之后，内固定已成为不稳定骨盆骨折的首选治疗方法。

在C型损伤中，由于骨盆环的前方和后方均受损，从而导致垂直移位和旋转不稳定。治疗的目标是解剖复位、恢复骨盆环稳定性，以及在需要时对骶丛神经根减压。生物力学研究表明，在C型损伤中，骨盆前后环的内固定可以获得最佳稳定性[51, 62]。因此，引入了切开复位内固定（open reduction and internal fixation, ORIF）的方法[21, 28, 30-32, 63, 64]。最近，闭合复位和经皮螺钉固定技术已经开始使用[33-36]。

各种各样的骨盆骨折固定方法已见报道。内固定已成为不稳定骨盆后环骨折的首选治疗方法[30, 38, 64, 65]；然而，骨盆前环的固定指征一直存在争议[28, 35, 36, 66]。许多研究都集中在急救处理和初始治疗上，缺乏对骨盆环损伤的充分随访研究。

不稳定骨盆环损伤手术治疗的总体目标是恢复骨盆解剖结构，从而降低并发症发生率，尽量获得正常的功能。

基于已发表的长期研究报道，很难评估手术固定骨盆环的疗效。因为文献采用的治疗方案不尽相同，并且大多数研究采用了不可比较的评估指标。此外，还没有标准化的测量仪器分析临床和放射学数据，进而评估骨盆环损伤的疗效。

在一项对过去 30 年英文文献的系统性回顾研究中，Papakostidis 等得出的结论是"目前的文献不足以为不稳定骨盆环损伤的最佳治疗临床决策提供明确的证据"。

目前，对于骨盆环的最佳固定方式没有达成共识，无论是后环损伤[14, 67, 68]还是前环损伤[28, 30, 69]。

综合现有文献的推荐意见可得出以下结论。
- 针对 C 型骨折，与更多的非手术治疗方式相比，骨盆环所有骨折部位的固定可获得更好的解剖复位结果[14]。
- C 型损伤[37, 38, 67, 70-72]
  – 功能不满意的原因包括骨折复位不良、复位丢失和永久性腰骶丛损伤。
  – 30%～50% 的患者有明显的持续性疼痛，并有性功能或泌尿生殖系统障碍。
  – 70%～80% 的患者总体功能结果为优或良好。
  – 65%～90% 的患者愈合后残余移位 <5mm，具体取决于骨盆环的固定方式。

– 研究支持前后环同时固定。
- 开书型 B 型损伤[70-74]
  – 尽管解剖愈合率很高，但仍存有中度残疾和 30%～40% 的患者伴有持续性疼痛。
  – 当耻骨联合予以钢板固定时，70%～90% 的患者可获得优或良好的预后。
  – 单纯外固架固定效果不佳。
- 侧方挤压 B 型损伤[70, 71, 75]
  – 尽管骨盆的解剖愈合率只有 70%～75%，但永久性疼痛的发生率较低（5%～15%）。
  – 75%～90% 的患者预后为优或良好。

综上所述，骨盆骨折的成功治疗仍然是钝性创伤患者治疗中最具挑战性的临床问题之一。骨盆环损伤的类型多种多样，治疗观念也不尽相同。是先固定骨盆前环还是后骨盆环，目前尚无定论。基于为获得一个稳定骨盆环的治疗理念而采取的固定方式似乎是更有利的。

## 二、康复锻炼

骨盆环损伤治疗之后的康复目前尚无统一的方案。

目前尚不清楚如何处理单侧或双侧损伤时部分或完全负重的问题（何时及如何），以及是否根据骨盆稳定性来决定活动程度。

基于 AO 出版的《骨盆与髋臼骨折：治疗原则与技术（第 4 版）》[76]，可以得到以下建议。
- A 型损伤：术后使用足够的抗生素、深静脉血栓预防、物理治疗师参与、适当的护理、注意潜在的压力影响，但是否需要复查 X 线片未见阐述。
- 开书型 B1 型损伤：可即刻从床上活动到椅子上；是否负重视医生的经验而定，轻微 B1 损伤可耐受负重，不稳定的骨折 6～8 周可以部分负重；物理治疗可预防肌肉萎缩，6周内避免腹部力量训练，第6周、第12周、第24周复查X线片。
- B2型损伤：后环损伤一侧需在保护下负重；X线片复查，当患者活动时仍可确保维持复位状态，则8~12周后完全负重。
- B3型和C型损伤：气垫、频繁翻身（软组织）、深静脉血栓（deep vein thrombosis, DVT）预防、活动到椅子上需拄拐杖、等长收缩运动（腹部、臀部、下肢肌肉）；双侧受伤时6~8周内限制在椅子上活动，然后6周辅助下地活动。
- 骶骨骨折：详细的每日伤口检查，引流去除后部分负重；8~12周后完全负重；6周和12周后以及6个月和12个月后需复查X线片。
- 腰骶固定（脊椎骨盆）：立即进行负重或可耐受的负重；第1周、第4周、第8周和第12周时复查X线片。
- 腰骶分离（经皮骶髂螺钉）：胸腰骶支具保护，2~3个月非负重；第1周、第4周、第8周和第12周时X线片复查。

总体而言，暂时缺乏基于骨折类型的术后康复指导方案，对治疗后的康复过程没有详细描述（如X线片复查、活动的方式及距离等），并且没有可用的数据来指导如何进行保守治疗。

分析关于这些骨折的文献报道，发现彼此间的建议互相矛盾。

开书型B1损伤：几位作者没有描述他们的治疗后康复计划[72, 74, 77]。除了Pohlemann等建议8~12周部分负重，在活动开始后、出院前和3个月时进行X线片复查[78]。Lindahl等建议在术后第1周便开始拄拐杖活动[71]。

在LC侧方挤压型损伤（B2型）中，建议骨盆后环损伤侧的下肢3个月不负重。当开始负重时，同时进行活动范围训练、力量训练和调理的治疗。分别在2周、6周、12周、6个月、1年和2年后进行X线片复查[79]。Lindahl等则建议在术后第1周便早期拄拐杖活动[71]。

对于C型损伤，则取决于骨盆后环所选择的治疗方案，有关出院后的康复护理的数据可以从文献中获得。

髂-髂钢板固定的C型损伤：可坐立和翻身，只要疼痛能耐受，就开始主动或被动运动，并允许在拐杖辅助下部分负重行走。部分负重开始的时间依据术者经验而有所不同，立即开始或在2周、3周、4周或6周后开始，而完全负重分别在6周、10周或12周后（影像学显示愈合）开始。

建议在3周、6周、10周和12周后，以及6个月和1年后X线片评估骨折愈合情况[67, 80-85]。

C型骨折予以经髂内固定架（transiliac internal fixator，TIFI）固定后，2周或5周后开始部分负重[86, 87]，而在老年患者中，术后第1天就开始完全负重[88]。

关于完全性骶髂关节脱位，采用前方钢板固定的康复建议少见报道。伤侧部分负重15kg体重持续8~12周，8~12周后完全负重，建议在术后1天、14天、3个月和6个月后进行X线片复查[89, 90]。

尽管使用频繁，但对于骨盆后环损伤骶髂螺钉内固定术后康复锻炼的资料却较少且质量一般。

允许部分负重15kg体重持续6周或8~12周，6周或8~12周后当疼痛能忍受时开始进行完全负重。术后1天、3个月和6个月后，复查X线片，以了解复位控制和骨折愈合情况[91, 92]。相比之下，一旦患侧能进行直腿抬高，就允许完全负重[93]。

对于不稳定的骶骨骨折进行腰骶固定后，可或多或少地从已发表的数据中获得标准术后康复锻炼的资料，通常立即负重或可耐受的负重[94-97]。分别在1周、4周、8周和12周后进行X线片复查。

目前，是否需要标准化的康复锻炼计划尚不

得而知。没有对点地负重、部分承重和完全承重的准确定义，并且从科学基础来看，与植入物失效或固定方式不存在相关性。

因此，对于骨盆环损伤患者的术后康复护理，现有文献中的描述是不充分的。

有趣的是，曾经接受非骨水泥全髋关节置换术的患者要求3个月内部分负重以避免继发性缩短，这种观念存在了很长时间。而今天，即使在超高龄患者中，也可术后立即完全负重。因为这些患者通常无法限制他们的负重，即使在骨盆环固定后，也会早期进行完全负重[88]。

因此，以下章节中有关骨盆环手术后康复锻炼的建议仅是作者相关的建议，并非基于科学证据。

# 第 23 章 耻骨联合损伤
## Symphyseal Disruption

Axel Gänsslen　Jan Lindahl　Wolfgang Grechenig　著
林涨源　成　亮　译

耻骨联合损伤是骨盆环损伤的一部分，因此治疗时应始终考虑骨盆后环是否有损伤。Trafton 指出，当骨盆后环损伤得到适当固定时，可以通过切开复位内固定充分固定耻骨联合分离[1]。

针对耻骨联合损伤，曾经的标准是使用骨盆吊带法（Beckenschwebe）的非手术治疗（图 23-1）[2, 3]。尽管患者需在 12 周后才能活动，但仍取得了良好的临床效果[2]。

第一次对骨盆环进行手术干预可能就是针对耻骨联合损伤。早在 1911 年，Finsterer 就使用铝铜丝治疗了 1 例陈旧性的耻骨联合分离[4]，而 Lambotte 描述了一种使用金属丝环扎术或螺钉固定的动态加压技术（图 23-2）[5]。

1973 年，Sharp 率先报道了一系列共 5 例钢板接骨术治疗创伤性耻骨联合损伤的病例。有趣的是，该系列中的首个病例是 10 年前的，并且使用了"解剖"钢板设计（有角度的 4 孔钢板）[6]。

历史上，报道过不同的固定技术，包括螺钉周围环扎稳定[7]、可吸收线固定[8-10]或钢丝捆扎[11, 12]。Rubel 等报道了 1 例内镜下固定耻骨联合损伤的患者[13]。

尽管新的治疗方式如内窥镜辅助固定等也显示出令人鼓舞的结果[25]。但由于出色的生物力学效果[22-24]，钢板内固定术目前仍然是耻骨联合固定的金标准[14-21]。

## 一、生物力学

Marvin Tile 等将耻骨联合与整体骨盆环稳定性的生物力学相关性做了详细研究（图 23-3）。

切断耻骨联合将导致骨盆环整体强度降低约40%[24]。相应地，在 C 型损伤中，前方内固定显著增加整体骨盆环的稳定性[26]。据报道，导致耻骨联合分离的力量为 1000～3000N[27]。

早期的生物力学数据表明，与外固定相比，

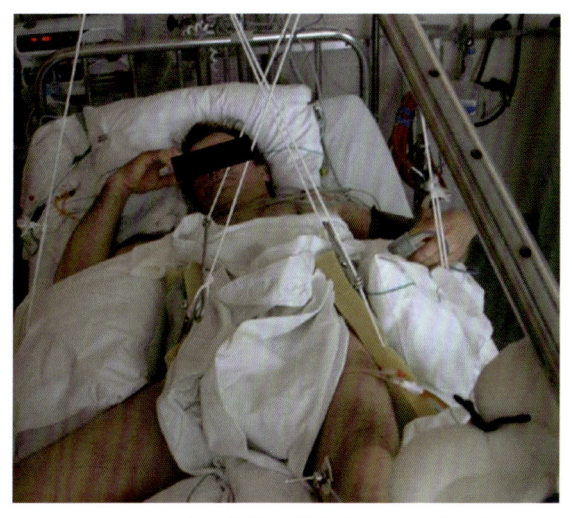

▲ 图 23-1　使用骨盆吊带保守治疗骨盆环损伤

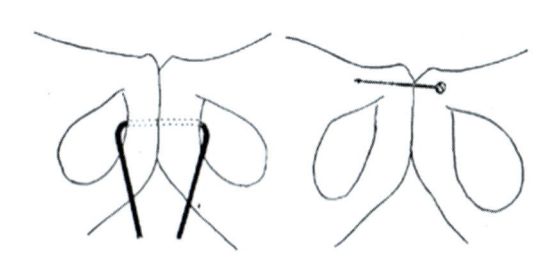

▲ 图 23-2　Lambotte 推荐的耻骨联合分离的手术治疗方法

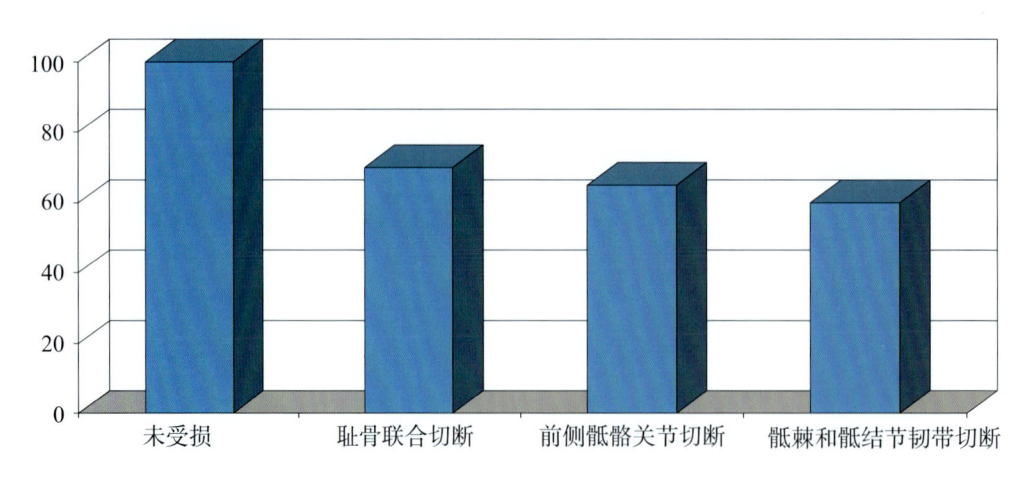

▲ 图 23-3 根据 Marvin Tile 的研究，耻骨联合断开将导致骨盆环稳定性降低 40%

耻骨联合钢板固定显示出更高的骨盆环刚度[28]，并显著减少了 C 型损伤的移位[29]。使用 2 块钢板固定则可进一步增加骨盆的刚度[30]（图 23-4）。

Ecke 等于 1984 年在 25 具骨盆 C1.2 型损伤的新鲜尸体标本中研究了 4 种不同的耻骨联合固定的手术方法。有趣的是，尽管骨盆后环进行了螺钉固定，但前方重建板却失效了。使用耻骨联合动力加压钢板（dynamic compression plate，DCP）结合骶髂关节张力带固定时可取得最佳效果[8]。

Varga 等在 8 具 C 型骨盆骨折尸体模型中，比较了耻骨联合 4.5mm 重建钢板双钢板固定，2 枚 6.5mm 全螺纹松质螺钉加 4 圈横向钢丝张力带固定，以及 2 枚 6.5mm 全螺纹松质骨螺钉加两组横向 8 字 PDS 线固定等 3 种方法的力学性能[31]。与其他两种固定方式相比，使用钢丝张力带固定时耻骨联合的移位最小。然而，这些测量结果并非在模拟步态条件下进行的评估。

在使用双腿站立模型对 7 具新鲜尸体骨盆标本进行分析时，Simonian 等比较了不同的钢板在 B1 型损伤模型中的稳定性[32]。所有经过测试的钉板系统，甚至是箱式钢板，都表现出相当的稳定性，且只有极小的耻骨联合移位[32]。

在动态实验研究中，步态模拟条件下将动力加压钢板（4.5mm 4 孔 DCP）与重建板（4.5mm 五孔）、钢丝环扎和 PDS 线捆绑进行了比较[33]。金属丝环扎术和 PDS 线都不能充分稳定耻骨联合。相比之下，尽管在骨质疏松骨中观察到进行性松动，但使用 DCP 或重建板时可以实现足够的早期稳定。

Daily 等在开书型 B 型损伤的模型上分别予以锁定钢板（4 孔单皮质、4 孔双皮质）和非锁定钢板固定（4 孔双皮质 DCP）固定，然后在模拟双腿站立的情况下进行了生物力学测试。研究发现组间没有明显差异[34]。

最近，Cano-Luis 等在开书型 B1 损伤模型中经皮 2 枚交叉螺钉固定耻骨联合，进行模拟双腿站立下的生物力学测试[35]。经皮螺钉固定术后显示出与完好骨盆相当的移位。

Prasarn 等在模拟单腿站立的情况下，比较了B 型损伤中锁定和非锁定 4 孔钢板固定耻骨联合的力学性能[36]。发现锁定板与非锁定板相比没有明显优势。

即使是在骨质疏松的骨盆中，也无明显证据表明锁定钢板具有优势[37, 38]。

> 锁定钢板与普通钢板相比并无力学上的优势。

Pizanis 等在塑料骨盆模型上比较了侧方预塑形的标准 3.5mm "联合孔"的 4.5mm 动力加压钢板与耻骨联合锁定钢板[39]。侧向预弯曲导致接触面积的生物力学优化，特别是当使用 3.5mm 预弯

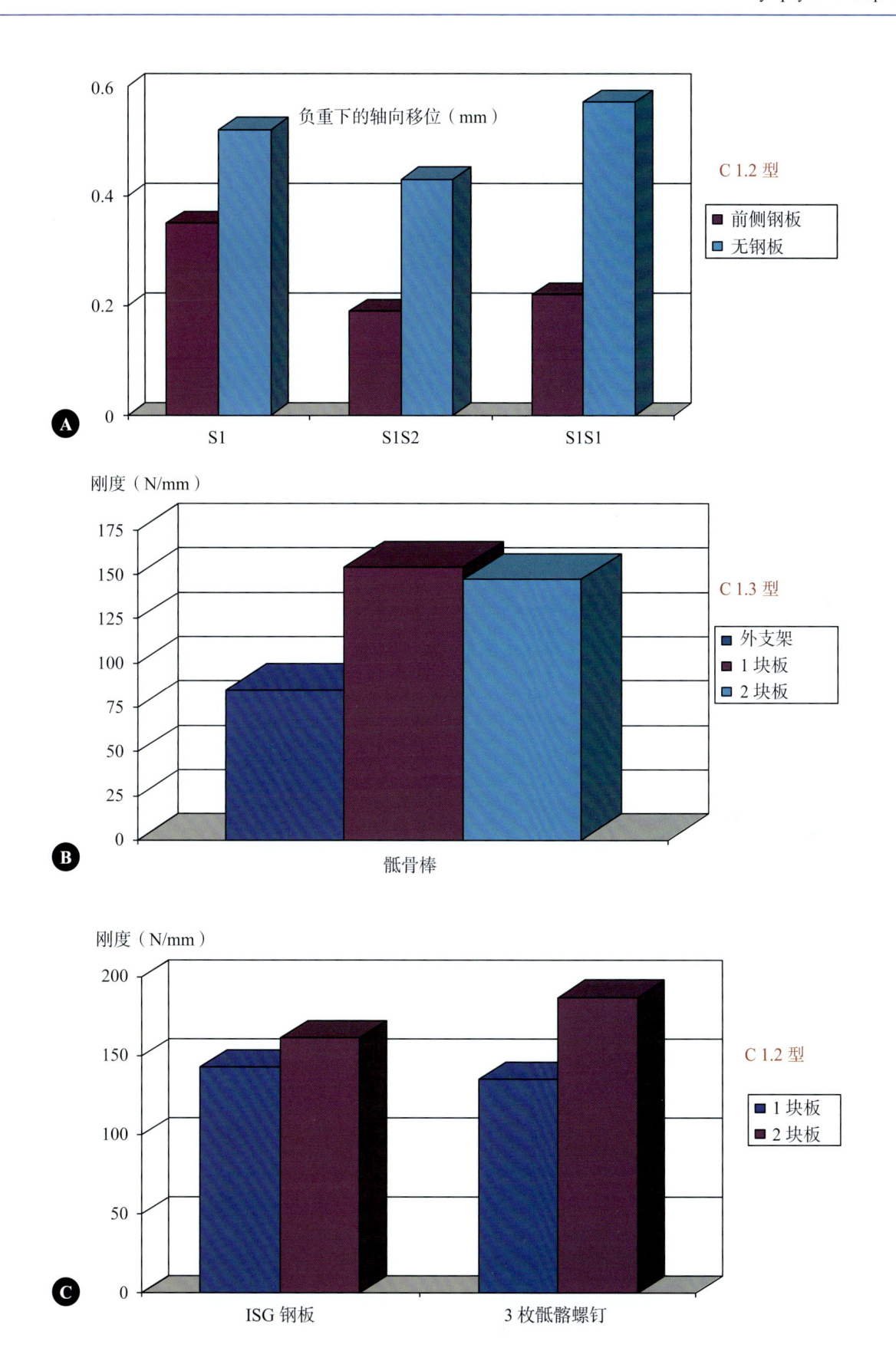

▲ 图 23-4 A. 在 **C1.2** 型骨盆环损伤的模型中，耻骨联合钢板能显著提高骨盆环稳定性。B. 在 **C 1.3** 型骶骨骨折模型中，耻骨联合钢板固定强度显著高于外支架。C. 在 **C1.2** 型骨盆环损伤的模型中，2 块耻骨联合钢板固定强度最高

曲钢板并通过内侧动态加压效应和侧向锁定稳定进行固定时。

> 钢板内固定足以维持耻骨联合的稳定性。尾端预弯进一步优化了板与骨骼的接触面积。锁定板没有显示出相关的生物力学优势。

有限元研究证实了这些结果[40]。Yao 等构建了一个 Tile B1 型损伤的骨盆三维有限元模型,并模拟单一上方钢板、双板、单空心螺钉、交叉双螺钉和平行双空心螺钉固定耻骨联合[41]。模拟双腿站立、单腿站立和旋转的情况下进行力学测试。在单腿站立情况下,同时使用平行和交叉螺钉强度最高,而单个植入物和平行螺钉显示出失效趋势。平行螺钉在双腿站立模拟中是最佳的。单腿站立时交叉螺钉使剪切力下降。

在进一步的有限元研究中,Yag 等比较了耻骨联合分离（Tile B1 损伤）固定的五种方法。包括：单一上方钢板、上方和前方双钢板、单一空心螺钉、交叉双空心螺钉和平行双空心螺钉。该研究表明,单钢板和平行螺钉容易失效。最好的前后骨盆环稳定是通过双重固定获得的[42]。

Yu 等分析了 Tile B1 型损伤的有限元模型,并比较了经皮空心螺钉固定和重建钢板固定的效果[40]。两种固定方法都可有效固定耻骨联合,具有相似的生物力学特性。

> 有限元分析表明即使使用经皮螺钉固定也能充分稳定耻骨联合。

## 二、适应证

耻骨联合钢板固定的经典适应证包括部分 B 型和 C 型骨折。

- 作为骨盆环 B 型损伤一部分的耻骨联合分离（>2.5cm 的分离对应于临床的"不稳定"）[43]。
- 除了骨盆后环固定之外,作为骨盆环 Tile C 型损伤一部分的耻骨联合分离[43]。

相比之下,外固定仅限于需要紧急固定且无开腹手术指征的病例[1],因此一般而言,预计愈合时间较长[43]。单独使用外固定架作为耻骨联合分离的终末治疗方式,将导致不可接受的结果[44]。

耻骨联合分离需考虑骨盆潜在出血的风险。Baqué 等进行尸检发现,在双侧开书型损伤中,当耻骨联合分离>5cm 时,骨盆体积增加 20.8%,髂腰静脉撕裂伤占 60%[45]。

如果没有闭孔或髋臼骨折,Matta 和其他学者建议先固定前方再固定后方[46,47]。

## 三、禁忌证

禁忌证包括稳定的骨盆骨折（A 型,少部分 B 型损伤）和患者一般状况不佳[43]。

## 四、患者体位

患者以标准仰卧位置于可透视骨科手术床上,允许术中进行标准的透视检查,包括骨盆的前后位、入口和出口位。导尿管经尿道插入膀胱以降低术中膀胱损伤的风险。此外,患者会阴部必须使用四层无菌巾进行覆盖,患者的腿部不需要单独进行消毒或以特定方式放置。

## 五、切口

显露耻骨联合有两种皮肤切口可供选择（图 23-5）[1]。

- 正中垂直切口（如果需要开腹）。
- 横行 Pfannenstiel 切口[48-50],位于耻骨联合上方 2cm 处[46]。

Pfannenstiel 切口较为美观,因此更受青睐[43]。切口位于耻骨结节（通常较易扪及）近端 1~2cm 处,一般不超过结节的外侧。7~10cm 的切口长度就足够了（图 23-5）。通常不需要解剖游离精索/圆韧带。在肥胖患者中,正中垂直切口通常更容易,暴露更好[51]。

## 六、浅层分离

平行于皮肤切口将皮下组织进行分离，直到显露腹部中线（白线）（图 23-6）。以手术刀沿腹白线纵行切开前层，确认无误后辨识并将两侧腹直肌肌腹拉向两侧（图 23-6）。

辨识腹白线的后层，并用手指在耻骨联合后方钝性分离，打开 Rezzi 间隙。以压肠板保护膀胱（图 23-7）。腹直肌的止点可在耻骨支内侧进行部分剥离[1]，而外侧和前方附着点则予以保留。

## 七、深层分离

插入膀胱保护拉钩后，将血肿清除干净，通过识别单侧撕裂的耻骨联合软骨盘，便可轻松辨识广泛分离的耻骨联合。随后，以腹部盐水垫［和（或）类似物品］对膀胱进行临时填塞（图 23-8）。在不正确的解剖分离过程中存在膀胱损伤的潜在风险。如果发生膀胱损伤，通常需进行两层膀胱壁的重建。

Hohmann 拉钩靠近耻骨结节插入，但不需要完全游离腹直肌鞘，避免损伤精索/圆韧带、闭孔神经血管束和髂外血管[1]。由于靠近精索，因此可能会因不适当的插入拉钩而对其造成损伤[52]。在尸体解剖过程中发现精索与耻骨结节紧密相邻，平均距离为 0.8mm（图 23-9）。

对于纤维软骨盘，标准的建议是仅进行最少

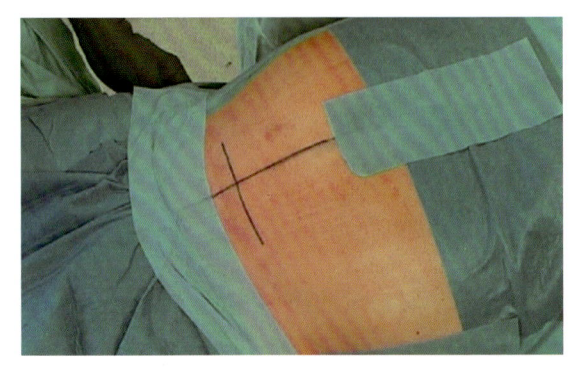

▲ 图 23-5　应用耻骨联合钢板两种可能的手术切口：横行 Pfannenstiel 切口（标准）及纵行正中切口

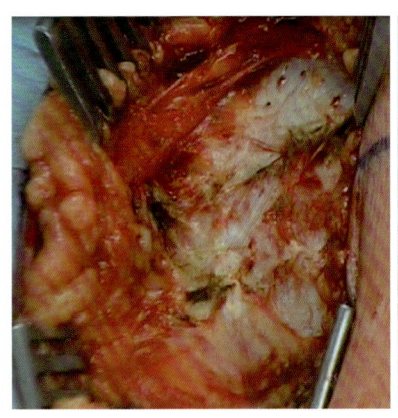

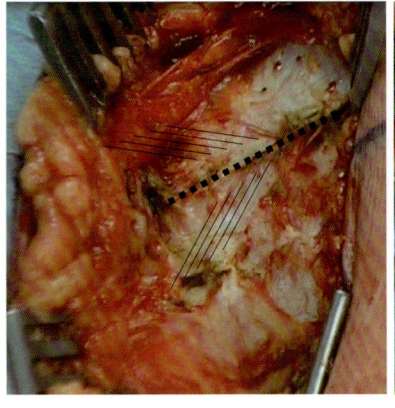

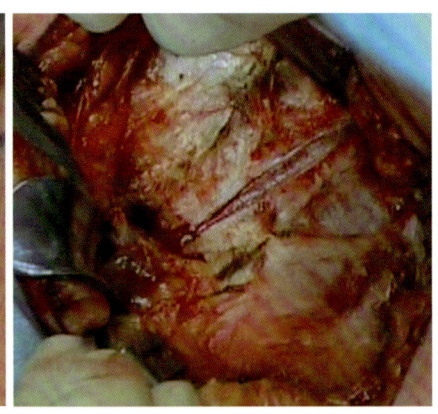

▲ 图 23-6　确认中线，切开筋膜

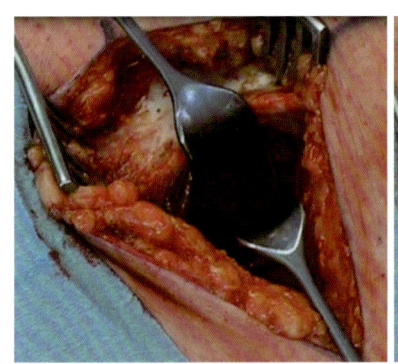

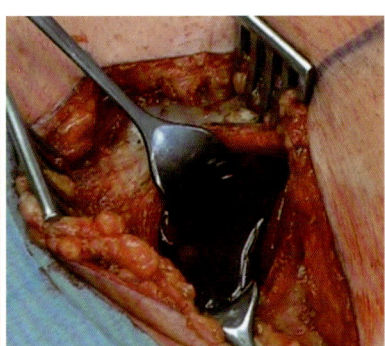

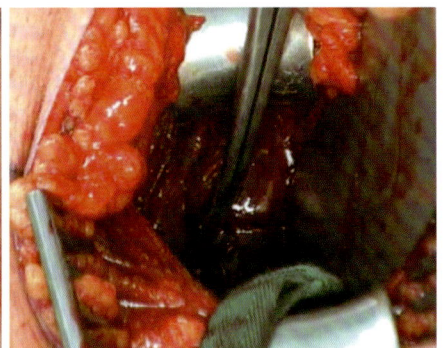

▲ 图 23-7　拉开双侧腹直肌，打开耻骨联合后间隙

的切除[1]。最近，Lybrand 等比较了 96 例 APC 2 型和 APC 3 型损伤患者，耻骨联合予以钢板（6 孔钢板）固定。50 例患者进行了耻骨联合软骨切除。与软骨盘保留组相比，切除组的耻骨联合间隙明显降低。APC 2 型组软骨盘切除后的内固定失败率较低（7% vs. 19% 的内固定断裂，13% vs. 42% 的螺钉松动 / 断裂，20% vs. 61% 的总失效率），而在 APC 3 型损伤中两组内植入物置入失败率无明显差异。总体而言，比较软骨盘切除组和保留组，切除组的内固定失效率较低（16% vs. 35% 螺钉松动，4% vs. 17% 钢板断裂，20% vs. 52% 总失效率）[53]。

## 八、复位

开书型损伤的典型移位包括患侧半骨盆的外旋，导致耻骨上支的分离（图 23-10）[54]。

因此，复位操作应内旋、纠正前后和垂直移位。腿内旋同时在髂前下棘（anterior inferior iliac spine，AIIS）、髂前上棘（anterior superior iliac spine，ASIS）或髂嵴水平置入 Schanz 螺钉以操作杆技术复位，也可使用撑开器（图 23-11）。在 C 型损伤中，可以通过远端牵引来恢复长度[1]。

可将点状复位钳置于闭孔内或耻骨结节上方以加压复位耻骨联合（图 23-12A 和 C）[43, 55]。耻骨联合的垂直移位可以通过扭转复位钳来实现（图 23-12B）[43]。也可以在耻骨上支使用顶棒来纠正垂直移位。

另一种方法为，在耻骨结节内侧由前向后各置入 1 枚 3.5mm 螺钉，然后使用 Farabeuf 钳或 Jungbluth 钳进行夹持加压（图 23-13）。需要考虑复位螺钉孔的位置。

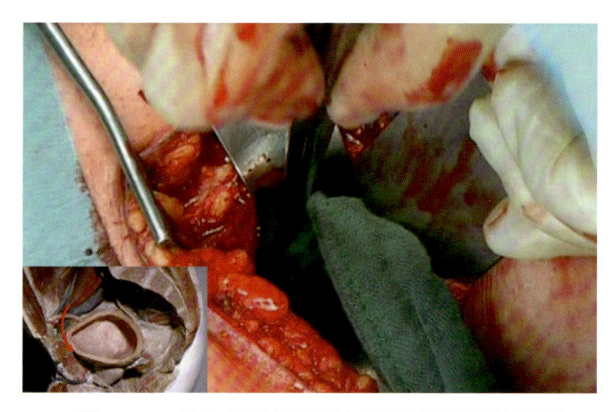

▲ 图 23-8　使用压肠板和耻骨后间隙棉垫保护膀胱

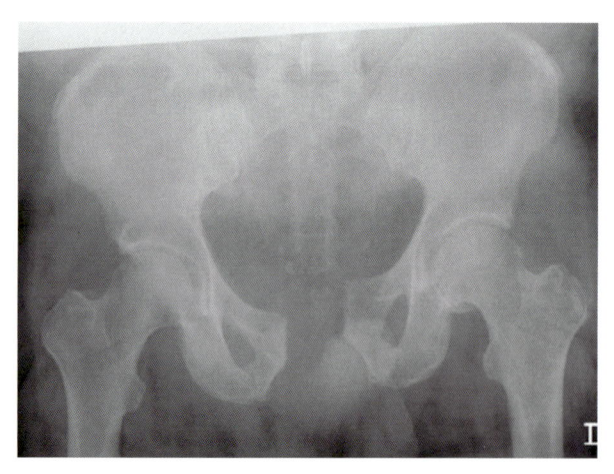

▲ 图 23-10　1 例右侧骨盆开书型损伤 X 线影像学三联征：耻骨上支向远侧移位，髂骨翼增宽，闭孔变小

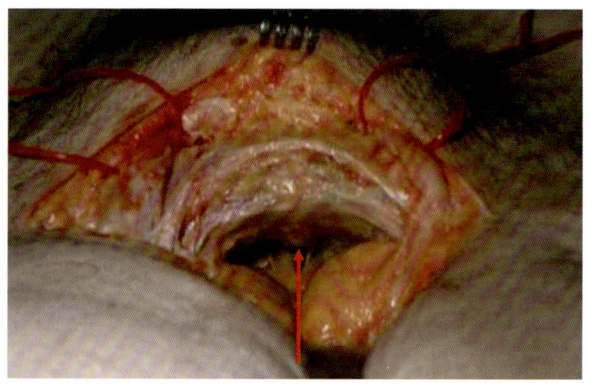

▲ 图 23-9　男性精索与耻骨联合的关系。耻骨联合正中线（耻骨联合后方突起结构）

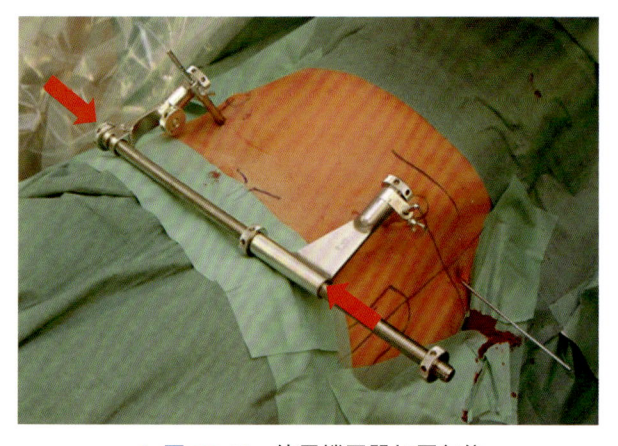

▲ 图 23-11　使用撑开器加压复位

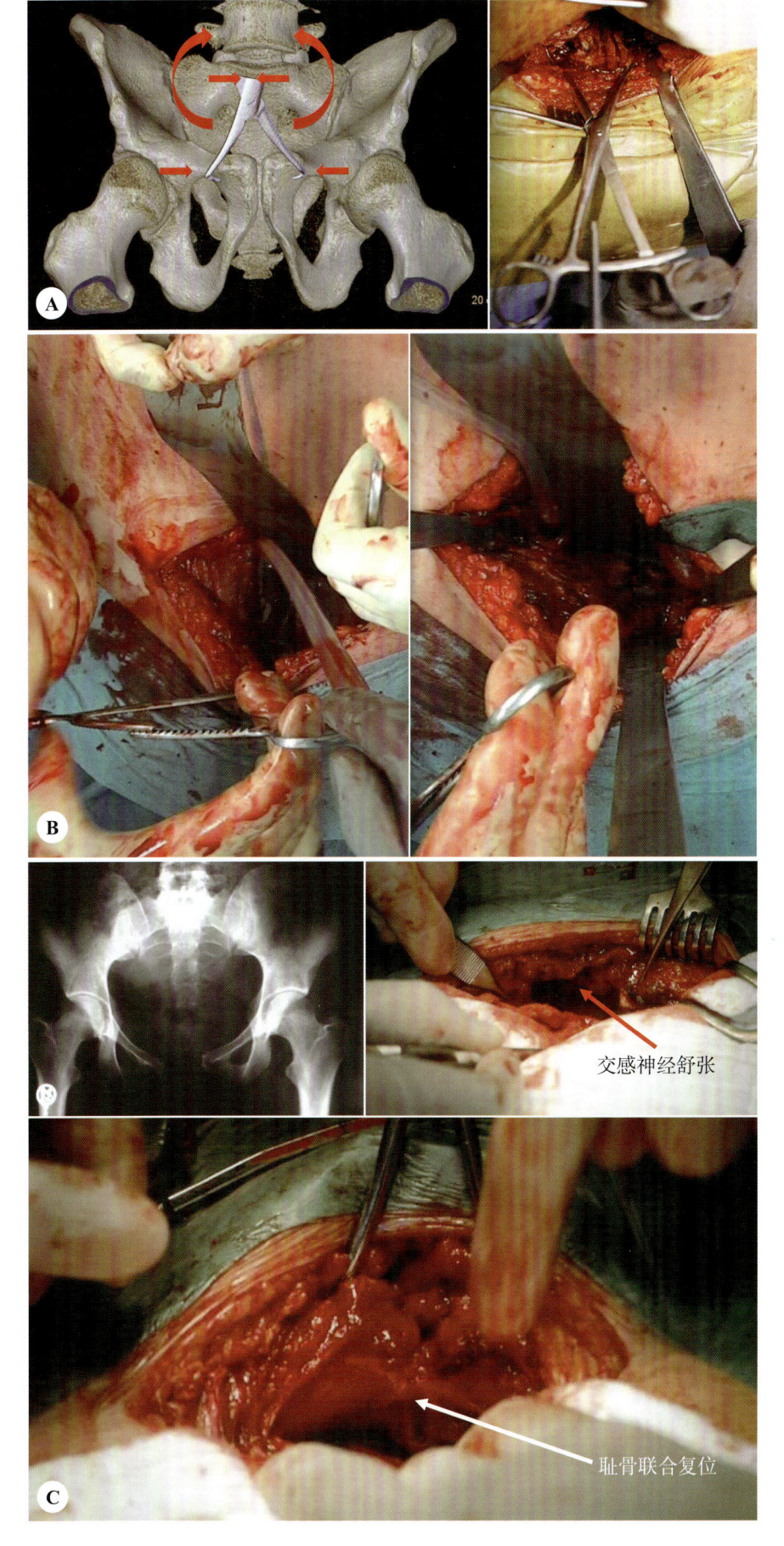

第 23 章 耻骨联合损伤
Symphyseal Disruption

交感神经舒张

耻骨联合复位

◀ 图 23-12 **A.** 从前路使用点状复位钳复移位的耻骨联合。**B.** 使用点状复位钳复位耻骨联合的临床病例。注意：将复位钳适当倾斜，以纠正垂直或向后的移位。**C.** 通过点状复位钳的加压复位耻骨联合的临床病例

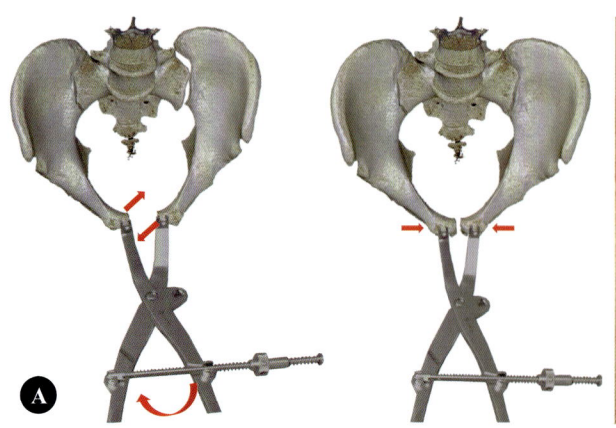

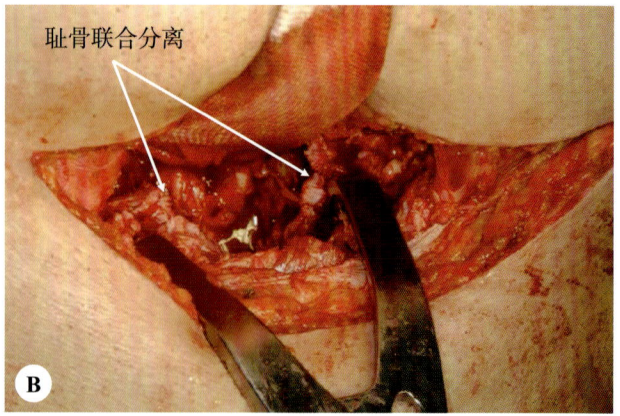

▲ 图 23-13　A. 从前方使用 Jungbluth 钳复位耻骨联合。注意：该复位钳可以同时进行牵开及倾斜操作；B. 从前方使用 Jungbluth 钳的临床病例

当使用这些操作无法纠正垂直移位或不能完全实现复位时，可以利用钢板间接复位。先将钢板固定在健侧，通过拧紧患侧螺钉从而达到纠正垂直移位的目的（图 23-14）。然后通过 3 个标准的 X 线片确认复位成功。

### 九、钢板固定

单钢板对于耻骨联合的固定是可靠的[46]。历史上，有人提出了 2 孔动态加压钢板，作为张力带结构以允许少量的正常运动[56]。

多孔板固定是治疗耻骨联合损伤的金标准[57]。

Sagi 等指出，与多孔板固定相比 2 孔板固定是不够的，后者的失败率（33% vs. 12%）和畸形愈合率更高（57% vs. 15%）[58]。在使用 Young-Burgess 分型病例中，没有关于特定骨折类型后方固定后不稳定性的明确数据。

锁定钢板与固定失败有关。Moed 等报道了 6 例严重失败的病例：内固定松动、内固定完全拔出、螺钉断裂、螺钉松动和螺钉外翻[59]。

在 11 例不同类型 Young-Burgess 损伤患者的临床系列病例研究中，发现有 5 例患者出现螺钉 – 骨界面松动，导致复位的轻微丢失和内固定的断裂，所有患者在 2.5 个月的随访中均未出现临床症状[60]。

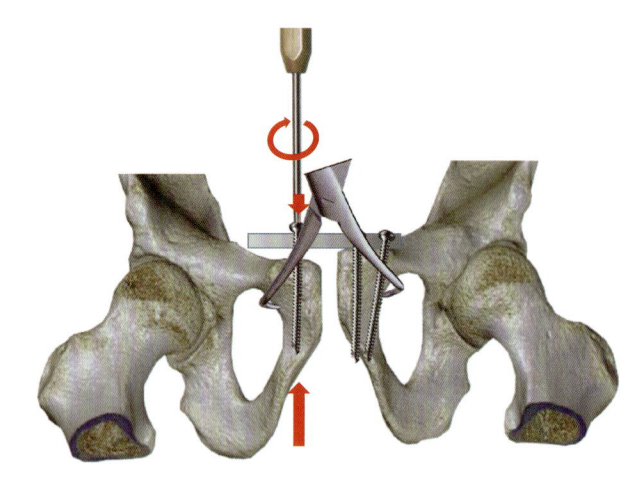

▲ 图 23-14　使用钢板复位耻骨联合

由于耻骨联合存在生理性微动，所以锁定结构对于耻骨联合的固定来说可能刚度太大。

钢板位于耻骨结节后方，以及腹直肌在耻骨上支上方止点的后方（图 23-15）。

软骨盘的准确位置可以通过触摸耻骨联合后方表面来确认。在这里，几乎所有患者都可以触及隆起，即使是年轻患者也是如此。

Pohlemann 等提出了 4.5mm 的小 4 孔动力加压钢板。钢板外侧通常必须弯曲 10°～15° 以保证最佳的螺钉方向。利用接骨板的加压功能将内侧螺钉平行于耻骨联合置入（图 23-16）。在手指引导下（食指或中指）进行往返"啄木鸟技术"钻孔，以保护骨膜周边组织（图 23-17）。如果把持力不足，可以使用松质骨全螺纹螺钉。

外侧螺钉斜着朝向每个内侧螺钉的尖端（图 23-18）。螺钉长度一般为 50~70mm 比较合适。此外，可以使用松质螺钉[43]。

如螺钉过长，则有女性阴道撞击的风险（图 23-19）。

针对同时伴有耻骨联合分离且耻骨支骨折的患者，Matta 建议使用 3.5mm 骨盆弧形钢板固定[46]，但需要延长 Pfannenstiel 切口。通常使用经典的骨盆内入路（图 23-20）。

- 耻骨联合脱位合并轻微移位的单侧或双侧耻骨支骨折——只固定耻骨联合。
- 耻骨上支骨折移位＞20mm 合并耻骨联合分离——6 孔钢板。
- 内侧/外侧耻骨上支骨折合并耻骨联合脱位——＞6 孔钢板（图 23-21）。

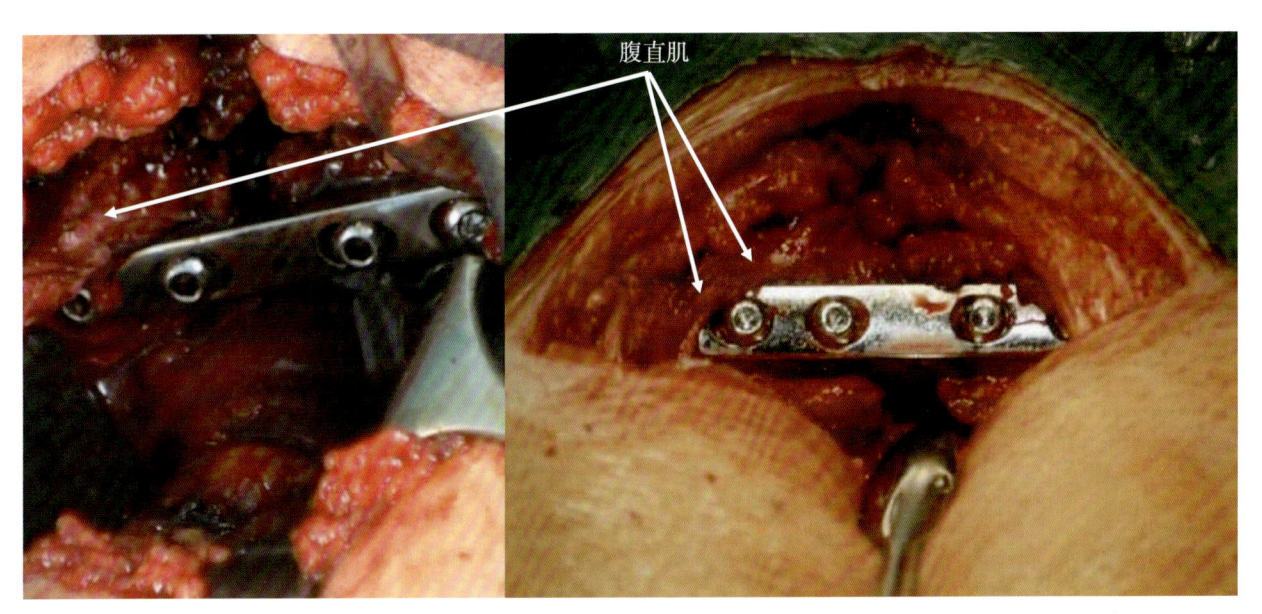

▲ 图 23-15 钢板位置位于腹直肌止点后方

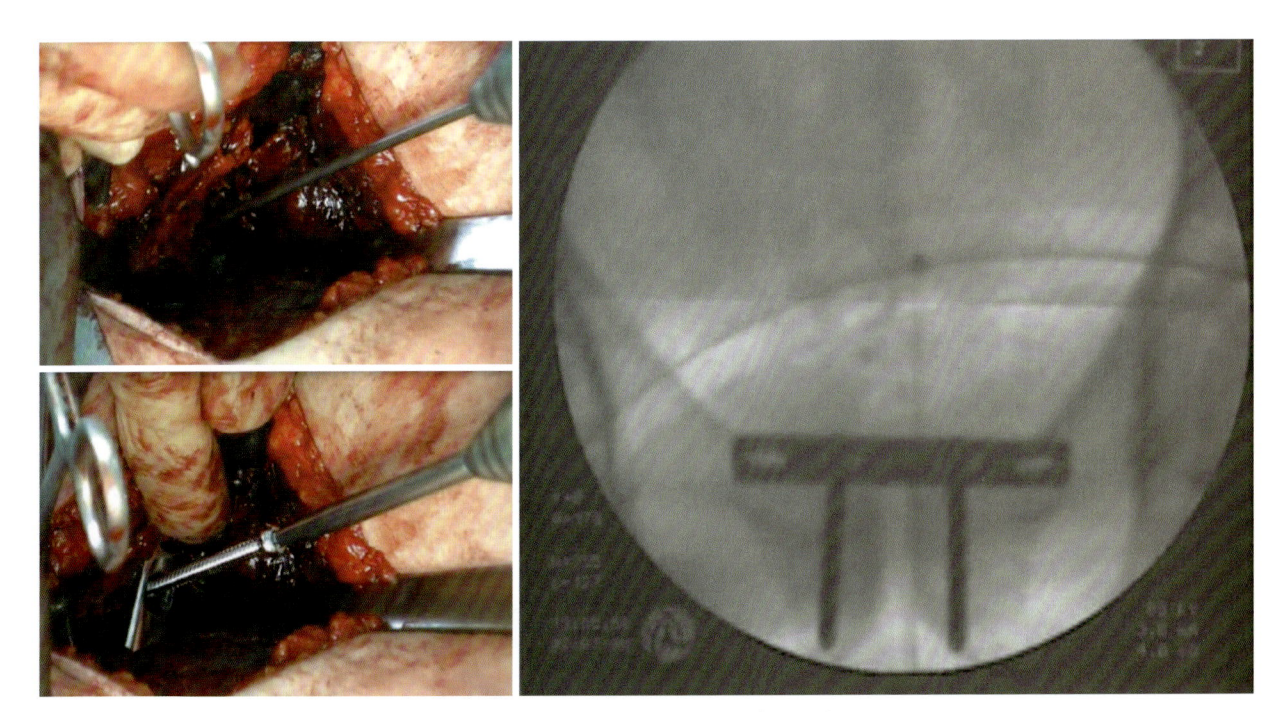

▲ 图 23-16 螺钉与耻骨联合间隙平行

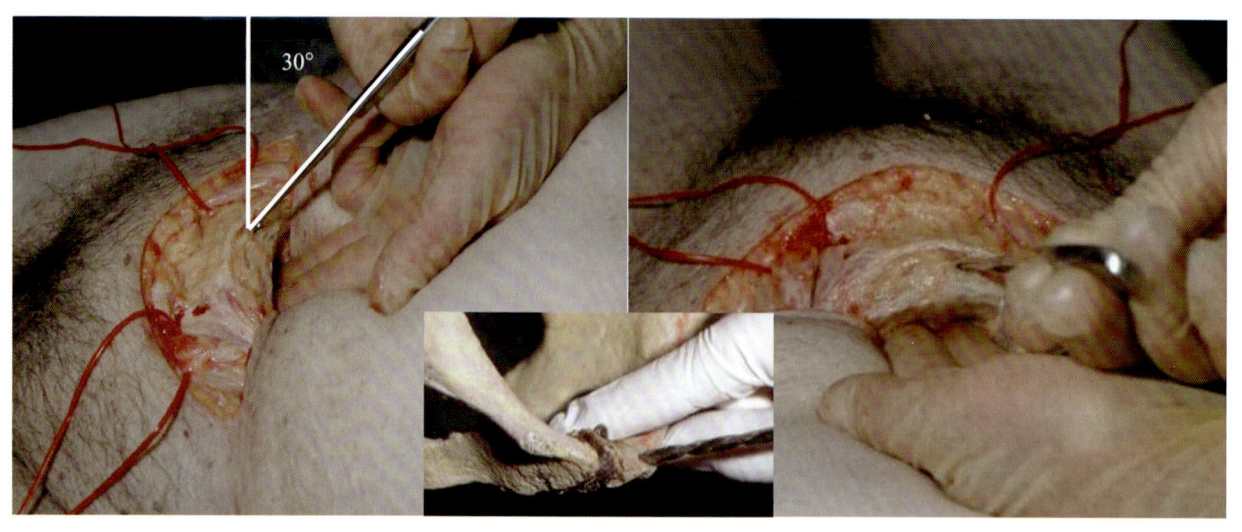

# 骨盆环骨折
Pelvic Ring Fractures

▲ 图 23-17　钻头角度测量，避免螺钉进入骨盆内

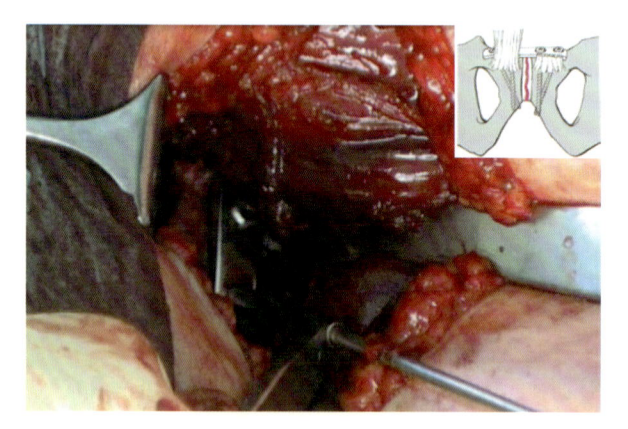

▲ 图 23-18　斜螺钉指向中线外缘

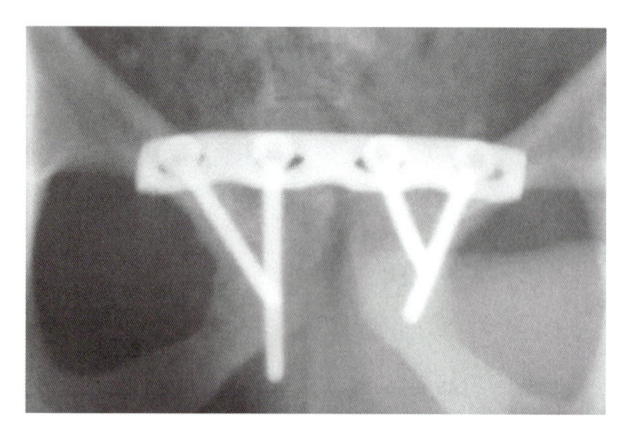

▲ 图 23-19　螺钉太长导致耻骨联合下方软组织撞击

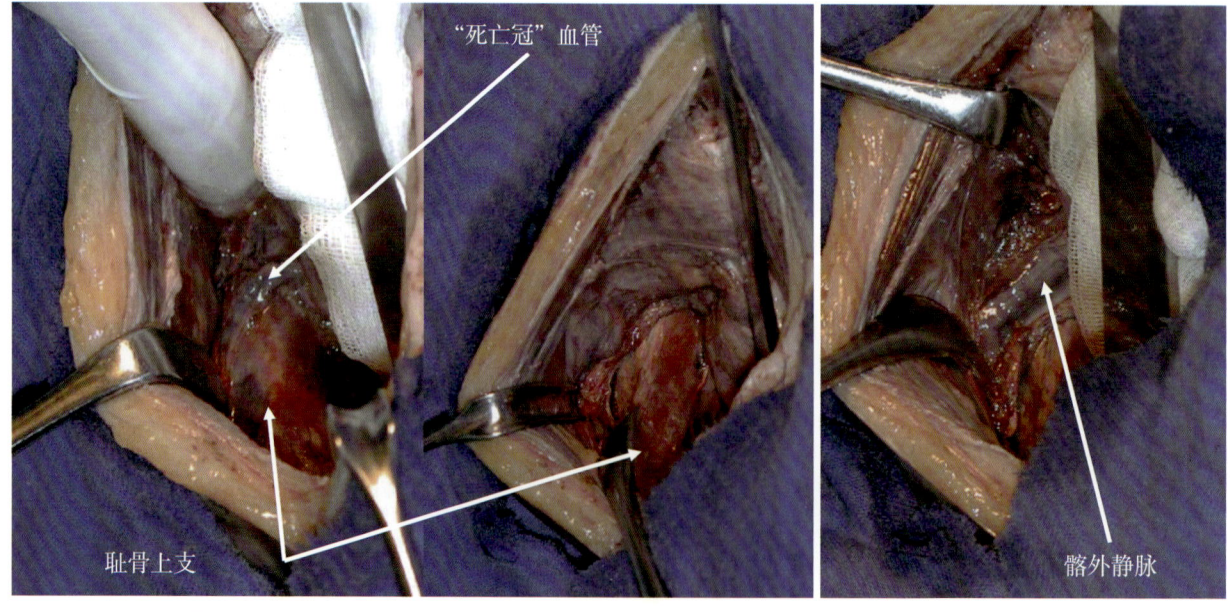

▲ 图 23-20　Pfannenstiel 入路扩展为骨盆内入路，确认"死亡冠"血管及髂外静脉的位置

现在已经有预塑形的解剖钢板供使用。为了增强把持力，建议螺钉采用不同的方向。

在螺钉钻孔过程中，术者食指置于耻骨和纤维软骨盘的内侧皮质处以控制钻孔方向（图23-17）。

术中透视（前后位、入口位、出口位）确认复位质量、螺钉长度和钢板位置。

额外的前板（"箱式钢板"，图23-22和图23-23）可用于增加骨盆的整体稳定性，钢板可置于骨盆内或骨盆外。

## 十、闭合切口

伤口冲洗后，首先重新缝合固定剥离的腹直肌。如剥离较广，可能需要经骨钻孔缝线缝合。将12Ch引流管置于Rezzi间隙，并使用标准缝线进行筋膜闭合（图23-24）。不需要放置皮下引流管，皮下缝合和经典的Donati皮肤缝合。

## 十一、术后康复

通常在术后1天后拔除伤口引流管。导尿管要尽早拔除，通常在术后第1天或第2天。

术后复查骨盆前后位X线片，并建议在第6周和12周时进行复查。

单侧损伤患者，建议患侧（骶髂关节损伤侧）部分负重，15kg体重，持续6周。根据指南进行深静脉血栓（deep vein thrombosis, DVT）预防。

如果骨盆后方双侧均受累，则在最初的6~8周内，仅限于在疼痛忍受范围内挂着拐杖的短距离行走。

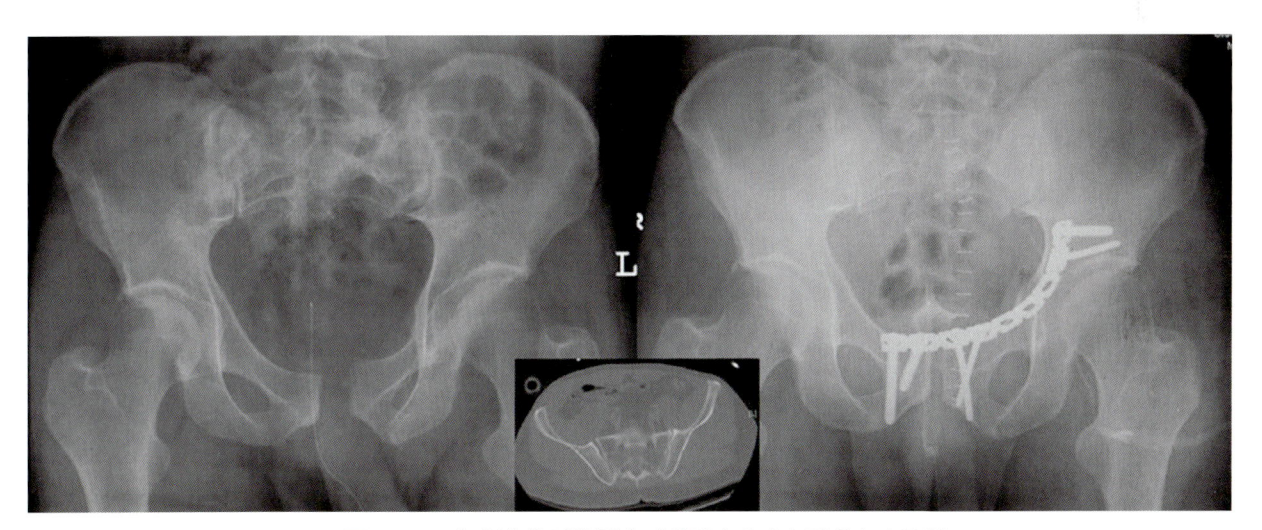

▲ 图23-21 钢板向外延伸固定耻骨联合分离与耻骨上支骨折

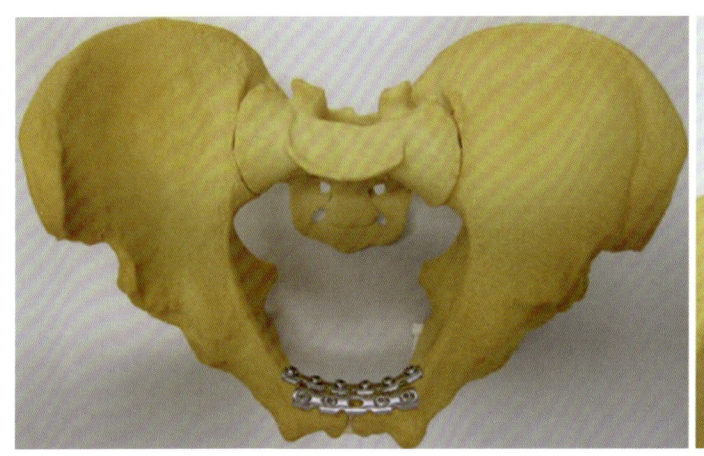

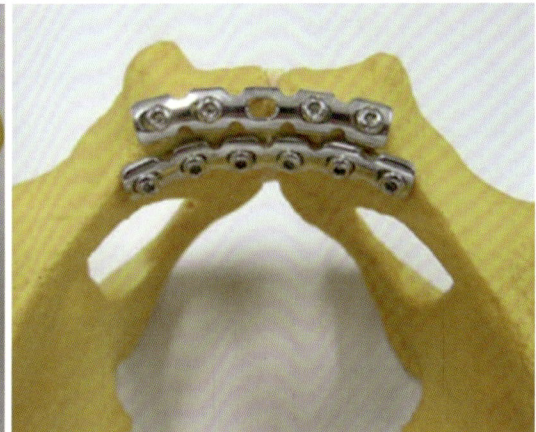

▲ 图23-22 骨盆内"箱式钢板"原则

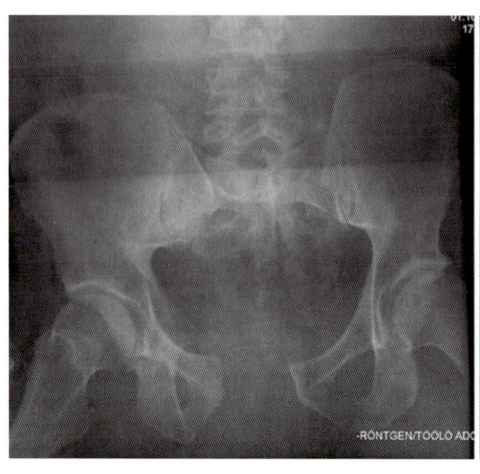

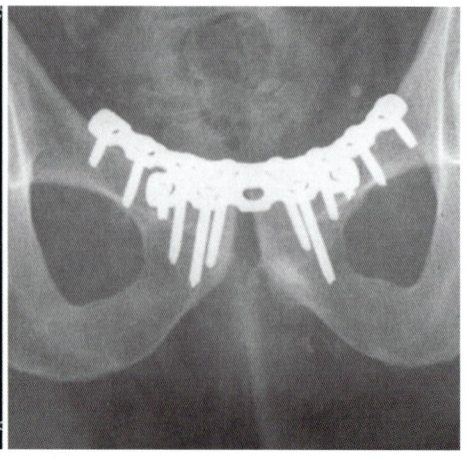

骨盆环骨折
Pelvic Ring Fractures

◀ 图 23-23 骨盆内"箱式钢板"固定临床病例

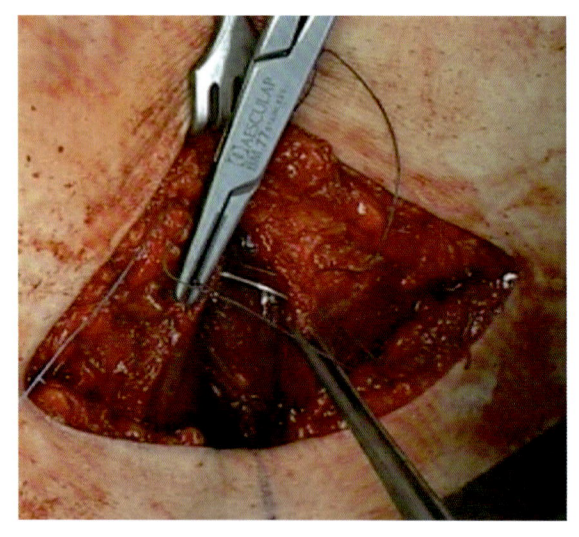

▲ 图 23-24 闭合筋膜

### 十二、新的固定技术

Mu 等报道了 8 例 B 型或 C 型骨盆骨折患者，在 Iso-C 三维计算机导航支持下，经皮使用 1 枚水平或 2 枚交叉 7.3mm 空心螺钉固定耻骨联合分离。

Chen 等比较 45 例耻骨联合分离患者分别采用经皮 7.3mm 空心加压螺钉固定和标准的钢板螺钉（其中 1 例使用重建钢板）固定，研究表明两者具有同等的固定强度，但经皮螺钉固定技术具有较低的医源性损伤发生率和更好的功能预后[62]。并且在失血量（18.3ml vs. 157ml）、切口长度（1.7cm vs. 7.9cm）、植入物失效率（12.2% vs. 19%）、畸形愈合率（19.5% vs. 33.3%）及男性患者阳痿发生比例（3.4% vs. 15%）方面，经皮螺钉固定均优于钢板螺钉固定。同时，两种固定方法比较，两者骨折残余移位或复位质量相当。随访 21 个月，根据 Majeed 评分，经皮螺钉固定和钢板螺钉固定两者功能优良率分别为 56.1% 和 29.3%。

研究表明经皮螺钉固定技术在生物力学上也是有效的[35]。

### 十三、经皮螺钉固定手术技巧

经皮双侧髂嵴分别置入 1 枚 Schanz 螺钉，初步复位骨盆外旋移位。

C 臂透视骨盆前后位、入口位和出口位，平行耻骨上支上缘经皮水平插入克氏针导针。导针进针点和出针点为耻骨结节与耻骨上支的交界点。过钻后，拧入带或不带垫圈短螺纹 7.3mm 空心螺钉。

Feng 等分析了 10 例使用 TightRope® 襻钢板系统联合外固定架固定的患者。手术时间为 48.5min。术后平均随访 15 个月未观察到耻骨联合宽度变化。随访发现 1 例感染和 1 例固定失效。根据 Majeed 评分，所有患者功能均为优良，平均满意度得分 8.1[63]。

另外 16 例患者通过经皮螺钉固定。手术时间为 27.3min。术后平均随访 15 个月未观察到耻骨联合宽度变化。随访未发现感染患者，但观察到 3 例患者内固定失效，1 例需要翻修。根据 Majeed 评分，除 1 例患者外，所有患者功能均为优良，平均满意度得分 8.3[63]。

24 例患者使用内固定架（internal fixator, INFIX）固定耻骨联合，与传统钢板螺钉固定比较，耻骨联合间隙分别缩小至 10.7mm 和 7mm。Majeed 评分中位数为 84 分[64]。

## 十四、结果（图 23-25 和图 23-26）

Weber 等分析了 22 例 B1 型骨盆骨折（开书型损伤，无骨盆后环垂直不稳）患者，采用了重建钢板接骨术联合张力带固定[65]。至少随访 1 年（1～9 年，平均 4 年），采用德国骨盆预后评分系统，进行临床和影像学分析。其中，40.9% 患者诉疼痛。无疼痛患者预后良好。

Pohlemann 等报道了 21 例无合并骨盆周围软组织损伤的 B1 型骨盆骨折患者[43]，平均伤后 4 天进行手术，平均失血量 45ml（20～160ml），平均手术时间 47min（20～75min）。所有患者均解剖复位。未发生术中相关并发症，1 例发生深部感染并行手术治疗。4 例患者诉泌尿系统功能障碍，其中 1 例患者膀胱功能障碍；2 例患者勃起功能障碍，这 2 例患者完全康复；另 1 例患者并发尿道狭窄。

Spagnolo 等报道了 16 例耻骨联合分离患者采用双钢板（箱式钢板）固定，文献中对 16 例患者骨盆后环损伤没有明确的数据[66]。90% 的患者骨盆解剖复位，1 例患者发生肺栓塞，未发生感染或植入物失效。3 例患者诉耻骨联合处疼痛。总的来说，90% 患者随访结果优秀，10% 患者随访结果良好。

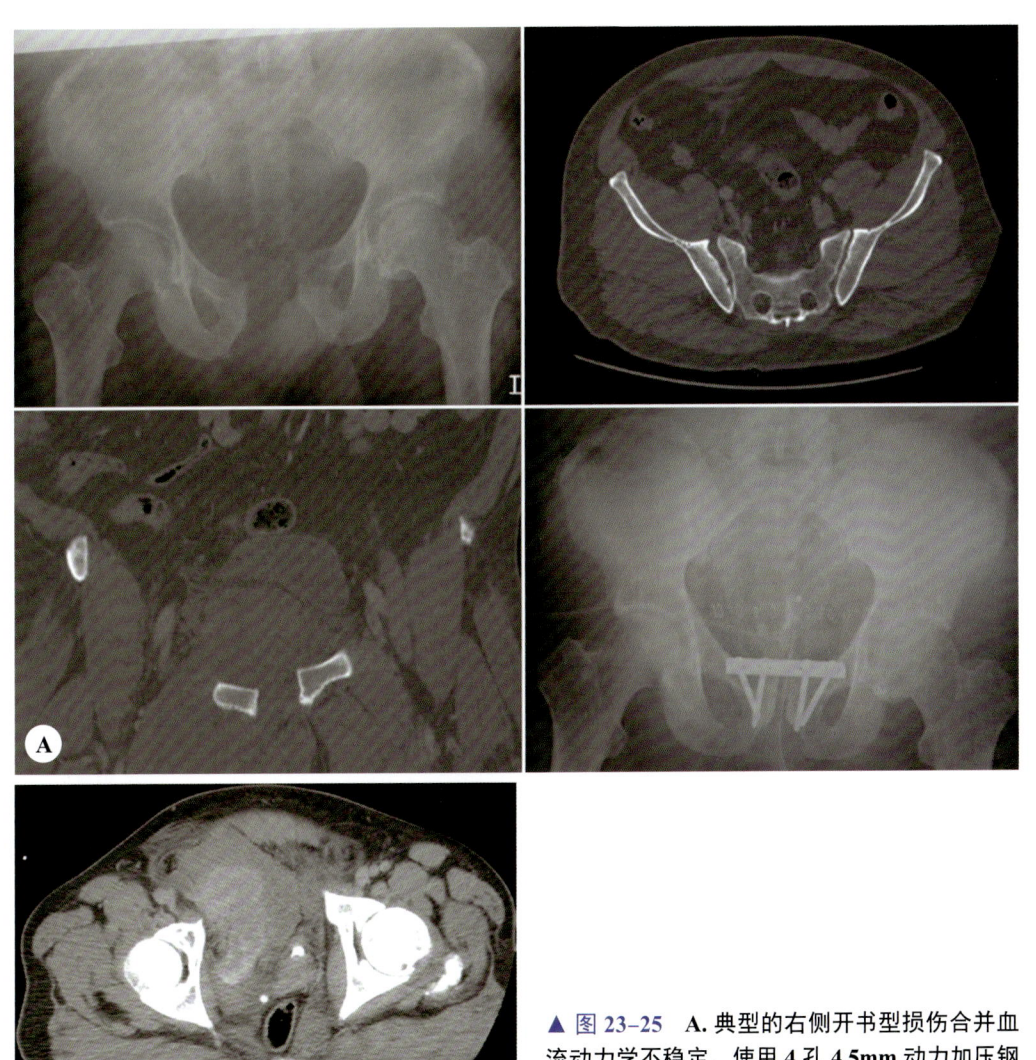

▲ 图 23-25　A. 典型的右侧开书型损伤合并血流动力学不稳定，使用 4 孔 4.5mm 动力加压钢板即时固定。B. 由于骶前静脉丛损伤导致的巨大血肿形成

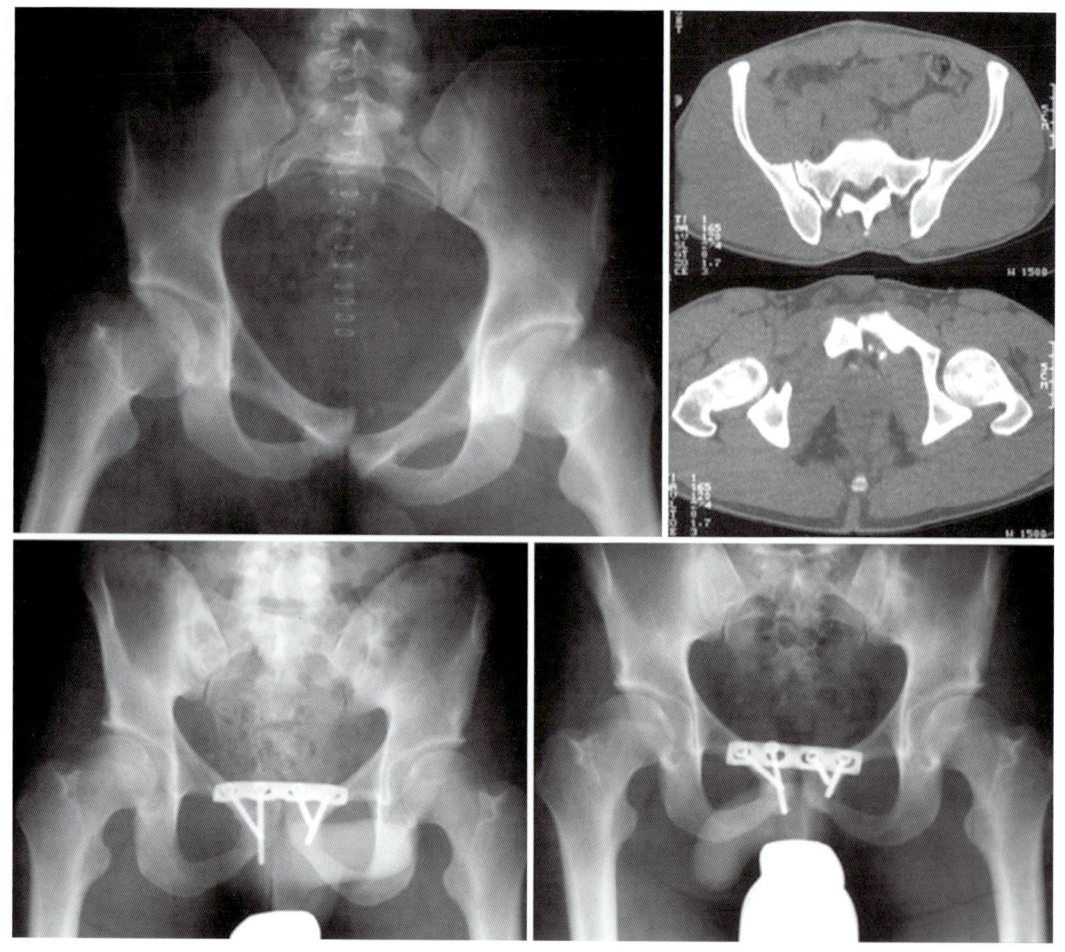

▲ 图 23-26  侧方压缩损伤导致耻骨联合绞锁，使用 1 块小的 4.5mm 4 孔动力加压钢板固定，术后 1 年螺钉松动

Aggarwal 等分析了 19 例开书型前后压缩型骨盆损伤患者（根据 Young-Burgess 分型：1 例 APC 1 型，13 例 APC 2 型，5 例 APC 3 型）[67]。17 例患者平均随访 2.9 年，APC 2 型损伤（Tile B 型骨盆损伤），Majeed 评分优良率（1 例优、6 例良、4 例一般、2 例差）仅 53.8%。影像学结果优秀（＜5mm）2 例（15.4%），良好（6～10mm）8 例（61.5%）。研究结果表明单钢板固定有较好的临床效果，而双钢板固定有较好的影像学效果。

Putnis 等分析比较 49 例患者使用不同长度的单钢板或双钢板固定耻骨联合[68]。无感染并发症发生。单钢板固定患者术后 1 年 30.6% 患者出现失效（螺钉松动或钢板断裂），双钢板固定患者未发生内固定松动。总体来说，复位丢失率 12.2%。使用 SF-12 评分，研究发现使用钢板固定，患者身体健康都有一定的受损。随访 1 年发现 15 例患者（37%）无疼痛，29% 患者轻度或极轻度疼痛，27% 患者中度疼痛，3 例患者（7%）严重疼痛。主观身体功能平均得分 69%。20% 患者日常活动受到相关影响。51% 患者有行走障碍。

Van Loon 等报道 38 例开书型损伤患者中期随访结果。除 1 例外，所有患者均行切开复位内固定[69]。平均随访 84 个月，平均 Majeed 评分 96 分。然而，使用简明健康调查问卷 -36（Short form-36，SF-36）评分，与德国正常人群相比，随访患者的"生理角色"和"生理功能"评分平均值显著降低。

Chen 等分析了 45 例使用标准钢板接骨术（其中 1 例使用重建钢板）的患者[62]。研究发现手术失血量 157ml，切口长度 7.9cm，植入物失效率 19%，畸形愈合率 33.3%，男性勃起功能障碍发生率 15%。随访 21 个月，根据 Majeed 评分功能优秀率和良好率分别为 24.4% 和 57.1%。

有文献报道比较使用开放式襻钢板技术和传统钢板螺钉技术固定耻骨联合[70]。

Adams 等分析了 25 例 APC 2 型、2 例 APC 3 型、5 例 LC 型和 1 例 VS 型损伤患者，采用 8~10 孔重建钢板固定[51]。平均失血量为 244ml。1 例患者发生术后感染（4%）。

Yu 等比较 24 例经皮螺钉固定的 B1 型损伤患者和 27 例重建钢板固定患者[40]。与预期一样，术中出血量、手术时间和手术切口长度经皮螺钉固定组均明显优于切开复位内固定（open reduction and internal fixation，ORIF）组，复位质量两组相当。每组 2 例发生植入物失效，ORIF 组发生 1 例伤口感染。平均随访 29 个月，经皮螺钉固定组 Majeed 评分为 95.8%，ORIF 组为 92.6%。

Jain 等对 15 例 APC 2 型和 6 例 APC 3 型骨盆骨折患者进行了预后研究。APC 2 型骨折骨盆前环采用动力加压钢板和重建钢板固定，而 APC 3 型骨折先行骨盆前方固定，再使用骶髂螺钉固定骨盆后环[71]。随访 1 年 APC 2 型骨折 Majeed 评分显示临床结果优良率 89%，影像学结果优良率 77%；APC 3 型骨折临床和影像学结果优良率均为 83%。两组患者均未发生植入物失效。

Lybrand 等应用 EQ-5D、EuroQol 健康指数、VAS 评分、Majeed 骨盆评分和工作状态变化对 54 例骨盆损伤患者（35 例 APC 2 型和 19 例 APC 3 型骨折）平均随访 7 年（最小随访 2 年）[72]。研究发现 APC 2 型损伤随访结果稍优。19 例患者发生植入物松动，其中 2 例需要翻修。

28 例患者使用钢板固定耻骨联合后，耻骨联合间隙缩小至 7mm，而使用 INFIX 固定的患者耻骨联合间隙为 10.7mm。Majeed 评分中位数为 77.7 分[64]。

### 十五、耻骨联合增宽

耻骨联合分离复位固定后关节间隙通常会发生继发性的增宽。Lybrand 等观察发现间隙增宽 1~2mm 直至愈合，在耻骨联合软骨盘切除或保留术后均可发生这种情况[53]。

### 十六、并发症

Weber 等报道了 22 例重建钢板联合钢丝张力带固定患者，1 例因为感染需要取出植入物，1 例发生深静脉血栓（deep vein thrombosis，DVT）[65]。

Pohlemann 等报道了 21 例患者行钢板固定，术后 5 例发生并发症。1 例深部感染行清创术及更换螺钉；4 例患者出现排尿障碍和勃起功能障碍，其中 1 例患者持续出现勃起功能障碍。随访分析 20 例患者，11 例无疼痛，3 例有轻微盆腔疼痛。1 例患者发生腹直肌疝，不需要进一步治疗。所有骨折解剖复位愈合，9 例患者在耻骨联合附近观察到异位骨形成。总体而言，根据德国骨盆预后评分，临床结果 66.7% 患者为优，26.7% 患者为良[73]。

Raman 等综合文献对 482 例行耻骨联合内固定患者进行了研究，总并发症发生率为 7.5%[74]。仅对较大的系列（＞10 例患者）和包括前述引用的文献所包含的病例进行进一步分析，并发症发生率如下[43, 65, 74, 75]。

- 3.6%：感染。
- 3.7%：植入物失效。
- 9.7%：残余疼痛。
- 10.0%：泌尿生殖功能障碍。

最近的文献研究表明，耻骨联合损伤钢板固定术后感染发生率为 4.3%[40, 51, 60, 62, 64, 66-68, 75, 76]。

### 十七、腹直肌疝

腹直肌疝是手术治疗耻骨联合损伤罕见的并发症。

腹壁修复和解剖缝合撕脱的腹壁肌肉层是治疗的首要目标[77]。

# 骨盆环骨折
## Pelvic Ring Fractures

通常当在损伤侧观察到腹直肌损伤时，至少存在部分腹直肌止点损伤，腹直肌止点很少出现撕脱骨折。如果切开的腹直肌没有充分固定在耻骨上支骨膜上，就可能发生回缩和萎缩，导致腹侧回缩[78]。前腹壁肌肉功能的缺失可导致腰椎前凸增加并伴随持续性背痛[78]。

开书型外旋损伤还可导致耻骨前列腺韧带、耻骨膀胱韧带和盆底筋膜损伤而引起膀胱疝[79]。

外科重建主要使用塑料补片[80, 81]。手术应考虑伤口感染、补片移位或肠瘘的风险[82]。

文献中仅发现少数病例报道。

- Pohlemann 等报道了 1 例患者使用 4 孔钢板固定耻骨联合后出现腹直肌疝[43]。
- Del Frari 等报道了 1 例患者，使用 Mersilene 线带进行了腹直肌的骨性再固定[83]。
- Cantu 等报道了 1 例使用 prolene 补片进行重建而未行肌肉修复[84]。
- Seckiner 等使用同种异体皮质松质骨移植以闭塞持续的耻骨联合分离，并使用 prolene 补片重建腹直肌前鞘治疗膀胱疝[85]。
- Bartlett 等报道了 1 例使用锚钉修复膀胱疝后撕裂的腹直肌的病例[86]。

> 前腹壁疝，包括膀胱疝，是手术内固定治疗耻骨联合分离的罕见并发症。有多种重建方法。

## 十八、取出内固定

通常来说，耻骨联合愈合后需移除内固定。

Weber 等分析了 22 例使用重建钢板联合钢丝张力带固定耻骨联合分离患者。45.5% 患者平均术后 15.7 个月（3～42 个月）移除内固定[65]。内固定的移除对临床和放射学的长期随访结果没有影响。

由于耻骨联合正常的生理活动的需要，Pohlemann 等建议所有患者在术后 6～12 月后移除内固定[43]。

Raman 等综合文献研究 482 例耻骨联合内固定患者，研究结果对是否需要常规移除内固定无法达成共识[74]。同时该研究发现，内固定移除的并发症发生率为 7.5%，其中感染是最常见的并发症。

Giannoudis 等分析了 74 例耻骨联合钢板固定患者。在 41 个月的观察期内，只有 4 例患者（5.4%）进行了内固定移除[75]。研究表明，常规移除内固定不是必要的，并且在育龄妇女中，没有明确的证据支持常规移除内固定。

Collinge 等回顾性研究了 126 例 B 型和 C 型损伤患者，手术使用 4 孔或 6 孔 3.5mm 钢板前路固定，不使用锁定螺钉[76]。所有 C 型损伤均需要固定骨盆后环，30% B 型损伤需后环固定。平均随访 12.2 个月，影像学发现 75% 的患者发生植入物失效，包括螺钉松动/断裂（71% 螺钉松动，5% 螺钉断裂，7% 钢板断裂，17% 螺钉松动合并断裂）。即使在 B 型损伤中，有 74% 的患者可以观察到植入物失效。C 型损伤这一比例为 77%。同时随访中发现联合骨间隙从 4.9mm 增加到 8.5mm。

Morris 等回顾性研究了 148 例耻骨联合分离患者，手术采用三种不同的钢板系统进行固定。3 例患者使用双钢板固定[87]。至少随访 12 个月，43% 的患者观察到植入物失效，其中 96.8% 患者无症状，只有 3% 患者需要进行翻修手术。

耻骨联合分离行内固定术后，骨间隙常继发性扩大。Lybrand 等观察发现间隙增宽 1～2mm 直至愈合，在耻骨联合软骨盘切除或保留术后均可发现这种情况[53]。

> 晚期内固定失效（如耻骨联合间隙增宽、植入物失效），由于很少有患者需要翻修手术，因此被认为是无关紧要的并发症[76, 87]。

37 例耻骨联合损伤钢板固定患者（3 例 A 型，

24例B型，10例C型损伤，76%骨盆后环固定），29.7%患者发生植入物失效[88]。根据Lindahl评分标准[44]，38%的患者（≤5mm）复位质量优，27%的患者（6~10mm）复位质量良好，36%患者（＞10mm）复位不充分。临床结果SF-36评分受植入物失效的影响不明显，而Majeed评分显示植入物失效后具有更好的临床结果（83分 vs. 72分）。

## 十九、植入物失效率

Lybrand等比较了96例APC 2型和APC 3型损伤患者，这些患者均采用前方耻骨联合钢板固定(6孔钢板)。50例患者切除了耻骨联合软骨盘，术后耻骨联合间隙窄于软骨盘保留组。在APC 2型损伤患者中，切除耻骨联合软骨盘组植入物失效率较低（7% vs. 19%植入物断裂，13% vs. 42%螺钉松动/断裂，20% vs. 61%联合失效）；而在APC 3型损伤中，两组患者植入物失效率无显著性差异。总的来说，两组比较，软骨盘切除组植入物失效率较低（16% vs. 35%螺钉松动，4% vs. 17%钢板断裂，20% vs. 52%联合失效）。

Eastman等分析了126例耻骨联合损伤患者，手术采用耻骨联合钢板联合骶髂螺钉固定。其中11.1%患者术后平均29天出现早期植入物失效。30.9%患者术后平均92.4天出现植入物失效。只有5.1%患者进行了翻修[89]。

研究134例APC 2型损伤患者，92例(69%)采用前后联合固定（3.5mm 6孔耻骨联合钢板，7.0或7.3mm骶髂螺钉），42例（31%）采用单独前路钢板固定。研究表明单独前路固定组植入物失效和畸形愈合的发生率更高（分别为40% vs. 5%，36% vs. 1%）[90]。

## 二十、耻骨联合绞锁

单侧压力很少会导致耻骨联合重叠（耻骨联合绞锁）（图23-21）。只有少数几篇文献报道过这种情况。

最近，Bontanioglu等对个案进行了文献综述，并提出了切开复位技术[91]。双侧髂嵴受压从而导致耻骨联合绞锁损伤发生，术中在闭孔内置入弯曲骨膜剥离器作为杠杆进行复位。文献报道13例耻骨联合绞锁患者，53.8%合并尿道损伤。治疗方式包括单纯闭合复位（3例）和首选切开复位（4例）。其余患者闭合复位失败后行切开复位术。

钢板是首选内固定方式，特别是复位后耻骨联合不稳定的情况[91, 92]。外固定是侧方挤压型损伤中可供选择的牵引方法[93]。

## 二十一、不同的固定方法比较分析

文献比较了耻骨联合损伤不同的固定方法。得到以下结果。

- 在影像学结果、植入物失效和翻修手术等方面[47]，钢板联合钢丝张力带固定优于单独钢板固定。
- 在复位质量方面，钢板固定稳定优于INFIX[64]。
- 经皮螺钉固定术与钢板固定术一样坚强，但具有较少医源性损伤和更好的功能结果的优点[62]。
- TightRope®+外固定架的疗效与经皮空心螺钉固定术相似[63]。

## 结论

无论是否存在骨盆后环损伤，外伤性耻骨联合分离均应手术治疗。钢板螺钉固定术仍然是金标准，每侧至少有2枚螺钉。不同的钢板系统不影响长期疗效。植入物失效率高，但通常不需要二次翻修手术，临床结果可接受。因此，常规的植入物移除是不必要的。

# 第 24 章 逆行耻骨上支螺钉固定技术
## Retrograde Pubic Rami Screw

Franz Müller  Bernd Füchtmeier  Axel Gänsslen  Jan Lindahl  著
林涨源  孙步华  译

耻骨支骨折是骨盆环骨折最常见的损伤形式[1]。单独的耻骨支骨折很少需要手术固定。周围的肌肉，如闭孔内外肌和内收肌，以及较厚的骨膜层使骨折迅速愈合，并在 3~4 周内形成足够多的骨痂[2]。

过去外固定架是骨盆前环骨折急救稳定或最终固定的最常用方法[1, 3-7]，当发生耻骨上支骨折时，或同时合并耻骨联合分离，钢板螺钉固定则是最佳治疗方法。

另外，经耻骨螺钉固定[8-10]或切开复位钢板固定[11-15]也是可供选择的方法。

100 多年前，Albin Lambotte 就已经提出了耻骨上支髓内固定的设想，但并没有实际实施手术[16]。Routt 等在 1995 年描述了经皮螺钉固定技术，并首次报道了 26 例患者的结果[9]。如今，经皮和开放的方法都可以进行经耻骨螺钉固定术[8-10]，或者通过持续的术中可视化技术置入空心螺钉[17, 18]。

## 一、手术指征

逆行耻骨上支螺钉固定包括以下适应证[19]。
- B 型和 C 型骨盆损伤中移位和（或）不稳定的耻骨上支骨折。
- 向后移位的耻骨上支骨折，存在骨折相关的继发性并发症（斜形骨折耻骨尖刺）[20, 21]。
- 单纯髋臼前柱骨折时前柱的固定。
- 髋臼横行骨折前柱的内固定术，并与后柱固定结合。

- 有症状的耻骨上支骨折不愈合[22, 23]。

## 二、耻骨上支的外科解剖

熟知耻骨上支的解剖对于耻骨上支螺钉应用至关重要。耻骨上支的大小和宽度各不相同，必须找到最佳进针点[24]。

为了获得最佳的术中理解，应该进行多次的解剖和影像学分析。

逆行耻骨上支螺钉的骨性通道解剖属于全长前柱螺钉通道的远端部分（图 24-1）。

由于有多个骨性标志，耻骨上支变异大。其起于耻骨联合，前几厘米向外侧延伸到耻骨结节，即腹股沟韧带的止点。在内侧，耻骨支上方可见一条嵴，即耻骨梳，它是坚固的骨盆内骨筋膜的起点。耻骨梳向内延续为髂骨的弓状线，形成髂耻线，它是前柱的内侧边界。耻骨梳的外侧，可以看到一条骨沟，髂外血管经过此处走到骨盆外的区域。在髋臼前缘内侧，髂耻粗隆变得突起，为髂耻筋膜的止点，将肌肉和血管腔隙分开。髂耻粗隆是与髋臼前壁对应的一个增厚的骨性部分。在髂耻隆起的后面，有髂腰肌沟，止于髂前下棘（anterior inferior iliac spine，AIIS）。

周围相关解剖结构包括死亡冠、带闭孔神经血管束的闭孔管和髂外血管。

不同位置耻骨上支的横截面形状各不相同[24, 25]（图 24-2）。

- 耻骨联合旁：椭圆形。

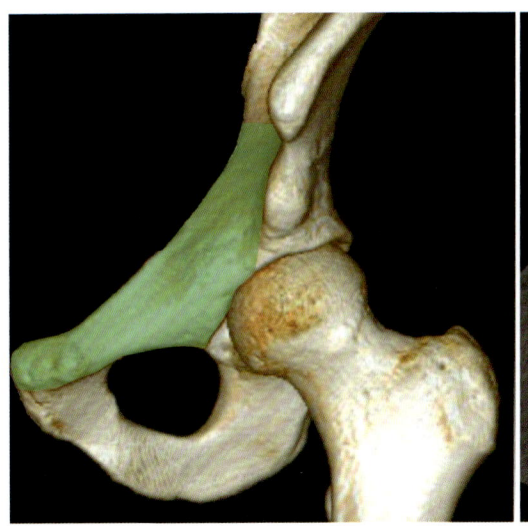

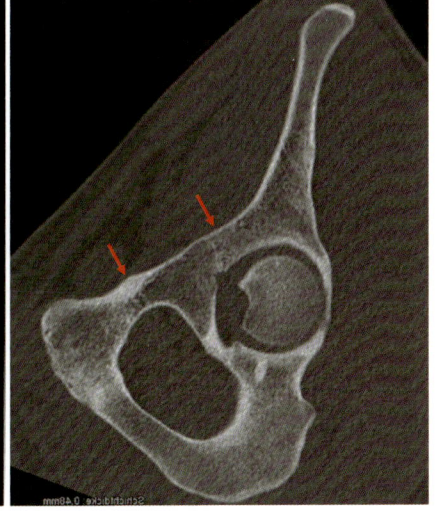

▲ 图 24-1 逆行耻骨上支螺钉的骨性通道解剖

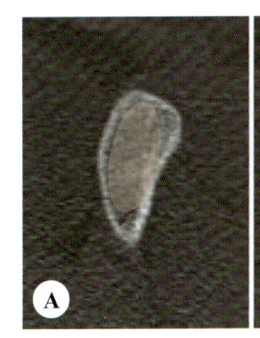

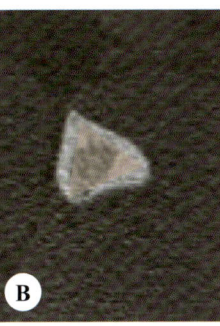

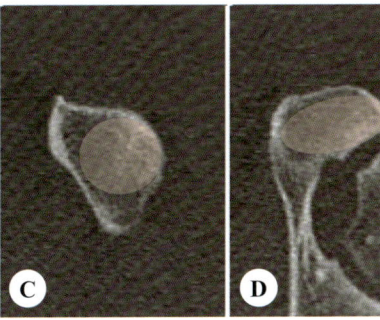

▲ 图 24-2 耻骨上支横截面形状变化
A. 耻骨联合旁；B. 耻骨支中段；C. 髂耻粗隆；D. 髂腰肌沟区域

- 耻骨支中段：三角形。
- 髂耻粗隆：圆形。
- 髂腰肌沟：卵圆形。

Quan 等分析了 40 例成人髋关节的 CT 数据。根据其研究结果和临床经验，男性患者推荐直径 6.5~7.3mm，长度 60~70mm 螺钉，女性患者推荐直径 4.5~6.5mm，长度 70~80mm 螺钉[26]。

### 三、生物力学

骨盆前后环联合固定可使骨盆环稳定性达到最佳[27]。有文献研究分析了耻骨上支固定的生物力学稳定性。

在骨盆有限元模型中，通过逆行耻骨上支螺钉或耻骨上钢板固定耻骨上支骨折可减少骨盆骨折前后移位[28]。

Simonian 等对 6 例新鲜冰冻的骨盆标本进行了耻骨上/下支截骨和单侧骶髂关节前方韧带切断模拟 APC 2 型骨折模型[10]。研究仅固定骨盆前环，手术方式包括采用 10 孔 3.5mm 重建钢板固定，每侧 2~3 枚螺钉，或采用 80mm 和 130mm 长 4.5mm 逆行耻骨上支皮质骨螺钉进行固定。两种固定方法比较无显著性差异；特别是较长的植入物不会增加固定强度。

在骨盆模型上模拟 OTA 61-B2.1 型或 LC 1 型损伤，使用 2 枚全螺纹的 7.3mm 空心螺钉经 $S_1$ 和 $S_2$ 固定骨盆后环，比较外固定与 7.3mm 半螺纹的逆行耻骨上支螺钉固定骨盆前环的效果。研究表明螺钉固定强度比外固定高 160%~180%[29]。

Acklin 等采用 12 例低骨密度尸体骨盆标本，比较 7.3mm 逆行耻骨上支空心螺钉或 10 孔 3.5mm 重建钢板固定耻骨上支力学强度。研究发现，钢板固定整体刚度更大，植入物失效包括螺钉切除和钢板弯曲。因此，对于骨质疏松患者，应优先考虑钢板固定[30]。

Acklin 等还比较了 1 枚 7.3mm 空心螺钉固定与 2 枚 3.5mm 骨盆皮质骨螺钉固定耻骨上支的效

果[31]。使用 7.3mm 螺钉固定，仅观察到较小的移位趋势。研究表明两种固定技术对骨质疏松性骨盆骨折的效果相当，但双螺钉技术要求较低。

耻骨上支螺钉固定作为骨盆后方稳定的辅助固定，具有足够的生物力学稳定性。

## 四、耻骨上支骨折分类

目前广为接受的分类是 Nakatani 系统（图 24-3）[32]。

- Ⅰ区：闭孔内侧。
- Ⅱ区：Ⅰ区和Ⅲ区之间。
- Ⅲ区：闭孔外侧。

## 五、逆行耻骨上支空心螺钉固定术

Mosheiff 等详细描述了经皮耻骨上支空心螺钉固定术[17]。

### （一）体位

患者仰卧于可透视手术台上，腰骶下方垫枕支撑，便于操作。将患者稍抬离床面，悬空骨盆区域和会阴区域。

为了正确识别耻骨上支上缘和前缘，需要拍摄标准的骨盆入口位、髂骨入口位和闭孔出口位[17, 32]。C 臂位于骨折同侧，而外科医生站在骨折部位的对侧。

### （二）手术切口

在对侧耻骨结节旁做一小切口，皮下分离，使用钻头的钻套可以间接触诊耻骨结节[17]。Routt 等建议在耻骨结节的前内侧角处作手术切口[24]。

### （三）进针点

Gänsslen 等详细查阅了现有的逆行螺钉用于髋臼前柱固定的文献[33]。综合文献所述，得到以下结果。

- 进针点距离耻骨联合中心 18～28mm[34]。
- 进针点与耻骨结节之间的距离 14～17mm[34, 35]。
- 受骨折部位的影响，预计骨通道的最大长度为 110～130mm[35-40]。
- 耻骨上支最狭窄处位于髂腰肌沟和闭孔神经血管之间[39, 41]，根据测量方法不同，大小为 10～14mm[25, 35-38, 40-43]。
- 导针方向与矢状面方向的横向角度约为 50°[26, 40]，与水平面方向的纵向角度约为 66°[40]，与冠状面方向约为 8° 被认为是最佳导针方向[26]。
- 耻骨结节的远端前斜坡是最佳进针位置；以便在髋臼处获得一个更有利的角度；进针点应尽可能远离骨折线，螺钉应与耻骨线平行置入[19]。

### （四）术中透视

由于耻骨上支在前后位和冠状位的倾斜角和曲率不同，因此它的解剖结构变异度大[24]。包括以下标准的术中 X 线片[24, 33]（图 24-4）。

- 标准骨盆入口位（pelvic-inlet view，PIV）。
- 组合闭孔斜出口（combined obturator oblique outlet，COOO）位。
- 组合髂骨斜入口（combined iliac oblique inlet，CIOI）位。
- 前柱螺钉轴向位[43]。
- 枪管位[44]。

由于耻骨上支骨通道的可变性，不推荐使用标准的 C 臂透视位置。

Eastman 等倾向于采用循序渐进的方法进行术中透视[24]。

- 标准的骨盆前后（anteroposterior，AP）位，耻骨联合中心应位于尾骨上。
- PI 位以确定进针点（平行耻骨上支后缘，上耻骨支后表面的切向射线，通常位于耻骨下支后方；倾斜 15°～35°）。

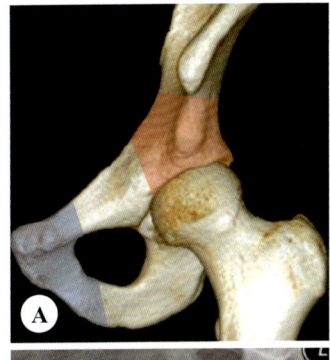

第 24 章 逆行耻骨上支螺钉固定技术
Retrograde Pubic Rami Screw

◀ 图 24-3 A. 耻骨上支骨折 Nakatani 分型；B. 耻骨上支骨折 Nakatani 分型的临床影像学病例

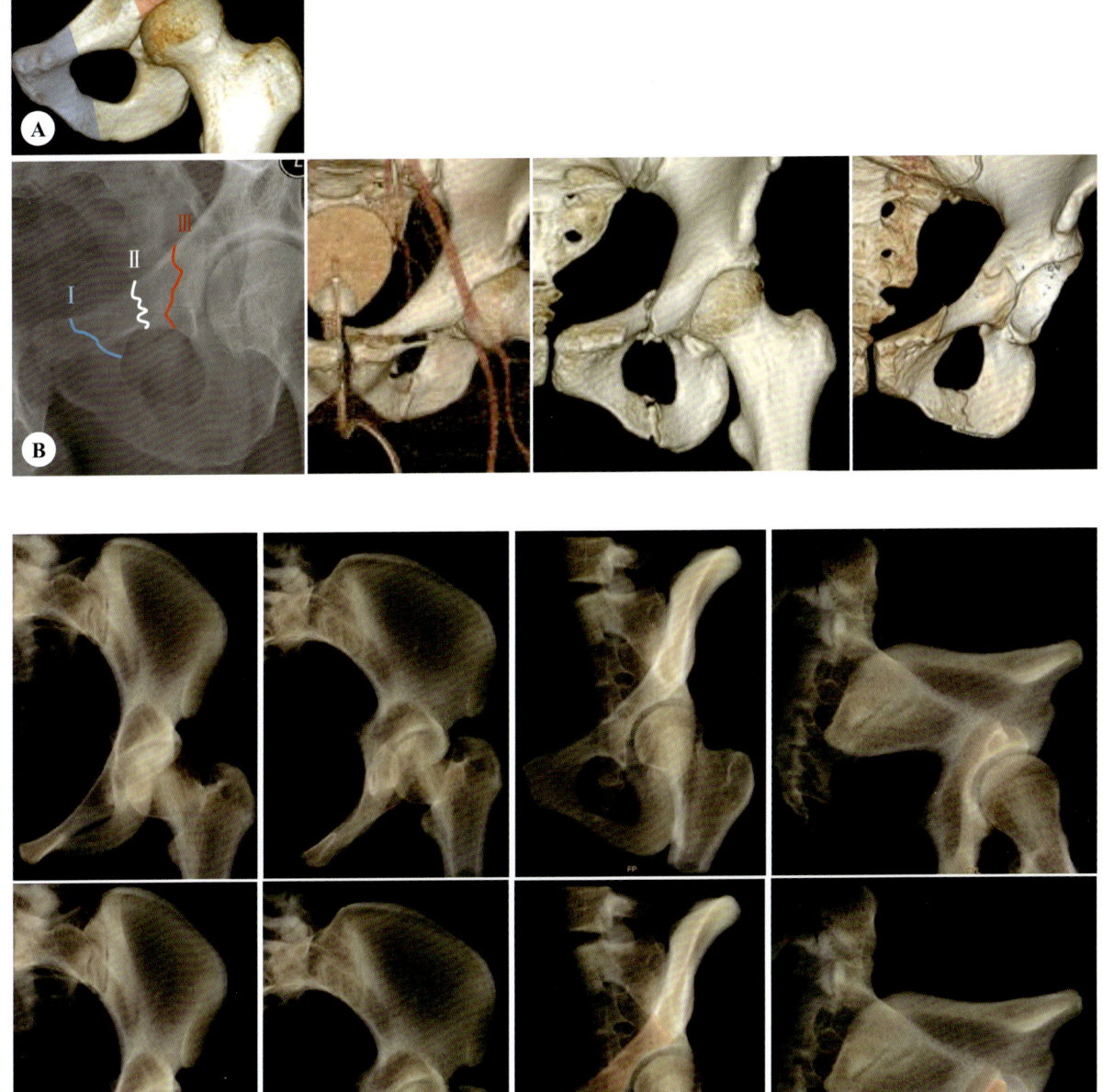

▲ 图 24-4 标准放射影像学投影图评估术中螺钉通道
A. 骨盆前后位；B. 骨盆入口位；C. 闭孔斜出口位；D. 前柱螺钉轴向位

- COOO 视图（C 臂向骨盆出口倾斜 30°～40°，向闭孔斜方向倾斜 20°～30°）确认骨通道在近端和髋臼周围方向。

### （五）骨盆入口位

骨盆入口位（pelvic-inlet view，PIV）可以排除导针是否穿透内侧皮质[32]。透视中耻骨上支和

235

下支重叠对手术没有帮助[18, 45]，应该避免[24, 46]。逆行上支螺钉的进针点通常在 PIV 的耻骨结节处。根据骨折部位不同，螺钉长度可能会有变化（图 24-4）。

### （六）闭孔斜出口位

COOO 可以监视导针穿透髋关节和从上方穿出骨通道。从出口位开始调整透视，可以观察到髋关节和髂耻粗隆之间的最宽的骨通道（图 24-4）。

### （七）前柱螺钉轴向位

最近，文献报道一种新的术中透视方法，用于观察前柱螺钉位置是否合适。

C 臂向对侧髋关节倾斜约 35°，形成髂骨斜位，然后向足部方向旋转直至获得扩大的出口位，在关节上方，逐渐出现一个椭圆形图像[43]。

为了确认骨通道建立，可以在螺钉通道内注入不透光的对比剂[45]。

### （八）植入物

主要使用 3.5mm 或 4.5mm 皮质骨螺钉。更大直径的螺钉（6.5mm，7.0mm 甚至 7.3mm）应在特殊情况下选择，这取决于骨盆的计算机断层扫描（computer tomography，CT）数据分析。

### （九）导针和螺钉置入

Mosheiff 等描述了置入最佳螺钉的几个步骤[17]（图 24-5）。

- 进针点插入 2.4mm 导针至耻骨上支 1~2cm。
- 导针定位从内侧到外侧约 45°，向下与水平面成 40°[47]（图 24-6），或导针定位在髂前下棘的后方和下方[32]。
- 使用 4.7mm 空心钻钻开皮质。
- 将 1 枚 6.5mm 的空心螺钉拧入到骨折部位。
- 操控螺钉复位骨折。
- 导针继续穿过骨折区进入近端。
- 拆除临时复位螺钉。
- 长度/深度测量。
- 钻孔过度，穿透髂骨外皮质（钻孔应采用啄

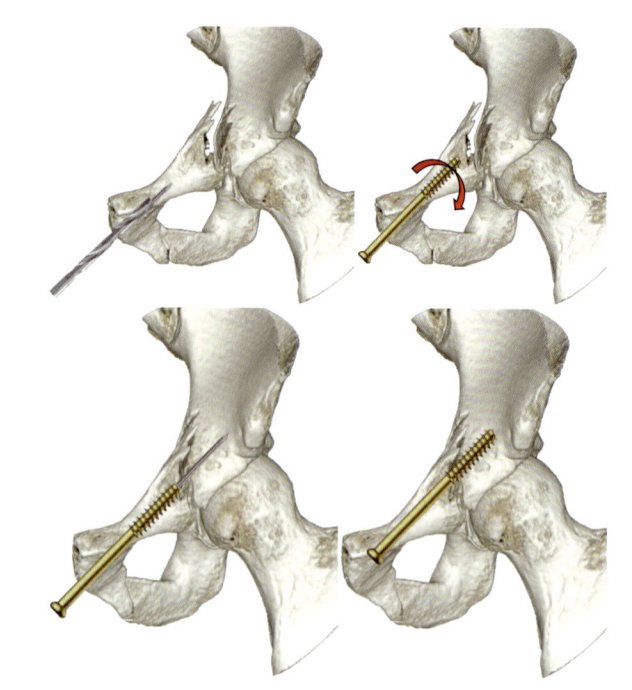

▲ 图 24-5  耻骨上支骨折逆行螺钉复位固定技术（详见正文）

木鸟技术[9, 19]）。
- 置入新的空心螺钉。
手术过程中，应交替行 PIV 和 COOO 位透视[24]。Eastman 等提出了使用 3.5mm 钻至骨折端，然后使用 2.5mm 钻头穿过骨折区域到达骨折近端[24]。

作为一种改进，如果不能在骨折区逆行插入导针，则可采用逆行-顺行-逆行技术[24, 48]。开始逆行置入，再使用经典的顺行入路引导导针穿过骨折区，交替透视拍摄 PIV 和 COOO 位直至穿透前支皮质。最终使用逆行螺钉进行固定。

### （十）危险因素

从耻骨结节外侧开始，要小心操作避免损伤股神经的生殖支和精索[49, 50]。

### （十一）手术技巧和要点

使用尖端弯曲 2.0mm 克氏针导针技术有助于逆行螺钉的骨通道建立[51]。

## 六、结果（表 24-1）

Routt 等研究了 26 例患者，手术采用开放或经皮逆行耻骨上支螺钉固定。其中 2 例患者无法

行逆行螺钉置入；1例患者螺钉移位于耻骨支上方；1例患者出现螺钉错位植入出现相关临床症状并行翻修手术。所有患者骨折均愈合，无感染发生[9]。

Mouhsine等使用经皮逆行前后柱螺钉固定21例轻微或未移位（＜2mm）老年髋臼骨折患者[47]。随访3.5年，未发现继发性移位、髋关节退变或螺钉失效，89%患者临床结果优良（Merle d'Aubigné评分）。

Starr等报道了145例经皮顺行和逆行技术固定耻骨上支骨折患者[32]。15例患者骨折出现复位丢失，与患者年龄、女性和逆行螺钉置入等因素有关。未发生神经，血管或泌尿系统损伤。

Winkelhagen等报道了6例保守治疗后失败的老年孤立性耻骨上支骨折患者[18]。所有患者临床症状均得到改善，但文献没有长期临床随访结果。

## 七、切开复位耻骨上支骨折

Gänsslen等描述了开放直视下复位耻骨上支骨折并螺钉固定的技术[19]。

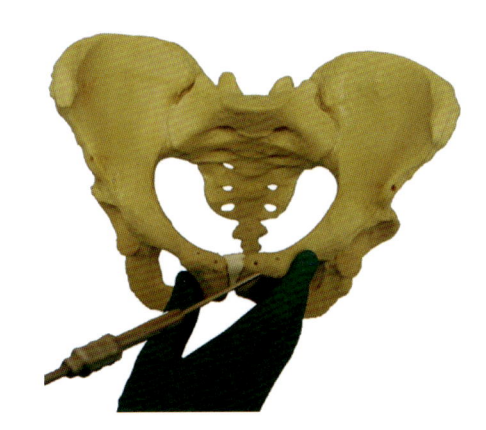

▲ 图24-6 逆行耻骨支螺钉入钉点及导针方向控制

患者的体位和术中透视与经皮技术类似。

### （一）手术技巧

手术采用Pfannenstiel切口，距离耻骨结节约1cm。逐层解剖分离进入Rezzi间隙，可触及耻骨上支骨折区内后方。暴露后，可直接用持骨钳或尖头复位钳复位骨折。可以沿着耻骨内侧支触诊的"引导"下进行导针置入，配合透视监测使用食指引导进行最佳定位。该螺钉主要起到定位螺钉的作用。

对于同时合并骨盆后环损伤的患者，后环的初始复位可能有助于间接复位耻骨上支骨折。

### （二）结果

Gänsslen等报道了16例骨盆环损伤患者，其中A型损伤2例，B型损伤6例，C型损伤8例[19]。术中无并发症发生。1例患者出现慢性感染和复发性耻骨支瘘，需要手术翻修和移除植入物。其他患者骨折均在3个月内愈合。

## 八、术后管理

一般情况下，从术后第2天开始，建议患侧部分负重（15kg），持续3～6周。

## 九、手术风险及潜在的并发症

膀胱损伤多由于膀胱排空不充分或不正确的剥离而发生。在皮质上方穿透的病例有可能损伤髂外血管，而在皮质下方穿透的病例则存在穿入关节的风险。当使用太短的螺钉时，可能会复位丢失或固定不牢。粉碎性耻骨上支骨折也可能出现复位丢失。

表24-1 逆行耻骨支螺钉的结果

| 年 份 | 作 者 | 样本量 | 感染率（%） | 翻修率（%） | 结 果 |
| --- | --- | --- | --- | --- | --- |
| 1995 | Routt | 26 | 0 | 4 | Ramus螺钉被谨慎提倡 |
| 2006 | Gänsslen | 16 | 6 | 6 | 除1例以外其余骨折均愈合 |
| 2008 | Starr | 82 | 0 | 0 | 减少损失15% |
| 2012 | Winkelhagen | 6 | 0 | 0 | 疼痛缓解 |

# 骨盆环骨折
Pelvic Ring Fractures

### 结论

耻骨上支髓内固定（图 24-7 和图 24-8）在技术上要求很高，有时由于解剖异常而不可能完成。

因此，必须使用 CT 术前规划。螺钉的类型和长度在生物力学上没有优势，而额外的骨盆前环固定可提高骨盆环的整体稳定性。

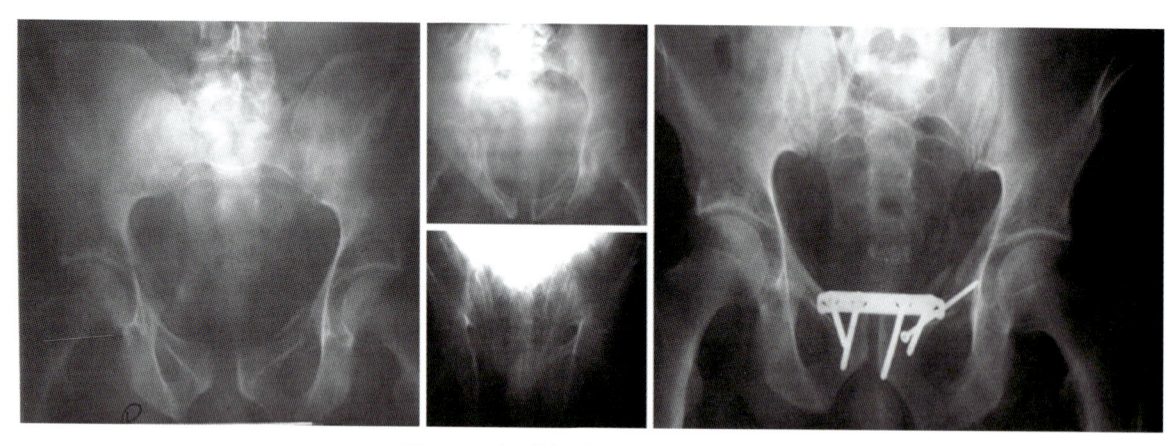

▲ 图 24-7　短逆行耻骨上支螺钉临床病例

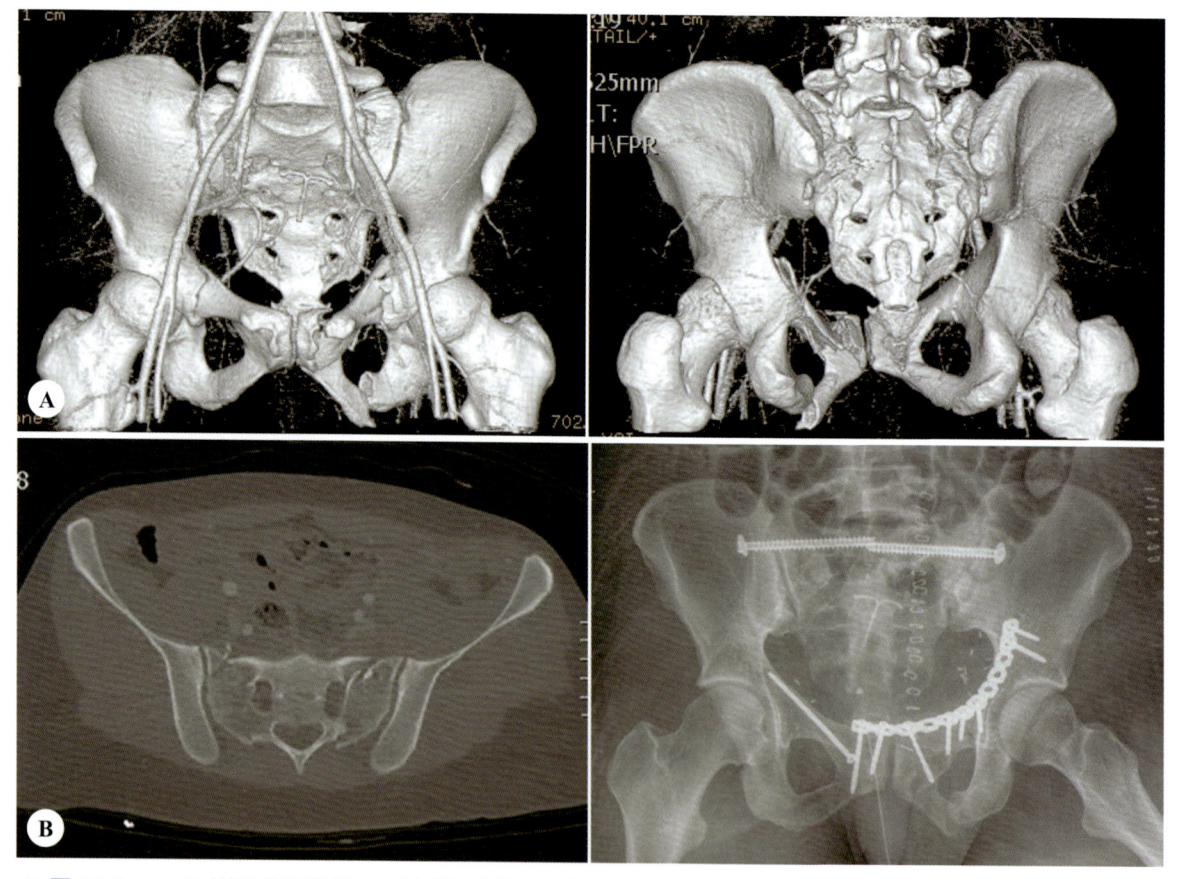

▲ 图 24-8　**A.** C3 型骨盆环骨折，一侧逆行耻骨上支螺钉固定，另一侧钢板固定。33 岁女性，车祸导致双侧耻骨支骨折，双侧骶骨骨折。**B.** 第一阶段治疗包括逆行耻骨上支螺钉固定，同时通过低位正中入路切开复位钢板固定对侧多段耻骨上支骨折。第二阶段治疗通过经皮骶髂螺钉固定微小移位的垂直骶骨骨折

# 第 25 章 外固定技术
## External Fixation

Franz Müller　Axel Gänsslen　Jan Lindahl　著
林涨源　赵树山　译

在 20 世纪 70 年代末 80 年代初期，不稳定型骨盆损伤主要使用外固定架进行固定[1-8]。各种外固定器械被用来固定复杂的骨盆损伤，包括开放性骨盆损伤，感染性骨盆骨折不愈合，甚至合并髋臼骨折的骨盆损伤[2, 9, 10]。

Mear 和 Fu 扩大了外固定架的适应证，甚至使用外固定架固定合并髋臼骨折的复杂骨盆损伤（图 25-1），并且介绍了一种跨骨盆连接骨盆前环和后环的固定方式[4]。半边臀部的骨盆前环和后环通过一个横穿髂骨骨性通道的固定杆连接在一起（图 25-1）。

为了解决骨盆后环承重的问题，多种外固定装置被设计用来增加骨盆后环的稳定性，甚至可以对骨盆后环进行加压［如 Slätis 装置（图 25-2）[8] 和 Egbers 装置[11]］。

生物力学测试结果显示部分外固定装置可以增加骨盆后环的稳定性[3, 12]，但这些复杂外固定装置并没有显著增加骨盆环的整体稳定性[13]。

直到如今，外固定架仍是急诊手术稳定骨盆环最推荐的治疗方案[14-22]。其最主要的优点是操作简单，容易获得。

虽然生物力学数据显示，在负重情况下，一些外固定架构型并不能提供骨盆有效的稳定性，但在急诊情况下，力学稳定仍然是最主要的治疗目标[15, 17, 22]。有意思的是，相比于复杂的结构，简单的前环固定杆就能够提供有效的生物力学稳定性[23]。

> 外固定架技术的基本概念是锚定在骨盆环前方（Schanz 螺钉插入在髂嵴前缘）的金属加压框架[3, 4]。

因此，相比于结构复杂的外固定架，能够有效控制盆腔出血，同时简单、可快速安装的外固定架是更优的选择[24]。

Jeanneret 和 Ruflìny 介绍了一种简单的前方经皮单连接杆的概念[25]。这种简单的髋臼上方固定的概念很受青睐[24, 25]，因为生物力学测试及实

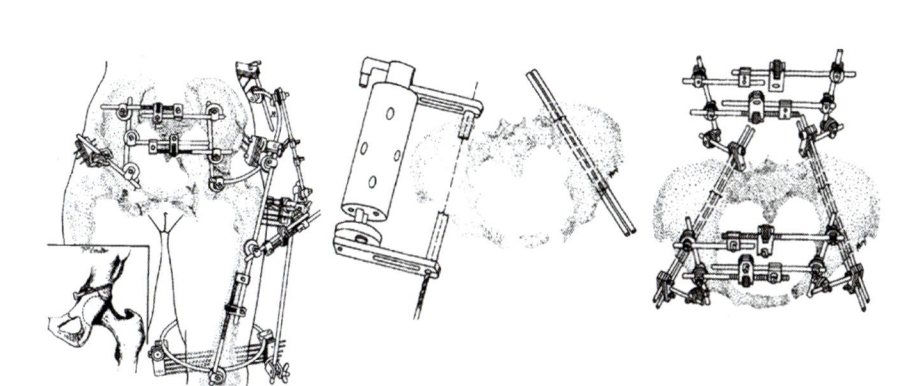

◀ 图 25-1　骨盆环和髋臼联合固定，使用骨盆 – 股骨外固定架和跨骨盆外固定架，通过前后水平连接棒，跨髋关节固定[39]

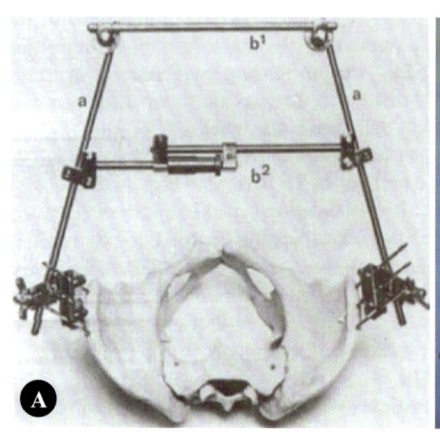

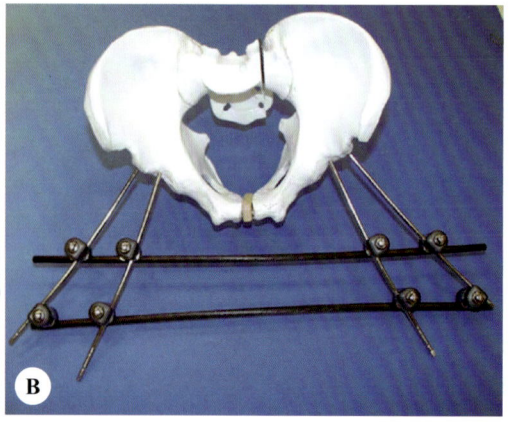

骨盆环骨折
Pelvic Ring Fractures

◀ 图 25-2 Slätis 梯形外固定架（A），改良的 Egbers 外固定架（B），可以对骨盆后环进行加压

验数据显示 Schanz 螺钉置入在髋臼上方区域比置入在髂嵴具有更好的把持力[26-28]，同时髋臼上方有更多的软组织覆盖。

## 一、外固定方式的选择

文献报道了多种外固定策略，包括髂嵴固定，髂嵴下固定，髋臼上方固定和联合固定。

### （一）髂嵴固定

数十年来，在髂嵴置入 2~3 枚 Schanz 螺钉的髂嵴固定方法一直被创伤骨科医生所青睐。最佳的进针点在髂嵴前、中 1/3 交界处。通常在此处可以触及一个骨性增厚的区域，即髂结节（图 25-3），位于髂前上棘后方 4~8cm 处。

这个区域相对较厚，并且有一个稍微倾斜的从髂嵴到髋臼上方的骨性通道。这个体表标记在骨盆外固定技术中是一个重要的手术标记。此处坚固的骨性结构可以给髂嵴外固定架中的 Schanz 螺钉提供足够的把持力[24]。

在紧急情况下，经皮或者做 1~2cm 小切口 Schanz 螺钉置入技术是更好的选择，通过在骨盆两侧各植入 2 枚 Schanz 螺钉固定骨盆（图 25-4）。为确保更好的稳定性，建议尽可能使用 3 枚 5mm Schanz 螺钉。

为了获得最佳进针点，可以使用器械、克氏针或手指触及髂骨的内外板[29-30]，来确定髂嵴的厚度及进针角度。然后使用钻头进行单皮质开孔，将 Schanz 螺钉插入钻孔内，徒手拧入

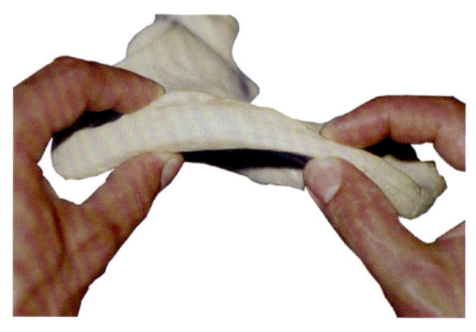

▲ 图 25-3 髂嵴增厚处（髂结节）用于插入髂嵴 Schanz 螺钉

Schanz 螺钉，保证 Schanz 螺钉在髂骨内外板之间进入，不穿出内外板。

髂嵴入路优点包括在创伤控制手术中可以快速安装外固定架和不需要术中透视。潜在的缺点有骨性通道较小，螺钉置入错位发生率高（图 25-5），需要较多的 Schanz 螺钉（图 25-6）提供足够的力学稳定性，以及较高的失败率[31]。

### （二）髂嵴下固定

最近，另外一种 Schanz 螺钉置入方式被报道：髂嵴下置入（图 25-7）。

Solomon 等报道了一项基于尸体及计算机断层扫描（computer tomography，CT）分析的髂嵴下方骨性通道的研究[32]。该研究发现髂前上棘到髂嵴顶部髂结节的平均长度是 62mm，平均宽度是 11mm。

第一篇关于髂嵴下外固定架固定骨盆损伤的临床研究报道了 20 例骨盆损伤患者[33]。外固定架移除的平均时间是 10.7 周，除了 20%（n=4）

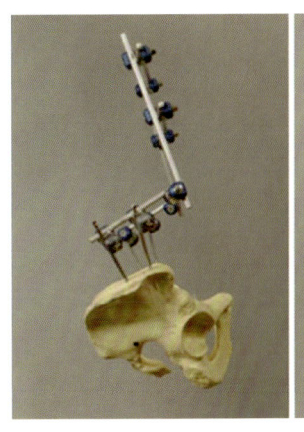

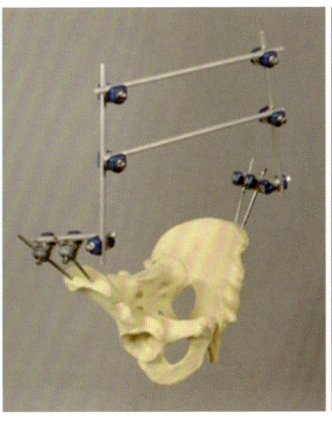

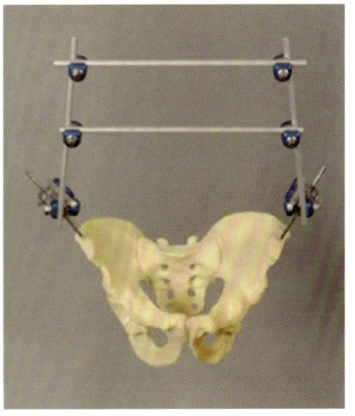

▲ 图 25-4 髂嵴外固定架

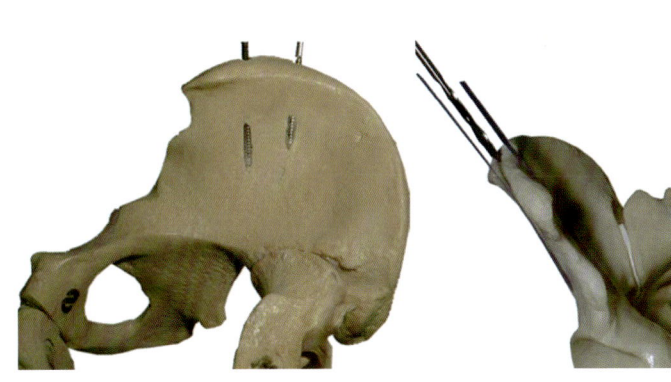

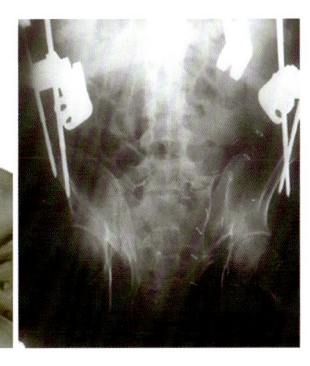

▲ 图 25-5 由于骨质较薄，错误置入的 Schanz 螺钉可能穿出髂骨外板或内板，可以通过触摸髂骨内外侧面的方法来避免

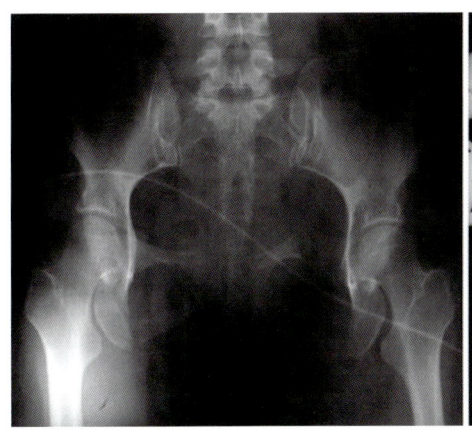

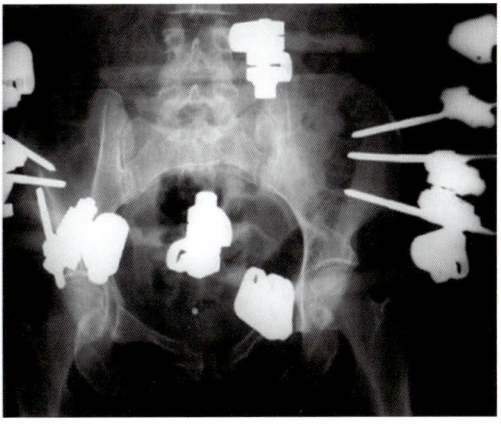

▲ 图 25-6 髂嵴多螺钉外固定治疗 B 型骨盆损伤

钉道浅表感染，经过常规的伤口处理及抗生素治疗好转外，没有发现其他并发症。

患者处于仰卧位，从髂前上棘开始，沿髂嵴向腹股沟下方区域做 2cm 皮肤切口。在腹股沟韧带表面钝性分离并显露髂前上棘。进针点在髂前上棘中心稍偏内侧，皮质骨开孔后，4.0mm 钻头平行于髂嵴上方，朝向髂结节，然后通过慢速钻孔插入 Schanz 螺钉，防止 Schanz 螺钉穿透骨皮质。髂嵴下方通道从前向后方向有较大的变异度，为 20°～40°，在置入 Schanz 螺钉时必须考虑到这一点。

### （三）髋臼上方固定

相比于髂骨通道，髋臼上方骨性通道具有更有效的把持力[11, 26]。充足的软组织覆盖能够降低钉道部位的感染率[24]。这个通道被认为是简单、安全和有效的[34]，因为对于开书型损伤，髋臼上方固定是从前方闭合骨盆，这比从上方闭合更加简单[29]。髋臼上方固定方式主要具有以下优点。

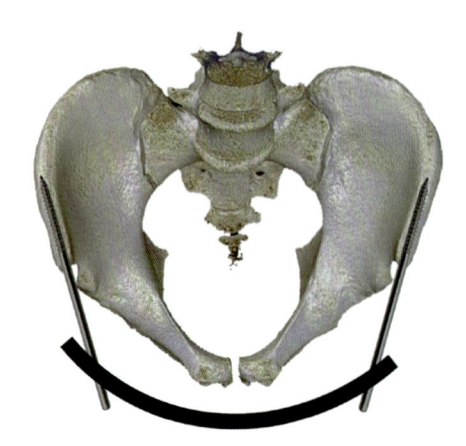

▲ 图 25-7  髂嵴下外固定

- Schanz 螺钉更牢固地固定在骨骼上（更加致密的松质骨）。
- 单钉置入足够有效。
- 更深的置钉深度。
- 可以使用更大直径的 Schanz 螺钉（6mm）。
- 骨盆后环稳定性更好。
- 较低的骨皮质穿出风险。
- 较低的感染风险。
- 方便同时进行腹部手术。
- 患者具有更好的舒适度，尤其是坐位时。

一个潜在的缺点是需要术中使用 C 臂透视[31]。根据平时的临床经验，C 臂透视只需要在最后完成阶段进行检查。

髋臼上方固定方式已经成为骨盆损伤外固定的金标准。

## 二、解剖学注意事项

髂骨是一个"环形"结构，包括三个环：髂骨环、髋臼环和闭孔环[35]。

外固定架固定骨盆的骨性结构常常在"髂骨环"的边缘。髂骨的中心是髂骨窝，这个部位的骨厚度仅有几毫米，甚至可能出现缺损的情况。髂骨的骨性解剖结构是外固定技术中安全置入 Schanz 螺钉的理论基础。

髂骨 Schanz 螺钉置入过程中，可能出现置入位置错误的情况，常表现为 Schanz 螺钉向骨皮质内外侧穿出进入髂窝或者臀部[37, 38]。

髋臼上方通道从临床上和影像学上都被证实是一个坚强的、有足够厚度的骨性通道结构。Schanz 螺钉和腰髂固定螺钉都非常容易置入[24, 25, 39, 40]。

四个相关的体表标记是髋臼上方通道的解剖基础[24]。

- 髂骨环上方部分，也就是髂嵴，从髂前上棘到髂后上棘。
- 前方边界是较厚且较硬的骨性节段，从髂前上棘到真骨盆缘，高于髋臼顶同时低于髂前下棘，此处有 2~3cm 骨质较好的骨性通道。
- 髋臼上通道的后半部分位于坐骨大切迹的上方，始于髂前下棘，止于髂后上棘或髂后下棘，髂前下棘到髂后下棘的骨性通道长度为 85~100mm，髂前下棘到髂后上棘骨性通道为 128~141mm[39, 40]。
- 髋臼上方通道后方由髂后上棘与髂后下棘之间坚硬的骨组织构成，该部分骨段有 2~3cm 厚，并向前方扩大 2cm 左右直至臀后线[35]。

总体来说，在水平位上，该骨性通道平行于髂耻线，可以非常容易地在 CT 上明确位置（图 25-8）。为了能够置入最长的 Schanz 螺钉从而获得最大的把持力，钻头的角度应该从外向内偏约 20°，然后再选择合适的 Schanz 螺钉置入（图 25-9）[41]。

在冠状位，松质骨形成的三角形状的区域位于髂耻线上方，角度稍倾斜于尾部。因此，钻孔的角度应该向尾部倾斜 10°~20°（图 25-9）[41]。

髋关节囊起点在髋臼前缘的上方，平均高度约为 16mm（11~20mm）[42]。在骨盆前后位 X 线片上，髋关节囊的边缘呈现出髋臼"眉弓"[43]。为了避免 Schanz 螺钉置入关节内，进针点应该选择距离髋臼上缘近头侧 1.5~2cm。临床上，最佳进针点应该在髂前下棘靠近头端顶点处（图 25-10）。

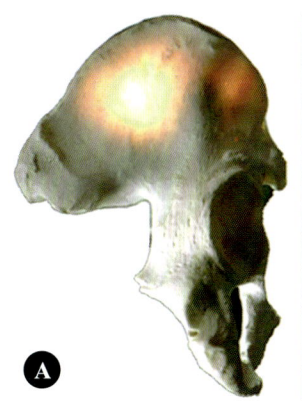

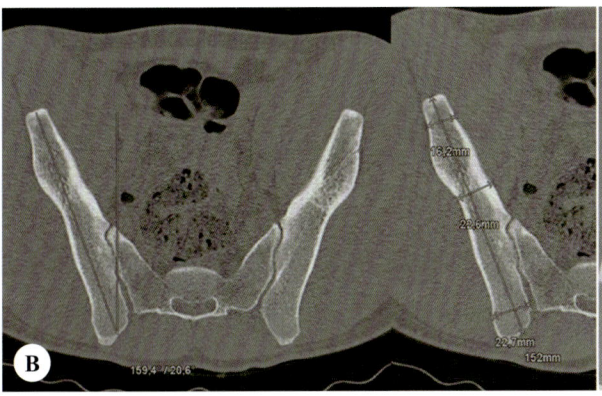

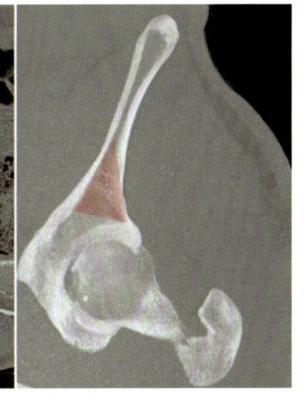

▲ 图 25-8　A. 在骨模型上辨别髋臼上方的通道；B. 与髋臼上缘置钉相关的髋臼上方骨通道的 CT 解剖

应该熟知股外侧皮神经的走行（图 25-11）。股外侧皮神经的主干通常在髂前上棘内侧，于腹股沟韧带下方 15～20mm 处出骨盆，然后在髂前上棘下方 5cm 处分为多个分支[44-46]。

4%～13% 的股外侧皮神经存在变异，其走行可能在髂前上棘外侧 5cm 处，因此髋臼上方置钉的切口如果太靠上方，可能会损伤股外侧皮神经[47-51]。

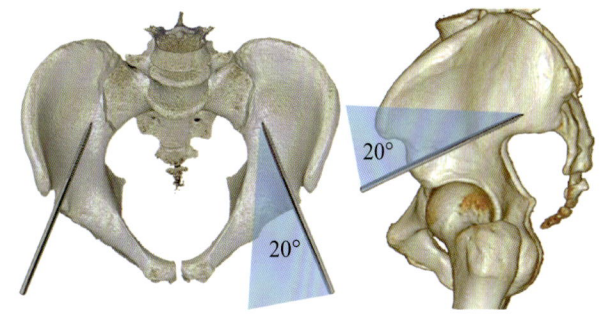

▲ 图 25-9　Schanz 螺钉方向：推荐在水平面约向外成角 20°，在矢状位缘向下旋转 20°

### 三、适应证

传统的髋臼上方外固定架有以下适应证。

- 急救情况下固定不稳定型（B 型和 C 型）骨盆骨折[15, 17, 22, 24, 52]。
- 临时固定不稳定型骨盆骨折，尤其是患者一般情况较差，或者合并严重的局部软组织损伤，后者是一个相对禁忌证。
- 合并耻骨支骨折的 B 型骨盆骨折的最终治疗[24, 52]；使用内固定接骨板治疗耻骨联合分离具有更有效的临床效果[52-55]。
- 对于侧方挤压的骨盆骨折，可以用来牵开复位骨盆[53]。
- C 型骨盆损伤合并耻骨骨折，无论在后环固定前还是固定后，可作为骨盆前环固定的最终治疗方案[55, 56]。
- 内固定的辅助稳定方案[55, 56]。
- 稳定儿童骨盆骨折[57, 58]。
- 内固定感染后的固定方案[59]。

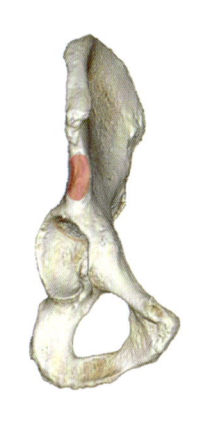

◀ 图 25-10　Schanz 螺钉进钉点的理想位置，对应髋关节囊附着点

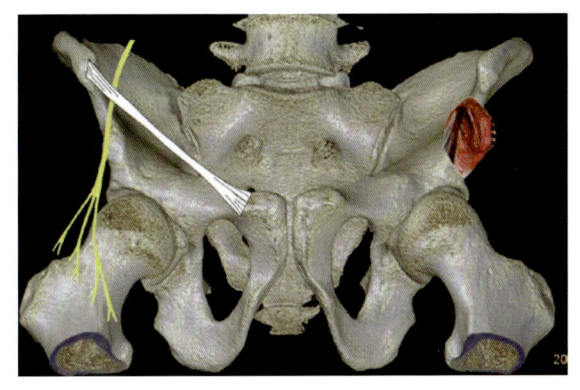

▲ 图 25-11　股外侧皮神经（lateral cutaneous femoral nerve，LCFN）的解剖路径

骨盆环骨折
Pelvic Ring Fractures

- 耻骨骨折的患者，可以用来制动耻骨，从而稳定骨折断端移位减轻疼痛[60]。

对于 C 型骨盆损伤（后环完全不稳定），骨盆前环外固定架手术有二次移位的风险[52, 55, 61]。

## 四、禁忌证

髋臼上方置钉包括以下禁忌证[24]。
- 患者一般情况差。
- 局部软组织损伤。
- 局部置钉点感染。

## 五、术前准备注意事项

推荐术前完成标准的骨盆 X 线检查，如骨盆前后位 X 线片（骨盆正位片），如果需要可以包括斜位（入口位和出口位）或 CT 三维重建。

一般来讲，没有必要预防性使用抗生素，因为这是一项经皮入路或是微创入路的手术方案。

患者应该被告知常见的手术风险，静脉血栓风险及并发症，潜在的伤口感染和可能导致股外侧皮神经损伤（通常是暂时性的，可恢复），Schanz 螺钉置钉置入位置欠佳，尤其是 Schanz 螺钉可能进入髋关节腔或穿透髂骨。

## 六、患者体位

手术应该在全麻下进行，患者处于标准的仰卧位，平躺于可透视的手术床上，可以允许术中完成骨盆 X 线片和 Judet 位片（髂骨斜位片和闭孔斜位片）的检查。

术中患侧骨盆的下肢应该单独铺巾，这样可以保证术中根据骨盆移位情况进行灵活的牵引复位。

手术铺单时应保证患侧骨盆的髂前上棘和耻骨联合可以清楚地被触及。股动静脉的走行应该用笔标记出来。

## 七、切口

触及骨盆患侧髂前上棘并标记后，在髂前上棘远端 2cm 和内侧 2cm 处做一个斜型的 2cm 长的切口标记（图 25-12）。

一般来说，很容易在上述切口标记处触及髂前下棘。考虑到进针的方向，一般建议将切口稍微向外侧移动。骨盆复位后，如果切口位置不佳，可能会导致软组织有较大张力。

如果骨盆有外旋损伤，术中计划对骨盆复位后进行加压，则手术切口可以考虑靠近上述标记切口的内侧[24]。手术刀切皮之后，使用弯钳或组织剪钝性分离软组织，与此同时要时刻触摸髂前下棘。

## 八、深层解剖

为了避免损伤股外侧皮神经，推荐钝性分离软组织（图 25-12）。没有必要完全直视下显露髂前下棘，除非在患侧骨盆结构不清楚的情况下，才考虑直视下显露髂前下棘。这时候可以考虑将切口延长至 5cm。实际上即使是 2cm 的标准手术切口，髂前下棘也可以非常容易地触及。

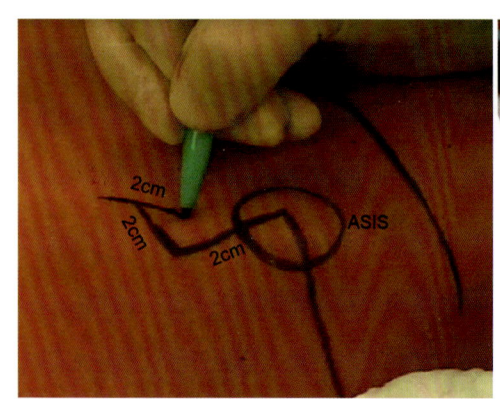

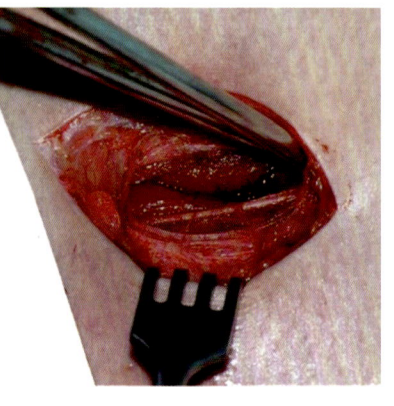

◀ 图 25-12 在髂前上棘远端 2cm、内侧 2cm 位置做 2cm 皮肤切口。通过钝性解剖避免股外侧皮神经损伤

## 九、皮质开口和置钉方向

皮质开口的基本原则是建立正确进针点和同时兼顾钻头的方向。皮质开口前，在髂前下棘水平准确触及髂骨窝内侧面和髂骨外侧臀肌附着面，有助于准确定位进针点和确定进针方向。熟知骨性通道的解剖结构至关重要。

- Wang等报道了120例正常的人体骨盆CT数据[62]，详细分析髋臼上方骨性解剖特点，结果发现：在矢状位平面，成角为22°～23°；在水平位，成角为20°～23°；髂前下棘到髂后上嵴骨性通道最宽和最窄处分别为27mm和16mm。
- Tian等研究了18具尸体骨盆数据[63]，并测量了髂前下棘到髂后上棘，以及髂前下棘到髂后下棘的骨性通道长度和矢状位角度。男性骨性通道长度较女性稍长（135mm vs. 125mm），成角度数相差不大（26° vs. 25°）
- Solomon等通过CT分析了髋臼上方骨性通道在水平位的成角大小，数据显示平均成角度数约为23.85°[32]。

仰卧位，皮质骨开口的方向应该向尾部倾斜约20°，向外倾斜约20°（图25-13）。

利用术中透视可以明确进针位置，包括闭孔斜位和闭孔出口位片（图25-14）[35, 40]，确保Schanz螺钉在髋关节外的安全位置。

进针点应该在髂前下棘顶部[24]或稍微靠近头端[64]。

Schanz螺钉置入前，需要利用钻头进行单层皮质开口或仅钻入1～2cm深，因为Schanz螺钉会在髂骨内外板之间自行进入骨性通道。为了获得更长的钻孔通道，建议使用"敲击（hammer）"技术冲击往复进行钻孔操作。

Schanz螺钉通过外套筒置入，这样可以避免损伤股外侧皮神经。尽可能拧入Schanz螺钉直到感受到牢固的把持力。

双侧Schanz螺钉置入后，使用闭合手法复位骨盆骨折。如果必要，可以进行下肢牵引和内旋辅助骨盆复位，还可以同时使用Schanz螺钉"操纵杆（joystick）"技术辅助骨盆复位。

骨盆骨折导致内旋畸形严重，可以使用骨折撑开器联合髋臼上方Schanz螺钉来纠正内旋畸形（图25-15）。

然后通过连接杆连接双侧髋臼上方Schanz螺钉维持骨盆复位。最好选用预弯的碳纤维棒作为连接杆（图25-16），因为它可以避免干扰影像学检查和避免患者的不适。碳纤维棒应该尽可能地靠近身体，并应考虑每一个患者前腹壁解剖结构的个体化差异，保证不影响患者坐位（图25-17）。棒-棒连接装置可以避免软组织并发症（图25-18）。

最后，检查Schanz螺钉通过皮肤时引起的

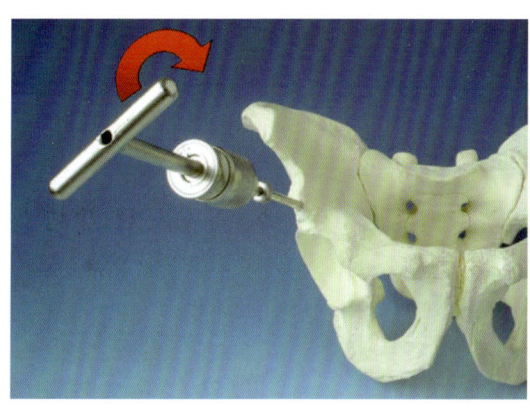

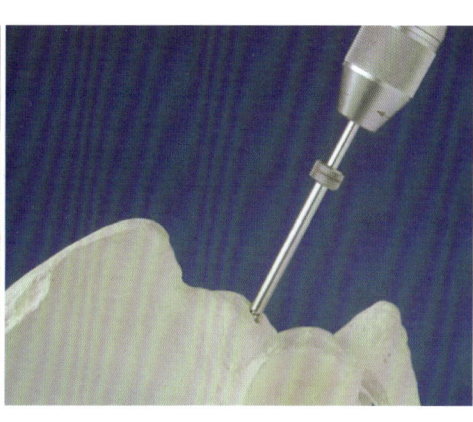

◀ 图25-13 在骨盆模型上显示钉的方向

骨盆环骨折
Pelvic Ring Fractures

皮肤张力（这是由于复位导致位置改变引起的）。如果皮肤有张力，需要扩大皮肤切口。如果皮肤切口较大，需要部分缝合皮肤。

在少数情况下，双 Schanz 螺钉固定也是可能的，因为髋臼上缘通道在冠状位上的高度是可以容纳 2 枚 Schanz 螺钉的（图 25-19）。第 2 枚 Schanz 螺钉应该更加水平并接近第 1 枚 Schanz 螺钉，通常在髂前上棘和髂后下棘之间。为了更好判断置钉的方向，术中需要透视。由于具有较好的生物力学性能，应该优先选用髋臼上方区域进行骨盆骨折外固定[26]。

也可以在髂骨置入 Schanz 螺钉作为补充。在髂前上棘后方约 3cm 处做 1~2cm 皮肤切口，这样可以避免损伤股外侧皮神经，因为很少有股外

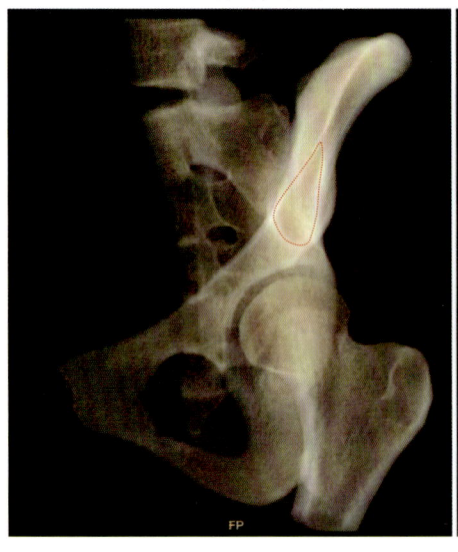

闭孔斜出口位　　　　　闭孔斜位

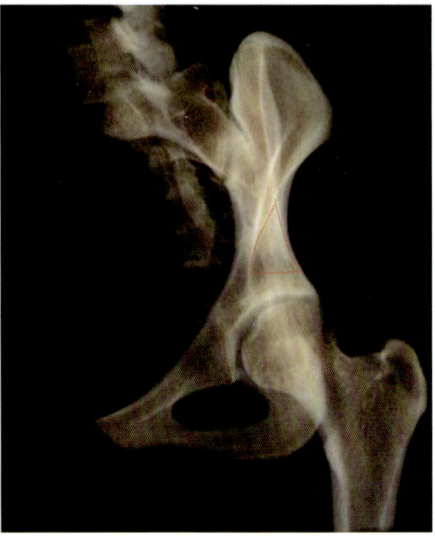

◀ 图 25-14　术中 X 线确认理想的入钉位置

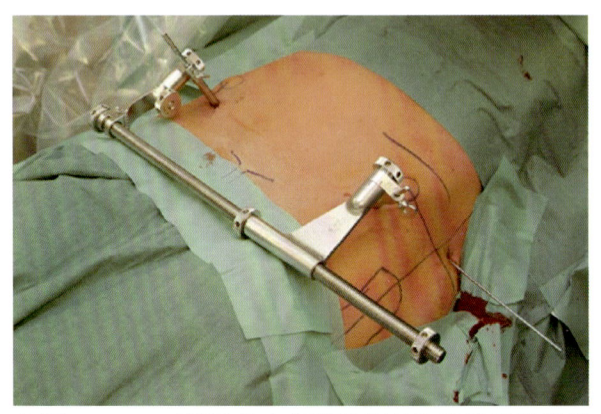

▲ 图 25-15　对严重的内旋畸形可以使用撑开器进行矫正

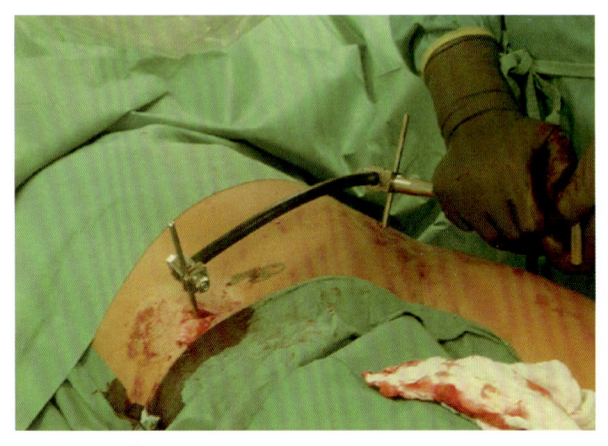

▲ 图 25-16　使用弧形炭纤维连接棒进行最终固定

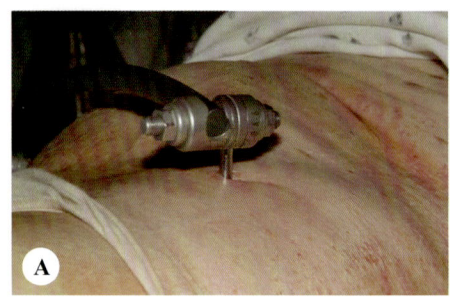

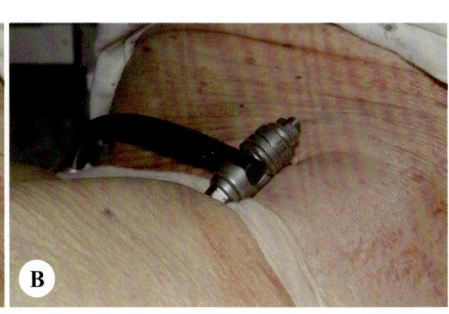

◀ 图 25-17　弧形连接棒安装太靠近皮肤（A）可能导致坐位姿势时局部软组织撞击（B）

246

侧皮神经是走行在髂前上棘外侧的。为了获得最佳进针方向，可以使用器械克氏针或手指触及髂骨[29, 30]。同样的，只进行皮质开口，然后将Schanz螺钉通过套筒插入开口处，按照进针方向拧入Schanz螺钉，使得Schanz螺钉在髂骨内外侧骨板之间进入。

## 十、影像学检查

为了明确进针位置及骨盆复位质量，骨盆前后位片，双侧闭孔出口位需要在术中进行检查（图25-20）。

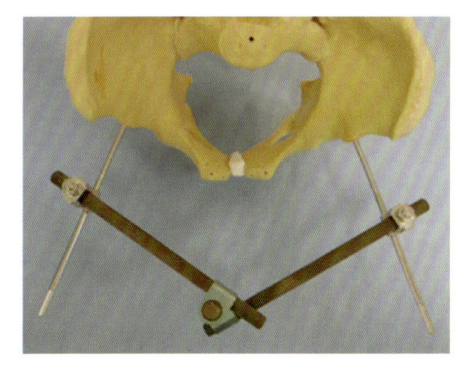

▲ 图25-18 棒-棒连接结构可避免软组织并发症

## 十一、关闭伤口

如果皮肤伤口间隙较大，可进行缝合。没有必要做伤口引流。将纱布放置在Schanz螺钉周围进行伤口覆盖。

## 十二、术后管理

患者需要在术后进行骨盆前后位片进行复查，没有必要做更多的体位片。3个月后进行骨盆前后位片检查以判断骨盆骨折是否最终愈合。

对于B型骨盆损伤，术后第二天使用双拐进行康复锻炼，3~4周后进行部分负重（15kg）锻炼。

对于C型骨盆损伤，术后第二天使用双拐进行康复锻炼，4~6周后进行部分负重（15kg）锻炼。

术后抗凝方案如下：建议在术后至患者能够部分负重前进行标准的预防性抗血栓治疗。例

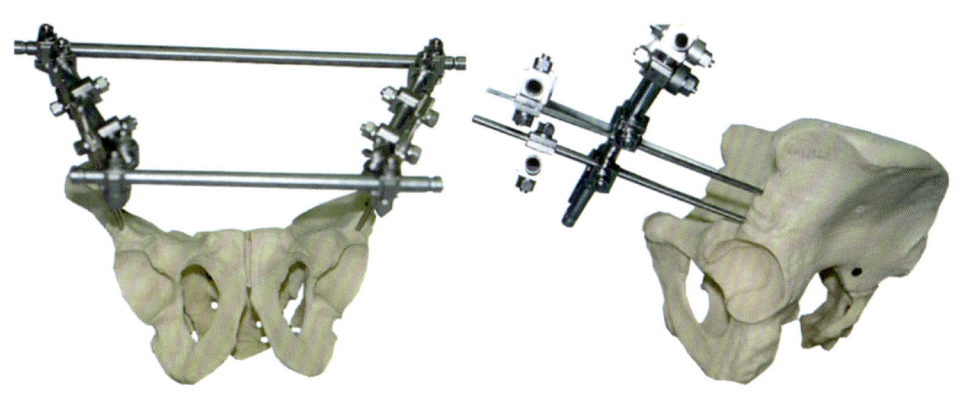

◀ 图25-19 髋臼上缘双钉固定

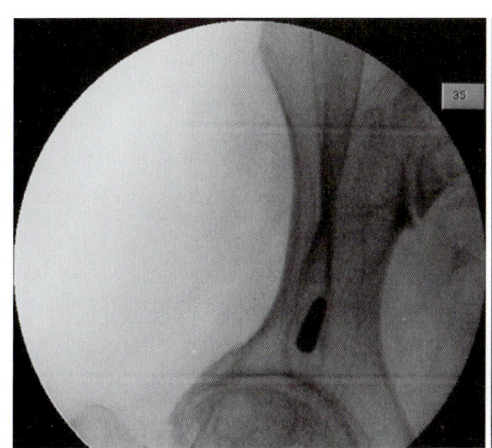

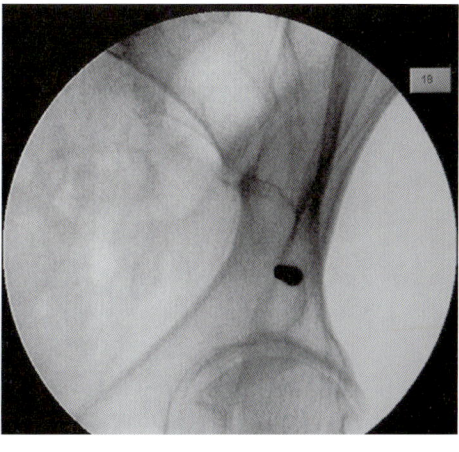

◀ 图25-20 术中X线显示固定钉位于髂骨两层皮质之间位置良好

# 骨盆环骨折
## Pelvic Ring Fractures

如，根据体重每日2次依诺肝素，直至能够完全活动。

通过对患者及家属进行健康教育，每日清洁进针部位伤口并更换无菌敷料。根据伤口情况，术后10~14天伤口拆线。

### 十三、外固定架拆除

由于耻骨支区域有较好的肌肉覆盖（闭孔内肌、闭孔外肌、内收肌及通常增厚的骨膜，还包括骨膜增厚形成的耻骨梳韧带），骨折愈合通常比较快。所以一般在术后3周，最多不超过4周，骨折可以达到临床愈合标准，可以进行完全负重锻炼。

3周后将外固定连接杆拧松，通过操控Schanz螺钉来判断骨盆损伤是否达到稳定。如果患者仍有骨折部位的疼痛，外固定架可以继续原位保留1周，否则可以直接拆除。

只有在少数情况下，使用外固定架作为耻骨联合损伤的最终治疗方案。因为耻骨联合损伤需要更长时间恢复，所以外固定架通常需要保留3个月。

Schanz螺钉通常在门诊取出，无须住院。取出Schanz螺钉时，不需要常规麻醉[65]。

### 十四、并发症

熟悉骨盆解剖结构及清晰触及髂前下棘能够避免Schanz螺钉穿出髂骨（图25-21）。如果Schanz螺钉置入位置太靠近髋臼"眉弓"，则存在穿入关节内的风险。

外固定架最主要的风险是钉道感染（图25-22），通常通过局部伤口护理和抗生素治疗。

根据每1例患者软组织的个体化差异来避免皮肤方面的并发症，尤其是肥胖的患者（图25-23）。

股外侧皮神经损伤通常暂时性损伤，在Schanz螺钉移除之后或在后期随访中自动恢复。

髋臼上方错误的进针点（如太靠近髋关节），Schanz螺钉可能穿入髋关节内，可能导致潜在的关节感染和损伤风险（图25-24）。

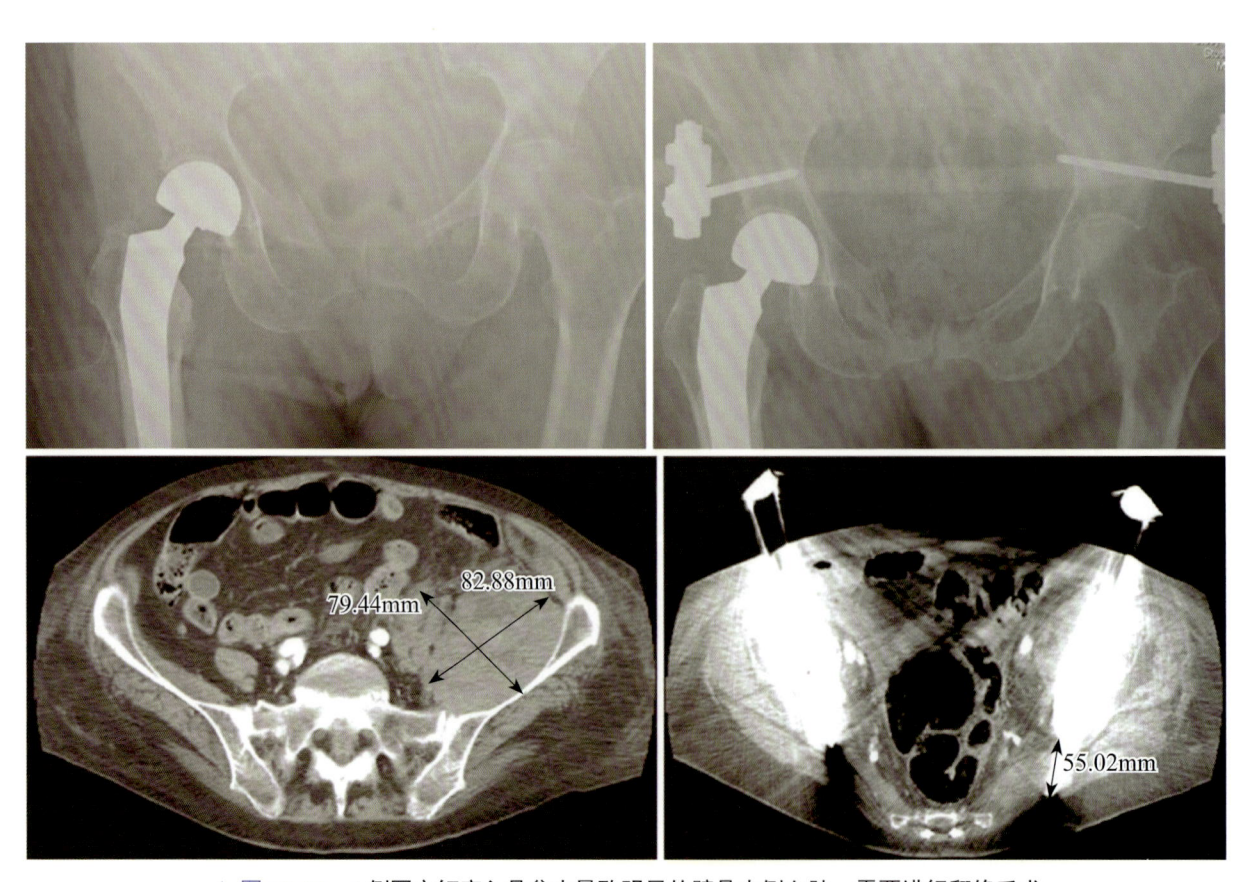

▲ 图25-21 1例固定钉穿入骨盆内导致明显的髂骨内侧血肿，需要进行翻修手术

## 十五、结果

多项研究报道了外固定架治疗骨盆损伤的长期随访结果，这里只分析最新的文献报道（图 25-25，表 25-1 和表 25-2）。

Lindahl 等分析了 70 例 B 型骨盆损伤和 40 例 C 型骨盆损伤，使用了单独的前环 Slätis 外固定架治疗，结果显示并发症发生率很高（表 25-1），特别是"开书型"的 B 型骨盆损伤和 C 型骨盆损伤[52]。Mason 等结果提示外固定架临时治疗骨盆损伤比作为终极治疗骨盆损伤具有较低的并发症（21% vs. 62%）[66]。

最近 Wardle 等系统性评价和分析了骨盆损伤中，前环内固定和外固定作为终极治疗这两种不同治疗方案的疗效差异[67]。

内固定治疗较少出现植入物放置位置不佳，以及具有较低的复位丢失率、延迟愈合率和畸形愈合率。同时内固定治疗具有较低的浅表感染率，然而深部感染率与外固定架无明显区别。需要注意的是，外固定架的钉道感染率并没有包括在并发症的相关分析中。该项研究也没有报道骨盆损伤类型及骨盆后环固定的情况。

### 结论

相比于髋臼上方固定方式，髂棘固定方式治疗骨盆损伤具有较高的并发症。

总体而言，根据文献报道我们可以得出以下结论[24, 52, 66]。

- 在骨盆损伤患者的急性复苏期，外固定架（见附图 25-26 和图 25-27）是一个有效的治疗工具。

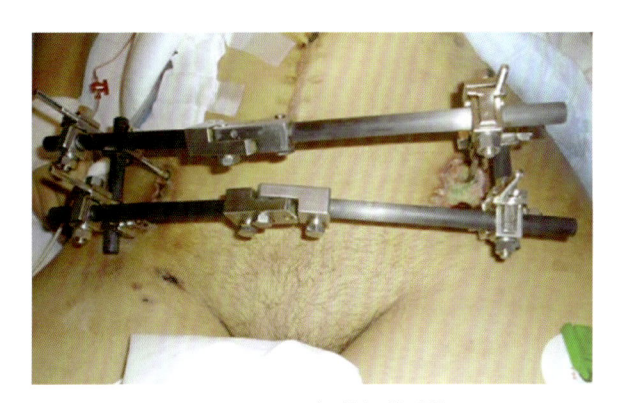

▲ 图 25-22 钉道相关感染

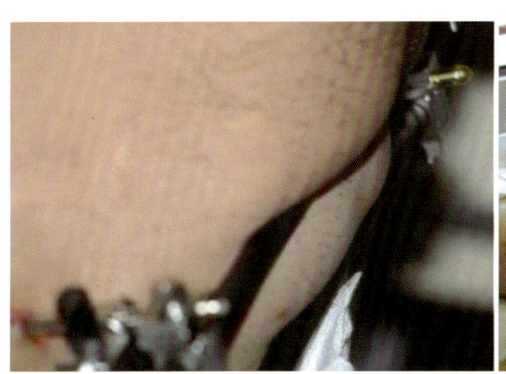

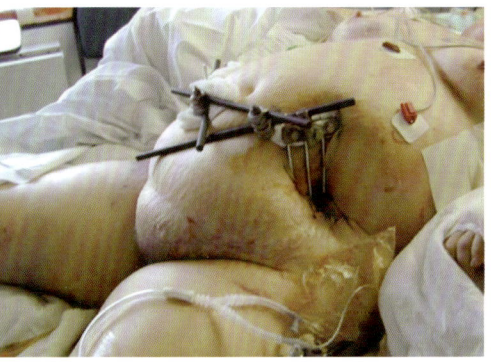

◀ 图 25-23 肥胖患者外固定架软组织相关并发症

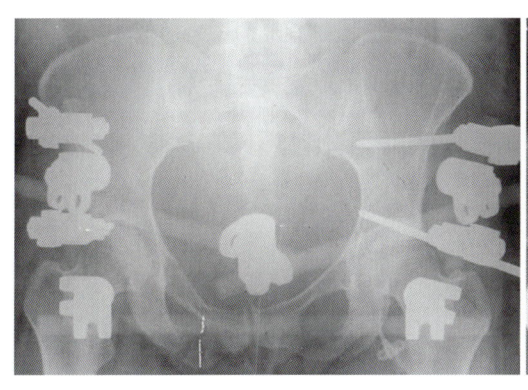

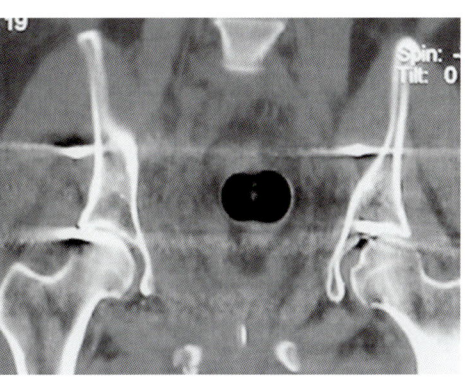

◀ 图 25-24 固定钉进入关节内

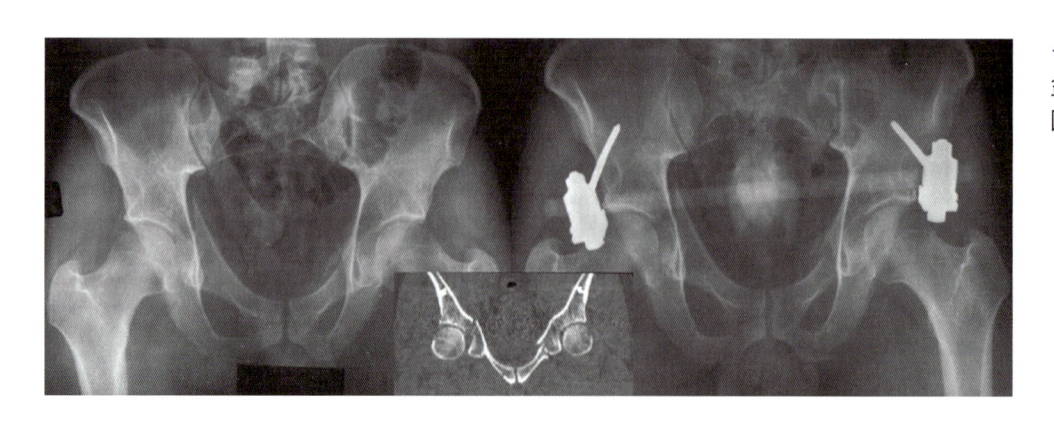

骨盆环骨折
Pelvic Ring Fractures

◀ 图 25-25　B 型骨盆环损伤，髋臼上缘固定钉理想位置

表 25-1　髂嵴外固定结果

| 作　者 | 年　份 | 样本量 | B 型 | C 型 | pO | PSI | LOR | aL | LCFN | 翻　修 | 畸形愈合 | 骨不连 |
|---|---|---|---|---|---|---|---|---|---|---|---|---|
| Lindahl | 1999 | 110 | 70 | 40 | 0 | 26 | 63 | 2 | 2 | 0 | 64 | 6 |
| Tucker | 2000 | 40 | 15 | 26 | 32 | 1 | 3 | 3 |  | 3 |  | 0 |
| Arazi | 2000 | 41 | 24 | 17 | 0 | 8 | 2 |  |  | 0 | 2 |  |
| Mason | 2005 | 52 | 24 | 28 | 0 | 26 | 4 | 6 |  | 9 |  |  |
| Scaglione | 2010 | 41 | 35 | 6 | 4 | 13 |  | 7 | 0 | 3 |  | 0 |
| Vecsei | 2010 | 28 | 10 | 18 | 4 | 2/20 |  |  | 2/20 |  | 1/20 |  |
| Mitchell | 2013 | 129 | ? | ? | 0 | 20 |  |  |  |  |  |  |

pO. 后方接骨术；PSI. 针部位感染；LOR. 复位丢失；aL. 无菌性松动；LCFN. 外侧股神经病变

表 25-2　髋臼外固定结果

| 作　者 | 年　份 | 样本量 | B 型 | C 型 | pO | PSI | LOR | aL | LCFN | 翻　修 | 畸形愈合 | 骨不连 |
|---|---|---|---|---|---|---|---|---|---|---|---|---|
| Bellabarba | 2001 | 14 |  |  | 0 | 4 | 0 | 0 | 1 | 0 |  | 0 |
| Gänsslen | 2005 | 20 | 20 | 0 | 0 | 0 | 0 | 0 | 2 | 0 |  |  |
| Gänsslen | 2005 | 25 | 0 | 25 | 21 | 0 | 0 | 0 | 1 | 0 | 0 | 1 |
| Gänsslen | 2013 | 25 | 25 | 0 | 0 | 2 | 0 | 1 | 0 | 0 | 0 | 0 |
| McDonald | 2017 | 52 |  |  |  | 10 |  |  | 3 |  |  |  |

pO. 后方接骨术；PSI. 针部位感染；LOR. 复位丢失；aL. 无菌性松动；LCFN. 外侧股神经病变

- 外固定架作为临时固定方式是安全有效的。
- 在不稳定的 C 型骨盆损伤中，外固定架作为终极治疗方案的有效性较低。
- 在开书型的 B 型骨盆损伤中，外固定架作为终极治疗方案的有效性较低。
- 在移位较小的侧方挤压损伤中，通常没有必要使用外固定架。
- 外固定架作为终极治疗方案具有较高的感染率和无菌性松动率。

## 附：外固定架及置钉（图 25-26 和图 25-27）

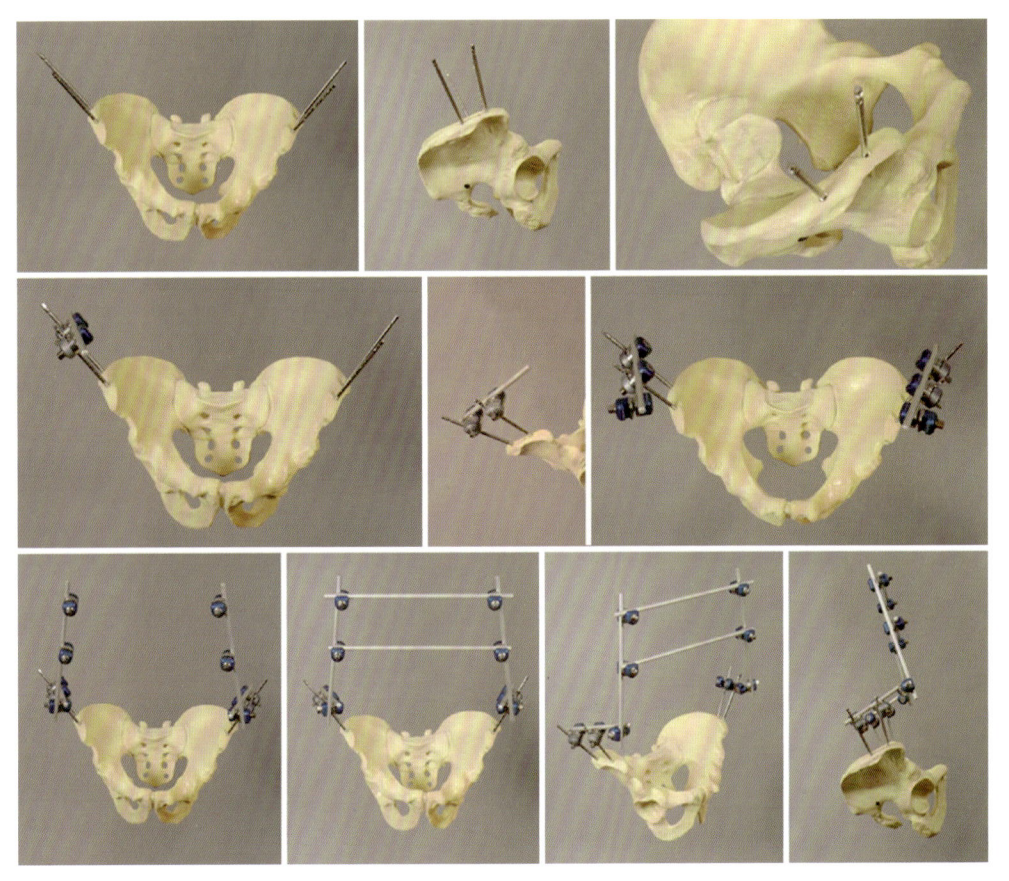

▲ 图 25-26 外固定架

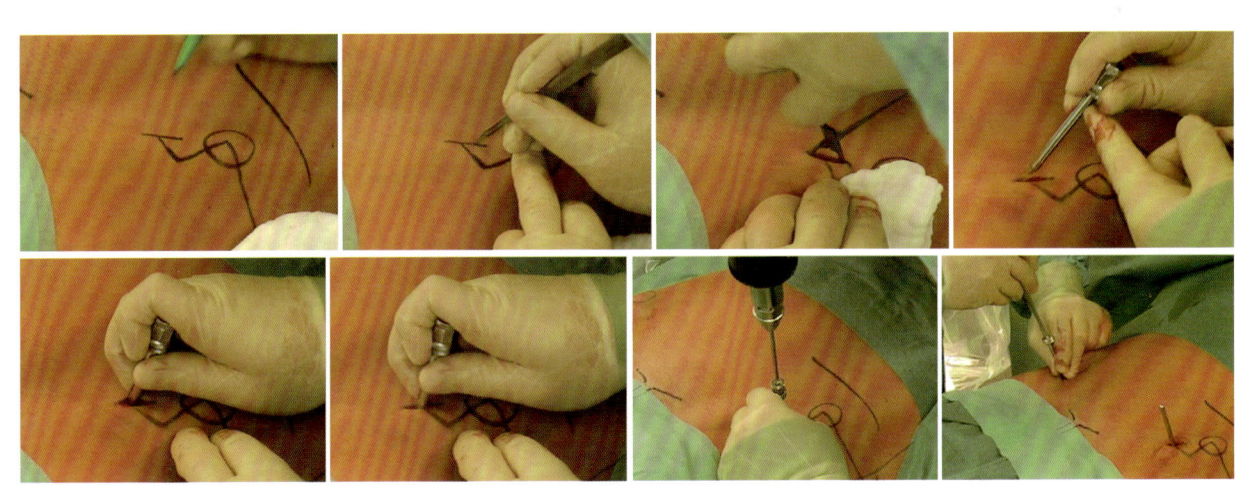

▲ 图 25-27 外固定置钉

# 第 26 章 经皮下骨盆前环固定技术
## Subcutaneous Anterior Pelvic Fixation

Bernd Füchtmeier　Franz Müller　Axel Gänsslen　著
林涨源　赵树山　译

在过去的 10 年中，为了避免外固定装置带来的不便，两项创新性的骨盆前环微创经皮内固定方法被研发出来。

- 经皮下骨盆前环内固定架固定（subcutaneous anterior pelvic internal fixator fixation，SAPIF）。
- 经皮下骨盆前环钢板内固定（subcutaneous anterior pelvic internal plate fixation，SAPIP）。

最佳适应证是有耻骨支骨折移位的骨盆损伤，而伴有耻骨联合分离的骨盆损伤最好使用切开复位内固定术[1,2]。

禁忌证包括骨盆前方严重的皮肤软组织损伤，合并泌尿外科或普外科创伤，以及需要紧急前路稳定骨盆环的病例，尤其是血流动力学不稳定的患者[1]。在固定前环之前，通常先需要固定骨盆后环[1-3]。

## 一、经皮下骨盆前环内固定架固定（SAPIF/INFIX）

2009 年，Kuttner 等介绍了一种新的基于髋臼上方骨盆外固定架理论的经皮下骨盆前环内固定技术［经皮骨盆交叉内固定装置（pelvic subcutaneous cross-over internal fixator，SVFI）][2]。适应证包括耻骨联合分离以外的骨盆前环损伤，因为耻骨联合分离首选钢板内固定[2]。

### （一）手术技巧

患者处于仰卧位，从髂前上棘后方两横指开始，沿髂嵴上行 4cm 皮肤切口，钝性向内侧分离前腹壁肌肉组织至髋臼上方骨块区域的内侧面。需要注意的是股外侧皮神经在该处的走行。在髂前下棘内侧 1~2cm 处，左右两侧的骨盆内侧面各置入 1 枚万向椎弓根螺钉。45~60mm 的椎弓根螺钉即可提供足够的把持力。

使用弯钳在水平方向钝性分离皮下软组织层。将橡皮管作为临时空间占位器置入到皮下软组织层形成的通道内，然后将预弯的钛棒插入到通道内。手法复位骨盆并维持，直到内固定装置安装完毕。将预弯的钛棒连接到万向椎弓根螺钉尾部并拧紧，最终将钛棒与两根椎弓根螺钉连接在一起并最终固定好骨盆前环。

### （二）结果

22 例骨盆损伤（21 例 C 型损伤，1 例 B 型损伤）患者在使用腰髂固定后环后，利用经皮下内固定架技术固定了骨盆前环。平均手术时间为 41min。19 例患者平均随访了 2.5 年，所有前环损伤都正常愈合。52.6% 的患者达到了解剖学愈合，42.1% 患者畸形愈合＜10mm，没有发现骨折不愈合的患者。52.6% 的患者术后功能评分为优良，21.1% 的患者出现前环主观感觉障碍。

2 例患者有相关并发症，1 例患者为植入物松动，另外 1 例为皮下伤口感染。7 例患者有一过性股外侧皮神经损伤的表现，所有患者神经损伤都在术后 6 个月恢复正常[2]。

与此同时，其他研究小组使用了相同的理念来固定骨盆前环[1, 3-15]。这些作者使用了不同的描述方法，如骨盆前环内固定装置（anterior pelvic internal fixation，APIF）或骨盆前环内固定支架（internal fixator，INFIX）。

Gardner 和 Vaidya 等报道了相类似的内固定技术，不同的是椎弓根螺钉是经皮置入在传统的外固定架的骨性通道上[16]，起始于髂前下棘[3, 10]。塑形的钛棒经皮下置入深筋膜前方的软组织通道，然后与两侧椎弓根螺钉连接并固定。

这些相类似的技术方案的结果汇总在表 26-1 中[2, 3, 6, 8, 10, 11, 13, 15, 17, 18]。

当插入固定装置时，股神经有潜在损伤的风险[18, 19]。

生物力学测试显示单向椎弓根螺钉的力学性能优于万向椎弓根螺钉，然而单向椎弓根螺钉操作困难[20]。

根据文献报道，经皮下骨盆前环内置固定架固定技术具有以下特点[2-4, 6-15, 17-27]。

- 大部分的骨盆前环损伤可以正常愈合。
- 大部分患者可以获得良好的复位。
- 一般建议术后 3～6 个月移除植入物。
- 在椎弓根进钉点常常有异位骨化出现，只有少部分患者出现较多的异位骨化。
- 股外侧皮神经激惹现象比较常见，植入物移除后可恢复正常。
- 只有少数患者会出现长期股外侧皮神经损伤的临床症状。
- 有损伤股神经的风险，可能导致相应的并发症。
- 部分患者出现骨盆前环骨折不愈合。

## 二、经皮下骨盆前环钢板内固定（SAPIP）

2012 年，有学者报道了经皮钢板内固定固定骨盆前环耻骨支骨折或耻骨联合损伤（骨盆桥接钢板）的方法[1]。有 2 种植入物可供选择。

- 长的重建钢板。
- 枕颈板钉系统结合椎弓根螺钉。

表 26-1 皮下内固定结果

| 作 者 | 年 份 | 样本量 | OTA | Postfx | OR 时间 | 随访时间（月） | No. | INF | LCFN | LOR | HO | IR |
| --- | --- | --- | --- | --- | --- | --- | --- | --- | --- | --- | --- | --- |
| Kuttner[2] | 2009 | 22 | 21×C | 21 | 41min | 29 | 19 | 1[a] | 7 | 1 | 0 | 17 |
| Gardner[3] | 2012 | 24 | 24×C | 24 | 未知 | 12 | 13 | 1[a] | 2 | 0 | 6 | 12 |
| Vaidya[10] | 2012 | 24 | 16×C | 16 | 未知 | 19 | 22 | 0 | 2 | 0 | 未知 | 16 |
| Vaidya[11] | 2012 | 96 | b | 未知 | 未知 | 15 | 91 | 3 | 27 | 3 | 32 | c |
| Müller[8] | 2013 | 36 | 36 | 36 | 30～60min | 18 | 31 | 2 | 6 | 未知 | 9 | 30 |
| Hoskins[6] | 2016 | 21 | 未知 | 19 | 51min | 12 | 19 | 3 | 12 | | 9 | 19 |
| Wang[15] | 2016 | 26 | 26×B | 0 | 57.9min | 8.2 | 26 | 0 | 2 | 未知 | 未知 | 26 |
| Dahill[17] | 2017 | 47 | 未知 | 未知 | 未知 | 38 | 47 | 2 | 34 | 2 | 0 | 45 |
| Fang[18] | 2017 | 43 | 未知 | 未知 | 未知 | 7.2 | 43 | 14 | 1 | 2 | 0 | 21 |
| Vaidya[13] | 2017 | 24 | 9×C | 未知 | 未知 | | | 1 | 1 | 2 | 11 | |

INF. 感染；LCFN. 股外侧皮神经损伤；LOR. 复位丢失；HO. 异位骨化；IR. 植入物移除
a. 浅表感染；b. 不清晰；c. 多数患者

### （一）解剖学背景

Moazzam 等研究了 SAPIP 过程中涉及的周围解剖结构和潜在的危险[28]。

该研究小组解剖了 5 具新鲜冰冻尸体，分析了钢板与股外侧皮神经、髂腹股沟神经、髂腹下神经、股神经、股动脉、股静脉、生殖股神经、精索及圆韧带的位置关系。上述解剖结构与钢板的平均距离＞1.5cm。只有精索与钢板的平均距离较小，约为 4mm，不过在手术过程中可以在直视下分离精索并安全放置钢板。

### （二）手术技巧

患者仰卧于可透视手术床上，一块较长的 3.5mm 的锁定重建钢板（14～18 孔）备用[1]。

术前计划包括根据标准骨盆模型预弯锁定重建钢板，同时根据骨盆损伤的形态，保证每一侧的髂嵴前缘至少可以拧入 2 枚螺钉并且耻骨联合处有 4 孔长度进行桥接。对于单侧的骨盆损伤，甚至可以考虑使用单侧钢板进行固定。

在髂前上棘处做 3cm 切口，和 SAPIF 一样，建立皮下通道，该皮下通道在腹外斜肌和腹直肌前缘、腹股沟韧带上缘，然后将预弯的锁定重建钢板插入皮下通道。

根据骨折类型，钢板固定方式有两种选择。

- 单侧钢板固定。
  - 切口：自髂前下棘向后方做 1 个 3cm 的切口，同时做 6～8cm 的 Pfannenstiel 切口。
  - 解剖：利用手指在腹外斜肌和腹直肌前缘、腹股沟韧带上缘钝性分离皮下通道，仔细辨认精索，然后将钢板放置在精索上方。
  - 钢板置入：将 14～18 孔的预弯钢板插入到皮下通道，钢板横跨在髂嵴前方到对侧耻骨结节。
  - 固定：在髂嵴上（平行于耻骨联合）各置入 1 枚普通螺钉和 1 枚锁定螺钉。
- 双侧钢板固定。
  - 切口：自双侧髂前下棘向后方做 1 个 3cm 长度的切口，同时做 6～8cm 的 Pfannenstiel 切口。
  - 解剖：利用手指在双侧腹外斜肌和腹直肌前缘、腹股沟韧带上缘钝性分离皮下通道，仔细辨认精索，然后将钢板放置在精索上方。
  - 第 1 块钢板置入：将 14～18 孔的预弯钢板插入到皮下通道，钢板横跨在髂嵴前方到对侧耻骨结节。
  - 第 1 块钢板固定：髂嵴处进行适当的螺钉固定，保证钢板在耻骨联合处与耻骨联合方向平行。
  - 第 2 块钢板置入：插入另外 1 块预弯的 14～18 孔钢板，同样从另外一侧的髂嵴前方横跨到对侧耻骨结节，在耻骨联合区域与第 1 块钢板重叠。
  - 第 2 块钢板固定：同样在髂嵴处进行适当固定，然后用 1 枚皮质骨螺钉固定耻骨联合处的 2 块钢板，再用锁定螺钉平行耻骨联合固定 2 块钢板。

上述内固定材料可使用枕颈板钉系统替代，可以使用单侧固定也可以进行双侧固定。

### （三）结果

首个临床试验对比了 SAPIP 方法和外固定架治疗骨盆损伤的疗效[5]，采用上述两种方法分别连续治疗了 24 例骨盆损伤的患者，与外固定架相比，SAPIP 方法有较少的伤口感染（钉道感染）和较少的手术部位疼痛发生，同时复位丢失和固定物松动的发生率较低。使用内固定治疗术后的复位效果更佳。植入物都常规取出。

> 对于骨盆损伤前环移位的患者，经皮下骨盆前环内置固定架提供了一个较好的临床替代方案（图 26-1）。

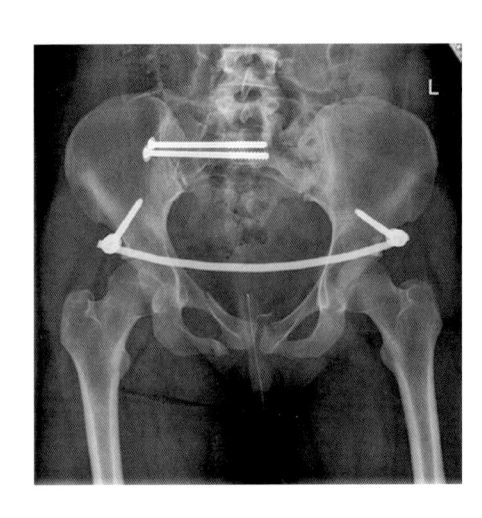

第 26 章 经皮下骨盆前环固定技术
Subcutaneous Anterior Pelvic Fixation

◀ 图 26-1 1 例经皮下骨盆前环内置固定架治疗骨盆环损伤的 X 线片

# 第 27 章 髂骨骨折
## Ilium Fractures

Axel Gänsslen    Jan Dauwe    著
林涨源    赵树山    译

髂骨骨折不常见，是不稳定或稳定骨盆环创伤的一部分，后者发生在真骨盆缘不受影响时，如髂前上棘（anterior superior iliac spine，ASIS）的撕脱性骨折（见第 37 章）或髂嵴/髂窝骨折，此外还包括涉及髂骨的骶髂关节脱位（见第 30 章）。单纯的髂骨骨折可以分为以下两种基本类型（图 27–1）。

- 髂骨翼骨折。
- 髂骨纵行骨折：从髂嵴开始，沿着髂窝到达骨盆缘，是 C 型不稳定骨盆骨折的后部。

### 一、髂骨翼骨折

髂骨翼骨折最常见的原因是在跌倒时髂骨外侧受到直接撞击（图 27–2）、骨移植取骨术后出现的不全骨折（图 27–3）、老年人群（图 27–4）或长期跑步者发生的应力性骨折[1]。

创伤性髂骨翼骨折早在 17 世纪就已经被提出，被称为"Duverney 骨折"[2]。这种骨折被描述为髂骨的横行骨折，Duverney 医生所描述的首位患者在伤后第 4 天死于脓毒性多器官衰竭。

这种骨折类型通常是稳定的。因此，在大多数情况下建议采取保守治疗。由于所承受暴力可扩大至骨盆，所伴随的损伤如腹部、血管和（或）神经系统的损伤也应仔细判别。

对于严重移位的受伤病例，如伴内部旋转畸形导致的巨大血肿形成、活动性疼痛或外观改变，应考虑切开复位和内固定（图 27–5）。仅有两个小型病例研究是针对这类骨折的。

Switzer 等报道了 695 例骨盆环断裂的存活患者中有 13 例（1.9%）在高能量横向撞击后出现了粉碎性/移位髂骨骨折[3]。所有的患者都受到了附加创伤，他们的平均创伤严重度评分（injury severity score, ISS）为 23 分，有 5 例患者（0.7%）仅有独立的髂骨翼损伤而不累及真骨盆缘/坐骨大切迹。

- 所有患者均有脱套伤（Morel-Lavallée 损伤）。
- 3/5 发生开放性骨折。

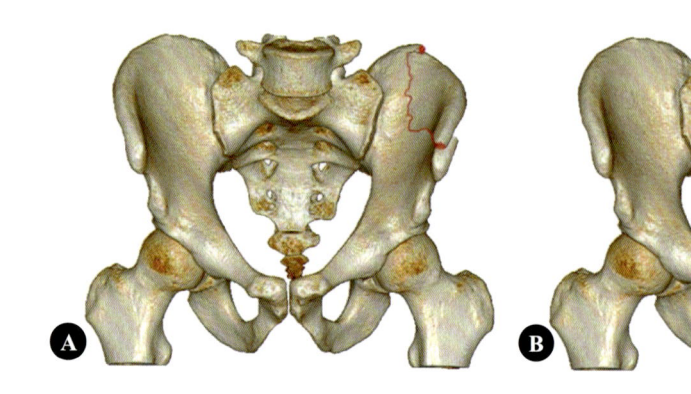

图 27–1 两类髂骨骨折
髂骨翼骨折（A）和髂骨完全骨折（B）

第 27 章 髂骨骨折
Ilium Fractures

- 1/5 发生动脉损伤。
- 全部采用切开复位和内固定（拉力螺钉 ± 钢板）治疗。
- 3/5 出现了术后并发症。

Abrassart 等的研究中，在 450 例高能量创伤后发生多发伤的患者中发现了 10 例髂骨翼骨折病例[4]。只有 1 例是单一的髂骨翼骨折，而大多数人还合并了头部、胸部、脊柱、腹部、泌尿系和（或）骨损伤。2 例患者由于肠道受压而进行了切开复位和内固定，2 例患者为开放性骨折。

一篇病例报道介绍了 1 例合并侧向压迫伤导致腰骶丛损伤的病例[5]。

> 年轻患者的髂骨翼骨折往往与软组织损伤有关，如开放性骨折、Morel-Lavallée 损伤和伴随而来的多发性损伤。

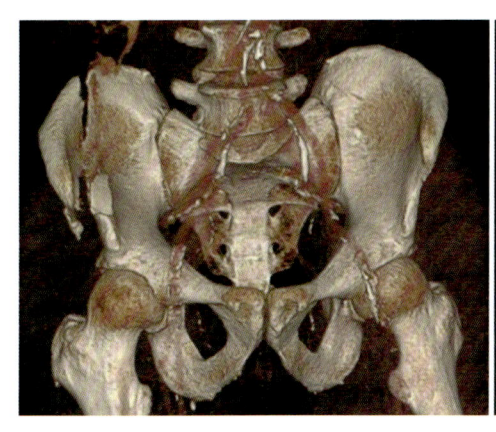

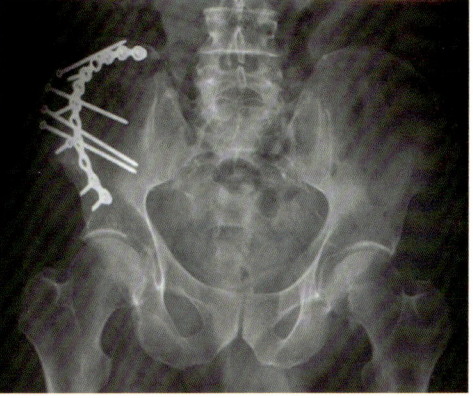

◀ 图 27-2 摔倒后右侧着地导致髂骨翼骨折（Duverney 骨折）。髂嵴螺钉结合髂窝钢板固定解剖重建髂骨翼

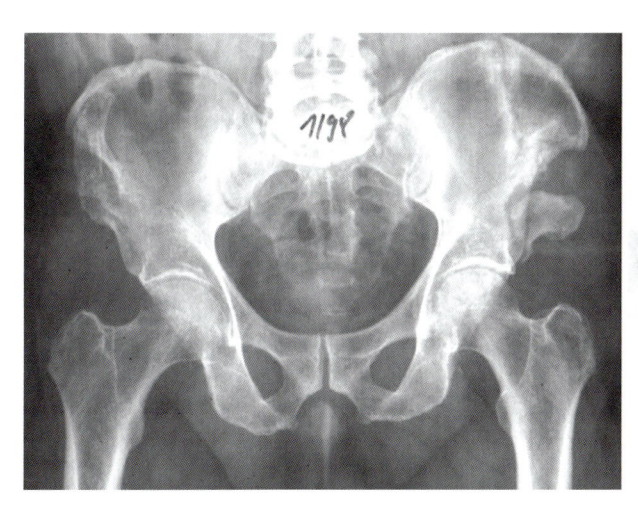

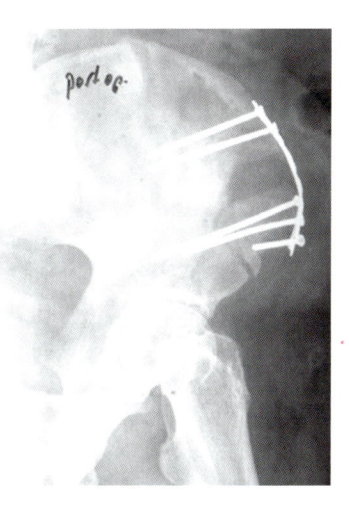

◀ 图 27-3 髂骨取骨术导致的髂骨翼不全骨折。使用 1/3 管形板塑形后固定骨折端，重新固定腹肌止点

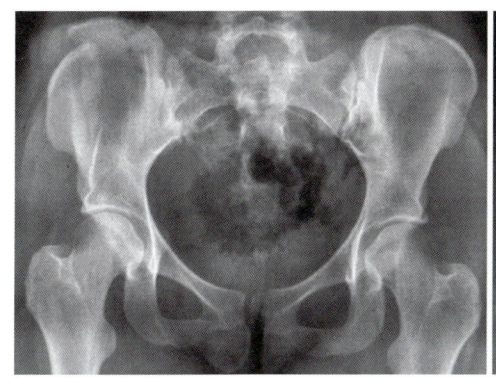

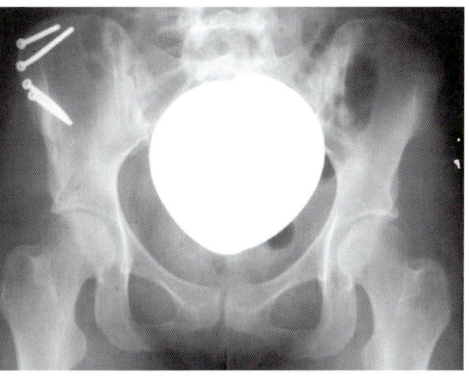

◀ 图 27-4 右侧髂骨翼骨折，单独使用螺钉固定

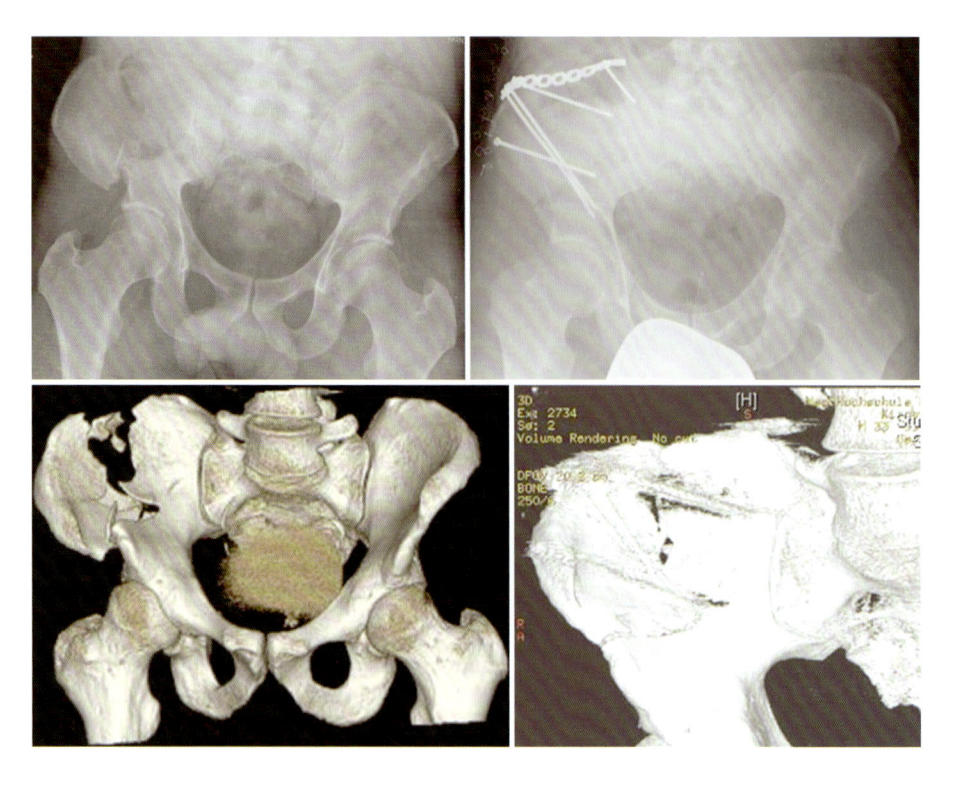

骨盆环骨折
Pelvic Ring Fractures

图 27-5 严重移位的髂骨翼骨折，使用塑形钢板和螺钉固定

## 二、髂骨纵行骨折

髂骨的纵行骨折曾被 Malgaigne 描述[6]，它常合并骨盆前环耻骨支骨折或耻骨联合损伤。

形态学显示骨折的起始点在髂嵴处，延伸至坐骨大切迹，所以有损伤臀上神经血管的潜在风险[8]。

髂骨周围有良好的肌肉覆盖，如髂骨外侧的臀部肌肉和内侧的髂腰肌，维持了相对的动态稳定，因此完全性髂骨骨折往往只发生轻微移位。

这类骨折是少见的。Switzer 等在 695 例高能量侧向撞击后骨盆环断裂合并前后部创伤的患者中仅发现 8 例此类骨折（1.1%）[3]，有 5 例（0.7%）的骨折延伸到了坐骨大切迹。

- 所有患者在盆腔血管造影中发现有局部动脉损伤。
- 脱套伤（Morel-Lavallée 损伤）和开放性骨折常见。
- 所有患者均接受了切开复位内固定（拉力螺钉 ± 钢板）治疗。

老年患者中，这类骨折更为常见。Rommens 在其"骨盆环脆性骨折的综合分型"中将这些骨折分为Ⅲa（单侧）型和Ⅳa（双侧）型。观察到单侧骨折占 8.2%，而双侧骨折不常见，仅占 0.8%[9]。

## 三、治疗指征

此类骨折是否需要固定取决于骨折的稳定性，与骨折类型是外伤性骨折或老年性骨折，以及骨折是否有移位无关。

### （一）髂骨翼骨折

由于这些骨折往往伴有明显的软组织损伤（开放性骨折，Morel-Lavallée 损伤），通常建议采用切开复位和内固定[3, 4]。相比之下，单纯摔倒后的老年性骨折可能是轻微的移位，因此，可以行非手术治疗。移位延伸到 ASIS 的骨折，当涉及腹股沟韧带时往往会进一步移位，这类骨折是手术的相对适应证，特别是在老年患者中[10]。

### （二）不完全髂骨骨折

一些罕见的病例表现为不完全性髂骨骨折，此时可以预判后环的稳定性是可靠的，所以应考虑非手术治疗。但保守治疗仅适用于骨折条件能够允许部分负重的情况下[10]。因此，老年患者是手术治疗的相对适应证[10]。

### （三）完全性髂骨骨折

在完全性髂骨骨折中，骨盆后环的完整性受到损害，因此，从脊柱到下肢的负荷转移也受到明显影响。

这些垂直骨折被归类为 C 型骨折[11]，导致骨盆后环不连续。

即使是轻微移位的骨折，也建议用手术的方式来稳定这些骨折。

## 四、髂骨骨折的切开复位内固定（ORIF）

切开复位内固定（open reduction and internal fixation，ORIF）适用于移位的髂骨骨折。标准化的手术方法已在文献中描述[10, 12-14]。

## 五、手术准备

手术应在静脉单次注射抗生素（第二代头孢菌素）后进行，一般需要插入导尿管，可以考虑加用氨甲环酸，通常情况下手术不会出现大量的出血。

## 六、患者体位

患者仰卧于可透视的手术台上（图 27-6），术中可进行标准的 X 线检查，如骨盆前后位、入口和出口位、闭孔斜位和髂骨斜位。腰部或臀部支撑可以帮助抬高患侧骨盆。图像增强器放置在患者的对侧。

## 七、铺巾

铺巾包括整个前部和同侧盆腔区域（图 27-6）。此外，同侧的下肢可单独铺巾，便于进行骨盆复位操作。

在膝关节下方放置额外的支撑装置，有助于保持膝关节和髋关节轻度屈曲，以松弛髂腰肌张力，方便骨折的复位操作。

## 八、体表标记和手术入路

标准的手术入路是骶髂关节前外侧入路（图 27-7），如 Olerud 入路或髂腹股沟入路的第一窗。

首先，在皮肤上用记号笔标记出所有体表标志：髂前上棘（ASIS）、髂嵴走行、髂骨结节。

沿着髂嵴做一个弧形切口。理想的起点是在髂结节区域 ASIS 后方约 5cm 处的髂结节水平，在髂嵴外侧延伸 1～2cm，并沿髂嵴向后方向越过其顶点。根据骨折的具体情况可以向前或向后适当延长切口。必须考虑到股外侧皮神经的走行。

## 九、手术解剖学

必须考虑股外侧皮神经的走行，因为它的主干通常在腹股沟韧带下方 15～20mm 处，髂前上棘（ASIS）的内侧离开骨盆，然后分成几个分支[15-17]。

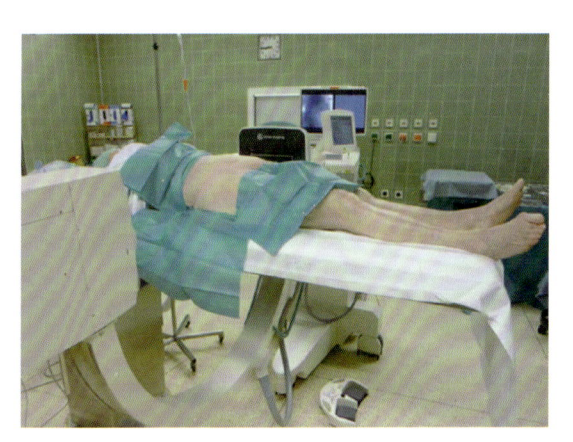

▲ 图 27-6 患者标准仰卧位，置于可透视手术床，骨盆区域铺巾包裹

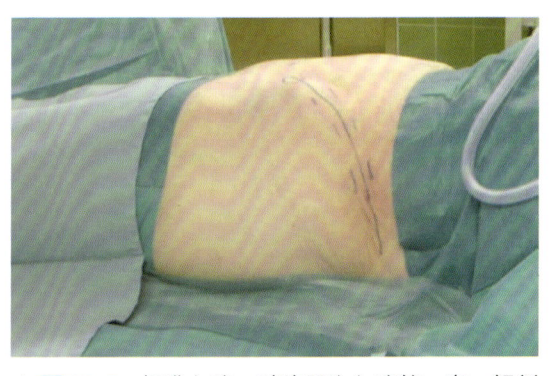

▲ 图 27-7 标准入路：髂腹股沟入路第一窗。解剖标志：髂前上棘，髂嵴

## 骨盆环骨折
Pelvic Ring Fractures

然而，据报道有 4%～13% 存在高度变异的分支会从髂前上棘外侧 5cm 处出骨盆。所以如果切口太靠起点（靠近 ASIS），可能会增加神经损伤的风险[18-20]。

在显露髂窝过程中，髂骨滋养孔动脉有可能被切断，导致除骨折部位外的出血（图 27-8 和附图 27-21）[21]。

在一项尸体研究中，Ebraheim 等确定滋养孔的位置在髂骨起始弧线（骨盆缘直线）后方 23.5mm 和骶髂（sacroiliac，SI）关节外侧 12.5mm，孔的大小为 1.8mm[21]。最近，Alla 等发现滋养孔距离真骨盆缘的最近点有 20.1mm，距离骶髂关节前部有 18mm[22]。由此发现风险区域位于稳定骶髂关节前方钢板的典型位置。

如需要进一步解剖到骶髂关节，特别是在暴露骶骨岬的外侧时，注意有损伤腰骶干的风险（图 27-9 和附图 27-21），其与前骶髂关节的距离只有 10mm[23]。

### 十、局部解剖

沿皮肤切口分离皮下组织后，确定腹外斜肌和臀部肌肉之间的连接。腹外斜肌通常略微向外侧延伸到髂嵴（见附图 27-21）。

在此连接处从外侧到内侧做筋膜切口，避免经肌肉分开，然后直接在骨膜下抬起这块肌肉"越过"髂嵴进入髂窝，整块肌肉应该留在骨膜以便重新固定。

髂窝从骨膜下分离，用骨膜剥离器将髂肌抬高直到真骨盆缘和（或）骶髂关节。骨膜下剥离可以保护髂嵴附近的相关血管供应（图 27-10）。由于神经在髂肌和腰肌之间走行，这种解剖方法不会伤害到神经。

抽吸血肿以确定观察到骨折形态，局部填塞可以减少失血量（图 27-11）。

向后方延长切口通常可以充分观察到纵行骨折的情况。而在一些髂骨翼骨折中，需要额外的向前延伸切口达到 ASIS，以便最佳地放置螺钉和钢板。

分离缝匠肌和腹股沟韧带附着点可以延长前方的剥离[10]。

在真骨盆缘附近，可以发现滋养孔动脉的滋养孔（图 27-8，图 27-9 和图 27-12）。通常情况下，可以观察到相关出血，这可以通过用骨蜡封闭滋养孔、临时局部填塞和（或）电凝控制出血。

骶髂关节很容易识别，因为大多数情况下可以触摸到脊柱隆起（图 27-12）。

只有当骨折线接近骶髂关节时，才有必要对骶骨的外侧进行解剖。然后，使用骨膜剥离器在骶骨肩部直接进行骨膜下剥离以抬起保护腰骶干。通常情况下，要插入 3 个 Hohmann 牵开器。

- 在真骨盆缘的钝性牵开器。
- 在骶髂关节前的钝性牵开器。
- 骶骨肩部外侧的锐性牵开器。

这些牵开器将髂肌、腰肌和腹部器官推开以完全显露髂窝。

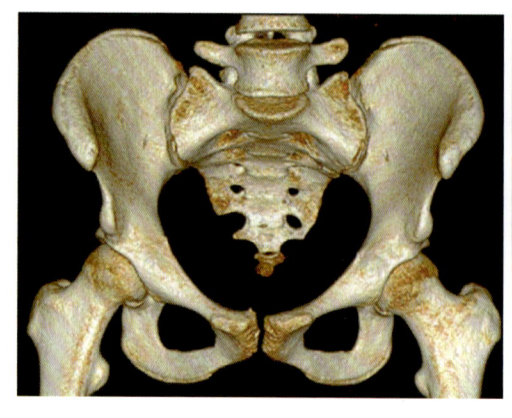

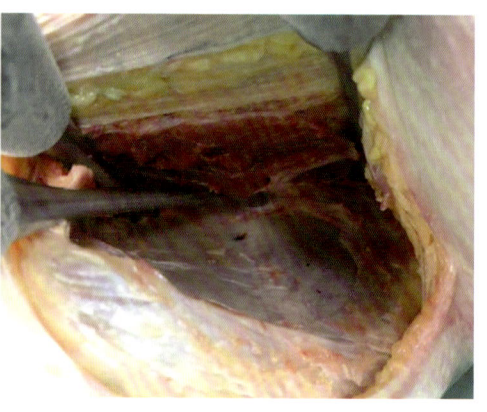

◀ 图 27-8 位于髂窝的滋养孔，创伤患者进行骨膜下剥离时可能导致出血

第 27 章 髂骨骨折
Ilium Fractures

## 十一、复位

可以用多种复位钳（Weber 钳，Farabeuf 钳）来复位。

在髂嵴处，使用不同的点状复位钳来加压骨折，另外小的 Farabeuf 钳可以帮助复位主要的骨折块（图 27-13）。在髂嵴处使用两个 3.5mm 的螺钉固定，可以复位旋转畸形，但是必须考虑到这可能会影响固定方案。

在髂嵴处或髂前下棘（anterior inferior iliac spine，AIIS）处临时插入 1 枚 Schanz 螺钉可以对前部的骨块进行操控。

在真骨盆缘附近，使用动力加压钢板固定可以复位移位的骨折。

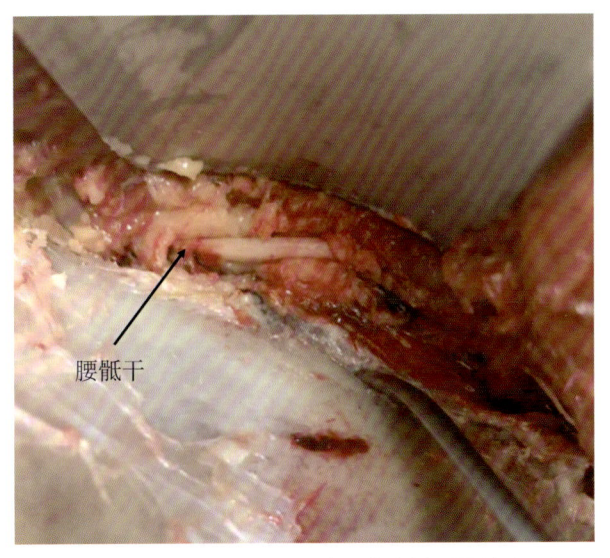

▲ 图 27-9　腰骶干位于骶髂关节内侧（用箭表示）

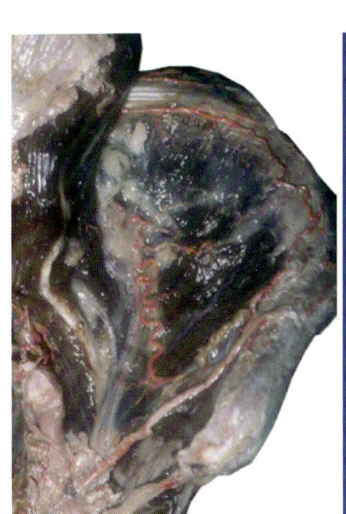

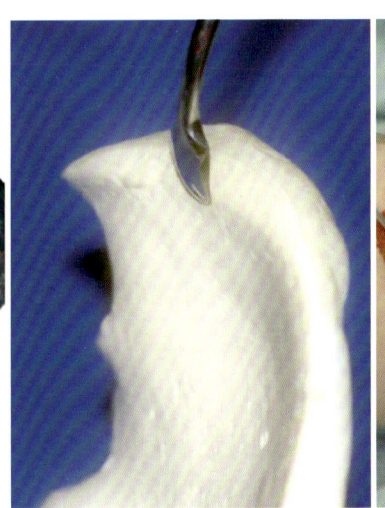

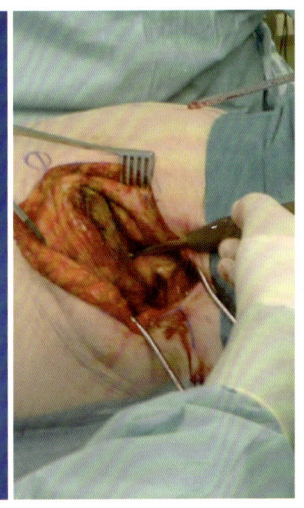

腰骶干

◀ 图 27-10　骨膜下剥离：保护髂嵴附近的血供，使用骨膜剥离器分离暴露髂窝

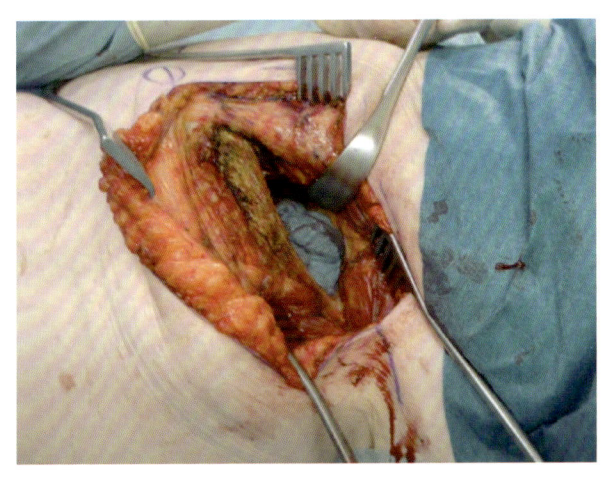

▲ 图 27-11　局部使用纱块填塞髂窝

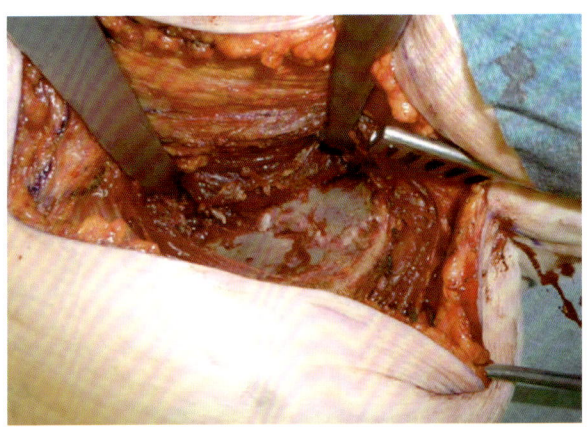

▲ 图 27-12　向上解剖至骶髂关节。左侧拉钩放置于骶髂关节前方，右侧拉钩放置于骶骨肩部外侧

261

Mast 提出了几个有趣的复位方法。
- Hohmann 牵开器用于减少重叠畸形：牵开器的尖端插入髂前和髂后的两个皮质之间，在转动 180° 后，弯曲的尖端提供了一个杠杆，用于重新达到复位[24]。
- 扁骨如髂骨平移的复位可以通过使用"Jungbluth"或 Farabeuf 骨盆复位钳进行操作，Jungbluth 复位钳更有优势，因为它除了允许压缩、旋转和成角外，还可以牵引骨折部位。

此外，Jeffrey Mast 使用 1 个小的（2～3 个孔）1/3 管状钢板来下压复位重叠畸形[25]。

## 十二、固定策略和生物力学

Simonian 等提出了几个固定髂骨纵行骨折的概念[8]。
- 髂嵴处的螺钉固定（图 27-14）。

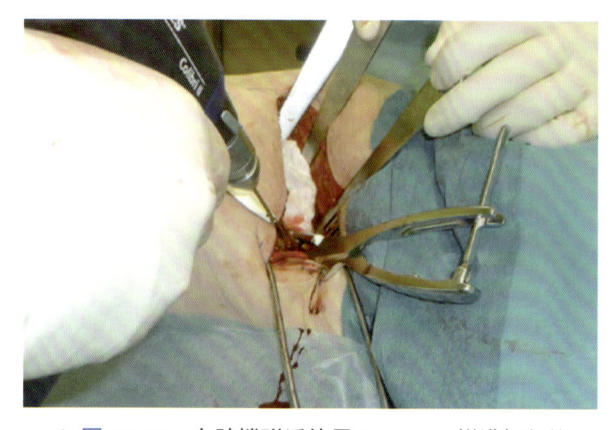

▲ 图 27-13 在髂嵴附近使用 Farabeuf 钳进行复位

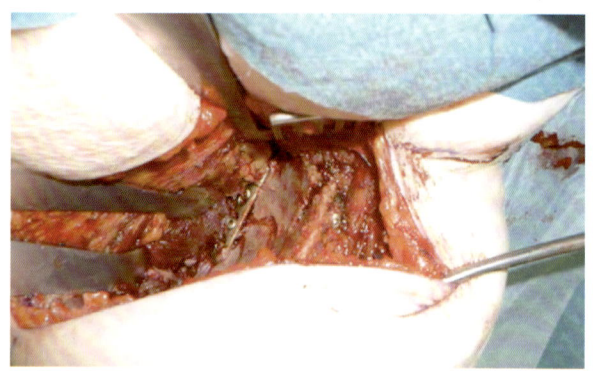

▲ 图 27-14 在靠近骨盆缘位置平行骶髂关节，使用钢板固定

- 髂嵴处髂骨内侧放置独立 4 孔 3.5mm 重建钢板。
- 双螺钉固定策略：第 1 枚螺钉（3.5mm）置于髂嵴，第 2 枚螺钉（4.5mm）通过髋臼上通道固定［AIIS 至髂后上棘（posterior superior iliac spine，PSIS）］（图 27-15）。
- 螺钉+钢板联合固定：1 个螺钉（3.5mm）置于髂嵴处，4 孔 3.5mm 重建钢板置于真骨盆缘（图 27-16）。
- 螺钉+钢板联合固定：4 孔 3.5mm 的重建板固定在髂骨内侧表面，另加螺钉（4.5mm）通过髋臼上通道固定（AIIS 至 PSIS）。
- 双钢板固定策略(2 个 4 孔 3.5mm 的重建钢板)：第 1 块钢板在髂嵴置于髂骨内表面，第 2 块钢板置于真骨盆缘（图 27-17 至图 27-19）。

针对这些方法的生物力学分析显示，髂骨螺钉联合骨盆缘钢板固定或髂骨螺钉联合 4.5mm 骨盆缘拉力螺钉固定的方法更有优势。

了解髂骨的解剖结构对于选择植入物位置是最重要的。

在髂嵴弧形方向周围和髂结节垂直方向周围有足够的骨质。此外，经典的髋臼上通道可以安全可靠地固定[26]。

在髂嵴处，可将足够长的 3.5mm 螺丝钉从 ASIS 或髂结节开始，从前向后或从后向前置入，螺钉的长度一般选用 60～100mm。

在骨盆缘，可以用一块与骨盆入口缘平行的钢板，这里有极好的骨质，且与骶髂关节附近的髂骨皮质密度相似。通常情况下，可以使用 4～6 孔的小钢板（重建板等）。

在简单纵行骨折中，使用从 AIIS 到 PSIS 的 4.5mm 甚至 7.3mm（空心）的螺钉在骨盆缘上方固定骨折。螺钉长度可达 140mm。

在髂骨翼骨折中，除了髂嵴螺钉固定外，横行骨折部分也可以用螺钉来处理，可在 ASIS 处向髋臼方向置入螺钉，在髂结节处穿过局部骨通道固定[27]。

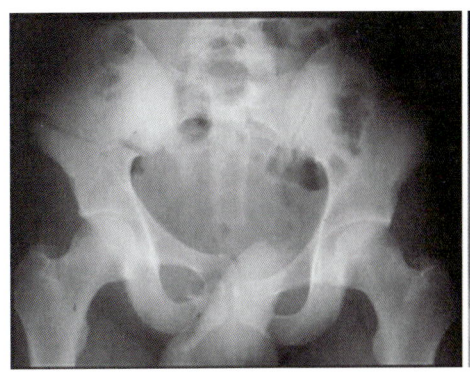

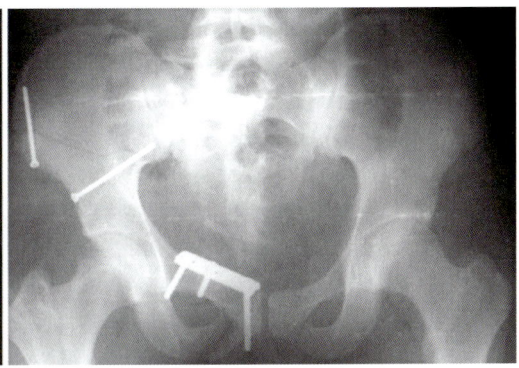

第27章 髂骨骨折
Ilium Fractures

◀ 图 27-15 髂骨完全性骨折：螺钉固定

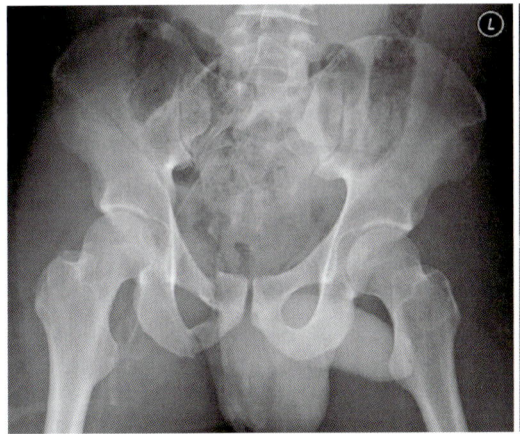

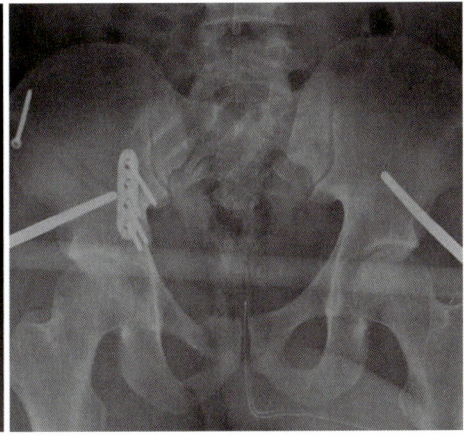

◀ 图 27-16 髂嵴螺钉结合骨盆缘钢板固定治疗髂骨完全骨折

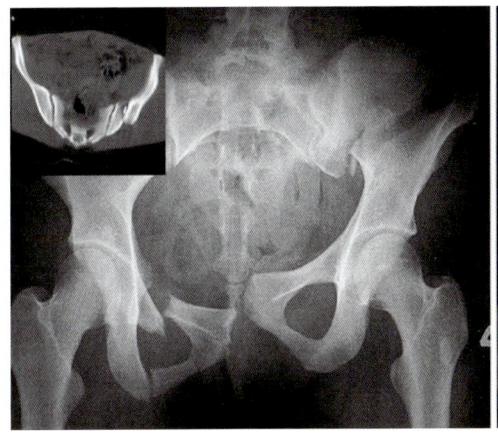

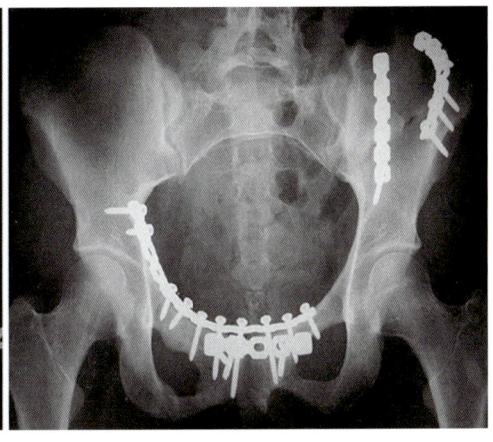

◀ 图 27-17 髂骨完全骨折使用钢板固定

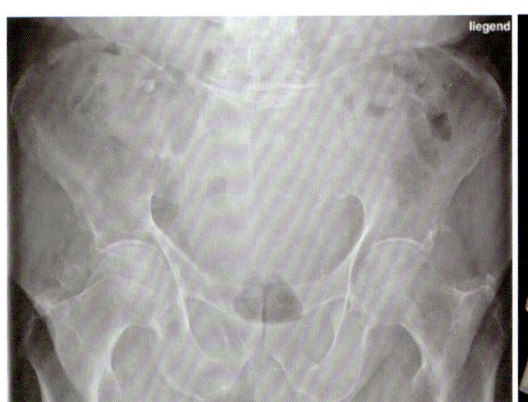

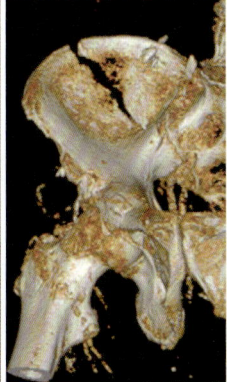

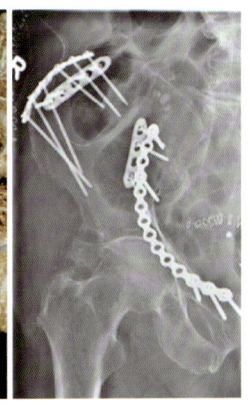

◀ 图 27-18 老年患者（87岁）髂骨完全性骨折。由于严重骨质疏松，使用多块钢板固定髂骨

263

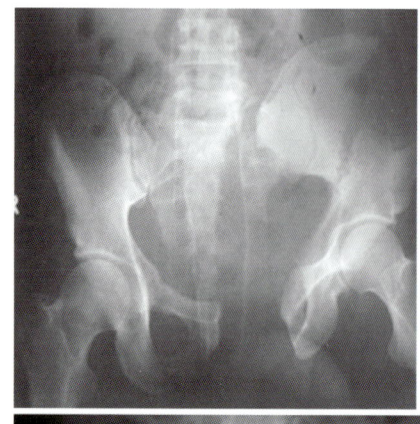

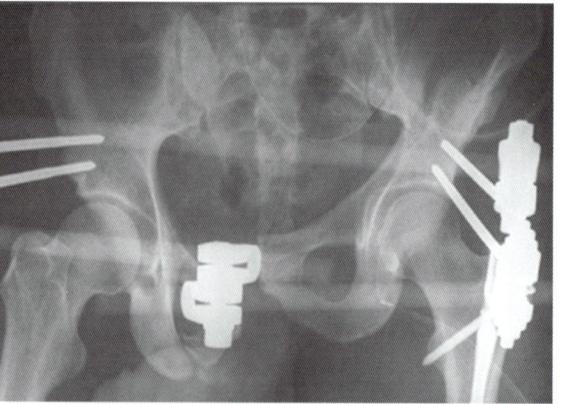

骨盆环骨折
Pelvic Ring Fractures

◀ 图 27-19 完全性骶骨和髂骨骨折。使用外固定架进行急救处理后，首先使用钢板和髂嵴螺钉固定髂骨和耻骨联合，然后使用 3 块骶骨钢板，从后路进行骶骨骨折切开复位内固定

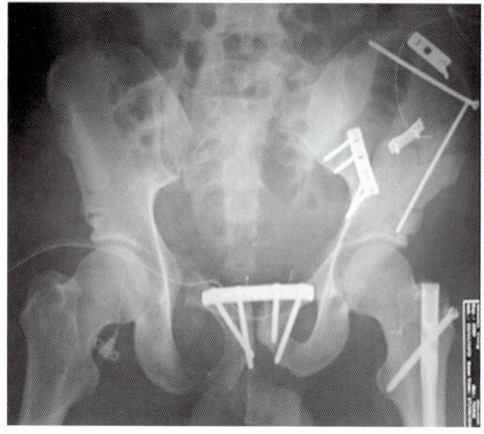

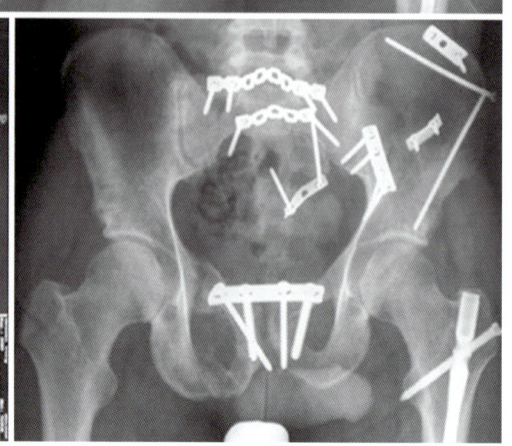

这些纵行骨折的愈合能力很好，因为髂窝周围有丰富的肌肉：内侧的髂腰肌和外侧的臀肌（图 27-20）。

### 十三、切口关闭

关闭伤口很容易，因为软组织/肌肉可以自行回到最初位置。通常在髂窝处放置一个深部引流管，直接缝合分离的腹壁肌肉，或者通过髂嵴上的钢板孔进行固定。髂嵴上的钢板孔可以帮助筋膜重建。在皮下缝合后关闭皮肤。

### 十四、术后护理

建议在 6 周内患侧承重 1/5 体重。不建议进行常规的内固定取出。当皮下出现松动的螺钉头时可考虑取出部分内置物。

### 结论

髂骨纵行骨折有很高比例伴随血管和软组织损伤。

在垂直方向上，C 型损伤通常使用标准化的固定理念进行固定。

髂骨翼骨折的固定取决于移位程度和伴随损伤。

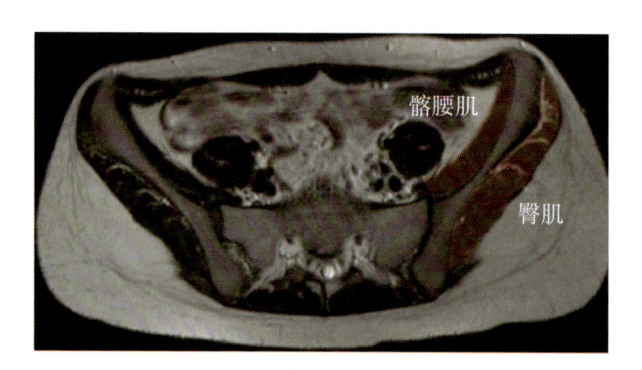

▲ 图 27-20 髂腰肌和臀肌包绕髂窝

## 附：体表标记及手术入路（图 27-21）

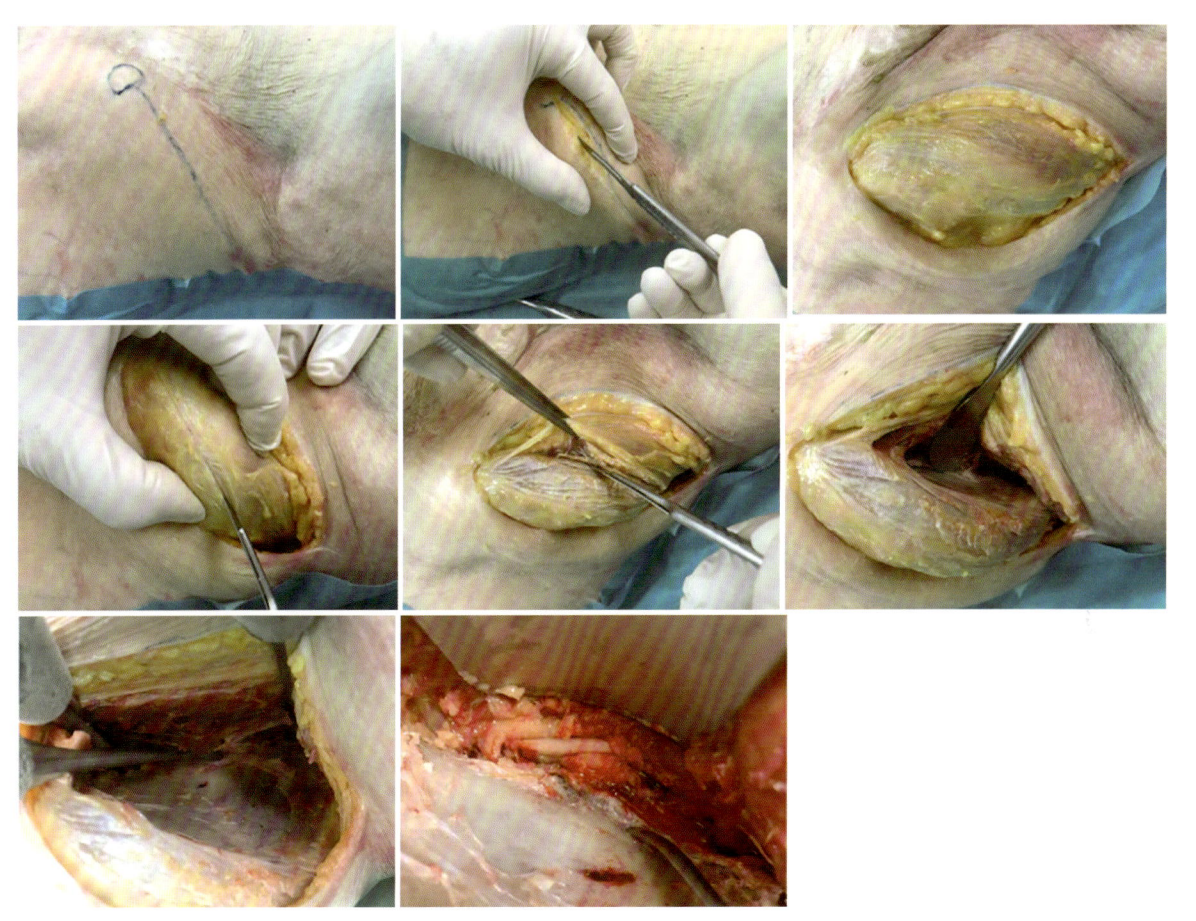

▲ 图 27-21　体表标记及手术入路

# 第28章 骶髂关节前路钢板固定
## Anterior Plating of the SI Joint

Jan Lindahl　Axel Gänsslen　Peter Grechenig　著
林涨源　祝　晟　译

Lambotte 在 1913 年描述了 1 例在铁路事故后发生耻骨分离和骶髂关节损伤，导致半骨盆后脱位的病例。该病例通过类似 Pfannenstiel 入路仅行耻骨钢丝固定治疗没有行骶髂（sacroiliac，SI）关节的固定[1]。但是，Lambotte 已明确指出对受伤的骶髂关节要选择螺钉固定。

历史上，闭合复位技术和石膏固定或牵引治疗是半骨盆脱位的首选方法[2-4]。

在一项创伤致死的尸体解剖研究中，C 型骨盆损伤伴随骶髂关节（C1.2 型）完全损伤与半骨盆的三平面移位有关[5]，移位通常是向头侧、向后和外旋的。此研究发现由于骨和韧带组织在关节内相互干扰，仅用牵引和骨盆外部操作进行闭合复位是不可能的。骶髂关节的稳定基于准确的复位和骶髂关节的正常几何形态，这可能导致操作受限，比如每个平面对侧关节面的凹凸不平及髂骨前的小骨嵴[6, 7]。

### 一、历史经验

第 1 例可能使用前路钢板固定骶髂关节的病例发表于 1985 年，患者发生了创伤后关节紊乱[8]。

用前路钢板固定创伤后骶髂关节损伤由 Olerud 团队和 Simpson 团队在 1987 年首次描述。

Simpson 等首次对骶髂关节脱位进行前方钢钉固定，并且还报道了前方腹膜后入路的前路钢板固定方法[9]。凭借他们的经验，开发了一种特别的 4 孔钢板。同年，Olerud 使用一个类似的钢板来固定骶髂关节[10]。

这一治疗原则适用于完全的单侧或双侧骶髂关节脱位，伴有或不伴有髂骨骨折。如果出现慢性不稳定或退行性病变并伴有相应的症状，应考虑关节融合术。

### 二、手术原则

骶髂关节的前路钢板固定的原则是基于 Olerud 的建议，即骶髂关节的桥接钢板接骨术。

### 三、生物力学

Marvin Tile 团队对合并耻骨联合和单侧骶髂关节脱位（OTA 61-C1.2 c5）的 C 型骨盆损伤进行了分析[11-15]，骶髂关节的前路钢板联合前环内固定使骨盆环的刚度达到 270N/mm。

Leighton 等分析了 OTA 61-C1.2 c5 损伤后的未经防腐处理的骨盆，模拟单腿站立[16]。耻骨联合用 2 块钢板固定，而骶髂关节用特殊设计的前方钢板固定。他们将这一方案与后路骶髂螺钉固定进行了比较，两种后方固定没有观察到差异，但均没有达到完整骨盆的刚度（仅有完整骨盆的 35%）。

Rieger 对这种损伤类型进行了相关研究，用 3 孔动力加压（dynamic compression，DC）钢板、骶髂螺钉和骶骨棒固定骶髂关节，前方钢板固定的刚度是骶髂螺钉的 85%[17]。

Comstock 等利用经过防腐处理的尸体模型模

拟 OTA C-1.2 c1 损伤[18]。前环没有固定，而骶髂关节分别是用 2 根骶骨棒、2 块前方骶髂关节钢板、2 枚骶髂螺钉或 2 枚骶髂螺钉联合 2 根骶骨棒固定。前方钢板达到了骶髂螺钉刚度的 84%。Yinger 等也得到了相似的数据[19]。

最近，Chen 等通过单腿站立模型，模拟 C 型损伤并分析了不同的后方骶髂关节固定策略，观察到最好的结果是使用角度为 60° 的 2 块 3 孔钢板，整体稳定性可与骶髂螺钉固定相媲美[20]。

钢板的位置不是最重要的，在平行和有角度的位置下负载极限均约为体重的 100%[21]。

目前看来前路骶髂关节钢板在生物力学上与骶髂螺钉固定一致，但生物力学数据在某些方面是相互矛盾的。然而，只有约 50% 的病例可以实现闭合解剖复位[22-24]，随着移位的增加，预计整体稳定性会下降[7, 25, 26]。

## 四、术前准备

手术在静脉单次注射抗生素（第二代头孢菌素）后进行，通常需要插入导尿管，氨甲环酸（1g 静脉注射）可以酌情使用。

## 五、患者体位

患者仰卧于可透视的手术台上（图 28-1），术中可进行标准的 X 线检查，如骨盆前后位、入口和出口位、闭孔斜位和髂骨斜位。腰部或臀部支撑可以帮助抬高患侧骨盆。图像增强器放置在患者的对侧。

## 六、铺巾

铺巾包括整个前部和同侧盆腔区域。此外，同侧的下肢可单独铺巾，便于进行骨盆复位操作（图 28-1）。

膝关节下支撑使膝关节和髋关节轻微弯曲，可以帮助释放髂腰肌的张力，方便骨折的复位操作。

## 七、体表标记和手术入路

骶髂关节的标准手术入路是前外侧入路，如 Olerud 入路[10]或髂腹股沟入路第一窗[27]。这种入路在 1941 年已经被应用于骶髂关节的化脓性感染清创术[28]。

首先，用记号笔在皮肤上标出所有相关的体表标志：髂前上棘（anterior superior iliac spine，ASIS）、髂嵴的走行和髂结节（图 28-2）。

沿着髂嵴做一个弧形切口，理想的起点是在 ASIS 附近，并在髂嵴外侧 1～2cm 处走行，沿髂嵴向后方越过其顶点。向前或向后延长切口至 PSIS 是可行的，或在 ASIS 上进行截骨也可行的[29]。

必须注意股外侧皮神经（lateral cutaneous femoral nerve，LCFN）的走行。

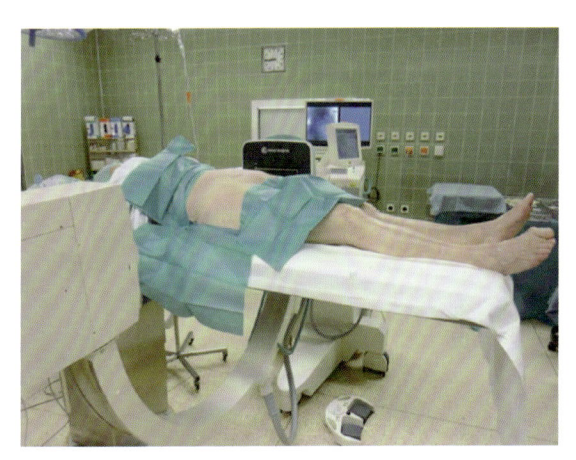

▲ 图 28-1 患者标准仰卧位，置于可透视的手术床，骨盆区域铺巾包裹

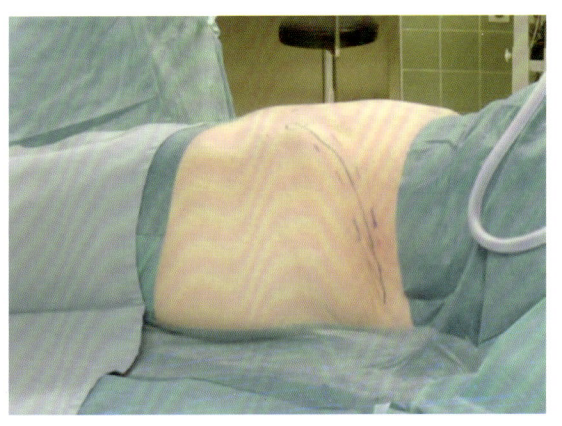

▲ 图 28-2 标准入路：髂腹股沟入路第一窗。解剖标志：髂前上棘，髂嵴

## 八、手术解剖学

必须考虑股骨外侧皮神经的走行，其主干通常就在腹股沟韧带下方 15~20mm 处，ASIS 内侧离开骨盆然后分成几个分支[30-32]。

但有报道表明，有 4%~13% 病例存在高度变异的分支会从髂前上棘外侧 5cm 处出骨盆。因此如果切口太靠近起点，可能会有损伤神经的风险[33-35]。

在显露髂窝的过程中，髂骨滋养孔动脉有可能被损伤（图 28-3），导致除骨折部位外的潜在出血[36]。

在一项尸体研究中，Ebraheim 等确定营养孔的位置在髂骨起始弧线（真骨盆缘直线）后方 23.5mm 和骶髂关节外侧 12.5mm，孔的大小为 1.8mm。最近，Alla 等发现营养孔距离真骨盆缘的最近点有 20.1mm，距离骶髂关节前部有 18mm[37]。由此发现风险区域位于稳定骶髂关节的前方钢板的典型位置。

如需要进一步解剖到骶髂关节，特别是在暴露骶骨岬的外侧时，注意有损伤腰骶干的风险（图 28-4），其与骶髂关节前缘的距离只有 10mm[38]。

髂嵴区域血供来自髂外动脉，在髂嵴顶下方几厘米处沿髂嵴内侧走形，还有旋髂深动脉的一个分支走形与髂嵴平行（图 28-5）[39]。

## 九、局部解剖

沿皮肤切口分离皮下组织后，确定腹外斜肌和臀部肌肉之间的连接处（图 28-6）。在这个连接处从外侧到内侧行筋膜切开，应避免经肌肉分离，然后直接在骨膜下剥离掀起这块肌肉"越过"髂嵴进入髂窝（见附图 28-18）。

整个肌肉的所有部分应保留在剥离的骨膜上，以便随后重新固定。

沿着髂骨的内表面解剖髂窝，使用骨膜剥离器抬起髂肌，直至到达真骨盆缘和骶髂关节（图 28-7）。由于神经在髂肌和腰肌之间走行，因此这样剥离不会伤害神经。进行血肿吸引和清除以识别完整的关节间隙。

在真骨盆缘附近，可以发现滋养孔动脉的滋养孔（图 28-3 和图 28-4）。通常情况下，可以观察到相关出血，可以通过用骨蜡封闭营养孔、暂时的局部填塞和（或）电凝控制出血。

识别和检查骶髂关节脱位很容易。髂肌和腰肌及腹部器官用长的 Langenbeck 拉钩向内侧牵开，即可触及骶骨的外侧部分。撕裂的骶髂前韧带和上韧带仍与骶骨和髂骨相连（图 28-8）。

在直视下，使用骨膜剥离器将骨膜从骶骨外侧肩部（骶骨翼）抬起来。必须避免向内侧滑移以保护好腰骶干（$L_5$ 神经根）。

通常放置 4 个 Hohmann 牵开器（图 28-9）。

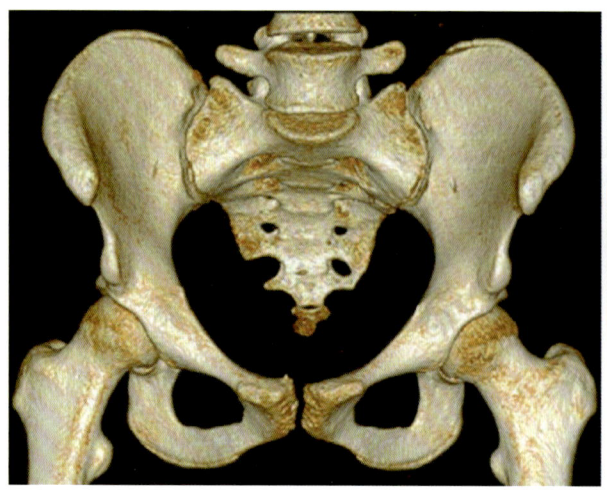

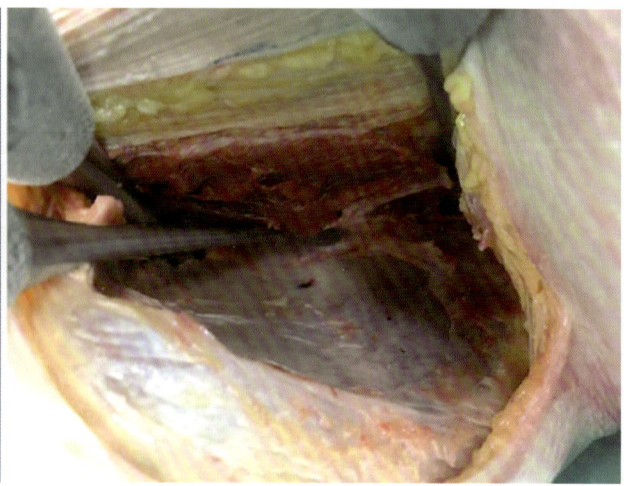

▲ 图 28-3　位于髂窝的滋养孔，创伤患者进行骨膜下剥离时可能导致出血

- 在骶骨后部的钝性牵开器。
- 骶髂关节前方的钝性牵开器，与骶髂关节平面成 60°～80° 角放置。
- 两个打入髂骨翼内的锐性牵开器（在骨膜下），在距关节＜15mm 处。

这些拉钩将髂肌、腰肌和腹部器官内移，以完全抵达髂窝和骶髂关节，特别是内侧和前侧。除此之外，也可将 2.5mm 或 3mm 的克氏针打入髂骨外侧，以牵开软组织。

### 十、关节清创

解剖后，使用关节撑开器扩大骶髂关节（图 28-10）。关节面在直视下进行探查和清创，移除软骨或骨质碎片。如出现广泛的软骨损伤，应考虑进行原位关节融合术。

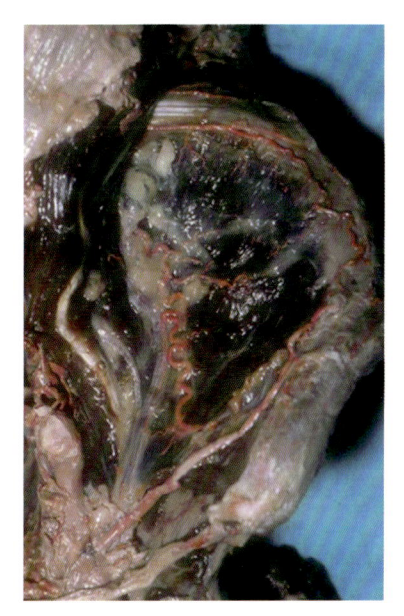

▲ 图 28-5　髂嵴周围的血供

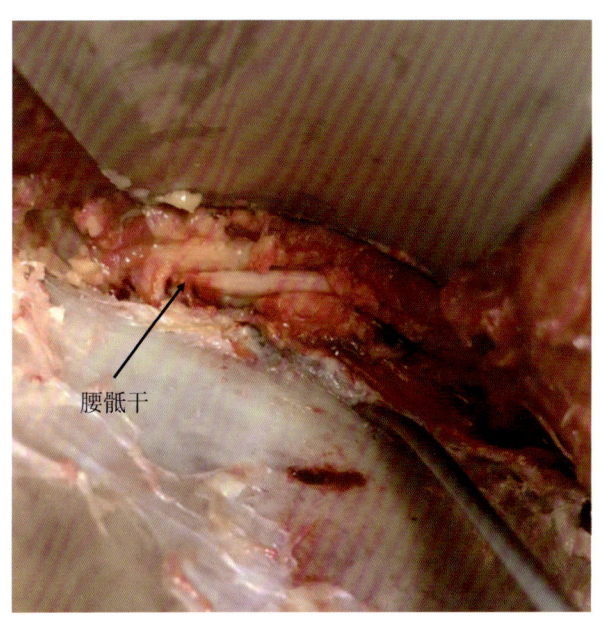

▲ 图 28-4　腰骶干位于骶髂关节内侧（用箭表示）

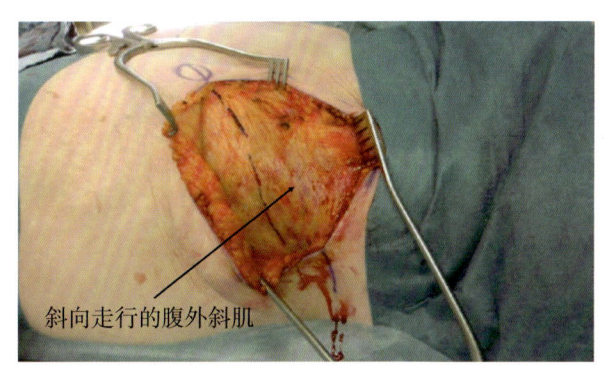

▲ 图 28-6　辨认腹外斜肌

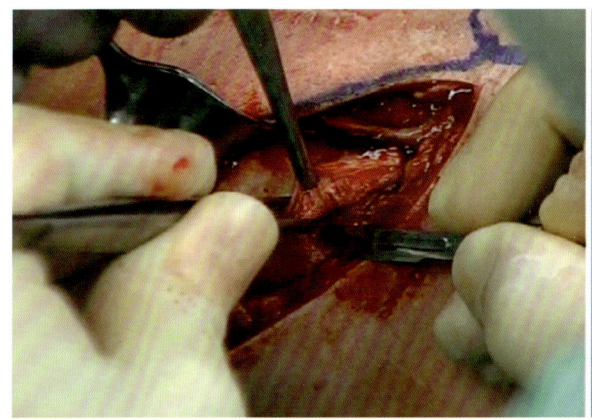

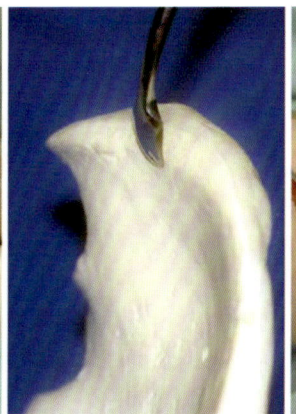

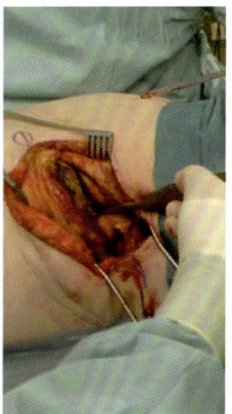

▲ 图 28-7　骨膜下剥离：保护髂嵴附近的血供，使用骨膜剥离器打开髂窝

骨盆环骨折
Pelvic Ring Fractures

## 十一、复位

完成上述流程后可进行复位。

**技巧**：在开始任何复位操作之前，建议在骶部打好螺钉孔，因为这样可以直接看到潜在的螺钉通路和骶骨个性化的解剖结构关系。尤其是有助于后方钻孔，因为大多骶骨的解剖结构呈现出"阳台（balcony）"型。这种操作有利于观察到：在皮质骨钻孔后，钻头进入后骨间韧带，然后再进入骶骨后侧部分的松质骨。

如果视野不佳，也可以将一根长的克氏针插入骶髂关节，以利于定位导向。

**技巧**：在开始复位操作之前，从外侧插入1根2.5～3.0mm的克氏针（如骶髂螺钉导针）到骶髂关节，以便临时固定复位后的关节。

有多种不同的复位操作选择，且有多种复位钳可以帮助复位（图28-11）。

- 牵引腿部，结合内旋直接手法侧向压迫骨盆。
- 将连接有T型手柄的Schanz螺钉在髂结节处或髋臼上通道前部插入髂嵴，用来操作半骨盆（操纵杆技术复位）。
- 在髂嵴处用Farabeuf钳或点状复位钳对半骨盆进行操作。

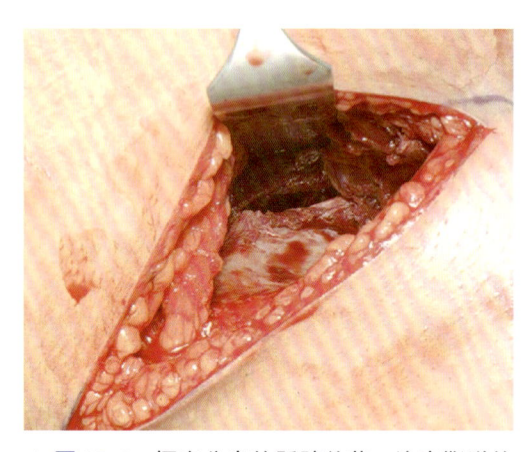

▲ 图 28-8 探查分离的骶髂关节，注意撕脱的韧带纤维组织

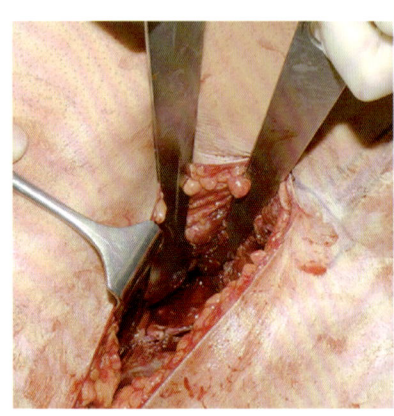

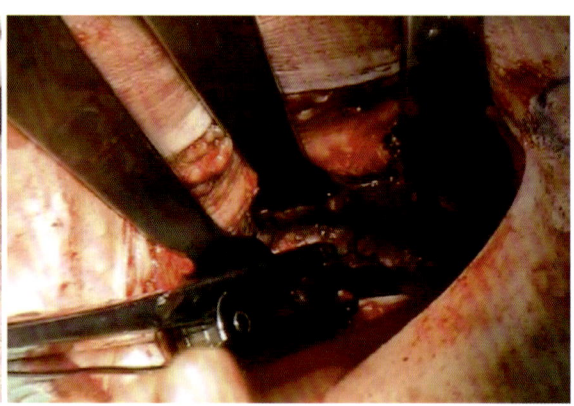

◀ 图 28-9 放置牵开器直视骶髂关节

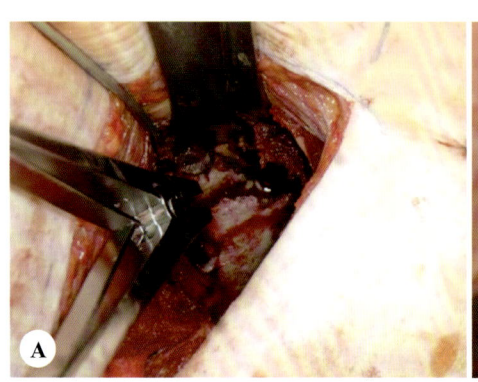

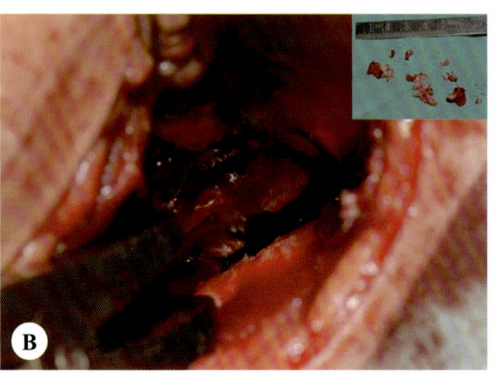

◀ 图 28-10 A. 使用椎板撑开器打开关节。B. 用椎板撑开器撑开关节后进行清创

- Farabeuf钳复位术：将2枚4.5mm的螺钉插入骶骨肩部和靠近骶髂关节的髂骨内；将螺钉夹在Farabeuf钳的侧耳；Farabeuf钳可以控制压缩、旋转和头-尾方向操作。
- 小型Jungbluth钳复位术：将2枚4.5mm的螺丝钉插入骶骨肩部和靠近骶髂关节的髂骨内；螺钉置于Jungbluth钳的侧耳，Jungbluth钳可以控制牵拉、压缩、旋转和头-尾方向操作。
- 使用钢板进行间接复位：将4.5mm的钢板固定在骶骨外侧；置入髂骨螺钉可以使向尾部移位的半骨盆复位，反之亦然。
- 使用大号非对称点式复位钳：长的侧钳放在骶骨前部，而短的侧钳放在髂骨外侧。

在靠近关节面的所有复位操作中，应该考虑最终固定钢板的位置。

## 十二、植入物选择

可用于前方钢板接骨术的植入物：平行的3.5mm动力加压（DC）钢板[13]，大的（4.5mm）或小的（3.5mm）重建钢板[40-43]，或改良的方形钢板（骶髂关节钢板）[44,45]。作者的经验是，3.5mm的重建钢板薄弱，经常导致螺钉断裂。

窄的3孔动力加压（DC）钢板与其他类型的钢板相比，具有更高的刚性并可用6.5mm的松质骨螺钉固定在骶骨松质骨上[46]。

## 十三、内固定策略

钢板的位置是不是最重要的，因为生物力学数据表明，平行和倾斜的位置并不影响稳定性[21]。

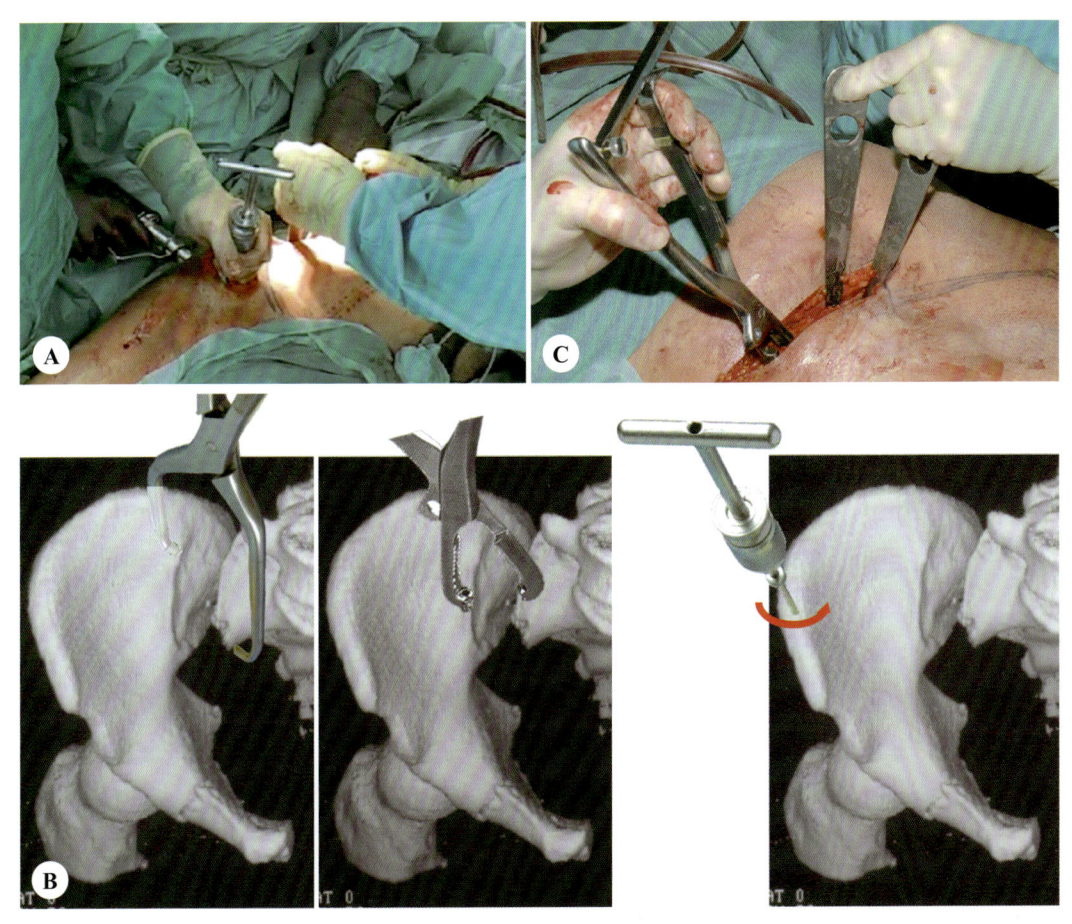

▲ 图28-11 A.可以采用的辅助复位方法：在用连接T形手柄的Schanz螺钉对半骨盆进行手法复位后，使用经皮克氏针固定复位的骶髂关节。B.可以使用的辅助复位工具：非对称复位钳，Faraboef钳，连接T形手柄的Schanz螺钉。C.术中所见：使用置于髂嵴的Faraboef钳对半骨盆行手法复位

从解剖学的角度来看，建议钢板的角度保持60°～90°，因为这可以使螺钉在髂骨上有足够的长度（图 28-12 和图 28-13，附图 28-18）。

通常情况下，在复位之前已经进行了骶骨钻孔。用于复位的螺钉或螺钉孔也可用于最终的钢板固定。通常情况下，钢板根据局部的解剖结构进行预弯（图 28-14），第一块钢板固定在骶骨侧，沿着靠近骨盆缘的方向。然后，将两个髂骨螺钉钻孔置入，置入坚硬骨质的前方螺钉长度最多可达到 50mm。

后方钢板指向后髂嵴。因此，对于后方的髂骨螺钉，钻孔的方向是向背内侧。螺钉长度最长可达到 50mm。

在极少数的情况下，在同一仰卧位上可经皮置入骶髂关节螺钉来加强内固定。

### 十四、切口关闭

关闭切口是容易的，因为软组织 / 肌肉会自行回到最初的位置。可以考虑在髂窝处放置一个深部引流管。分离的腹壁肌肉直接缝合，或者通过髂嵴上的钢板孔进行经骨固定重建筋膜。在皮下缝合后，以标准化流程关闭皮肤。

### 十五、术后护理

术后 6 周内建议负重不超过体重的 1/5。不建议常规将植入物取出，皮下螺钉头松动可以考虑植入物部分取出。

### 十六、结果

前方骶髂关节钢板的临床研究十分有限（图 28-15 至图 28-17）。

Leighton 等报道了他们多中心研究的结果，42 例骶髂关节完全移位后用前方方形钢板固定的患者被纳入研究[47]。其中，100% 的患者获得骨愈合，且 80% 的患者达到解剖复位，没有发现植入物失败的病例。

Ragnarsson 等报道了 23 例骶髂关节前方钢板固定后的患者[45]。82.6% 的患者实现了关节解剖重建。6 例患者出现了手术相关的并发症：1 例血肿、1 例深度感染、1 例腰骶丛损伤、1 例 LCFN 损伤，1 例骨不连和 1 例复位欠佳。

在中位数为 70 个月的临床随访中，有 2 例患者出现相关疼痛（出现额外的腰骶部疼痛）、17 例患者步态正常、4 例患者有轻微的坐姿不适、1 例患者出现勃起功能障碍。术前或术后有神经功能障碍的 10 例患者神经症状没有恢复。影像学结果没有发现继发性脱位，23 例患者中有 22 例植入物位置相同。

Gänsslen 等报道了 27 例骶髂关节脱位的患者[46]。除 1 例外，均为高能量创伤导致的损伤。平均创伤严重度评分（injury severity score，ISS）为 23 分（9～50 分）。5 例患者出现原发性腰骶丛病变（18.5%），3 例患者死亡（平均 ISS 为 39 分）。

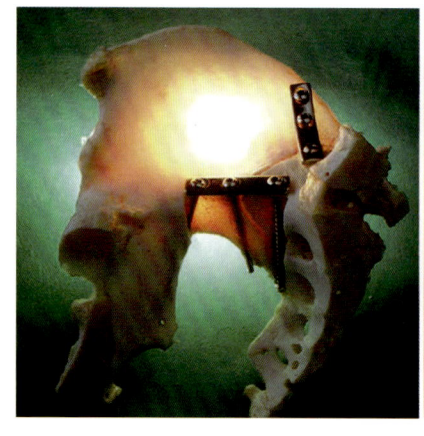

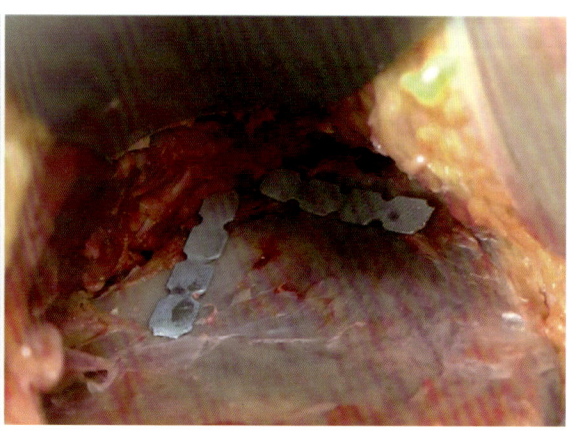

◀ 图 28-12　建议钢板放置呈 70°～90°

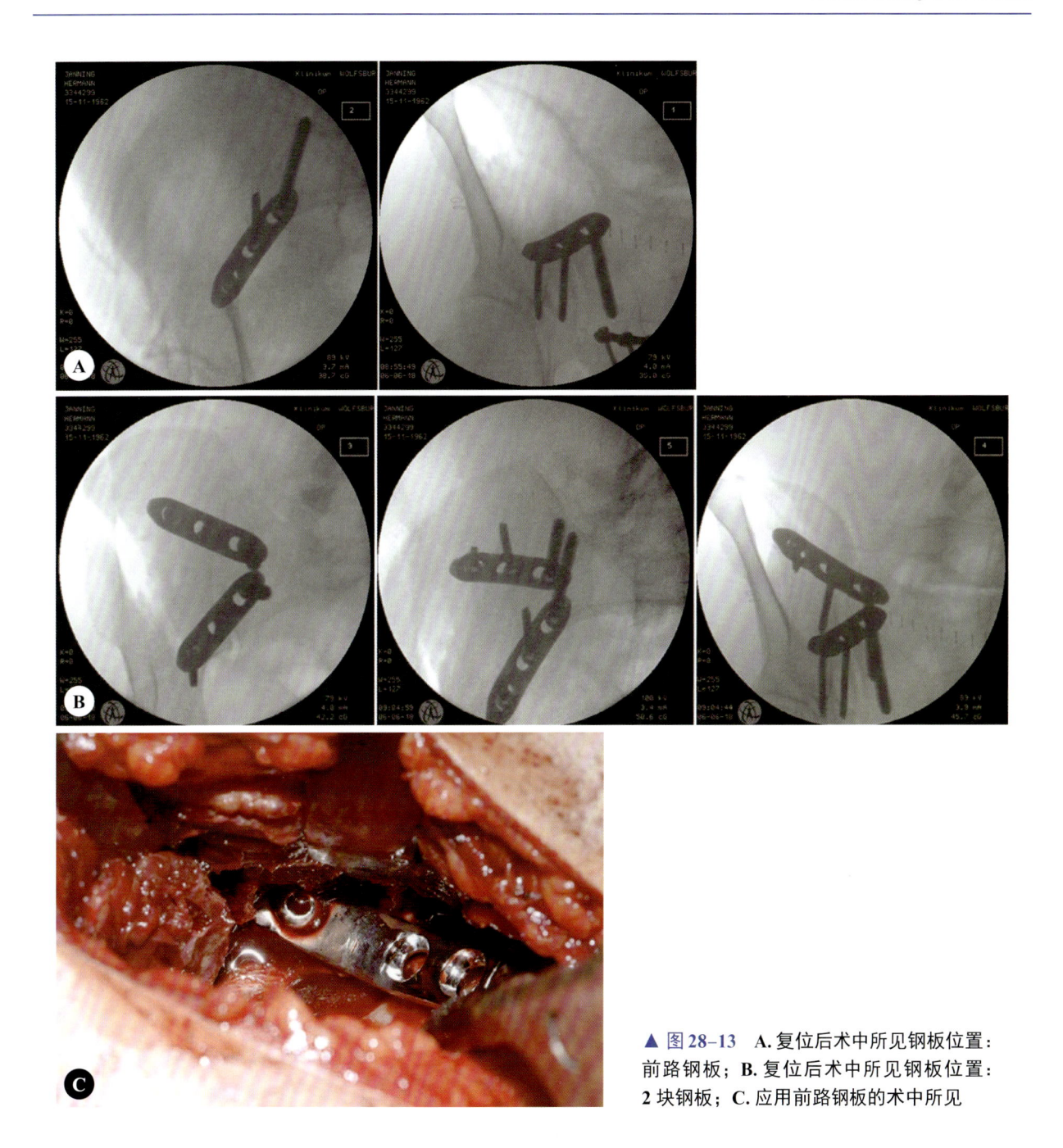

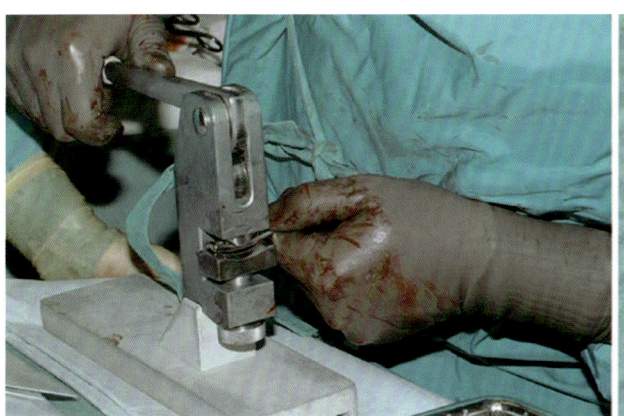

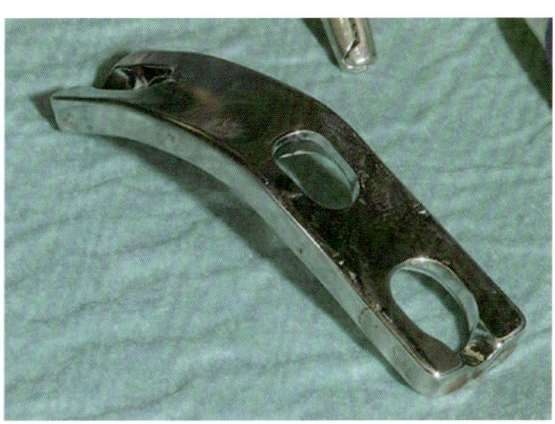

第 28 章　骶髂关节前路钢板固定
Anterior Plating of the SI Joint

▲ 图 28-13　A. 复位后术中所见钢板位置：前路钢板；B. 复位后术中所见钢板位置：2 块钢板；C. 应用前路钢板的术中所见

▲ 图 28-14　钢板预弯

273

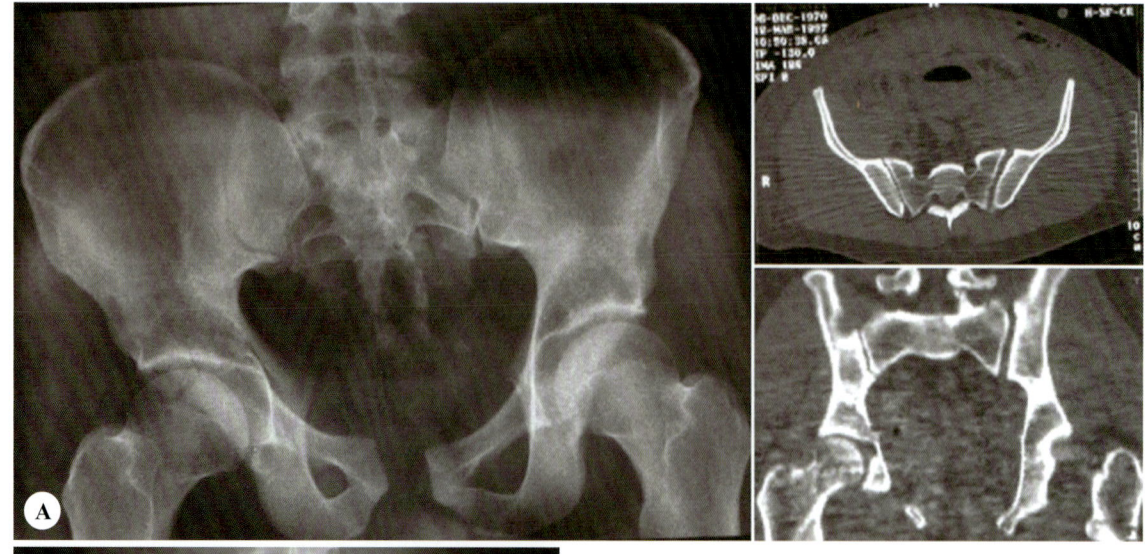

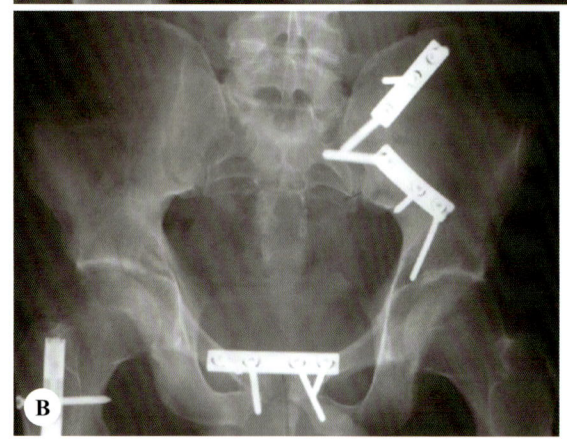

▲ 图 28-15　A. 左侧骶髂关节分离（CT 检查提示骶髂关节间隙平行增宽），耻骨联合分离，右侧无移位的髋臼骨折；B. 前路钢板固定骶髂关节和耻骨联合。髋臼骨折保守治疗

在计算机断层扫描（computer tomography, CT）检查中，患侧骶髂关节的平均移位为 16mm（8~30mm），平均手术时间为伤后 5 天（1~18 天）。观察到 1 例深度感染、3 例深静脉血栓和 2 例医源性神经损伤（股外侧皮神经损伤）。

16 例患者在受伤后平均 63.2 个月（1~14 年）后可以进行随访，81.3% 的患者达到解剖愈合，其余患者在 CT 检查中显示最大移位为 2~4mm，没有观察到继发性植入物置入失败（松动、二次移位）。

10 例中有 9 例患者接受了 CT 检查的随访，观察到骶髂关节的退行性改变：8 例前部骨质增生、4 例骶髂关节炎和 1 例关节强直，其中 7 例患者的对侧骶髂关节"正常"。

Elmanawy 等报道了 10 例患者，都是在高能量创伤后接受了前方骶髂关节钢板治疗[48]。手术平均在伤后 9 天进行，所有关节达到愈合，3 例末次随访中发生后方疼痛，1 例患者发生暂时性足下垂。1 年后随访结果显示，根据 Majeed 评分 3 例优秀、6 例良好和 1 例差。

此外，还有一些应用前方钢板的病例报道得到了满意的结果[49-51]。

最近，有几个研究比较了用前方钢板与骶髂螺钉固定骶髂关节脱位，但是这些数据的结果并不明确。

Li 比较了 32 例使用骶髂螺钉固定和 32 例前方钢板治疗的 Tile C 型损伤患者[52]。

与预期符合，骶髂螺钉组中手术时间、失血量、伤口长度和住院时间明显较少。详请如下。

- 骶髂螺钉固定后的并发症发生率较低（3.1% vs. 21.9%）。
- 骶髂螺钉固定后复位质量（≤4mm）更好（75% vs. 56.3%）。

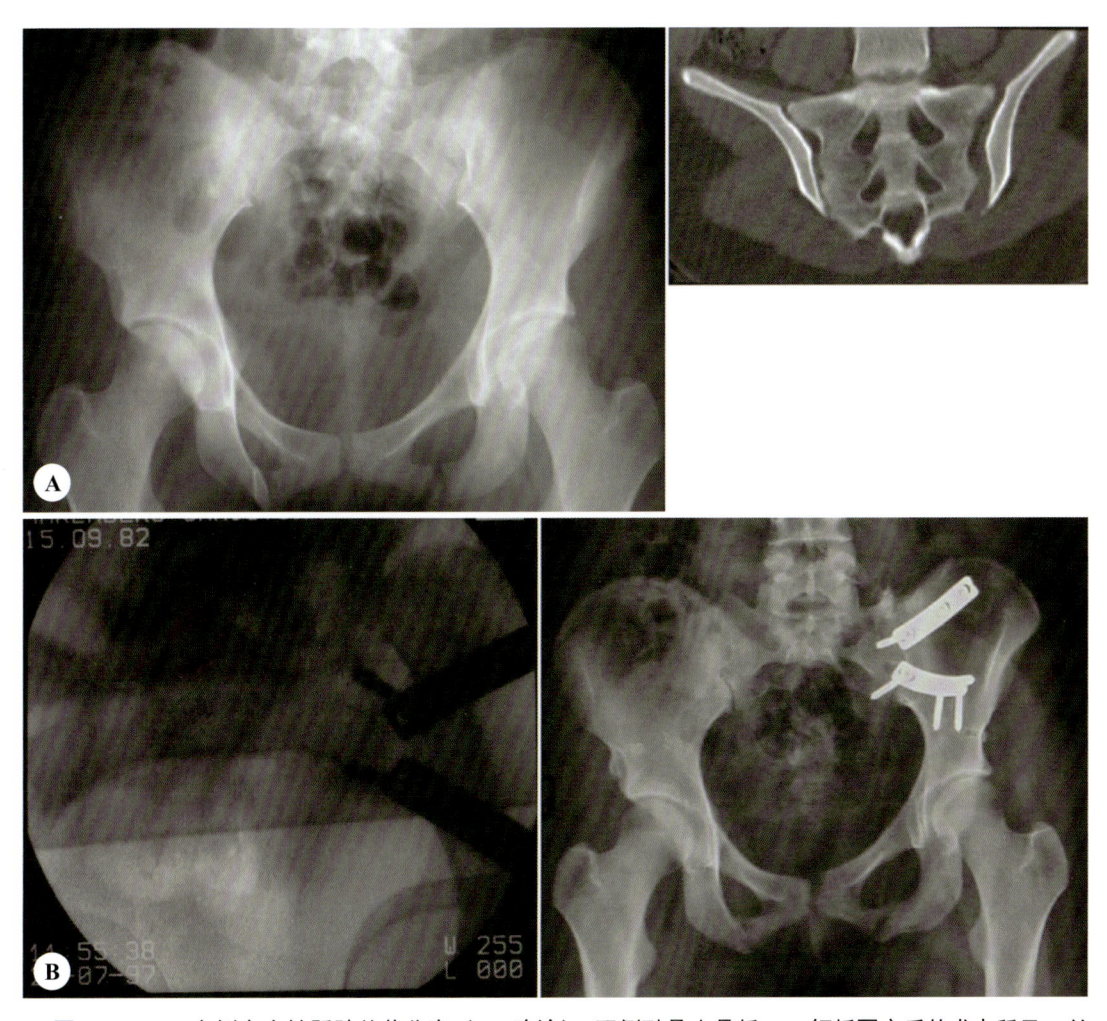

第 28 章 骶髂关节前路钢板固定
Anterior Plating of the SI Joint

▲ 图 28-16　A. 左侧完全性骶髂关节分离（CT 确诊），双侧耻骨支骨折；B. 钢板固定后的术中所见，以及 1 年后随访的 X 线片

- 骶髂螺钉固定后，Majeed 评分≥84 分的情况更常见（93.8% vs. 56.3%）。

Gu 等对 78 例患者进行了分析，其中有 68 例 Tile B 型和 10 例 C 型损伤[53]。其中，26 例患者接受了骶髂螺钉固定治疗，26 例采用重建钢板或 T 型钢板治疗，还有 26 例用特别设计的前方骶髂关节钢板固定治疗。由于 C 型损伤的数据较少，因此无法进行相关的统计分析。

Tan 等比较了 25 例 C 型损伤的患者前方钢板固定或计算机导航下行骶髂螺钉固定[54]，发现骶髂螺钉固定后观察到的并发症较少，而复位的质量、功能及临床评分区别不大。

Zhang 等比较了 38 例使用骶髂螺钉固定的患者和 32 例使用前部钢板固定的患者的结果[47]。

所有病例达到愈合且没有观察到骨不连。

包括以下主要结果。

- 骶髂螺钉组的平均失血量较少（287ml vs. 426ml）。
- 骶髂螺钉组的平均透视频率增加（15.8s vs. 3.94s）。
- 骶髂螺钉组观察到更多令人满意的复位（＜4mm）（86.4% vs. 78.1%）。
- 临床评分（Majeed≥84 分）为 84.2% vs. 87.5%。
- 前方钢板固定后的并发症发生率较低（15.8% vs. 9.4%）。

骶髂螺钉固定后，3 例出现了医源性腰骶丛神经损伤，1 例出现螺钉松动但没有继发关节脱位，还有 2 例出现软组织感染。

275

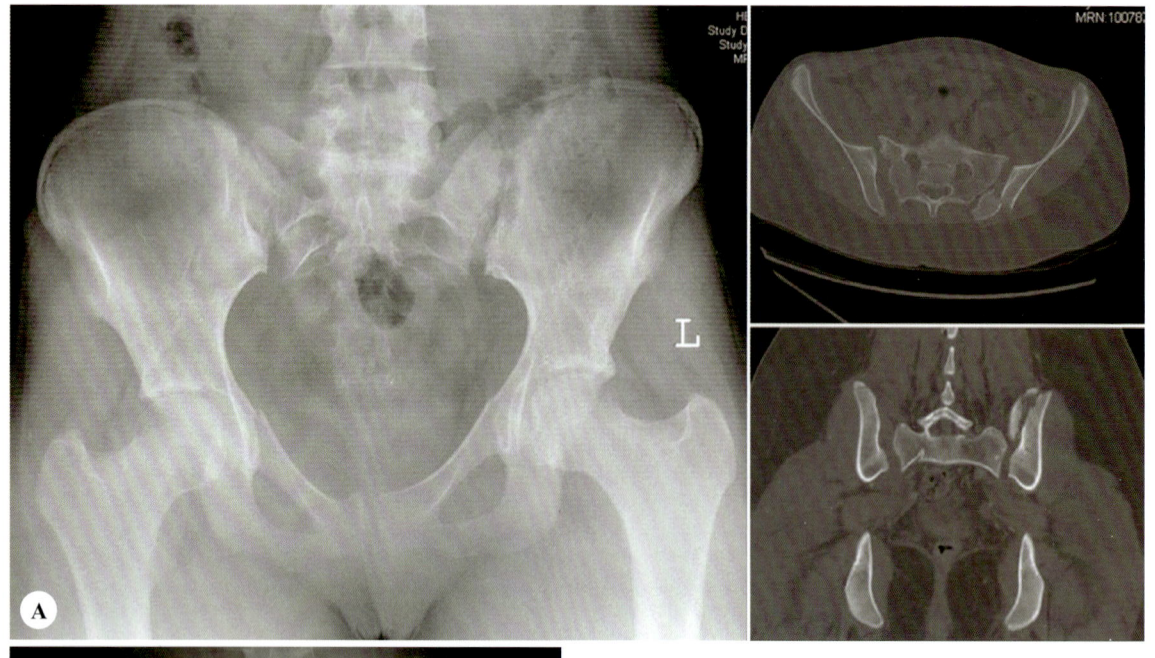

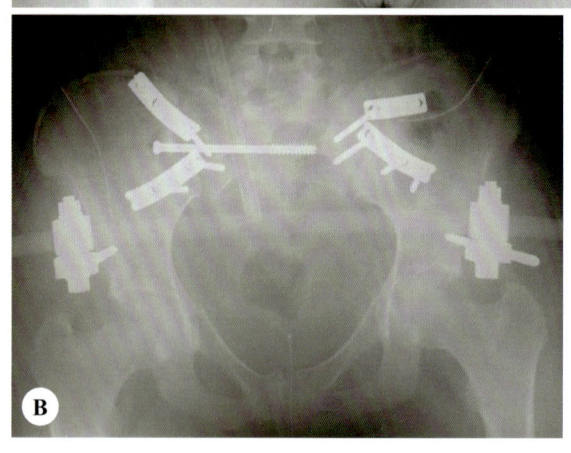

# 骨盆环骨折
Pelvic Ring Fractures

▲ 图 28-17  A. 双侧骶髂关节损伤：左侧新月形骨折，右侧骶髂关节脱位，双侧耻骨支骨折；B. 前路钢板固定双侧骶髂关节，并使用 1 枚骶髂螺钉加强固定，前路使用外固定架固定

前方钢板固定后，1 例出现螺钉松动，但没有继发关节脱位，1 例出现了局部血肿并行穿刺治疗，1 例遭受了暂时性的 LCFN 损伤。

> 骶髂关节完全脱位前方钢板固定有可观的长期效果和可接受的并发症发生率，约 80% 的患者可达解剖复位，解剖复位是固定的关键，因为骶髂关节的对应关节面都是凹凸不平的。

## 结论

前方钢板固定可对脱位关节在直视下进行高比例的解剖复位，是固定后部骨盆的一个重要选择。前方入路和骶髂关节的前方钢板可以在患者仰卧位时，同时复位和固定耻骨联合和耻骨支骨折。

## 第 28 章 骶髂关节前路钢板固定
Anterior Plating of the SI Joint

### 附：体表标记及手术入路（图 28-18）

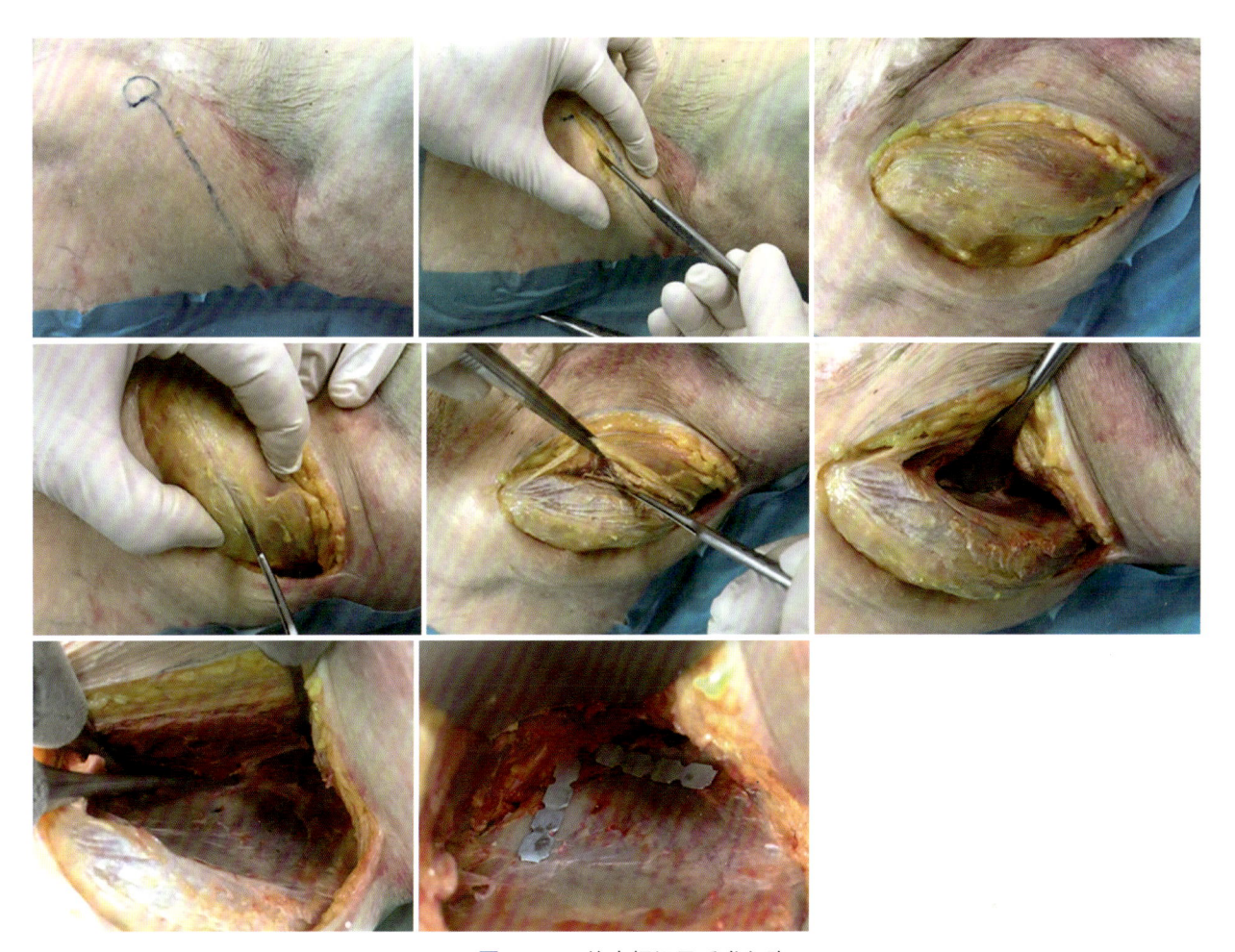

▲ 图 28-18 体表标记及手术入路

# 第29章 骶髂关节：后路复位固定
## SI Joint: Posterior Reduction and Stabilization

Jan Lindahl　Axel Gänsslen　著
林涨源　祝　晟　译

## 一、骶髂关节的后外侧入路

后外侧入路是基于 Joel Matta 的首次描述[1]，用于治疗骨盆后环的新月形骨折，也可用于处理骶髂（sacroiliac，SI）关节脱位（骨折）[2,3]。

### （一）体位

手术是在全身麻醉下进行的，采用标准的俯卧位，最好配有一个可透视的手术台。建议对左、右前胸和腹部进行支撑。骨盆保持自由活动，所以即便在前方固定的情况下，如在术前用外固定架固定，体位也便于摆放。

### （二）铺巾

整个或同侧的骨盆后部区域铺巾，包括臀部和髂骨翼。根据不同的移位和伤侧情况，可以选择下肢额外单独铺巾，这也利于躯体感觉诱发电位监测。

### （三）切口

从髂嵴顶部外侧 1~2cm 处开始行弧形或纵行切口，平行于髂后上棘（posterior superior iliac spine，PSIS）和髂后下棘（posterior inferior iliac spine，PIIS）外侧 1~2cm 走行（图 29-1）[2-6]。

计划暴露坐骨大切迹和骶髂关节的下半部时，尾部延长切口是很重要的[4]。

根据骨折的形态，切口长度必须足够以便暴露内侧。Matta 建议切口从髂嵴近端 5cm 处开始直到坐骨大切迹远端 5cm。

### （四）浅层解剖

浅层解剖应与皮肤切口保持一致[4]，直到显露臀大肌筋膜。Fowler 等建议不要建立皮下皮瓣以避免造成死腔，而 Matta 则建议进行一些皮下分离[1]。在髂后嵴和骶骨处确定臀大肌的起点（图 29-2）。

### （五）深层解剖

髂嵴骨膜上行锐性切开，直接进行骨膜下剥离，从髂嵴髂后上棘、髂后下棘及髂骨翼的外表面将臀大肌和部分臀中肌牵开（图 29-3）。后部和外侧骶骨上的臀大肌常常需要与底层多裂肌筋膜表面分离[1]。

应考虑到臀部皮神经的位置，因为其主要的内侧分支位于中线外侧约 8cm 处和髂后上棘外侧 6.5cm 处的髂嵴上方，该神经穿过一个筋膜隧道，因此有压迫损伤的风险[7]。

在下方，需剥离附着在骶结节韧带上的肌肉（图 29-3）。腱性组织可被切开，便于后期重建[5]。

骨折形态决定了是否需要向外侧或前侧内收肌群进行进一步解剖分离[4]。

在治疗新月形骨折时，并不是所有情况都需要基于臀上血管神经束将全层臀部皮瓣掀开，需要注意臀上血管神经束的走行。

显露坐骨大切迹还有助于骶髂关节的良好解剖复位。在对梨状肌起点进行剥离后，在骶骨前方置入一把弧形骨膜剥离器有助于保护血管神经束，这样可以直视骶髂关节下缘，并且可以触摸

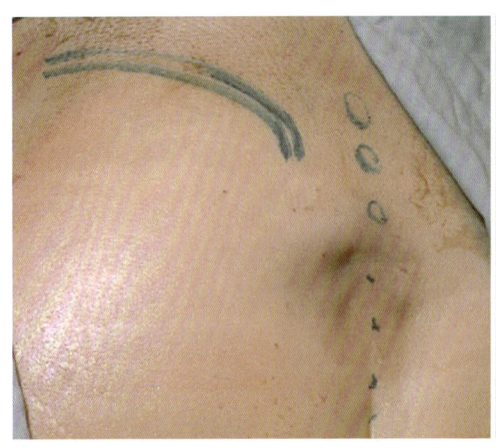

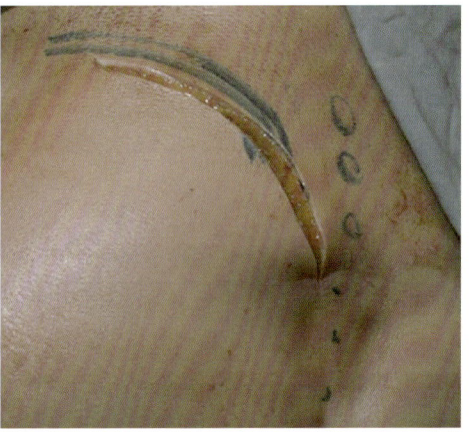

第 29 章　骶髂关节：后路复位固定
SI Joint: Posterior Reduction and Stabilization

◀ 图 29-1　沿后侧髂嵴做一弧形切口

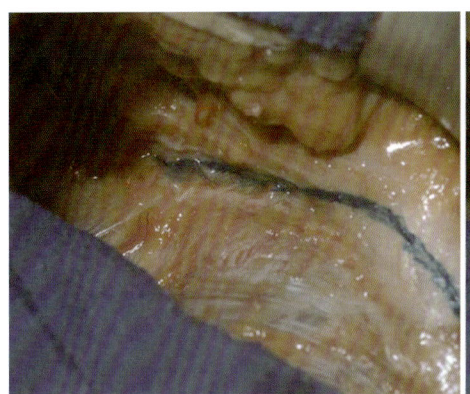

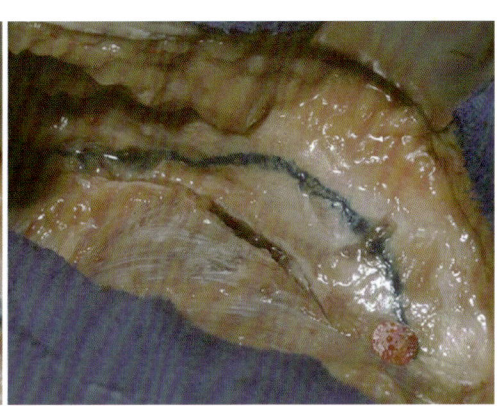

◀ 图 29-2　确认后侧髂嵴，平行于髂嵴切开筋膜，松解臀大肌的起点

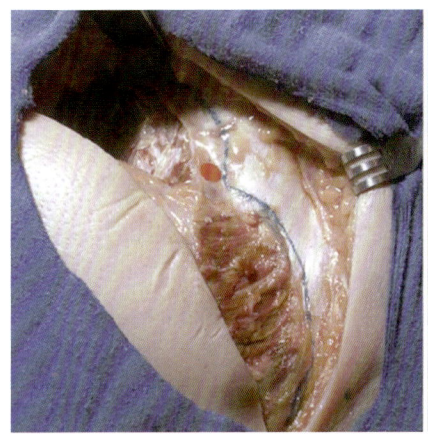

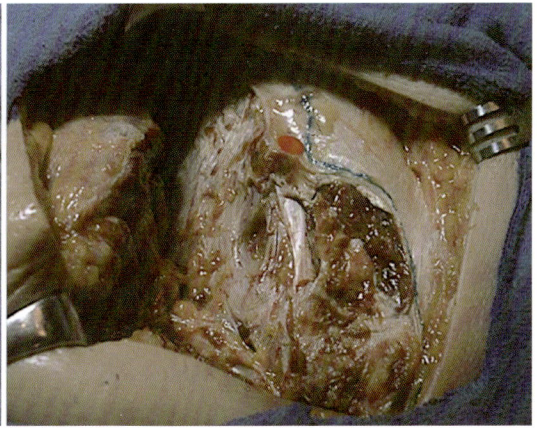

◀ 图 29-3　将臀大肌从骶骨后外侧面剥离。如有必要可在下方剥离起自骶结节韧带的肌纤维。髂后上棘（红点）

到骶髂关节前侧部分和骶骨翼的前外侧。从骶骨背侧掀开竖脊肌可以对髂后上棘内侧进行扩大显露（图 29-4），可以直视骶后孔，这有助于骶髂关节复位[5]。

### （六）清理骨折端

在髂骨翼骨折端插入椎板撑开器（图 29-5），可以看到损伤的骶髂关节，进行关节清理。

向下方分离，直视坐骨大切迹上段，有助于用手指触摸以控制骶髂关节的复位。

### （七）复位

首先在直视下对髂骨翼骨折进行复位。可以使用大的 Weber 复位钳，一头放置在髂后上棘，一头置于髂骨翼上进行复位操作（图 29-6）。使用 1～2 枚 2.0mm 克氏针，从髂后上棘置入穿过骨折端，作为临时固定。

骶髂关节的复位可以将手指置于坐骨大切迹

279

进行复位控制。经由坐骨大切迹向骶骨前方置入一把复位钳（成角的球形尖刺复位钳，Matta 设计）可以对骶髂关节的骨折进行复位（图 29-7）。注意保护臀上血管神经束和骶骨前方的 $L_5$ 神经根。

可以向内侧牵开竖脊肌和多裂肌，在骶骨和髂后上棘之间插入椎板撑开器，直视骶髂关节，对关节进行清理。

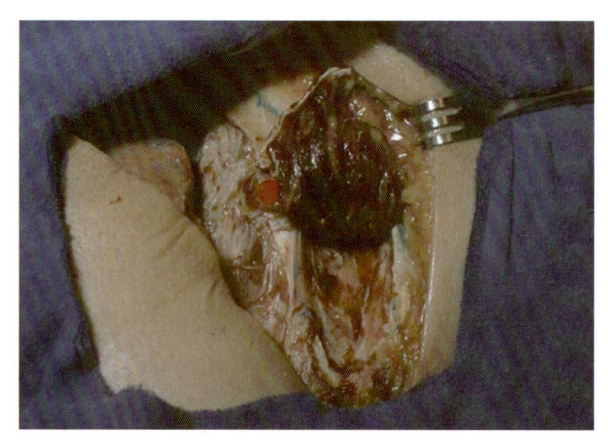

▲ 图 29-4 骶骨后侧面细节图，将竖脊肌完全掀起。髂后上棘（红点）

对于其他部位的髂骨骨折，可以使用点状复位钳在髂嵴上进行复位操作（图 29-8）。

（八）最终固定

平行于临时固定的克氏针，将 3.5mm 或 4.5mm 拉力螺钉垂直骨折线置入。根据骨骼质量决定是否使用垫片。Borrelli 等建议在髂骨外侧面、髂嵴下方及下部骨折位置使用 2 块 3.5mm 抗滑移钢板跨骨折线固定（图 29-9）。

根据 Day 等的报道，Ⅲ型损伤也可以使用骶髂螺钉固定。

髂骨外侧面的入钉点可以通过髂嵴和坐骨大切迹的连线来确定，一般在臀后线前方约 15mm 处。

（九）闭合切口

使用脉冲式冲洗器进行冲洗后，建议留置引流管，将臀大肌筋膜重新缝合附着。

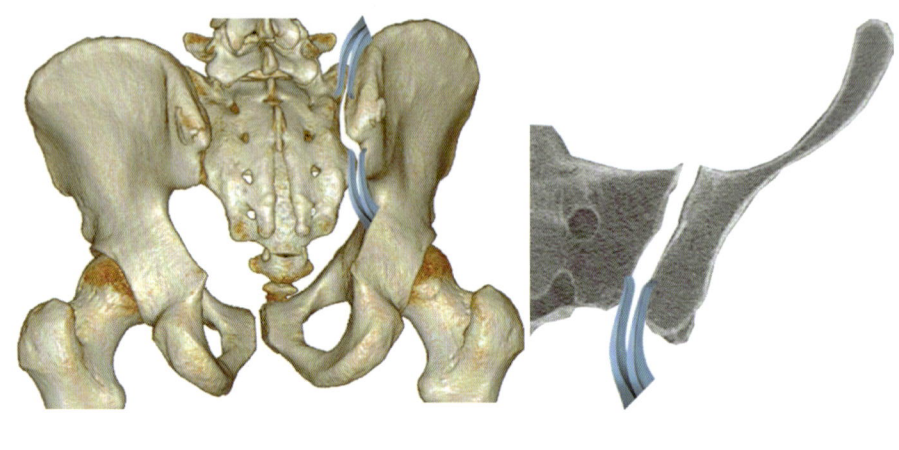

◀ 图 29-5 关节间隙插入椎板撑开器进行骨折端/关节清理

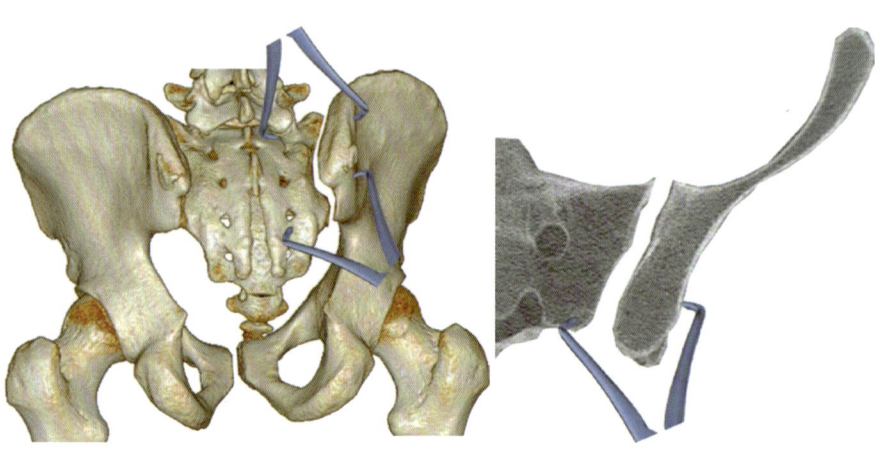

◀ 图 29-6 使用点状复位钳对骨折端/关节进行复位

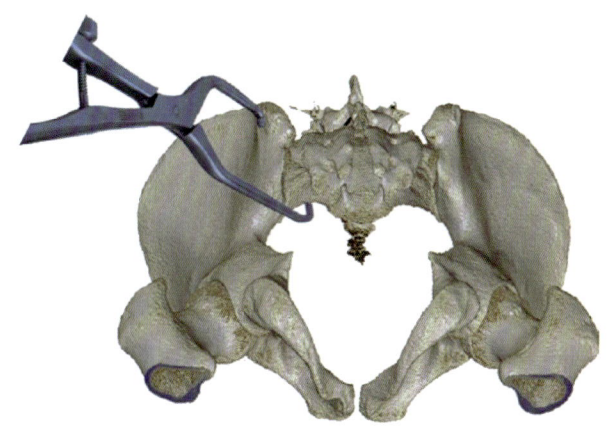

▲ 图 29-7　使用非对称复位钳通过坐骨大切迹对骶髂关节进行复位

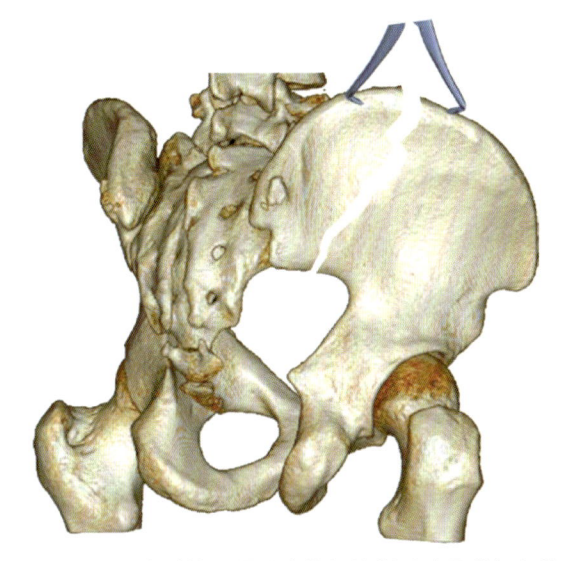

▲ 图 29-8　在髂嵴上通过点状复位钳对髂骨进行复位

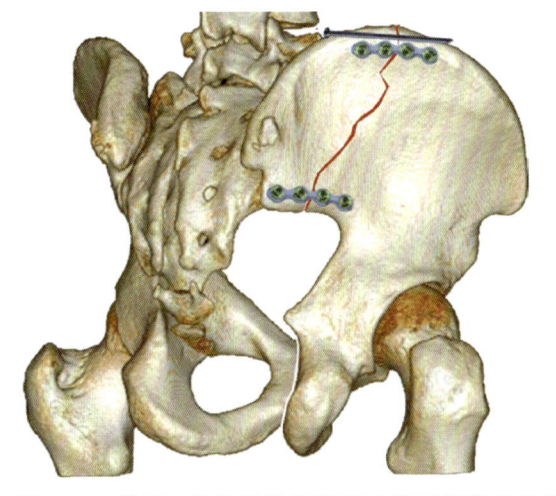

▲ 图 29-9　使用 2 块抗滑移钢板跨过骨折线进行最终固定

## （十）术后检查

术后进行标准的 X 线影像检查，计算机断层扫描（computer tomography，CT）有助于从细节上对复位质量进行评估分析。

## 二、治疗结果

Borrelli 等最早报道了使用该方法对骶髂关节脱位（骨折）的患者进行治疗的结果[2, 3]。

22 例患者在治疗后 3 个月内顺利愈合，术后平均随访 19 个月，没有出现复位失败、延迟愈合、不愈合及畸形愈合，也没有出现急性的伤口并发症及神经系统并发症。1 例患者术后 6 个月出现髂骨翼骨髓炎，需移除植入物、使用抗生素、并进行髂骨清创。

French 等报道了该方法的技术要点，但仅给出了治疗不稳定骨盆环损伤的总体治疗效果，但没有总结这些结果与所选入路的相关性[5]。

## 三、并发症

在该方法于 1996 年提出后，过了近 10 年，才有可用的相关研究数据报道。Stöver 等在 1 组 268 例 C 型骨盆损伤接受后方入路手术的多中心研究中，回顾了 236 例患者资料[6]。

手术入路相关并发症包括 8 例切口深部感染且需进行清创处理，另有 8 例患者出现切口浅层感染征象。总体来说手术部位的深部感染率为 2.3%～5.5%。

进一步对 31 例患者共 34 处切口的回顾性研究结果显示，切口感染率为 2.94%，但只有 1 例患者出现切口深部感染（3.2%）[4]。

该研究报道的感染率与其他文献中报道的骨盆后部手术感染率相当。

### 结论

骶髂关节后方手术入路是一种有价值的入路选择，但并非常规使用。

# 第 30 章 骶髂关节骨折脱位
## Fracture Dislocations of the SI Joint

Axel Gänsslen　Jan Lindahl　著
庄　岩　张丹龙　译

骶髂关节骨折脱位可分为两种类型。
- 经髂骨的骶髂关节骨折脱位（新月形骨折）
- 经骶骨的骶髂关节骨折脱位

## 一、新月形骨折

Burgess 等在骨盆环骨折分类中描述了新月形骨折[1, 2]。他们详细描述了这种骨折类型的处理及预后，并将其定义为经髂骨的骶髂关节骨折脱位（图 30-1），这种骨折伴随骶髂关节下半部分韧带撕裂，经髂骨后部起自骶髂关节的垂直骨折线可以延伸至髂嵴的不同水平面[3, 4]。

新月形骨折被认为是旋转不稳定而垂直稳定，因为盆底韧带被认为是完整的。手术采用俯卧位后外侧入路，在髂骨外侧使用拉力螺钉和 2 块抗滑移钢板维持骶髂关节稳定性[3, 4]。

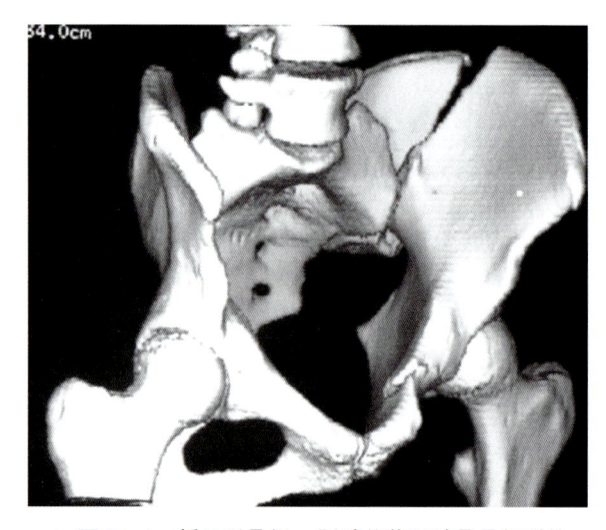

▲ 图 30-1　新月形骨折 = 骶髂关节经髂骨骨折脱位

有学者描述了 22 例单侧后路骨折脱位患者平均 19 个月后的随访结果。所有骨折均在 3 个月内愈合；未见复位丧失、骨不连、畸形愈合、早期伤口并发症和神经系统病变的报道，然而有 1 例患者出现骨髓炎。

### （一）定义

新月形骨折是由骶髂关节下部韧带断裂和从骶髂关节中部延伸至髂嵴上部的髂骨后垂直骨折所形成的联合损伤。髂后上棘通过骶髂后韧带复合体的上半部分与骶骨保持牢固的连接[4]。

### （二）分类

骨折分类方式不同导致治疗方式的不同。Day 等提出了目前公认的骨盆新月形骨折 3 种不同骨折类型的分类（图 30-2）和相应的治疗建议（表 30-1 和图 30-2）[5]。

- Ⅰ型骨折（图 30-3）：涉及骶髂关节＜1/3；出口位，骨折线在骶髂关节下部 $S_2$ 水平进入骶髂关节；形成大的新月骨折块；建议通过前外侧入路（即髂腹股沟入路的第一窗）对骶髂关节和骨折进行钢板内固定（图 30-4）；建议采用下肢屈曲位牵引及经皮拧入髂前下棘的 Schanz 螺钉施以旋转的力量进行复位。
- Ⅱ型骨折：涉及 1/3～2/3 的骶髂关节（图 30-5）；骨折线在 $S_1$ 孔、$S_2$ 孔之间进入骶髂关节；形成中等大小新月骨折块；根据 Borrelli 等[3, 4]的报道，建议采用后路拉力螺

表 30-1　新月形骨折的 Day 分型

| 分　型 | 定　义 | 治疗建议 |
| --- | --- | --- |
| Ⅰ | 累及 1/3 骶髂关节 | 前外侧入路（类似髂腹股沟第一窗），前骶髂关节钢板 |
| Ⅱ | 累及 1/3～2/3 骶髂关节 | 后外侧入路，拉力螺钉＋防滑移钢板 |
| Ⅲ | 累及＞2/3 骶髂关节 | 方案 A：闭合 / 经皮复位和骶髂螺钉复位<br>方案 B：前骶髂关节钢板固定 |

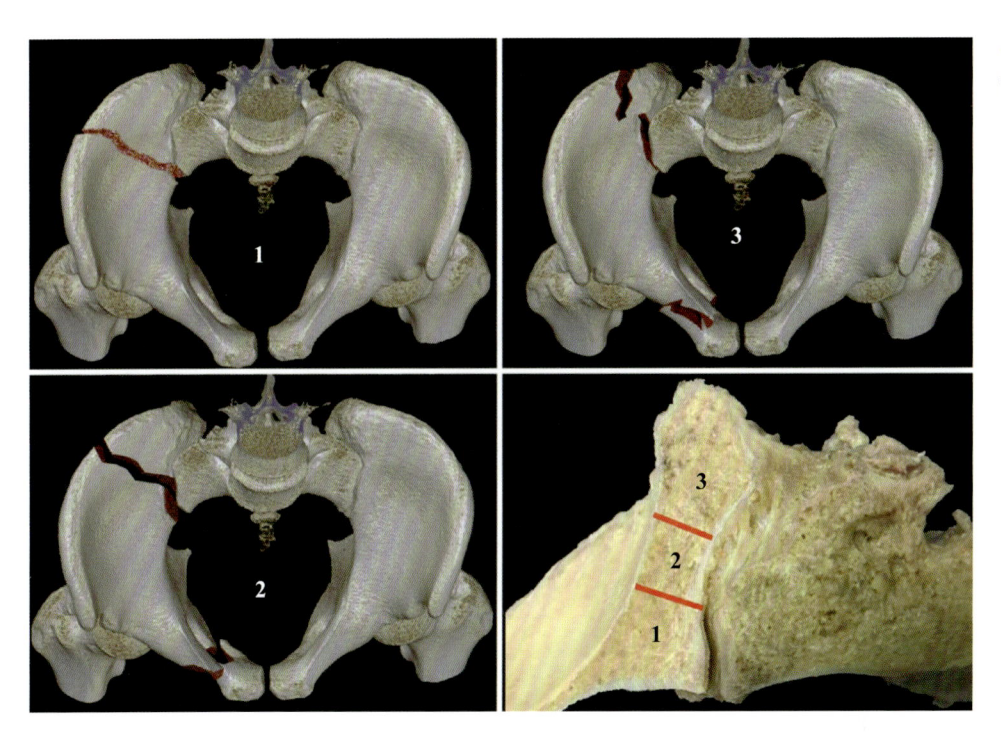

◀ 图 30-2　新月形骨盆骨折分型（详见正文）

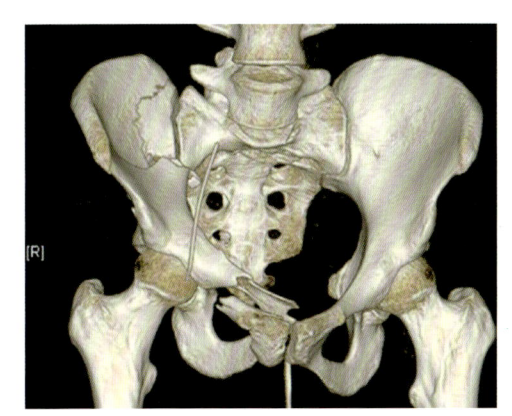

▲ 图 30-3　Ⅰ型新月形骨折累及骶髂关节前 1/3

钉进行固定，然后在髂骨和坐骨大切迹处使用 2 块抗滑移钢板进行固定（图 30-6）。
- Ⅲ型骨折：涉及 2/3 以上的骶髂关节（图 30-7）。骨折线在 $S_1$ 水平进入骶髂关节；形成小的新月形骨折块；如果闭合可以达解剖复位，就采取经皮骶髂螺钉进行固定（图 30-8）；下肢屈曲位，采用胫骨结节骨牵引进行辅助复位；在髂嵴水平或髂前下棘经皮拧入 1 枚 Schanz 螺钉控制髂骨的内外旋转复位骨折；另外，骶髂关节受损部分采用前路钢板进行固定也是可以的（图 30-9）。

Tan 等将这种分类纳入骶髂关节损伤的分类中[6]。

根据 Young-Burgess 分类，新月形骨折属于侧方挤压型Ⅱ型损伤的一部分，因此被认为水平不稳定，但垂直稳定[1, 7]。据报道，其发生率约为 13%[8]。

然而，最近有报道认为一些新月形骨折也可以是垂直不稳定的。

Zong 等报道了 31 例新月形骨折患者中有

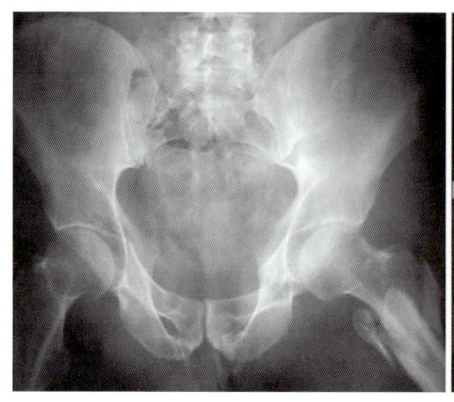

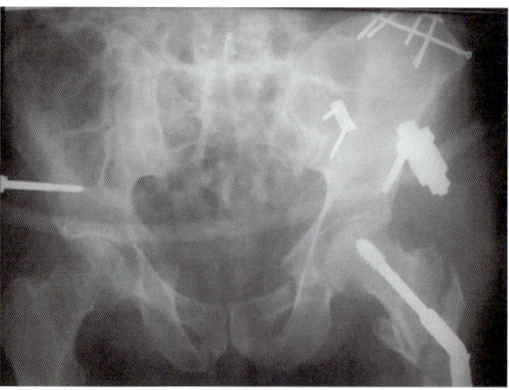

骨盆环骨折
Pelvic Ring Fractures

◀ 图 30-4　Ⅰ型新月形骨折：不需要跨骶髂关节进行切开复位内固定

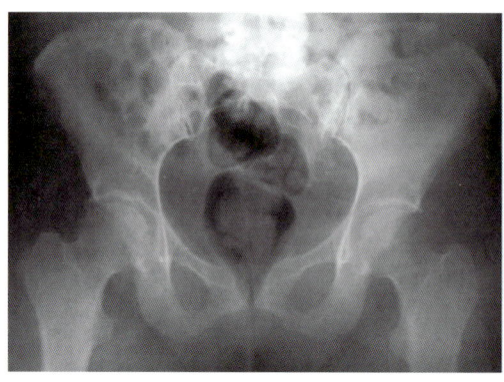

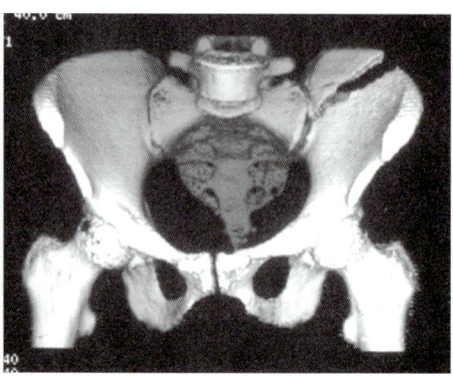

◀ 图 30-5　Ⅱ型新月形骨折累及骶髂关节中 1/3

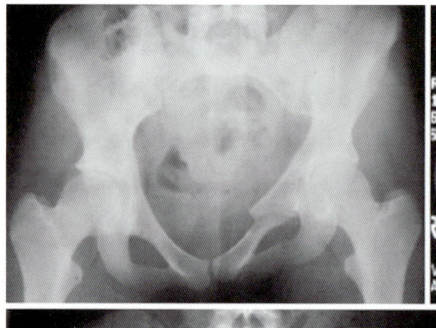

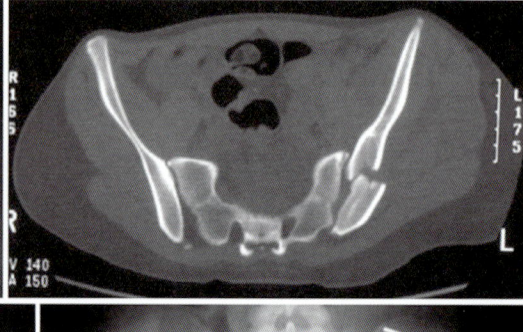

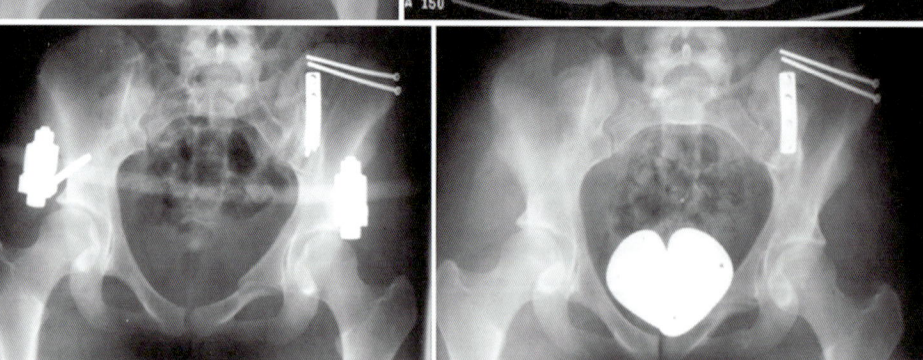

◀ 图 30-6　Ⅱ型新月形骨折：使用髂嵴螺钉和骨盆缘钢板，不跨骶髂关节进行切开复位内固定。术后 4 年随访，骨盆环获得近似解剖愈合

4 例垂直不稳定（约 12.9%）[9]。这与 Borrelli 等的结果相反，所有患者都是稳定的；但这 4 例患者在入院时存在血流动力学不稳定，并伴有其他损伤并发症，并且损伤严重程度较重。

此外，Park 等报道了 1 例从高空坠落后垂直不稳定的案例[10]。

根据 Tile 分型，30%~40% 的新月形骨折被归类为 C 型损伤[11, 12]。

12%~30% 的新月形骨折不适合归入 Day 分型[13]。

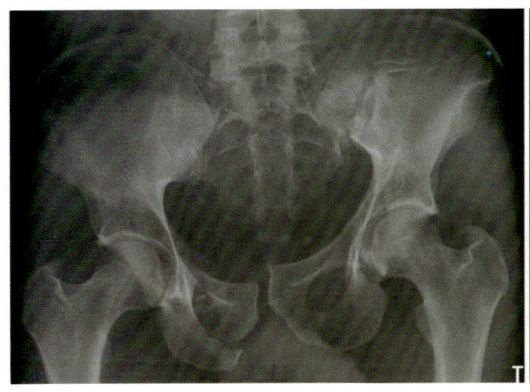

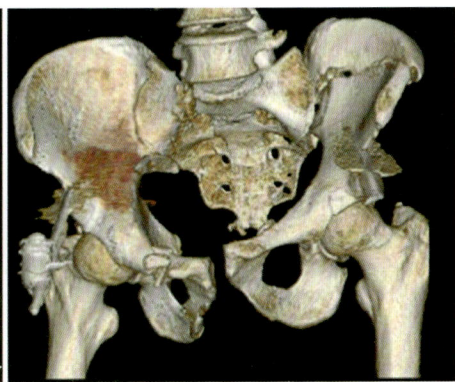

◀ 图 30-7 Ⅲ型新月形骨折累及骶髂关节后 1/3

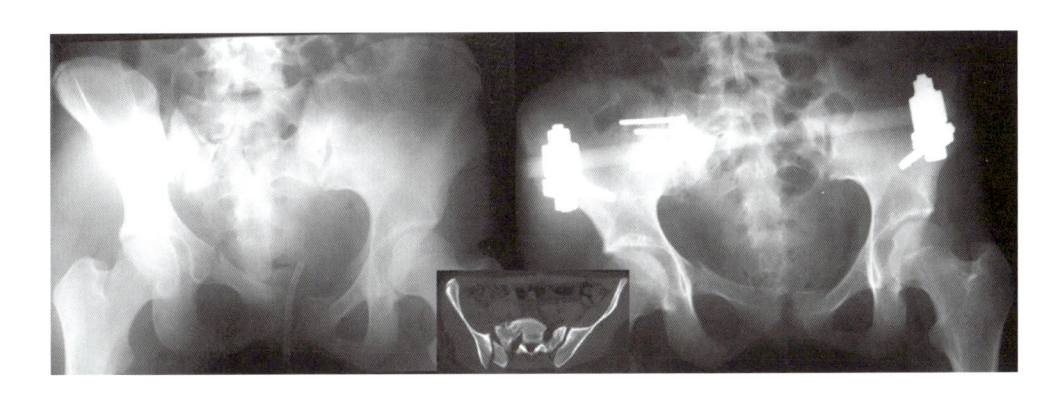

◀ 图 30-8 Ⅲ型新月形骨折：后方螺钉固定髂骨骨折块，使 C 型骨盆环损伤变为 B 型损伤，用前路外固定架稳定骨盆

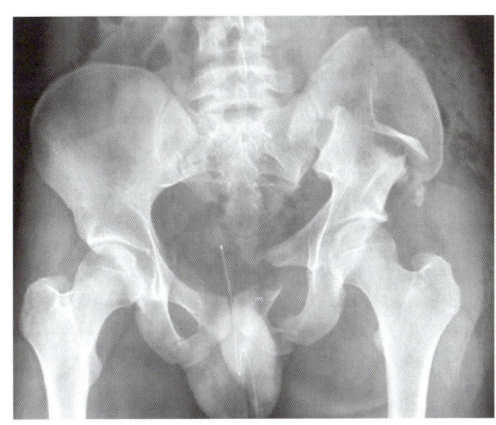

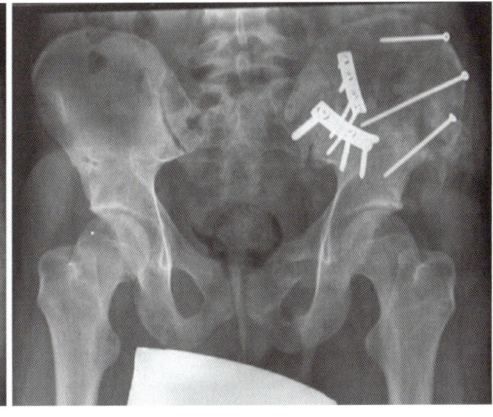

◀ 图 30-9 Ⅲ型新月形骨折：髂嵴螺钉结合骨盆缘钢板复位固定骨折端，其中 1 块跨过骶髂关节

## （三）合并损伤

根据导致骨盆损伤能量大小，合并损伤可能有以下表现。

- 23%～77% 头部损伤[1, 3, 4]。
- 9%～33% 胸部损伤[1, 3, 4]。
- 14% 腹部损伤[3]。
- 9%～33% 骨盆内损伤[1, 3, 4]。
- 23% 神经损伤[3]。
- 2% 神经血管损伤[13]。
- 10% 泌尿系损伤[13]。

## （四）结果

有几篇关于典型新月形骨折治疗的报道（图 30-10 和图 30-11）。

Borrelli 等首次报道了 22 例单侧新月形骨折患者，但没有提供手术细节、额外前环稳定措施及功能结果[3, 4]。所有骨折均在 3 个月内愈合，解剖复位为 95.5%。并发症发生率较低（4.5%）。1 例患者发生髂骨骨髓炎，但在清创、取出内固定和静脉应用抗生素后愈合。

Kim 等报道了 19 例新月形骨折脱位患者（平

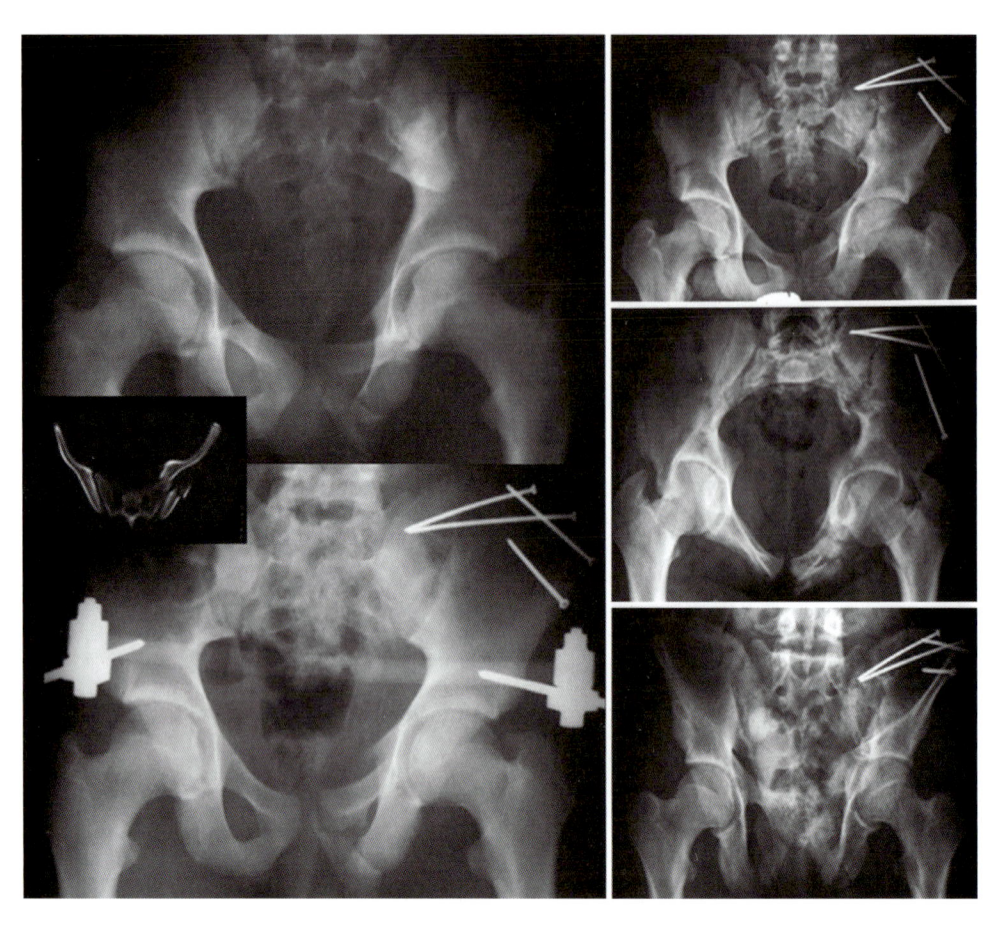

◀ 图 30-10 前方新月形骨折伴脱位，髂骨骨折块移位至骶骨前方：螺钉复位固定获得近乎解剖复位。术后 3 年随访

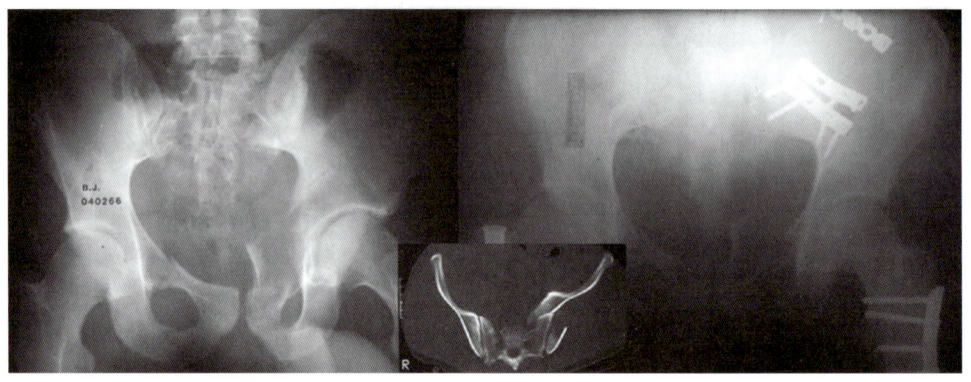

◀ 图 30-11 前方新月形骨折伴脱位，髂骨骨折块移位至骶骨前方：钢板复位固定获得近乎解剖复位

均年龄 47.4 岁，其中 7 例 Ⅰ 型，9 例 Ⅱ 型，3 例 Ⅲ 型）[14]。除 2 例切开复位内固定（open reduction and internal fixation，ORIF）术后出现骨不连外，17 例患者均于术后 3～4 个月痊愈。额外的骨盆前环固定被强烈推荐，以获得更好的效果。7 例患者成功从后路达到解剖重建。9 例患者功能评分等级为优，满意度为 76.5%。19 例患者中有 3 例出现术后并发症。

Menon 等指出，并非所有骨盆新月形骨折都可归入 Day 分型系统[11]。

因此，有些病例报道如何处理特殊类型新月形骨折。

Stevens 等报道了 1 例轴向损伤后双侧骶髂后骨折脱位，导致骶骨向前移位。骨盆前环未受损。这种骨折类型更符合脊柱骨盆分离损伤，而不是典型的骶髂关节损伤[15]。

O'Neill 等报道了 1 例双侧新月形骨折合并双侧骨盆前环损伤[16]。骨盆前环钢板内固定后，采用经皮骶髂螺钉和前方髋臼上螺钉稳定新月形骨折。据报道，在 16 个月的随访中，所有骨折均愈合，功能优。

Sobhan 等报道了 5 例（平均年龄 33 岁，4 例男性，1 例女性）高能量损伤患者[17]。2 例患者发生局部感染，1 例患者在初次受伤后移位 55mm 后再次移位 2cm。据报道，该患者创伤后手术延迟 45 天。平均 40 个月后，Majeed 分数平均为 87 分。在过去几年中，又有更多大宗病例的报道。

Calaf 等分析了 100 例新月形骨折患者，并随访至少 3 个月。其中男性 57 例，女性 43 例，平均年龄 42 岁，平均创伤严重度评分（injury severity score，ISS）为 25.5 分。根据 Day 分类系统，Ⅰ型骨折 16 例，Ⅱ型骨折 47 例，Ⅲ型骨折 37 例。其中 12% 的伤者不适合纳入 Day 分类系统。60% 的患者可经皮骶髂螺钉固定，主要用于Ⅱ型和Ⅲ型损伤，而Ⅰ型损伤多需切开复位内固定。到 3 个月时，无患者出现疼痛或骨不连。5 例患者出现骨折畸形愈合[13]。

Shui 等分析了 117 例患者的治疗[12]。其中 73 例患者采用闭合复位固定（Ⅰ组），44 例患者采用 ORIF 固定（Ⅱ组）。Ⅰ组在骨盆后环稳定之前，先进行骨盆前环的稳定。根据 Day 分类，根据骨折类型对后环损伤进行治疗。Ⅰ型损伤采用从前路或后路相互平行的螺钉固定，Ⅱ型损伤采用交叉螺钉固定，Ⅲ型损伤采用骶髂螺钉固定。采用髂腹股沟或后入路进行切开复位内固定术。

如预期的那样，Ⅰ组患者失血较少，创面暴露较少，手术时间短，住院时间短，感染率低。复位质量显示，术后Ⅰ组平均移位 4.2mm，Ⅱ组平均移位 3.6mm。在最近的随访中（平均 14 个月，最少 6 个月），Ⅰ组平均移位 6.5mm，Ⅱ组 8.3mm，提示有继发性移位。

根据 Majeed 评分，Ⅰ组功能优于Ⅱ组：Ⅰ组 86 分 vs. Ⅱ组 81 分。

Khaled 等对 43 例（34 例男性，9 例女性，平均年龄 37.3 岁）高能量创伤后患者的临床结果进行了评估[18]。根据 Young-Burges 分类系统进行分类（21 例 CM，22 例 LC），Tile 分型（27 例 C 型，16 例 B 型）。根据 Day 分型，Ⅰ型占 31.8%，Ⅱ型占 40.9%，Ⅲ型占 27.3%。45.5% 的患者采用经皮螺钉固定，50% 采用钢板固定，4.5% 采用两者联合固定。60.4% 的患者需额外行骨盆前环固定术。没有关于前环优先或后环优先的观点。无伤口并发症、手术相关神经系统并发症或遗留旋转畸形，所有骨折均达愈合。

平均随访 53 个月，Majeed 评分为 86.2 分，说明结果相当好。只有 2 例患者临床结果差。据观察，经皮螺钉固定术 Majeed 评分有更好的趋势。

近期，Menon 等报道了 10 个采用 Majeed 评分的 10 项功能远期预后（平均 17 个月）[11]。修订后 Majeed 评分平均为 77.5/96，分别为良好和优秀。

经皮固定因其与切开复位内固定（ORIF）相比，出血量减少、手术时间短、并发症少、功能效果更好而受到青睐[12, 18]。

### （五）前方骨折脱位

Magu 等报道了 1 例骶髂关节前方骨折并脱位病例，髂骨脱位到骶骨翼前方并伴有相关腰丛损伤，因此需要进行神经根减压，14 个月后神经功能部分恢复[19]。采用前路钢板固定和髂骨螺钉固定。

Trikha 等进一步报道了 4 例骶髂关节前方骨折脱位[20]。

- 26 岁男性，机动车交通事故损伤，血流动力学稳定（SI=1）；耻骨联合分离；$L_5$ 神经根损伤（足下垂）；Pfannenstiel 切口和髂腹股沟入路显露第一窗；$L_5$ 神经根减压；骶髂关节前路钢板固定术；2 年随访时间；恢复到创伤前活动状态、神经完全恢复。

- 28 岁男性，步行时被卡车撞伤，血流动力学稳定；双侧骶髂关节后部损伤，右侧典型的骶髂关节后方骨折脱位，左侧前部新月形骨折；同侧耻骨支骨折；首先，通过第一窗进行左侧骶髂关节的复位和固定；其次，经后路闭合复位+经皮螺钉固定右侧新月形骨折；18个月随访时间：结果功能优。
- 36岁男性，高处坠落，双侧骶髂关节后部损伤；右侧前部形成新月形骨折Day分型Ⅲ型，左侧骶髂关节典型的后部骨折脱位；双侧耻骨支骨折；双侧前路钢板进行固定；14个月随访时间：恢复至创伤前活动状态。
- 29岁男性，从高处坠落；血流动力学不稳定；多发伤；前路骶髂关节钢板固定+经皮髂骨螺钉固定；12个月随访：不需辅助行走，无疼痛。

Park等报道了采用前路骶髂关节钢板和髂骨螺钉固定治疗高处坠落伤导致的垂直不稳定新月形骨折患者，2年半后临床结果优[10]。

### （六）后外侧入路治疗骶髂关节损伤

后外侧入路治疗骶髂关节损伤是由Borrelli等描述用于治疗骨盆后环新月形骨折[3, 4]，该入路最早由Joel Matta提出[21]。然而，French等明确指出在处理新月形骨折之前，优先处理骨盆前环的稳定[22]。

#### 1. 体位

手术在全身麻醉下进行，采用标准俯卧位。最好有一张可全透视的手术床。建议固定左右前胸和腹部，骨盆可以活动，因此即使在前环外固定架固定之后再固定后环，体位也很容易摆放。

#### 2. 铺单

覆盖整个或同侧骨盆后区，包括臀部和髂骨翼。根据移位和患侧的不同，还可以单独包裹下肢[3, 4]。这也便于术中躯体感觉诱发电位监测。

#### 3. 切口

从髂嵴最高点外侧1~2cm处开始做一弧形或纵行切口。平行于髂后上棘（PSIS）和髂后下棘（posterior inferior iliac spine，PIIS）外侧1~2cm处走行（图30-12）[3, 4, 22-24]。

当计划暴露坐骨大切迹和骶髂关节下部时，切口向尾侧延伸很重要[23]。

根据骨折形态（图30-13），切口长度必须足够，能够显露内侧。Matta建议在髂骨近端5cm处开始切开，远端于坐骨大切迹上缘5cm处结束[21]。

#### 4. 浅层分离

浅层的分离应与皮肤切口一致，直到显露臀大肌筋膜[23]。Fowler等建议不要游离皮下皮瓣以免形成任何死腔，而Matta则建议进行一些皮下分离[21]。确认臀大肌在髂嵴后方和骶骨后部的起点（图30-14）。

#### 5. 深层分离

锐性切开髂骨骨膜，直接进行骨膜下剥离，从髂嵴、髂后上棘、髂后下棘和髂骨翼外表面显露臀大肌和部分臀中肌（图30-14）。通常，臀大肌从骶骨后外侧附着的多裂肌筋膜表面分离是必要的[21]。

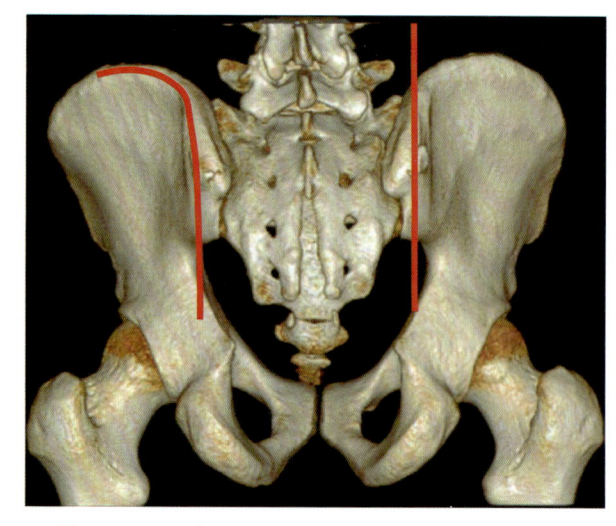

▲ 图30-12 2种可能的后路显露髂骨翼和骶髂关节的皮肤切口

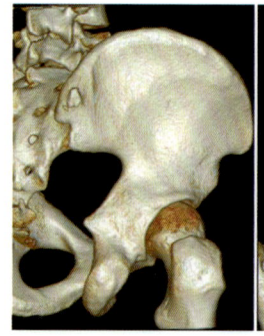

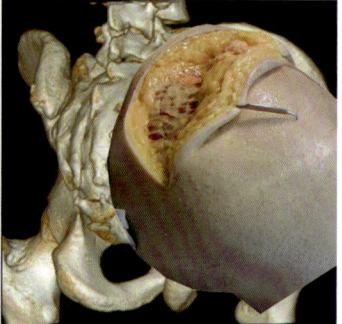

▲ 图30-13 皮肤切口，起于髂嵴中部，延伸至坐骨棘

第 30 章　骶髂关节骨折脱位
Fracture Dislocations of the SI Joint

应考虑到臀部皮神经的位置，因为其主要的内侧分支位于中线外侧约 8cm 处和髂后上棘外侧 6.5cm 处的髂嵴上方。该神经穿过一个筋膜隧道，因此有受压损伤的风险[25]。

从骶结节韧带上剥离肌肉是必要的（图 30-15）。腱性组织可被切开，以便稍后重建。

骨折形态决定了是否需要向外侧和前侧对展肌进一步解剖分离[23]。

在新月形骨折中，以臀上神经血管束为基础形成一个完整的臀肌瓣并不总是必要的。必须注意臀上神经血管束的走行（图 30-15）。

显露坐骨大切迹可使骶髂关节达到最佳的解剖复位。切开梨状肌起点后，在骶骨前部插入弯曲的骨膜剥离器可保护神经血管束。可看到骶髂关节下方，可触及骶髂关节前部与骶骨翼前外侧（图 30-15）。

通过从骶骨背侧抬高竖脊肌，向 PSIS 更内侧扩大显露（图 30-16），可以看到骶骨后孔，这有助于复位损伤的骶髂关节[22]。

### 6. 清理骨折端

通过在髂骨翼骨折处插入椎板撑开器，可以看到骶髂关节被破坏的部分，并对关节进行清创。

通过向下分离显露坐骨大切迹上方，结合手指触摸有助于复位。

### 7. 复位

髂骨翼骨折首先在直视下复位。可以使用大点式复位钳，根据骨折的位置，将一侧于髂后上棘或髂嵴，另一侧置于髂骨翼（图 30-17）。用 1～2 枚 2.0mm 克氏针从髂后上棘穿过骨折可以临时固定。

通过将手指伸入坐骨大切迹可以辅助骶髂关节的复位（图 30-18）。用 1 把复位钳（Matta 的带角度的球头尖刺复位钳）从坐骨大切迹伸至骶骨前，这样可对骶髂关节骨折部分进行复位（图

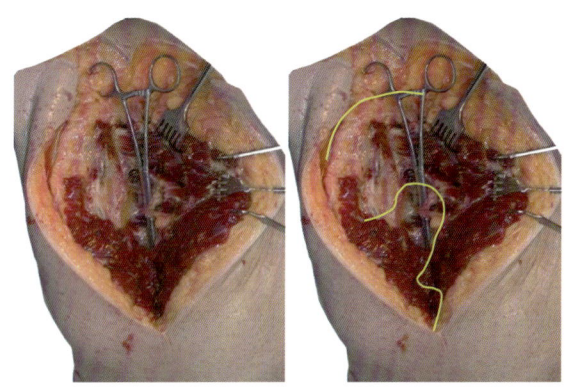

▲ 图 30-14　从髂嵴、骶骨和骶结节韧带上牵开 / 分离臀大肌。辨认坐骨大切迹及其下方的臀上血管神经束

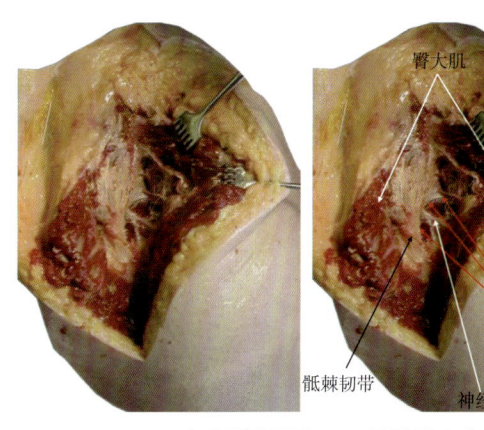

▲ 图 30-15　完全剥离臀大肌，显露整个坐骨大切迹

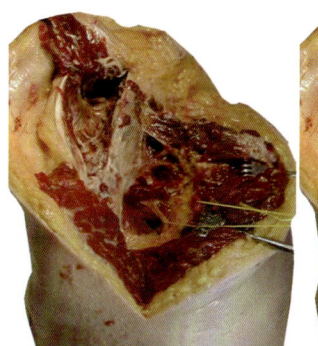

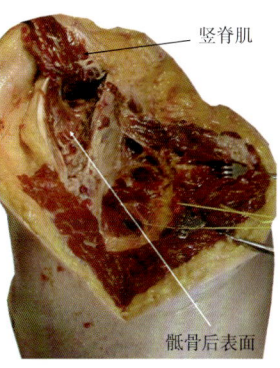

▲ 图 30-16　将竖脊肌掀起，完整显露骶骨后表面

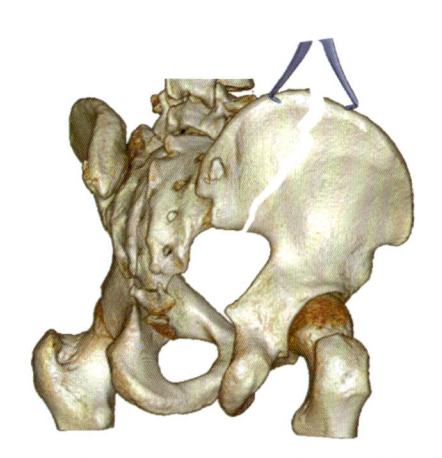

▲ 图 30-17　使用大的 Weber 复位钳，一端放在髂后上棘，一端放在髂骨翼上进行复位

289

30-19）。术中必须保护臀上神经血管束和骶骨前方的 $L_5$ 神经根。

另外，向内侧牵开竖脊肌和多裂肌，显露骶髂关节，将椎板撑开器置于骶骨缘和髂后上棘之间，进行骶髂关节清创（图 30-20）。

### 8. 最终固定

平行于克氏针，垂直于骨折线方向拧入 3.5 或 4.5mm 拉力螺钉进行固定。根据骨骼质量，决定是否使用垫片。Borrelli 等建议在髂嵴下方、髂骨骨折线下端的外侧骨面跨骨折线再分别用 1 块 3.5mm 抗滑移钢板进行固定（图 30-21）。Day 分型Ⅲ型损伤，可选择骶髂螺钉固定。

在髂嵴和坐骨大切迹之间的连线上距离臀后线前方约 15mm，可以确定为髂骨外侧面的进针点。这种方法的解剖学基础如图 30-22。

### 9. 关闭伤口

在使用脉冲枪冲洗后，建议放置引流管，缝合臀大肌筋膜。

### 10. 术后检查

标准 X 线片、计算机断层扫描（computer tomography，CT）有助于对复位质量进行详细评估。

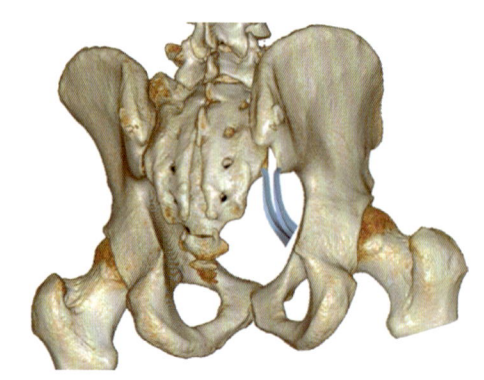

▲ 图 30-20　另一种方法，将竖脊肌和多裂肌向内侧牵开，从后方使用椎板撑开器对骶髂关节进行清理

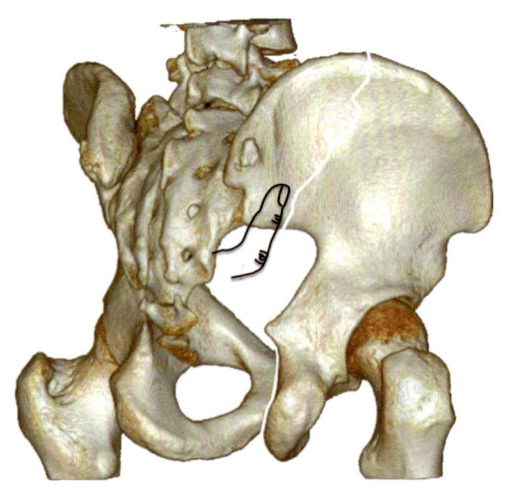

▲ 图 30-18　可以看到骶髂关节下方和部分前方，并可以用手指触摸骶骨的前外侧面

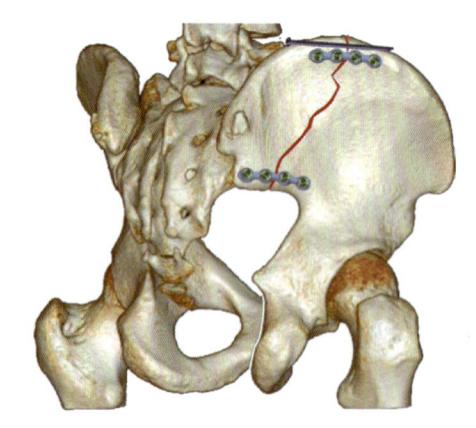

▲ 图 30-21　从外侧固定髂骨的选择

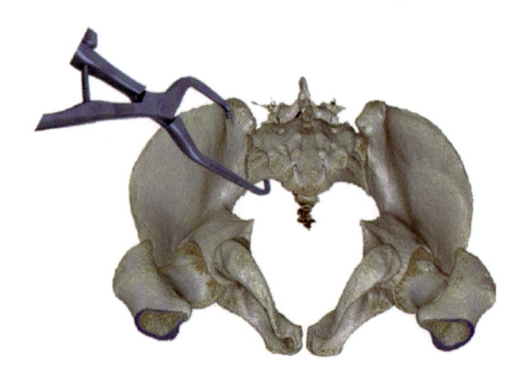

▲ 图 30-19　Matta 提出的复位方法，使用带角度的球头尖刺复位钳通过坐骨大切迹放置到骶骨前方进行复位

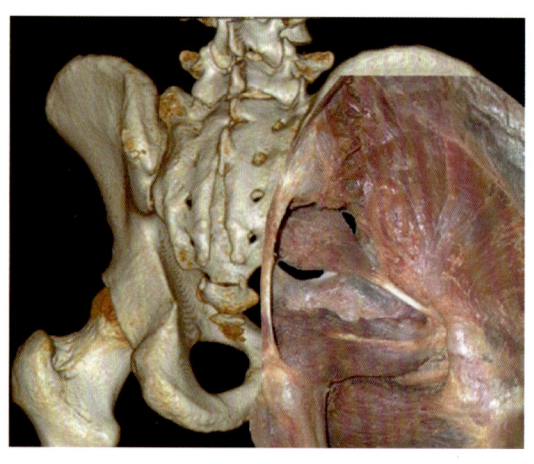

▲ 图 30-22　后方入路解剖基础

### (七) 小结

新月形骨折（Day 分型 Ⅰ、Ⅱ、Ⅲ型）小结如下。

- 如果可以闭合解剖复位，建议经皮骶髂螺钉固定。
- 当需要切开复位内固定时，对受损部分骶髂关节进行前路钢板固定。
- 后路拉力螺钉和钢板固定有可能发生较多的软组织并发症。

## 二、经骶骨骨折脱位

与经髂骨骨折脱位，即新月形骨折相比，经骶骨骨折脱位在骨盆环骨折中极为罕见。因此，缺乏一个明确的稳定概念。

在文献中，没有处理这种特殊类型骨折的文章。髂骨后部比相应的骶骨外侧（骶骨翼）脆弱得多，这可能就是其罕见的潜在原因。

Pohlemann 等创建一套骶骨骨折分类方案，将这种骨折类型加以归类整理[26, 27]。Ⅰ型损伤包括骶骨翼骨折。Pohlemann 描述了一种伴有骶骨上部/头端骨折块的亚型（Ⅰa 型）（图 30-23）。

骨折部位局限于骶骨的头端部分，因此通常表现为骶髂关节经骶骨骨折脱位。这种骨折类型在 28 例患者中被观察到。3 例患者出现 $L_5/S_1$ 神经根损伤，但未伴有马尾神经症状。10 例患者没有神经功能缺损，另外 15 例患者没有神经功能缺损的数据。

总之，这种骨折类型的发生率约为 0.9%，其中 10.1% 表现为神经损伤[26]。

德国多中心骨盆研究显示，这种骨折类型在 23 例患者中被观察到[28]。在 9 例患者中，这种损伤被归类为侧方挤压（LC）型损伤，占所有 LC 损伤的 7%。16 例为 C 型损伤，占所有 C 型损伤的 13.1%。在所有骨盆环损伤组（n=1356）中，这种骨折类型占比为 1.8%[28]。治疗建议如下。

- 骶骨小碎片没有复位时，使用前路钢板固定来稳定骶髂关节（图 30-24）（作为治疗单纯骶髂关节脱位）。
- French 等[29] 描述了伴有大骶骨骨折块的骨折脱位采用切开后路固定骶髂关节，或罕见情况下，后路切开骶骨固定技术可能有用。

最近，Murphy 等展示了 1 例采用前路钢板内固定治疗骶髂关节的 X 线片[30]。

由于文献中对该类损伤经验的缺乏，因此没有提出明确的治疗概念。

本研究的 3 条治疗建议如下。

- 小的骶骨前或后骨折块可以通过前路钢板固定骶髂关节（图 30-24）。
- 在较大的骨折块中，更倾向于螺钉固定（图 30-25）。
- 在粉碎性骶骨骨折中，可以考虑撑开钢板固定（髂-髂钢板固定）或腰髂固定技术。

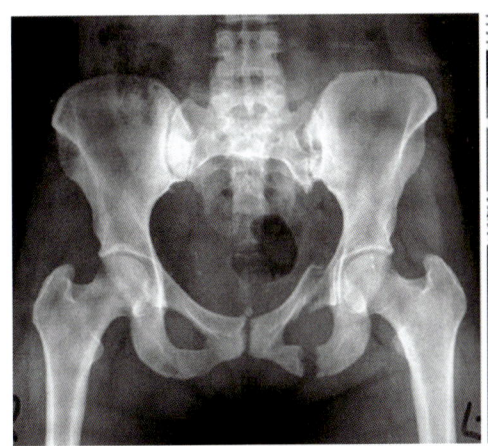

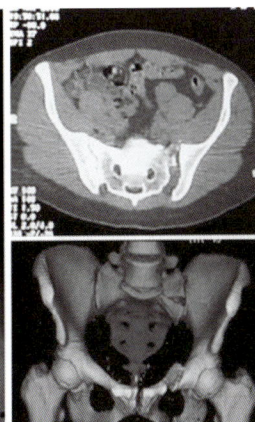

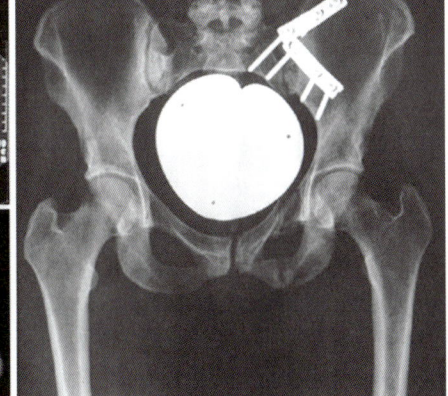

▲ 图 30-23 Pohlemann 提出的 Ⅰa 型骶骨损伤

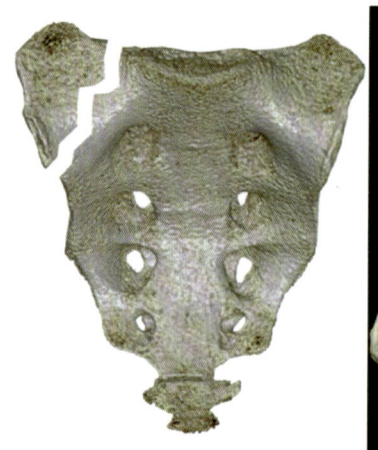

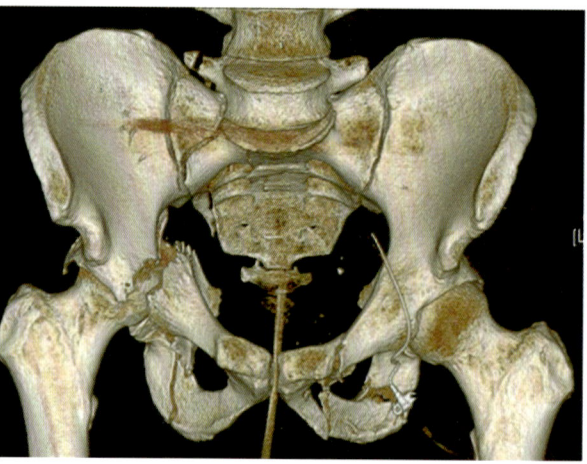

# 骨盆环骨折
Pelvic Ring Fractures

◀ 图 30-24　1 例经骶骨骨折脱位伴髋臼骨折，使用前方骶髂关节钢板固定后环

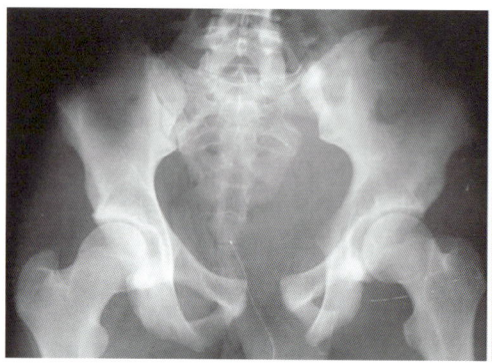

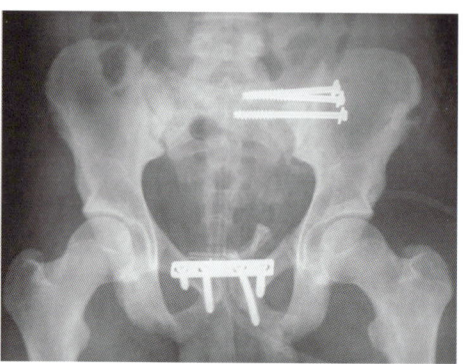

◀ 图 30-25　1 例左侧骶骨骨折脱位使用骶髂关节螺钉固定治疗

# 第31章 骶髂螺钉固定
## Iliosacral Screw Fixation

Axel Gänsslen　Jan Lindahl　Philipp Kobbe　著
庄 岩 费 晨 译

历史上，对于不稳定性骶骨骨折和骶髂关节脱位，均采用计算机断层扫描（computer tomography，CT）引导下置入骶髂螺钉技术进行固定。近10年来，基于透视引导下置钉技术受到青睐。在过去的几年中，导航辅助下置入骶髂螺钉的目的是提升螺钉放置的安全性、减少术中X线透视时间并缩短整体手术时间。

### 一、骶髂螺钉置入的骶骨解剖

骶骨内部极不规则的骨密度区结构与骶髂螺钉固定的稳定性有关。Ebraheim等报道最薄弱的骨性区域位于$S_1$骶骨翼外侧，以及$S_2$和$S_3$交界处，而最坚强的区域位于$S_1$和$S_2$骶孔之间[1]。

正常骶骨的CT分析显示骶骨特定区域骨密度降低，骶孔外侧，以及$S_1$和$S_2$之间的骨密度最低[2,3]。

$S_1$椎体的平均骨密度（bone mineral density，BMD）比骶骨翼高31.9%，通常$S_1$椎体后外侧和前外侧附近骨密度最高[4]。

双能X线吸收法（dual energy X-ray absorptiometry，DEXA）扫描分析发现，松质骨骨密度最高的区域是$S_1$椎体前2/3处，而前侧的皮质骨骨密度最高[5]。

**临床相关性：** 骨密度可以解释骶骨创伤性骨折和脆性骨折特定的骨折类型[6]（图31-1），因此，可以推荐特定的螺钉路径。

Pal等发现了骶骨内部特有的骨小梁结构，表现为从$S_1$椎体的上表面到骶髂关节的关节面、从关节突和$S_1$椎弓根到骶髂关节、从腰骶韧带附着点（attachment site of the lumbosacral ligament，ALA）的后外侧角到$S_1$椎体、从椎板外侧部分到耳状面的坚硬的骨小梁[7]。

#### （一）$S_1$椎体骨通道

Carlson等描述了$S_1$和$S_2$椎体骨通道的概念（图31-2）。定义为"骶髂螺钉可通过的最小区域，因而被认为是安全放置骶髂螺钉的关键解剖标志"[8]。

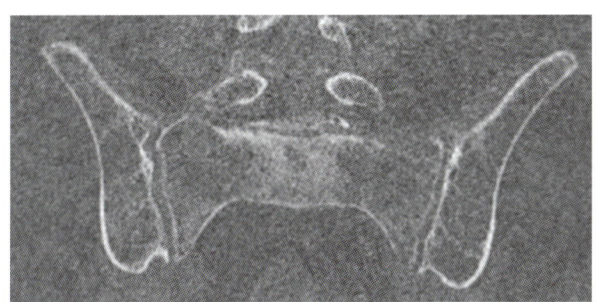

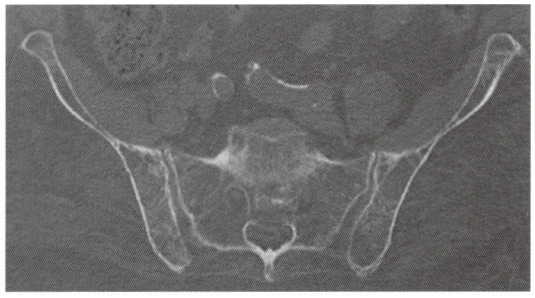

▲ 图31-1 上段骶骨$S_1$水平骨质密度

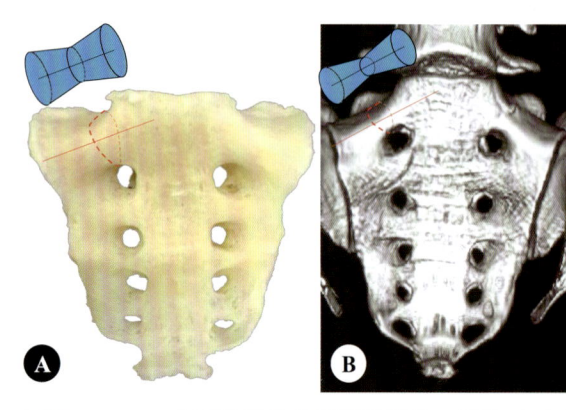

# 骨盆环骨折
Pelvic Ring Fractures

▲ 图 31-2　$S_1$ 水平位骶骨的骨通道概念，正常（A）和发育异常的骶骨（B）

$L_5$ 神经根附着的骶骨翼斜坡构成通道上缘，而 $S_1$ 神经根走行的 $S_1$ 骶孔的上缘构成通道下缘（图 31-2）。两个锥形骨分别从这个狭窄区域延伸到外侧的骶骨翼和髂骨内侧的 $S_1$ 椎体[8, 9]。

这一卵圆形的狭窄区域限制了骶髂螺钉的安全置入方向。垂直于骶髂关节与垂直于骶骨纵行骨折相比，垂直于骶骨纵行骨折的可置入区域更小。

从临床角度来看，研究表明骶骨骨折复位不良可导致该安全区域或骨通道显著缩小[10]。Reilly 等研究证明，在骨折移位 5mm、10mm、15mm 和 20mm 时，骨折断端接触面积分别减少 30%、56%、81% 和 90%。

Carlson 分析并报道了 $S_1$ 通道的大小，男性的平均面积为 534mm²，女性为 450mm²。在 $S_2$ 水平上，男性为 253mm²，女性为 213mm²[8]。

Gardner 等报道畸形骶骨的通道区域缩小了 36%：222mm² vs. 346mm²，表明螺钉方向会更倾斜[11]。

Noojin 等定义了通道最窄区域的平均直径[12]。通过 13 例骨盆 CT 测得平均宽度为 28.05mm，平均高度为 27.76mm。

> 第 1 骶骨通道是骶髂螺钉放置的最窄区域，并受骨折移位和骶骨畸形的影响。

### （二）骶骨畸形

骶骨上部的非典型解剖结构主要归因于腰骶移行椎（图 31-3）和骶骨畸形（图 31-4）。

> 骶骨畸形预计发生率为 14%～52%[13-16]。

Routt 等首先描述了在出口位评估骶骨畸形的 5 个放射学解剖参数（图 31-4）[17, 18]。

- 骶骨上段高于骶髂关节，因此不会凹陷在骨盆内。
- 存在乳头状突起。
- 锐利的耳状面倾斜度。
- 第 1 和第 2 骶骨节段之间存在残余椎间盘。
- 非圆形的上骶神经孔。

此外，轴位 CT 分析了骶髂处"舌状凹陷"的骶骨类型（图 31-5）。这种解剖类型的特征是髂骨突出到相对应的骶骨凹槽中[17, 18]。

最近，根据进一步放射学分析，对骶骨畸形的其他参数进行了描述。

- $S_1$ 水平的轴位 CT 中，经骶骨通道 <7.5mm[19]。
- 骶骨外侧三角比 ≤1.5[20]。
- 骶骨畸形评分 >70[15]。

### （三）骶骨外侧三角区

Mendel 等定义了"骶骨外侧三角"（lateral sacral triangle，LST）的测量方法，以将 7.3mm 的骶髂螺钉安全放置在 $S_1$ 水平的骨通道内（图 31-6）[20]。

在标准骨盆侧位上，测量 $S_1$ 椎体前缘高度（anterior S1 body height，SBH）[=髂骨皮质密度线（iliac cortical density，ICD）到前突最上缘之间的距离]、前突最上缘到后突的宽度（promontory width，PW）和由 ICD 线长度组成的一个三角形。

SBH/PW 的比值 ≥1.5（译者注：原著有误，已修改），表明至少有 1 个 7.3mm 的螺钉可以安全地置入 $S_1$ 椎体骨通道[20, 21]。

此外，在出口位上分析了 $S_1$ 上终板（骶骨岬）到两侧骶髂关节最上缘之间的距离（=终板 - 关节距离）。较小的距离与螺钉的安全置入有关。

第 31 章 骶髂螺钉固定
Iliosacral Screw Fixation

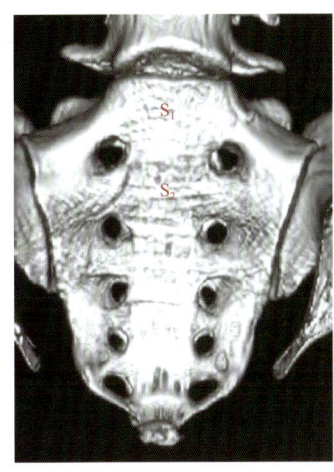

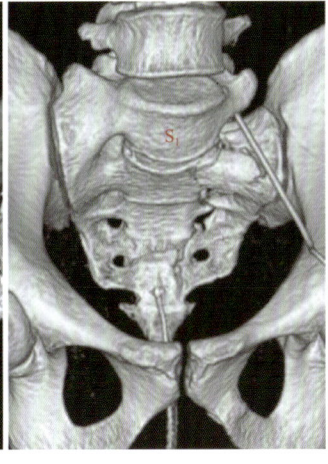

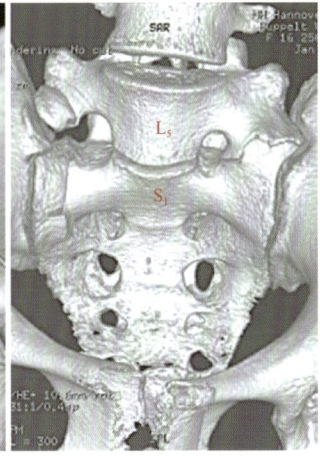

◀ 图 31-3 非典型骶骨形态结构：骶骨畸形（A），S₁ 椎体右侧半骶骨化（B），L₅ 横突形态异常，左侧不完全骶化（C）

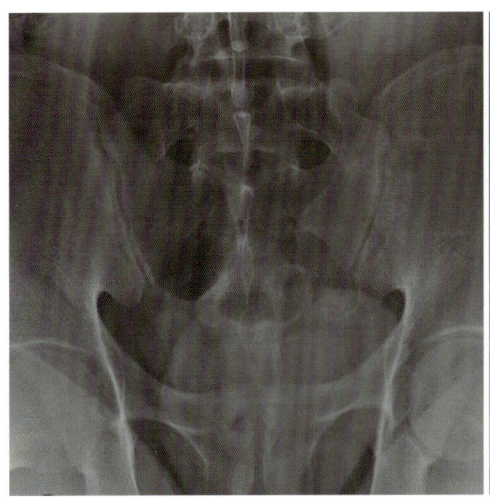

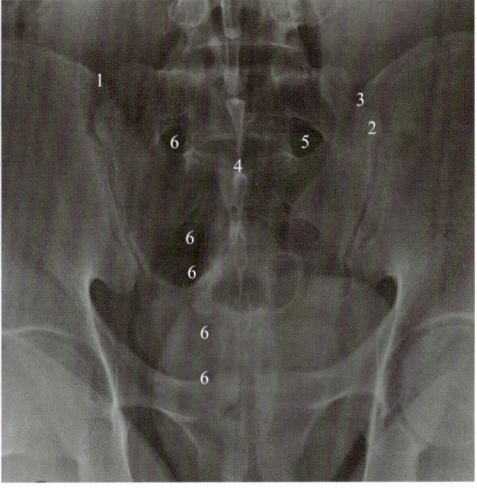

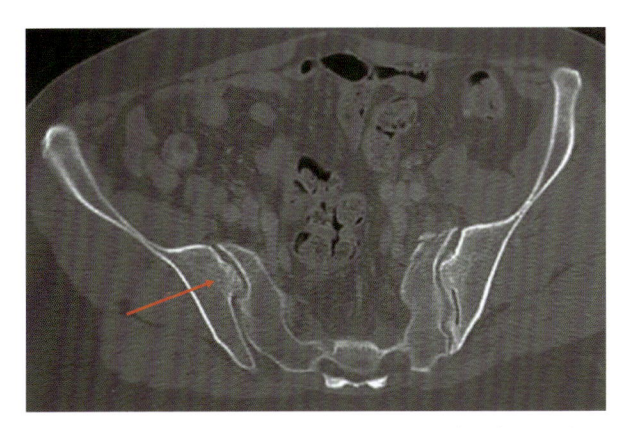

◀ 图 31-4 形态异常骶骨的影像学解剖标志：骶骨上部没有在骨盆内（1），出现乳突结构（2），急剧倾斜的骶骨翼斜坡（3），在第 1、2 骶骨节段间残留的椎间盘结构（4），上部骶神经孔非圆形（5），出现 5 个骶孔（6）

▲ 图 31-5 "舌状凹陷"型骶骨，特征是髂骨突出对应的骶骨凹形

骶骨畸形评分的计算，由 S₁ 冠状角加 2 倍的 S₁ 轴向角之和组成（图 31-7）。研究发现，得分越高表示相关的骶骨畸形风险越高，以及在畸形评分＞70 的患者中螺钉置入不在骨通道内的风险越高[15]。

Goetzen 等采集 1000 个 CT 数据对骶骨的入口位、出口位和侧位进行标准化重建，分析了骶骨上段的形态[22]。可以确定 3 种不同的主要形态类型（图 31-8）。

- 上升型。
- 水平型。
- 下降型。

在大多数病例中还存在骶骨前部皮质的双切迹。

Wendt 等最近分析了 55 例骶骨畸形的多层螺旋 CT[19]。根据既定的畸形标准，不同标准的出现频率如下。

- 97% 锐利的耳状面倾斜度（标准侧位）。
- 79% 可见乳头状突起（出口位）。

295

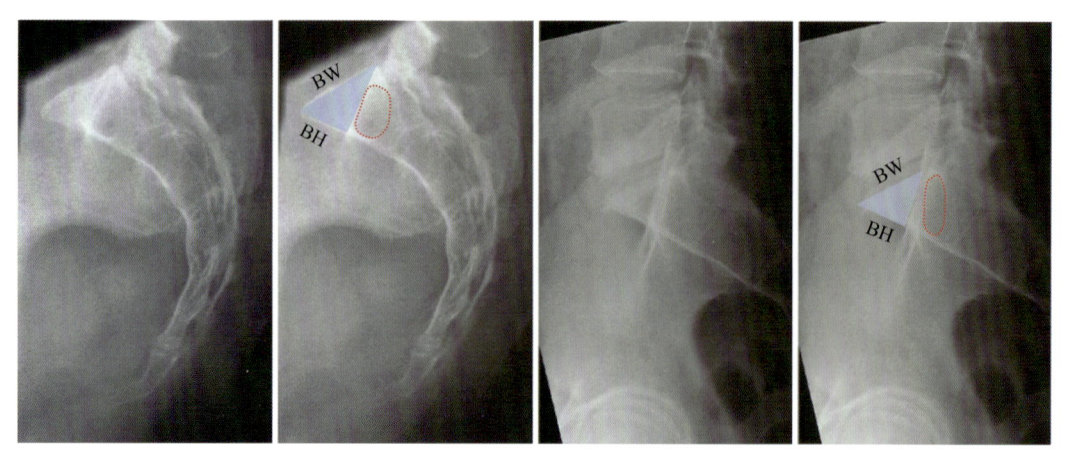

骨盆环骨折
Pelvic Ring Fractures

▲ 图 31-6  外侧骶骨三角。测量 $S_1$ 椎体前侧高度（**BH**）和上缘宽度（**BW**）。**BH** 和 **BW** 的比率 ≥ **1.5** 提示在 $S_1$ 的骨性通道内至少可以安全置入 1 枚 7.3mm 螺钉

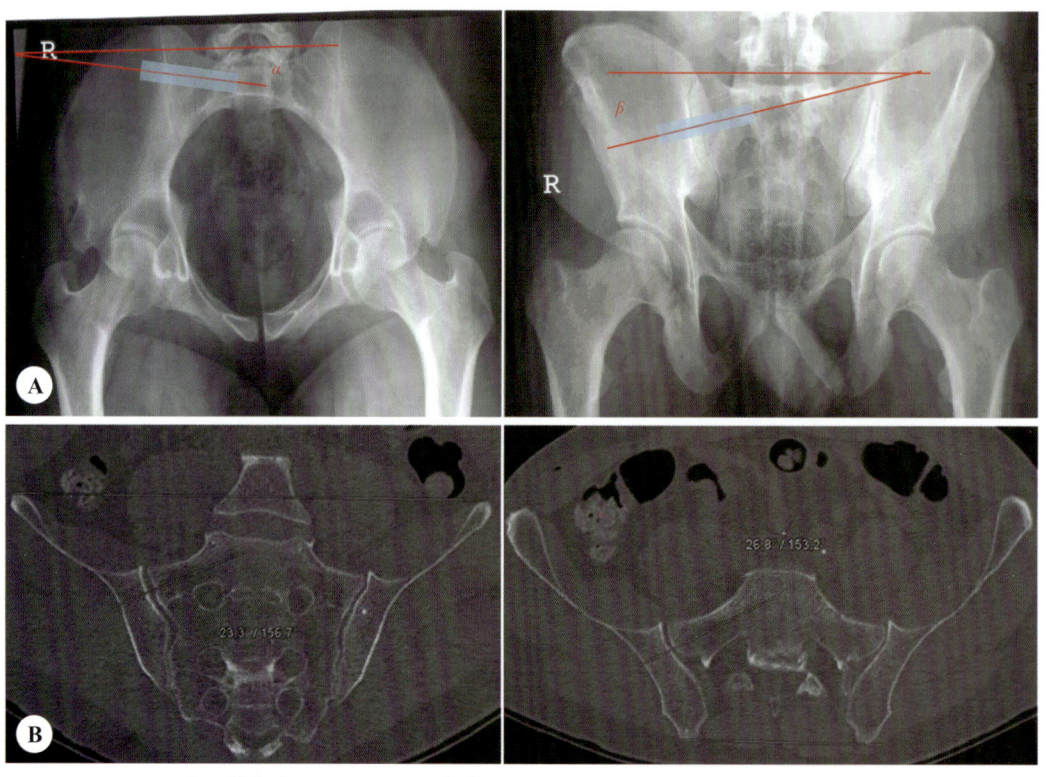

▲ 图 31-7  A. $S_1$ 入口位角度（α）和出口位角度（β）。B. 骶骨异常形态评分 = $S_1$ 冠状位角度（左图）加上 2 倍 $S_1$ 轴位角度（右图）的总和。评分＞**70°** 提示通过水平方向置入螺钉风险很高（此例评分 76.9°）

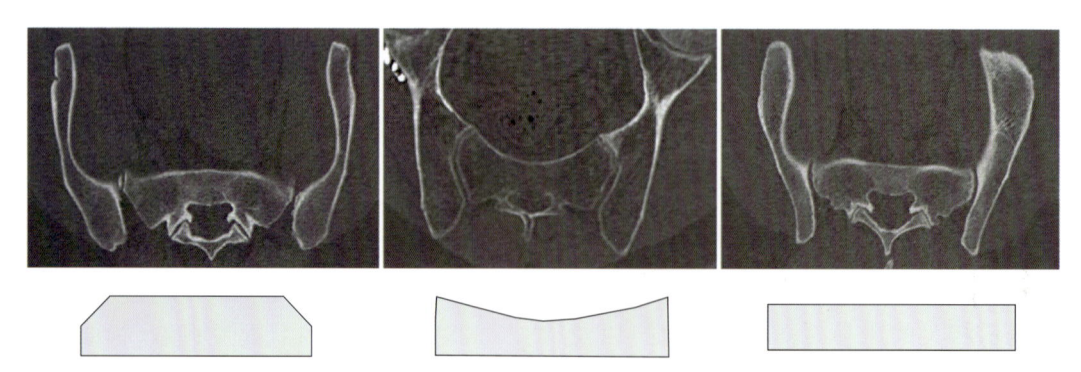

▲ 图 31-8  骶骨上段的形态可分为上升型、水平型和下降型。前方双骶骨皮质切迹与形态异常相关

- 76% 椭圆形骶神经孔（出口位）。
- 50% 骶骨未凹陷入骨盆内（出口位）。
- 47% 骶骨上部两节段之间存在残余椎间盘（出口位）。
- 29% 存在"舌状凹陷"形态。
- 57% 骶骨外侧三角比例<1.5（畸形型）。
- 畸形评分47.4分。

部分放射学参数可用于判断和分析骶骨畸形。

#### （四）血管风险

在置入骶髂螺钉时存在损伤臀上动脉深上支的潜在风险。

Collinge等对骶髂关节置入骶髂螺钉后的尸体进行了分析，报道了17.2%的神经血管损伤发生率[23]。观察到螺钉头端与臀上神经和血管的深上支之间仅有9.1mm。Zhao等在CT分析中报道了45.1%的血管损伤风险[24]。

在对20个未受伤的骨盆数据进一步CT血管造影研究中，分析了斜向骶髂关节螺钉和横向$S_1$和$S_2$螺钉从臀上动脉到髂骨外侧骶髂螺钉进针点的距离[25]。发现血管到骶髂螺钉钉道的平均距离为2.53cm。到$S_1$和$S_2$横向螺钉钉道的距离分别为12.4mm和23.5mm。$S_1$横向螺钉钉道可导致臀上血管神经损伤。

在置入骶髂螺钉过程中，特别是在$S_1$水平存在损伤臀上血管神经的潜在风险。

## 二、$S_1$水平骶髂螺钉通道

Routt等在1995年已经详细描述了骶髂螺钉固定受损骶髂关节的解剖学基础。详细描述了骶骨的影像学分析，包括骶骨的倾斜度，以及神经血管结构和移行椎体的临床应用解剖[26]。

骶髂螺钉在$S_1$水平的方向通常是略微倾斜的，以引导螺钉垂直于骶髂关节面（图31-9）。骶髂螺钉的骨通道以骶骨翼皮质为前界，以骶神经孔为后界[18]。

在CT分析中，这个斜向通道在$S_1$孔和骶骨前部皮质之间的最小宽度为（21.7±3.4）mm[27]。

Ebraheim等在尸体标本上进行了类似的分析[28]，此处最小通道的平均深度是（27.8±2.7）mm（24~32mm），而在骶髂关节水平，深度是（45.8±1.9）mm（43~48mm）。潜在的螺钉长度为（105.2±5.1）mm（92~112mm）。

Day等分析了斜向骶髂关节$S_1$骨通道以便充分置入螺钉，报道了通道的上下最小直径为18.9mm，前后最小直径为10.9mm[29]。

Okutan等在尸体上测量了$S_1$椎弓根的前后宽度，报道男性的宽度为（22.5±2.6）mm，女性为（22.2±2.8）mm[30]。

从临床角度来看，螺钉应垂直于关节面，在骶骨正面上略微向上倾斜，而在水平面，建议螺钉角度略微由后向前倾斜（图31-10），与骶骨骨折固定螺钉进针点的皮肤切口相比，更偏向后方[31]。

Gardner等分析了正常和畸形骶骨在$S_1$水平的斜向螺钉轨迹[11]。在畸形骶骨中，经骶骨通道的螺钉最短长度至少可以达到75mm。CT重建的出口位视图显示，正常和畸形骶骨螺钉由尾端向头端方向倾斜的平均角度分别为20.5°和30.3°，而入口位视图显示由后向前的角度分别为4.2°和12.9°。

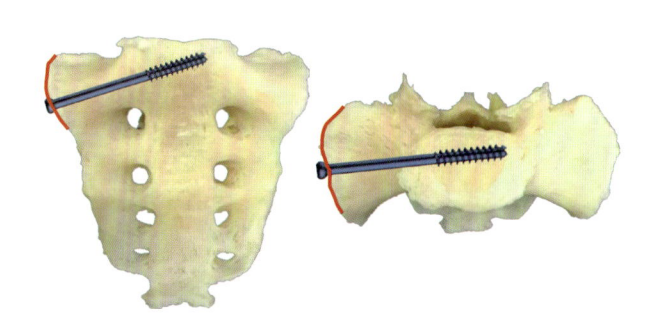

▲ 图31-9 骶髂关节脱位中骶髂螺钉方向，垂直于关节平面

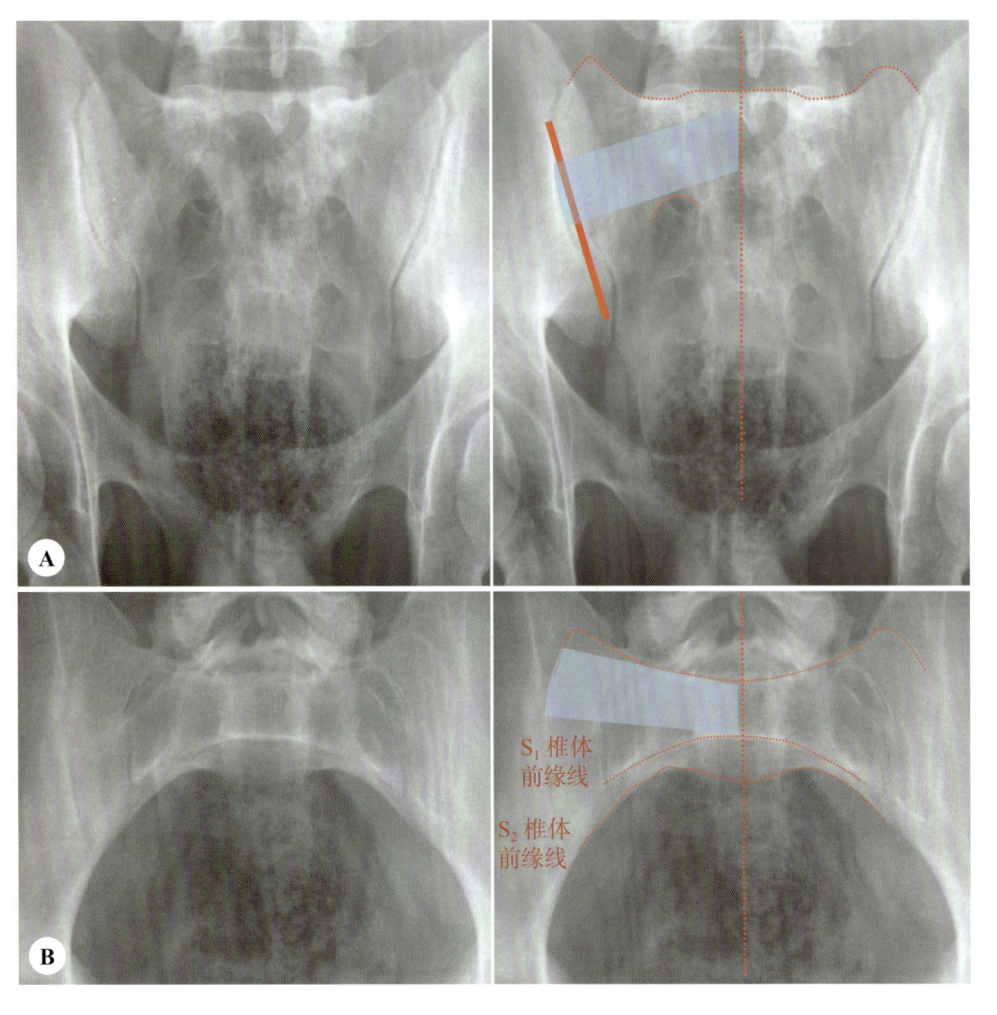

骨盆环骨折
Pelvic Ring Fractures

◀ 图 31-10 **A.** 骶髂关节损伤病例中使用骶髂螺钉的斜形骨性通道，垂直于骶髂关节线：出口位。**B.** 骶髂关节损伤病例中使用骶髂螺钉的斜向骨性通道，垂直于骶髂关节线：入口位

$S_1$ 椎体前缘线
$S_2$ 椎体前缘线

Wendt 等分析了 55 例畸形骶骨的多层 CT。在畸形骶骨的 CT 重建中，出口位视图显示尾端向头端方向的平均倾斜角度为 32°，而入口视图显示由后向前的角度为 8°[19]。提出在骶髂后凹陷处有一个入 – 出 – 入（In-Out-In）通道，代表了从髂骨开始穿过骶髂间韧带进入骶骨体的螺钉路径，这导致 $S_1$ 处的通道直径增加了 15% 到 26%（男性与女性）。

一篇关于正常和畸形骶骨的 CT 分析报道显示，倾斜的 $S_1$ 骨通道的平均长度分别为 98.8mm 和 101.2mm[32]。

Collinge 等通过这个骶髂关节通道轨迹在尸体标本上置入骶髂螺钉后进行分析，报道神经血管损伤率为 17.2%[23]。观察到螺钉头端与臀上神经和血管深上支之间仅有 9.1mm 的密切关系。

最近的一项研究在第 1 骶孔水平上确定了斜向 $S_1$ 螺钉的最佳进钉点，指向是第 1 骶骨体的对侧上角[32]。

### 三、横向 $S_1$ 骨通道

与骶髂关节螺钉相比，$S_1$ 水平的骶骨螺钉方向应垂直于骨折平面，通常是垂直或纵行的骨折线，因此螺钉的方向应更加水平（图 31-11）。这种技术也可用于单侧甚至双侧的 U 型或 H 型骶骨骨折[33]。

该骨通道以骶骨翼皮质为前界，以骶骨神经孔为后界[18]。上下方向狭窄的区域定义为从 $S_1$ 孔的上缘到骶骨翼的上缘（图 31-12）。

从临床角度来看，骶骨骨折的方向是矢状面的。置入螺钉的管状通道在骶孔水平直径最小，但随后向外侧和内侧发展成撞柱游戏中的木柱形状[8, 29]。

298

## （一）形态学分析

在对 100 例骶骨进行形态学表面分析后，Arman 定义了骶骨最狭窄区域的前后表面高度分别为 14.81mm 和 20.98mm。骶骨椎弓根的深度为 24.65mm[34]。

一项可比性研究报道称，骶骨前后表面高度分别为 20.74mm 和 20.18mm，而 $S_1$ 椎体椎弓根深度为 23.48mm[35]。

$S_1$ 骨通道狭窄的形态表面高度约为 2cm，$S_1$ 椎弓根深度为 2.4cm。

## （二）放射学分析

在 Ebraheim 等进行的尸体分析中，最窄区域由尸体上的前后椎体高度和出口位视图定义[28]。解剖测量显示直径较大，前椎体高度为（30.2±3.4）mm（24～38mm），后椎体高度为（26.1±3.4）mm（21～35mm），而在出口位视图的放射学测量显示狭窄区域为（20±2.0）mm（18～25mm）。

Day 等分析 $S_1$ 横向骨通道并报道了上下最小

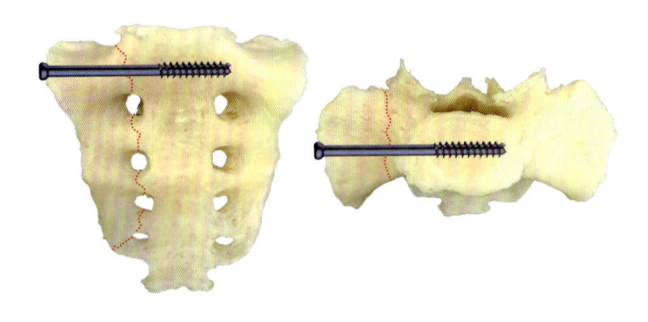

▲ 图 31-11 骶骨骨折中骶髂螺钉方向，垂直于骨折平面

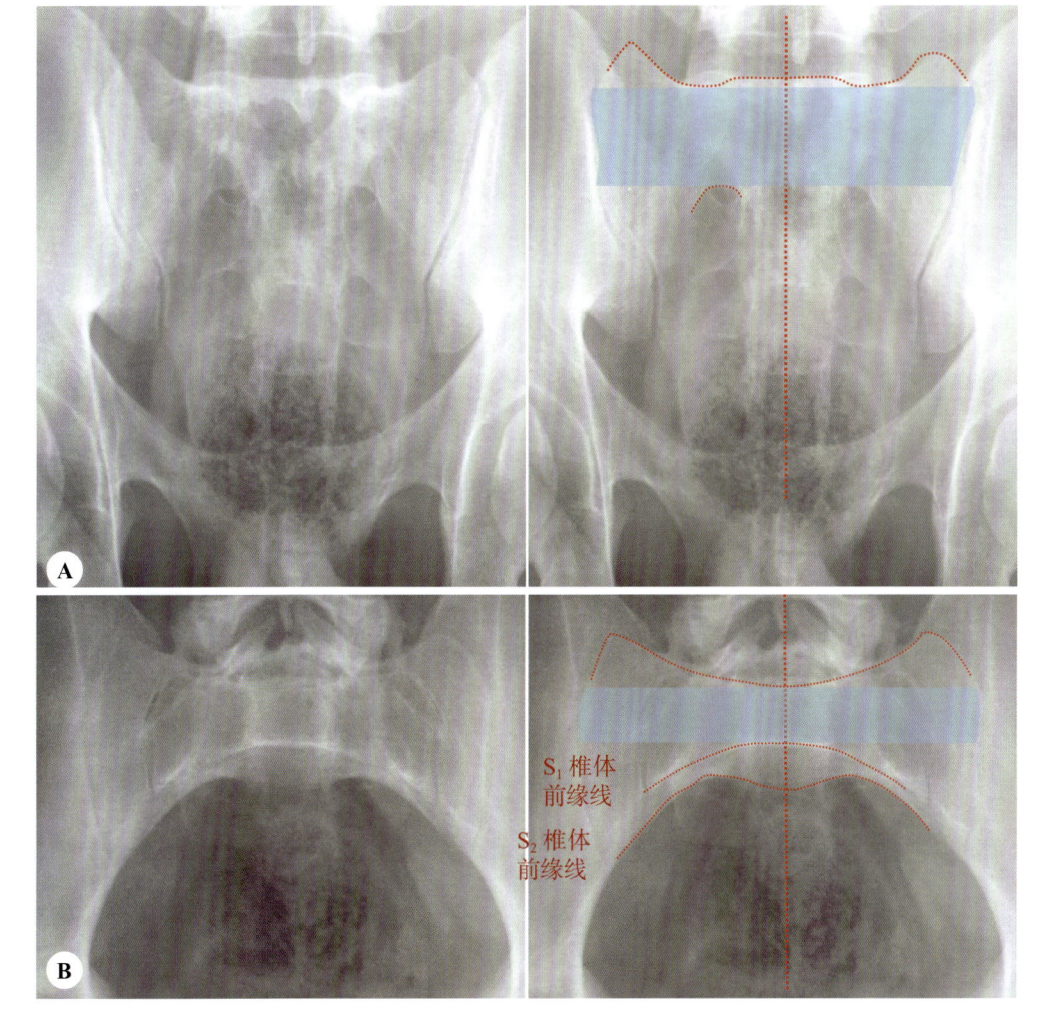

◀ 图 31-12 A. 骶骨骨折中使用骶髂螺钉的横行 $S_1$ 骨性通道，垂直于最常见的纵行骨折方向：出口位。B. 骶骨骨折中使用骶髂螺钉的横行 $S_1$ 骨性通道，垂直于最常见的纵行骨折方向：入口位

直径为26.2mm，前后最小直径为18mm，以便足够置入螺钉[29]。

最近的三维CT研究对横向骨通道进行了分析，螺钉的应用主要受双侧骶骨峡部的影响，通道的平均高度通常小于宽度：13.0mm vs. 26.7mm[21]。平均而言，理论上可以将3.7个平行的7.3mm的螺钉置入该通道。计算出的最佳直径为14.2mm。

在一项对36例中国人CT数据的分析中，通道的前后宽度（vestibular width，VW）为（25.15±2.91）mm，通道的上下高度（vestibular height，VH）为（20.94±3.03）mm，这两个数据在女性中显著较小[36]。

$S_1$骨通道的平均垂直直径为13.4mm；前后（水平）直径为22.5mm，安全区域面积为239.5mm$^2$。骶骨畸形导致安全区面积减少（48.9mm$^2$ vs. 278.7mm$^2$）[37]。

### （三）通道长度

$S_1$横向骨通道的平均长度为16.3cm[38]。女性的$S_1$通道较小。男性的骨通道足以置入4枚7.3mm的螺钉，女性则是3.1枚螺钉。

在进一步的CT分析中，男性$S_1$通道的平均长度为162mm，女性为155mm[39]。63%的男性和66%的女性存在该通道。

Gras等报道的通道长度为164mm[40]。对正常尸体骶骨的CT分析结果显示，$S_1$横向骨通道的平均长度为151.4mm[32]。

对280例无骨盆骨折的患者进行CT分析显示，89%的患者存在足够的$S_1$横向骨通道，螺钉的安全置入率（7.3mm螺钉）为68%[41]。女性标本的通道直径小于男性骨盆标本。

- $S_1$横向骨通道预计的平均长度为16cm。
- 存在"生理性骨盆横向不对称"，表现为$S_1$横向骨通道双侧直径不同[21]。
- 女性的横向骨通道小于男性。

最近发现$S_1$水平螺钉的最佳进针点刚好低于标准侧位X线中的髂骨皮质密度线[32]。

### 四、$S_2$横向骨通道

$S_2$骨通道几乎存在于所有标本中（图31-13），而$S_1$横向骨通道的存在，取决于骶骨畸形的发生率。

Barrick等报道$S_2$椎体前后平面的高度为17mm[42]。在对100个骶骨进行的形态学表面分析中，Arman定义了最窄区域的前后高度分别为10.54mm和15.92mm[34]。一项可比较的分析报道骶骨前后表面高度分别为11.33mm和14.18mm[35]。

$S_2$骨通道的平均垂直直径为15.5mm；前后（水平）直径为18.3mm，安全区域面积为221.1mm$^2$。骶骨畸形导致安全区面积增加（209.6mm$^2$ vs. 276.9mm$^2$），垂直直径更大[32]。

通常，该横向骨通道的平均长度为14.1cm[38]。女性的$S_2$通道较小。男性该通道足以置入平均2.1个7.3mm的螺钉，女性为1.8个螺钉。

Gras等报道的$S_2$横向骨通道长度为142±10.2mm[40]。在进一步的CT分析中，男性$S_2$通道的平均长度为137mm，女性为135mm[39]。该通道存在于所有男性和87%的女性。女性的骶孔间距小于男性，为12mm vs. 14mm。

一篇正常和畸形骶骨的CT分析结果显示，$S_2$骨通道的平均横向长度分别为134.2mm和144.6mm[32]。

对280例无骨盆骨折的患者进行CT分析显示，几乎100%的患者存在足够的$S_2$横向骨通道，螺钉的安全置入率（7.3mm螺钉）为88%[41]。女性标本的通道直径小于男性骨盆标本。

在对$S_1$畸形骶骨的临床分析中，$S_2$通道的平均长度为151.9mm，大部分螺钉置入通道中央，而16.6%的螺钉靠近骶孔下缘，与$S_2$孔接触[43]。

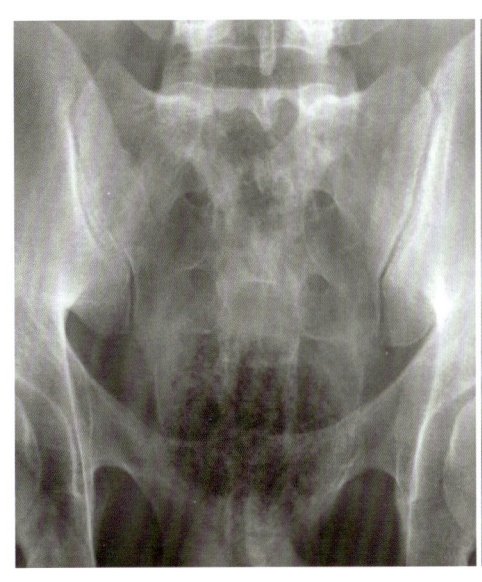

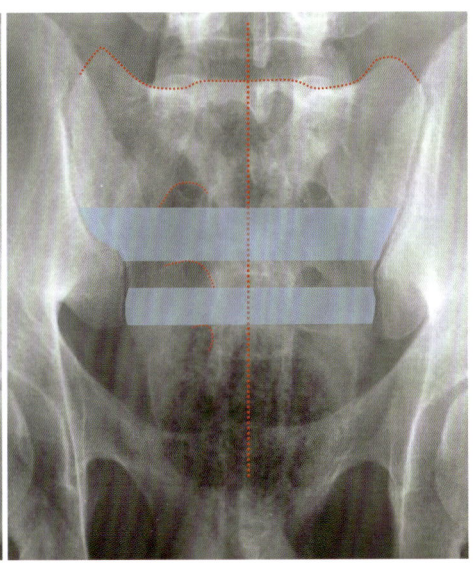

图 31-13 骶骨骨折中应用骶髂螺钉的 $S_2$、$S_3$ 横行骨性通道，垂直于最常见的纵行骨折方向

Gardner 等对正常和畸形骶骨在 $S_2$ 水平上的螺钉通道分析发现，畸形骶骨的 $S_2$ 通道更大[11]。这种关联在最近得到了证实，因为畸形骶骨的 $S_1$ 骨通道减少与 $S_2$ 骨通道的直径增大有关[40, 41]。

Wendt 等对螺钉路径的修改导致足够的 $S_2$ 骨通道增加了 50%[19]。

- $S_2$ 横向骨通道预计的平均长度为 14cm。
- 女性的横向骨通道小于男性。
- $S_1$ 畸形的骶骨通道较大。

最近发现 $S_2$ 水平螺钉的最佳进针点位于 $S_1$ 进针点的下方或稍前方，该点刚好位于髂骨皮质密度（iliac cortical density，ICD）线下方[32]。

### 五、$S_3$ 横向骨通道

Dilogo 等报道了 $S_3$ 螺钉应用技术[44]。提出了在正位上从头端朝向尾端的倾斜，以及在侧位上从前向后的倾斜。

$S_3$ 横向骨通道的平均长度为 11.6cm，与性别无关[45]。在研究中只有 1/4 的骨盆理论上可以安全置入 7.3mm 的螺钉（图 31-13）。

Wagner 发现当骶髂关节的远端到达 $S_3$ 骶骨横向骨通道的下缘时，手术可用的 $S_3$ 通道仅为 23%[46]。

Eastman 等分析了 250 例患者的 CT，发现 15.2% 的患者的 $S_3$ 横向骨通道，足以容纳 7.0mm 的螺钉[13]。近 90% 的患者中观察到骶骨畸形，表明骶骨畸形通常与 $S_3$ 通道相关。

Hwang 等对 59 名成人 CT 分析后，定义了 $S_3$ 骨通道的大小[47]。与非畸形骶骨（上下径 9.5mm，前后径 9.14mm）相比，畸形骶骨的骨通道大 2mm，相应的横截面积分别为 55.8mm² 和 77.9mm²。

- $S_1$ 骶骨畸形的情况下，预计 $S_3$ 骨通道更大。
- 预计在 15%~25% 的病例中有足够的 $S_3$ 骨通道可置入骶髂螺钉。

### 六、骶髂螺钉固定的生物力学

以下部分生物力学数据，使用骶髂螺钉测试不同的骨盆后环不稳定性。

- Gorczyca 等模拟了双腿站姿，分析了 10 具骨折损伤类型为 C 1.3 型（经骶骨骨折）的新鲜冰冻尸体[48]。固定措施包括联合箱式钢板固定和后环 2 枚 6.5mm 的骶髂螺钉或两个骶骨棒固定。螺钉的平均强度与骶骨棒相当：819N vs. 1066N。

- Culemann 等模拟单腿站姿，对骨折类型 C1.3 型经骶孔骨折进行了移位分析[49]。骶髂螺钉固定后，观察到围绕螺钉的旋转移位。

- Sagi 等比较了在模拟单腿站姿的 C1.2 型骨折类型中不同的后环固定结构；后环固定包括 1 枚和 2 枚 $S_1$ 骶髂螺钉，以及 $S_1$ 和 $S_2$ 分别 1 枚螺钉，在耻骨联合有/无 2 孔接骨板固定时；3 种后环固定方法都可减少移位[50]。

- Van Swienen 等分析了 12 例 C3.3 型骨折类型（骶骨双侧骨折）标本，用 1 枚骶髂螺钉固定 $S_1$，2 枚螺钉固定 $S_1$，或 1 枚螺钉固定 $S_1$，另 1 枚螺钉固定 $S_2$；未进行前环固定；2 枚骶髂螺钉增加了旋转强度，具有更高的失效负荷[51]。

- Tabaie 等分析了 C1.3 型骨折类型；2 枚 7.0mm 骶髂螺钉置入 $S_1$ 椎体，比 1 枚 7.0mm 骶髂螺钉和 1 枚 7.0mm 经骶骨螺钉具有更高的失效和变形负荷[52]。

- Dilogo 等最近在双腿站立模型中分析了 Synbone C1.3 型骶骨骨折类型[53]；骶骨骨折通过骶髂螺钉固定 $S_1$ 和 $S_2$，骶髂张力带钢板及骶髂螺钉固定 $S_1$、$S_2$ 和 $S_3$，采用不同的前环固定技术；3 枚骶髂螺钉与耻骨联合接骨板是最坚硬的固定结构。

- Van den Bosch 等分析了 B1 开书型损伤，比较了完整的骨盆、耻骨联合的前环固定（接骨板）和额外的骶髂螺钉固定。额外的骶髂螺钉固定并不会导致移位减少或刚度增加[54]。

骨盆后环骶髂固定的生物力学数据显示出足够的稳定性。

### 七、斜向骶髂螺钉固定骶髂关节分离

1934 年，Lehmann 首次描述了对分离的骶髂关节进行固定，并提出了 1 枚螺钉固定的案例[55]。

在闭合复位后，在俯卧位采用沿髂后上棘的后方弧形切口松解牵开臀大肌后进行复位。在直视下确定螺钉方向，靠近上方骶神经孔置入螺钉，就生物力学原理而言，这并非是最佳选择。

原文：

技术：伸展台，俯卧位。在患侧的股骨髁上用牵开器直接牵拉，由于损伤的联合无法安装反向轴承，直接在对侧髂嵴上安装克氏针进行反向牵拉。拧紧牵开器后进行 X 线片检查。使用平坦的弧形切口部分分离肌肉后最大限度暴露耻骨联合。现在可以直视下检查复位情况。在拧入螺钉时要考虑骶孔及其神经。因此，螺钉的方向在力学意义上并不完美。尽管如此，螺钉还是达到了良好复位的目的[55]。

Meyer-Burgdorf 报道了 2 例切开（"出血性"）复位的病例，但并没有详细描述该技术[56]。40 年后，Emile Letournel 在 1978 年重新提出了切开复位技术[57]。

最近的在 CT 引导下微创骶髂螺钉接骨术的基础于 1987 年由 Ebraheim 等提出[58]。通过不断改进术中可视化技术，直到最近才提出透视和计算机辅助下置入螺钉。

Chip Routt 等详细描述了斜向骶髂螺钉固定技术[59, 60]，在随后的文献中报道了一些改进方案。

#### （一）适应证

对损伤的骶髂关节进行斜向骶髂螺钉固定的典型适应证包括单纯的骶髂关节脱位和部分骶骨骨折[8, 42, 61-64]。目前，部分骶骨 H 型和 U 型骨折可以使用骶髂螺钉成功固定[32, 65]。

#### （二）患者体位

可以采用俯卧、（半）侧卧和仰卧位（图 31-14）[62, 66-70]。

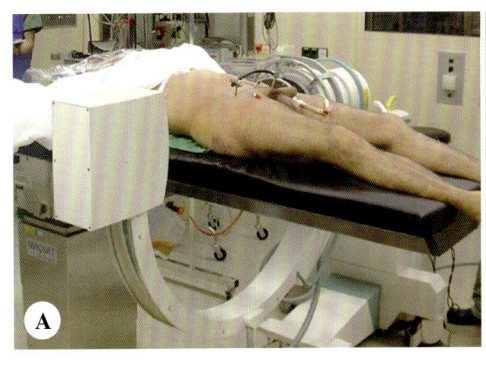

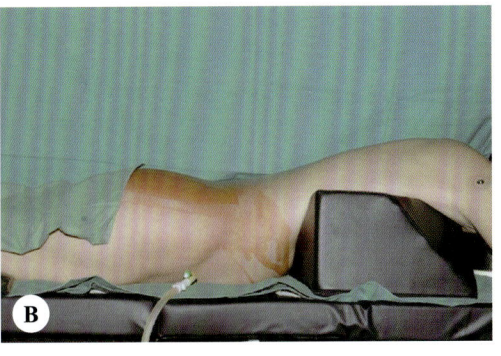

▶ 图 31-14　A. 进行骶髂螺钉固定的标准仰卧位，置于可透 X 线的手术床。B. 也可以采用俯卧位置于可透 X 线的手术床进行骶髂螺钉固定

对于单纯骶髂关节脱位，Routt 等建议将患者以仰卧位置于可透视手术台上（图 31-14）[26]。建议使用腰骶部支撑，以确保有足够的后方操作空间（图 31-15）[31]。

体位必须确保可进行骨盆入口位和出口位及标准的侧位 X 线透视。历史上，骨盆入口位和出口位相对于骨盆正位的角度被描述为在每个平面上成角 40°[71]。

最近的 CT 研究显示，$S_1$ 椎体的最佳入口位角度约为 25°，相应的出口位角度约为 50°[72-75]。骶骨畸形导致出口位角度增加 5°（图 31-16）[73]。

从临床角度来看，当第 1 和第 2 骶骨体直接重叠时，可获得最佳的骨盆入口位视图，而当耻骨联合或耻骨支的上缘投影在第 2 骶骨体上时，可获得最佳的骨盆出口位视图（图 31-16）。

### （三）麻醉学

常规建议采用全身麻醉[26]。局部麻醉或硬膜外麻醉也是可能的[58, 62, 66, 68, 70]。

在 20 世纪 80 年代和 90 年代初，建议进行躯体感觉诱发电位监测[26, 76, 77]。

### （四）铺单

覆盖下腹部和患侧骨盆（图 31-17）。根据移位程度和复位的必要性，腿部铺单保证肢体可移动。

### （五）闭合复位

Routt 等提出对损伤的骶髂关节进行闭合复位。术中判断骶髂关节复位情况的最佳视图是闭孔斜位（图 31-18）[26]。标准的入口位视图对于判断前缘复位有附加价值（图 31-18）。

旋转畸形难以纠正[67]。在不同位置经皮置入 Schanz 螺钉，包括髂前上棘（anterior superior iliac spine，ASIS）、髂前下棘（anterior inferior iliac spine，AIIS）和耻骨结节，（图 31-19）甚至是股骨近端，均有助于闭合复位操作[26]。

单侧骨盆后环的向上和向后移位可以通过纵向牵引来纠正[26, 58, 66, 68]。Ebraheim 等提出在骨盆下方加衬垫或徒手操作来进行向后移位的复位[58]。

旋转和屈曲畸形可以通过斜向撑开器进行复位（图 31-20），将其固定在健侧半骨盆上，并与患侧半骨盆的髂嵴相连，可以进行牵开和压缩操作。

Routt 等指出，完全性骶髂关节脱位的闭合复位可能很难实现，尤其是在超过伤后 24~48h 进行操作时[26]。通常情况下，在骨盆入口位视图中可以最直观地观察到后方移位。

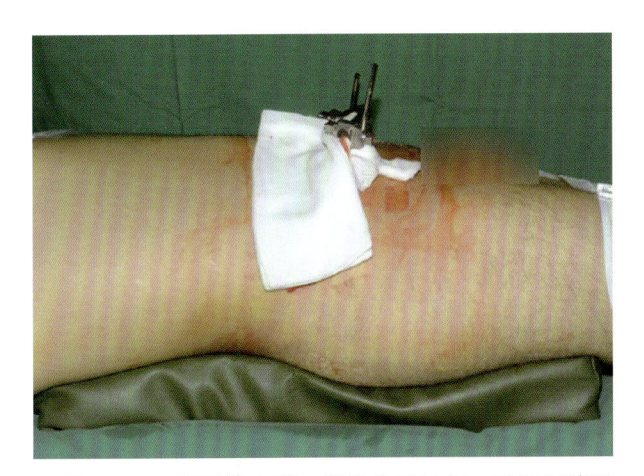

▲ 图 31-15　腰骶部支撑，将骨盆区抬起，更便于接近入钉点

如果闭合复位操作失败，应该考虑切开复位[26]。

### （六）皮肤切口

对于骶髂关节损伤，在闭合复位后，皮肤切口位于股骨轴线和 ASIS 到手术台垂直线的交点向后约 2cm 处（图 31-21）[26]。

### （七）确认导针/钻头的位置

在置钉过程中，需要多次术中 X 线片检查，来确认导针/钻头的正确位置，以避免突破骨皮质。从标准的骶骨侧位、入口位和出口位开始，然后再进行额外的骶骨侧位 X 线片检查。

**1. 骶骨标准侧位 X 线片**

通过以 $S_1$ 椎体为中心的骶骨标准侧位 X 线来确定进针点（图 31-22）[26, 78]。使用器械尖端指引到最佳进针点（图 31-23）。

皮肤切开后，钝性剥离直至骨面[58, 66]。在这里，用导针或钻头在两个平面上"触碰"骶髂关节水平的髂骨外板骨面方向的变化。可以感觉到由此产生的"凹陷"以辅助定位（图 31-24）。推荐使用如钳子之类的钝性器械。

Matta 和 Saucedo 建议螺钉朝向 $S_1$ 椎体方向。髂骨外侧的进针点始于臀肌粗隆前方 15mm 处，位于髂嵴和坐骨切迹之间的中点，进针方向垂直于髂骨[79]，这只有在开放后入路时才能明确。

在标准骶骨侧位上，最佳的进入点位于从下向上的方向，在 $S_1$ 椎体的后方中心，$S_1$ 椎体后方界限后几毫米处（图 31-25）。导针的尖端投影在骶管上。将克氏针钻入骨内 2~3mm，只穿透髂骨的外侧皮质[31, 58, 66, 78]。

方向的指引是通过入口位和出口位来控制。克氏针应从髂骨的后外侧开始，垂直于骶髂关节运行。导针的指向应该是 $S_1$ 孔上缘以上到 $L_5/S_1$ 椎间盘以下的间隙[26]。

只需穿透髂骨几毫米后，就可以利用入口位和出口位来操作导针至最佳方向[78]。

**2. 入口位**

导针或钻头应位于后方椎管和 $S_1$ 椎体前界之间的 $S_1$ 椎体。潜在的终点应位于骶骨前缘向后 1~1.5cm 处，正好止于骶骨中线处[78, 80]。

**3. 出口位**

导针或钻头的路径应位于下方的 $S_1$ 神经孔和上方的 $L_5/S_1$ 椎间盘之间。在靠近 $S_1$ 椎体上缘的位置，钻头朝向较高可以表明钻头穿透了前方界限，特别是与入口位中钻头远端前侧位置相结合。理想的钻头方向是平行于 $S_1$ 上终板。感受到三次皮质穿透感表明是安全的。

起点位于第 1 骶孔的水平，并指向第 1 骶骨体的对侧上角[32]。

在骶髂关节损伤中，螺钉应垂直于关节面放置，在骶骨正位（出口位）上略微向上倾斜，在水平面（入口位）上螺钉略微向前倾斜[28]。

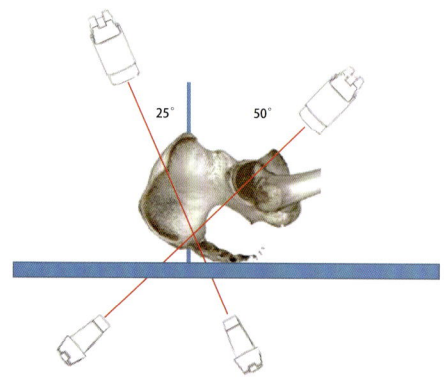

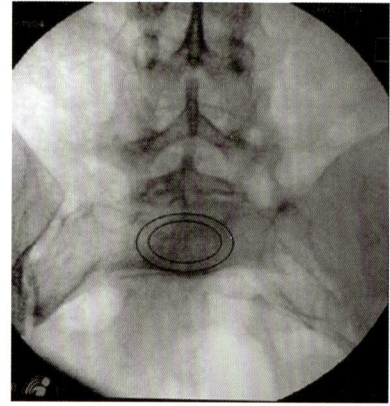

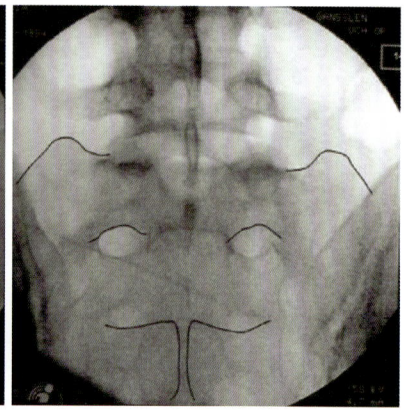

▲ 图 31-16　使用影像增强器进行入口位和出口位投射。理想的入口位和出口位投射：入口位显示 $S_1$、$S_2$ 椎体前缘皮质骨线重叠，可见两个椎体卵圆形的外观；当耻骨联合的上缘靠近第 2 骶孔时可获得理想的出口位投射

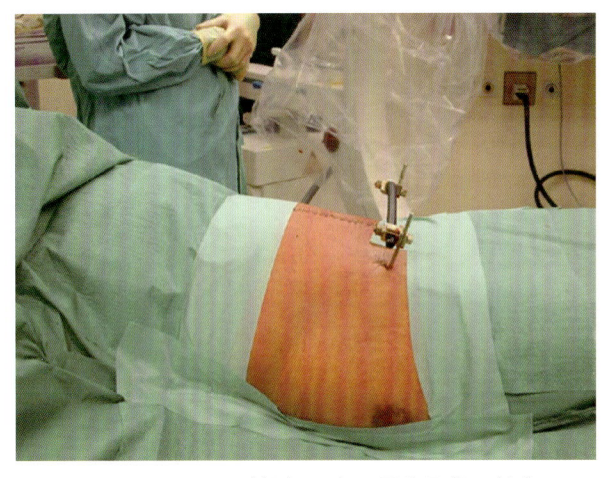

▲ 图 31-17 骶髂螺钉固定所需的骨盆区铺巾

**4. 骶骨标准侧位 X 线片**

导针或钻头的理想止点应位于骶骨岬下方约 1cm 和骶骨前侧皮质后方 1cm 的位置（图 31-11）[78]。

## （八）螺钉方向

以下是部分关于入口位和出口位螺钉的最佳角度的数据[8, 11, 15, 19, 21, 32, 36, 81]。根据不同的骶骨解剖形状，无法提出通用的角度（出口平面的上倾角度，入口平面的前倾角度）。在正常的无畸形骶骨中，报道了以下角度。

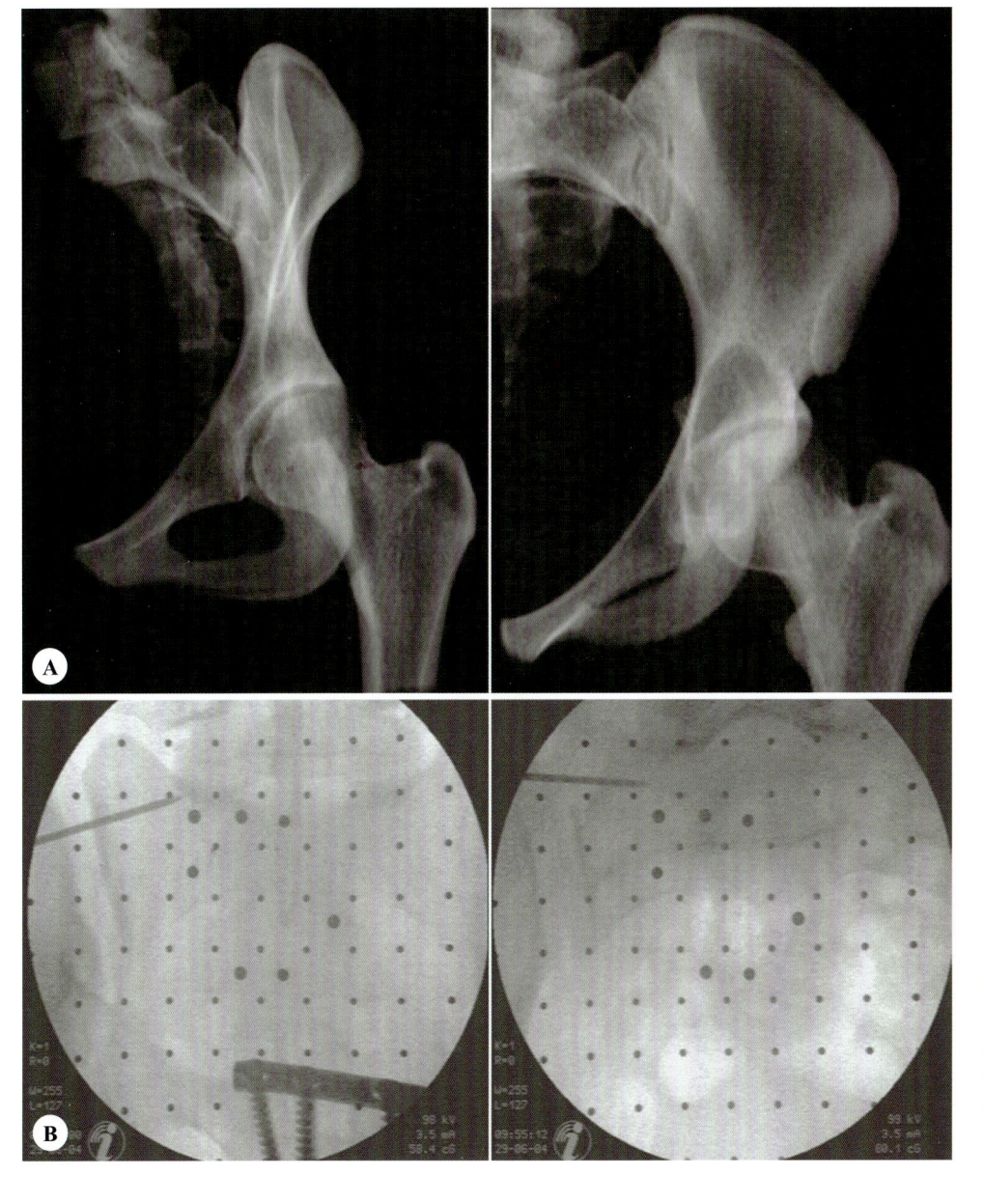

◀ 图 31-18 A. 分析骶髂关节复位质量使用的闭孔斜位片和骨盆入口位片。B. 骶髂关节分离闭合复位克氏针临时固定后的术中入口位和出口位影像，相较预想的钉道，克氏针的方向略偏上偏后

骨盆环骨折
Pelvic Ring Fractures

- 上倾角度（出口位）：预计倾斜角度为 20°～30°（16°[81]，21°[11]，22°[15]，31°[36]，19°～45°[8]，32°[19]）。
- 前倾角度（入口位）：预计倾斜角度为 10°～15°（4°[11]，7°[19]，11°[15]，14°[36]，0°～25°[8]，28°[81]）。

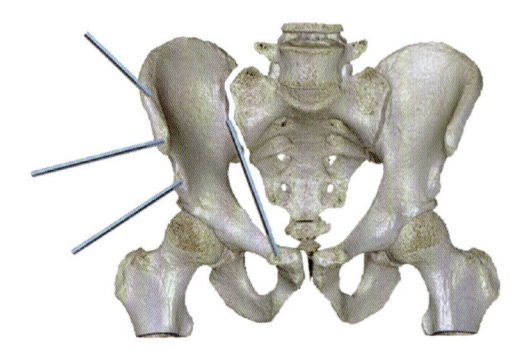

▲ 图 31-19 使用 Schanz 螺钉闭合（经皮）操作右侧半骨盆对骶髂关节进行复位操作示意图

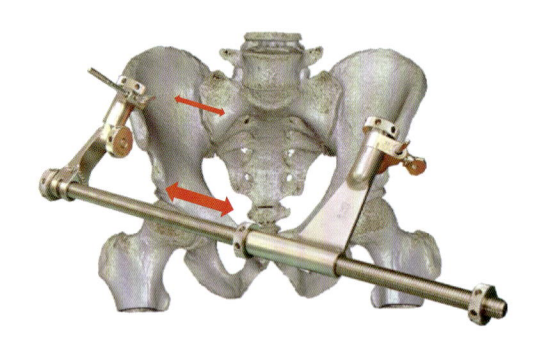

▲ 图 31-20 使用撑开器复位骶髂关节示意图

在畸形骶骨中，有报道称角度较低[11]。
- 上倾角度（出口位）：预计倾斜角度为 30°。
- 前倾角度（入口位）：预计倾斜角度为 15°。

（九）置入导针

使用锤子或电钻将螺纹导针置入 $S_1$ 椎体。

在导针或钻头到达最佳位置后，测量长度。

现在使用空心钻沿导针钻孔。为了避免导针跟钻头一起退出，钻头应在距离导针末端约 1cm 处停止（图 31-26）。

（十）螺钉类型

不同的螺钉可用于骶髂螺钉固定。推荐使用 6.5～7.3mm 的全螺纹或部分螺纹的空心

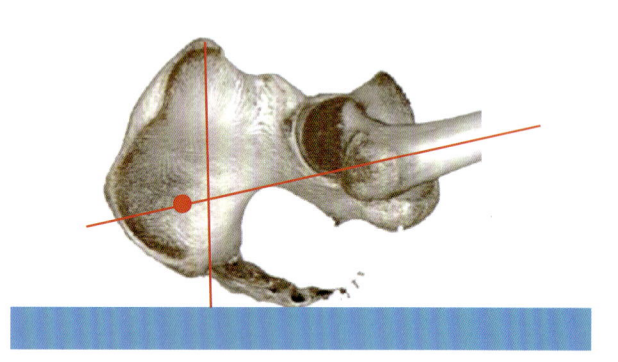

▲ 图 31-21 Routt 提出的最佳入钉点皮肤切口：股骨干轴线与 ASIS 至手术台垂直线交点后约 2cm 位置

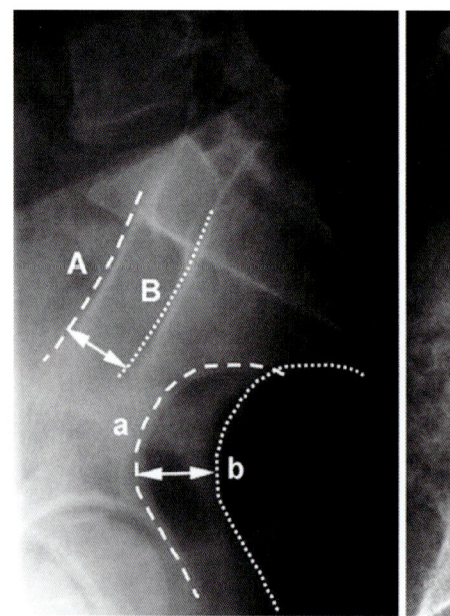

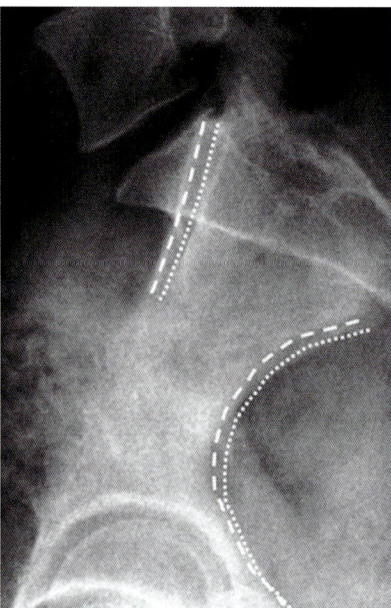

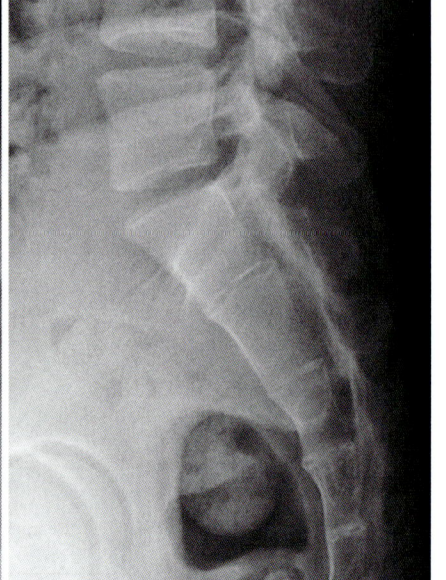

▲ 图 31-22 确认理想的入钉点需要获得标准的骶骨侧位

螺钉[31, 58, 62, 66, 68, 70, 78, 82]。

一般来说，建议使用短螺纹螺钉固定骶髂关节脱位，而骶骨骨折可以使用全螺纹的螺钉以避免过度加压[83]。

在骶髂关节损伤中应使用短螺纹的螺钉，以便充分的关节加压。常规推荐使用 2 枚螺钉[80]。$S_1$ 置入 2 枚螺钉，或者 $S_1$、$S_2$ 各置入 1 枚螺钉[68]。

额外的垫片可以降低穿透髂骨的风险。闭孔入口斜位或闭孔出口斜位可以确认垫片在髂骨外表面的位置。

### （十一）预期的螺钉长度

已有的关于预期螺钉长度的数据。

- Gardner 等报道骶髂螺钉长度至少为 75mm[11]。
- Conflitti 等报道平均螺钉长度为 100.8mm（87.1～114.4mm）[43]。
- Wendt 等分析了女性和男性骶骨的预期螺钉长度分别为 84.5mm 和 81.6mm[19]。
- Chon 等发现螺钉长度为 98.8mm（82.4～132.2mm）[32]。

斜向骶髂螺钉的预计长度约为 85mm。

### （十二）透视影像

最后，在术中拍摄标准的透视影像：标准的骶骨侧位、骨盆入口位和出口位，以及闭孔入口位，可以清楚识别髂骨皮质的外侧边界。

### （十三）术后情况

是先进行前环固定还是后环固定，目前尚无一致意见[58, 66]。

伤口冲洗后，使用标准方法关闭皮肤切口。

建议使用两根拐杖，患侧部分负重，负重 15kg，最多 6 周。通常进行骨盆正位 X 线片和骨

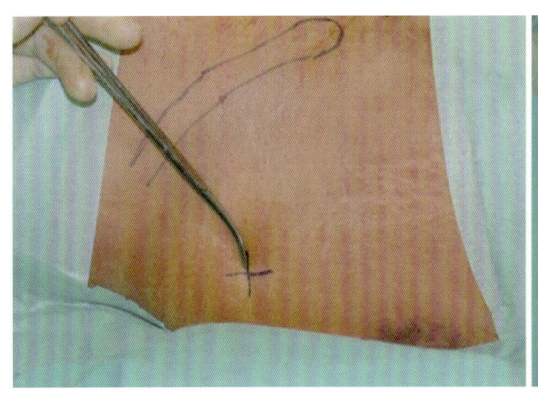

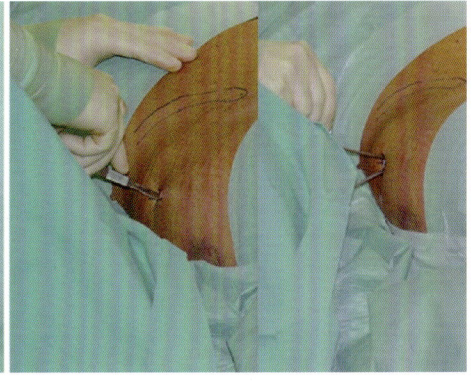

◀ 图 31-23 器械的顶点标示理想的入钉点，在切开皮肤后，钝性分离至骨面

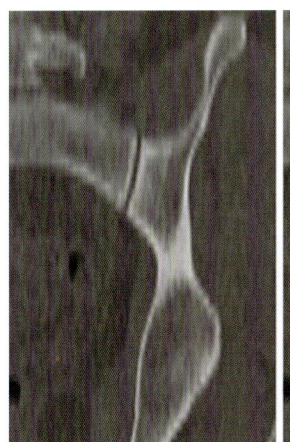

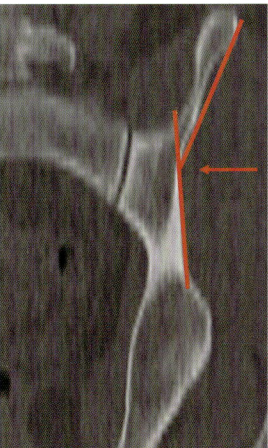

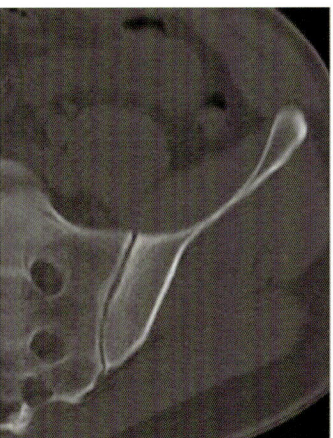

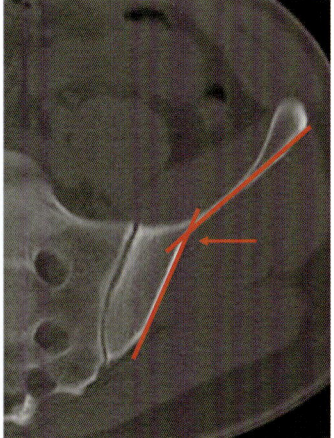

▲ 图 31-24 髂骨外板两个不同平面方向的改变形成一条沟凹，使用钝性器械可以触及

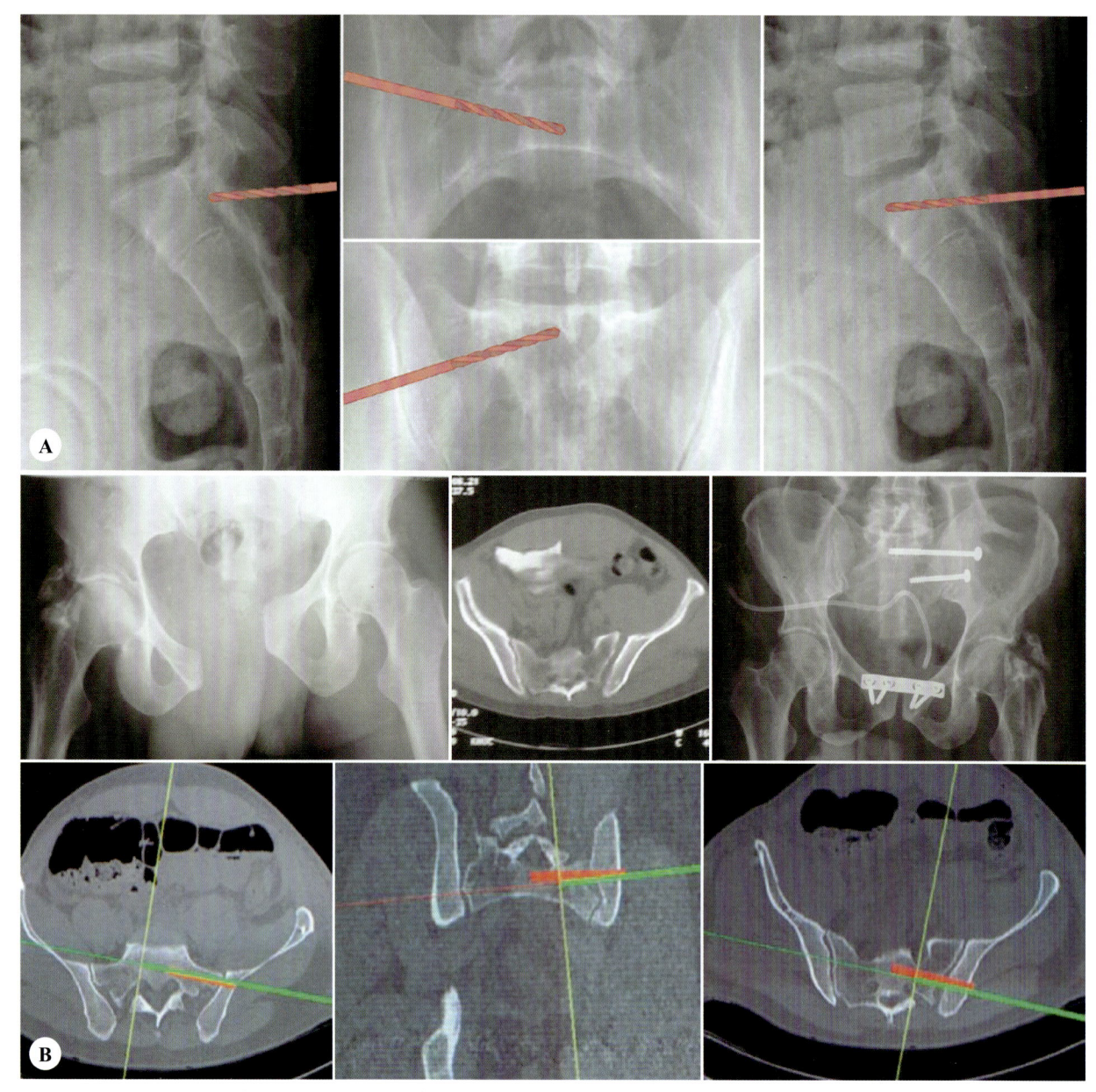

▲ 图 31-25　A. 骶髂关节损伤置入骶髂螺钉时，钻头的方向及预计的终点：起点位于 $S_1$ 椎体后缘后方几毫米的位置；钻头在接近 $S_1$ 前缘皮质时停止，约距离骶骨岬下方 1cm，距离骶骨前缘皮质 1cm。B. 导航辅助下置入 $S_1/S_2$ 骶髂螺钉时术中螺钉轨迹

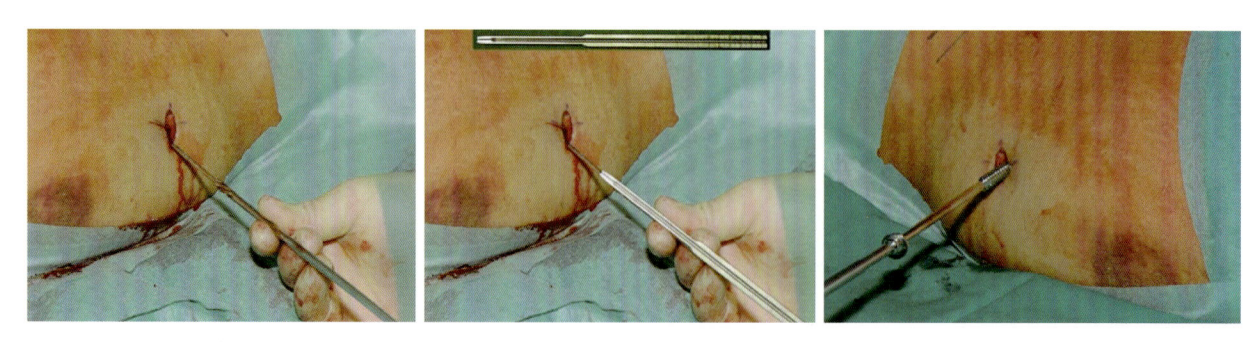

▲ 图 31-26　在置入导针后，使用往复冲击的技术钻入，测量长度，置入螺钉（通常使用垫圈）。使用短螺纹钉

盆后环 CT 以验证螺钉位置。

### （十四）并发症

这种技术存在以下几种潜在并发症。

- 如果螺钉置入太深、太靠近后方位置，有损伤臀部血管和神经的潜在风险[23]。
- 医源性神经损伤。
- 螺钉松动。
- 螺钉位置不佳（图 31-27）。
- 复位丢失。

## 八、不稳定性骶骨骨折的横向骶髂螺钉固定

Ebraheim 等[58, 67] 和 Duwelius 等[66, 84] 最先对骶骨骨折进行骶髂螺钉固定，Chip Routt 的贡献是详细描述了解剖学基础和手术技术[18, 85]。

### （一）适应证

骶骨骨折的横向骶髂螺钉固定包括以下经典适应证。

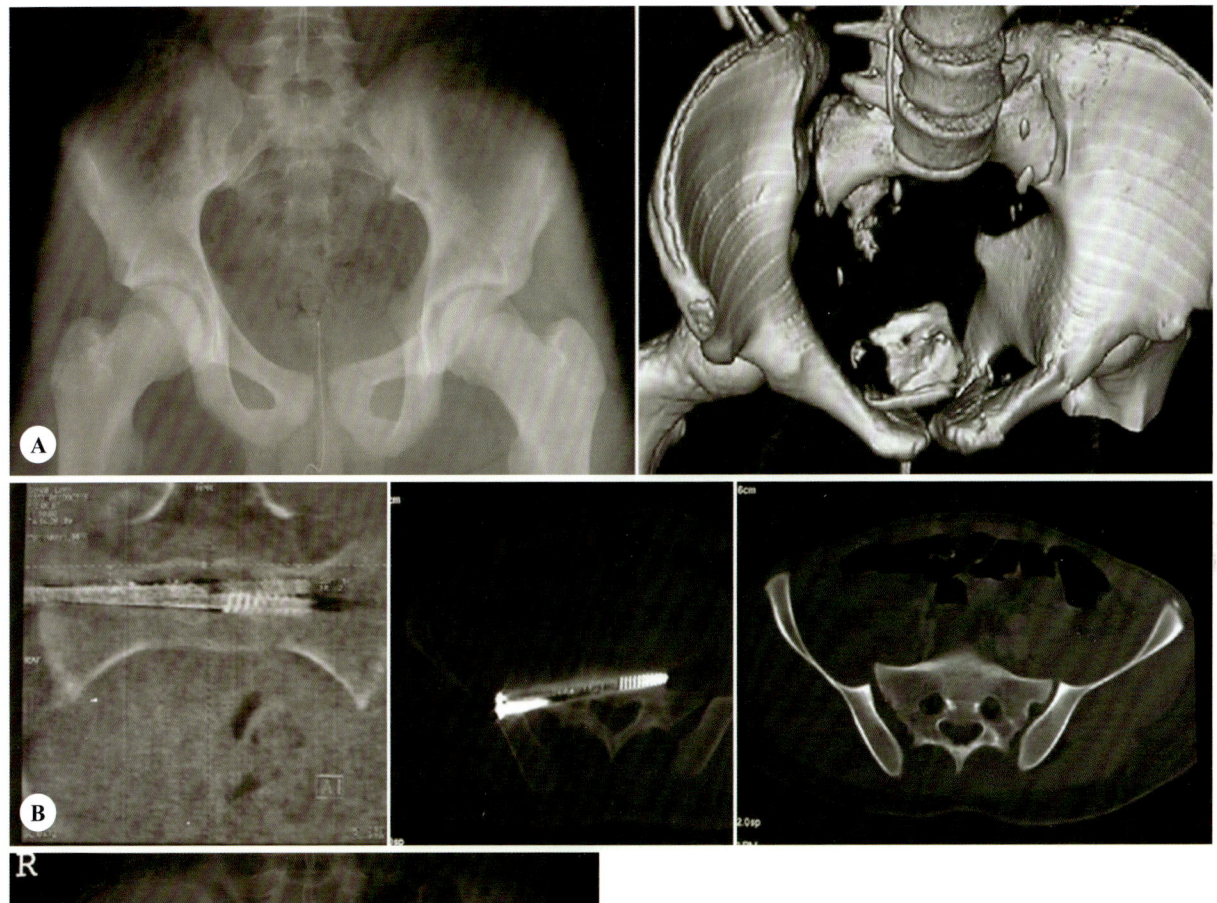

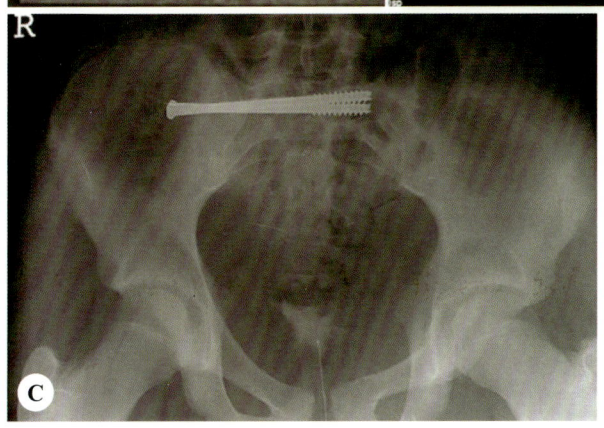

▲ 图 31-27 A. 1 例位置不佳的骶髂螺钉病例：16 岁男性，翻滚损伤导致的 C 型骨盆损伤（右侧骶髂关节脱位，左侧耻骨支骨折）；B. 术中影像显示螺钉位置偏后。术后 CT 显示螺钉偏长，骶髂关节复位不佳；C. 术后 X 线提示螺钉位置过于偏向头侧

- C 型骨盆损伤中，不伴有神经损伤的骶骨骨折，可采用闭合技术进行解剖复位[31]。
- （双侧）骶骨 U 型骨折[33, 86]。
- 轻微移位的脊柱骨盆分离损伤[87-89]。
- 不完全性骶骨骨折[90]。

### （二）患者体位

可以置于俯卧位、（半）侧卧位和仰卧位（图 31-14）[62, 66-70]。

患者通常以仰卧位置于可透视手术台上（图 31-14）[26]。建议支撑腰部及骨盆，以便有足够的后方通道（图 31-15）[31]。

体位必须保证可行骨盆入口位和出口位以及标准的骶骨侧位 X 线。历史上，骨盆入口位和出口位相对于骨盆正位的角度被描述在为每个平面上成角 40°[71]。

$S_1$ 椎体的最佳入口位角度约为 25°，相应的出口位角度约为 50°[72-75]。骶骨畸形导致出口位角度增加 5°（图 31-16）[73]。

从临床角度来看，当第 1 和第 2 骶骨体重叠时，可获得最佳的骨盆入口位影像，而当耻骨联合或耻骨脊支上缘投影在第 2 骶椎上时，可获得最佳的骨盆出口位影像（图 31-16）。

### （三）麻醉

常规建议采用全身麻醉[26]。局部麻醉或硬膜外麻醉也是可能的[58, 62, 66, 68, 70]。躯体感觉诱发电位监测[26, 76, 77]不常规使用。

### （四）铺巾

覆盖下腹部和患侧骨盆（图 31-17）。根据移位程度和复位的必要性，腿部铺巾保证肢体可移动。

### （五）闭合复位

必要时进行已描述的复位操作（图 31-19 和图 31-20）。真正的入口位用于判断前方复位，而出口位用于确认上方复位。如果闭合手法复位失败，则应考虑切开复位[31, 90, 91]。

Reilly 等对骶骨骨折复位不良进行解剖学分析[10]。在向上移位 5mm、10mm、15mm 和 20mm 时，所产生的骨接触面积分别减少了 30%、56%、81% 和 90%。

为了安全置入骨质内螺钉，可接受的最大限度的复位不良＜5mm。

因此，轻微移位的骶骨骨折可以原位固定。在移位的骨折中，通常先进行骨盆前环固定[92]，因为这样通常可以实现有限的后环复位。确切的复位向量并不清楚。复位，尤其是维持复位是非常重要的。必须使用影像增强器检查复位情况，以避免螺钉定位错误[31]。

### （六）皮肤切口

进针点位于股骨轴线与从 ASIS 到手术台的垂线交点后方约 2cm 处（图 31-21）[31, 91]。

### （七）导针或钻头位置的确认

在置钉过程中，术中有必要进行多次 X 线检查以确认导针或钻头的正确位置，避免突破骨皮质。从标准的骶骨侧位、入口位和出口位开始，然后再次行骶骨侧位 X 线检查。

### （八）透视

#### 1. 骶骨标准侧位 X 线片

通过以 $S_1$ 椎体为中心的骶骨标准侧位 X 线（图 31-28）来确定进针点[26, 78]。使用器械尖端指引到最佳进针点（图 31-29）。

皮肤切开后，钝性剥离直至骨面[58, 66]。在这里，用导针或钻头在两个平面上"触碰"骶髂关节水平的髂骨外板骨面方向的变化。可以感觉到由此产生的"凹陷"以辅助定位（图 31-24）。推荐使用如钳子之类的钝性器械。

在确定骶骨翼斜坡以下、骶骨前后皮质边界之间的目标区域后（图 31-30），将导针敲入骨内 2～3mm，只穿透髂骨外侧皮质（图 31-31）[31, 91]。这样就可以通过入口位和出口位在骨通道内安全

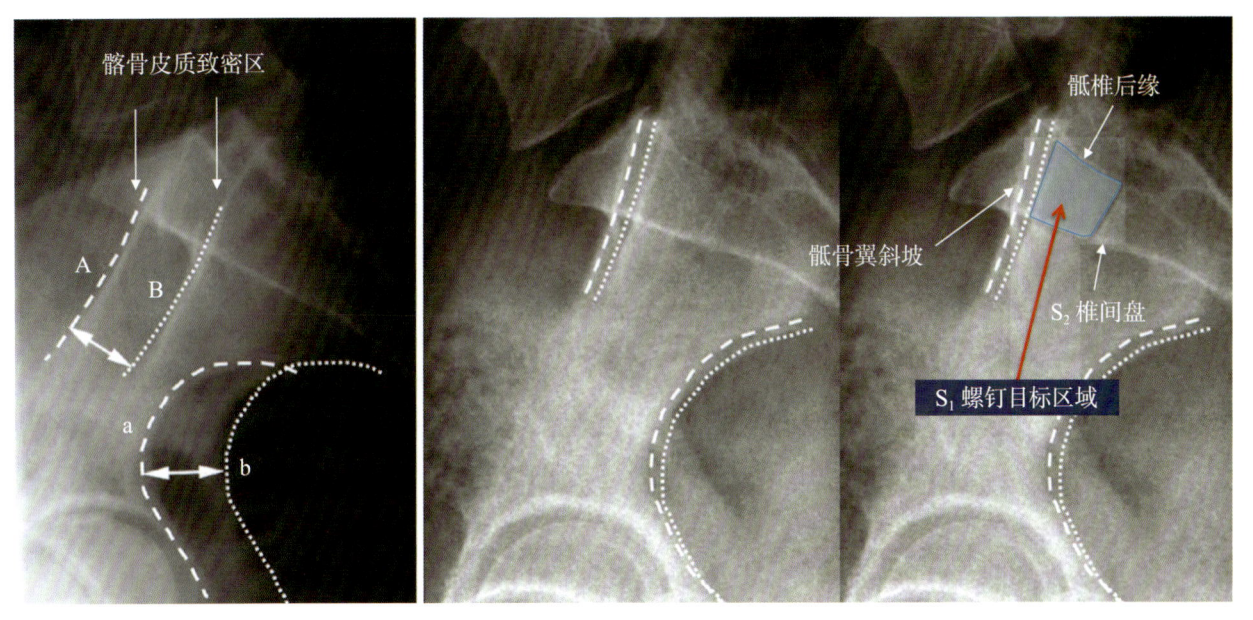

第 31 章　骶髂螺钉固定
Iliosacral Screw Fixation

▲ 图 31-28　确认理想的入钉点需要获得标准的骶骨侧位（译者注：原著疑有误，已修改）

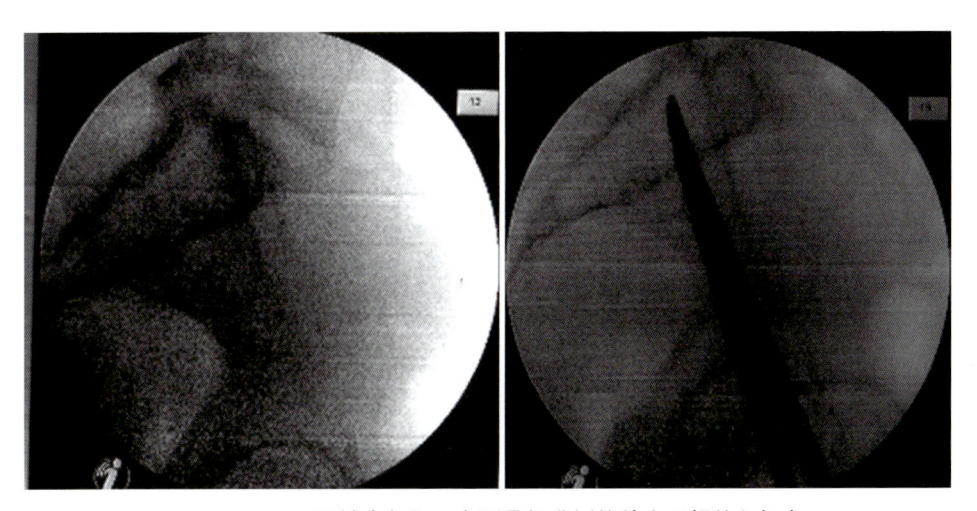

▲ 图 31-29　器械尖部指示在骶骨标准侧位片上理想的入钉点

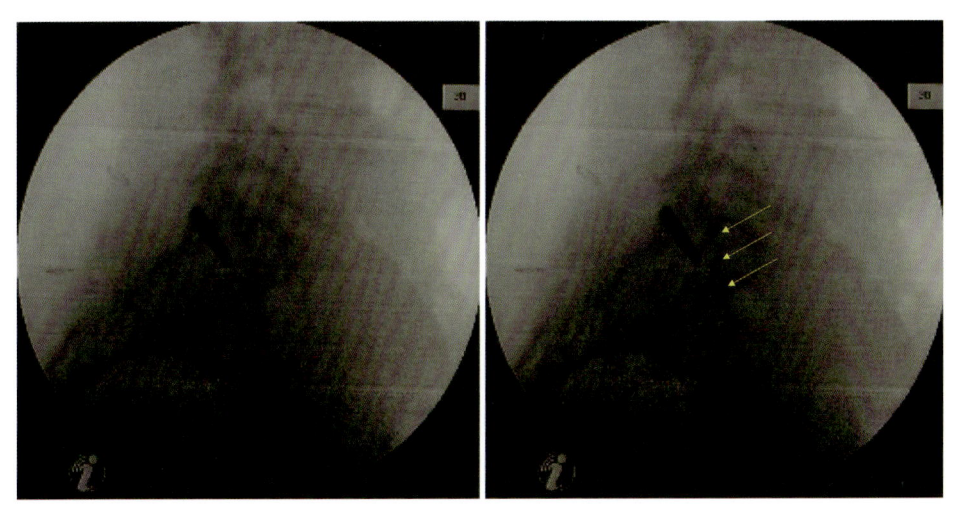

▲ 图 31-30　确定骨性入钉点，置入导针

311

地操纵导针方向。导针方向是通过单独的入口位和出口位来控制的。在此处，克氏针在两个平面上都应该从 $S_1$ 骨通道的中间开始。导针应该水平方向置入（图 31-32）[31, 91]。

### 2. 入口位

导针或钻头应该水平方向穿过整个 $S_1$ 骶骨通道。通常可以清楚地识别骨通道的前后边界（图 31-32）。

### 3. 出口位

在出口位中，应确定 $S_1$ 骶骨孔的上缘切线和骶骨的上方边界（图 31-32）。使用这两个视图，可以引导导针穿过整个骶骨（图 31-32）。

> 在将导针敲入或钻入骨内时要触诊双足，任何运动反应都意味着导针位置不当，应调整导针位置。

### （九）螺钉方向

通常可以采用水平或横向的螺钉方向。可能有 3 种螺钉位置。

- 螺钉尖端止于骶骨中部（经骶骨翼骨折，Denis Ⅰ 型骨折[93]）。
- 螺钉尖端止于骶骨对侧的骶髂关节附近（经骶孔或中央骨折，Denis Ⅱ 型或 Ⅲ 型骨折[93]）。
- 螺钉桥接两侧骶髂关节（完全骨质内骶髂螺钉，双侧骶骨骨折[94, 95]）。

### （十）导针放置

使用锤子或电钻将螺纹导针置入 $S_1$ 椎体。

在导针或钻头到达最佳位置后，测量长度（图 31-33）。

使用空心钻沿导针钻孔（图 31-34）。为了避免导针跟随钻头退出，钻头应在距离导针末端约 1cm 处停止。

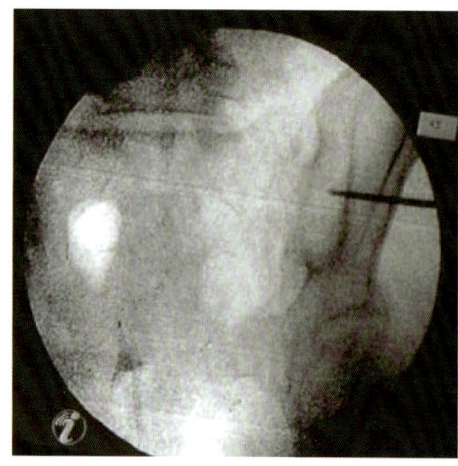

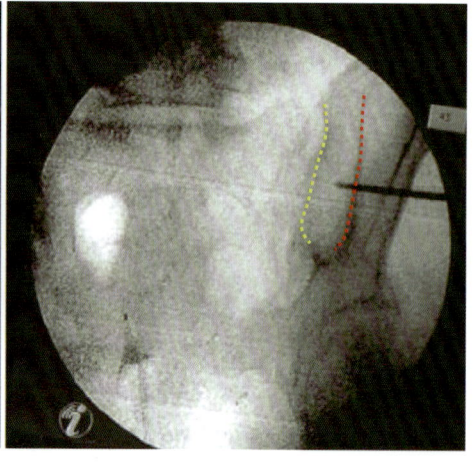

◀ 图 31-31 导针插入骨质，只穿透髂骨外板（红色点线）；黄线：髂骨内侧皮质

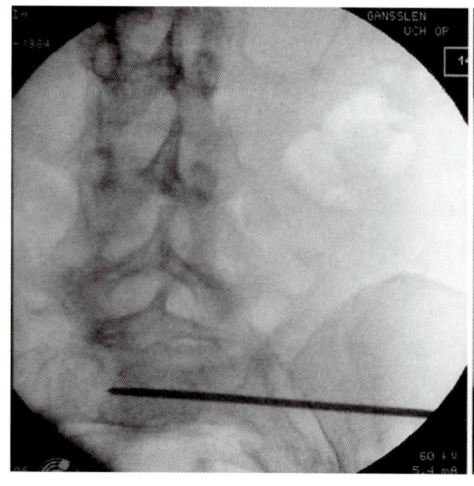

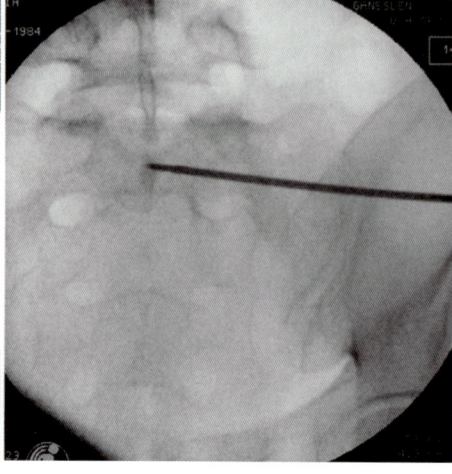

◀ 图 31-32 导针在入口位和出口位接近水平/横行方向

同样，在将导针敲入或钻入骨内时要触诊双足，任何运动反应都意味着导针位置不当，应调整导针位置。

### （十一）螺钉类型

不同的螺钉可用于骶髂螺钉固定。推荐使用 6.5～7.3mm 的全螺纹或部分螺纹的空心螺钉[31, 58, 62, 66, 68, 70, 78, 82]。

一般来说，建议使用短螺纹螺钉固定骶髂关节，而骶骨骨折可以使用全螺纹的螺钉以避免过度加压[83]。

由于压缩粉碎性骨折可能产生损害，因此建议在骶骨骨折中使用全螺纹螺钉。

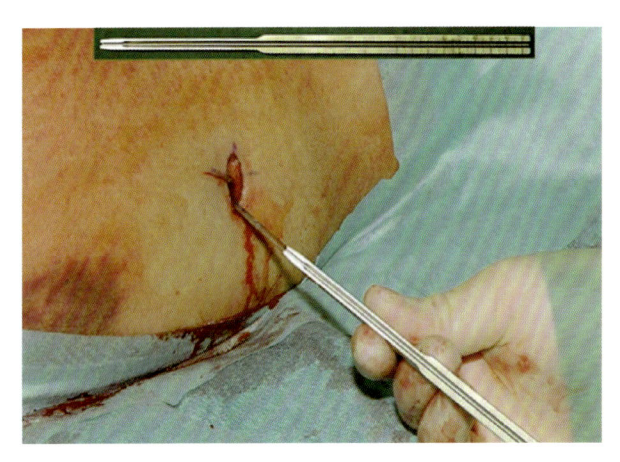

▲ 图 31-33 测量长度

### （十二）预期螺钉长度

预期的螺钉长度取决于骨折类型和治疗方案。
- Denis Ⅰ型骨折：60～80mm 螺钉长度。
- Denis Ⅱ/Ⅲ型骨折：120～130mm 螺钉长度。
- 完全桥接：(160±10)mm 螺钉长度。

### （十三）螺钉植入

螺钉插入时使用垫片。同时触诊检查双足是否有运动反应。入口位和出口位都可确定最佳的螺钉路径和垫片位置（图 31-35）。

### （十四）透视影像

最后，在术中拍摄标准的透视影像：标准的骶骨侧位（图 31-35）、骨盆入口位和出口位，以及闭孔入口位，这可以清楚识别髂骨皮质的外侧边界（图 31-36 至图 31-40）。

### （十五）术后过程

伤口冲洗后，使用标准技术关闭皮肤切口。

建议患者使用两根拐杖，患侧部分负重，负重 15kg，最长 6 周。通常进行骨盆正位 X 线片和骨盆后环 CT 以验证螺钉位置。

### （十六）并发症

这种技术存在几种潜在并发症。
- 如果螺钉置入太深、太靠近后方位置，有损伤臀部血管和神经的潜在风险[23]。
- 医源性神经损伤。

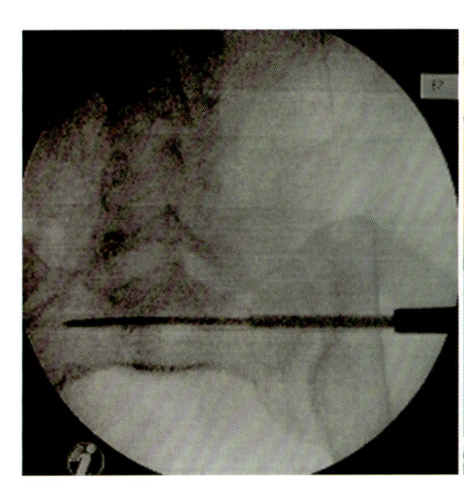

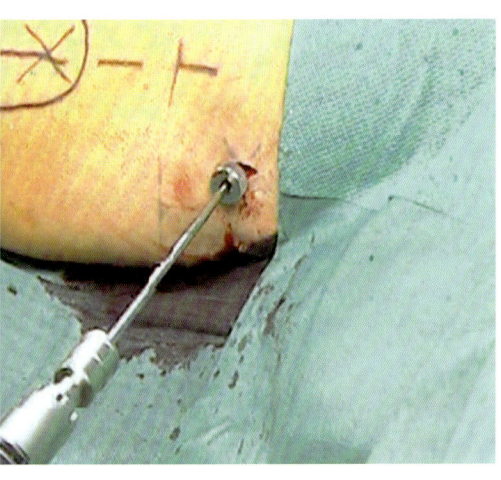

◀ 图 31-34 钻入过程

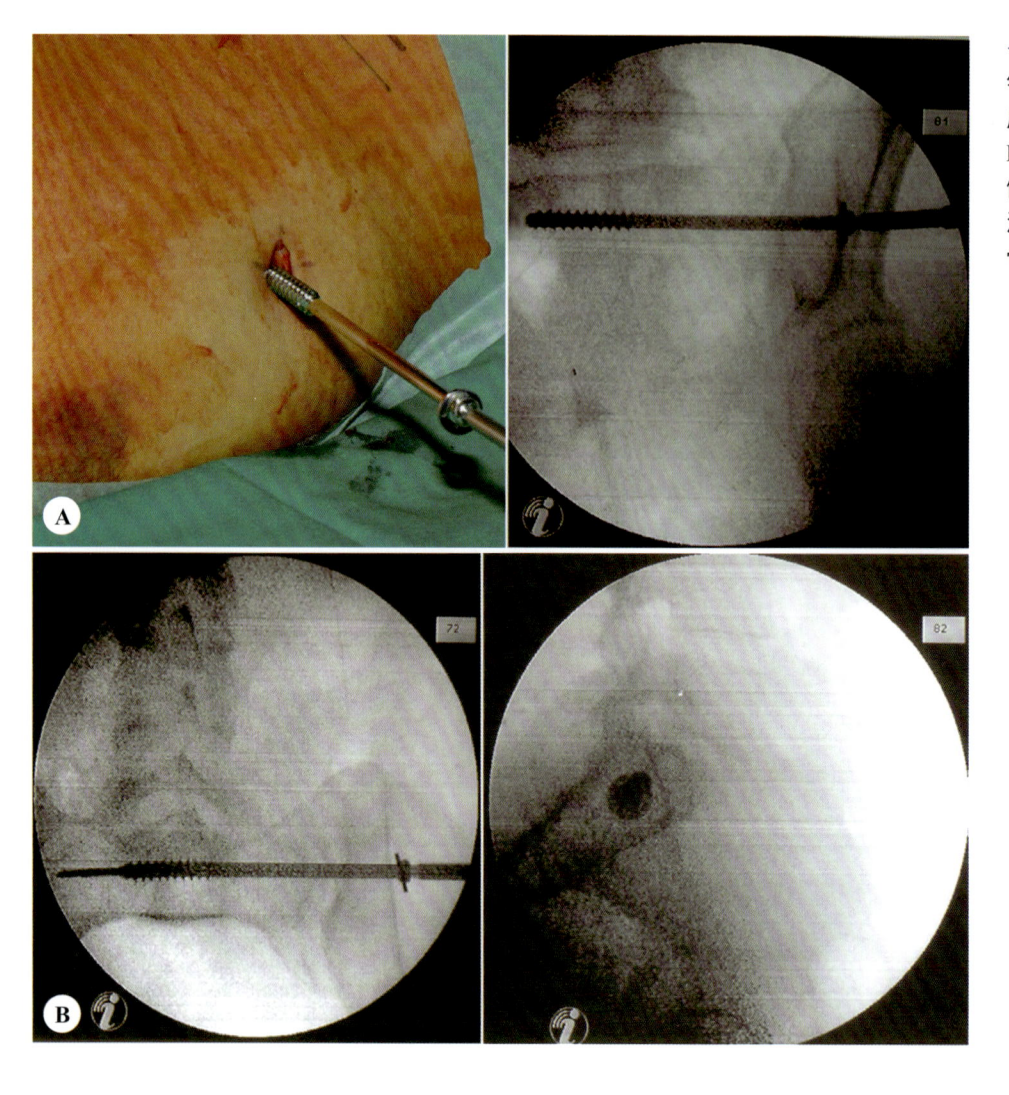

骨盆环骨折
Pelvic Ring Fractures

◀ 图 31-35　A. 置入螺钉。垫片止于髂骨外侧皮质。使用半螺纹钉。B. 在入口位和骶骨标准侧位上确认钉道位置。注意：垫片的位置在髂骨的外表面

- 螺钉松动。
- 螺钉位置不佳（图 31-41）。
- 复位丢失。

## 九、植入物取出

长期以来，部分学者建议常规取出关节桥接植入物，如骶髂螺钉[31, 96-98]。相比之下，其他学者只建议在植入物失效或感染的情况下取出植入物[99, 100]，常规取出被认为是不正常的[101]。

Stuby 等分析了 2003—2010 年接受手术治疗的 B 型和 C 型损伤术后 80 例患者资料，取出植入物的 35 例，植入物取出率为 44%[102]。总的来说，在骨盆后环有 24 个骶髂螺钉和 1 个脊柱骨盆植入物在平均 14.6 个月后被取出。适应证包括 46% 的主观骨盆后环疼痛，33% 的主治医生建议决定，以及 40% 的患者意愿。28% 的骶髂螺钉有轻微的内固定松动迹象（11/39）。包括骨盆前环在内，观察到的总体并发症发生率为 20%，据报道只有 3/11 的患者在取出骨盆后环植入物后有临床获益。

Routt 等报道骶髂螺钉取出是有争议的。特别是在年轻患者中，潜在优点包括骨盆后环疼痛的缓解和被固定的骶髂关节（健侧）的重新产生微动。潜在缺点包括由于螺钉头周围的瘢痕形成和额外的垫圈，需要一个新的、不同的、更长的切口，存在螺钉断裂的潜在风险，以及可能需要开放取出术[103]。

最近的研究指出，在术后 1 年，用横向的经骶骨、跨髂骨螺钉或桥接钢板固定健侧的骶髂关节，与患侧骶髂关节相比在疼痛和功能方面

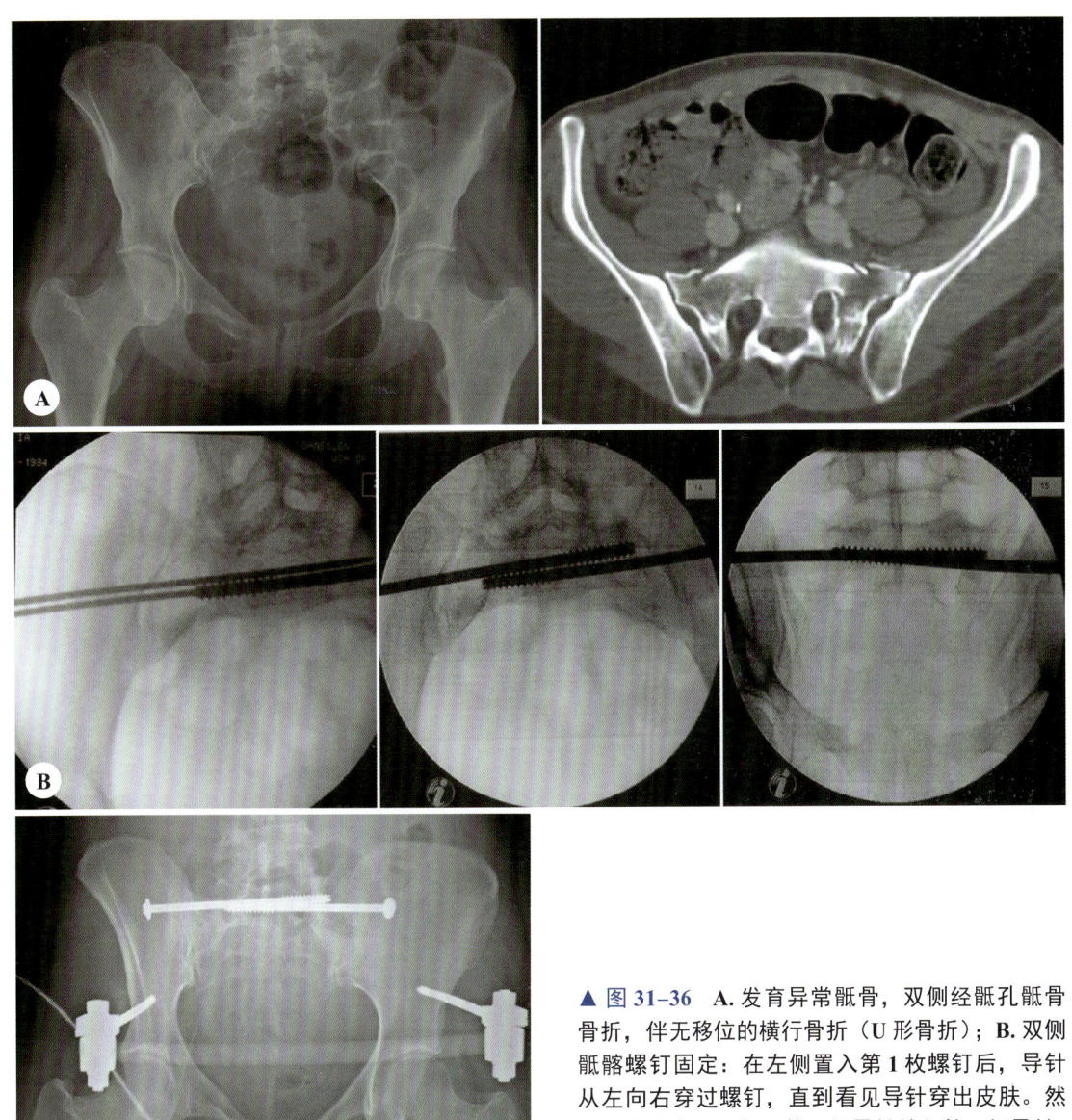

▲ 图 31-36　A. 发育异常骶骨，双侧经骶孔骶骨骨折，伴无移位的横行骨折（U 形骨折）；B. 双侧骶髂螺钉固定：在左侧置入第 1 枚螺钉后，导针从左向右穿过螺钉，直到看见导针穿出皮肤。然后从右向左，平行于第 1 根导针钻入第 2 根导针，置入第 2 枚螺钉；C. 术后 X 线确认螺钉位置满意

没有差异[94, 95]。

唯一较大的涉及骶髂螺钉取出临床效果的系列研究是 Yücel 等在 2004 年所做的[104]。在 21 例 C 型损伤的患者中，12 例行植入物取出术，9 例未行取出术。8 例植入物取出病例的指征是基于临床症状，4 例进行了计划性取出。总体而言，83.3% 的患者有临床改善[104]。

最近，Pieske 等报道平均 11 个月后，植入物取出率为 46.5%，但没有报道关于类型和临床效果的数据[69]。

骶髂螺钉固定后常规不取出植入物。不能明确预期临床效果。桥接固定健侧骶髂关节似乎没有不良的临床影响。

## 十、结果

### （一）CT 引导下经皮骶髂螺钉置入

1987 年，Ebraheim 等在 8 具尸体标本上进行手术测试后[58]，首次报道了 3 例 CT 引导下的经皮骶髂螺钉内固定术，随后对 21 例患者进行了

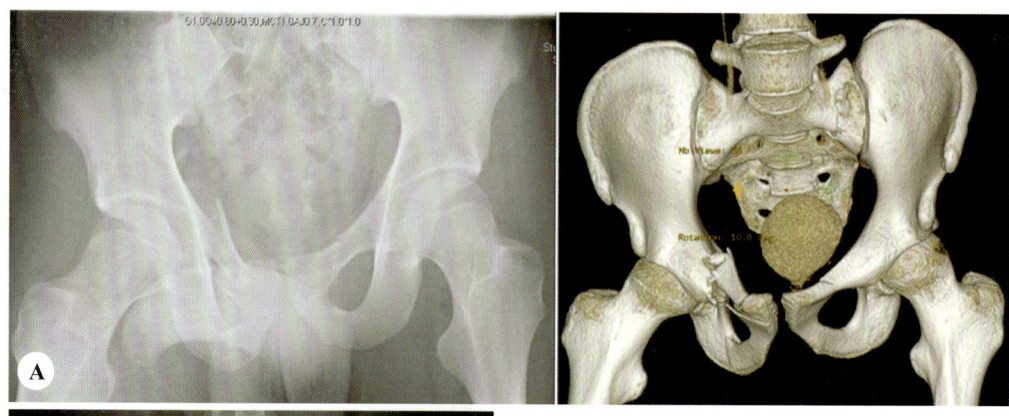

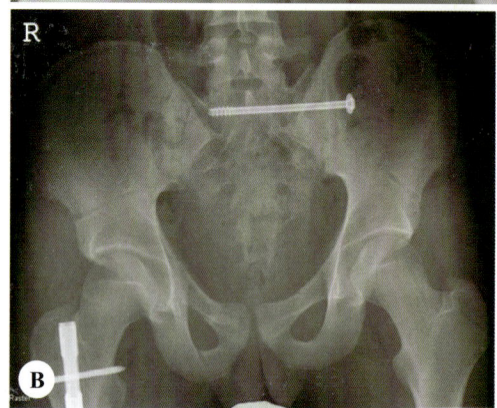

图 31-37　A. 发育不良骶骨，左侧经骶孔骨折。B. 术后 X 线（螺钉位置相对偏向头端）。C. 术后 CT 显示螺钉位于骨性结构内。由于骶骨形态异常，置钉的通道与常规不同，不是水平方向

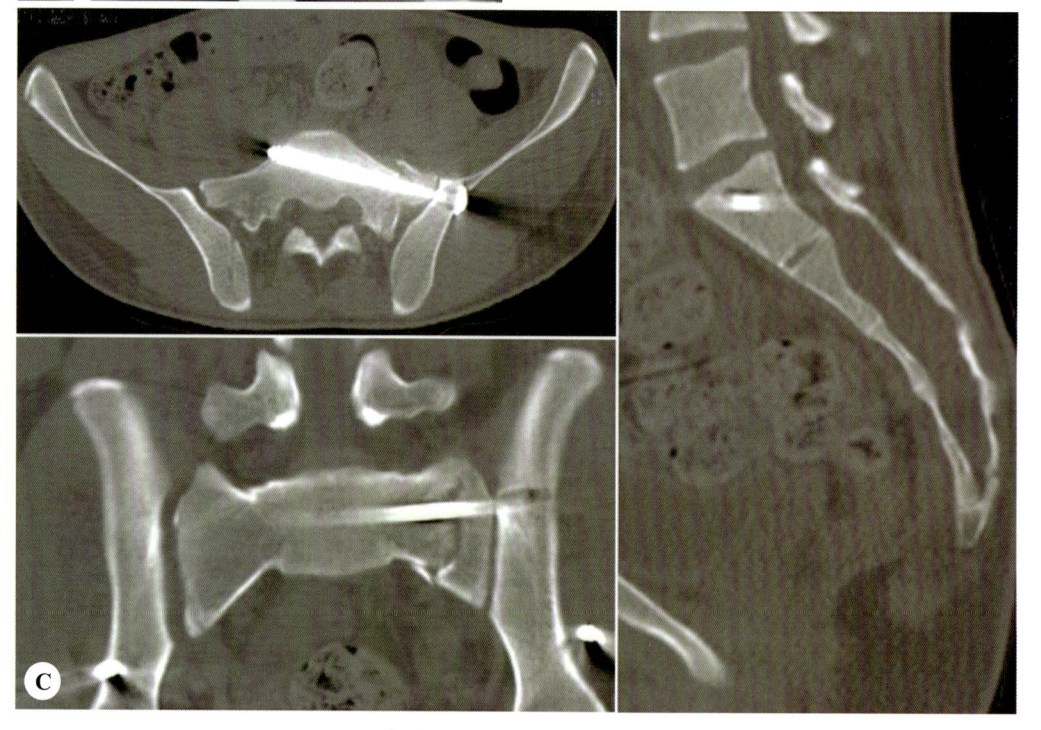

临床研究[67]。

适应证包括骶髂关节脱位、骶骨骨折，甚至髂骨骨折。在俯卧位或侧卧位行硬膜外或局部麻醉，然后置入 1 或 2 枚 6.5mm 的空心螺钉，在某些情况下置入骶骨棒进行支撑。

Nelson 等和 Duwelius 等报道了第一个较大的临床系列研究，13 例骶髂关节脱位或不稳定性骶骨骨折患者在硬膜外或全身麻醉下，在 CT 引导下用 7.0mm 的空心螺钉进行后环固定（3 例双侧，共 16 枚螺钉）[66, 84]。

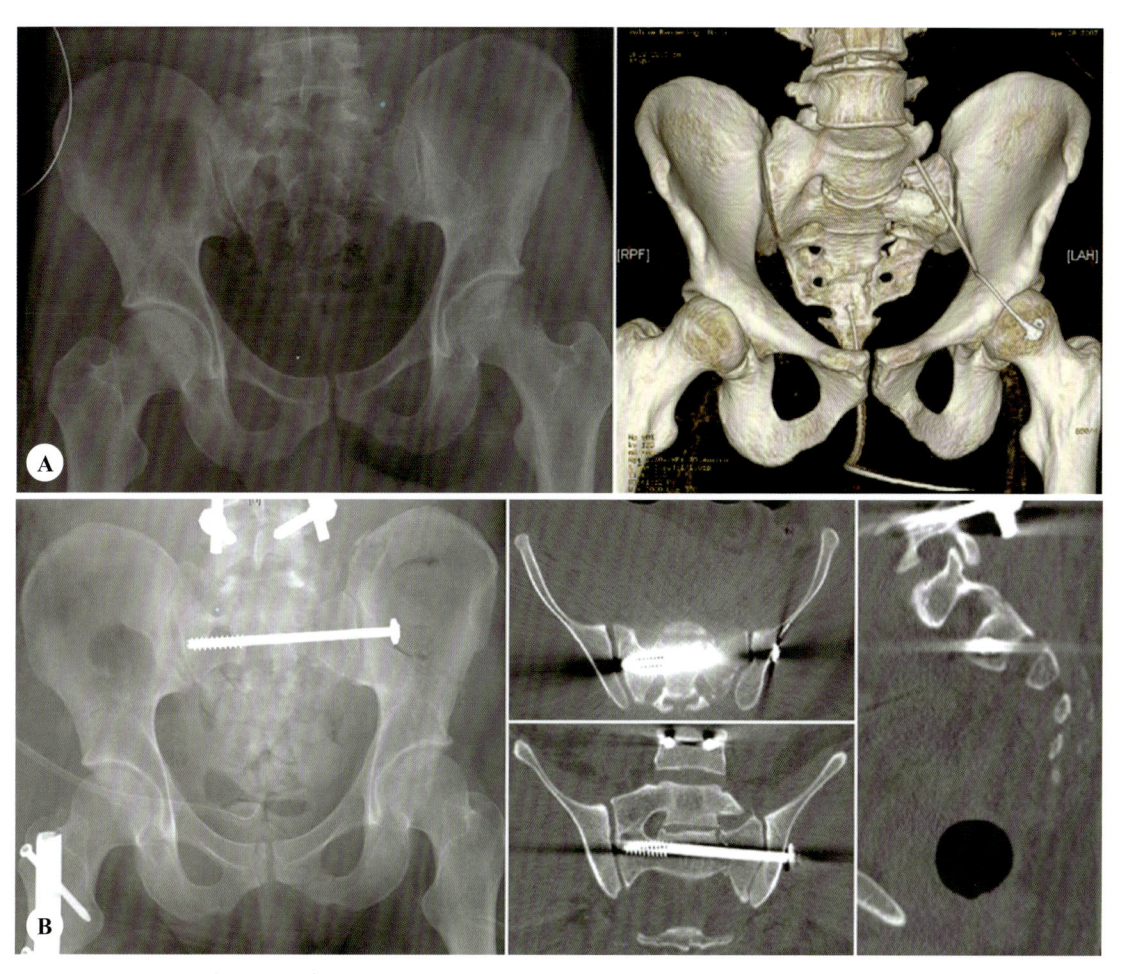

▲ 图 31-38  A. 左侧经骶孔骶骨骨折，L$_5$ 横突半骶化；B. 术后 X 线和 CT 评估显示螺钉通道位置正确

大多数病例手术时间都超过 90min，失血量很少。没有关于该手术导致神经系统损伤的报道。其中 1 例患者出现浅表的伤口感染。复位质量不明确，但大多数人的骨盆后环复位<5mm。值得注意的是，严重的术前移位通常不能解剖复位。在最近的随访中没有观察到长期并发症。

Jakob 等在 CT 引导下对 13 例患者的 15 个后环 C 型损伤进行了固定，总共使用了 27 枚螺钉[68]。

有 4 例 C 型损伤病例的骶髂关节得到了固定。这些患者中只有 2 例达到了解剖复位（干预前平均移位 15.3mm，干预后平均移位 9.6mm）。9 例 C 型损伤骶骨骨折得到了固定。干预前平均上下移位为 6.9mm，减少至 5.7mm，而前后移位则从 4.6mm 减少到 1.9mm。93% 的患者的螺钉位置评估为优。80% 的患者显示骨性愈合。有 1 例（7%）骶骨骨折后骨不连的报道。在 3 个病例中观察到与植入物相关的并发症：1 例螺钉断裂，2 例螺钉移位。当只植入 1 枚螺钉时，观察到了植入物有关的并发症。

Blake-Toker 等分析了 20 例骶髂关节损伤的患者，在全麻下以俯卧位或侧卧位在 CT 引导下共经皮置入 22 枚骶髂螺钉[62]。手术时间平均为 82min，失血量最小<10ml。除 1 枚螺钉移位外，未发生其他并发症。

Ziran 等报道了 66 例不同后环损伤的患者。部分骨折和骶髂关节脱位得到了固定，但没有报道骨折类型[70]。

Baskin 等发表了关于 3 例 C1.2 型损伤（根据 Tile 分型）的儿童患者的研究报道，通过 CT 引导下经皮置入 7.3mm 空心螺钉进行固定[61]。有 1 例患者报道了轻微的二次移位，而没有发生相关的并发症。复位质量被评为接近解剖复位。

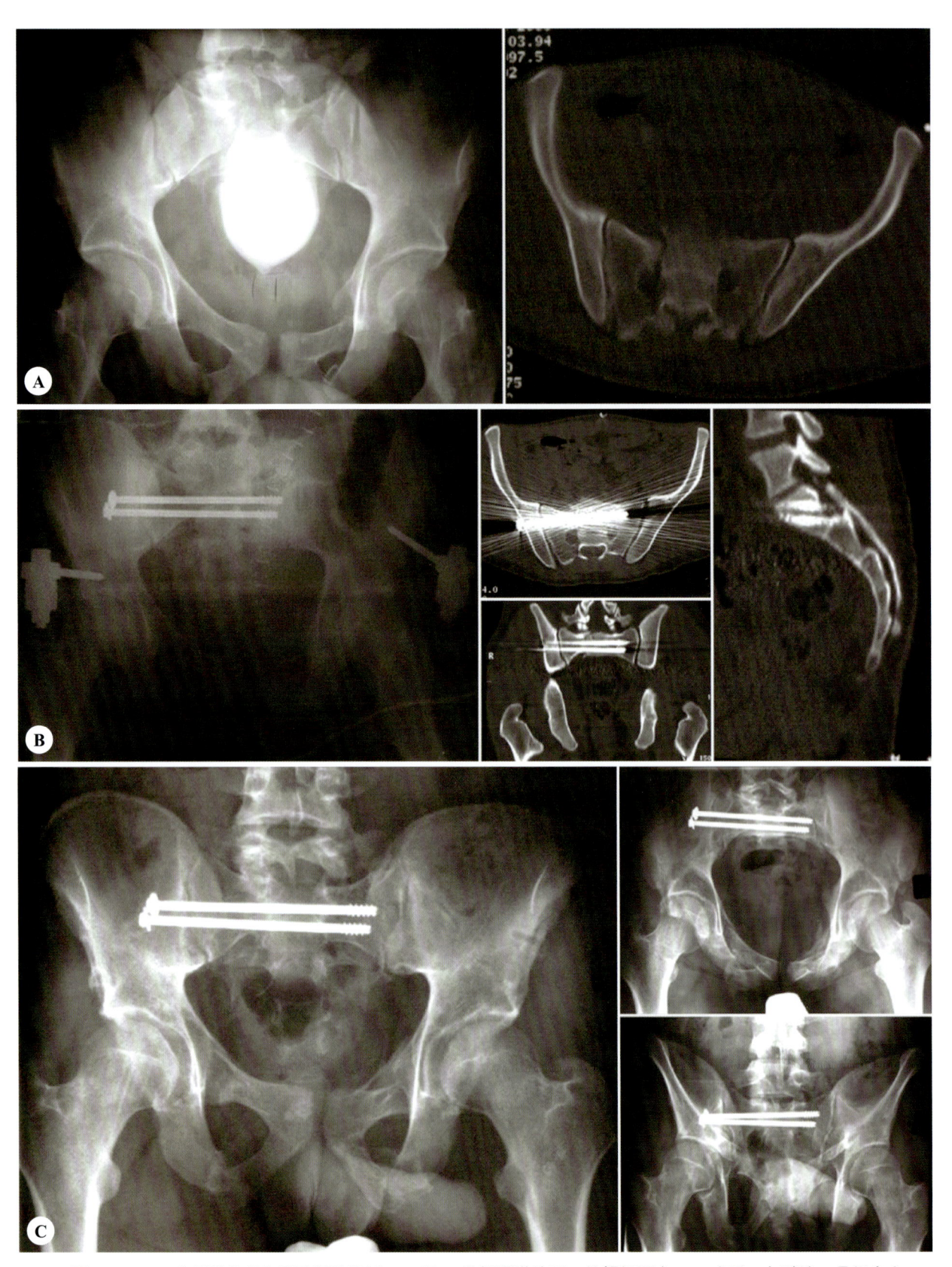

▲ 图 31-39  A. 右侧移位的经骶孔骶骨骨折；B. 经 $S_1$ 横行通道使用 2 枚螺钉固定；C. 术后 1 年随访，骨折愈合

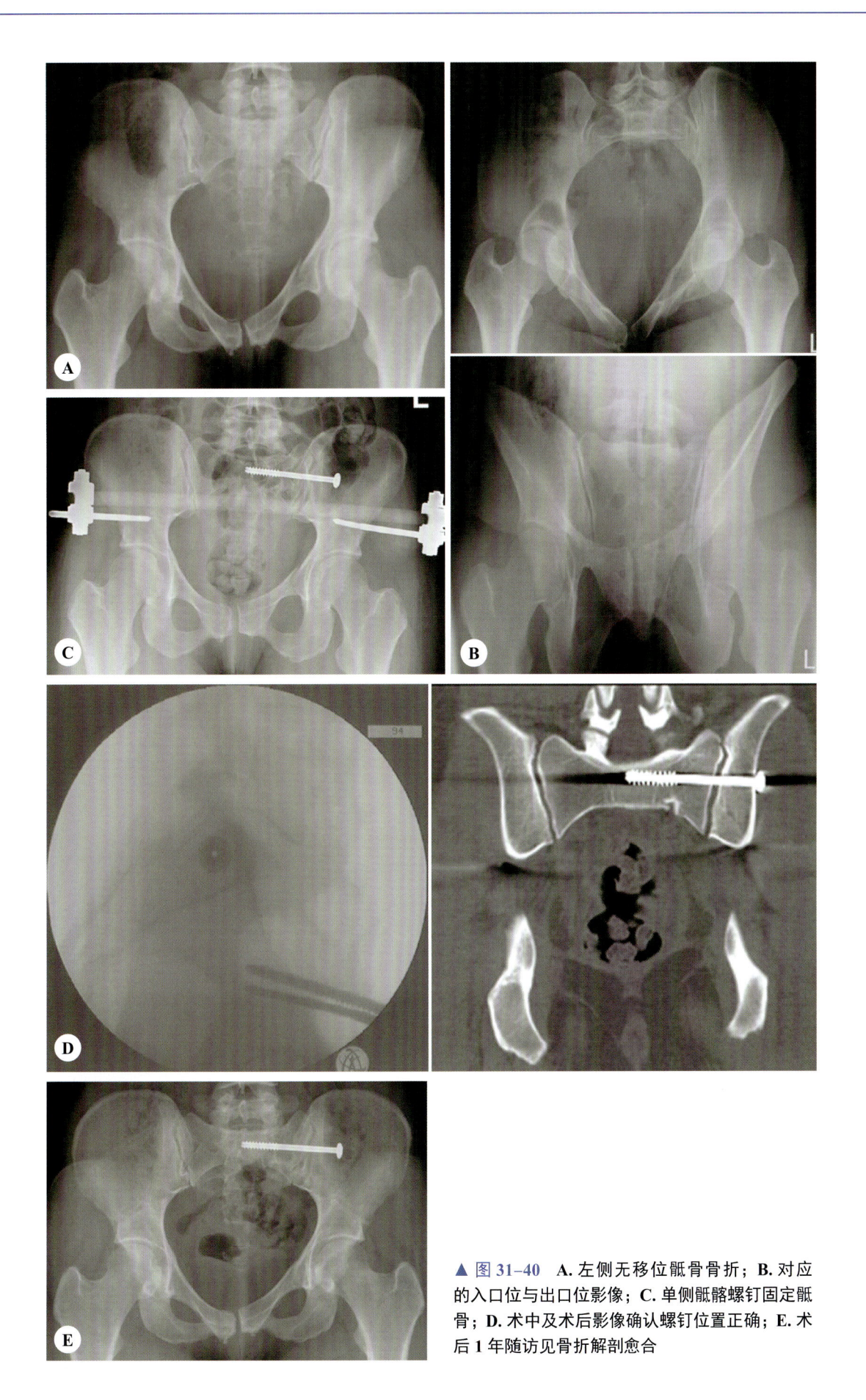

第 31 章 骶髂螺钉固定
Iliosacral Screw Fixation

▲ 图 31-40  A. 左侧无移位骶骨骨折；B. 对应的入口位与出口位影像；C. 单侧骶髂螺钉固定骶骨；D. 术中及术后影像确认螺钉位置正确；E. 术后 1 年随访见骨折解剖愈合

319

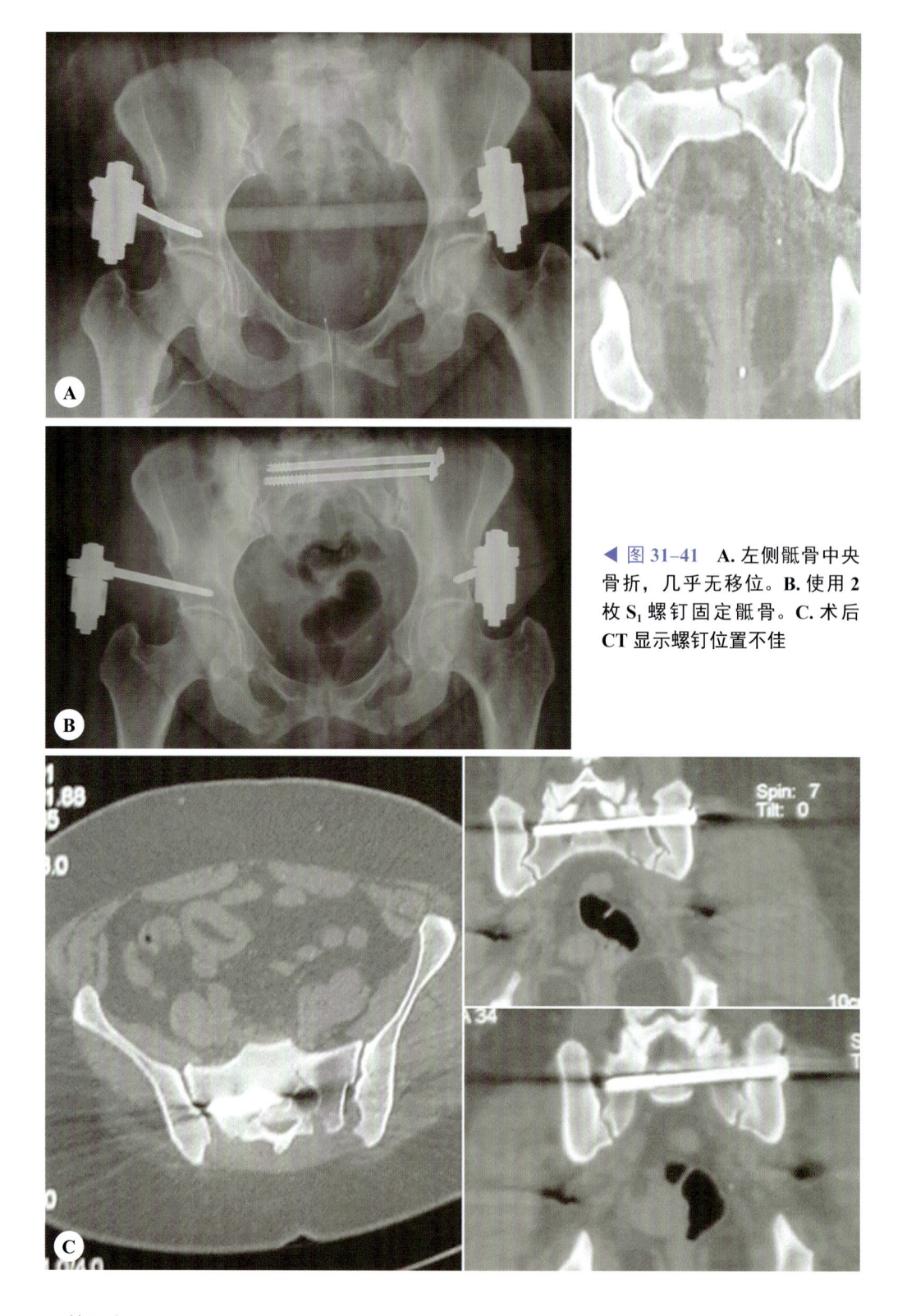

图 31-41 A. 左侧骶骨中央骨折，几乎无移位。B. 使用 2 枚 S₁ 螺钉固定骶骨。C. 术后 CT 显示螺钉位置不佳

Sciulli 等根据 Young-Burgess 的方法对 21 例 APC、LC 和 VS 损伤的患者使用 CT 引导下置钉。据报道，每枚螺钉手术时间为 80min [105]。有 1 枚螺钉过短，而在另 1 例患者中观察到了二次移位。失血量为极轻度（＜30ml）。

Hong 等在局麻下为 11 例患者置入了 17 枚骶髂螺钉[82]。平均置钉时间为 30min。在置钉过程中 2 例患者出现了神经根性疼痛，在螺丝松动后缓解。平均剂量 – 长度积为每枚螺钉 105.86mGy*cm。

Pieske 等最近报道了一个大型系列研究，对 71 例患者进行了 136 次侧卧位骶髂固定术[69]。每枚螺钉平均时间为 88.6min，在逐渐累积经验后可以减少到 56.3min。大多数螺钉（97.1%）被放置在正确的骨通道内。在前后方向和上下方向的持续移位分别为 1.3mm 和 1.5mm，复位质量被评估为接近解剖复位。没有并发症发生。男性患者平均有效辐射剂量为 5.9mSv，女性患者为 8.7mSv。

在一项 5 年的随访研究中，Falzarano 等报道了 96 例 Tile C 型骶髂关节损伤的多发伤患者，在 CT 引导下垂直置入 6.0mm 螺钉固定骶髂关节[106]。螺钉平均长度为 70mm。11.3% 的患者在前 3 个月内出现深静脉血栓形成；12.5% 的患者在切口部位出现浅表感染。未发生固定失效。随访显示功能改善良好。数据汇总见表 31-1。

即使在儿童患者中，CT 引导下骶髂螺钉固定术也能获得良好的术后效果，且没有并发症[61]。

总的来说，CT 引导下的骶髂固定术显示出令人鼓舞的结果。

- 置钉时间 1~2h。
- 失血量最少。
- 并发症风险低。
- 螺钉位置满意率高。
- 可接受的辐射剂量。

### （二）基于透视的螺钉置入

1995 年，Routt 等描述了基于透视下经皮骶髂螺钉固定损伤的骶髂关节或骶骨骨折的技术，并报道了 103 枚螺钉的首次临床结果[26, 60]。

除 2 例患者外，所有螺钉都是在先固定骨盆前环后经皮置入的。平均手术时间为 29min，平均失血量为 10.2ml，平均透视时间为 2.1min。复位不良被定义为持续移位 >1cm，有 11.6% 的人出现复位不良。未出现骨不连或感染。

- Routt 等报道了 60 例骶骨骨折患者（25 例 B 型，35 例 C 型），采用骶髂螺钉固定[85]。置钉的平均时间为 28min，据报道透视时间为 2.3min。失血量很少（平均 9ml）。并发症包括 2 例骨

表 31-1  CT 引导下经皮骶髂螺钉置入

| 作 者 | 年 份 | 样本量 | 手术时间 | 失血量 | f/u[a] | 并发症 |
|---|---|---|---|---|---|---|
| Duwelius | 1992 | 16 | 144min | Minimal | 12.6m | 1× 螺钉偏移；2×LLD（1cm） |
| Ebraheim | 1994 | 21 | 125min | <25ml | 24m | 1× 浅表感染，2×20° 旋转畸形，21%LBP |
| Jakob | 1997 | 13 | 86min | n.r. | 13m | 1× 浅表感染，1× 螺钉断裂，2× 螺钉偏移 |
| Blake-Toker | 2001 | 22 | 82min | <10ml |  | 1× 螺钉偏移 |
| Ziran | 2003 | 66 | 26min |  |  | 1× 螺钉断裂 |
| Sciulli | 2007 | 23 | 80min | <30ml | n.r. | 1× 螺钉太短，1× 螺钉偏移 |
| Hong | 2010 | 11 | 30min | n.r. | n.r. | 1× 复位不良 |
| Pieske | 2015 | 71 | 56min | n.r. | n.r. | 无 |
| Falzarano | 2018 | 96 | n.r. | n.r. | 60m | 11.3% 深静脉血栓<br>12.5% 浅表伤口感染<br>1× 螺钉断裂<br>1× 螺钉松动 |

a.（<1cm）；LBP. 下腰痛；LLD. 腿长差异

不连，2 例螺钉断裂及 5 例（8.3%）固定失效。未发生感染。有 57 例患者复位<1cm，有 3 例平均移位为 1.6cm 的复位不良患者。

- Shuler 等连续报道了 20 例患者在透视引导下进行经皮固定治疗，其中有 5 例 B 型和 15 例 C 型损伤。平均手术时间为 52min。未发生内固定松动或伤口并发症[107]。

- Keating 等报道了对 38 例骶骨骨折患者的治疗结果。5 例患者发生螺钉错位（13.2%）。44.1% 的患者出现愈合不良。对 26 例患者进行长期随访，只有 4 例（15.4%）报道未出现疼痛[108]。

- Nork 等报道了 13 例 U 型骶骨骨折患者，其中 11 例使用双侧全螺纹 7.0mm 空心螺钉进行原位固定。手术时间为 48min，每枚螺钉的透视时间为 2.1min。1 例患者出现了螺钉松动。所有骨折均顺利愈合[33]。

- Van den Bosch 等研究了 22 例患者置入的 33 枚螺钉。CT 分析显示出比常规 X 线更多的螺钉位置不佳[54]。

- Hilgert 等分析了 12 例患者置入的 24 枚螺钉（11 例患者使用 2 枚单侧螺钉）。平均手术时间为 55min；每个螺钉的平均 X 线透视时间为 1.6min[78]。

- Gänsslen 等使用单个水平螺钉对 20 例轻微移位的经骶骨骨折（<5mm）患者进行固定。术前平均移位 3.8mm，术后通过闭合复位减少到 1.6mm。平均操作时间为 5min；平均 X 线透视时间为 2.22min。有 3 例患者（15%）的螺钉位置不正确。未发生医源性神经损伤。所有骨折均在 3 个月内愈合[31]。

- Rysavi 等报道了 102 例不稳定骨盆损伤的治疗结果。大多数患者进行了额外的前环固定（80%）。6.9% 的患者出现螺钉错位，其中 85.7% 的患者出现了神经损伤。未发生固定失效，但有 8 例患者（7.8%）出现了复位丢失。1 例患者术中发生臀上动脉损伤。88% 的患者表现为解剖或接近解剖复位，而 12% 的患者持续移位>1cm。2 例出现感染[109]。

- Hong 等报道了 11 例骶骨骨折患者置入的 17 枚螺钉。所有螺钉均放置在骨通道内，平均手术时间为每枚螺钉 30min。2 例患者出现了短暂的神经根性疼痛。10 例患者在未发生再移位的情况下痊愈[82]。

- Zwingman 等比较了计算机导航和传统的螺钉置入，报道了 87 例患者的 131 枚螺钉中有 42% 螺钉位于骨通道内。19% 的患者需要进行手术翻修。总体而言，使用计算机导航获得了更好的效果[110]。

- Osterhoff 等使用骶髂螺钉治疗 25 例 B 型侧方挤压损伤（14 例双侧螺钉，11 例单侧螺钉）（损伤于 2011）。据报道，由于神经损伤，翻修率达到 8%，另有 2 例出现继发性移位或植入物置入失败。未发生骨不连和伤口感染[111]。

- 2013 年的一项 Meta 分析中，Zwingman 等比较了计算机导航和传统置钉[112]。分析了 1731 例患者置入的 2353 枚经皮螺钉，错位率为 0.1% 和 2.6%。翻修率为 1.3% 和 2.7%。

- 在对 15 例患者的分析中，术前 4.13mm 的移位可以减少到 3.63mm[65]。1 年后的 Majeed 评分有 80% 被评为良和优。

- Kim 等使用三维透视技术对 29 例患者进行骶髂螺钉固定（14 例 B 型，15 例 C 型）。平均手术时间为 35.6min；平均透视时间为 84.0s。有 22.6% 的螺钉突破骨质（螺钉路径位于骨质外），没有超过 2mm 的错位。未发生其他并发症[113]。

- Elzohairy 等比较了 35 例切开复位内固定（open reduction and internal fixation，ORIF）患者和 35 例闭合复位内固定（close reduction and internal fixation，CRIF）患者在 B 型和 C 型损伤中的差异。优良率是相当的。ORIF 后未发生术中并发症，而出现 2 例导针

断裂。CRIF 组有 1 例患者出现了 $L_5$ 神经根性病变。ORIF 后伤口并发症更为常见[114]。

- Griffin 等分析了 30 例经皮置入部分螺纹骶髂螺钉治疗垂直骶骨骨折患者。使用了不同的螺钉配置（单一 $S_1$ 螺钉、2 枚 $S_2$ 螺钉、$S_1$ 和 $S_2$ 螺钉）。有 4 例（13.3%）出现螺钉失效继发二次移位，均进行了前骨盆环固定[115]。
- Hermann 等回顾性分析了 90 例使用部分螺纹螺钉治疗经骶孔骨折患者的结果，未发现骨不连。在这些患者中，60% 的患者使用了 1 枚独立的螺钉，其余的患者至少使用了 2 枚螺钉[116]。
- Griffin 等分析了 32 例经皮置入部分螺纹骶髂螺钉治疗骶髂关节（骨折）的脱位患者。使用了不同的螺钉配置（单一 $S_1$ 螺钉、2 枚 $S_2$ 螺钉、$S_1$ 和 $S_2$ 螺钉）。没有发生后环固定失败[115]。

透视引导下置入骶髂螺钉可以获得满意的螺钉位置和临床效果。

### （三）导航辅助下骶髂螺钉固定

由于骨盆解剖结构复杂、错位率高，因此建议使用导航辅助下置入螺钉来优化螺钉放置。经过大量科研工作，这项技术现在已经在临床实践中经常使用。

#### 1. 实验数据

Tonetti 等是最早提出计算机辅助下骶髂螺钉置入技术的团队之一，在 1998 年利用尸体模型生成的三维 CT 数据来提高螺钉置入的准确性[117]。使用超声校准来规划螺钉轨迹，使用经典的手术技术置入螺钉。用 CT 验证螺钉路径，仅发现计划的进针点和螺钉深度之间存在细微差异，分别为 1.9mm 和 0.81mm。所有螺钉均在骨通道内，没有穿透骨皮质。

Barrick 等使用尸体骨盆标本，在计算导航辅助下置入 8 枚 $S_1$ 和 $S_2$ 螺钉。所有的 $S_1$ 螺钉都完全位于骨质内，而 3 枚 $S_2$ 螺钉有部分穿透骨皮质的迹象[42]。

进一步的研究证实了骨盆周围经皮螺钉应用准确性的提高[118]。

Gautier 等使用表面匹配算法将双侧骶髂螺钉（骶髂关节轨迹）置入 6 个塑料骨盆模型的 $S_1$ 和 $S_2$ 椎体内[119]。术后 CT 显示所有螺钉都有足够的骨内螺钉路径，规划和确定的螺钉路径之间只有轻微的差异：进针点为 2.7mm，目标终点为 3.5mm，角度偏差为 2°。

Collinge 等在 29 具骨盆尸体上将骶髂螺钉置入 $S_1$ 椎体，进行了标准和虚拟透视[120]。每个手术中的大部分螺钉（96.5%）都是完全位于骨通道内的。在术后尸体解剖中没有发现对神经、血管的损伤。虚拟透视与减少透视成像时间有关。

Briem 等将传统透视与基于透视的二维和三维导航及 CT 导航进行比较[63]，结果如下。

- 传统的螺钉置入被认为是最快速的操作，但与 2～3 倍的透视成像时间和 20% 的螺钉错位率有关。
- 二维导航显示了更好的手术时间，但也有 20% 的螺钉错位。
- CT 导航的手术时间增加了 2～3 倍，但透视时间较少，而且没有螺钉错位。
- 三维导航的手术时间很短，透视时间最少，而且螺钉位置 100% 合适。

Takao 等的研究表明，即使是经验不足的外科医生使用 CT- 三维导航系统也能表现出很高的导针位置正确率[121]。在 8 具尸体上全部实现了正确的导针位置，而使用传统技术或三维透视导航正确率则为 50%。导航也减少了由此产生的辐射时间。

#### 2. 临床数据

在第一个临床分析中，Tonetti 等比较了超声辅助的计算机辅助手术（computer-assisted surgery，CAS）与经皮透视的螺钉置入术。4 例患者使用了 CAS 系统置入了 10 枚螺钉，而使用传统技术为 30 例患者置入了 51 枚螺钉。

尽管手术时间稍长（50min vs. 35min），但 CAS 下螺钉置入更安全（100% 路径位于骨内 vs. 60% 的路径位于骨内；0% vs. 23.3% 的神经功能障碍）和更少的辐射暴露（每个患者 0.35min vs. 1.03min；每枚螺钉 0.14min vs. 0.6min）[122]。

Grützner 等报道在 7 例骨盆后环不稳定患者中的早期治疗经验，CAS 下经皮置入 2 枚 7.3mm 钛合金空心螺钉固定骶髂关节。通过术后 CT 评估螺钉位置。除了 2 例患者在骶骨前皮质处有轻微的螺纹穿透外，未发生进一步的并发症[123]。

部分报道证实了计算机辅助下在骨盆区域的安全置入螺钉的应用[124-126]。

Arand 等使用光电导航系统对 8 例骶髂关节损伤和 1 例骶髂关节退化的患者进行骶髂螺钉固定。在 22 枚螺钉中有 21 枚完整的放置于骨质内，1 枚螺钉穿透骶骨前侧皮质[127]。

Briem 等进行临床病例系列研究，对 20 例患者置入了 35 枚螺钉。平均手术时间为 36.2min，每枚螺钉透视时间为 0.9min。与以往常规数据相比，手术时间明显增加，辐射暴露时间明显减少[64]。

Zwingmann 等对 54 例患者置入的 63 枚骶髂螺钉进行了三维导航研究，并将这些结果与一组 87 例患者（131 枚螺钉）在常规透视引导下置钉的结果进行了比较[110]。术后 CT 检查发现分别有 81% vs. 42% 的患者的螺钉走行于骨通道内，翻修率分别为 1.6% vs. 19%。

Grossterlinden 等分析了 82 例患者的 147 枚骶髂螺钉并报道错位率为 8%[128]。螺钉错位的危险因素是 2 枚置入 $S_1$ 椎体的单侧螺钉和骶髂关节脱位。导航辅助将错位率从 15%（传统透视）降低到 3%，同时也减少了手术经验依赖（20% vs. 3.9%）。

Peng 等使用 CT 导航系统对 13 例患者进行不同类型骨盆后环损伤的骶髂螺钉固定[129]。平均导航时间为 21.2min，辐射暴露量为 26.4mGy。未出现螺钉错位或神经血管损伤。在 2013 年的一项 Meta 分析中，Zwingman 等报道了导航辅助手术后螺钉错位率为 0.1%，翻修率为 1.3%[112]。

Zwingmann 等还报道了导航和传统骶髂螺钉固定术后的并发症发生率[130]。术中并发症发生率分别为 8.8% 和 5.9%。

Takao 等在 CT-三维透视导航下为 6 例 B 型和 C 型骨盆骨折患者置入 $S_1$ 和 $S_2$ 螺钉。所有螺钉正常置入，未发生错位或神经血管损伤并发症。计划的螺钉位置和实际的螺钉位置之间的差异在进针点处为 2.5mm，在螺钉尖端为 2.2mm[121]。

最近一项多中心研究发现，在畸形骶骨上置入骶髂螺钉比正常骶骨螺钉错位率显著升高。三维导航可以充分降低这一风险[131]。

> 实验和临床研究结果表明，与传统的置钉方式相比，基于透视的导航引导和较低的辐射剂量、较低的螺钉错位率相关[132]。

### （四）对比分析：钢板与螺钉治疗骶髂关节脱位

有两项研究比较了骶髂关节脱位的前方钢板或骶髂螺钉固定。

Zhang 等分析了 38 例置入单侧骶髂螺钉的患者和 32 例采用前路钢板固定的患者[133]。尽管比较存在统计学意义，但手术时间相当，为 113.42min vs. 123.44min，而骶髂螺钉固定后的平均失血量更少（287ml vs. 426.56ml）。骶髂螺钉固定术中透视成像增多。术后 CT 评估分析复位质量满意率为 86.84% vs. 78.13%，而前路钢板术后令人满意的功能结果较好（84.21% vs. 87.50%），这可能是因为并发症发生率较低：15.79% vs. 9.38%。

仅在骶髂螺钉固定后，3 例患者（7.9%）出现了医源性腰骶干损伤，而在前路钢板固定后，1 例患者出现了暂时的股外侧皮神经损伤。

总的来说，尽管骶髂螺钉固定手术创伤较小，但存在更多的X线暴露和永久性神经系统损伤。

相反，Li 等比较了 32 例前路钢板固定患者和 32 例经皮骶髂螺钉固定患者，报道了更长的手术时间、更多的失血量和更高的并发症发生率。骶髂螺钉固定后的功能效果也更好[134]。

Gu 等比较了 26 例骶髂关节前路钢板固定患者和 26 例经皮骶髂关节螺钉固定患者。正如预期一样，骶髂螺钉固定的手术时间和失血量较少，此外，远期效果更好[135]。

这些研究的主要局限性是没有关于初始移位的数据，这可能会显著影响结果。

### 结论

依照骶骨的解剖结构，骶髂螺钉固定是一种优选的固定方式，可以提供足够的稳定性和较高的临床效果优良率。

# 第32章 骶骨局部钢板内固定
## Local Sacral Plating

Axel Gänsslen　Jan Lindahl　著

庄　岩　周凤金　译

在 20 世纪 80 年代，由于图像不清晰，计算机断层扫描（computer tomography，CT）使用有限，临床症状不典型及多发伤患者常见意识不清，骶骨骨折容易被漏诊。因此也缺少对骶骨骨折的治疗概念。

在 20 世纪 90 年代初，随着对不稳定骨盆损伤的形态学认识的不断深入和治疗方式的发展演变，对不稳定性骶骨骨折的治疗有了更精确的理解。

研究已证明骶骨骨折预后的重要性，而骨折走行与骨折相关神经损伤的相关性也已经被确定[1-3]。

Denis 等建立了骶骨骨折的详细分型[1]，该分型被整合到当前的 AO/OTA 分型中[4-5]。骨折的部位与伴随神经损伤发生率间存在相关性，因此，建议对椎管行手术减压。

尽管骶骨有重要的生物力学功能，但是直到 20 世纪 90 年代初，骶骨骨折仍主要采用保守治疗[6-7]。骶骨将负荷从下肢传递到躯干，并且经受平移和旋转力的作用。通过骶髂后韧带收缩力，骶骨被挤压并稳定在两髂骨间[8-10]，由此产生的骶骨点头运动，受到盆底韧带的限制[11, 12]。

自 20 世纪 90 年代初以来，外科手术治疗成为治疗的关注点。各种用以稳定骶骨的内固定和外固定技术已被陆续报道[13-23]。

Pohlemann 提出了用钢板直接固定骶骨的概念[19, 20]，这使得骨盆后环获得良好的重建，并发症的发生率可接受，并获得优异的中期结果[24]。

根据 AO/OTA 骨折分型，直接使用骶骨钢板固定的适应证很少。

涉及骨盆环的骶骨骨折可分为不破坏骨盆环结构的稳定骨折（A 型）和导致骨盆环不稳定的垂直骨折。

根据 AO/OTA 分型[4]，骶骨骨折有以下亚型。
- OTA A 3.1：尾骨骨折 / 骶尾脱位。
- OTA A 3.2：$S_2$ 以下无移位的骶骨横行骨折，未累及骨盆环。
- OTA A 3.3：$S_2$ 以下移位的骶骨横行骨折，未累及骨盆环。
- OTA B 1.2：单侧开书型骶骨骨折。
- OTA B 2.1：单侧侧方挤压型骨折。
- OTA B 3.1：双侧开书型骶骨骨折。
- OTA B 3.3：双侧侧方挤压型骨折。
- OTA C 1.3：单侧完全不稳定的骶骨骨折。
- OTA C 2.3：单侧完全不稳定的骶骨骨折合并对侧 B 型损伤。
- OTA C 3.3：双侧完全不稳定的骶骨骨折。

手术治疗骶骨骨折稳定有以下主要标准。
- 不稳定。
- （严重）移位。
- 伴随的与骨折相关的神经损伤。

因此，某些 A 型损伤可以直接通过骶骨钢板固定治疗，尤其是严重移位的骨折或伴随骶神经根损伤的骶骨横行骨折。

对于 B 型骶骨骨折，最常见的是骨折线累及骨盆环的侧方挤压型骨折，轻微移位，相对稳定的，不需要特殊治疗。骨盆前环固定术（如联合钢板、外固定架）来重建骨盆环的解剖结构是足够的。此类骶骨骨折，合并神经损伤极为罕见，对骶神经根进行手术减压只是一种选择，对骶骨进行固定通常是不必要的。

部分累及到骨盆环的 C 型骶骨骨折，应进行外科手术稳定。内固定类型取决于骨折是否合并神经损伤。在出现相关或怀疑神经损伤的情况下，通常采用开放手术进行减压，至少有 40% 的患者术后即刻神经功能可以得到部分恢复[24]。

直接采用骶骨钢板固定的经典手术适应证是经骶骨孔或骶骨中央的骨折，而脊柱 – 骨盆分离的"跳楼自杀性骨折"最好行腰 – 盆固定治疗[26]。

## 一、直接固定的解剖学基础

在考虑直接骶骨固定时，骶骨的解剖学至关重要，如中央骶管、骶孔和神经血管等结构的定位。

解剖学研究已经确定了植入物放置的"安全区"[27, 28]。骶神经孔从 $S_1 \sim S_4$ 逐渐增大。这导致神经根的"填充"减少：$1/3 \sim 1/4$ 在 $S_1/S_2$ 水平，$1/6$ 在 $S_4$ 水平[1]。CT 的形态学研究和针对老年创伤患者的治疗研究证实，骶骨最致密的骨骼大致分布在靠近骶髂关节和骶骨中央。而在 $S_1 \sim S_3$ 及 $S_1 \sim S_2$ 的骶孔旁和外侧则是骨密度最低区[29-31]。这种人体骨密度分布解释了，特别是在老年患者中观察到的典型骨折模式。最强骨密度位于与骶髂关节面相平行的软骨下，骶骨体中能观察到中等骨密度[29-31]。

远端中央管充满脂肪和结缔组织，约占 70%，这降低了神经根医源性损伤的风险[1, 27]。

有两条潜在的主要骶骨骨折线，沿着这条线可直接固定。

- 横行骨折线 – 垂直（沿骶骨长轴）应用钢板或螺钉。
- 纵行骨折线 – 水平（横行）应用钢板或螺钉。

Pohlemann 分析了在不同骶骨区域应用螺钉的可能性，包括螺钉方向和解剖安全性[3, 19, 20]。外侧、骶孔间和内侧螺钉方向是有区别的（图 32-1）。总之，一般推荐垂直于骶骨后表面方向钻孔。

- 外侧螺钉位置（纵行骨折线）：螺钉在骶孔外侧置入是安全的，而且不影响骶孔区或中央管。螺钉方向应平行于骶髂关节面，并垂直于骶骨后表面。可以克氏针插入骶髂关节引导钻孔。为了避免损伤骶骨前部的神经血管结构（髂内血管、腰骶干），通常建议进行冲击往复钻孔。
- 外侧螺钉位置（横行骨折线）：在横行骨折中，螺钉方向可以从远端向近端置入，因为骶骨后凸允许放置一个平行于前/后皮质的外侧螺钉；螺钉应朝向骶骨岬，这样螺钉的长度可以长达 $50 \sim 80mm$。
- $S_1$ 内侧螺钉位置：最佳进针点位于 $L_5/S_1$ 关节突的远端外侧缘；螺钉方向可以直接垂直于骶骨表面，甚至可稍微向外侧倾斜。
- $S_2 \sim S_4$ 内侧螺钉位置：在假想的骶孔间线（骶后孔之间连线），螺钉可以安全地置入两个骶孔之间的中点；应注意避免穿入中央管。

直接骶骨钢板固定的传统适应证包括经骶孔的垂直骨折，因为骨折线外侧有足够的置钉空间。根据骨折的形态，对更偏外侧或经骶骨翼骨折也可以用钢板固定。但如果这些骨折太过于偏向外侧，则需要将钢板固定至髂嵴[19, 20]。

为了提高安全性，通常建议在骶骨处使用三刃钻和摆动钻附件。

### 纵行骶骨骨折

根据 Denis 的研究[1]，纵行骶骨骨折分为外侧（经骶骨翼）、骶孔和中央（骶孔内侧）骨折。

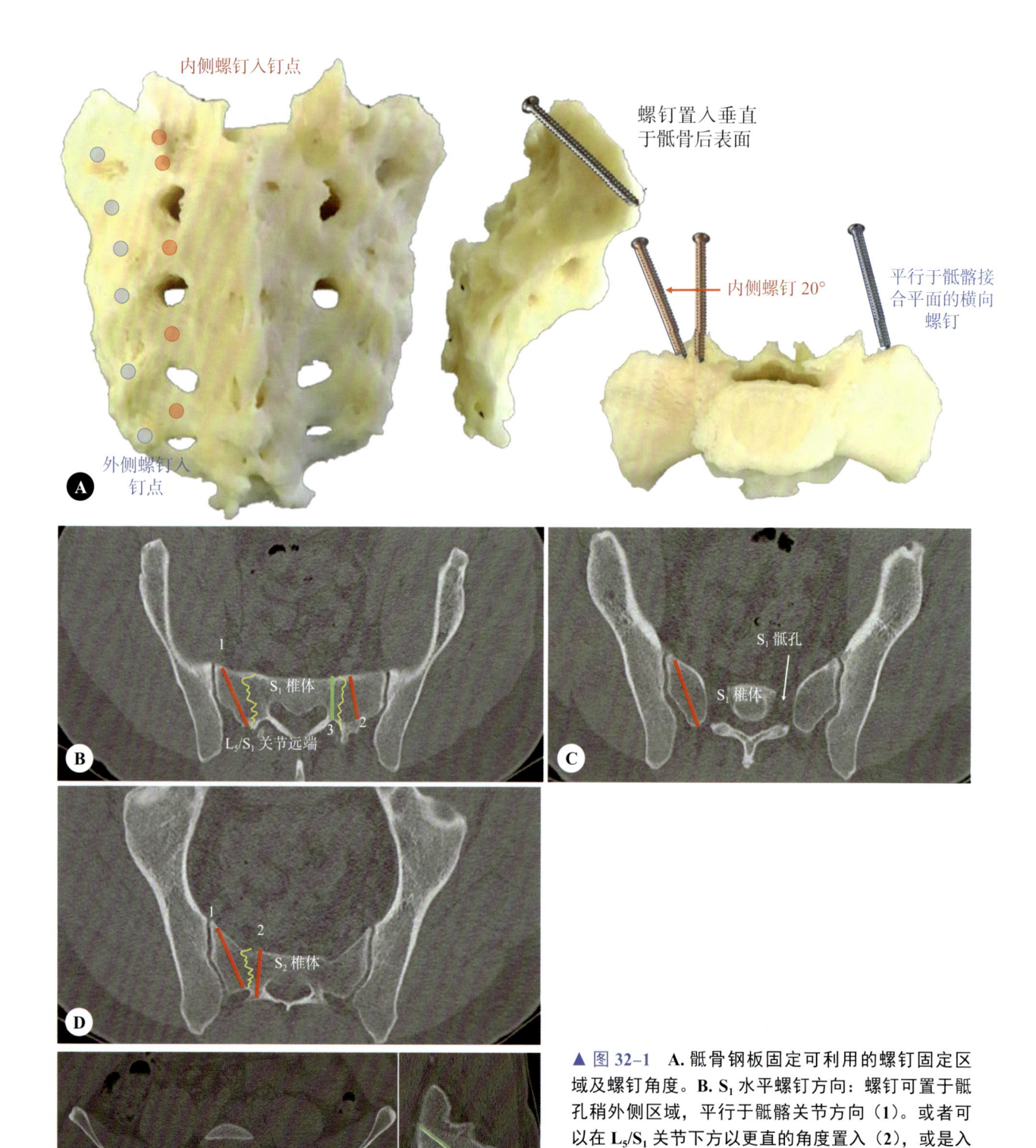

骨盆环骨折
Pelvic Ring Fractures

▲ 图 32-1　A. 骶骨钢板固定可利用的螺钉固定区域及螺钉角度。B. S₁ 水平螺钉方向：螺钉可置于骶孔稍外侧区域，平行于骶髂关节方向（1）。或者可以在 L₅/S₁ 关节下方以更直的角度置入（2），或是入点偏外，以稍偏向中间的角度置入（3）。C. 在 S₁ 骶孔水平，只有平行于骶髂关节的外侧螺钉可以置入。D. 在 S₂ 椎体水平，可以使用平行于骶髂关节的螺钉（1）和直向螺钉（2）。E. 此外，骶骨长螺钉可以在引导下从远端向近端平行骶髂关节置入。避免穿透近端皮质

骨折线区（Ⅰ区为经骶骨翼，Ⅱ区为经骶孔，Ⅲ区为中央管）与神经功能损伤率相关（Ⅰ区为 5.8%，Ⅱ区为 28.3%，Ⅲ区为 64.0%）[1]。这些发现得到了 Gibbons 等的证实[2]。两组均得出结论，对中央管进行手术减压可能有利于神经功能恢复。Pohlemann 发现神经根损伤的发生率更高，在 C 型损伤中，神经功能损伤率在Ⅰ区为 32.6%，在Ⅱ区为 42.9%，在Ⅲ区为 63.6%[3, 32]。

Pohlemann 在 20 世纪 90 年代早期提出了直接骶骨钢板（"局部固定"）的概念。建议采用横向固定或使用特殊设计的钢板固定[19, 20]。

## 二、手术技术

建议采用标准化手术技术。

### （一）体位

在可透视的手术台上采用标准俯卧位，允许术中透视标准位置（前后位，标准的骶骨侧位、入口位和出口位）。

### （二）标志点

确定以下标志点（图 32-2）。
- 双侧髂后嵴。
- 双侧髂后上棘。
- $L_4$ 和 $L_5$ 棘突。
- 骶骨中线。
- 骶管裂孔上缘。

### （三）消毒铺巾

通过推荐的标志点来消毒铺巾。胸腰椎交界处应包括在消毒范围内。通常无需消毒到骨折侧的腿部，因为复位只在骶骨处进行。

### （四）切口

皮肤切口因骨折类型而异（图 32-2）。
- 单侧经骶孔或骶骨翼骨折：在后侧髂嵴和骶正中线的中点作纵行切口。
- 中央管骨折或双侧骶骨骨折：近骶正中嵴的纵行中线切口，略偏离中线。

### （五）解剖

与脊柱手术一样，腰骶筋膜在靠近其起点的 $L_4$ 和 $L_5$ 棘突及沿着骶嵴内侧剥离（图 32-2）。使用锋利的手术刀或电刀，必要时将竖脊肌从骶骨后表面向外侧、向近侧剥离。肌肉可分离达到骶髂关节后方韧带。尽量避免远端的肌肉过度剥离，形成"肌瓣"，因为这会导致软组织问题发生率增高到难以接受的地步[24]。如果需要更多的肌肉剥离显露，则在骶髂关节周围行第 2 个筋膜切口，可以将肌肉向内侧或外侧推移。双侧骨折或中央管骨折，则应该采用双侧筋膜切口进行肌肉分离，这样骶骨的后部分可以被完整暴露，骶孔区域也可以充分显露，可以在直视下对骨折进行复位及骶管减压。

## 三、复位

在开始复位操作之前，清理软组织，显露骨折断端，了解骨折线走行（图 32-3）。分离骨折断端（图 32-4），插入椎板撑开器进行骨折端清创（图 32-5）。应尽可能复位或清除游离碎骨折块，如果这些碎骨折块可能会伤及骶神经根，则应在直视下小心取出（图 32-6）。

通常情况下，根据损伤机制，经骶孔骨折常常有垂直移位、部分侧方分离或侧方挤压和（或）前后移位。这些移位应该在术前进行分析，并在术中进行处理。

- 侧方挤压：在骨折间隙插入椎板撑开器并小心牵张可解除嵌塞（图 32-7）；代替或辅助方法为，在两侧髂嵴后方置入标准牵张器，小心牵开分离，可获得骨折断端分离（图 32-8）；小心操作，注意避免骶神经根的牵拉；这样，在直视下进行骨折复位过程中，神经根可以得到有效保护。
- 垂直移位：应用斜向牵张器可提高对头尾侧骨折移位的复位率（图 32-8）；垂直骨折从

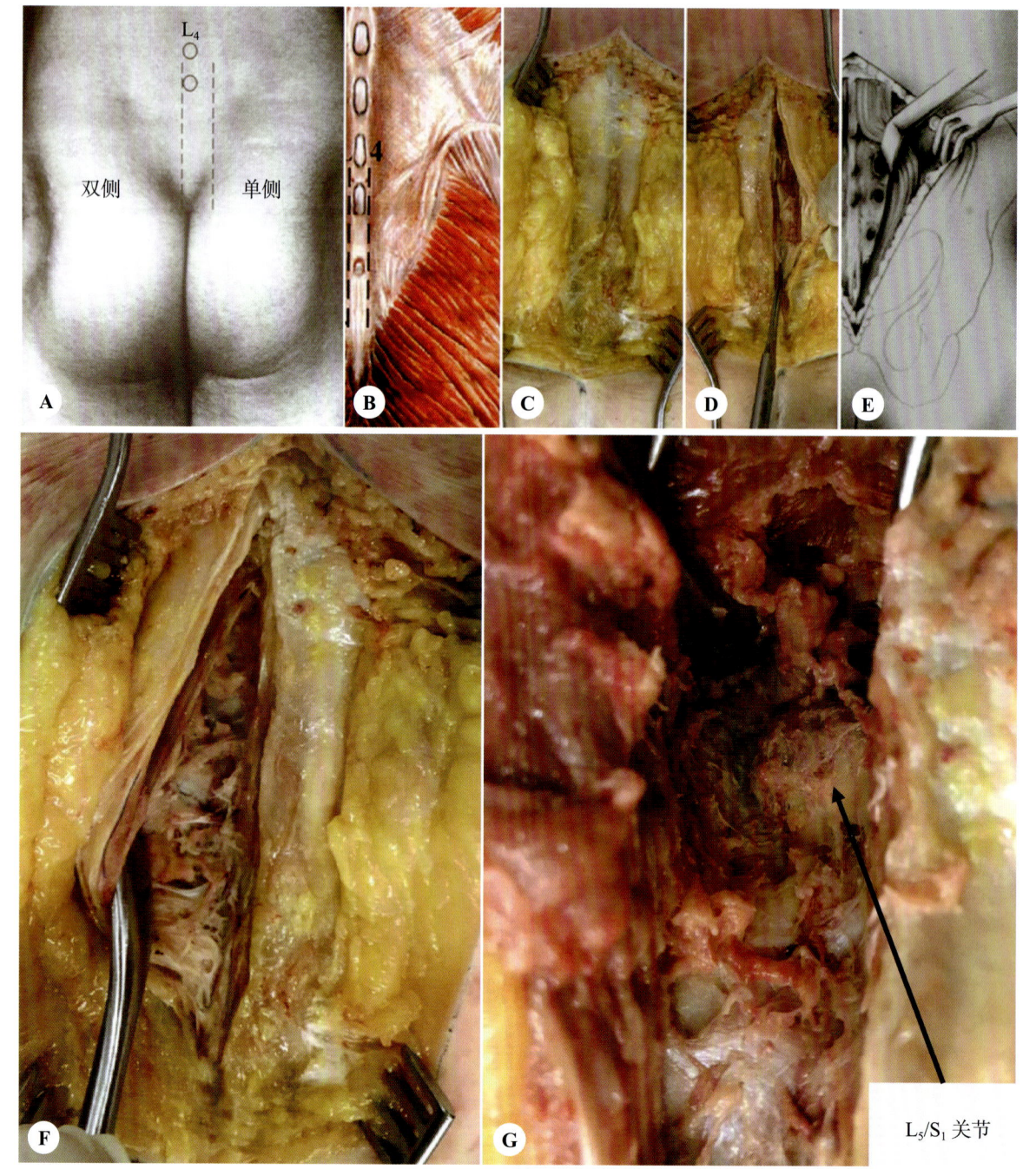

骨盆环骨折
Pelvic Ring Fractures

▲ 图 32-2  A 至 E. 两种显露骶骨的直接后方入路；避免进行筋膜层的分离，因为这有可能导致伤口并发症，直接将竖脊肌完整掀开；F. 向外侧拉开竖脊肌；G. 向近端扩展，直至确认 $L_5/S_1$ 关节

后部完全松动，采用 Kapandji 技术，用骨凿或骨膜剥离器至前方皮质，直视下小心地将骨折端移至最佳复位，应注意避免医源性损伤骶前静脉丛。

- 侧方分离：使用点式复位钳压紧骨折部位（图 32-9）；其尖端位于髂嵴外侧或髂骨板外侧，另一端位于骶骨脊。

- 前后移位：可通过手动轻微抬高患者使用撑开器或插入 Hohmann 拉钩或骨膜剥离器来实现复位；后者应插入两个后皮质之间；插入这些器械的尖端后，旋转器械，撬动皮质以复位[33]。

通过观察骶孔间区域的特殊骨折形态，很容易控制复位（图 32-9）。

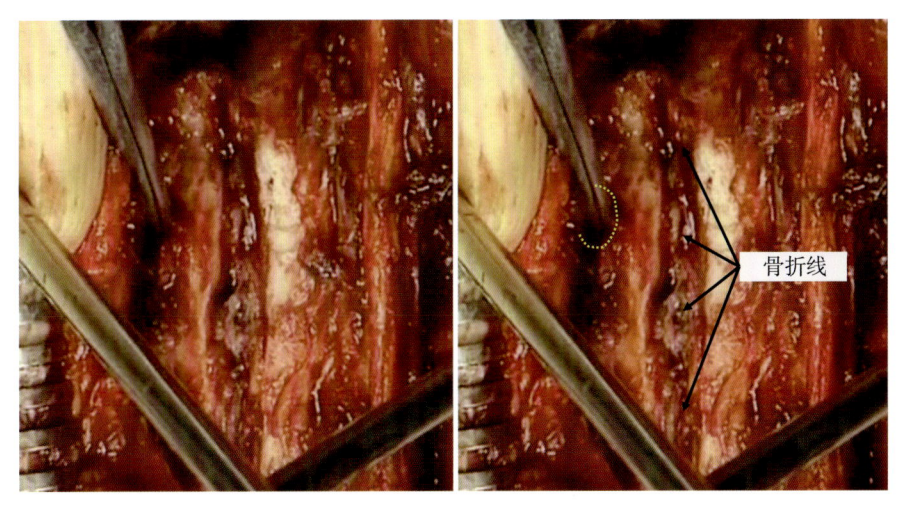

▲ 图 32-3　纵行经骶孔骨折线。用镊子标示 $S_2$ 骶孔

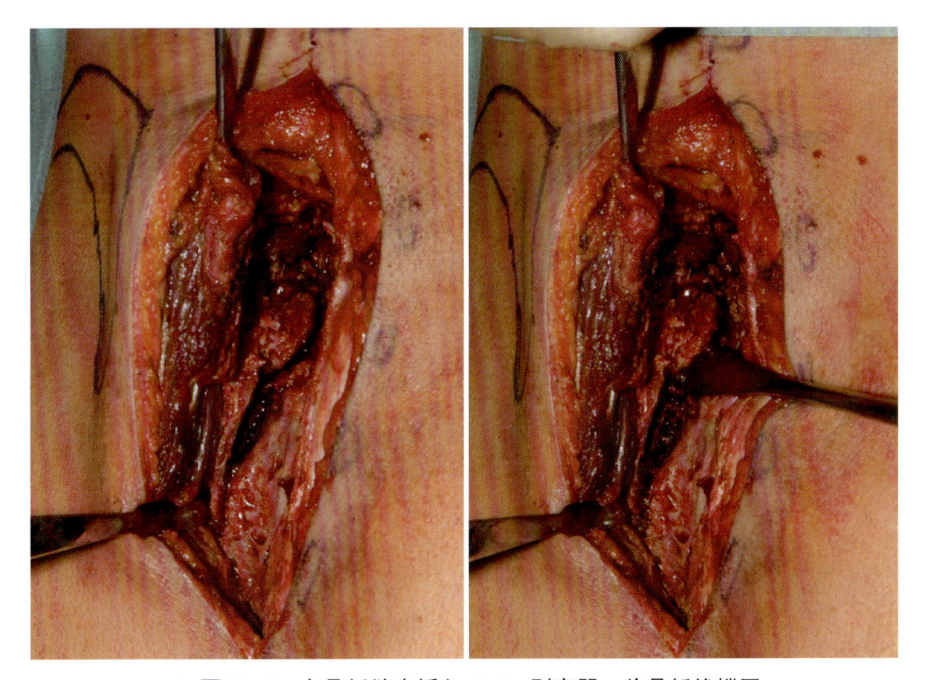

▲ 图 32-4　在骨折缝中插入 Cobb 剥离器，将骨折线撑开

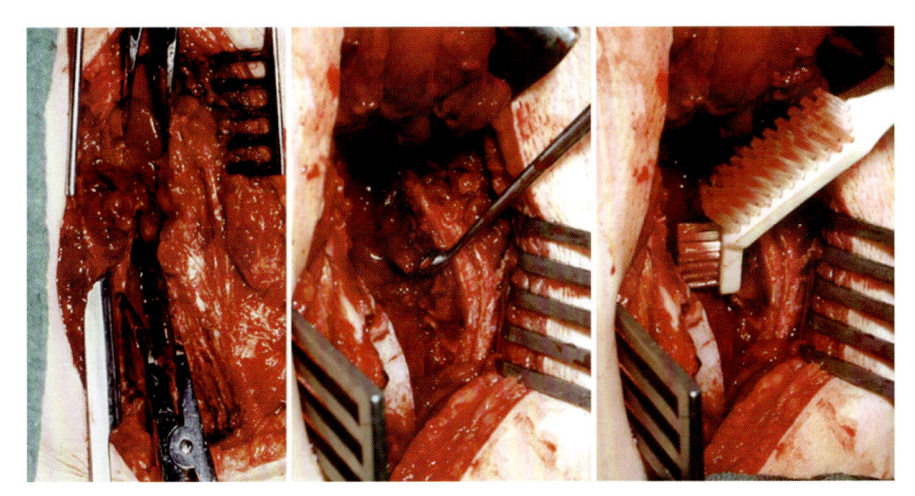

▲ 图 32-5　清理骶骨骨折线。通过置入椎板撑开器，打开骨折端，用刷子清理

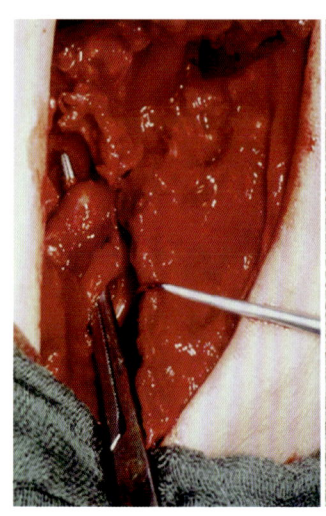

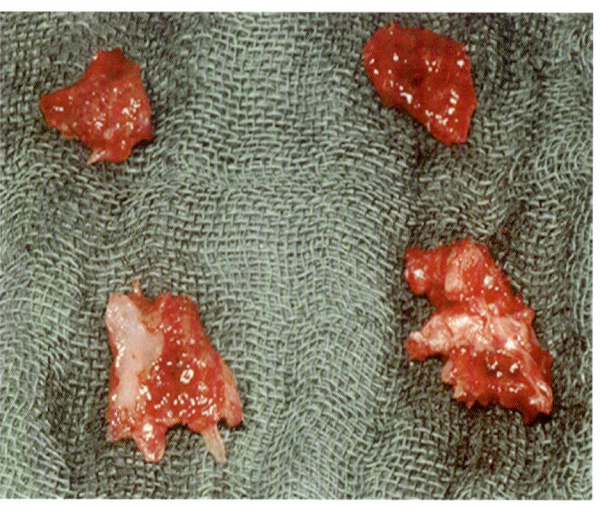

骨盆环骨折
Pelvic Ring Fractures

◀ 图 32-6 骶神经根减压（神经松解术），去除数块骨碎块

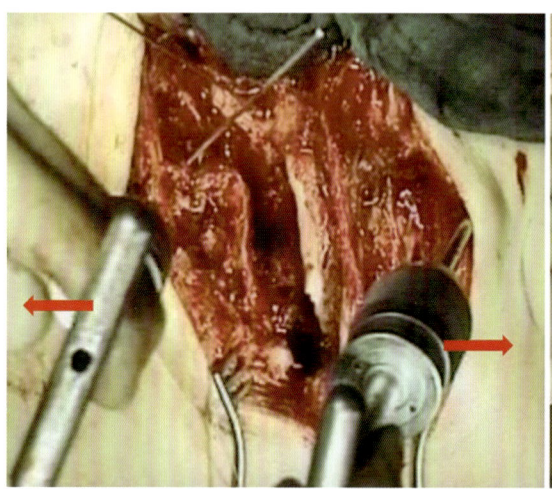

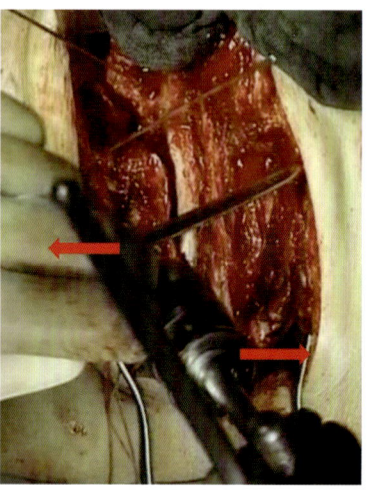

◀ 图 32-7 使用 Schanz 螺钉置入两侧髂嵴后部，通过倾斜加压操作复位骨折端

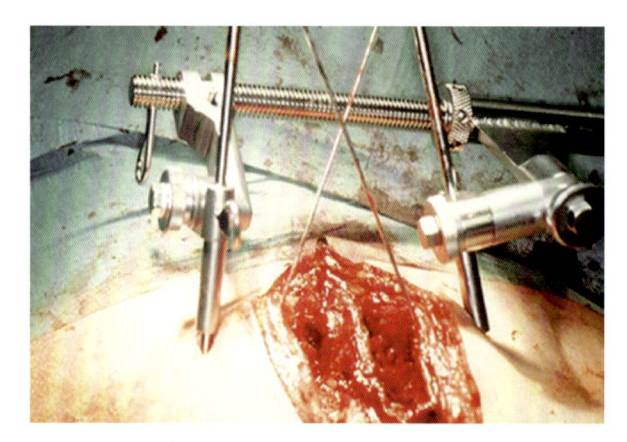

▲ 图 32-8 使用撑开器进行骨折复位：克氏针标示骶髂关节方向

## 四、减压

几位作者提倡早期对骶神经根进行减压[1-3, 19, 20, 32, 34]。在本文，更倾向于后路椎板切除。

随着治疗不稳定骶骨骨折经验的增加，相关数据可用于处理骶神经根损伤。

骶神经根损伤可能有 3 种类型，以下对减压的效果进行了分析[35-37]。

- 神经麻痹（＝神经根拉伸损伤）通常会随着时间的推移而恢复，无须干预。
- 神经根受压（由于骨块或畸形）可通过减压或骨折复位得到改善。
- 神经断裂（＝神经根切断）预计不会恢复。

最近的一项文献分析发现椎板切除术和间接减压对神经功能恢复没有益处[38]。

*最好的减压方法应该是骨折的充分/解剖复位。*

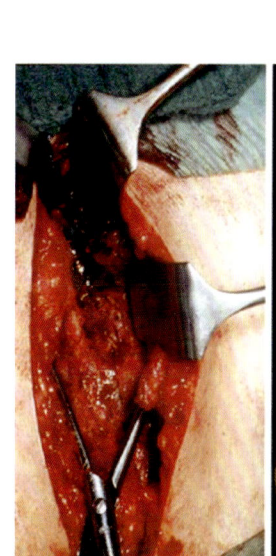

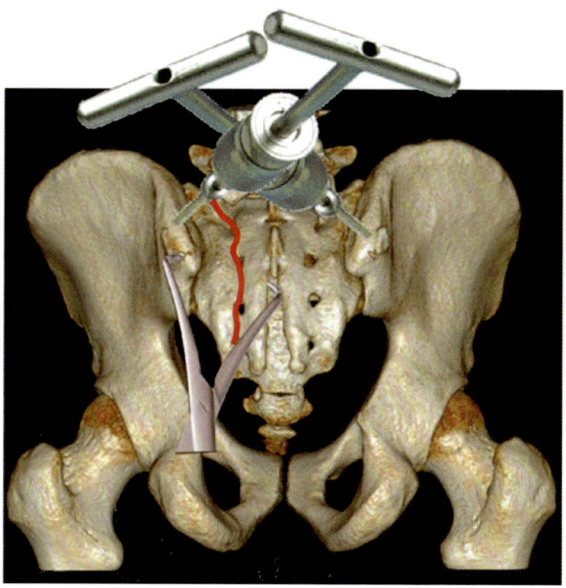

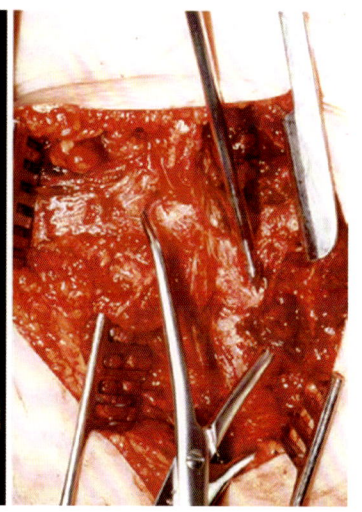

▲ 图 32-9  使用点状复位钳进行骨折复位

## 五、植入物的选择

用于固定的植入物分别包括标准的微型动力加压钢板、3.5mm 重建钢板及 H 形钢板（根据需要进行裁剪）和 1/3 管形钢板。植入物的位置由特定的骨折形态决定。通常，需要 2 块钢板放置在不同骶骨水平。

- 经骶骨翼骨折（Ⅰ区）：如果骨折线外侧有足够的空间，则在 $S_1$ 水平使用 1 块 H 形钢板，另一块放在 $S_3$ 和（或）$S_4$ 水平，远端骨折线也可以用 1/3 管形钢板来固定。如果无法实现内侧螺钉固定，必须跨过中线并使用动力加压钢板或重建板，远端需要辅助第 2 块钢板。对粉碎性骨折，外侧固定必须包括髂骨。

- 经骶孔骨折（Ⅱ区）：这是局部钢板固定技术的经典指征（图 32-10）；可使用标准或改良的微型板（H 形钢板、1/3 管形钢板或特殊设计的钢板）[19, 20]；同样，远端固定需要在 $S_3$ 和（或）$S_4$ 水平使用 H 形钢板或 1/3 管形钢板。

- 中央管骨折（Ⅲ区）和双侧骨折需要用 2 块动力加压钢板或重建钢板固定，2 块钢板平行放置在 $S_1$ 和 $S_3$ 水平（图 32-10）；钢板的两端各用 1 枚平行于骶髂关节的螺钉固定；为了提高稳定性，可以增加内侧螺钉；对于粉碎性骨折，应避免过度加压；这些钢板应充当 "中和" 钢板作用。

## 六、结果

只有两项研究报道了骶骨固定术这一概念。

- Gänsslen 等报道了 32 例患者使用不同的 "局部" 固定方法[24]。早期的神经学评估，发现 8 例患者存在骨折合并相关神经的损伤（25%），其中 6 例发生在经骶孔骨折，1 例发生在外侧骨折，1 例发生在中央骨折。

该组病例，平均在 8 天内进行内固定手术，平均手术时间为 151min，平均出血量为 770ml。在所有患有神经损伤的患者中，进行了术中神经根探查和碎骨折块的取出/神经根减压。其中 50% 的患者在进一步的治疗过程中神经得以恢复（其中 1 例患者神经功能完全恢复，3 例患者神经功能部分恢复）。固定术包括 24 个直接钢板固定，6 个骶髂钢板固定（连接单个骶髂关节），2 个髂-髂钢板固定（连接双侧骶髂关节）。

26 例患者达到解剖复位，5 例患者向头端移

# 骨盆环骨折
Pelvic Ring Fractures

位 5mm，1 例妊娠期经骶孔粉碎性骨折患者分离移位 10mm（图 32-11 至图 32-14）。

有 1 例患者因内固定断裂导致复位丢失，3 例有局部伤口并发症。

最近，Acklin 等报道了 27 例 C 型损伤患者采用 2 块平行锁定钢板内固定的临床结果[39]。其中 8 例患者患有神经功能损伤（29.6%）。尽管获得 83% 优秀，17% 良好的功能恢复，但还是有 1 例患者出现骨折不愈合，5 例发生感染及 5 例因钢板突出引起了局部不适。

> 总的来说，直接钢板固定这一理念是可行的，其解剖重建率高。但同时我们也必须考虑局部软组织问题。

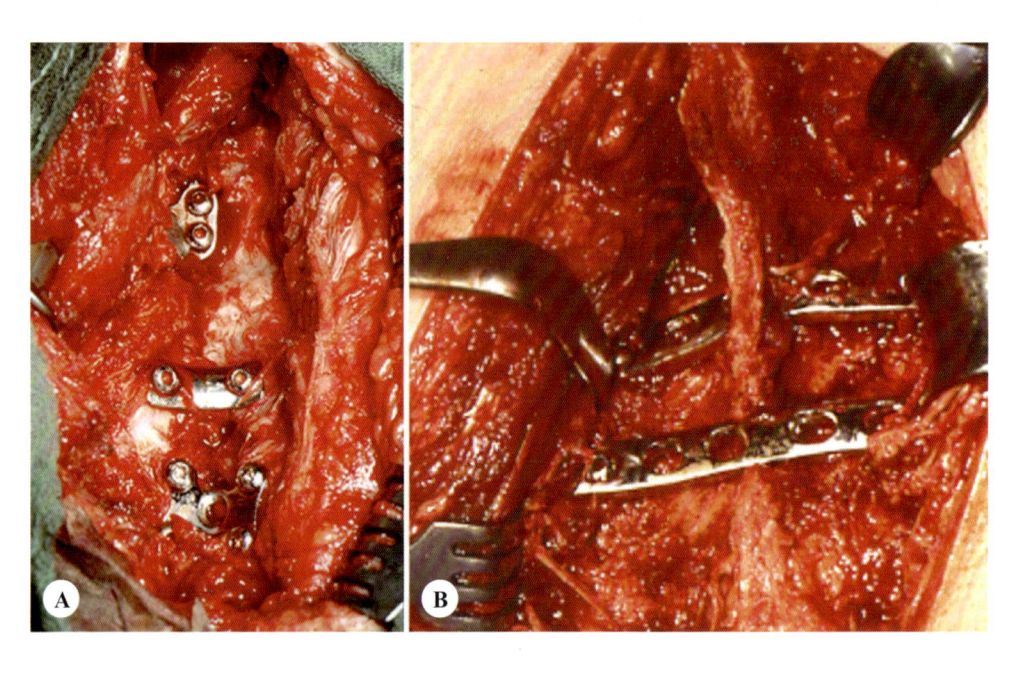

◀ 图 32-10 使用小钢板（A）或骶骨横行钢板（B）进行固定

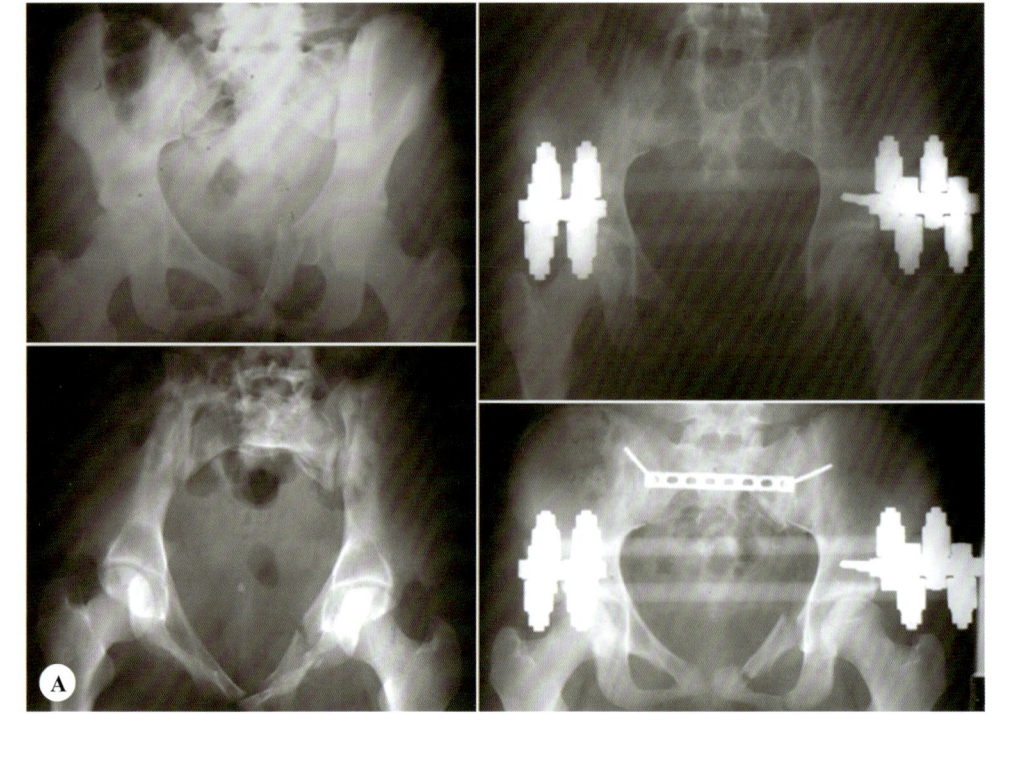

◀ 图 32-11 A. 左侧经骶孔骶骨骨折。初次采用外固定架固定，然后用后路钢板固定双侧髂骨后方区域。注：因骶骨前方压缩损伤导致骶髂关节增宽

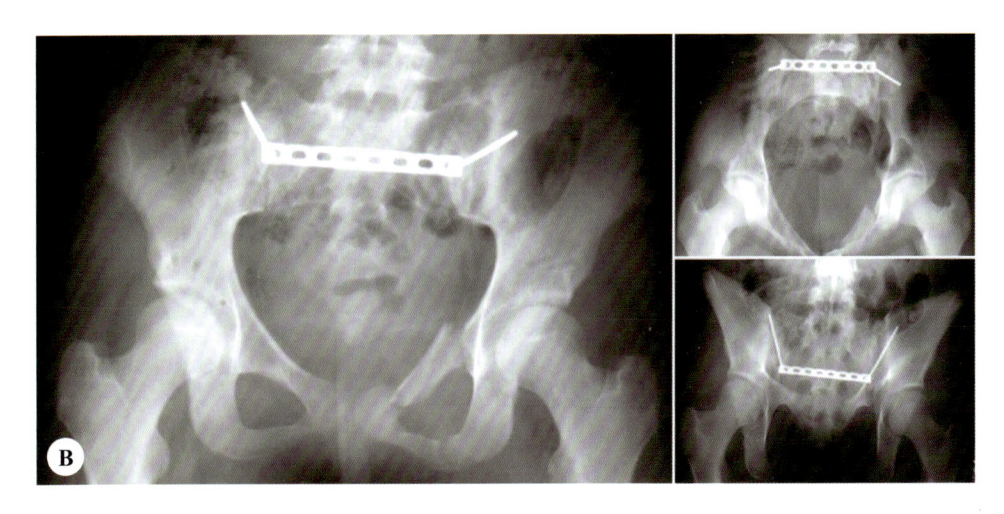

第 32 章 骶骨局部钢板内固定
Local Sacral Plating

▲ 图 32-11（续） B. 术后 3 个月随访

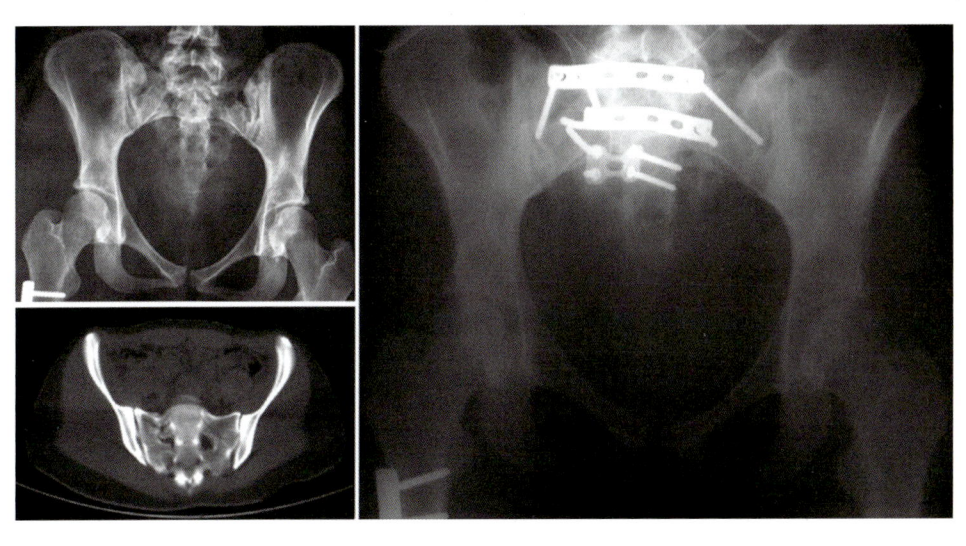

▲ 图 32-12 右侧经骶孔骶骨骨折。使用 3 块钢板固定，固定局限于骶骨

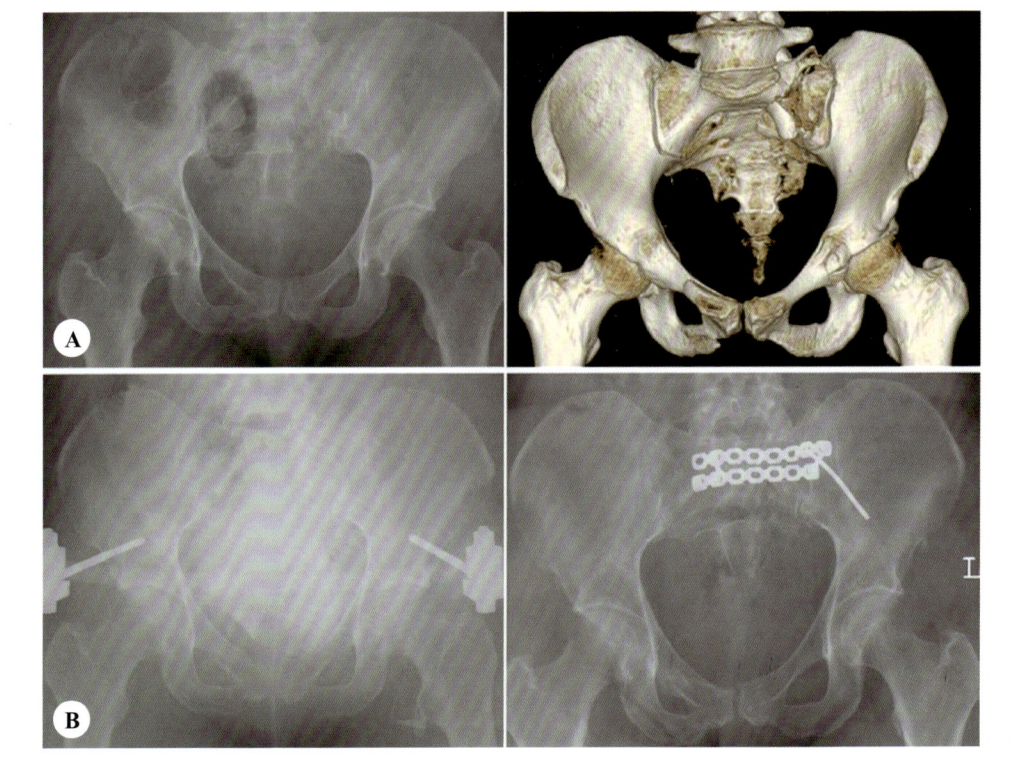

▲ 图 32-13 A. 左侧经骶孔骶骨骨折。B. 使用髋臼上缘外固定架作为急救稳定措施。最终采用 2 块重建钢板固定骶骨

335

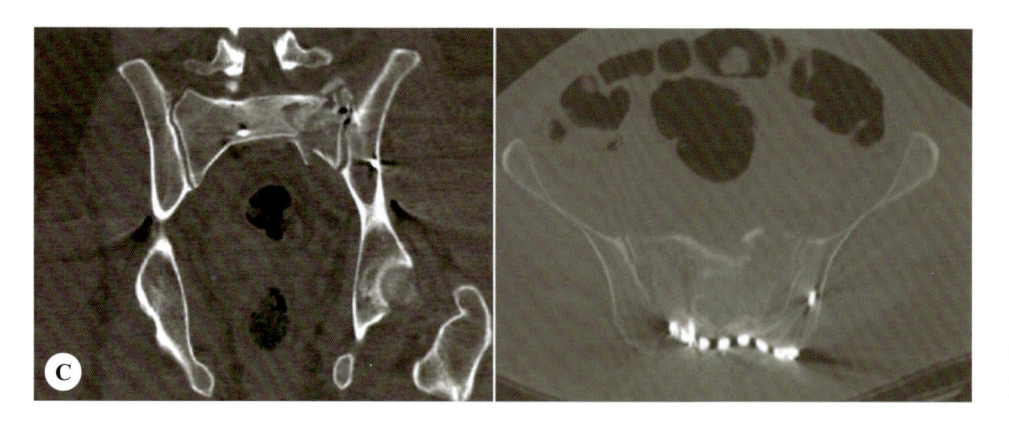

**骨盆环骨折**
Pelvic Ring Fractures

◀ 图 32-13（续） C. 术后显示骶骨充分重建

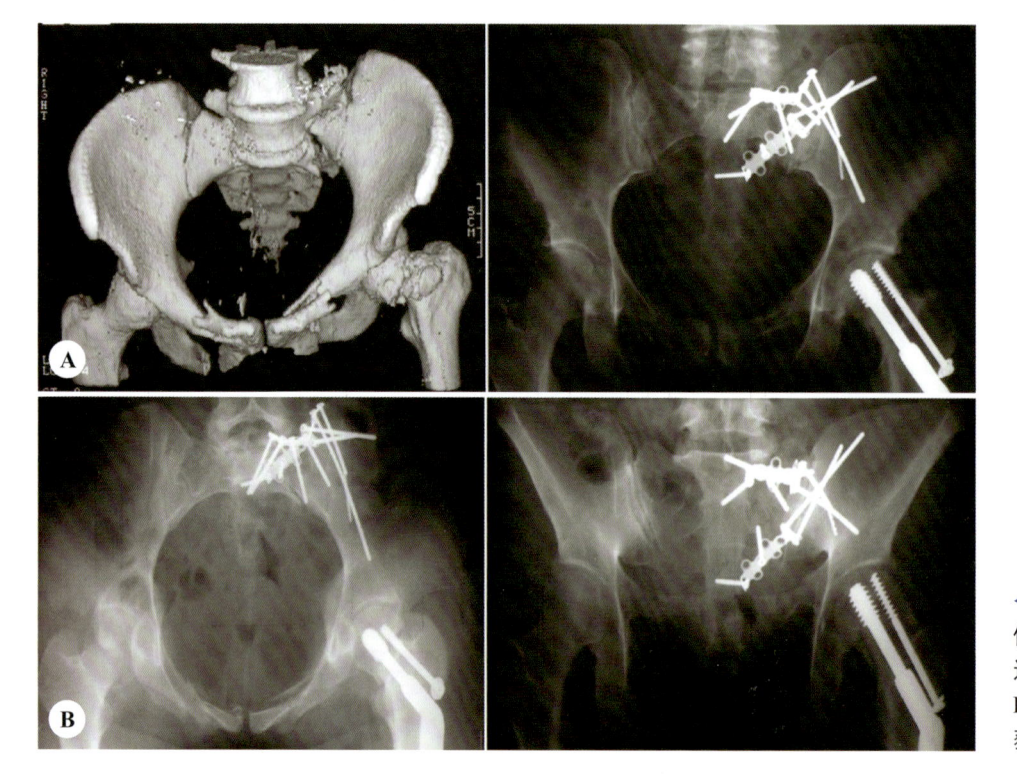

◀ 图 32-14 A. 严重移位的外侧骶骨骨折，通过骶髂钢板进行固定。B. 入口位和出口位确认获得充分重建

# 第 33 章 低位骶骨横行骨折
## Lower Transverse Sacral Fractures

Axel Gänsslen　Jan Lindahl　著

庄　岩　周凤金　译

Lambotte 于 1913 年首次描述了骶骨横行骨折的形态学和治疗概念[1]。他指出，骶骨低位横行骨折是极为罕见的病变，通常是由于猛烈的直接打击（如跌倒至座椅上）造成的。从穿过骶孔的横行骨折处分离的骨碎片向前移位进入骨盆，从而可能导致骨盆内脏器受压。同时他推荐了一种固定技术，此种技术采用正中切口，对骨折断端进行清理，然后行垂直螺钉固定（图 33-1）。此外，还可以用金属缝线进行缝合固定。

Westerborn 指出，横行骨折线通常位于 $S_4$ 水平。通常可见到横行且略微倾斜的骨折线，骨折线前方始于 $S_3$ 孔水平，止于 $S_4$ 孔后部[2]。

Wakeley[3] 对 4 例患者总结发现，此种骨折通常是由严重的局部直接暴力引起的，比如被马踢伤、摔倒在马路边缘或在足球比赛中被踢伤造成的。还可观察到一些无关的向前移位。在女性患者中，骨折表现为第 4 骶神经痛。这些病例中未观察到伴随的直肠损伤。

Hallgrimsson 报道了 3 例病例，均在受伤后延迟出现，无任何伴随的神经功能缺失，且均为直接损伤骶骨[4]。

Rowell 首次对此种骨折类型做了全面的综述[5]。

## 一、分型

1945 年，Bonin 将第 3 骶孔水平的骶骨横行骨折纳入其骶骨骨折分类[6]。根据损伤机制，Schmidek 等将骶骨横行骨折分入 Gibbons 分型的直接创伤组[7, 8]。

根据 Denis 等提出的目前最为接受的骶骨骨折分类，骶骨横行骨折被纳入涉及中央椎管区域组（Ⅲ区骨折）[9]。通过从外侧到内侧的神经损伤率逐渐升高可以揭示骨折线区域与神经系统疾病发生率之间的相关性。他们得出结论，手术对中央管和椎间孔区域进行减压可能有利于神经损伤的恢复。这些研究也得到了其他作者的证实[8, 10]。

根据 AO/OTA 分类，该损伤类型被归类为不涉及骨盆生物力学环结构的稳定 A3 型损伤[11-13]。因此，此类损伤代表 $S_2$ 水平以下的横行骨折。

最近，在新的脊柱分型中，单纯的骶骨横行骨折被归类为 A 型骨折，并进一步细分为以下两类[14]。

- A2 损伤：非移位性横行骨折。
- A3 损伤：移位性横行骨折。

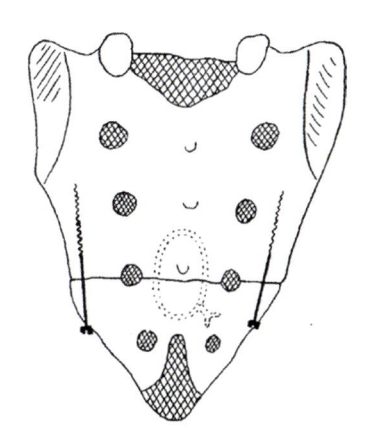

▲ 图 33-1　Lambotte 关于固定横行骶骨骨折的概念图

## 二、流行病学

有关骶骨横行骨折的发病率、分类、治疗和结果，目前并没有明确数据报道。骶骨横行骨折极为罕见[1-6, 8, 15-17]。Pohlemann 等仅在 3.7% 的病例中观察到此种骨折类型[10, 16]。在德国多中心骨盆研究中，在 728 例 A 型损伤组中观察到 21 例骶骨横行骨折（2.9%）[15]。在骨盆环损伤组（$n$=1356），该骨折类型占损伤的 1.5%。

## 三、损伤机制

Rowell 区分了导致骶骨横行骨折的直接机制和间接机制。其认为此种骨折是作用于尾骨或骶骨下端的间接力的结果，其作用类似于骶骨曲线凸面附近的杠杆，而直接损伤不太常见[5]。相反，Schmidek 等指出直接力传递到臀部的损伤更为常见[7]。

> 骶髂关节水平以下的骶骨横行骨折被认为是直接撞击骶骨的结果，例如，由一次单纯的摔倒或被踢伤引起[5, 7, 18]。

$S_4$ 是最常见的受累部位[5, 7]。作用在骶骨远端或尾骨上的力起杠杆臂的作用，导致骶骨远端凸面出的疲劳断裂。$S_3$ 以上水平的高位骨折是间接力的结果，因为较上的两个骶骨节段能抵抗更大能量的直接作用力[5]。

此类骨折通常无移位，但可能会向前成角，而侧方移位极为罕见。向前移位越多，马尾损伤越明显[5]。

> 骶骨横断骨折常见于 $S_4$，此处骶骨后凸角度最大[5, 7, 9, 18]。

## 四、伴随损伤

局部并发症发生率尚不清楚。包括以下潜在的伴随损伤。

- 骶中动脉的血管损伤，更常见的广泛的骶静脉丛损伤，可导致骶前血肿[5]。
- 马尾损伤，原因是受到向前方移位的低位骨折块上缘的压迫[5]。
- 骶神经根损伤，尽管移位很小[6]。
- 严重的软组织损伤（如开放性骨折）[5]。
- 直肠损伤[5, 17]。
- 脑脊液漏[5]。

Rowell 认为"额外的神经根损伤经常被遗漏，因为患者没有注意到此类症状"[5]。

## 五、临床检查

典型的临床症状包括局部疼痛，通常伴有肛门周围区域的放射痛，偶尔也有臀部或腰部区域的放射痛[5]。此外，还可以观察到局部擦伤和局部压痛[4, 5]。

临床上，疼痛是最常见的主诉[15]，局部压痛或局部瘀伤也有报道。仰卧位或坐姿会增加疼痛，有时行走会加剧疼痛。

建议进行直肠检查，以发现骶前血肿，分析潜在的不稳定性的同时，确认直肠有无损伤。

神经学检查应重点观察鞍区是否完全或部分麻木，有或无括约肌功能减退。该损伤偶尔也能导致男性的阳痿[5]。

- Gibbons 等报道了 7 例患者，其中 4 例为孤立性损伤[8]。$S_4$ 水平以下的骨折无神经功能缺失，而高于 $S_4$ 水平的骨折常伴有大小便失禁。在后一种情况下，尚不清楚这些损伤是否涉及骶骨上位节段，如 $S_1$ 和 $S_2$。
- Pohlemann 等分析了 14 例患者（占所有骶骨骨折的 3.7%），其中 1 例患者同时出现 $L_5/S_1$ 和马尾损伤[10]。报道中，在这些患者中，有 5 例没有说明潜在神经功能缺失的相关信息。

总的来说，神经功能缺失似乎并不常见。几项研究表明，在该亚组中，伴随神经损伤的发生率很低[10, 19-21]，骨折不稳定性也不是问题[20]。神经系统后遗症可能存在，尤其是膀胱功能障碍和

第 33 章 低位骶骨横行骨折
Lower Transverse Sacral Fractures

大便失禁[9, 18]。

## 六、影像学

传统的前后位 X 线片常常忽视了此类损伤[3-5, 17]。此类骨折通常未移位，但可能有一些向前成角，而侧方移位极为罕见。

因此，真正的骶骨侧位片可以检测到此类损伤（图 33-2）。

通过骨盆前后位 X 线检查排除伴随的骨盆损伤后，诊断此类骨折的金标准是计算机断层扫描（computer tomography，CT）（图 33-3），并可能需要多平面重建[17, 22]。

> 低剂量 CT 是检查骶骨下段横断骨折的金标准。

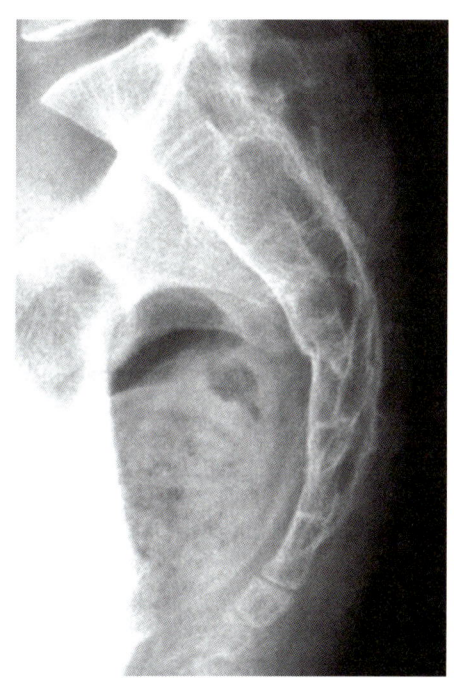

▲ 图 33-2 骶骨侧位 X 线片检测横行骶骨骨折

## 七、治疗

Lambotte 报道的治疗方式包括切开复位、环扎内固定和（或）螺钉固定[1]。

无明显移位的骨折，且疼痛可控制的患者可以通过简单的卧床休息得到充分治疗[5]。

Rouell 建议可以通过直肠复位有移位的骨折块，并且表示要考虑手术复位[5]。Gibbons 等指出，手术复位和减压可能会使神经损伤得到恢复[8]。

总的来说，对于移位的横断骨折并伴有神经功能缺失的患者，建议行椎板切除术和骶骨减压术[5, 9, 17, 23]；关于该骨折的手术固定尚无明确数据。

为了优化术后康复，必须考虑中央骶管开放减压后远端骶骨钢板的稳定。由于移位骨折块的复位被认为是神经损伤恢复的主要机制，稳定的固定可将二次再移位的风险降至最低。闭合复位技术被认为是无效的[5]。

最近，有两个极端年龄段固定方式的报道。Garnon 等报道了 1 例 57 岁骨质疏松妇女，其采用骨水泥增强螺钉固定术[24]，而 Baba Rasul 等对 1 例 12 岁女童进行了克氏针固定[25]。

> 移位骨折的切开复位和稳定应视为可选（图 33-3）。

综上所述，尽管无移位的骶骨下位横行骨折的局部并发症发生率较低，但移位骨折合并骶神经根损伤的风险较高。在这些罕见的病例中，建议应早期行切开复位、骶后神经减压及骶骨钢板固定术。

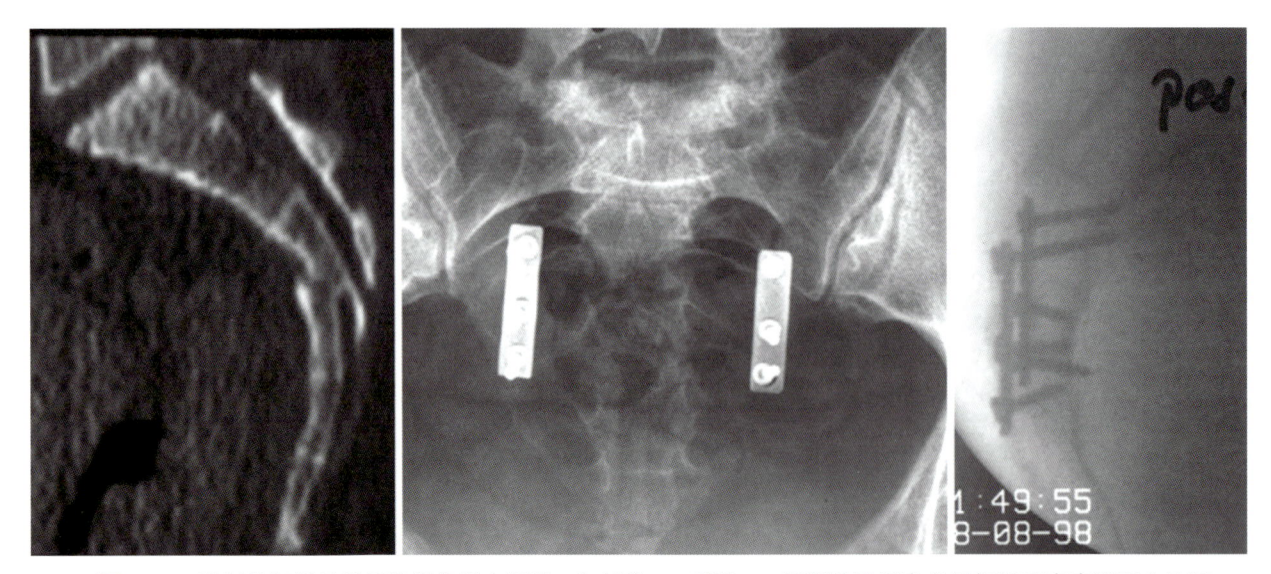

▲ 图 33-3 诊断横行骶骨骨折的影像学金标准：矢状位 CT 重建。1 例骶骨骨折患者局部严重疼痛伴不全马尾综合征，采用切开复位内固定，双侧纵行钢板治疗

# 第 34 章 髂-髂接骨术
## Ilio-Iliacal Osteosynthesis

Bernd Füchtmeier　Franz Müller　Axel Gänsslen 著
庄　岩　付亚辉 译

桥接固定骶骨是治疗骨盆后环的 C 型骶骨骨折的一种附加选择，在 20 世纪 80 年代由北美经验丰富的骨盆外科医生所报道[1-7]。

这个概念已经由 Albin Labotte 在他 1913 年的专著中提出[8]。

文献中报道了几种类型的手术固定方法，主要指征为双侧损伤，特别是双侧骶髂关节脱位或骶骨粉碎性骨折。

除骶骨棒外，采用 3.5mm 钢板固定和所谓的双眼镜蛇钢板（double cobra plate）作为固定技术。

Mears 推荐双眼镜蛇钢板用于双侧不稳定的骶髂关节脱位或粉碎性骶骨骨折[4, 5]，因为它比以前的稳定技术更有效，例如，带或不带辅助松质拉力螺钉的螺纹骶骨棒。对于较小的患者，建议使用 4.5mm 的重建钢板，Mears 推荐经髂后上棘截骨以插入钢板[5]。

Matta 也推荐这样的固定方式[3]，其主要缺点是骨盆后侧广泛的软组织剥离。

目前有以下五种不同的髂-髂固定技术。
- 经髂骨内固定（transiliac internal fixator，TIFI）。
- 髂-髂接骨板固定术。
- 后路骶骨棒固定术。
- 骨内骶骨棒固定术（经髂-骶-髂棒稳定固定术）。
- 经骶骨锁定螺钉固定术。

## 一、经髂骨内固定接骨术（TIFI）

Füchtmeier 等介绍了经髂骨内固定术（transiliac internal fixator，TIFI）的概念，桥接骶髂关节和整个骶骨（图 34-1）[9]。

它是一种微创稳定固定技术，用于治疗骨盆后环完全性骶髂关节损伤或 Denis Ⅰ 型或 Ⅱ 型损伤。

7.0mm 椎弓根螺钉插入髂后上棘上缘 1~2cm，平行于臀上线。它们通过筋膜下插入棒连接，用锁定头椎弓根螺钉固定，形成锁定结构。

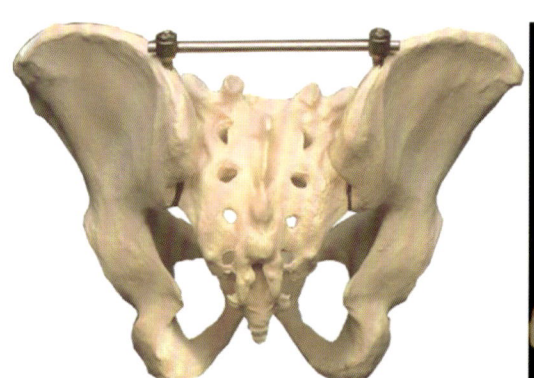

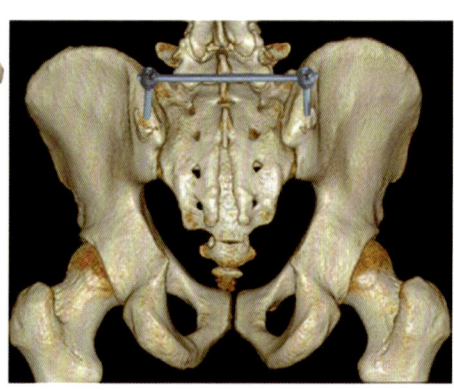

◀ 图 34-1　TIFI 固定结构

## （一）实验数据

在对 5 具尸体的骨盆分析中，C1.2 型损伤是由于耻骨联合韧带和骶髂韧带损伤造成的。耻骨联合用锁定钢板固定，骨盆后环经髂骨内固定，经髂骨内固定和骶髂螺钉固定形成了三角稳定性[10]。

Salášek 等对 C 型骶骨骨折进行了数据的分析，在有限元模型中比较了经髂骨内固定和用 2 枚骶髂螺钉固定，使用经髂骨内固定显著提高了刚度，降低了应力[11]。因此，经髂骨内固定被推荐用于经骶孔的带或不带粉碎的骶骨骨折的治疗。

## （二）手术技术

在开始手术前，在骨盆后方检查软组织情况，寻找是否有脱套损伤（Morel-Lavallée 损伤）是非常重要的。

除了拍摄整个骨盆的前后位 X 线片外，骨盆的计算机断层扫描（computer tomography，CT）是必须的，因为它可以清楚地看到骨折病理形态和术前设计接骨板的长度，另外，斜位片也是很有用的。

与恢复骨盆稳定性的其他治疗方法一样，在 C 型损伤中，通常先固定骨盆前环。

### 1. 体位

手术是在全身麻醉下进行，术前单次予以预防性应用抗生素（第二代头孢菌素）。

患者摆放于标准俯卧位，允许术中拍摄标准 X 线片：骨盆前后位、入口位和出口位片。可以用毛巾卷或类似的工具支撑骨盆，以便能完全进行髂骨外侧的操作。

### 2. 切口与解剖

在髂后上棘外侧 1cm 处做一个 3～4cm 长的切口（图 34-2）。椎弓根螺钉插入点位于髂骨后侧，距髂后上棘 1～2cm，使用开路锥开口，方向平行于臀后线。

### 3. 植入物介绍

置入椎弓根螺钉（图 34-3）。螺钉的长度 50～60mm。在矢状面，螺钉方向尽量平些，与腰椎纵轴角度<30°，并避免植入物突出对软组

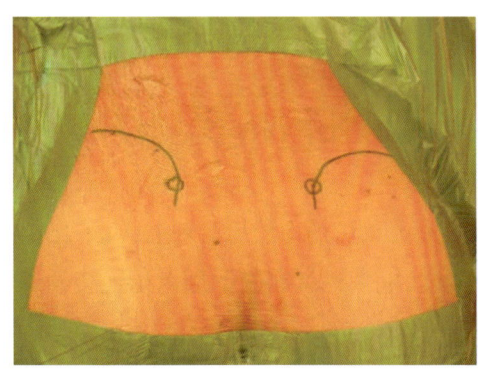

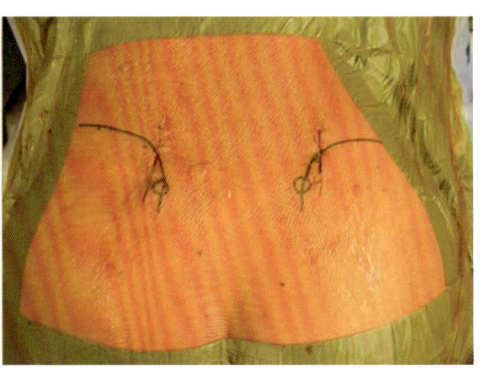

◀ 图 34-2 TIFI 固定皮肤切口，髂-髂张力带钢板从髂后上棘稍外侧插入

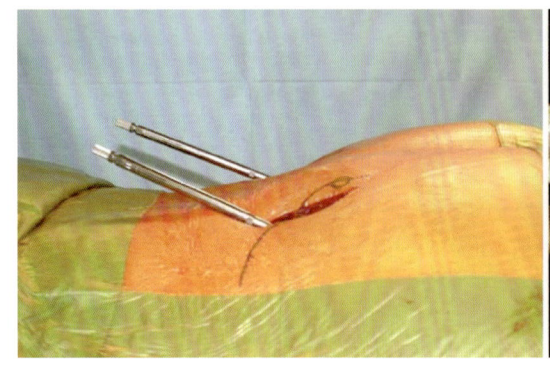

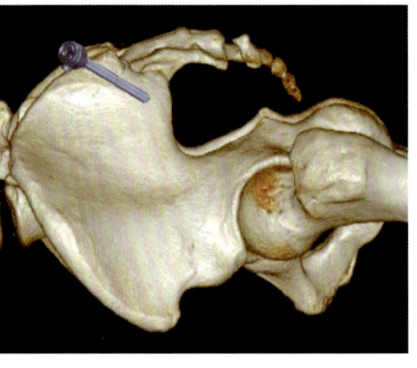

◀ 图 34-3 将椎弓根螺钉以与腰椎棘突长轴呈<30°置入，避免植入物刺激局部软组织

织的刺激。

椎弓根螺钉与筋膜下插入的连杆连接（图34-4），根据局部解剖形态，可能需要预弯棒的外侧部分。

#### 4. 复位

根据骨折类型，进行骨折撑开或加压，在严重移位骨折中，可使用经皮置入 Schanz 螺钉，采用"操纵杆技术"进行复位操作。

在少数情况下，可以考虑用克氏针临时固定，不建议通过操纵椎弓根螺钉进行复位，以避免螺钉松动。

通过标准的术中影像调整复位，包括骨盆前后位和斜向位视图（如入口和出口位透视视图），术中三维成像也是一种选择。

### （三）术后

建议患侧部分负重，负重15kg，坚持6周，健侧全负重。

### （四）临床结果

Füchtmeier 等报道了他们对 31 例骨盆环 C 型损伤（23 例骶骨骨折，8 例骶髂关节脱位）采用经髂骨内固定术（TIFI）[9] 的初步研究结果，平均伤后 4.7 天行骨盆后环固定术。平均手术时间 28.4min，术中出血量 <50ml。平均透视时间为 0.3（±0.2）min，移位从术前平均 8.7mm 减少到术后 2.5mm，在 3 例患者中观察到与手术相关的并发症：1 例内固定松动但无复位丢失，

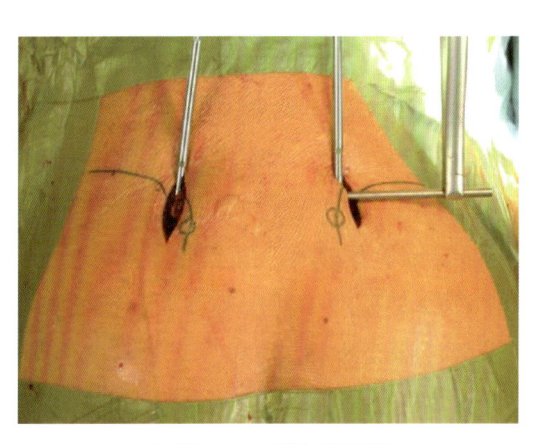

▲ 图 34-4 插入连接棒

2 例局部感染，平均术后 1 年取出内固定。

其中 28 例随访 2 年，临床结果 8 例为优，10 例为良，9 例为一般，1 例为差，后者持续疼痛，膀胱和直肠功能受损。

放射学结果显示，11 例患者解剖复位愈合，16 例患者移位 <5mm 愈合不良，1 例移位 >5mm 愈合。

同一组报道了他们的远期预后，67 例患者创伤后随访至少 3 年（平均 37 个月）[12]。23 例患者的长期临床结果为优（37.1%）、19 例为良（30.6%）、15 例为一般（24.2%）、5 例为差，复杂骨盆骨折患者，其中 45 例（72.6%）解剖复位愈合，16 例患者轻微移位，移位 <5mm 畸形愈合，1 例移位 >5mm。总的来说，56% 的患者骨盆评分优良（图 34-5 和图 34-6）。

Salášek 等评估了 27 例经髂骨内固定术（TIFI）固定的 C 型骨盆骨折患者[13]，所有骨折均在 6 个月内愈合，观察到 1 例患者骨折复位丢失，使用 Majeed 评分，平均 16 个月后的长期功能结果显示：9 例优（33.3%），14 例良（51.9%），4 例一般（14.8%）。

在进一步的分析中，比较了 32 例 C 型骶骨骨折患者的骶髂螺钉固定和经髂骨内固定（TIFI），TIFI 固定使移位减少到 2.2mm，最近随访时 Majeed 评分为优 56.0%，良 16.0%，中 20.0%，差 8.0%。17 例（53.1%）患者基于解剖学分级的影像学结果为：10 例 <5mm 愈合不良，5 例愈合伴 >5mm 移位。

总的来说，因为骶髂螺钉固定有较高的并发症发生率，经髂骨内固定术（TIFI）是经骶孔和骶骨中央骨折中的首选[14]。随着对老年患者治疗经验的增加，Schmitz 等提出，TIFI 治疗在老年骨质疏松症患者中收到了良好的结果[15]。

## 二、髂-髂张力带钢板固定术

髂-髂固定术是一种微创稳定单侧或双侧骨盆后环 C 型损伤的选择。

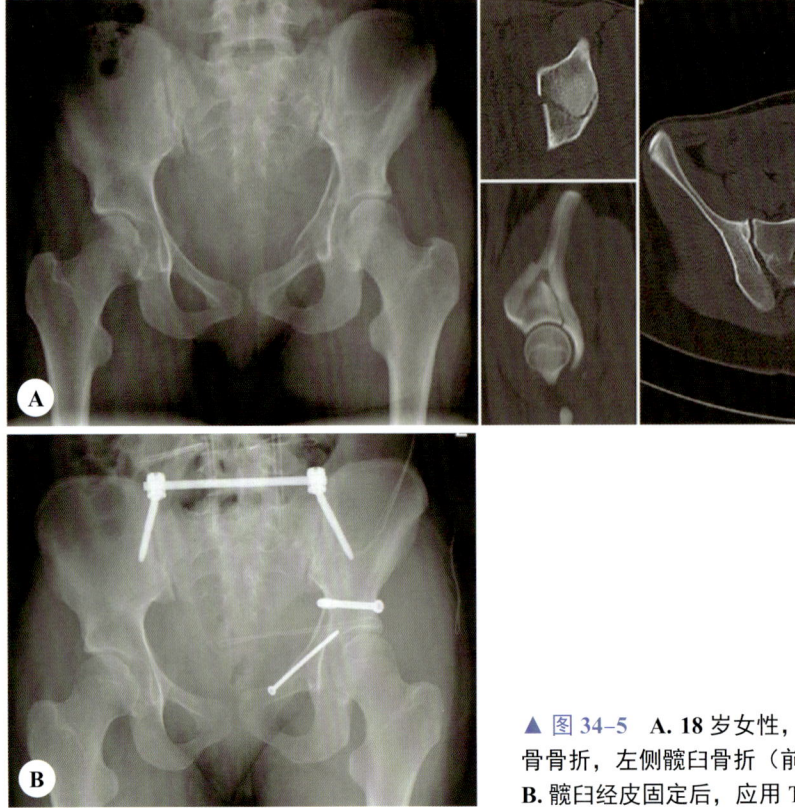

▲ 图 34-5 A. 18 岁女性，机动车事故导致左侧骶骨骨折，左侧髋臼骨折（前柱），左侧耻骨支骨折。B. 髋臼经皮固定后，应用 TIFI 技术固定骨盆后环

从技术上讲，操作简单，医源性神经损伤的风险低，但必须考虑软组织问题[16]，同时也克服了固定未受伤的骶髂关节的潜在缺点[17, 18]。

由于钢板与局部软组织包膜的紧密关系，如果软组织受到干扰，则必须考虑去除内固定。

生物力学数据表明，髂-髂钢板固定是一种足够稳定的固定方法。

- Rubash 等证实了 C 型骨盆骨折（双侧骶髂关节损伤，C3 型）前路外固定辅以骨盆后方双眼镜蛇钢板，能够实现接近生理负荷[19]。
- Albert 等在伴有 4.5mm 重建钢板固定耻骨联合的尸体模型（C1.2 型骨折）中进行了使用 4.5mm 重建钢板后路固定的生物力学测试，固定强度与其他后路固定技术相当[20]。
- Yinger 等使用塑料骨模型，对几种后路稳定方法做了生物力学对比分析，后路稳定方法包括后路 3.5mm 重建张力带钢板附加或不附加 6.5mm 骶髂螺钉[21]；相比之下，这些固定方法对损伤的骶髂关节的固定比孤立的骶髂螺钉固定更稳定。
- Wu 等测试了一种 C1.3 型损伤伴经骶孔的骶骨骨折和耻骨联合损伤[22]，耻骨联合采用钢板固定，后路固定采用 2 枚骶髂螺钉、张力带钢板（tension band plate，TBP）和新研制的微创可调节钢板（minimally invasive adjustable plate，MIAP），与 2.4mm（骶髂螺钉）和 2.8mm（MIAP）相比，传统 TBP 最弱，在 500N 负荷下移位为 4mm。
- 对骶骨骨折塑料模型中 4.5mm 锁定加压钢板的生物力学测试显示，与脊柱内固定相比，后张力带接骨术固定的生物力学强度较小[23]。

使用有限元模型进行的理论分析也表明髂-髂钢板固定具有足够的后稳定性。

- 在 C1.3 型模型中使用耻骨联合钢板和后路张力带钢板固定，可以发现足够的稳定性，与尸体模型上的结果相当[24]。
- Chen 等分析了 Denis Ⅰ型、Ⅱ型和Ⅲ型纵行

第 34 章 髂 – 髂接骨术
Ilio-Iliacal Osteosynthesis

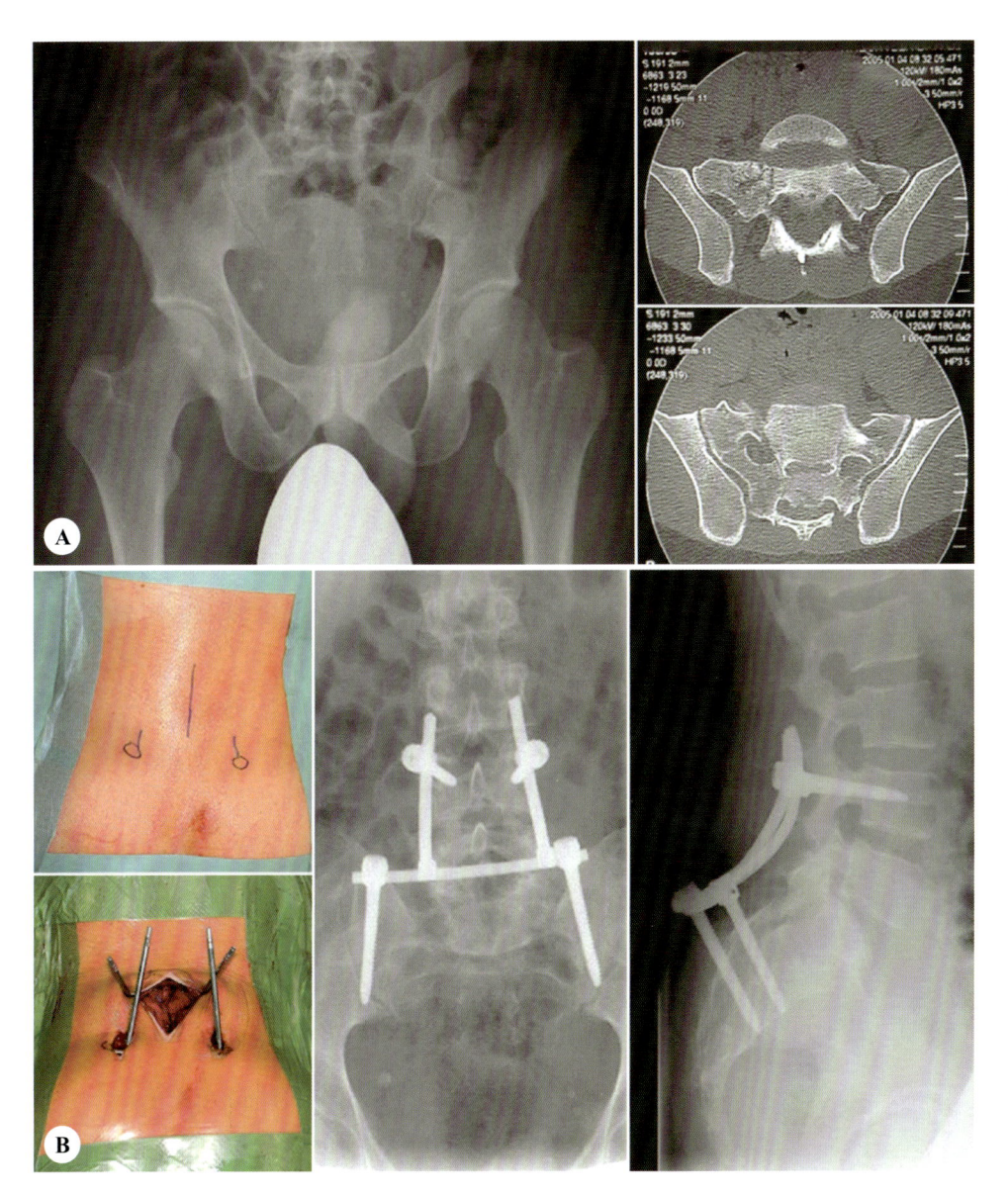

◀ 图 34-6 A. 从 4m 高处坠落导致双侧骶骨骨折伴横行骨折线（腰椎 – 骨盆分离伤）。B. 使用 TIFI 技术固定腰椎骨盆

骶骨骨折合并同侧耻骨上下支骨折[25]；张力带钢板完全满足所有三种类型后环损伤的固定，而 Denis Ⅲ 型骶骨骨折中，钢板优于骶髂螺钉。

## 三、手术技术

### （一）适应证

典型指征为不稳定的单侧或双侧 C 型损伤，骶骨或骶髂关节失稳，特别是有轻微移位的，因为微创手术闭合复位困难。相反，粉碎的髂骨骨折伴有皮肤和软组织状况不佳容易导致并发症，因此被列为禁忌证。

### （二）术前检查

术前检查、植入物术前计划、患者体位、术前复位和铺单均与 TIFI 技术一样。

### （三）内固定置入计划

分析术前骨盆 CT 以确定钢板长度和螺钉长度，分析侧方螺钉的长度，因为它们桥接骶髂关节并穿透骶骨外侧而未到达骶孔，另外，在 CT 上可以测量钢板的预弯角度。

### （四）体位

手术建议全身麻醉和术前预防应用抗生素（第二代头孢菌素）。

345

# 骨盆环骨折
## Pelvic Ring Fractures

然后将患者置于标准俯卧位，允许术中标准X线透视：骨盆前后位、入口位、出口位。可以用毛巾卷或类似的工具支撑骨盆，以便完全显露髂骨外侧。

### （五）复位

复位可以通过腿部牵引或术中使用撑开器进行。此外，可以通过小切口使用操纵杆技术来操作复位半骨盆。

### （六）铺单

铺单通常只需要覆盖涉及骨盆区域，在严重移位骨折中，根据骨折形态，可以将一条或两条腿也消毒铺单，以便进行术中操作（复位）。

### （七）切口

通过触诊或在图像增强器下识别标志后，用笔标记髂后上棘和髂嵴，此外，对可能的皮肤切口进行标记。

在髂后上棘和髂嵴后下方做一个长度4～6cm的皮肤切口（图34-7）。皮下剥离后，确认臀筋膜和髂嵴。

### （八）深部解剖

在髂嵴两侧髂后上棘水平进行筋膜切开，以便完全暴露髂后上棘，髂骨外侧出血可以通过局部压迫或电凝进行处理。

大多数情况下，双侧髂后上棘骨突截骨是必要的，可以避免钢板对皮肤和皮下造成压力（图34-8）。截下方形骨块以便钢板的置入，截骨深度不得超过1.5～2cm。否则难将钢板放置在骶骨后表面。

使用一个长的骨膜剥离器，在骶骨后表面的竖脊肌建立通道。可能需要使用骨刀将骶骨正中骶嵴打断。

### （九）钢板介绍

后路钢板固定有多种选择。

金标准是使用4.5mm骨盆重建钢板（11～15孔），通过隧道插入（图34-9）。合适的钢板长度至关重要，需术前通过CT进行测量。如果选择的钢板太长，则很难通过微创方法使钢板匹配外侧髂骨[16]。钢板过短则无法在每一侧用3枚螺钉充分固定。

然后，根据术前检查对所选钢板进行预弯角度，通常约为70°。Dolati提出了一种顺序弯曲法，先弯曲一侧，然后通过隧道将板引入对侧，然后在对侧原位弯曲[16]。我们更喜欢初始即对两侧弯曲[26]。

先反向将钢板穿过隧道插入，直到到达对侧，然后轴向旋转180°，使弯曲边缘与髂骨表面伏贴。

根据选择的钢板，有两种固定理念。

- 4.5mm重建钢板：双侧钢板自内侧到外侧螺钉固定，每侧3～4枚螺钉固定于髂骨上[16]；估计螺钉长度为30～45mm；优先选择松质骨全螺纹螺钉；在手术结束时，使用小松质骨螺钉重新固定小的截骨骨块。
- 4.5mm锁定加压钢板：将钢板塑形定位后，先将钢板用4.5mm皮质螺钉固定在髂骨后髂骨翼处，然后，垂直于髂骨外表面的侧方打入锁定螺钉（图34-10）；这些螺钉可以直接跨越骶髂关节，具体取决于该结构计划实现的稳定性[26]。

### （十）术后治疗

患者术后不能直接躺于硬床上，避免局部软组织受压。术后第1天开始部分负重，持续4周，

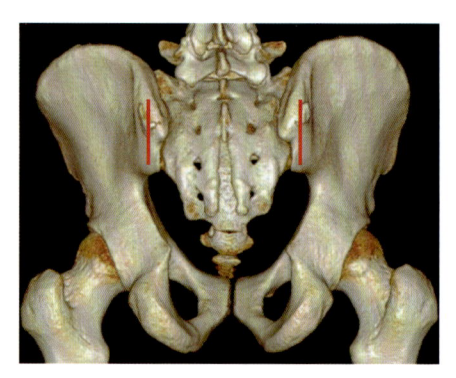

▲ 图34-7 髂-髂张力带钢板固定使用的双侧皮肤切口

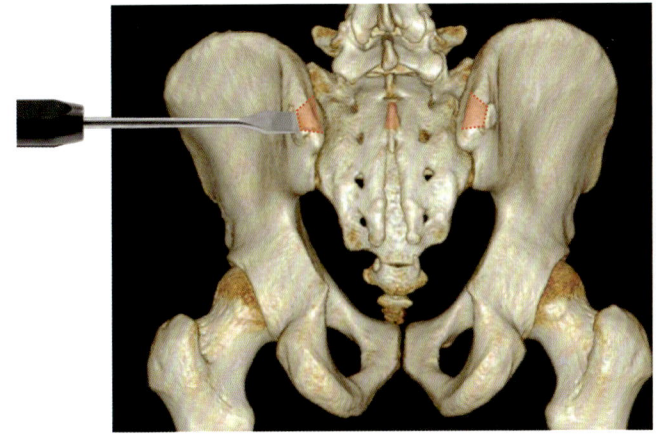

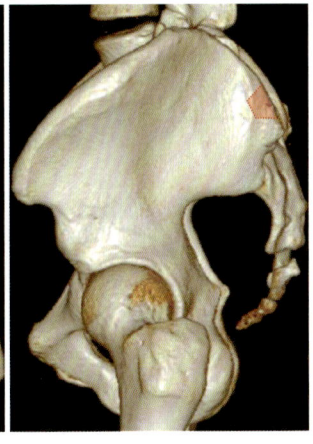

第 34 章　髂-髂接骨术
Ilio-Iliacal Osteosynthesis

◀ 图 34-8　使用骨凿去除部分髂嵴及骶正中棘，以便在不损害软组织包膜的情况下插入钢板

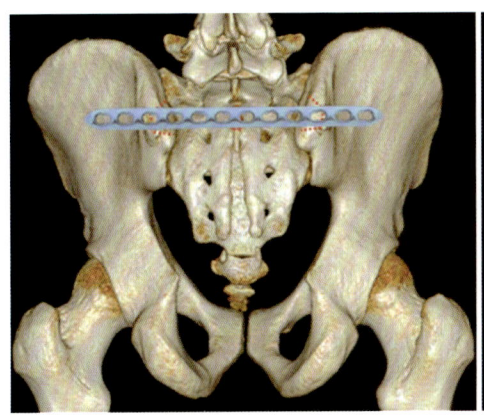

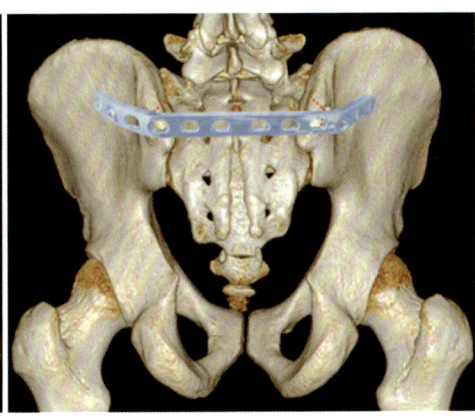

◀ 图 34-9　所选钢板根据骨盆后部的解剖结构进行折弯塑形

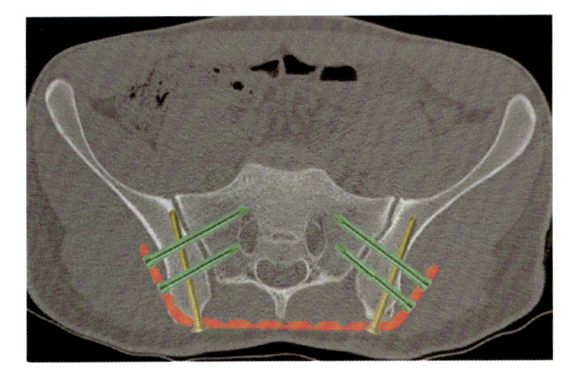

▲ 图 34-10　标准的方法通常是将普通螺钉置入髋臼上缘骨通道，锁定螺钉从外向中央置入骶骨

随后进行疼痛适应性负重。据报道只有出现与植入物相关的局部刺激时，才需要取出植入物。

（十一）失误、危险和并发症

这种治疗方法存在几个潜在的并发症。
- 不能完全复位。
- 由于过度压迫或闭合复位造成骶神经根损伤。
- 骨折复位丢失，尤其是骨质疏松性骨折。

## 四、临床结果

使用该技术所获得的临床结果分析如下（表 34-1 和表 34-2、图 34-11 和图 34-12）。

- 1993 年，Albert 等分析了 15 例使用 4.5mm 重建钢板进行骨盆后路固定的患者，其中 11 例为 C 型损伤，4 例为 B 型损伤合并骶骨骨折[20]。为了插入钢板，做了 3 个切口：1 个 6cm 中线切口以控制钢板，2 个 8cm 斜外下切口位于髂后上棘（posterior superior iliac spine，PSIS）水平，在两侧髂后上棘截骨置入，钢板两端紧贴髂骨外表面，用两个 6.5mm 松质骨螺钉固定。

所有患者的放射学结果都很好，没有骨折不愈合和骨折复位损失，没有观察到植入物相关的并发症，也没有必要取出植入物，但报道有持续性骨盆后部不适者占 57%。

- 另一项研究对一种类似的经皮筋膜下髂-髂

347

# 骨盆环骨折
Pelvic Ring Fractures

表 34-1　髂-髂张力带钢板围术期结果

| 作者 | 钢板类型 | 样本量 | 男性 | C 型* | 手术距损伤时间（天） | 失血量（ml） | 手术时间（min） | 术前移位（mm） | 术后移位（mm） |
|---|---|---|---|---|---|---|---|---|---|
| Krappinger | 4.5 重建板 | 31 | 24 | 31 | 10 | n.a. | 82 | 16.1 | 6.1 |
| Suzuki | 4.5 重建板 | 19 | 12 | 19 | 6.4 | 1053 | 243 | n.a. | 5.0 |
| Kobbe | 4.5 重建板 | 23 | 13 | 23 | 4.9 | n.a. | 101 | n.a. | n.a. |
| Hao | 4.5 重建板 | 21 | 16 | 5 | 5 | 50～150 | 60 | n.a. | n.a. |
| Ayoub | 3.5 重建板 | 42 | 27 | 42 | n.a. | 181.4 | 43.3 | 7.8 | 2.0 |
| Dienstknecht | TIFI | 67 | 38 | 67 | 1～12 | 50 | n.a. | 8.7 | n.a. |
| Salášek | TIFI | 27 | 15 | 27 | 6 | | 29 | | |
| Salášek | TIFI | 32 | 16 | 32 | 5.5 | | 48.2 | | |

*. C 型损伤的数量

表 34-2　髂-髂张力带钢板内固定后的中期结果

| 作者 | 钢板类型 | 样本量 | No f/u | Impl compl | 临床结果 e | g | f | p | 结果评分 |
|---|---|---|---|---|---|---|---|---|---|
| Krappinger | 4.5 重建板 | 31 | 23 | 5 | 8 | 9 | 4 | 2 | POS |
| Suzuki | 4.5 重建板 | 19 | 18 | 2 | 5 | 8 | 4 | 1 | Majeed |
| Kobbe | 4.5 重建板 | 23 | 21 | 3 | 11 | 4 | 6 | 0 | POS |
| Hao | 4.5 重建板 | 21 | 20 | 0 | 17 | | 3 | | Lindahl |
| Ayoub | 3.5 重建板 | 42 | 42 | 5 | 14 | 16 | 6 | 6 | POS |
| Dienstknecht | TIFI | 67 | 62 | | | | | | POS |
| Salášek | TIFI | 27 | 27 | 1 | 9 | 14 | 4 | | Majeed |
| Salášek | TIFI | 32 | | 2 | 17 | 5 | 6 | 8 | Majeed |

Impl compl. 植入物并发症

钢板固定进行了分析，25 例不同骨盆后环损伤，平均随访 17 个月，使用德国多中心研究组骨盆结果量表（German Multicenter Study Group Pelvis，POS）进行放射学分析，显示 64% 的病例后环解剖重建（最大移位＜5mm），32% 轻度移位（5～10mm）[16]。

- 一组研究报道了 23 例不稳定骨盆损伤患者，平均 20 个月后的临床结果和社会生活情况[27]。临床结果（POS）评分为优或良（73.9%），39.1% 的患者重返社会，43.5% 的患者未能重返社会。解剖重建有更好的临床结果的趋势，影响远期的不良预后因素为腰骶丛病变和永久性泌尿生殖系统症状，多发性创伤患者的重新返回社会情况更差。
- 在进一步的分析中，18 例粉碎性骶骨骨折患者采用髂-髂钢板接骨术进行固定，使用 Majeed 评分，72.2% 的患者为优或良，平均评分 78.5 分，放射学＜5mm 移位的愈合占 50%，5～10mm 的移位愈合患者占 38.9%，持续性神经功能障碍导致评分显著降低[28]。

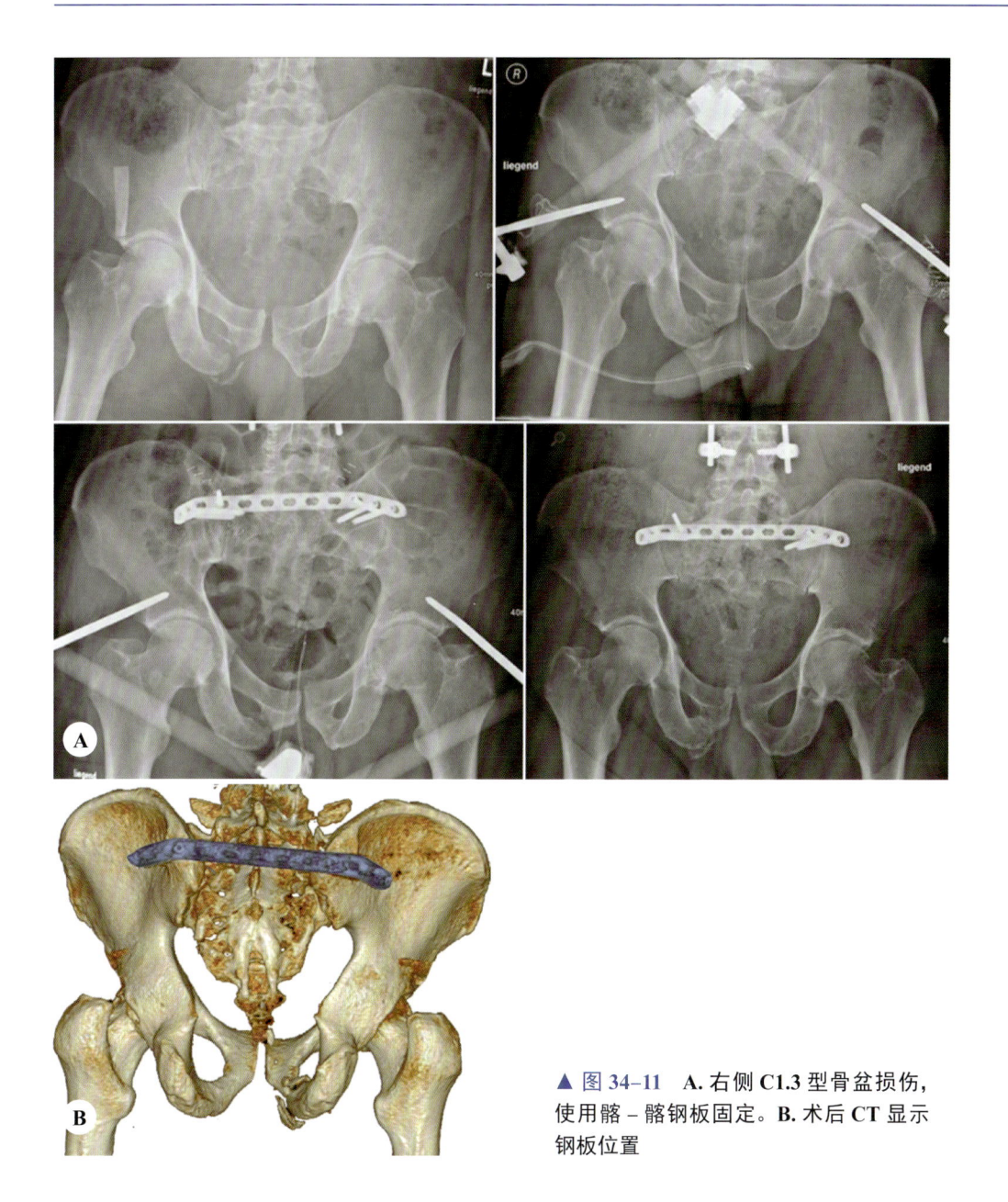

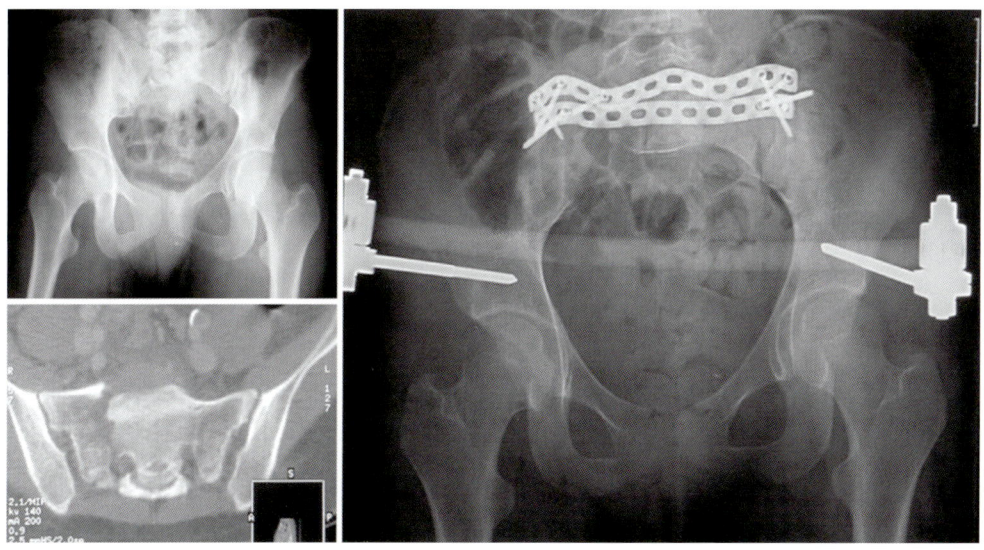

第 34 章　髂-髂接骨术
Ilio-Iliacal Osteosynthesis

◀ 图 34-11　A. 右侧 C1.3 型骨盆损伤，使用髂 - 髂钢板固定。B. 术后 CT 显示钢板位置

◀ 图 34-12　右侧 C1.3.2 型骨折（经骶孔骶骨骨折），使用 2 块髂 - 髂钢板进行固定

349

# 骨盆环骨折
Pelvic Ring Fractures

- Hao 报道了 20 例 4.5mm 锁定钢板固定的随访结果，16 例 B 型损伤和 5 例 C 型损伤[29]，85% 的放射学结果良好（移位＜10mm），90% 的患者功能预后良好。
- Kobbe 等对 23 例 C 型损伤患者进行了锁定钢板髂-髂固定[26]，其中 21 例患者平均随访 30 个月，并发症有 1 例浅表伤口感染和 6 例植入物刺激导致的轻微不适，未观察到骨折复位丢失。长期临床效果评分为优 52.4%，良好 19%，一般 28.6%，81% 的患者后环解剖愈合，其余 19% 的患者后侧骨盆后环移位＜5mm，总的来说，2/3 的患者骨盆预后评分为优或良好，71.4% 的人完全重新融入社会，90.5% 的人的社会地位没有变化。
- Chen 等开发了一种类似的植入物——微创可调节钢板，它甚至可以撑开侧方受压骨折或加压骨块[30]。应用该钢板治疗 16 例患者，其中 B 型损伤 6 例，C 型损伤 10 例，可以平均减少骨折移位 23.6mm，手术时间为 49min，术中出血量为 80ml，无手术相关并发症，在最后的随访中（平均 30 个月）16 例患者中有 15 例达到骨性愈合，未发现骨折复位丢失或植入物相关问题，10 例功能优，4 例功能良，2 例功能一般。
- 在最近，一项 42 例 C 型骶骨骨折的研究中，通过垂直或横行切口皮下置入 3.5mm 重建钢板进行髂-髂固定[31]；平均随访 22 个月，根据 POS 评分，14 例优，16 例良，6 例一般，6 例差。

## 五、骶骨棒固定

Lambotte 在 1913 年描述了骶骨棒固定技术[8]。骶骨棒固定有两种不同的方案：骶骨通道内固定（特别适合老年患者）和经典的骶骨后部外棒固定手术。

### （一）骶骨外棒固定

Shaw 等首先介绍了后路骨外骶骨棒固定的概念[32]。生物力学测试数据和临床病例报道，两个螺纹杆放置在两侧 PSIS 之间（图 34-13）。

手术指征包括双侧骶髂关节损伤或骨折脱位、单侧骶髂关节损伤或骨折脱位、半骨盆严重移位的伴有骨或软组织嵌入的骨折或不能忍受长

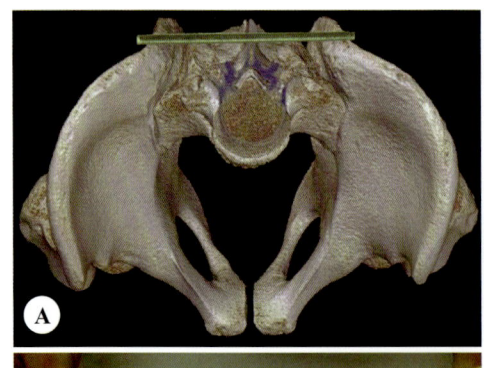

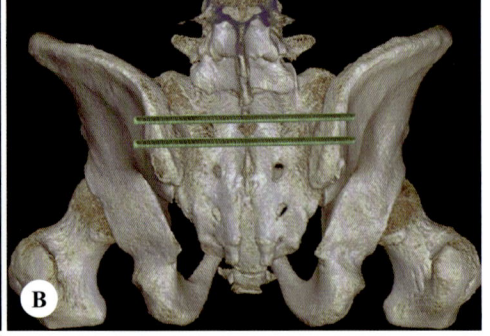

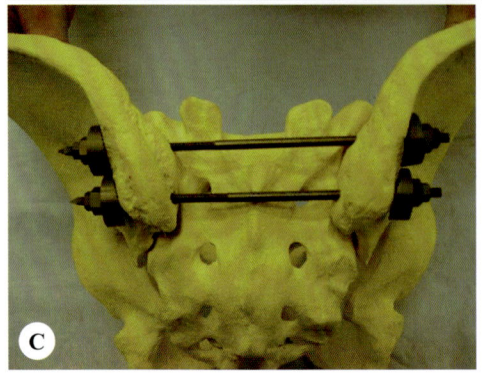

▲ 图 34-13　A. 骶骨棒位置，位于骶骨后侧；B. 通常在髂后上棘水平使用 2 根骶骨棒；C. 使用骶骨棒的骨模型

时间卧床休息的患者[32]。

Shaw 描述的技术包括以下步骤[32]。
- 患者俯卧在两张手术床之间，使术前的前路外固定架悬空于两张手术台之间。
- 两侧 PSIS 弧形皮肤切口。
- 暴露两侧骶髂关节和两侧髂骨翼外侧。
- 臀部垫高。
- 骶髂关节损伤的清理。
- 在骶骨后方，两侧 PSIS 钻孔置入螺纹加压杆。
- 用两孔动态压缩接骨板当作垫片。

随着治疗不稳定骨盆损伤经验的增加，前后稳定的概念在 20 世纪 80 年代中期受到青睐。

有趣的是，针对生物力学研究[21, 32-35]和解剖学基础对骶骨棒的应用进行了大量的实验研究[36]，但缺乏临床研究结果（图 34-14）。

### （二）实验数据

在 Shaw 的生物力学分析中，除了骨盆后侧骶骨棒稳定外，还联合前侧外固定架或内固定，前后联合内固定是足够的，特别是当前环使用内固定时，即使是双侧骶髂关节损伤（脱位、骨折-脱位），也很少发生移位。

Stocks 等在单侧垂直剪切骶骨骨折模型中分析了三种固定组合：前环外固定架 ± 骶骨棒，1 或 2 根骶骨棒，结果提示后路固定可以增加前路固定的强度和刚度，前路内固定结合骶骨棒可达到正常骨盆 2/3 的强度[32]。

Pohlemann 等使用单腿站立模型，测试了经骶孔骶骨骨折的不同固定方法，与局部固定或骶骨内固定相比，骶骨棒的承载负荷最大，骶骨棒作用是承载骨折区域的压缩剪切力[37]。

此外，Comstock 等在 C1.2 型不稳定骨盆尸体上分析骶髂关节脱位合并同侧前环骨折，比较了四种不同的固定方法[33]。后路固定包括骶髂螺钉、前侧骶髂钢板、骶骨棒和联合骶髂螺钉及骶骨棒，在不进行前环固定的情况下，骶髂螺钉和骶骨棒联合的后路固定方式恢复了 90% 骨盆稳定性。

Kraus 在 C1.2 型损伤的骨盆模型中分析了几种固定方法，骶髂螺钉和骶骨棒联合固定的强度达到最高[34]。

Yinger 等使用几种后路固定方法在塑料骨模型上进行了生物力学分析，包括使用或不使用骶髂螺钉的骶骨棒固定[21]；当 1 根骶骨棒与 1 枚骶髂螺钉相结合固定损伤的骶髂关节时，可以达到足够的稳定性，第 2 根骶骨棒不会显著增加整体稳定性。

### （三）骶骨通道内固定

老年创伤患者建议采用骶骨通道内固定作为髂-髂固定的替代方案，特别是在常见的双侧骶骨不全骨折病例中。

Vanderschot 等对骶骨 CT 数据进行了可行性

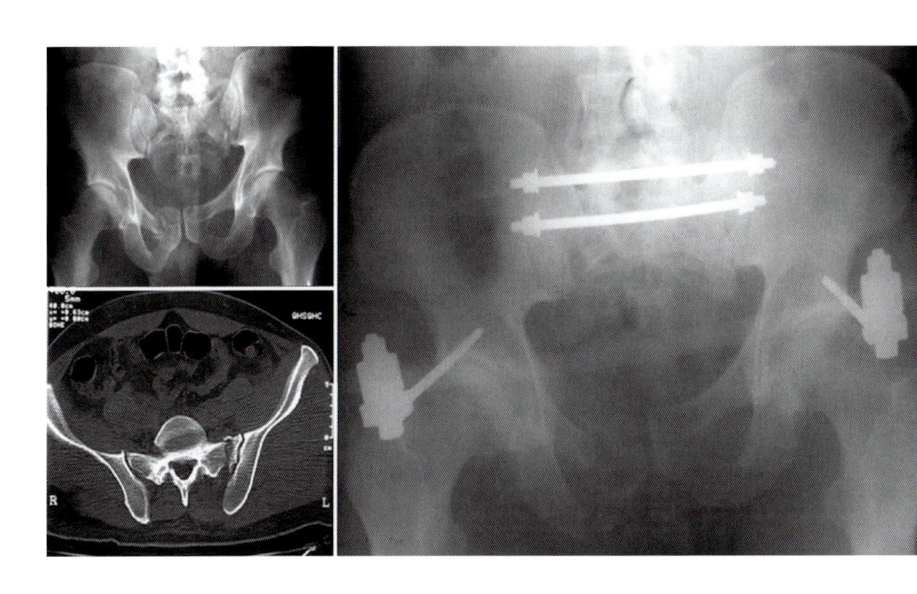

◀ 图 34-14 左侧 C1.3 型骨盆损伤（经骶骨翼骨折），使用骶骨棒固定

研究，并报道了 4 例患者骶骨螺钉的正确置入方式[38]。安全区被定义为 $S_1$ 和 $S_2$ 通道，男性患者骨通道大于女性患者，所有男性均可置入（>4mm），但只有 50% 的女性可在 $S_1$ 水平置入，80% 女性可在 $S_2$ 水平置入。

Mehling 等报道了 11 例平均年龄 73 岁的老年患者，采用骶骨通道内螺钉固定 $S_1$[39]。1 例患者出现一过性 $L_5$ 神经损伤，在末次随访中，所有骨折均愈合，所有患者的临床症状均有改善。

## 六、骶骨棒固定技术

骶骨棒固定的适应证与所有其他骨盆后环固定的概念相同。典型的指征是伴有完全骶骨骨折（Denis Ⅰ，Ⅱ，Ⅲ）或骶髂关节（骨折）脱位的 C 型损伤。可能的禁忌证为骶骨骨折有压迫神经根损伤的风险（如骶孔内碎骨片）或后侧的髂骨骨折[40, 41]，应首先考虑骨盆前环固定[41]。

### （一）体表标记

俯卧位，无菌铺单后，标记平行于骶髂关节和髂后上棘的髂嵴后外侧。

### （二）切口

皮肤切口从髂后上棘开始，沿髂骨后嵴向近端方向延伸约 5cm。

### （三）解剖

显露骨折侧的臀筋膜后，在髂嵴外侧边缘解剖臀筋膜，并从下方解剖分离臀肌达到髂骨外表面的臀后线。

### （四）复位

使用经典的复位技术。旋转畸形病例，可在后髂骨打入 Schanz 螺钉用"操纵杆技术"操纵半骨盆复位。

另外，在骶棘后侧和髂嵴或髂骨外侧放置点式复位钳，也可帮助复位。

从外至内打入克氏针可维持复位临时固定，直到完成最终固定。

### （五）安装骶骨棒

可以徒手或使用瞄准装置进行两根骶骨棒的置入[40, 41]。

骶骨的标准侧位图像或过度入口位有助于指导钻头钻入，钻头应该在骶骨皮质后方，最好从损伤的一侧开始，第 1 根棒的钻孔应在两髂后上棘水平，第 2 根棒钻孔约在偏头侧 2cm 处。

### （六）固定

插入一个骶骨棒后，将骶骨垫圈和螺母固定在棒上，在连续图像增强下，最后检查骶骨是否过度加压，建议使用两根棒以避免旋转。

## 七、经骶骨螺钉锁定固定

作为另一种选择，经骶骨螺钉锁定固定是基于与骨内骶骨棒固定相同的理念。

Moed 和 Whiting 提出了一种骶髂螺钉固定的改进方法，将 1 枚全螺纹或部分螺纹螺钉从骨盆一侧插入垫圈上，桥接两个骶髂关节，并用自锁螺母固定在对侧髂骨皮质外[42]。他们没有发现植入物和治疗相关的并发症，该技术被认为是不稳定的双侧后环病变的替代固定方法。

桥接未受影响的骶髂关节不影响长期临床结果[18]。

在老年轻微移位的双侧骶骨不全骨折患者中，常采用全螺纹长骶髂螺钉（图 34-15）。

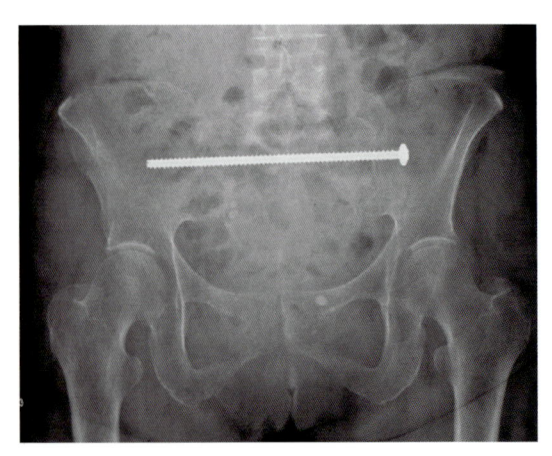

▲ 图 34-15 全螺纹（骨内）骶髂螺钉固定通常用于老年双侧骶骨不全骨折

## 结论

髂-髂固定是一种可靠的对骨盆后环损伤的固定技术,具有良好的临床和放射学结果。角稳定提供足够的刚度与低的继发性移位率,并发症发生率低。

髂-髂固定技术也有一些不足之处,包括复位有限性,在单侧损伤患者中进行骶髂关节的双侧桥接,钢板预弯塑性困难,植入物并发症发生率较高[27, 28]。

# 第35章 腰椎骨盆固定
## Lumbopelvic Fixation

Jan Lindahl　Axel Gänsslen　著
庄　岩　译

骶骨是中央对称三角形骨，将两块髋骨与腰椎连接在一起，3块骨盆骨由极其坚固的韧带连接在一起。骶尾部是由五个融合的骶骨和尾骨组成的后凸结构。腰骶区在中轴骨骼中具有较高程度的变异。

对骨盆施加较大的创伤才能对其造成严重的破坏。因为腰骶交界处位于骶髂关节的前方，身体的重量传递到骶骨上表面会形成一个旋转力，以 $S_2$ 为中心轴。导致骶骨岬向前倾，骶尾部向后倾[1]。

在骶骨上发生的骨折类型从单纯骶骨外侧挤压病变到脊柱骨盆分离。

脊柱骨盆分离是一种罕见的高能量骶骨损伤类型。它的特点是双侧骶骨垂直骨折合并骶骨横行骨折。然而，Denis骶骨骨折分类系统没有描述双侧垂直骨折线和横行骨折线的结合导致脊柱骨盆分离[2]。脊柱骨盆分离损伤导致脊柱和骶骨中央上段与骨盆环和骶骨尾段分离[3, 4]。这种损伤方式导致脊柱和骨盆之间的不连续性，3个平面的不稳定。

在过去的几十年里，老年人群中骨质疏松性骨盆骨折的发生率一直在增加[5, 6]。骨质疏松患者的低能骨折被定义为骨盆脆性骨折（fragility fractures of the pelvis，FFP）。脆性骨折代替应力、疲劳或不完全骨折来描述因轻微创伤或无明显创伤史而导致的骨质疏松相关骨折[7-11]。骶骨脆性骨折（FFS）也可能有垂直和横行骨折导致脊柱骨盆分离。骶骨脆性骨折常合并骨盆前环骨折；因此，它也被归类为骨盆脆性骨折（FFP）的一部分[7, 8]。

## 一、历史经验

早期关于脊柱骨盆分离损伤的报道以病例报道为主，分析了损伤机制、神经功能损伤和临床病程。

1969年，Purser描述了1例脊柱骨盆分离性损伤，但未造成神经损伤。8周的牵引得到可接受的复位结果，只有轻微的屈曲畸形。骶侧位X线片和断层扫描证实为骶骨U形损伤（$S_1$横行骨折），并伴有双侧 $L_5$ 横突损伤。

Fardon等描述了1例41岁男性患者，$S_1$屈曲畸形继发 $L_5/S_1$ 神经损伤（第2天出现）[13]。第38天采用后路骶神经根减压术。骨折碎片压迫 $S_1$ 神经根，解除压迫后使用局部骨质进行后外侧椎体融合。在6个月内观察到部分神经功能恢复（右优于左）。患者出现勃起功能障碍，左侧膝关节以下存在永久性神经功能障碍。随访两年半后发现骨愈合。Fardon建议"理想的治疗方式为早期闭合或切开复位"。

Bucknill等报道了3例U型 $S_1$ 损伤[14]。在所有病例中，由于早期不恰当的活动而导致继发性神经损伤并进行了保守治疗。几个月后神经功能部分恢复。

Das De等认为，当 $L_5/S_1$ 关节突关节受累时，过度屈曲伴受压是主要损伤机制，可能伴有旋转不稳定[15]。推荐骶后神经根减压和脊柱融合术。在1例患者中，使用棘间钢丝环扎术进行了稳定。手术没有导致神经功能减退。Dowling等和Fisher等也发表了类似的报道[16, 17]。

在1985年，Roy-Camille等首次提出了关于这类损伤的更大系列研究，并首次尝试将骨折进行分类[9]。对损伤的生物力学和机制、骨折过程和临床过程进行了详细的分析。此外，还提出了一项实验研究的结果。

综上所述，研究结果如下。

- 高空坠落是常见的损伤原因（13例患者中11例可见自杀式骨折）。
- 后凸伴腿弯曲或前凸伴腿伸展的体位常导致这类损伤。
- 双侧骶纵行骨折线（骶骨翼区）合并$S_2/S_3$水平骨折线或在$S_1/S_2$水平有/没有中间骨折线（较不常见）。
- 生物力学实验证实了临床形态学结果。
- 这些发现总结出了腰椎骨盆损伤的Roy-Camille分类（图35-1）。
- 1型损伤：屈曲型骨折合并上段骶骨单纯前屈。
- 2型损伤：屈曲型骨折伴上段骶骨骨折水平后移位。
- 3型损伤：伸直骨折伴前移位（垂直方向的上段骶骨骨折块向前下移位）。

13例中有10例采用手术治疗。后路正中入路有利于充分观察横行骨折和受累神经根。使用术中牵引、撑开钳或哈氏棒撑开骨折区并复位。矢状位复位采用操纵杆操作。在最后2例患者中，采用钢板或哈氏棒稳定。

在7例中，神经系统恢复，而只有1例仅观察到会阴部神经系统恢复。

1991年，Strange-Vognsen等在Roy-Camille分类中增加了第四种骨折类型[18]。无移位的矢状位$S_1/S_2$损伤伴严重的U型骨折，提出非手术治疗。

自20世纪90年代初以来，一些作者提出了使用不同技术进行手术治疗病例[6, 19-24]。

在20世纪90年代末，Schildhauer等提出了垂直不稳定骶骨骨折（包括双侧后环不稳定）的标准化治疗概念。在$L_4$和$L_5$椎弓根和髂骨后侧之间结合骶髂螺钉固定单侧骨折，或者使用髂-髂钢板固定双侧骨折或明显移位的单侧骨折，并提出三角稳定概念[25]。

## 二、腰椎骨盆固定的生物力学

很少有研究分析腰椎-骨盆固定术的概念。

Schildhauer等分析了骶骨骨折内固定的三角稳定概念，并将这些结果与单腿站立模拟C1.3.2 c1型损伤模型中髂骨螺钉和耻骨螺钉固定的结果进行了比较。腰椎骨盆固定加骶髂螺钉可显著降低移位率，提高整体稳定性[26]。

Zheng等在腰骶不稳定模型[27]中分析了两种不同髂骨螺钉长度对整体稳定性的影响。70mm螺钉与138mm螺钉无差异。

Min等比较2枚骶髂螺钉置入$S_1$椎体[28]和三角固定术。尽管2枚螺钉的刚度较大，但两种方法极限负荷和旋转刚度是相当的。

Song等对单侧骶骨骨折[29]模型中单侧腰椎骨盆固定、双侧腰椎骨盆固定和双侧腰椎弓根螺钉与单侧髂骨固定进行了有限元分析。双侧腰椎骨盆固定后僵硬程度最高。单侧固定导致腰椎骨盆不平衡。

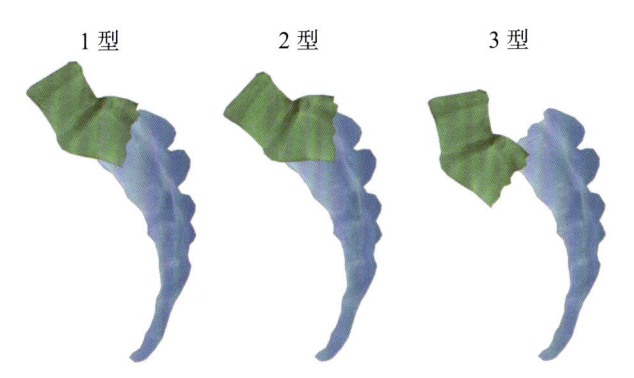

▲ 图 35-1 Roy-Camille 腰椎骨盆损伤分型（详见正文）

# 骨盆环骨折
Pelvic Ring Fractures

最近，Jazini 等分析了轻度和严重移位的经骶孔的骶骨骨折。腰椎骨盆固定的稳定性最高[30]。增加骶髂螺钉或增加 L₄ 椎弓根螺钉可获得最佳效果，这为粉碎性严重的骨折提供了一种可靠方法。

> 脊柱骨盆稳定的概念在生物力学上足以稳定高度不稳定的骶骨骨折。

## 三、脊柱骨盆分离的分类

一般来说，高能量损伤与低能量损伤（老年）要区分开来。

### （一）高能量损伤

Roy-Camille 等描述了脊柱骨盆分离损伤，但他们仅对骶骨横行骨折进行了分类，没有对双侧垂直骨折部位[9]进行分类。

随后，Strange-Vognsen 和 Lebech 又增加了第四种类型，即轴向负荷损伤伴 S₁ 椎体节段性粉碎[18]。然而，这类骨折是 S₁~S₂ 爆裂性骨折伴骨折后移，而不是真正的骶骨横行骨折[31]。

Lindahl 等对 H 型骶骨骨折伴脊柱骨盆分离的结果研究表明，Roy-Camille 分类并不能预测手术治疗[3]后神经功能损伤的愈后。他们发现，神经恢复和临床结果与骶骨横行骨折的初始水平移位程度相关。因此，将骶骨横行骨折细分为部分移位或完全移位是很有必要的，并将这些子类添加到原来的 Roy-Camille 2 型和三种骶骨骨折中。根据改进后的分类系统，将骶骨横行骨折分为五种类型（图 35-2）[3]。

- 1 型：无水平移位的屈曲损伤。
- 2a 型：屈曲损伤伴部分前移位。
- 2b 型：屈曲型损伤伴骶远段完全前移位。
- 3a 型：骶远段向后部分移位的伸展型损伤。
- 3b 型：骶远段向后完全移位的伸展型损伤。

### （二）低能量损伤

骨盆脆性骨折 Rommens 和 Hofmann 分级系统区别于单纯前方损伤（Ⅰ型）和骨盆后部损伤及这些因素的综合，包括移位的程度和骨盆不稳定的程度（Ⅱ、Ⅲ和Ⅳ类，见第 4 章）[32]。FFP Ⅳ损伤定义为双侧骨盆后环移位损伤。区分了 3 个子类。

- Ⅳa 型：双侧髂骨骨折或双侧骶髂关节分离。
- Ⅳb 型：脊柱骨盆分离合并双侧骶骨骨折及横行骨折线连接（H 型或 U 型骶骨骨折）。
- Ⅳc 型：双侧骨盆后方损伤包括骶骨骨折和骨盆前环损伤。

脊柱骨盆分离损伤包括在 FFP Ⅳb 型和 Ⅳc 型中。

## 四、骨折的形态

最常见的脊柱骨盆分离是通过骨折形态来描述的（图 35-3）。双侧骶骨垂直骨折合并横行骨

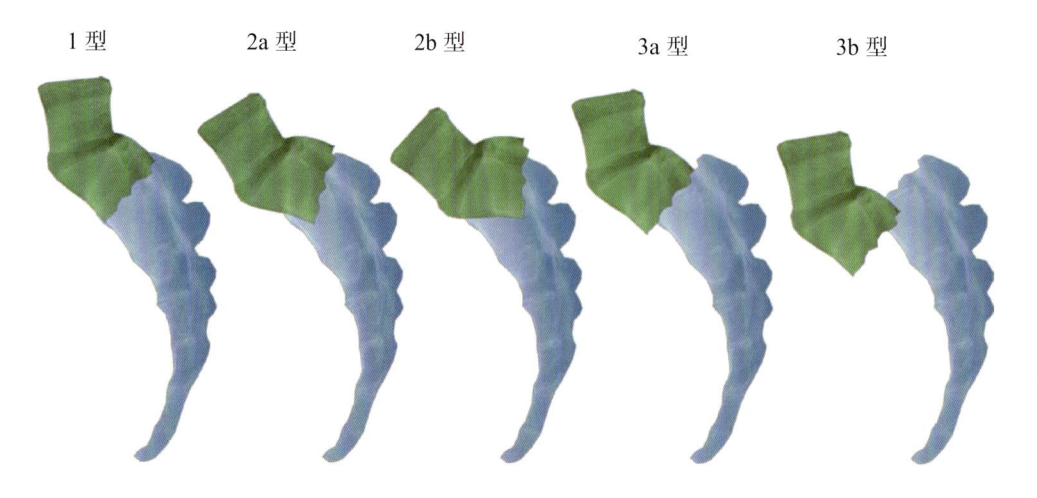

1 型　　2a 型　　2b 型　　3a 型　　3b 型

◀ 图 35-2 Lindahl 腰椎骨盆损伤分型（详见正文）

折可能形成以下骨折模式[9, 31, 33-36]。

- H 型。
- U 型。
- T 型。
- Y 型（或 λ 型）。

Gupta 等分析了 21 例[37]患者的骨折形态。计算机断层扫描（computer tomography，CT）分析证实 U 型 5 例（24%），H 型 6 例（29%），Y 型 4 例（19%），爆裂型 6 例（29%）。16 例患者（76%）在 $S_2$ 水平横断骨折，其余患者在 $S_2/S_3$ 水平。73% 的患者存在 Denis Ⅱ 区垂直骨折，24% 的患者存在Ⅲ区垂直骨折。43% 有骶管狭窄，90% 有骶椎孔狭窄。

平均后凸成角为 17.4°，平均平移 2.5mm，以向前平移最为常见。

Lindahl 等分析了 36 例 H 型骶骨骨折的形态。Roy-Camille 2 型骨折中有 11 例（73%）位于 $S_2$ 节段，而 Roy-Camille 3 型骨折中有 14 例（67%）位于 $S_1$ 和 $S_2$ 椎体之间。未见 $S_1$[18] 爆裂性骨折。

## 五、神经损伤

AO/OTA 分型 C1.3 型骶骨骨折可导致 40% 的患者合并神经损伤[38]，H 型骶骨骨折伴有高达 100% 的脊柱骨盆分离[3, 4, 39]。神经损伤可累及多个神经根，根据骨折类型和位置可为单侧或双侧。损伤的范围可以从由于神经挫伤或剪切损伤引起的神经实质损伤到神经根的离断。

H 型骶骨骨折合并脊柱骨盆分离，横行骨折可见多方向移位，甚至完全骨折移位。这种情况导致脊柱骨盆不稳和马尾神经功能损伤。

另一常见的临床表现是与骶骨垂直骨折线有关的 $L_5$ 和 $S_1$ 神经根的损伤。$L_5$ 神经根可因骶骨垂直剪切移位而受损，并常伴有 $L_5$ 横突骨折。$S_1$ 神经根损伤与经骶孔（Ⅱ区）骶骨骨折相关[2]。神经功能损伤范围从肠或膀胱功能障碍到完全性马尾综合征，从 $L_5$ 和（或）$S_1$ 感觉异常到全足足下垂[40, 41]。

只导致 $S_2$～$S_5$ 神经根损伤（不累及 $S_1$ 神经根）的骶骨骨折，由于没有小腿运动或感觉缺陷，临床中可能会被忽视。大小便控制和性功能至少需要单侧 $S_2$ 和 $S_3$ 神经根完好[42]。

因此，对骶骨骨折患者的临床检查既需要检查下肢感觉和运动功能，也需要检查骶丛的损伤情况。进行直肠检查评估括约肌收缩并排除可能的直肠损伤（开放性骨盆骨折的体征）。$S_2$～$S_5$ 支配的肛周皮肤区应采用轻触和针刺检查确认。

The Gibbons 分类法最常用于神经受损的分级（图 35-4）。

## 六、治疗

早期的治疗是为了恢复血流动力学的稳定性。相关的头、胸、腹、盆腔、肌肉骨骼或软组织损伤应及时评估和处理。

H 型骶骨骨折伴脊柱骨盆分离的治疗已从非手术发展为开放或闭合复位和节段腰椎骨盆固定[3, 4, 9, 43-45]。

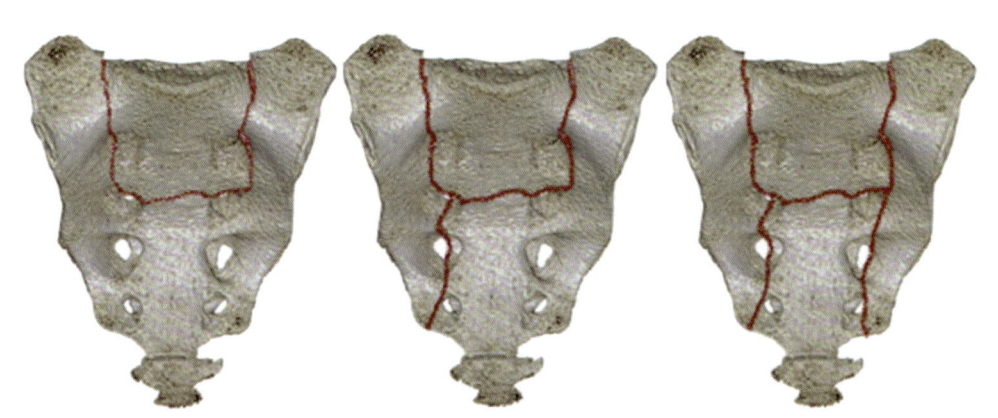

◀ 图 35-3 不同类型脊柱骶骨分离损伤的骨折形态学

骨盆环骨折
Pelvic Ring Fractures

治疗的目标是复位骶骨和骨盆环，恢复脊柱－骨盆稳定性，通过骨折复位间接减压和（或）切除骶骨椎板直接减压受损神经。

H 型骶骨骨折是最难复位和稳定的，因为两个半骨盆相对于中央骶骨和腰椎在矢状面上可能发生前后旋转（屈曲）并在水平面也旋转（内或外旋转）。

U 型骶骨骨折合并脊柱骨盆分离[31, 46] 相对稳定，复杂性更低。许多此类损伤，特别是微小移位的 U 型骶骨骨折，可采用经皮骶髂螺钉固定[33, 35]、髂－髂后（经骶骨）钢板固定[33] 或三角固定[33, 34] 进行治疗。然而，由于骨折移位程度和骨折的复杂性，部分 U 型骶骨骨折的复位和稳定也常非常具有挑战性。

合并骨盆前环损伤使整个骨盆环的畸形更加复杂。骨盆环前部损伤的概率在 52%～78%之间[3, 4, 46]。

## 七、内固定技术

腰椎骨盆固定治疗单侧不稳定和移位的骶骨骨折的理念已经确立。

Schildhauer 等提出三角固定的概念（图 35-5）后，一些作者报道了治疗单侧骶骨骨折的良好的临床结果，愈合率高，继发性移位率低等优良结果。甚至软组织并发症也不常见[47-50]。

Roy-Camille 等介绍了 3 种不同类型的脊柱骨盆分离固定技术，包括腰髂钢板固定、腰骶钢板固定和连接到双髂骨[9] 的 Harrington 棒。在所有这些技术中，均选择 $L_4$ 和 $L_5$ 椎弓根用于获得近端稳定，骶骨或髂骨翼的上中央部分用于获得

| 等级 | 标准 |
|---|---|
| 1 级 | 无神经功能缺陷 |
| 2 级 | 只有感觉异常/感觉上的改变 |
| 3 级 | 运动无力或丧失，但肠/膀胱控制完整 |
| 4 级 | 与肠/膀胱控制丧失相关的运动和（或）感觉缺陷 |

▲ 图 35-4 Gibbons 骶骨骨折神经损伤分级

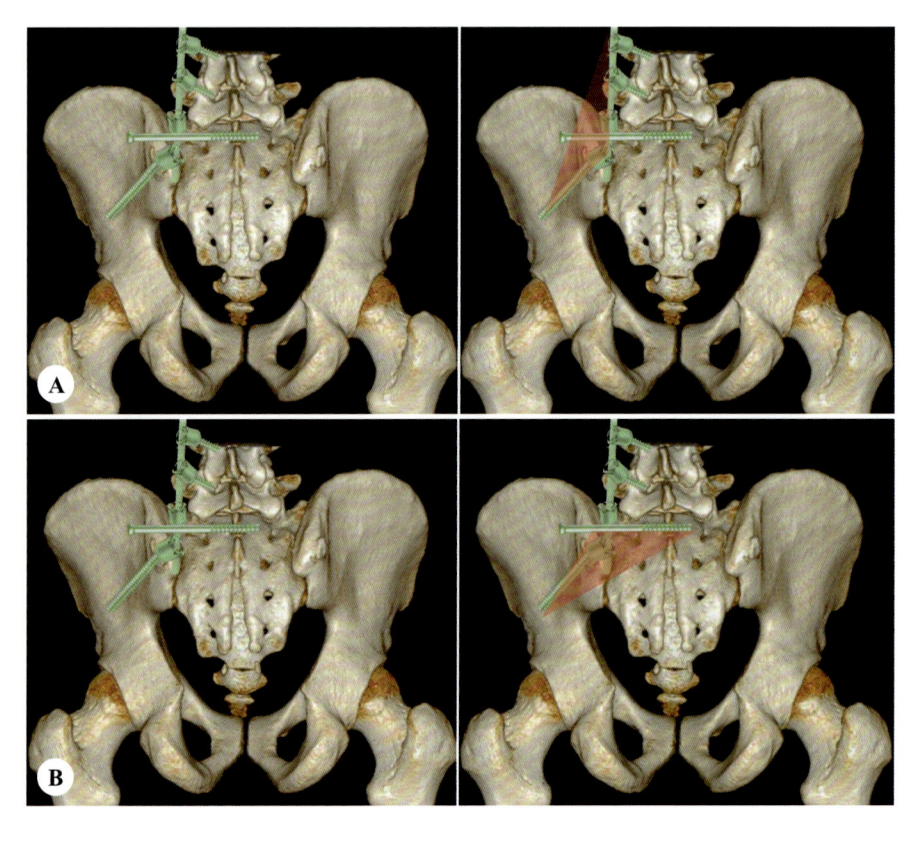

◀ 图 35-5 Schildhauer 等提出的三角固定概念

远端稳定。

H 型骶骨骨折的腰椎骨盆固定是通过节段脊柱固定系统连接腰椎和髂骨来实现的。Allen 和 Ferguson 是第一个报道使用 Galveston 技术经验的。Galveston 技术的远端固定点位于髂骨翼后部，坐骨大切迹上方和[51]髂板之间。选择 $L_4$ 和 $L_5$ 椎弓根获得近端稳定。

在腰椎骨盆固定技术中，椎弓根螺钉置入 $L_4$ 和 $L_5$ 椎弓根，尾椎螺钉置入髂骨（或 $S_1$）。骨折复位后，使用连接棒锁定椎弓根螺钉和髂骨螺钉以维持对齐和旋转稳定性。腰椎-骨盆固定术已被证实相比与其他技术可提供更好的固定强度[25, 26]。

关于节段腰椎骨盆固定治疗 H 型骶骨骨折伴脊柱骨盆分离的研究发表很少[3, 4, 39, 44, 45]。然而，在微创复位固定技术治疗 U 型骶骨骨折上发表了越来越多的临床研究[33-35, 46, 52]。

腰椎骨盆固定是治疗 H 型骶骨骨折伴脊柱骨盆分离的可靠方法，为骨折愈合提供了足够的稳定性，且并发症发生率相对较低，后遗症较少[3, 4, 39, 44, 45]。

腰椎骨盆固定也是移位的 T 型和 Y 型骶骨骨折的首要治疗选择。然而，大多数 U 型骶骨骨折更适合微创或有限入路手术。开放性重建只针对严重 U 型移位的骨折。

## 八、H 型骶骨骨折伴有的骨盆前环损伤

在骨盆后环固定时，骨盆前环损伤是否需要内固定仍有待讨论。

无移位和稳定的耻骨支骨折可以非手术治疗。然而，耻骨联合分离和移位的不稳定耻骨支骨折应通过[3]前入路复位和稳定。通常情况下，骨盆前环损伤可以通过有效的措施来复位和稳定（如前方钢板固定或逆行耻骨支螺钉）。当 H 型骶骨骨折合并不稳定骨盆前环损伤时往往需要分期手术。骨盆环前部的不稳定损伤常优先手术[3, 4]，

前环固定后患者俯卧时，前环稳定为骨盆环提供保护，并有助于复位骨盆后环[3]。

> 建议首先采取前方稳定，便于后环移位的复位重建[3, 53]。

## 九、术前计划

骶骨骨折和其他骨折的分类和详细分析是基于骨盆 X 线片和 CT。骨盆 CT 的三维图像重建提供了骨盆骨折的形态和稳定性的重要信息。

三维 CT 重建出受伤骨盆的大体解剖，增强了对每条骨折线和单独骨块的理解。特别是，在三维 CT 中可以明显呈现出骨盆的旋转畸形和骨盆移位。骨盆正位片和 CT 三维图像重建可以确定骨盆损伤的类型，是否存在不稳定及移位的程度。因而，在对不稳定骨盆骨折进行明确的手术治疗之前，有必要获得三维 CT 图像。目前大多数创伤中心都有三维 CT 设备；同时，骨盆入口和出口视图不再是诊断或术前计划所必需的检查。我们也应注意 $L_5$ 横突的骨折情况，因为这可能会影响安全置入 $L_5$ 椎弓根螺钉。骶骨和骶骨翼的整体形态评估帮助确定有无骶骨畸形变异的存在。

## 十、手术入路

患者俯卧位于标准透 X 线手术台上（图 35-6）。术中满足正位、入口、出口和侧位透视。双腿间不需要使用会阴柱。因为当术中牵拉远端肢体，它会阻止骶尾部远端向尾端方向复位，以及阻碍矫正骶骨骨折的垂直移位和矢状面屈曲畸形。

体位应允许半骨盆内外旋转、下肢内收、髋关节过伸[54]。Matta[55]设计的骨盆稳定架作为一种辅助设备，可以在骨折的复位和移动时，稳定健侧半骨盆[54]。

可以让整个腰椎骨盆区悬空直至脱离透视床，外侧空间足够以方便骶髂螺钉置入。

# 骨盆环骨折
## Pelvic Ring Fractures

通常使用后正中入路显露下腰段、骶后损伤和髂后翼内侧（图 35-7）。皮肤切口从 $L_3$、$L_4$ 到 $S_3$ 中线。向下分离到胸腰筋膜，沿棘突切开。

沿多裂肌和竖脊肌分离。近端分离显露至 $L_4$ 和 $L_5$ 的横突。尾部延伸至髂后上棘（posterior superior iliac spine，PSIS）。分离棘旁夹肌与骶骨后部，暴露骶骨骨折线。竖脊肌可以向侧方拉动允许置入螺钉，不需要在远端横断。竖脊肌尾部可向内侧或外侧活动以置入髂骨螺钉。髂骨螺钉的入钉点位于髂后上棘（PSIS）和髂后下棘（posterior inferior iliac spine，PIIS）的内侧。

## 十一、腰椎骨盆复位及固定技术

作者喜欢采用的复位和稳定 H 形骶骨骨折的手术技术将在随后章节中介绍。

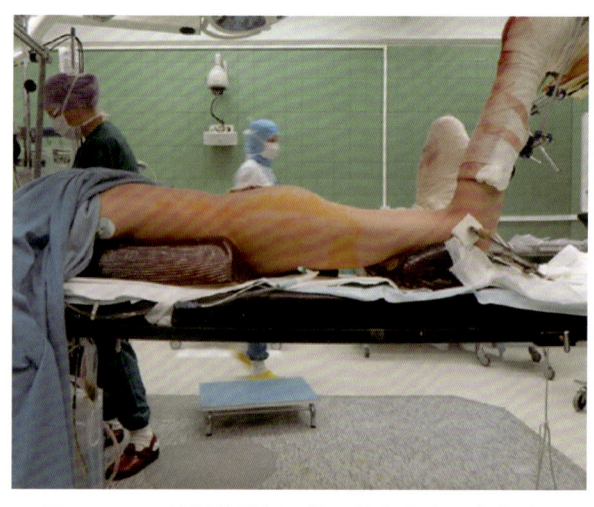

▲ 图 35-6　H 形骶骨骨折腰椎-骨盆固定。患者俯卧于可透 X 线的创伤手术床上，髋关节轻度过伸

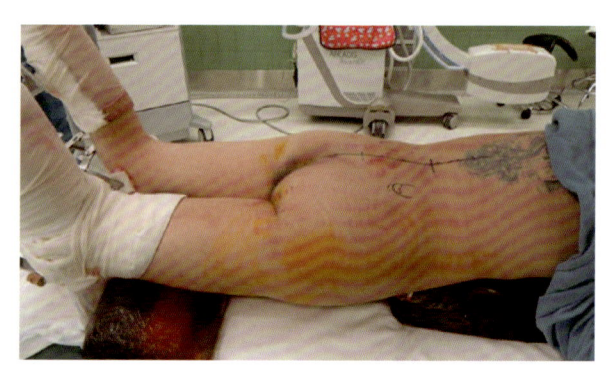

▲ 图 35-7　后路正中切口

### （一）器械

腰椎骨盆固定方法包括 2 对 6mm 腰椎椎弓根螺钉、双侧 6mm 纵棒、1（或 2）个横连接器和 2 对 8mm 髂骨螺钉。此外，全套骨盆复位钳，特别是大型椎板撑开器、大型骨盆复位钳（点式复位钳、韦伯钳、Verbrugge 钳、枪钳），还有椎板切除器械和骶神经根减压装置。需要考虑使用自体血液回输装置[54]。

### （二）腰椎椎弓根螺钉放置

$L_4$ 和 $L_5$ 椎弓根螺钉置入。见标准腰椎椎弓根螺钉置入方法。$L_5$ 椎弓根置入点位于 $L_4/L_5$ 关节突关节外侧。多采用徒手置入。三维计算机辅助导航可能有助于螺钉的置入（见第 39 章）。螺钉尺寸为直径 6~7.5mm（最常用的是 6mm），下腰椎螺钉长度为 40~55mm。

### （三）纵向连接棒

将纵棒固定在 $L_4$ 和 $L_5$ 椎弓根螺钉上，折弯匹配腰骶前凸，并靠近骶骨后椎板和髂后上棘的内侧，以便靠近连接髂骨螺钉（图 35-8）。

作者首选的技术是在最终骨折复位前将纵棒固定在腰椎椎弓根螺钉上。该棒应该足够长，至少达到复位后的髂后下棘水平。在测量纵棒的长度时，应考虑两个半骨盆的初始垂直移位。

### （四）连接杆

纵棒之间用一横连杆固定。在一些罕见的病例中，可以使用两个横连杆来增加腰椎-骨盆固定术的稳定性（图 35-8）。

### （五）骨折复位

文献中提出了脊柱骨盆分离畸形复位的几个概念。

Ruatti 等建议在 Trendelenburg 样倾斜手术台上仰卧位，采用双侧股骨髁牵引（体重的 15%），先进行闭合复位[10]。腰骶部垫高可以增加前凸辅助复位。骨折复位时可能伴随声响[10]。

Plitz 等，通过在胸部下充气气囊抬高整个躯

第 35 章　腰椎骨盆固定
Lumbopelvic Fixation

干，帮助纠正后凸畸形[56]。

Williams 等推荐俯卧位，先进行闭合复位，在透视下监视复位情况。术中置入髂骨螺钉和腰椎螺钉后，也可以通过置入相应的螺钉杆来操控骨盆与脊柱复位。并通过纵向牵引[53]复位后凸。

Starantzis 等提出了逐步复位概念[57]。

- 一侧置入 $L_4$ 椎弓根螺钉和髂骨螺钉。
- 置入纵棒连接到椎弓根和髂骨螺钉进行同侧撑开和矢状面复位。
- 对侧 $L_4$ 和 $L_5$ 椎弓根螺钉和髂骨螺钉置入。
- 对侧棒与髂骨螺钉连接。
- 同时或交替操控椎弓根螺钉（双侧）以确定矢状面复位。
- 最后紧固对侧螺钉和同侧纵棒交换用于 $L_5$ 椎弓根螺钉置入。

我们建议手术同时复位和矫正两个半骨盆和骶骨尾端的移位和旋转畸形，使用两对复位钳和骶骨远端牵张[3, 44, 45]。

- 纵棒的远端和髂后嵴的上侧面是双侧点式复位钳的夹持点。
- 固定在椎弓根螺钉上的纵棒作为骶骨骨折块垂直矫正的反作用力点。
- 第二对点式复位钳牵引将半骨盆向背侧方向复位（图 35-9）。
- 同时进行股骨纵向牵引（手动）和双髋关节过伸有助于减少垂直平移和矢状面屈曲畸形[3, 44, 45, 54]，另外还可以使用撑开器（图 35-10）。
- 使用放置在 PSIS 和纵棒外表面的骨盆复位钳可以减少垂直骨折线上的横向平移（如果存在）[3, 44, 45]。

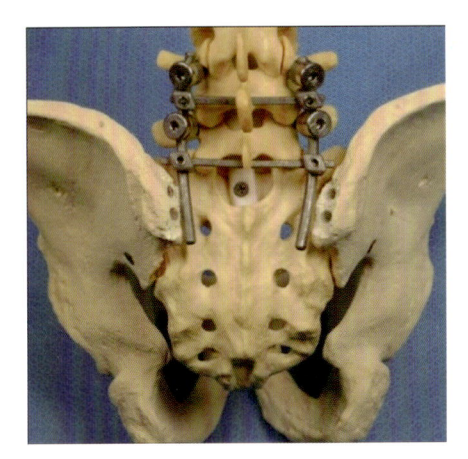

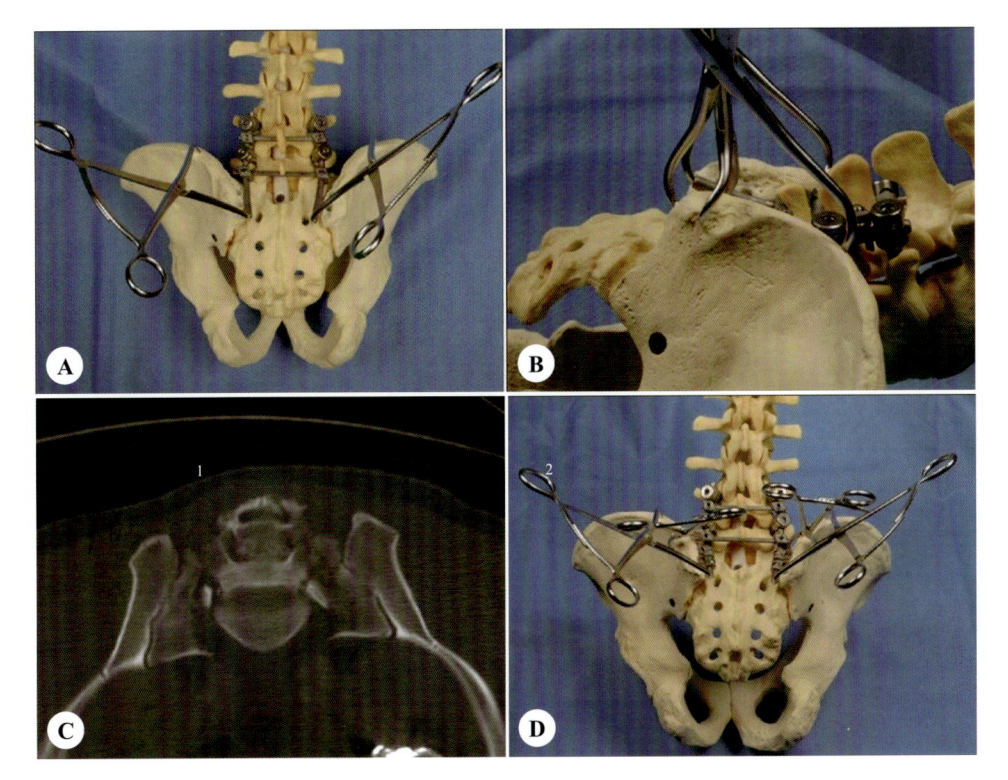

▲ 图 35-8　两对腰椎椎弓根螺钉置入 $L_4 \sim L_5$ 节段。纵向连接棒塑形适应腰椎前突后固定于 $L_4 \sim L_5$ 椎弓根螺钉上。在纵向连接棒之间使用横向连接棒固定

◀ 图 35-9　A 和 B. 使用复位钳将骶骨远端向尾端牵拉，对向头端移位的纵行骶骨骨折进行手术牵拉。将纵向连接棒固定于椎弓根螺钉上作为最终矫正双侧半骨盆纵向移位的对抗力。C 和 D. 通过第二对点式复位钳的牵拉将半骨盆向背侧方向复位。同时对双侧股骨进行牵引并过伸髋关节有助于复位

- 用 Galveston 技术[51] 将两对 8mm 髂骨螺钉置入预定纵向连接棒的附近。
- 透视骨盆正位、入口、出口和侧位图。
- 当获得准确的复位时，用万向接头将髂骨螺钉连接到纵棒上。
- 通过暂时松开髂骨螺钉的偏置接头，使用脊柱撑开器进行垂直移位的微调复位，使用特定的撑开器在髂骨螺钉与横向连接器或最低椎弓根螺钉之间牵张，并重新拧紧万向连接器。

如果骨盆前环损伤没有复位和固定，可能需要其他额外的复位操作。

- 外旋畸形复位 – 半骨盆旋转畸形可以应用球头尖刺复位钳推动髂板外侧或使用"操纵杆"旋转纠正[54]（图 35–11）。
- 横向移位——使用剥离器用类似 Kapandji 复位法操作复位（图 35–12）。

### （六）髂骨螺钉置入

将髂骨螺钉置入在预成型和预先定位的纵棒附近，可以避免单独放置椎弓根螺钉和髂骨螺钉后连接棒的塑形困难。髂骨螺钉放置的入口点位于骶骨后皮质和 PSIS 之间。这实质上就是 PSIS 和髂前下棘（anterior inferior iliac spine，AIIS）之间的髋臼上方通道。该技术具有较低的置钉点和较少的髂后上棘肌肉剥离（图 35–13）。通过向外侧 15°、向尾侧 30° 引导椎弓根探针来定位该通路。第 2 枚髂骨螺钉可以平行放置，与第 1 枚螺钉相邻，也可以从最佳 PSIS-AIIS 路径的头侧点开始，从髂后结节指向 AIIS，形成三角形结构（图 35–14）。

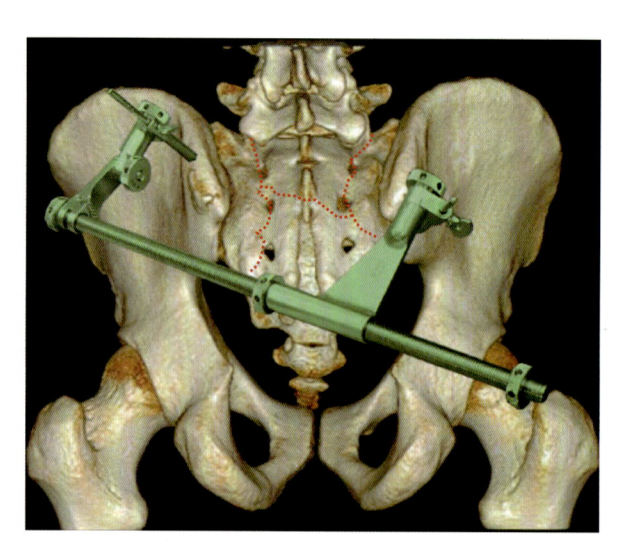

▲ 图 35–10 使用撑开器解除骨折之间压缩并纵向牵引

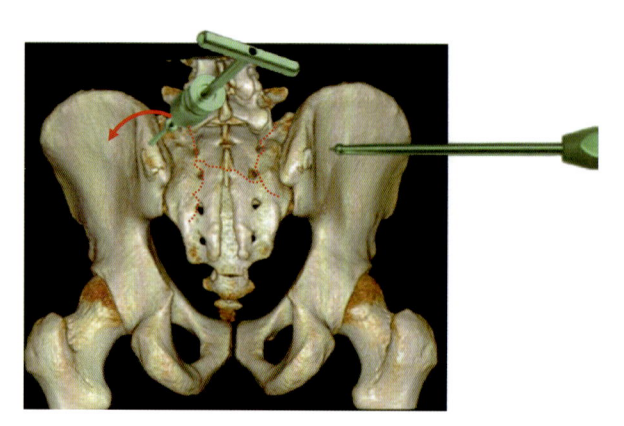

▲ 图 35–11 使用球头尖刺复位钳或使用"操纵棒"螺钉，控制复位半骨盆外旋畸形

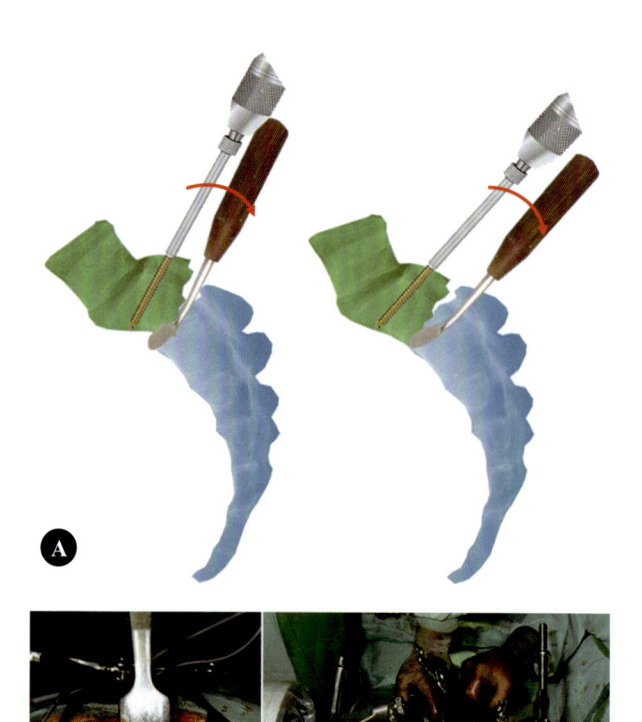

▲ 图 35–12 A. Kapandji 法复位骶骨横行骨折，术中照片显示使用两把钝性剥离器做复位操作；B. Kapandji 法复位骶骨横行骨折，术中照片显示使用一或两把钝性剥离器做复位操作

另外，置入髂骨螺钉也可以在 PSIS 水平切除部分骨质，然后在髂骨内外板之间置入螺钉来实现。使用闭孔斜出口（泪滴）透视显示头侧至坐骨切迹的通道轨迹（图 35-15）[58-60]。

### （七）辅助固定

对骶骨骨折合并骨盆前环损伤的患者，进行分期固定。建议首先进行骨盆前环的固定，然后进行腰椎骨盆后环固定。

在应用腰椎 - 骨盆固定术固定腰椎骨盆时，辅助内固定可采用骶髂螺钉（图 35-5 和图 35-16）或骶骨后钢板或髂 - 髂钢板维持骨折复位。

## 十二、神经减压

椎板切开术、椎间孔切开术、前方骨块解压术、腰骶丛神经松解术可以使骶神经根减压[36]。腰椎骨盆（腰髂）固定可根据需要通过骶椎板切除术进行完全神经减压，并可帮助外科医生切开复位移位的骶椎体。通过骨折复位和直接骶椎板切除术间接减压神经损伤仍有争议[36, 61]。骶椎板切开术的适应证临床尚无共识[3, 4, 36, 39, 41, 46]。

如果在损伤后的最初 24~72h 内进行手术，可以预期有益的效果[62]。然而，早期手术减压可能会增加出血的风险，软组织损伤引起的伤口愈合并发症，以及可能由硬膜撕裂引起的脑脊液泄漏。很少有单独手术减压的指征[36]。

通过骨折复位间接减压神经损伤和直接骶椎板切除术仍有争议。骶椎板切除术的适应证临床尚无共识[3, 4, 36, 39, 41, 46]。

一些作者主张：存在神经功能损伤或预计出现神经功能损伤时进行常规骶神经根减压[2, 5, 9, 62, 63]，而另一些作者则主张：尽量避免减压，因为即使预测有不可修复的神经损伤病例[64-67]，不减压也可以部分甚至完全恢复[35, 46, 68, 69]。

离断或撕脱的骶神经根不太可能恢复。创伤性骶神经根离断通常与 Roy-Camille 和 Lindahl 等的 2b 型和 3b 型骶骨横行骨折类型（Denis Ⅲ 区损伤）有关。腰椎骨盆神经丛撕脱与严重移位的经椎间孔垂直骶骨骨折（Denis Ⅱ 区损伤）有关。手术减压对这些腰骶神经根离断的患者可能用处不大。Huittinen 观察到 35% 的骶骨横行骨折后神经根离断[70]。

只有一项研究比较了有神经功能损伤的不稳定骶骨骨折患者行或不行骶神经根减压术。Zelle

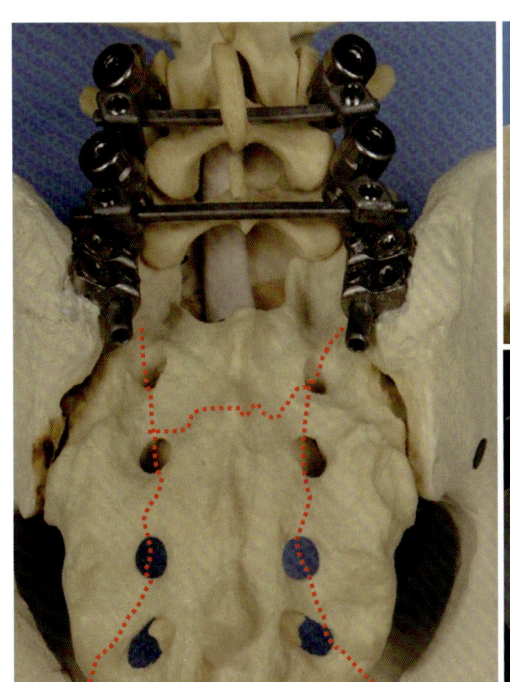

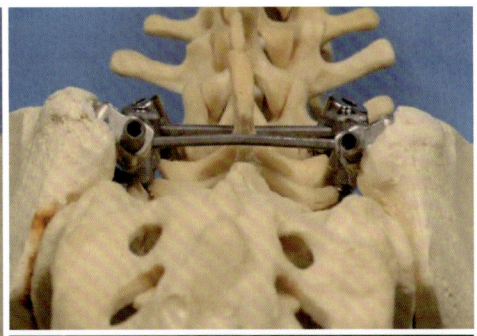

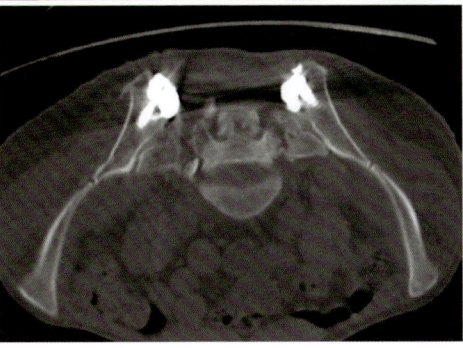

◀ 图 35-13 当骨折获得精确复位后，使用 Galveston 技术用 2 对 8mm 髂骨螺钉将腰椎和上部骶骨固定于骨盆环，并使用连接侧块将其与纵向连接杆固定

## 骨盆环骨折
### Pelvic Ring Fractures

等分析了 6 例手术减压患者和 7 例未手术减压患者的结果。在平均 27.1 个月的随访中，手术减压使神经系统得到优化改善，身体功能得到改善（SF-36 分析）[11]。但这不是一项前瞻性随机对照研究。

腰骶部（垂直骨折线）和骶神经根（横行骨折线）的间接减压是通过所有骶骨主要骨折部位的复位和稳定固定来实现的。

准确复位所有骶骨骨折块可能是骶神经根减压手术过程中最重要的部分。

在 Lindahl 等[3]的随访研究中，除了 1 例胸椎骨折和脊髓损伤外，所有 36 例 H 型骶骨骨折患者均显示出一定神经恢复的迹象。采用骶椎板切除直接减压术治疗所有完全性移位且骶管中央闭塞的骶骨横行骨折，通过标准骶骨侧位透视评估，在最终复位后，横行骨折线上仍有明显的水平移位。在骶椎板粉碎（漂浮的骶骨背侧）和（或）最终复位后矢状面对齐良好的病例中，不进行骶椎板切除术。29 例（81%）患者出现马尾综合征。在这些患者中，近 2/3 的患者膀胱和肠道功能完全恢复。根据 Gibbons 标准，1/3 的患者有永久性膀胱和肠道神经损伤，没有恢复[65]。16 例完全性骶骨骨折移位患者中有 11 例（69%）的 Gibbons 评分没有改善。这些结果表明剪切损伤已经导致骶神经根离断。对于这些患者，骶椎板切除术并没有改善膀胱和肠道功能的结果。然而，在 5 例（31%）骨折完全移位患者中，Gibbons 评分有所改善，这可能是由于骶神经根损伤程度较轻所致。在这 5 例病例中，骶椎板切除术最有可能对恢复有积极的影响。在 36 例患者中，7 例（19%）神经系统完全恢复。8 例患者（22%）仍有感觉缺陷，9 例患者（25%）下肢有运动和感觉的神经功能障碍。12 例患者（33%）有永久性马尾神经损伤。

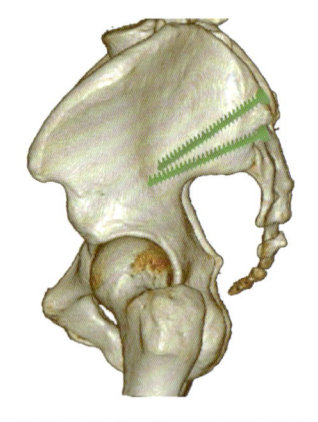

▲ 图 35-14 使用 1 枚或 2 枚髂骨螺钉固定的钉道轨迹

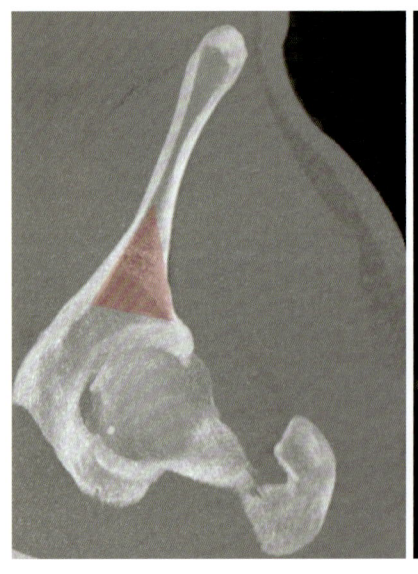

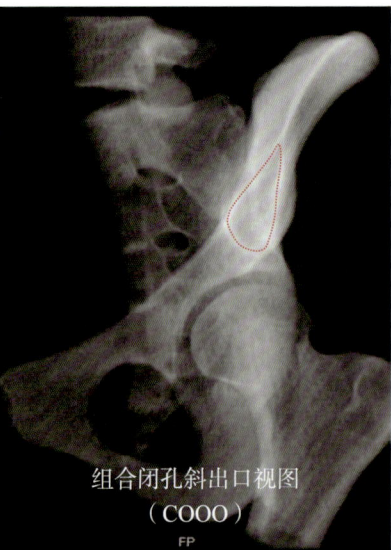

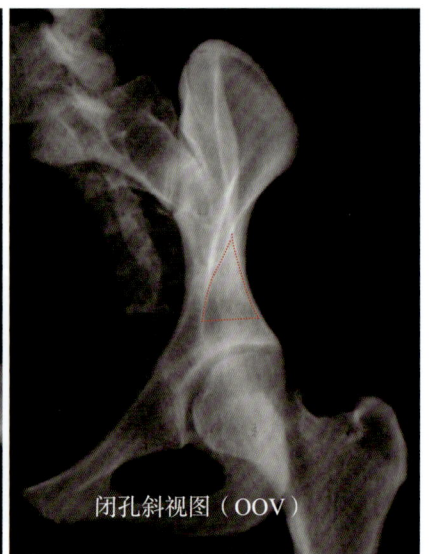

组合闭孔斜出口视图（COOO）

闭孔斜视图（OOV）

▲ 图 35-15 放置髂骨螺钉的髋臼上缘骨通道的 CT 解剖，以及为了确认术中理想的置钉位置所推荐的术中 X 线投射位置

与这些结果一致的是，Lehman 等最近的一项研究显示，近 1/3 的患者有残余膀胱和肠道功能障碍[71]。当将骶椎板切除术作为治疗所有骶骨骨折的标准程序时，无论初始骨折移位程度如何，均未观察到神经恢复[4] 的改善。因此，骶椎板切除术似乎适用于由于骶骨横行骨折导致骶骨中央管在[3] 骨折水平上闭塞的病例。虽然很难评估手术减压对神经恢复的影响，但应特别注意通过尽可能准确的骶骨骨折复位来实现间接神经减压。

在骶椎板切除术时，应尝试修复硬脊膜撕裂，以尽量减少发展为假性硬膜膨出的机会[36]。如果腰椎骨盆稳定良好，但椎管或椎间神经孔损害持续存在，可在损伤后的前 2 周内采用有限中线暴露和透视引导下的局灶性椎板切除术[8] 进行局灶性有限减压。对于以下类型我们建议手术减压[3]。

- 所有 2b 型和 3b 型骶骨横行骨折。
- 对于 2a 型和 3a 型骶骨横行骨折，手术期间，在骨折复位和腰椎骨盆固定后，侧位片显示骶中央管严重狭窄。

手术治疗后可以预期改善神经损伤症状，但与单纯骶椎骨折复位的间接减压相比，骶椎板切除术是否能改善神经恢复尚不清楚[3, 4, 39, 41, 46]。在其他器官系统的紧急治疗结束，患者的生理状况稳定后，脊柱骨盆分离损伤应尽早进行确定的外科治疗。

## 十三、手术时机

早期骶骨骨折复位、恢复脊柱骨盆稳定性和神经根减压被认为是神经恢复的最佳环境。然而，严重失血、血流动力学不稳定或伴随严重损伤后，通常需要几天时间来优化患者的生理状态，然后才能对脊柱骨盆分离进行确定的手术治疗[4, 33]。

Schildhauer 等的[4] 报道称，他们没有发现减压时间和神经恢复程度之间的任何关联。同样，在 Lindahl 等[3] 的研究中，腰椎骨盆固定和神经减压的时间与神经恢复或临床结果无关。然而，Ayoub 报道称，在创伤后 8 天内进行初次减压，神经恢复更好[39]。

只有当患者病情稳定，并且能够耐受可能出现明显围手术期出血的长时间手术后，才能进行确定的手术治疗。此外，推迟治疗并转到有足

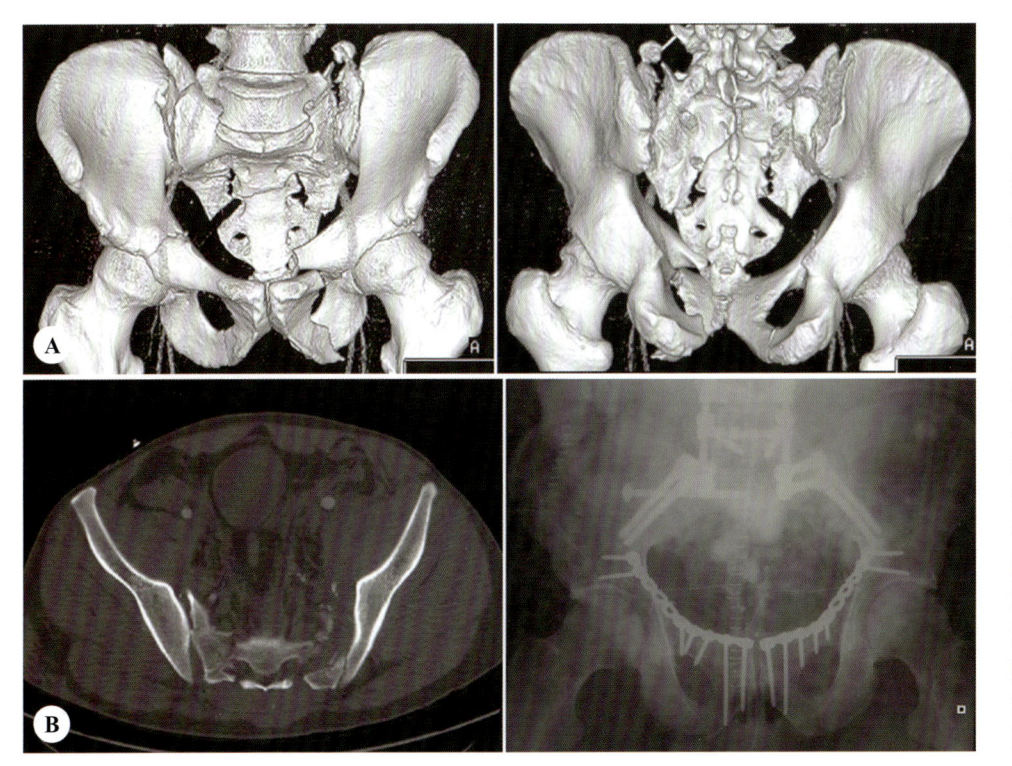

◀ 图 35–16　A. 34 岁男性，车辆侧翻伤导致 H 形骶骨骨折伴脊柱骨盆分离。CT 三维重建的骨盆前方和后方影像显示双侧耻骨支骨折伴 H 形骶骨骨折；B. CT 对比增强影像显示双侧骨盆环后方结构损伤。X 线影像显示两阶段的分期骨盆重建结果。第一阶段包括骨盆前环固定；第二阶段包括阶段性的脊柱骨盆固定。另外使用经皮骶髂螺钉固定技术对右侧骶髂关节骨折脱位进行固定

够专业知识的骨科医生处治疗，可能更有利于结果。

## 十四、后外侧腰骶融合术的作用

在 Schildhauer 等的[4] 系列研究中，通过剥离小关节突、腰椎横突和骶骨翼，并将微粒的椎板切除骨应用于骨移植，进行了跨腰骶固定节段的后外侧关节融合术。

Ayoub 仅在骶椎板切除术直接减压的情况下（50% 的患者）进行后外侧关节融合术。

Lindahl 等在腰骶交界处[3] 行不经后外侧关节融合术的腰椎骨盆固定。

在所有这些系列中，节段性腰椎骨盆固定为骨愈合提供了足够的稳定性，且没有骶骨骨折复位术后丢失 [3, 4, 39]。Lindahl 等报道了 33% 的患者腰椎骨盆固定的植入物在晚期出现无症状疲劳性断裂，对放射学或临床结果没有任何影响。这一结果与 Bellabarba 等[40] 的研究结果一致，Bellabarba 等报道了 31% 的患者出现无症状棒断裂，即使进行了后外侧关节融合术。

根据目前的文献，无须后外侧关节融合术，腰椎骨盆固定似乎足够稳定。

## 十五、脆性 H 型骶骨骨折伴脊柱骨盆分离

如果患者在疼痛治疗后的前 3~5 天内仍不能下床活动，或者在早期随访期间发现骨折脱位加重[32]，Rommens 和 Hofmann 建议对 FFP 3 型和 4 型损伤进行手术治疗。FFP 4b 型骶骨骨折可采用微创骨折固定，可采用经骶骨螺钉或双侧骶髂螺钉固定 [32, 72]。H 型或 U 型骨折类型在功能上代表脊椎骨盆分离。这些损伤是不稳定的，在没有或只有轻微移位的情况下，应采用微创方法进行固定。然而，如果存在严重移位，建议使用腰椎 – 骨盆固定治疗（图 35–17）。对于伴有骨盆前环移位损伤的 FFP，也建议采用前环固定[73]。然而，如果 FFP 诊断延迟，并且在骨盆前环可以看到大量的骨痂形成，则耻骨支骨折可以非手术治疗。

## 十六、手术后护理

腰椎骨盆固定提供了足够的稳定性，允许早期从床上转移到椅子上坐着。腰椎骨盆脊柱分离固定后，在疼痛可耐受和在相关的下肢损伤允许下，可以步行和负重。

## 十七、腰椎 – 骨盆固定术治疗脊柱骨盆分离损伤的远期疗效

由于骶骨骨折合并脊柱骨盆分离的罕见性和特异性，已发表的关于这些损伤的研究大多是回顾性的，并且大多是小样本治疗组。

Siebkler 等分析了 11 例 Denis Ⅲ 型损伤患者的保守治疗结果，其中 6 例 Roy-Camille 1 型损伤和 5 例 2 型损伤，平均后凸角为 57°。平均随访 43 个月，所有骨折均愈合，但 6 例患者后凸角增加，对短期预后无影响。2 例患者出现早期神经功能恶化，需要进行骶神经减压。3 例患者直肠和膀胱功能完全改善。总的来说，8 例患者有残留的肠道、膀胱和性功能障碍，所有患者都有一些下腰背部疼痛[74]。

此外，几乎没有发现与手术治疗后结局相关的因素。

大多数高能 H 型（及 T 型和 Y 型）骶骨骨折采用腰椎骨盆固定。一些作者推荐双侧骶髂螺钉固定或非手术治疗，仅用于非移位或轻度移位损伤。然而，对于低能脆性骶骨骨折伴脊柱骨盆分离，建议采用微创固定技术 [7, 32, 72]。

- Schildhauer 等对 19 例患者进行了切开复位、神经减压加骶椎板切除术、节段性腰椎骨盆稳定术和腰骶后外侧关节融合术[4]。稳定结构包括一个横向连接器的双侧腰椎骨盆（髂）内固定。其中 15 例患者的骶骨骨折为 H 型，2 例患者为 U 型，2 例患者为 Y 型。17 例患

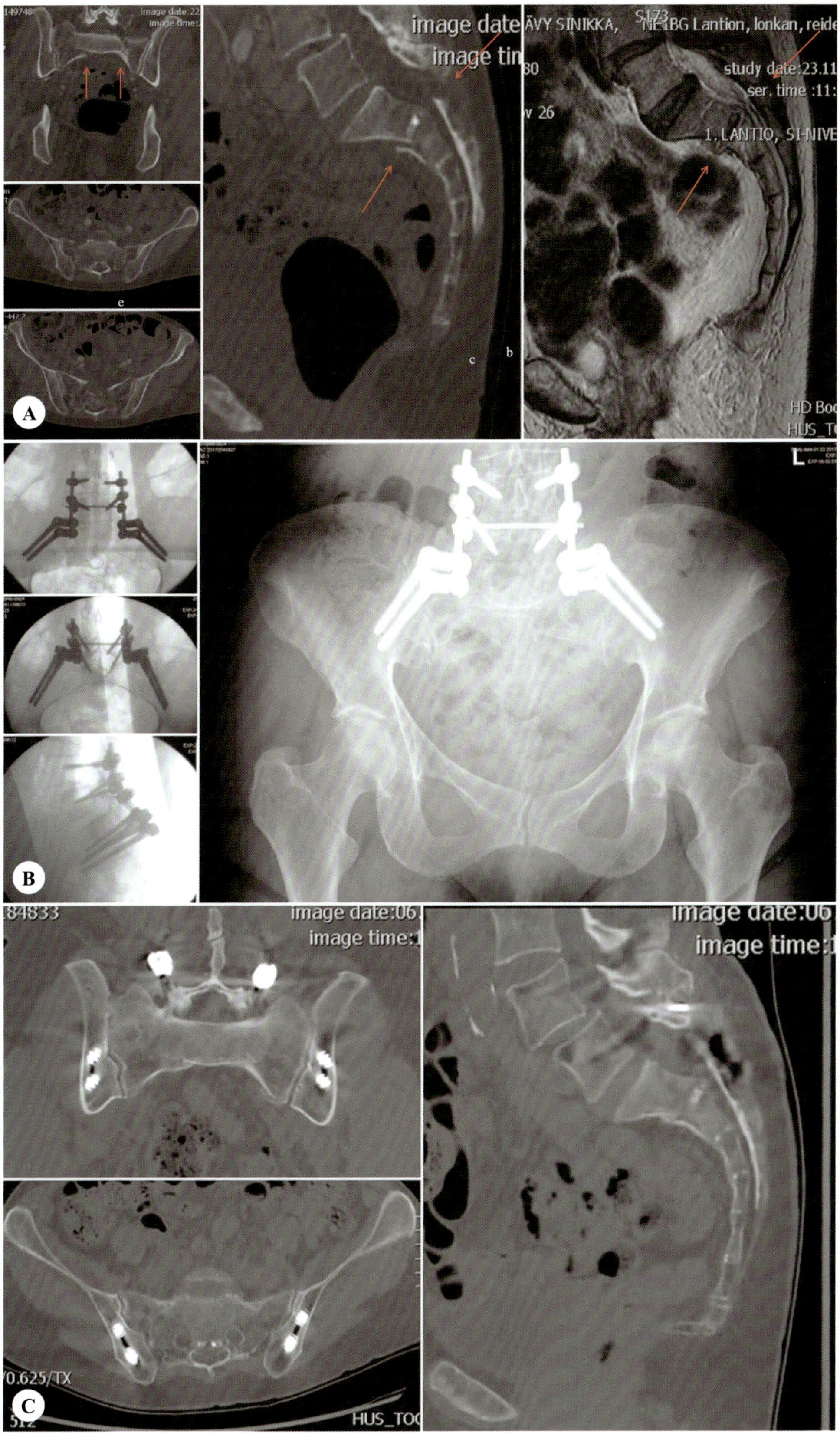

▲ 图 35-17　A. 1 例 70 岁女性，FFS 4b 型脊柱骨盆分离损伤，使用腰椎 - 骨盆固定治疗。CT 和矢状位磁共振成像（magnetic resonance imaging，MRI）显示跌落伤导致双侧骶骨骨折，伴 2a 型横行骶骨骨折；B. 因为严重疼痛和行走不稳定进行了腰椎 - 骨盆固定。术后允许完全负重行走，术后 6 个月骨盆 X 线显示骨盆对位良好；C. 术后 2 年 CT 显示骨折愈合良好。临床结果优良

者随访至少 12 个月。他们的后凸畸形从平均 43° 减至 20°。随访时未见复位丢失。83% 的患者神经功能恢复，47% 的患者肠道和膀胱功能完全恢复。

- Lindahl 等在一项对 36 例 H 型骶骨骨折患者的疗效研究中，所有病例的骶骨垂直骨折[3] 的放射学结果均为良好（移位＜5mm，19 例）或可以（移位＜10mm，17 例）。术后骶骨骨折复位未见丢失（图 35-18 至图 35-20）。骶骨横行骨折的后凸从平均 38° 改善到 22°，水平移位从平均 15mm 改善到 6mm。他们发现了放射学和临床结果之间的重要联系。解剖或近解剖复位的患者比在骶骨垂直骨折线上有 5mm 残余移位的患者有更好的临床结果。此外，临床疗效好的患者术后正位移位和骶骨横行骨折术后后凸畸形的残余均小于疗效差的患者。35 例伴有骶丛损伤的患者中，有 34 例至少观察到一定程度的神经恢复。唯一没有任何神经功能改善的患者为 $T_{12}$ 爆裂性骨折并伴有截瘫。29 例马尾损伤（Gibbons 4 级）患者中有 17 例（59%）膀胱和肠道功能完全恢复。在 36 例患者中，7 例（19%）神经系统完全恢复，8 例（22%）有感觉神经功能障碍，9 例（25%）有下肢运动和感觉的神经功能障碍，12 例（33%）有永久性马尾神经功能障碍。所有骨折块的准确复位与更好的临床结果相关。

- Sapkas 等报道了 5 例前移位的横向脊柱骨盆分离骶骨骨折术后的长期疗效，至少随访 5 年（5～24 年）[75]。4 例患者附加有钢板或棒稳定。其中 1 例患者的神经完全恢复，其余患者的神经不完全恢复。

- Ayoub 随访 28 例脊柱骨盆分离合并马尾综合征患者。在这个系列中，96% 的病例有部分或完全的神经恢复。根据德国骨盆多中心研究组（POS/GSM1 评分）的结果显示，19 例患者（68%）有良好的临床结果。然而，这项研究中没有严重的高空坠落伤所致的病例。

- He 等报道了 21 例脊柱骨盆分离损伤患者的长期疗效，所有患者均采用骶前神经根减压、腰椎骨盆固定和后外侧融合治疗[76]。平均手术时间为 190min，平均失血量 960ml。12 例患者神经功能完全恢复。术后平均 20 个月，Gibbons 评分从术前平均 3.43 分提高到 1.76 分。

- Adelved 等分析了平均 7.7 年的 13 例患者（5 例手术治疗，8 例非手术治疗）[77]。在 5 例腰椎 - 骨盆固定术患者中，4 例有持续性神经功能障碍，平均疼痛视觉模拟评分法（visual analogue scale，VAS）为 5.2。3 例患者原发性后凸畸形缩小。

- De Iure 等分析了 10 例腰 - 髂固定术后的远期预后[78]。3 例患者有明显的不适。

- Williams 等报道了 17 例患者平均 21 个月[53] 后的结果。平均手术时间为 144min，平均失血量为 202ml。1 例患者出现深创面感染，需要多次清创。随访时，14 例患者膀胱功能正常。

- Jazini 等报道了 8 例微创腰椎 - 骨盆固定术患者[79]，3 例采用标准手术方法另外固定了骨盆前环。有 2 例 T 形损伤，4 例 H 形损伤，1 例 U 形损伤，1 例 λ 形损伤。4 例患者出现神经功能障碍，3 例患者有改善。4 例患者进行了二次植入物移除。

- Tian 等报道了 18 例脊柱骨盆分离损伤的患者（平均年龄 33.1 岁），采用腰椎骨盆固定治疗，并根据伴随的神经损伤，同时进行骶管减压（6 例）[80]，有 16 例由跌倒摔伤导致，有 2 例由交通事故导致，U 形骨折 10 例，H 形骨折 6 例，Y 形骨折 2 例，对应 Roy-Camille 分级中 2 型骨折 12 例，3 型骨折 6 例，平均随访 32.4 个月，所有骶骨骨折均愈合，根据 Majeed 评分，优 12 例，良 4 例，一般 2 例，解剖复位 11 例，复位满意 6 例，

第 35 章 腰椎骨盆固定
Lumbopelvic Fixation

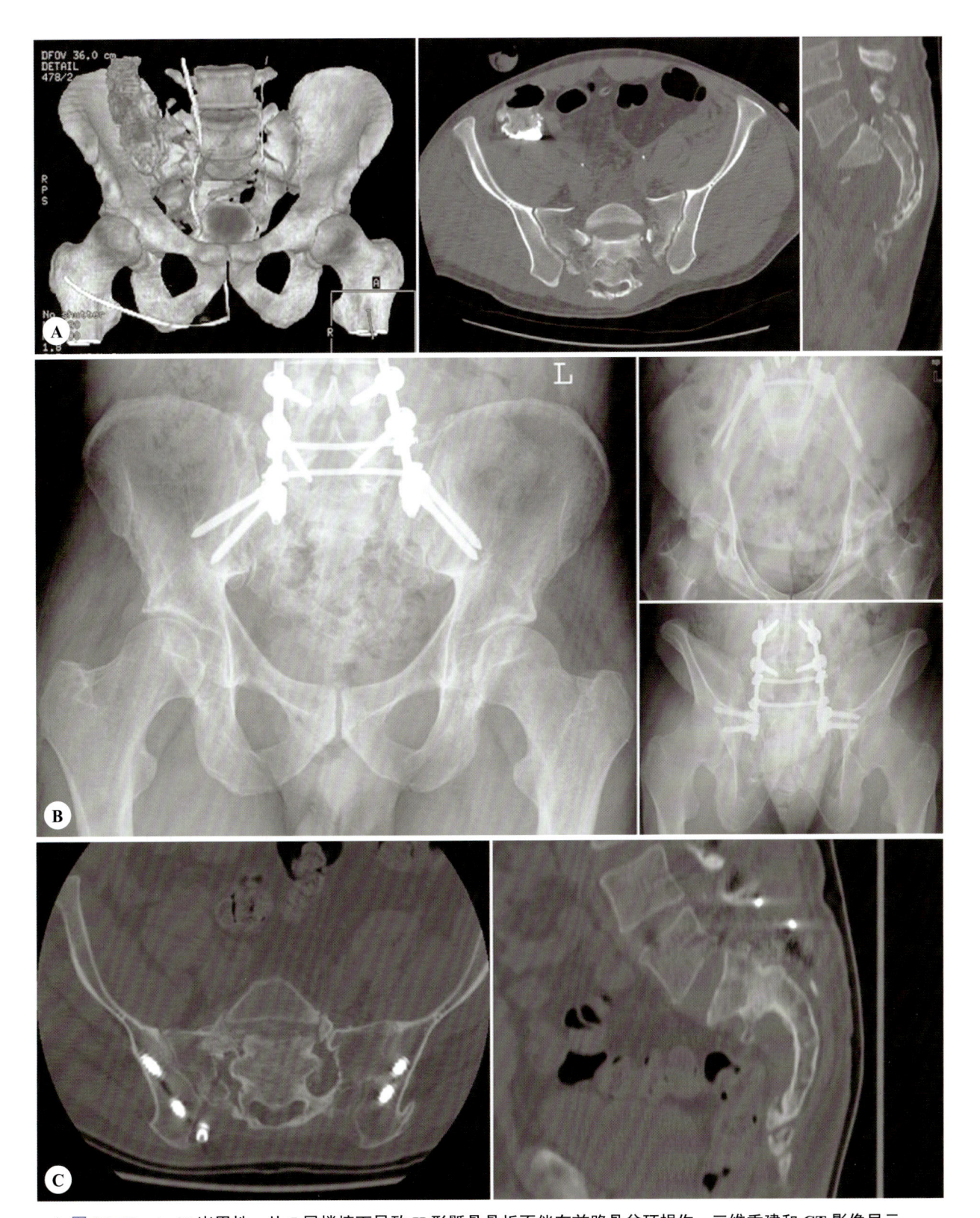

▲ 图 35-18  A. 37 岁男性，从 5 层楼摔下导致 H 形骶骨骨折不伴有前路骨盆环损伤。三维重建和 CT 影像显示双侧移位的经骶孔垂直骶骨骨折，伴有 $L_5$、$S_1$ 神经根损伤，导致下肢严重的运动功能丧失。矢状位 CT 影像显示 3b 型骶骨横行骨折伴 $S_1$ 和 $S_2$ 节段完全移位；B. 术后前后位、入口位和出口位 X 线片显示骨盆重建结果。治疗方法包括伤后 5 天，患者血流动力学稳定后进行手术复位，腰椎 - 骨盆固定，骶椎板切除减压。在长时间康复治疗后，患者神经功能获得明显恢复，患者可以恢复工作；C. 伤后 6 年，最后随访，患者没有疼痛，但出现排尿不足和轻微的大便失禁；POS 临床功能评分一般。CT 检查确认骨折愈合

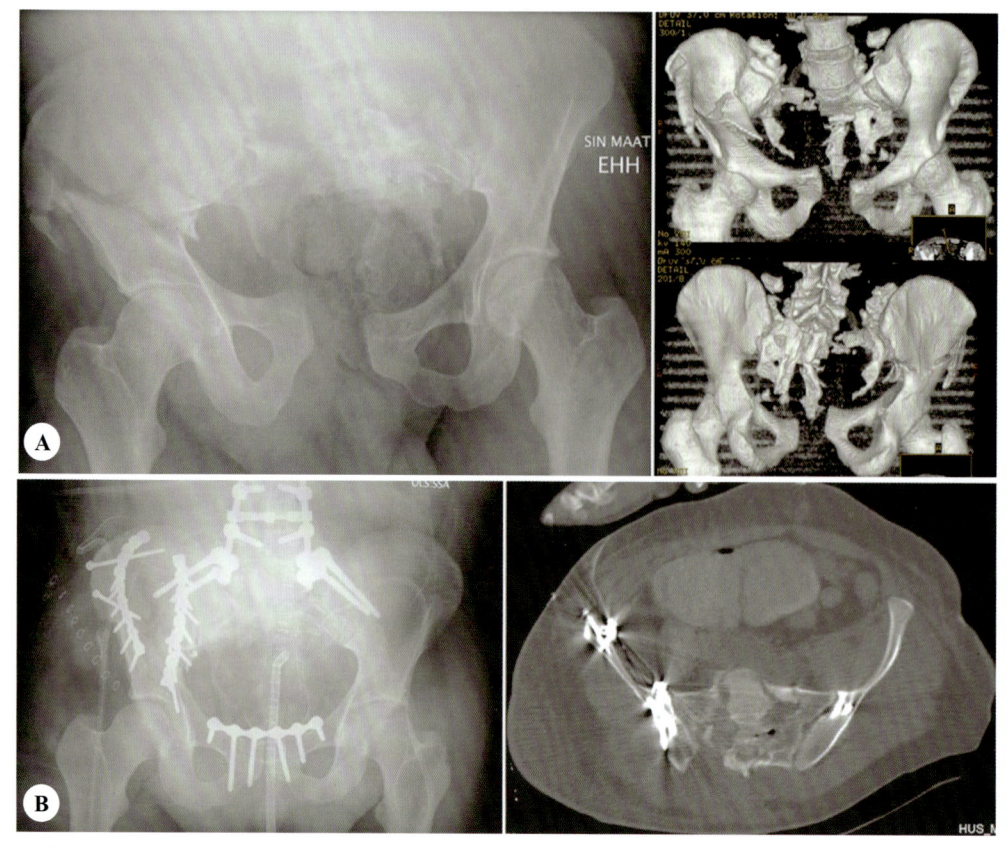

# 骨盆环骨折
Pelvic Ring Fractures

▲ 图 35-19  A. 27 岁男性，从五层楼跳下，导致粉碎性的 H 形骶骨骨折伴骨盆前环和后环骨折，进行两阶段重建。横行骶骨骨折在 $S_2$ 节段完全移位，伴有马尾神经功能缺损；B. 伴随损伤包括经髂骨骨折和耻骨联合分离。进行两阶段分期重建；首先，仰卧位下对耻骨联合和髂骨翼进行固定，接下来在俯卧位下行腰椎 – 骨盆固定和骶椎板切除减压

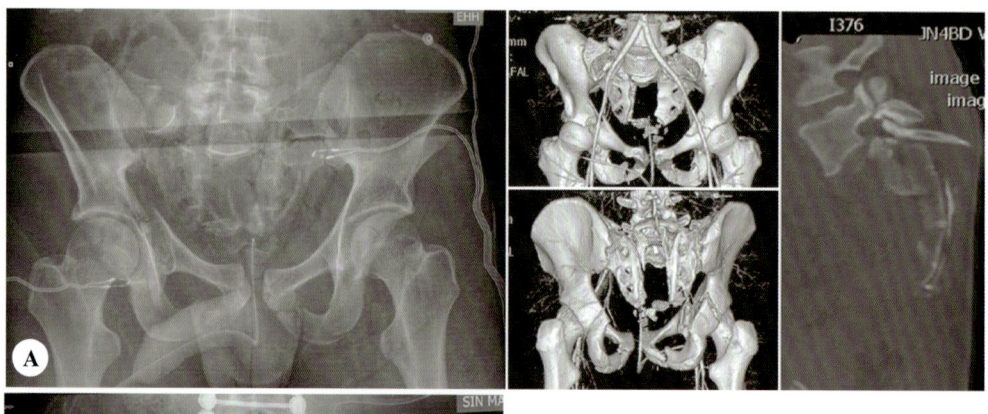

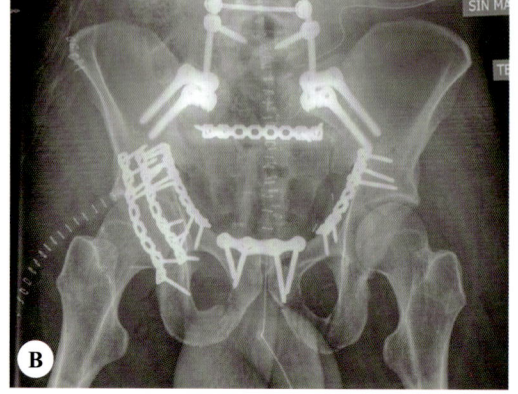

▲ 图 35-20  A. 32 岁男性，从五楼跳下导致 T 形骶骨骨折伴骨盆损伤，马尾神经损伤，双侧 $L_5$~$S_1$ 神经根损伤，进行三阶段重建。骨盆 X 线片和骨盆前方后方的三维 CT 重建影像显示双侧髋臼骨折，右侧 T 形骨折，左侧低位前柱骨折，耻骨联合分离，脊柱骨盆分离。矢状位 CT 影像显示粉碎的 3b 型横行骶骨骨折伴 $S_2$ 水平完全平移骨折；B. 术后骨盆 X 线片。第一阶段治疗包括双侧髋臼骨折和耻骨联合前路固定；第二阶段治疗包括节段性的腰椎 – 骨盆固定，骶骨横行钢板固定；第三阶段治疗右侧髋臼的后入固定

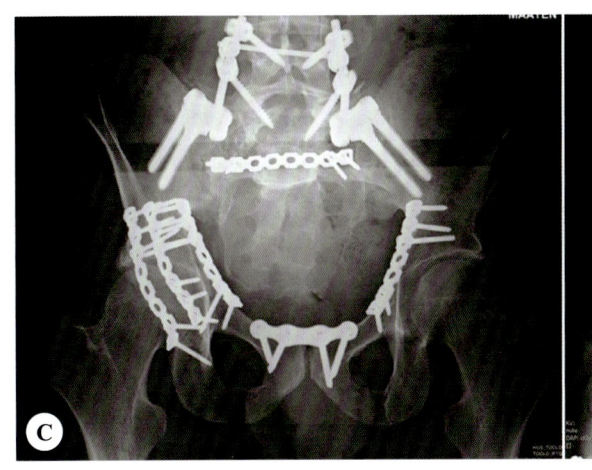

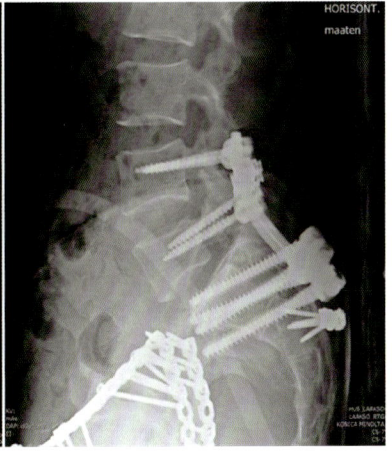

图 35-20（续） C. 术后即刻的骨盆 X 线片和术后 2.5 年的 X 线片。患者可以在不需要帮助情况下行走，轻度骨盆区疼痛（VAS 评分 2～3 分），轻度大小便功能不良

不满意 1 例，24 个月后，Gibbons 评分平均从 2.5 分提高到 1.4 分，有 5 例出现了并发症，观察到 2 例伤口并发症，均在局部清创后愈合，1 例出现创面深部感染，还有 2 例因植入物突出刺激且导致僵硬，必须移除植入物。

根据目前文献，治疗 H 型（T 型、Y 型）骶骨骨折最可靠的手术方法是腰椎骨盆节段内固定。

由于公布的病例数量有限，无法确定循证治疗策略。早期重建骶骨，恢复脊柱-骨盆稳定性和神经根减压可能是治疗移位的骶骨骨折、脊柱-骨盆不稳定和典型的骨结构畸形的一种挽救选择。

## 十八、并发症

腰椎-骨盆固定术远期的并发症发生率相对较低[3, 39, 40]。在 Lindahl 等的研究中，没有深部手术部位感染（surgical site infection，SSI）伴植入物暴露的情况发生[3]。然而，在开放性骨折后发生了 2 例浅表伤口感染（6%）。对这些感染进行了局部伤口治疗和抗生素治疗。

在一项研究中，19 例腰椎-骨盆固定治疗和骶椎板切除术的患者中，5 例（26%）出现伤口愈合问题[40]。其中 3 例在手术室接受手术清创治疗，2 例接受局部伤口治疗，包括血肿或血清肿清除。没有出现慢性骨髓炎等长期并发症。

Ayoub 报道了 7 例（25%）[39] 患者的伤口感染。3 个患者最初有 Morel-Lavallée 脱套软组织损伤，对伤口进行了冲洗和清创。18% 的病例记录了植入物突出。18 个月后取出植入物。

应避免髂骨螺钉凸出髂后上棘平面。

特别注意要将纵棒放置在尽可能靠近骶骨背侧表面的位置，并放置在 PSIS 的内侧，而不是后部，进针点应居中，髂骨螺钉应埋头，以避免软组织和伤口愈合问题。

未发现与手术治疗相关的神经损伤。术前评分与最终随访评分[3] 比较，无患者 Gibbons 评分恶化。

## 十九、脊柱骨盆分离的晚期重建

外伤性脊柱骨盆分离常常被漏诊或延迟诊断，因为在骨盆正位片上难以发现骶骨上方和骶骨横行骨折。骶骨骨折节段成角可在标准骨盆入口位片[35] 上显示反常的上段骶骨（图 35-21）。通过高度的临床怀疑、早期骶骨侧位片和骨盆 CT 矢状位三维重建，可以避免延迟诊断。

即使在创伤后延迟数周的情况下，也应考虑手术治疗。在 Lindahl 等[3] 的研究中，3 例（8%）患者（损伤后 26 天、29 天和 34 天）因延迟诊

骨盆环骨折
Pelvic Ring Fractures

断（n=2）或严重多发性损伤（n=1）而进行晚期重建。所有晚期重建的放射学结果都很好（移位 10mm），所有患者至少有一定的神经功能恢复（图 35-21）。

最近，Li 等报道了 12 例（根据 Roy-Camille/Strange-Vognsen 标准，5 例 Roy-Camille 2 型，3 例 Roy-Camille 3 型，4 例 Roy-Camille 4 型损伤）平均延迟 90 天[38] 后治疗的患者。1 例仅行后路骶管减压术而未行骨固定。9 例患者伴有前环损伤，所有骨折愈合。平均随访 18 个月，平均 Majeed 评分为 76 分（2 优、5 良、3 可、1 差）。Gibbons 评分的平均分从 2.8 提高到 1.9。4 例患者完全康复，3 例患者未恢复。平均主观疼痛（VAS）值为 2.2。2 例患者有性功能障碍。

### 结论

- 骶骨骨折伴脊柱骨盆分离是一种罕见的损伤。
- 几乎所有病例都有神经损伤。
- 切开复位联合腰椎骨盆固定（图 35-22）是治疗移位的 H 形、T 形和 Y 形骶骨骨折（图 35-23）的可靠方法。
- 腰椎骨盆固定为骨折愈合提供了足够的稳定性，并发症和长期后遗症的发生率相对较低。
- U 形骶骨骨折最常用的治疗方法是经皮骶髂螺钉内固定（腰椎骨盆固定治疗移位较大的骨折）。
- 当存在骨盆环前部损伤时，应首先进行前方手术。
- 腰骶神经（垂直骨折线）和骶神经根（横行骨折线）的间接减压是通过复位和稳定固定所有骶骨骨折块（可能是手术过程中最重要的部分）来实现的。

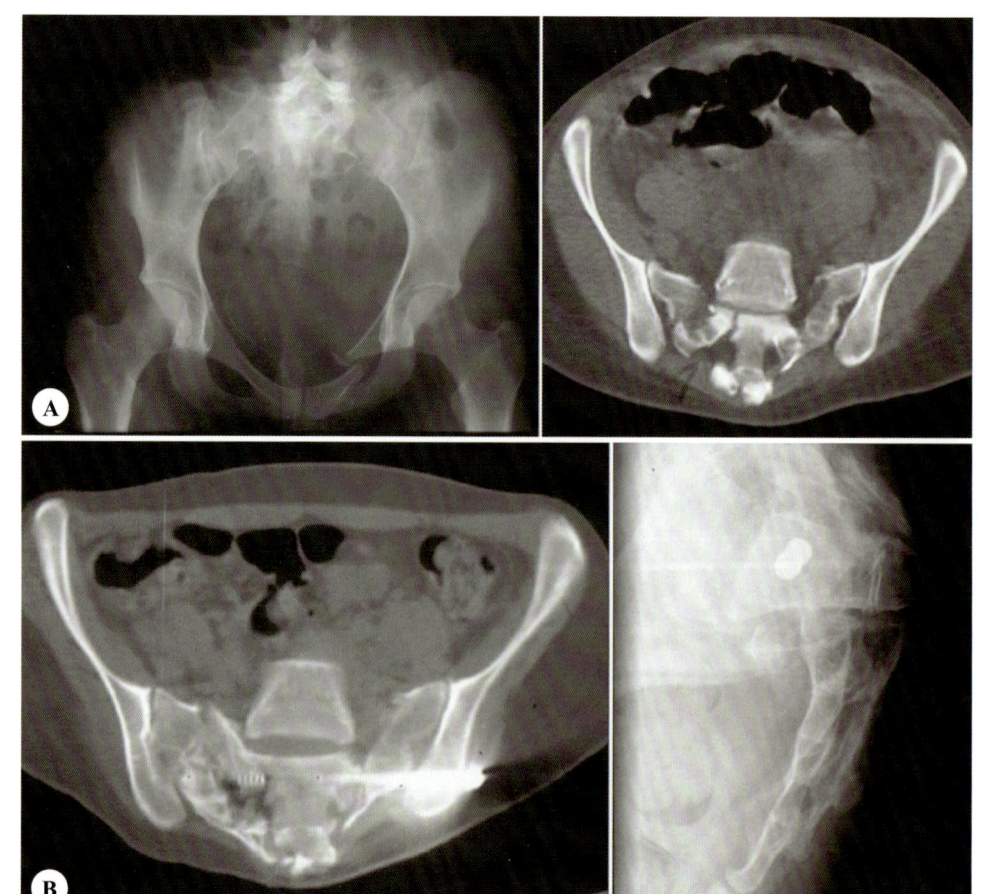

◀ 图 35-21  A. 16 岁女童，从约 9m 高屋顶跌落，导致最初被漏诊的骶骨 H 形骨折伴脊柱骨盆分离，进行晚期重建。在标准前后位骨盆放射影像上出现混乱的上骶椎入口位影像，轴位 CT 影像显示严重移位的垂直骨折线；B. 首次手术治疗包括微创骶髂螺钉固定，骶骨骨折未进行复位，耻骨支钢板固定。正确的诊断在 5 周后才明确

第 35 章　腰椎骨盆固定
Lumbopelvic Fixation

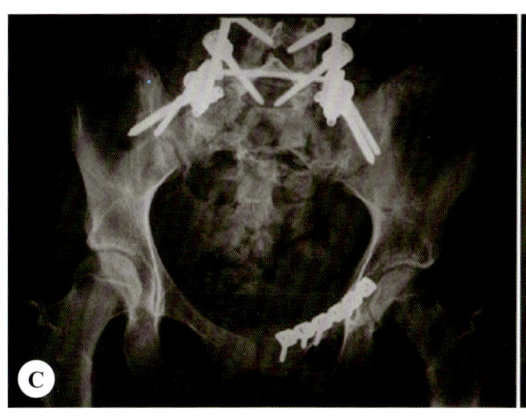

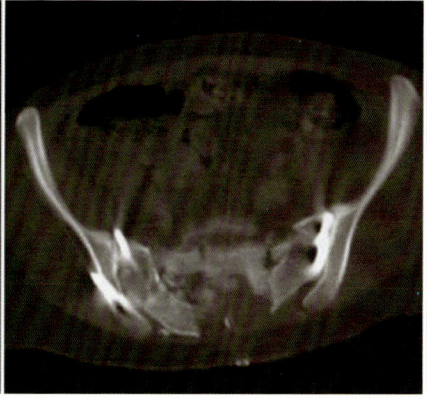

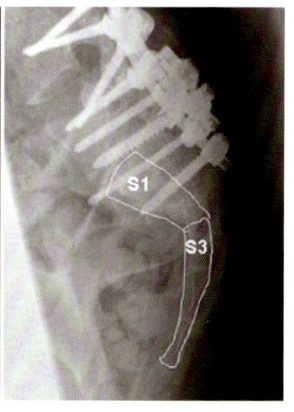

▲ 图 35-21（续）　C. 2b 型完全移位的横行 $S_2$ 骨折，双侧经骶孔骶骨骨折，通过最初的骨折线进行开放手术复位，使用腰椎 – 骨盆固定，同时进行骶椎板切除减压，患者神经功能恢复良好，伤后 15 年，患者没有大小便功能障碍及运动神经功能损害，但是下肢有放射痛，患者当时是一名厨师，能够散步，还能做一些运动

- 建议以下骨折类型采用骶椎板切除术直接神经根减压术。
  - 所有 2b 型和 3b 型完全移位的骶骨横行骨折。
  - 用于 2a 和 3a 型骶骨横行骨折，骨折复位后骶骨中央管严重狭窄（侧位透视）。
- 在脊柱骨盆分离中，骶骨垂直骨折线上的术后残余垂直、前后移位及骶骨横行骨折中的水平移位、后凸畸形的复位质量与临床结果相关。
- 所有骶骨骨折块的准确复位与较好的临床结果相关。

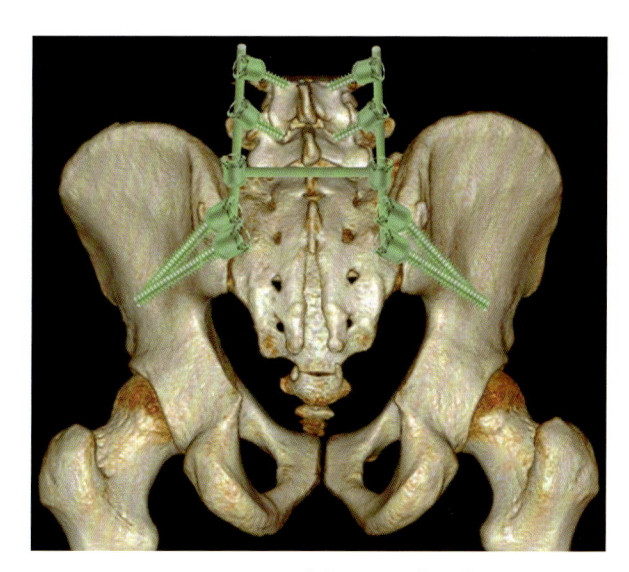

▲ 图 35-22　经典的腰骶固定示意图

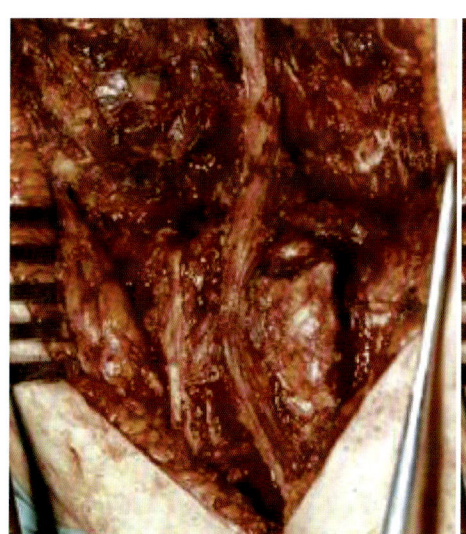

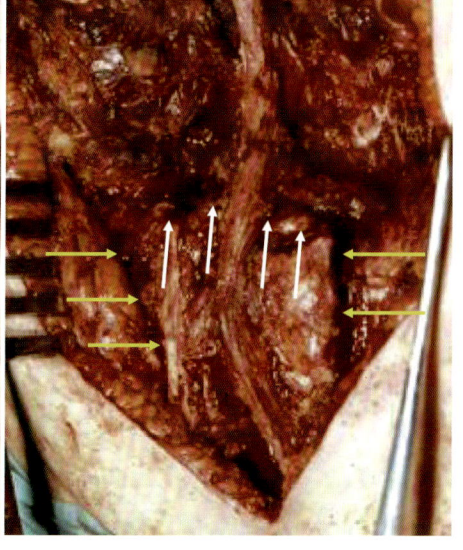

◀ 图 35-23　典型腰椎 – 骨盆分离骨折类型病例手术中所见：垂直骨折线（黄箭），横行骨折线（白箭）

373

# 第四篇　特殊专题
## Special Situations

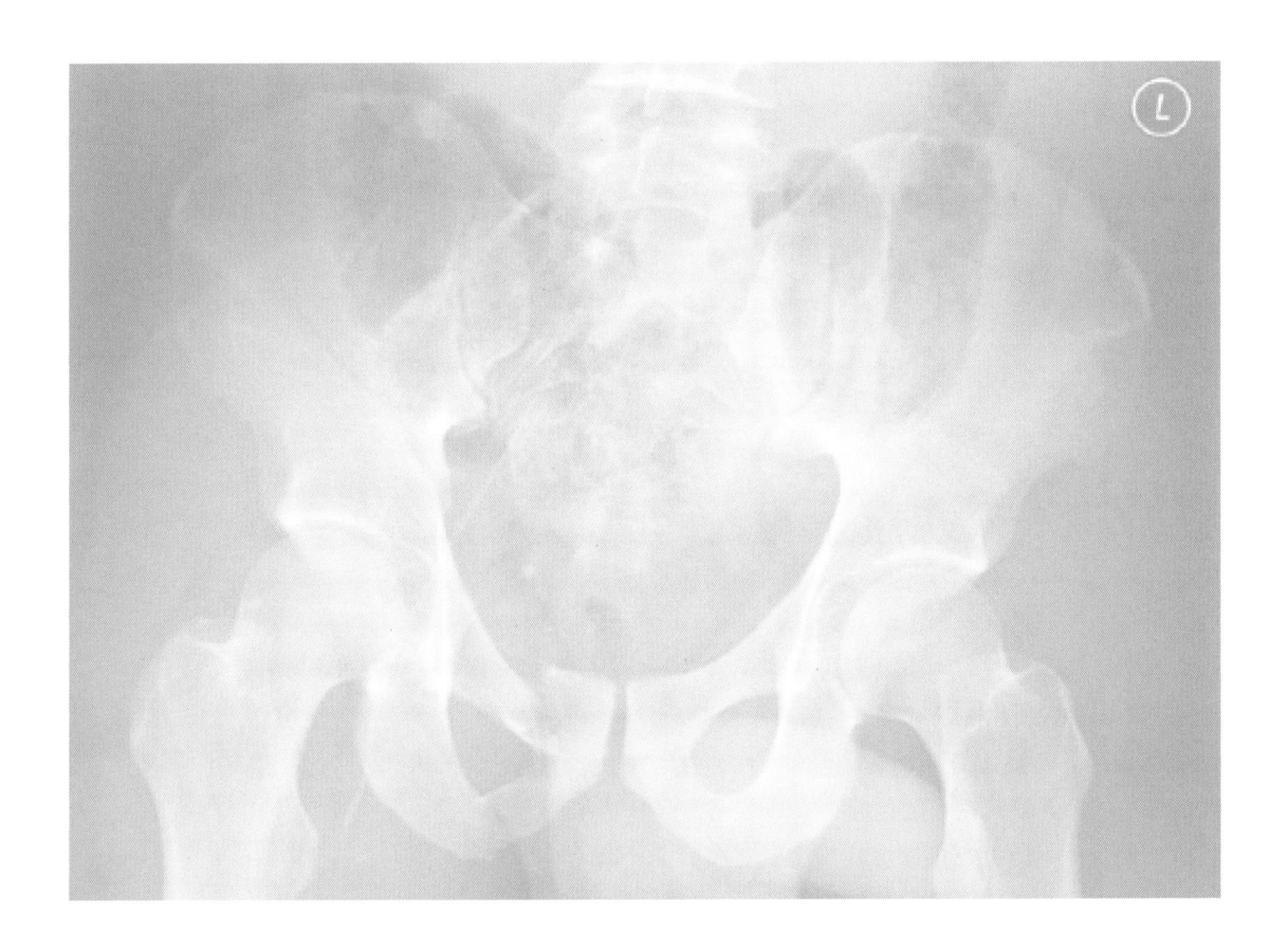

# 第 36 章 儿童骨盆环损伤
## Pediatric Pelvic Ring Injuries

Annelie-Martina Weinberg　Axel Gänsslen　著

易成腊　译

创伤仍然是导致儿童死亡的首要原因[1]。大部分致死及致残原因来自骨盆骨折的伴发损伤，而非骨盆骨折本身。与之对比，尸检结果却显示存在较高的骨盆骨折发生率及骨盆骨折相关死亡率[2]。因此，骨盆骨折的治疗目的在于恢复骨盆的解剖稳定性及避免损伤相关死亡。

## 一、解剖特点

生长期骨盆不同于成人骨盆。脆性低并且被覆厚层骨膜。此外，韧带相对更坚韧，生长中心及关节等处，如骶髂关节及耻骨联合，有更强的吸收能量能力。

与成人相比，儿童骨盆更有弹性并含有更多软骨[3]。

当外力作用于骨盆时，主要引起骨盆弹性畸形[4]并可能有一定程度的恢复，但往往无法恢复到伤前水平。所以，在没有骨折线存在时也可产生骨盆不对称，这种情况与前臂青枝骨折的弯曲相似。总的来说，由于较厚的骨膜限制骨折的移位，损伤往往是稳定的。

由于骨盆的弹性较大，盆腔内脏器无法获得充分的保护，所以在没有明显骨折及脱位时，也可能出现儿童盆腔脏器的损伤[5]。因此，较大的暴力才会导致儿童骨盆骨折[3,5]，即使骨盆骨折已经发生，能量也可能继续传递至盆腔脏器。因此，即使简单或轻微移位的儿童骨盆骨折也可能是高能量损伤所致，有很大可能合并盆腔及腹腔其他脏器损伤[5]。这些特点也导致儿童出现单发耻骨支或髂骨翼骨折的概率较高（图 36-1）[6-17]。

出现骨盆前后环的完全断裂，或者出现复杂的骨盆损伤，意味着较高致残及致死的风险[18,19]。

> 儿童骨盆骨折/损伤的出现，是相关外力作用于骨盆区域的迹象，是致残及致死的危险因素。

## 二、流行病学

20 世纪 90 年代儿童骨盆骨折发生率较低，只有 2.7%[18]。每年发生率为 1.1%～8.8%[4,19-22]。据报道儿童患者中骨盆骨折发生率为 49/100 000[23]。在一组儿童骨盆损伤的报道中，10% 为不稳定骨盆骨折[24]，18.3% 为复杂骨盆损伤[19]。

> 儿童骨盆损伤中，复杂的骨盆创伤的发生率更高，这增加了致残及致死的风险。

儿童患者中骨盆骨折发生率在儿童组群中报道在 0.3%～3.5%[8,16,25-30]。在分析这些文献时遇到的主要问题是对儿童骨盆外伤的高龄水平的不同定义，其为 14—20 岁。

总体来说，男童病患多于女童，男女比例约

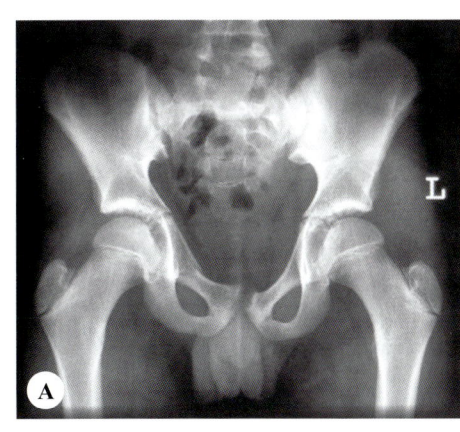

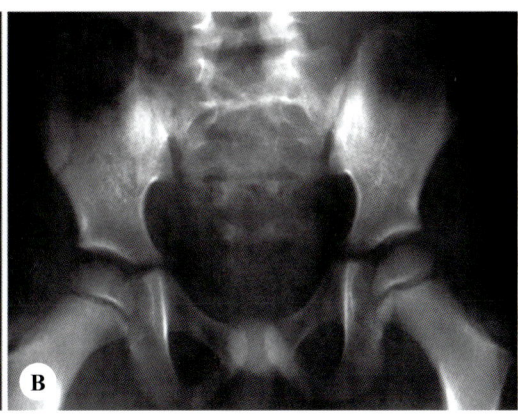

图 36-1 典型的儿童骨盆环骨折：孤立的右侧耻骨上支骨折（A）和右侧髂骨翼骨折（B）

为 1.4∶1。平均年龄取决于儿童组的定义。经典儿童组设定为≤14 岁，平均年龄为 8.2 岁[4, 11, 12, 21]。有作者将 16 岁作为年龄上限，平均年龄为 9.4 岁[2, 7, 8, 13, 16, 20]。两组的平均年龄为 9 岁。

最近，Zwingmann 等展示了一组年龄相关的儿童骨盆骨折发生率[31]。

- 1—5 岁儿童组：儿童创伤中骨盆骨折发生率为 6.6%。
- 6—10 岁儿童组：儿童创伤中骨盆骨折发生率为 10.5%。
- 11—14 岁儿童组：儿童创伤中骨盆骨折发生率为 15.3%。

### 三、损伤机制

超过 80% 的骨盆骨折是高能量损伤造成的[7, 8, 15, 20, 28, 30, 32–34]。

行走时被小汽车撞击占到 60%，为最常见的损伤机制。20% 是作为机动车乘客时发生的。而在自行车或电动自行车事故中则较罕见。

行走时被撞击导致损伤的发生率，随年龄的增长而减少（1—5 岁：50.0%；6—10 岁：56.3%；11—14 岁：31.1%）[31]。

高处坠落致儿童骨盆骨折发生率为 10%，撞击伤、运动损伤及农业生产事故导致儿童骨盆骨折并不常见。

判断预后的重要因素是有无机动车倾翻或碾压［86.6% 创伤严重度评分（injury severity score，ISS）≥40 分。出现合并损伤，20% 死亡率，＞70% 局部并发症发生率］[36]。

> 导致儿童骨盆环损伤的主要损伤机制为高能量创伤。

### 四、合并损伤

通过美国住院儿童数据库分析，得出骨盆骨折儿童平均有 5.2 项伴发损伤[23]，在最近的一份小样本患者观察中，也有至少 2~3 项伴发损伤[33]。

儿童骨盆骨折患者损伤严重度更高的，往往是多发创伤患者。

> 分析 1328 例患者，平均 ISS 分值为 21.7 分[7, 13, 15, 30, 31, 34, 37, 38]，提示该类患者为多发性创伤群体。

最近的数据证实了儿童骨盆骨折损伤的严重度高。根据德国骨盆创伤登记库的数据，ISS 评分为 16.7 分[38]。英国的数据几乎是德国数据的两倍，ISS 达到了 31.4 分[34]，而根据伦敦的区域性数据，ISS 为 25 分[33]。根据最近德国分析的患者数据，得出了几乎与伦敦相同的数据，25 分，与患者的年龄组无关[31]。

> 出现骨盆骨折的患儿，往往具有更高的多发性创伤的风险。

### （一）骨盆骨折出血

危及生命的儿童骨盆骨折大出血很少见，报道其发生率仅 0%～2%（图 36-2）[9, 10, 12, 39]。没有明确的输血需求的数据。可以推断 10%～40% 的患儿需要输血[10, 17, 34, 37, 39-41]。10%～31% 的骨盆骨折患儿收入院时存在创伤失血性休克[12, 39]。

致死性骨盆骨折出血的来源通常继发于相关的腹腔内及胸腔内脏器的损伤[7, 8, 15-17, 20, 27, 39, 40, 42, 43]。极少需要行介入或外科手术止血[7, 33, 34, 37]。

腹膜后血肿的发生率报道在 9%～46%[7, 13, 39]，真骨盆内血肿在 9%～39% 的患儿中出现。骨盆血管损伤在 2%～8% 的患儿中出现[19, 39, 44]。在复杂骨盆损伤组中，这一发生概率高达 43%[19]。

骨盆后环损伤意味着更高的骨盆骨折出血的风险[45]。

### （二）开放性骨盆骨折

开放性骨盆骨折患儿死亡率可高达 20%，为严重创伤，需要积极处理的理念（图 36-2）[19, 36]。会阴部损伤 3.5%～7.8%[11, 12, 19, 46]。报道的开放骨折发生率为 1.9%～12.9%[36, 37, 46]。

### （三）躯干损伤

主要合并的躯干损伤是脑外伤，约占 40%[7, 8, 15, 16, 20, 33, 34, 37]。1/4 患儿合并胸部损伤，1/5 患儿合并腹部损伤。脊柱损伤合并发生的概率稍低，为 7%。

### （四）肢体损伤

19% 患儿合并股骨骨折，13% 患儿合并胫骨骨折[7, 8, 15, 16, 20, 33, 34, 37]。5.5% 患儿合并肱骨骨折，5% 患儿合并前臂骨折[8, 11, 12, 15, 39, 40, 44]。在复杂骨盆骨折中，合并肢体骨折概率明显升高，9.5% 合并上肢损伤，57% 合并下肢损伤[19]。

### （五）神经损伤

合并腰骶神经丛损伤的发生率为 0.8%～6.1%[4, 11, 13, 19, 39, 40, 46]。

### （六）泌尿生殖系损伤

泌尿生殖系损伤发生率约为 10%[7, 8, 11, 13, 16, 19, 21, 25, 30, 33, 34, 37, 42, 44, 45]。而在碾压性损伤或复杂骨盆骨折患者中，这一发生率升至 40%～50%[19, 36]。

10.7% 的该类损伤为膀胱损伤，26.4% 有尿道损伤。8.3% 为肾脏损伤，14.9% 有阴道撕裂伤，直肠损伤为 10.7%[7, 8, 11, 13, 16, 19, 21, 25, 30, 42, 44, 45]。

7%～57% 有肉眼血尿[17, 39, 44, 46, 47]，21%～36% 有镜下血尿[39, 47]。

> 每 3 例患儿中就有 1 例并发头部外伤，胸部外伤及下肢损伤（表 36-1）。

## 五、临床检查

在清醒患者中，单靠通过临床检查就足以发现或排除骨盆骨折。

首先对患者进行视诊，应该聚焦骨盆的对称性，肢体长度的差异，骨盆软组织的损伤情况，包括会阴部软组织的视诊，寻找尿道或阴道的出血，观察双足颜色的差异，排查可能的血管损伤。

高级创伤生命支持（advanced trauma life support，ATLS）建议在二次评估时进行肛门指诊，以排除某些隐匿性损伤。这一检查在儿童中的价值尚不明确，因其有较高的假阳性及假阴性率，灵敏度较低[48, 49]。

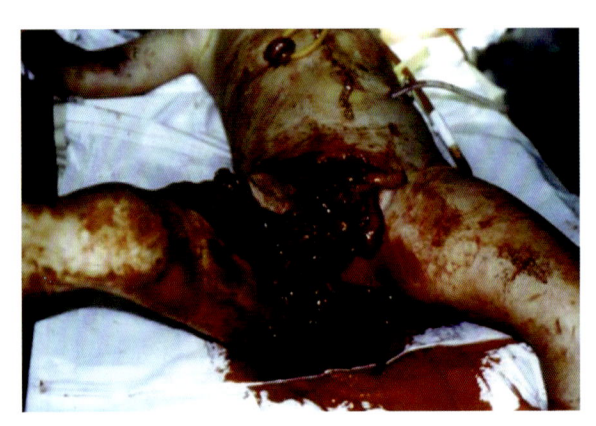

▲ 图 36-2 车辆侧翻伤导致的开放性骨盆骨折伴有致命性出血

表 36-1 相关部位损伤统计

| 作 者 | 年 份 | 样本量 | 头 部 | 胸 部 | 腹 部 | 肢 体 | 股 骨 | 胫 骨 | 脊 柱 | 泌尿生殖系统 |
|---|---|---|---|---|---|---|---|---|---|---|
| Kruppa | 2018 | 90 | 44 | 14 | 34 | ? | 15 | | 7 | 14 |
| Chotai | 2018 | 53 | 22 | 15 | 12 | 42 | 11 | 7 | 6 | 3 |
| Tosounidis | 2015 | 49 | 33 | 30 | 19 | ? | 7 | 7 | 7 | 3 |
| Banerjee | 2009 | 44 | 5 | 15 | 6 | ? | ? | ? | 6 | ? |
| Spiguel | 2006 | 13 | 4 | 4 | 2 | ? | ? | ? | 0 | 2 |
| Chia | 2004 | 125 | 53 | 33 | 20 | 50 | | | ? | 20 |
| Grisoni | 2002 | 57 | 15 | 4 | 8 | ? | 7 | 5 | ? | 2 |
| Silber | 2001 | 166 | 64 | 33 | 32 | ? | 39 | 24 | 2 | 15 |
| | | 597 | 240 | 148 | 133 | 92/178 | 64/325 | 43/325 | 28/402 | 59/553 |
| | | | 40.2% | 24.8% | 22.3% | 51.7% | 19.7% | 13.2% | 7% | 10.7% |

总体来说，骨盆的临床检查有69%的敏感性，95%的特异性。阳性预测值为65%，阴性预测值为91%[10]。骨盆失稳在儿童骨盆骨折中很少见（1/33，3%）[29]。

推荐进行床边血红蛋白测定，评估血管及神经情况。早期就应该注意患儿保温，避免低体温的发生。

## 六、放射检查

尽管有<1%假阴性可能，临床检查儿童骨盆骨折的金标准仍然是骨盆正位X线检查（图36-3）。因为即使存在轻度移位骨折，法医学方面的临床评估也可能为阴性。

最近的数据提示在血流动力学稳定的骨盆骨折患者中，清醒、反应良好、没有周围神经损伤且骨盆临床检查阴性，标准骨盆正位片仍是推荐的检查[50, 51]，而在不稳定的儿童患者中，骨盆正位X线检查及腹部–骨盆计算机断层扫描（computer tomography，CT）是必不可少的检查[52]。

血流动力学不稳定的患者或仅在临床判断可疑的患者中，推荐行标准的X线检查及CT检查。

其他的骨盆摄片（入口位、出口位及Judet位）及磁共振成像（magnetic resonance imaging，MRI）检查等，可以进一步发现损伤的复杂性。在骨盆骨折急诊评估时，往往无法进行此类进一步的检查，在决定选择手术治疗时，文献中并未过于强调这些进一步检查的价值。

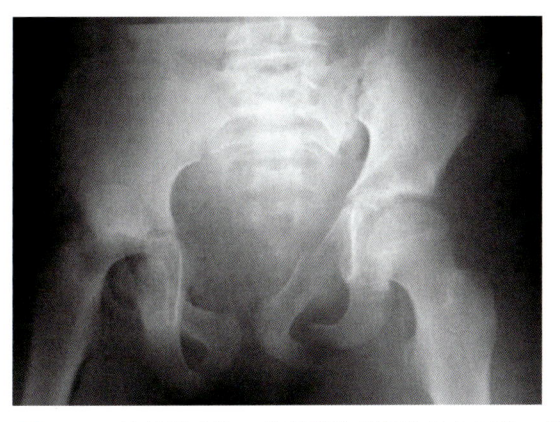

▲ 图 36-3 骨盆前后位X线是影像学评估的金标准，特别是对于骨盆不稳定、血流动力学不稳定的患者

## 骨盆环骨折
## Pelvic Ring Fractures

与成人相比，传统的膀胱造影并未用来进一步完善膀胱损伤的发现及分类。在怀疑尿道损伤时，逆行尿路造影仍然是诊断的标准。

CT 检查在儿童创伤患者初次评价中地位越来越重要（图 36-4）[53]，并且在儿童多发伤评估中更具有潜在优势[46, 53]。目前，初次即行 CT 检查诊断的比例在 60%～80%[7, 8, 14, 52]。在儿童患者群中行 CT 评估的趋势很明显，近期比例超过 90%[33]。CT 正逐步取代传统 X 线检查。因此，如果怀疑，就应行 CT 检查[46, 53, 54]。但是，尽管进行了额外的骨折检查，很少需要改变处理方式[8, 14, 52]。

> 如果具有检查指征，CT 是能够明确诊断的首选方式。

儿童影像评估具有一些特殊之处。儿童骨骺及骨突的存在，使得骨折的诊断变得困难。耻骨联合的宽度随着儿童年龄的变化也在改变[55]。除此以外，骶髂关节损伤时的 CT 显示出典型的 Salter-Harris Ⅰ型和Ⅱ型损伤改变，但并无单纯脱位存在[56]。

Silber 等在比较发育成熟与未发育成熟的儿童骨盆骨折损伤时，发现两者存在显著的差别。在未发育成熟骨盆骨折组，观察到更多的耻骨支及髂骨翼的骨折。而在发育成熟骨盆骨折组，则可以观察到更多的髋臼骨折，耻骨及骶髂关节分离[57]。

1930 年 Kraus 报道了耻骨联合宽度由学前儿童的 10mm，逐渐递减到 50 岁时的 2mm[58]。Patel 和 Chapman 报道了骶髂关节宽度变化，从出生后 1 个月的 7.4mm，减少至 16 岁时的 5.4mm[55]。

近年来，利用特殊的 CT 检查技术，不同年龄的耻骨联合与骶髂关节宽度的变化得到了进一步的分析。耻骨联合宽度变化的数据分析如下。

- McAlister 等在 316 例（男童 165 例，女童 151 例）连续观察的儿童患者中，使用标准的影像学测量方法测量耻骨联合宽度，并根据性别，按照年龄分组：2—6 岁，7—10 岁，11—14 岁[59]。正常值为 5.2～8.4mm，平均 6.8mm。有趣的是，3 个年龄组随后都发现了耻骨联合增宽，3 组分别为：6.6mm，6.8mm，7.2mm。得出的结论是耻骨联合宽度>8.4mm 时可能需要进一步评估排除病理性情况。

- Bayer 等分析了 350 例不同年龄组儿童的 CT：0—6 岁，7—11 岁，12—15 岁，16—17 岁。这几个年龄组的平均宽度为：女童 5.4mm，5.3mm，4.1mm，3.5mm；男童 5.9mm，5.4mm，5.2mm，4.0mm[60]。

- 对 1020 例儿童（2—18 岁）CT 轴位扫描显示：2 岁时平均耻骨联合宽度：男童为 6.35mm，女童为 5.85mm。18 岁时这一数据降低至：男童为 3.68mm，女童为 3.92mm[61]。

- 最近，811 例 CT 对耻骨联合测量数据分析得出，从 2 岁到 16 岁，耻骨联合宽度从 5.55mm 减少到 3.69mm[62]。

> 通过 CT 的分析，耻骨联合的宽度从出生后 2 年的 5～6mm，会逐渐减少到成年早期的 3～4mm 宽。
> 在<10 岁的儿童创伤患者中，如果耻骨联合宽度>10mm，应怀疑耻骨联合损伤[61]。

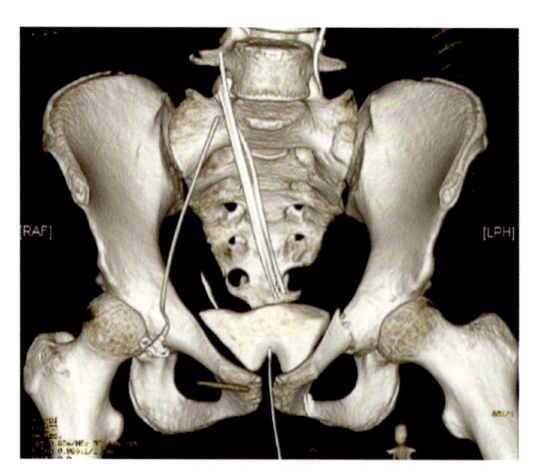

▲ 图 36-4 骨盆三维 CT 影像，用于损伤的影像细节分析

CT 测量骶髂关节宽度分析如下。

- Oetgen 等报道了从 2 岁到 16 岁，骶髂关节宽度从 3.11mm 减少到 1.80mm[62]。
- 进一步 CT 分析报道，2 岁儿童的平均宽度为 4.4～4.5mm，到 18 岁时减少到 2.0～2.3mm[61]。女童随着年龄增加，宽度稍微增大。

## 七、临床意义

在<10 岁的儿童创伤患者中，如果骶髂关节宽度>8mm，应怀疑骶髂关节损伤[61]。

## 八、分类

文献中出现了几种骨盆环骨折的分类法。最常用的分类法是 Key-Conwall 分类法[63]，Torode-Zieg 分类法[17]，及 AO/OTA 分类法[64]。

Key-Conwall 分类法如下[63]。

Ⅰ：骨盆环无断裂（撕脱，髂骨翼，耻骨上支或下支的单发骨折）。

Ⅱ：骨盆环一处的断裂。

Ⅲ：骨盆环双处的断裂（前后方，骑跨式骨折）。

Ⅳ：单独的髋臼骨折。

Key-Conwall 分类法中，各种骨折占比由不同的作者进行过分析[7, 10, 12]。Chia 等发现Ⅰ型占 55.8%，Ⅱ型占 27.5%，Ⅲ型占 11.7%，单纯髋臼骨折占 5%[7]。

两个小样本观察发现上述数据分别为Ⅰ型占 37.5%，Ⅱ型占 42.8%，Ⅲ型占 10.7%，单纯髋臼骨折占 8.9%[10, 12]。

Torode 分类法[17]同样分为 4 个骨折组。

Ⅰ：撕脱骨折。

Ⅱ：髂骨翼骨折。

Ⅲ：简单的骨盆骨折（耻骨支，稳定的耻骨联合损伤）。

Ⅳ：骨盆环损伤骨折（不稳定骨盆，骑跨伤，合并髋臼骨折，前后环均骨折）。

Ⅰ型骨折占少数，Ⅲ型骨折占多数。目前有四篇文献分析[13-16]。总体来看，Ⅰ型占 3.1%，Ⅱ型占 14.8%，Ⅲ型占 54.5%，Ⅳ型占 27.6%。

AO/OTA 分类法已很好地应用于成人骨盆骨折[64]。这一分类依据骨折的具体部位及评估骨折的稳定性来分析损伤的类型。依据稳定与否分为三个类型。

- A 型：稳定性损伤，骨盆环的机械稳定性仍然是完整的。
- B 型：部分后环损伤引起的部分不稳定，前后挤压或侧方挤压后引起的旋转不稳定。
- C 型：不稳定损伤，合并前后环（垂直）损伤。

儿童创伤患者的各组比例由不同的作者进行了分析[8, 11, 18, 31, 34, 37, 38]（表 36-2）。

过去的 10 年中，随着 CT 在儿童骨盆损伤中的使用，更多的后环损伤被发现，也就有了更多的不稳定的骨折类型（表 36-2）。

对复杂的骨盆骨折进行分析后，Meyer-Junghänel 等发现了稳定性的 A 型（19%）较少，但是旋转不稳定的 B 型占 28.6%，C 型骨折占 52.4%[19]。

总的发生率，A 型损伤占 50%，B 型损伤占 40%，C 型损伤占 10%（图 36-5）。

对这些损伤的急诊分型，可以帮助判断威胁生命的骨盆损伤。下面的这些定义也被证实在儿童创伤中是有价值的，一方面具有实用性，另一方面，在一定程度上可以帮助预测致死率[65]。

- 简单骨折：几乎没有软组织损伤，纯粹是骨韧带的失稳，这一组占到了 90% 的骨盆骨折。
- 复杂骨盆创伤：指骨盆骨折合并骨盆损伤区域的严重软组织的损伤。
- 骨盆骨折伴血流动力学不稳定：机械不稳定的骨盆骨折（B 型或 C 型）同时合并血流动

表 36-2　小儿骨盆骨折中 AO/OTA 骨折类型的分布

| 作　者 | 年　份 | 数　量 | A 型（no.%） | B 型（no.%） | C 型（no.%） |
|---|---|---|---|---|---|
| LaneO'Kelly | 1995 | 68 | 50（73.5%） | 8（11.8%） | 10（14.7%） |
| Grisoni | 2002 | 55 | 46（83.7%） | 8（14.5%） | 1（1.8%） |
|  |  | 123 | 78% | 13% | 9% |
| Hauschild | 2008 | 101 | 58（57.4%） | 27（26.7%） | 16（15.8%） |
| Zwingmann | 2015 | 182 | 93（51.1%） | 55（30.2%） | 34（18.7%） |
| Tosounidis | 2015 | 36 | 15（41.7%） | 20（55.5%） | 1（2.8%） |
| Zwingmann | 2018 | 503 | 266（52.9%） | 175（34.8%） | 62（12.3%） |
| Krupp | 2018 | 90 | 24（26.7%） | 64（71.1%） | 2（2.2%） |
|  |  | 912 | 50% | 37.4% | 12.6% |

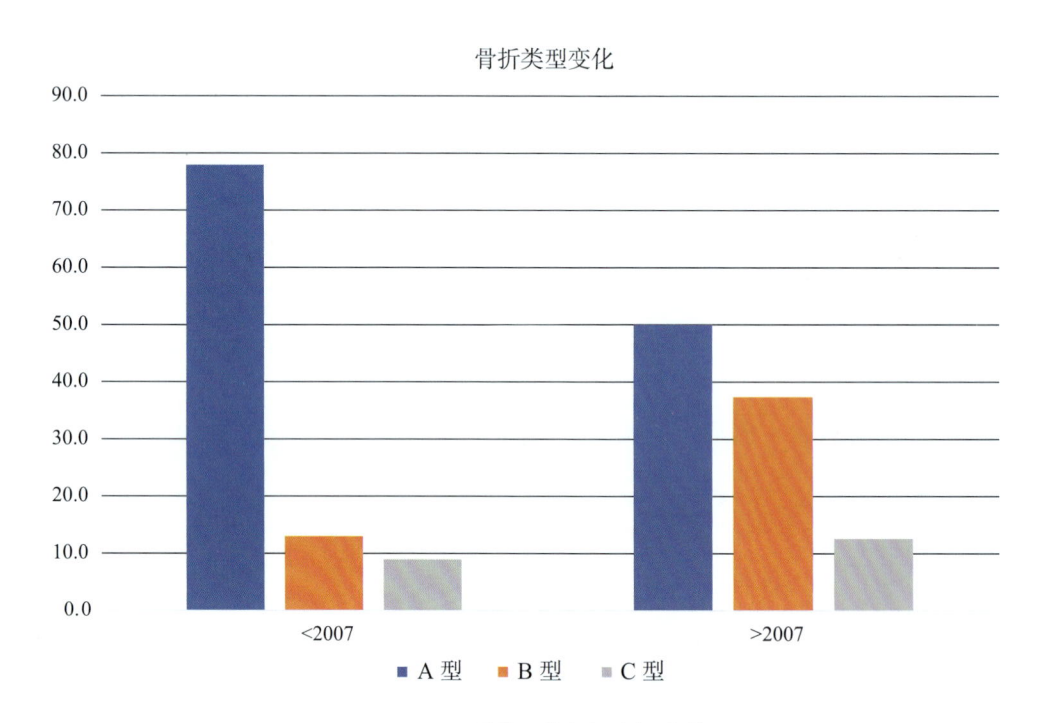

▲ 图 36-5　骨盆环骨折的流行病学

力学不稳定，血流动力学不稳定是由骨盆骨折引起，入院时收缩压＜70mmHg 和（或）血红蛋白浓度＜8g/dl。
- 创伤性半骨盆离断：一侧或双侧，全部或不全性，骨盆的血管神经组织完全性损伤。

## 九、急救处理

儿童骨盆骨折的急救处理是建立在成人骨盆骨折处理理念的基础之上的[66]。临床决策的主要参考是血流动力学状态及骨盆骨折不稳定的程度[65]。

必须考虑到儿童从出现严重休克状态到近于致死状态之前，有较长的血流动力学的代偿时间[67]。

Hauschild 等分析得出儿童骨盆急诊进行了干预措施的占 17.9%，成人患者的这一数据为 11.1%[18]。

由于儿童骨盆的解剖特点及更高的盆腔内脏器损伤概率，出现骨盆及肢体骨折后，必须考虑可能伴随的腹部脏器损伤及脑外伤[15, 40, 68, 69]，因此，有更高的出血并发症的风险[17, 27, 45, 68, 69]。

出血常常继发于实质性脏器的损伤[15, 17, 27, 39, 40, 42, 47]。

最近，Tosounidis 等报道了 12.2% 的接受输血的患者，平均输血 2.5PRBC，这些患者比未输血的患者有明显更高的 ISS 评分。

> 儿童骨盆骨折急诊的处理流程，常常参照成人确立的急救流程进行。

## （一）盆腔出血的控制

评估血流动力学状态，一个重要的指标是碱剩余（base defcit，BD）。碱缺乏是休克，高创伤严重度，休克相关并发症及死亡率的有力预后判断指标[70]。

控制骨盆骨折出血可以进行经导管血管栓塞术及栓塞和骨盆填塞。但经导管血管栓塞术并不经常需要[7, 33, 34, 37, 71]。

动脉造影干预的概率据报道最大为 5%[72]。在最近的一项分析中，12.2% 的血流动力学不稳定患者中，没有 1 例需要动脉栓塞来控制出血[34]。而 Kruppa 等报道需要进行动脉栓塞的比例约为 2%[37]。

直接控制出血的方法为血管结扎，血管钳夹，极少需要行主要血管的重建。这也是骨盆区域止血的主要目标[73]。更常见的静脉出血来自于较大的静脉丛破裂，这些静脉丛的止血非常耗费时间，止血过程又有额外的血液丢失。因此，在后环稳定的情况下，骨盆弥漫性出血建议使用骨盆填塞进行止血[74]。因此，经导管血管栓塞术推荐用于中度血流动力学不稳定状态，而骨盆填塞推荐用于再无其他办法的极端情况之下[73, 75]。

在 <2% 的患者中必须进行盆腔出血控制，成人控制出血的经验理念，被运用到儿童骨盆骨折患者中。

## （二）骨盆急救固定

以前的观点认为极少病例需要进行骨盆固定手术来控制出血[12, 39]。而现在，面对一个不稳定的骨盆，我们有若干急诊手段可以使用。

由于较高的并发症发生率，抗休克裤在成人中已经不常规使用[73]。在急诊室遇到不稳定的骨盆骨折患儿，必须考虑预防性使用骨盆吊带，骨盆床单或骨盆带[76]。

骨盆外固定架是常用的稳定儿童骨盆骨折的技术[8, 13, 16, 17, 21, 31, 34, 77-81]。主要使用的是传统的外固定架，骨盆 C 形钳较少使用（图 36-6）[31]。

在对不稳定骨盆骨折的处理中，相较其他的外科方法，使用外固定架快速方便，即使在儿童患者中也较少引起并发症。而且在儿童多系统损伤急诊处理时，外固定架可极好地替代骨盆切开复位。

McIntyre 等发现外固定架应用的成功率为 60%[45]。即使在儿童患者中，骨盆 C 形钳也可以帮助稳定骨盆后环[31, 82]。

> 儿童不稳定骨盆环损伤应该至少选用骨盆带或使用外固定架进行急诊固定。

只有在患者处于稳定状态时才建议在急诊时进行最终的复位及内固定。耻骨联合钢板，骶髂关节前路钢板及骶髂螺钉都是可供选择的内固定方式[33, 83]。

## 十、确定性治疗

过去很长一段时间，儿童骨盆骨折的治疗是以卧床休息，牵引，骨盆兜或髋关节石膏等非手术治疗为主要手段[12, 13, 17, 25, 40, 42, 47, 84, 85]。

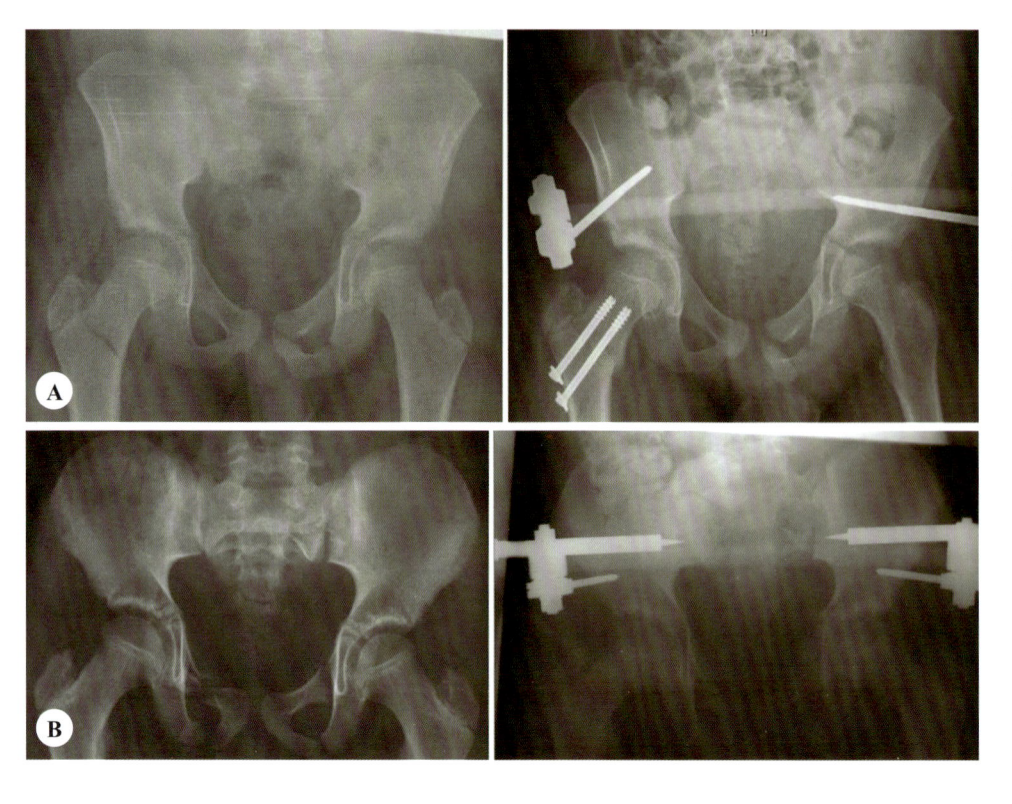

骨盆环骨折
Pelvic Ring Fractures

图 36-6　A. 儿童骨盆的急救稳定：主要使用外固定架；也可以使用骨盆 C 形钳。B. 儿童骨盆的急救稳定：主要使用外固定架；也可以使用骨盆 C 形钳

治疗的首要目标是行解剖复位，并维持骨盆对称[40, 86]。

保守治疗可以在大多数儿童中获得成功。

最近，通过手术稳定儿童骨盆环损伤在现代观念影响下逐渐增多。一些作者报道了他们在处理不稳定骨盆环损伤的切开及闭合复位的经验（表 36-3）。绝大多数作者更喜欢使用外固定[17, 31, 33, 34, 78-81]。

如今，外固定依然很少使用，且强调的适应证只是骨盆环移位＞2cm 时，需要使用外固定架来避免出现下肢不等长[32, 33, 87]。Keshishyan 等报道与保守治疗相比，使用外固定架获得了更好的结果[2]。

正如前面有作者已经提出的，移位性骨盆骨折非手术治疗可能导致骨盆不对称，引起不良的临床结果。有一些作者已经开始对儿童骨盆骨折行手术固定[13, 17, 77, 88, 89]。

可接受的手术固定适应证如下。
- 当需要行切开治疗时，应同时进行固定。
- 复苏过程中需要控制出血[6]。
- 改善患者的活动能力。
- 在严重移位的骨折中，避免畸形的出现[2, 40, 80, 84, 86]。
- 在特殊情况下，便于进行患者的护理（如多发伤）。

因此，只有移位的骨折需要外科手术切开复位及固定[6, 15, 17, 33, 34, 86, 90]，因此文献中仅有个例报道。

- Zimmermann 等使用 PDS 缝线固定 3 例儿童患者骨盆骨折，2 例固定耻骨联合，1 例固定骶髂关节[91]。
- Gänsslen 等报道了 1 例 C1.2 型损伤的 3 岁儿童，使用耻骨联合钢板及前路钢板固定患侧骶髂关节，在 17 个月随访后，获得了良好的临床及影像学随访结果[92]。
- Stiletto 等为 2 例≤3 岁的儿童行骶髂关节切开复位和前路钢板固定，并未进行前环的固定[89]。
- Blasier 分析了 57 例不稳定的 Tile B 型及 Tile C 型损伤患者中的 43 例。13 例接受了手术

表 36-3 治疗类型的数量统计

| 作者 | 年份 | 保守 | EF | ORIF | CRIF | ORIF+EF | 固定率（%） | 样本量 | overall |
|---|---|---|---|---|---|---|---|---|---|
| Kruppa | 2018 | 85 | | | | | 5.6 | 5 | 90 |
| Chotai | 2018 | 51 | 0 | 0 | 2 | 0 | 3.8 | 2 | 53 |
| Zwingmann | 2018 | 429 | | | | | 24.6 | 140 | 569 |
| Tosounidis | 2015 | 32 | 3 | 0 | 1 | 0 | 11.1 | 4 | 36 |
| Zwingmann | 2015 | 170 | | | | | 18.3 | 38 | 208 |
| Banerjee | 2009 | 43 | 1 | 0 | 0 | 0 | 2.2 | 1 | 44 |
| Spiguel | 2006 | 11 | 2 | 0 | 0 | 0 | 15.4 | 2 | 13 |
| Karunakar | 2005 | 134 | 0 | 12 | 2 | | 9.5 | 14 | 148 |
| Chia | 2004 | 118 | 2 | 5 | 0 | 0 | 5.6 | 7 | 125 |
| Grisoni | 2002 | 52 | 0 | 0 | 0 | 1 | 1.8 | 1 | 57 |
| Silber | 2001 | 165 | 0 | 1 | 0 | 0 | 0.6 | 1 | 166 |
| Uppermann | 2000 | | | | | | 9.5 | 9 | 95 |
| Rieger | 1997 | 38 | 6 | 6 | 1 | 0 | 29.6 | 16 | 54 |
| Keshishyan | 1995 | 31 | 12 | 0 | 0 | 0 | 27.9 | 12 | 43 |
| Rangger | 1994 | 18 | 1 | 1 | 1 | 0 | 14.3 | 3 | 21 |
| Barabas | 1991 | | | | | | 5.5 | 3 | 55 |
| Stachel | 1987 | | | | | | 2.8 | 3 | 108 |
| Musemeche | 1987 | 51 | 2 | 4 | 0 | 0 | 10.5 | 6 | 57 |

EF. 外固定；ORIF. 切开复位内固定；CRIF. 闭合复位内固定

治疗。其中 9 例实施了前路钢板 + 骶髂螺钉，1 例单独使用外固定架。3 例接受了手法复位，使用髋关节石膏进行了固定[6]。

- Baskin 等使用闭合复位 +CT 引导下经皮骶髂螺钉固定，治疗 3 例儿童患者，年龄分别是 8 岁、13 岁、14 岁[77]。3 例均在后环固定之前使用前环外固定架。所有病例都接近解剖复位。术后 5~6 周移除外固定架。随访至少 12 个月，只观察到轻微的后环受损表现。
- Chotai 等报道了 2 例骶髂螺钉固定的病例，Tosounidis 等报道了 1 例[33, 34]。

尽管有这些个案报道，尤其是骨盆 C 型损伤患者进行的手术，但在近期的文献中也无法找到明确的可用于指导的观点。

在儿童骨盆骨折中，仍然有较多数量的患儿采取了手术干预，使用外固定及内固定的比率从 0.6% 增加到 30%[2, 7, 8, 12, 13, 15, 16, 20-22, 25, 30, 88]。

Hannover 小组治疗复杂儿童骨盆创伤已经有长时间随访，在随访结果基础上得出一些经验，据此他们提出了一些治疗观点[19]。

除了血流动力学状态，治疗手段的选择还应考虑患者的年龄，骨折类型，骨盆环的稳定性[65]。Sibler 等近期也提出了类似的观点[57]。

## 十一、骨盆环不稳定的治疗选择

儿童骨盆骨折患者出现血流动力学不稳定，骨盆环不稳定（B 型或 C 型损伤），这种情况下，首要的治疗目标是恢复骨盆环的解剖结构，重新稳定骨盆。

行骨盆环固定术的指征及何处需要固定，主要根据骨盆稳定性进行判断。

- A 型损伤：通常不需要手术稳定骨盆，因为功能性治疗不会引起进一步的移位；治疗包括短时间内的卧床休息，早期行疼痛可耐受的步行锻炼；切开复位内固定只用于严重的移位骨折或开放性骨折中（如髂嵴的骨折，可能有膀胱损伤风险的耻骨支骨折，以及极少出现在年轻运动员中的撕脱骨折）。
- B 型损伤：手术稳定前环，为早期"部分负重"下地行走提供足够的稳定性。耻骨联合破裂的 B 型损伤，应当行切开复位钢板固定来稳定耻骨联合，因为在成人病例中单独使用外固定，有较高的耻骨联合再移位发生率。侧方挤压损伤越稳定，尤其是轻度微移位的侧方挤压骶骨骨折，大多数情况下可以考虑保守治疗；极少需要在这些损伤中使用外固定架。
- C 型损伤：后方移位＞5mm 可以导致骨不连的较高发生率，治疗应该行前后联合固定。

内固定器材的选择，主要根据骨折/损伤的位置，更重要的要根据患者的年龄进行。

在 14—18 岁青少年组中，一些为人熟知的稳定固定的观念，也可以用于儿童患者组[66]。

骨盆三角软骨尚未闭合的未成年组群中，≤10 岁和 10—14 岁的患儿之间有显著的差异。

在＞10 岁的患者中，可以采用与成人类似的标准的植入物。并且一定要准备与解剖相适应的植入物。

在更小年龄组（≤10 岁）中，在选择内固定类型时，一定要考虑特殊的解剖结构。

- 耻骨联合损伤：螺钉或钢丝捆扎内固定。学步阶段患儿可以加用经骨缝线，较大的患儿，可以使用 1 块 2 孔的 1/3 管形钢板或 2～4 孔小型钢板（图 36-7 至图 36-9）。
- 耻骨上支骨折移位：伴有膀胱损伤的风险，学步阶段儿童选择切开复位，使用克氏针固定，在稍大的患儿中，可使用 3.5mm 经耻骨皮质螺钉固定（图 30-10）。
- 不稳定经耻骨骨折，B 型或 C 型损伤的一部分病例可选择髋臼上方外固定架（图 36-11）。
- 髂骨翼骨折：学步阶段患儿使用克氏针固定，更大的患儿使用螺钉或钢板予以固定（图 36-12）。
- 经髂骨骨折脱位（新月形骨折）：后方闭合或切开复位后，后方使用螺钉固定髂骨翼（图 36-13）。
- 骶髂关节脱位：骶髂关节前方使用迷你小钢板（如小 H 钢板）固定，在较大儿童中使用 3 孔小钢板固定（图 36-14 和图 36-15）。
- 骶骨骨折：使用克氏针，经皮置入骶髂关节或使用 3.5mm 螺钉固定。

可以在术后 1 周内开始部分负重的运动，或者根据相关损伤适当调节时间。提倡疼痛可耐受的运动。一般 3～6 个月后可以移除内固定。外固定架在术后 2～3 周后可以去除。

最近的分析报道了骨盆环的固定率为 22.5%[34]，均为不稳定的 B 型及 C 型损伤。外固定及内固定均有应用。C 型骨折的所有 3 例患者均使用了内固定。

## 十二、住院治疗情况

美国国家住院儿童数据库资料显示平均住院日为 5.2 天，骨盆骨折是第二昂贵的住院花费，平均费用为 15 011.61 美元/人[23]。

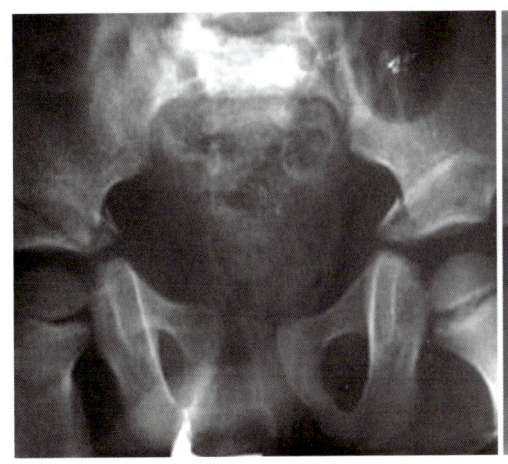

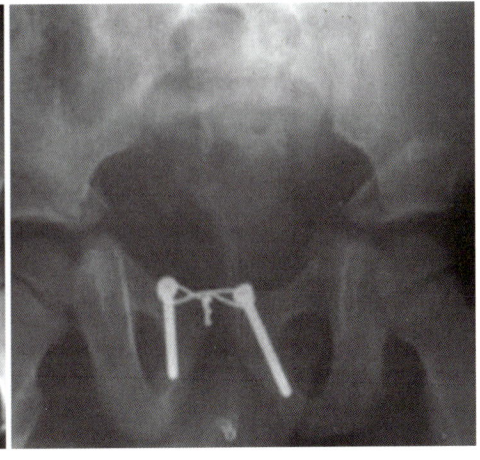

第 36 章 儿童骨盆环损伤
Pediatric Pelvic Ring Injuries

◀ 图 36-7 幼龄儿童耻骨联合分离的稳定措施，根据动态稳定的理念使用螺钉和钢丝进行固定

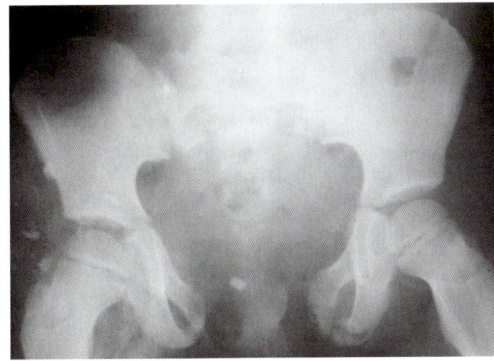

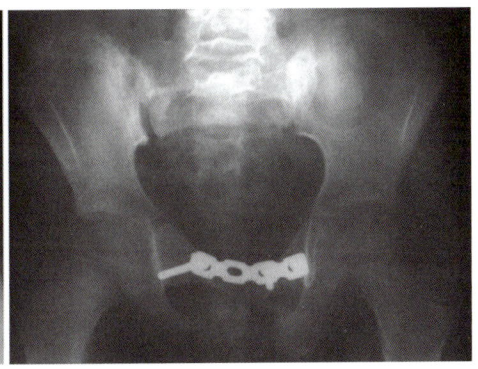

◀ 图 36-8 中龄儿童耻骨联合分离稳定措施，使用 3.5mm 钢板

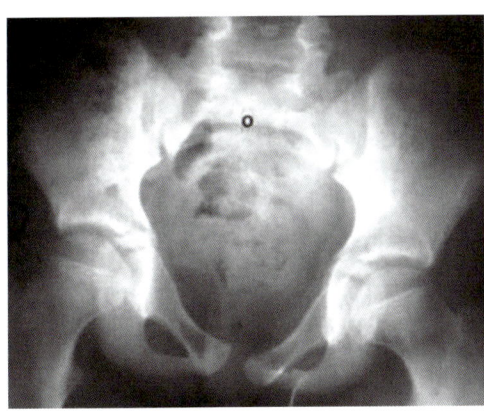

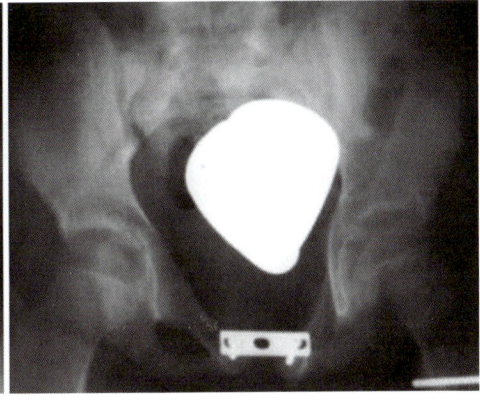

◀ 图 36-9 大龄儿童耻骨联合分离稳定措施，使用标准钢板

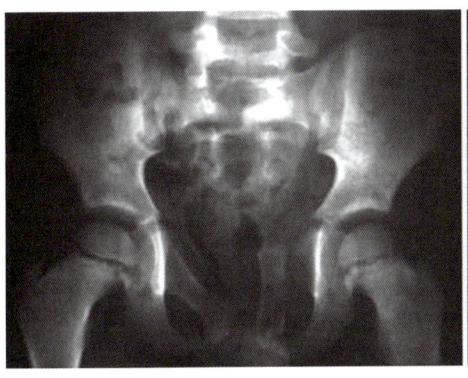

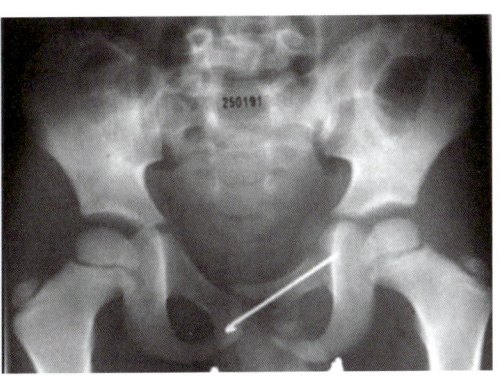

◀ 图 36-10 使用克氏针固定移位的耻骨支骨折

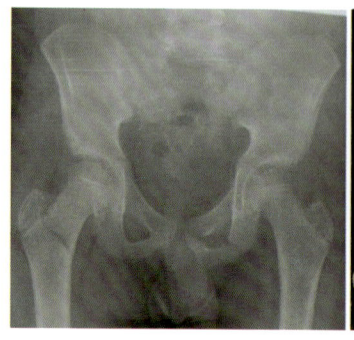

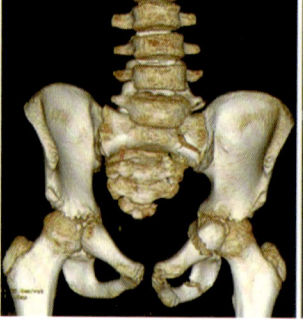

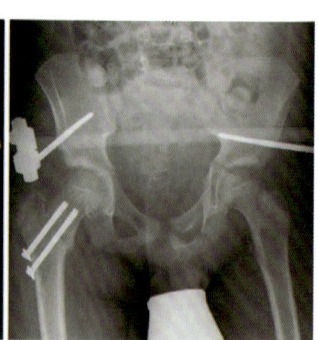

骨盆环骨折
Pelvic Ring Fractures

◀ 图 36-11 使用外固定架对 1 例不稳定的 C 型骨盆损伤（左侧骶骨骨折）的移位耻骨支骨折进行前路稳定

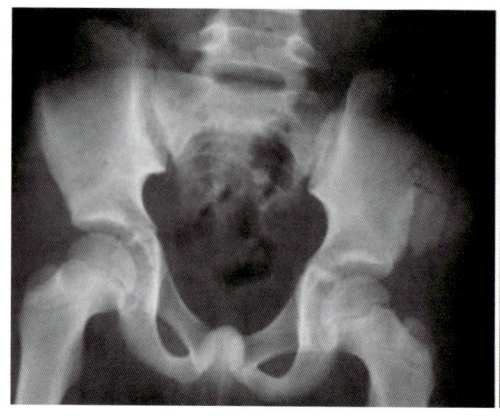

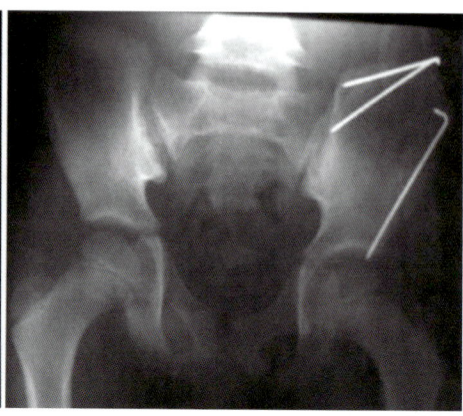

◀ 图 36-12 使用克氏针固定移位的髂骨翼骨折

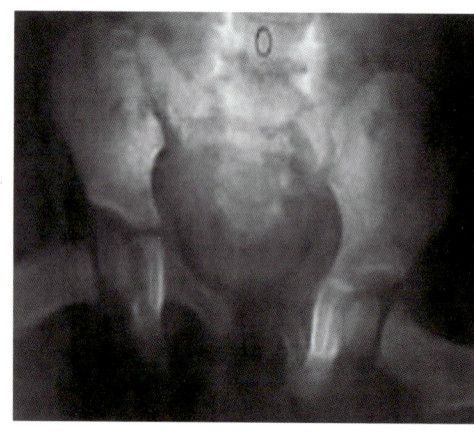

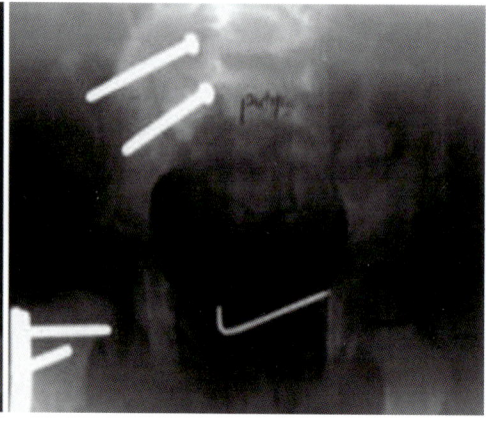

◀ 图 36-13 使用 3.5mm 螺钉对 1 例 3 岁新月形骨盆骨折（骶髂关节骨折脱位，介于 C 型至 B 型损伤）患儿进行固定

住院时间一般为 1~4 周，中位数为 8~9 天[7, 9, 16, 20, 31, 34, 37, 93]，大多数的患者可以出院回家（约 70%）[16, 20]。

在这段时间内，平均有 1 周的时间在 ICU 治疗和观察[7, 15, 20, 31, 34]。

## 十三、死亡率

目前报道的死亡率为 0%~16%，平均值为 6.2%（表 36-4）[7-9, 15, 16, 20, 30, 33, 34, 37, 38, 52, 93]。

最近，一项对 569 例儿童骨盆患者（年龄＜15 岁）的研究显示，这些患者简明损伤评分（abbreviated injury scale，AIS）至少为 2 分，显示总的死亡率为 6.8%[31]。

有些作者强调儿童骨盆骨折引起的死亡很少见[12, 47, 68]。对可利用的数据进行分析显示死亡率大概为 1%[13, 15, 18, 40]。

对死亡原因的分析显示，死亡与并发的严重脑外伤及总的损伤严重程度有非常明显的关联[93]。进一步能够影响死亡率的因素是复杂的骨盆创伤（死亡率为 19%）[19]、骨盆骨折的类

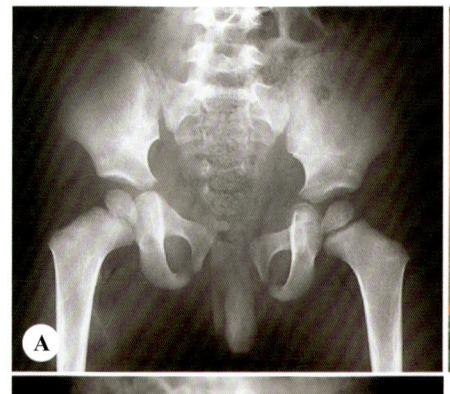

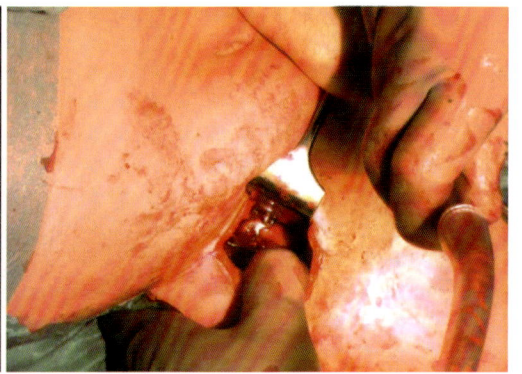

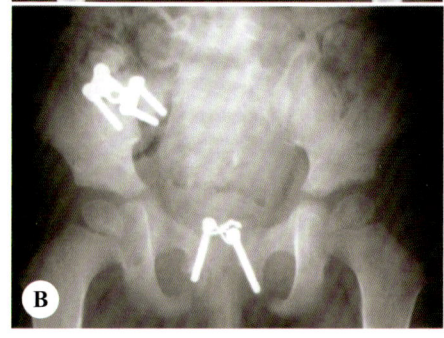

第 36 章 儿童骨盆环损伤
Pediatric Pelvic Ring Injuries

▲ 图 36-14 1 例 3 岁儿童骶髂关节脱位使用前路钢板固定
来源：Gänsslen A, Pohlemann T. Kapitel 11.1 Kindliche Beckenringfrakturen, p. 209 (Fig. 11.4 a, b); in: Tscherne H, Pohlemann T (Eds.). Tscherne Unfallchirurgie – Becken und Acetabulum. Springer Verlag Berlin, Heidelberg, New York, 1998

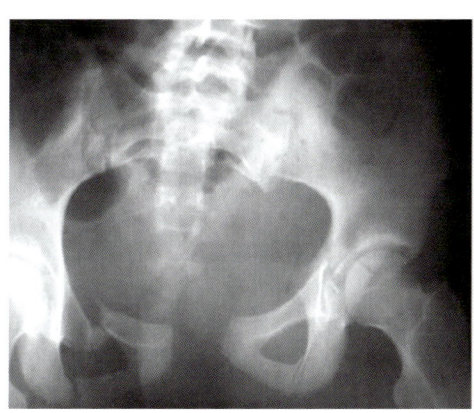

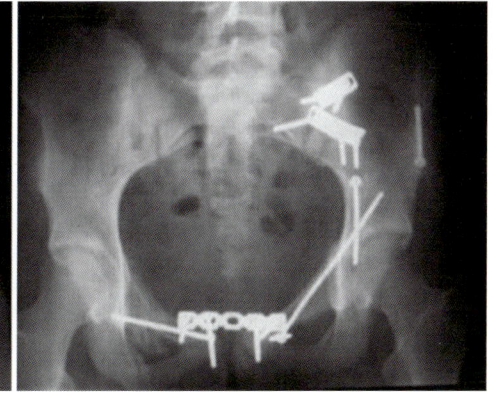

▲ 图 36-15 1 例 14 岁儿童骶髂关节脱位使用前路钢板固定
来源：Gänsslen A, Pohlemann T. Kapitel 11.1 Kindliche Beckenringfrakturen, p. 208 (Fig. 11.3 a, c); in: Tscherne H, Pohlemann T (Eds.). Tscherne Unfallchirurgie – Becken und Acetabulum. Springer Verlag Berlin, Heidelberg, New York, 1998

型[17, 45] 以及开放性挤压伤，作为复杂骨盆创伤的一个亚组的存在（死亡率为 20%）[36]，然而 Subasi 等分析了不稳定 B 型及 C 型损伤，总体死亡率没有发现变化[94]。

最近得到确认的是 Tile C 型损伤有更高的死亡率，约为 15%（是 A 型和 B 型损伤的 2 倍）[31]。

儿童骨盆创伤患者总体死亡率轻微高于成年人，与骨盆的不稳定程度紧密相关。

### 十四、长期预后的结果

一些长期预后的问题文献中有所报道（图 36-16）。

骨折相关的后遗症有：持续的神经功能缺失[7, 78]、直肠阴道瘘[12]、性交困难或阴道感觉改变、阴道阻塞并发症[95] 及骨盆的感染[12]。

特别是在复杂的骨盆创伤后，可以观察到更高的局部并发症的发生率。Mosheiff 等观察了 15 例骨盆开放性碾压损伤患者，有 11 例伤口出现

# 骨盆环骨折
Pelvic Ring Fractures

表 36-4 2000 年以来小儿骨盆骨折的死亡率

| 作　者 | 年　份 | 患者数 | 死亡数 | 百分比（%） |
| --- | --- | --- | --- | --- |
| Kruppa | 2018 | 90 | 2 | 2.2 |
| Chotai | 2018 | 53 | 3 | 5.7 |
| Tosounidis | 2015 | 36 | 4 | 11.1 |
| Zwingmann | 2015 | 208 | 13 | 6.8 |
| Banerjee | 2009 | 44 | 7 | 15.9 |
| Spiguel | 2006 | 13 | 0 | 0 |
| Vitale | 2005 | 1190 | 86 | 7.2 |
| Chia | 2004 | 125 | 5 | 4 |
| Grisoni | 2002 | 57 | 3 | 5.3 |
| Guillamondegui | 2002 | 130 | 3 | 2.3 |
| Junkins | 2001 | 16 | 2 | 12.5 |
| Silber | 2001 | 166 | 6 | 3.6 |
| Uppermann | 2000 | 95 | 4 | 4.2 |
|  |  | **2233** | **138** | **6.2** |

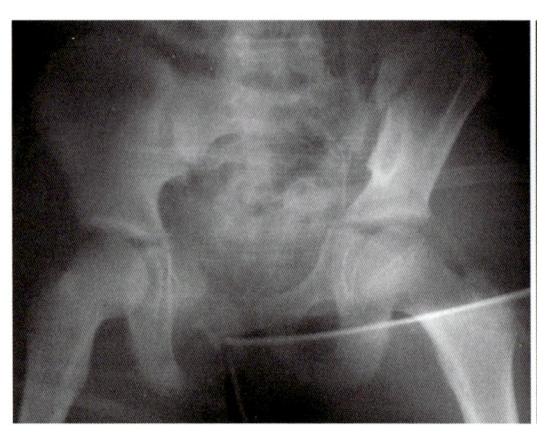

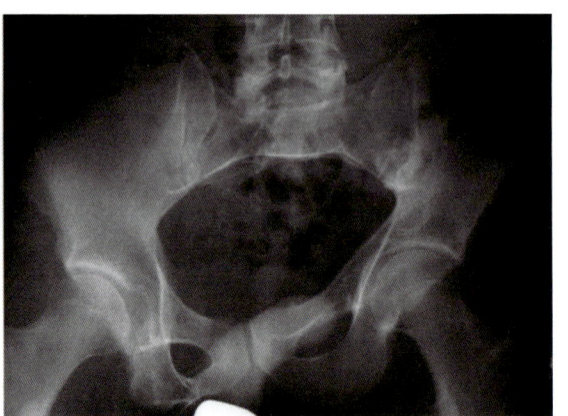

▲ 图 36-16 保守治疗不稳定的儿童骨盆环损伤（左新月形骨折）出现骨盆不对称愈合的远期后遗症

感染并发症（感染比例在 73%），2 例复发性肠梗阻，1 例血管移植失败[36]。Meyer-Junghanel 等报道有 38% 并发症发生率[19]，其中 2 例患者出现伤口感染，3 例出现了严重出血。

报道的大多数并发症是骨折愈合出现了问题。这些问题包括肢体不等长[7, 78]，耻骨延迟愈合[78]，骨折不愈合[7, 13, 17, 78, 96]，骶髂关节半脱位[7]，骶髂关节过早融合[17, 42, 78, 90]，耻骨联合持续分离[13, 17, 96]，耻骨联合强直[22]，愈合不良引起的骨盆不对称[22, 78]，半侧骨盆发育不全[17, 42, 78, 90]，腰椎侧弯的进展[7]，以及腰痛的出现[42, 78]。

骨盆前环不愈合，包括耻骨联合分离，通常不会引起长期的并发症，因此不需要特殊处理[13, 17, 78, 96]。

骨折愈合畸形可能引起肢体不等长，引发腰痛及脊柱畸形[42, 78]，但是文献中并没有可耐受移位长度的具体数据。

骶髂关节损伤可能发展到骶髂关节过早融合，引起半侧骨盆发育不全[17, 42, 78, 90]。

损伤相关的骨愈合问题多出现在不稳定骨折病例。

一些长期随访的结果。

Richter 分析了 126 例儿童患者，随访时间在 1～28 年，平均 4 年[81]。11 例患儿有疼痛症状，16 例运动功能降低，14 例骨盆出现临床不对称。29 例出现了骨性畸形的表现（23%）。

Rieger 等分析了 35/44 例患儿，平均随访 135 个月（18～235 个月）[13]。他们发现从 A 型损伤到 C 型损伤，长期并发的问题逐渐增多。12 例 A 型损伤的患者，11 例长期随访没有任何症状；只有 1 例出现了腰痛，可能的原因是股骨及小腿骨折后出现下肢不等长。因此长期并发症发生率为 8.3%。8 例 B 型损伤中，1 例前环不愈合同时骶髂关节退变，但只有轻微的临床功能障碍。另 1 例患者出现耻骨联合融合，第 3 例患者出现尿道狭窄。总的长期后遗症发生率为 37.5%。11 例 C 型损伤患者，7 例出现了腰痛，2 例因骨盆损伤相关的步态异常及神经损伤出现功能受限。总的长期后遗症发生率为 63.6%。

Schwarz 等在一项多中心研究中，随访了 32 例患者中的 17 例（随访率 53%），患儿发生损伤时年龄 <12 岁[86]，他们发现畸形愈合与预后不良相关联。随访时间至少为 2 年（2～25 年）。6 例患者出现了腰痛（35.3%），与骨盆不对称有强相关性。8 例患者出现了腰椎侧弯，8 例出现了明显影像学的不对称（各占 47.1%）。5 例患者下肢不等长，长度差异 >2cm（29.4%）。5 例患者被慢性腰痛所困扰（29.4%）。

在之前的一个分析中，Schwarz 等在一项多中心研究中报道了 17 例患者的长期随访结果[97]。9 例患者为 B 型损伤，8 例为 C 型损伤。没有观察到不愈合的情况。1 例因髋臼发育不良出现半骨盆不对称。2 例出现无症状的耻骨联合增宽。10 例出现了脊柱侧弯。临床结果及影像学结果之间相关联。

Meyer-Junghänel 等分析了 21 例复杂骨盆骨折患者中的 16 例（76.2%）[19]。9 例患者在平均随访 9 年时间中，完全没有疼痛的症状。3 例有中度到重度的疼痛。没有观察到持续的神经功能缺失。4 例有尿道断裂（25%）。影像学检查显示只有 9 例解剖愈合（影像学异常占 43.7%）。2 例患者存在 10～12mm 移位的错位愈合。3 例患者骶髂关节出现退行性改变，3 例患者出现了骶髂关节融合。再次仔细分析初次及随访的 X 线检查，发现 8 例患者有漏诊损伤。大部分为骶骨骨折漏诊。

Blasier 等观察发现 B 型及 C 型损伤在静息痛，运动疼痛，跛行及肢体不等长等主观评分上没有显著差异。总的来说，接受手术的患者随访优良率达到 92%，非手术治疗患者的优良率为 80%[6]。

Subasi 等随访了 55 例不稳定的 B 型及 C 型损伤（占 95%），随访时间平均为 7.4 年。4 例患者出现步态异常（7.3%），下肢不等长与腰痛各有 6 例（10.9%），退变性骶髂关节改变与耻骨联合硬化各为 2 例（3.6%）。骶髂关节强直 1 例。除此以外，11 例出现尿道狭窄（20%），6 例尿道不连续，6 例勃起功能障碍（10.9%）。56% 的患者有长期精神障碍[94]。

总体来讲，在长期随访中观察到 C 型损伤并发后遗症更多。

Smith 等分析了 20 例年龄在 3—12 岁的不稳定型骨盆骨折患者，随访时间平均为 6.5 年。最初出现骨盆不对称的患者直到最后一次随访，也未观察到重塑恢复对称性[24]。总体来说，20 例患者中，17 例有骨盆不对称。手术治疗后，48% 恢复对称；保守治疗中，18% 恢复对称。单纯使用外固定与前后环联合固定相比，随访中出现了更多的骨盆不对称。C 型损伤，单纯使用外固定架，骨盆不对称高度差从最初的 3.5cm 减少到随访的 3.3cm；而使用后路内固定组，骨盆不对称高度差从最初的 3.9cm 减小到随访的 0.6cm。

长期后遗症在不稳定性损伤类型及复杂的骨盆创伤患儿中更多见。

## 结论

骨盆环损伤在≤14岁的儿童中是比较少见的。主要的损伤机制是高能量创伤，因此合并较高的躯干损伤发生率。由于与成人的解剖差异，引起儿童骨盆骨折需要更大的外力。复杂的骨盆骨折发生率更高。死亡率与成人相近，为 6.4%。急救处理参照成人的标准，而大多数的最终治疗方案是保守治疗。

过去的几年，不断增加的证据表明：不稳定型损伤应当使用适合儿童的植入物，运用外固定或内固定技术。目前主要治疗方法还是外固定架。

目前儿童骨盆骨折的长期随访结果提示，多种长期后遗症发生是由不稳定骨盆损伤的不稳定程度所决定的。临床及影像结果之间有较高的关联度。A 型损伤正常愈合后不会出现任何后遗症。

# 第 37 章 撕脱伤
## Avulsion Injuries

Axel Gänsslen　Annelie-Martina Weinberg　著
易成腊　译

在骨骼发育过程中，骨突作为二次骨化中心，在生命的第二个 10 年中发育。它们是肌肉和肌腱的起点和止点。

因此，在骨骼发育不成熟的患者中，特别是在 14—17 岁的年轻运动员，这些区域有损伤的风险，因为在这个年龄段，干骺端是与骨连接的肌肉肌腱最薄弱的区域，当垂直应力作用在骨突上极易发生撕脱伤。

在生长过程中，组织学上可以观察到一个带状组织直到明确的干骺端闭合[1]。生长激素的分泌增加了骨突生长带的柱状软骨层，导致与骨突相连的附着肌肉的抗拉强度降低，此外，雄激素还可以增加肌力[2]。

骨盆典型的隆起有：缝匠肌起点髂前上棘（anterior superior iliac spine，ASIS），股直肌起点髂前下棘（anterior inferior iliac spine，AIIS），腹直肌起点，坐骨结节（ischial tuberosity，IT），腘绳肌起点，腹壁肌止点髂嵴（iliac crest，IC）和耻骨联合上角（superior corner of pubic symphysis，SCPS）[3]。

反复过度的肌腱牵拉可导致骨突炎，而在短跑、跳跃或运动（如足球）时，附着的肌腱连接处突然受到同心或偏心性剧烈收缩，是骨盆撕脱骨折的主要原因[3-5]。

关于骨盆隆起的出现年龄和融合年龄的数据差别较大[2, 6-9]。

历史数据报道的结果不一致，在出现和闭合方面的差异很大[10-14]。最近的一项计算机断层扫描（computer tomography，CT）分析发现骨盆骨突的出现和闭合与性别相关，而女性骨突的出现和闭合比男性骨突[15]早 1～2 年（详情见子章节）。

## 一、流行病学

2001 年在一篇关于骨盆撕脱性骨折的大型系列研究中，Rossi 等报道了 203 例不同撕脱伤患者（平均年龄 13.8 岁）：坐骨结节撕脱伤 53.7%，髂前下棘撕脱伤 22.2%，髂前上棘撕脱伤 19.2%，耻骨联合上角撕脱伤 7%，髂嵴撕脱伤 3%[3]。

第二项大宗病例研究于 2014 年由 Schuett 等出版。225 例患者共 228 例骨盆撕脱伤，男性占 76%，平均年龄 14.4 岁。相反，AIIS 撕脱最为常见（49%），其次是 30% ASIS 撕脱，11% IT 撕脱和 10% IC 撕脱。已有研究表明 AIIS 撕脱骨折预后最差，慢性疼痛发生率高 4.47 倍，而在 IT 处发生 4/5 的骨不连。骨折移位 > 20mm 是骨不连的主要危险因素（高出 26 倍）。

Eberbach 等分析文献，报道以下骨盆撕脱伤的发生率。

- 33.2% 的髂前下棘（AIIS）。
- 29.7% 坐骨结节（IT）。
- 27.9% 髂前上棘（ASIS）。
- 6.7% 髂嵴（IC）。
- 1.8% 小转子（lesser trochanter，LT）。
- 1.2% 耻骨联合上角（SCPS）。

## 二、髂前下棘（AIIS）撕脱骨折

股直肌撕脱损伤有两种形式。股直肌有 2 个头：直头起源于髂前下棘，反折头起源于髋臼上方的骨沟。在最近的文献中通过对 83% 的病例进行分析[17]观察到股直肌的第 3 个头，第 3 个头延伸到髂股韧带和臀小肌肌腱。

股直肌直头参与了髋关节屈曲运动的开始阶段。进一步的屈曲活动由股直肌反折头带动[18]。

因此，当发生紧张或过度收缩时，可能有两种骨撕脱损伤。

股直肌直头的收缩或牵拉导致直头肌腱交界处的应变或髂前下棘（AIIS）撕脱骨折（图 37-1）。

相比之下，反折头部甚至"第 3 头"可以通过直接或间接牵拉髂股韧带导致髋臼上缘（superior acetabular rim avulsion, SARA）撕脱（图 37-2）[19, 20]。

历史上的文献报道了少数 AIIS 撕脱骨折。Köhler 报道了 1 例 13.5 岁男童的 AIIS 撕脱骨折，他在 1926 年接受治疗，在过度跑步[21]时受伤。1935 年，Gallagher 又报道了另外 2 例患者，他称之为"短跑运动员骨折"[22]。

### （一）解剖学

AIIS 的骨突通常出现在 11—15 岁，并在 16—18 岁发生融合[19, 23]。骨骺是肌肉 - 肌腱 - 骨骼连接[24]中最薄弱的环节。Morscher 证明了在青春期，由于发育的影响骨突变得脆弱[25]。

AIIS 是股直肌直头（直部）的起点，而髂股韧带和该肌肉的反折头位于突起的下端或在 AIIS 边缘和髋臼缘之间[26]。

### （二）流行病学

文献中的大多数报道都是关于 AIIS 撕脱骨折的处理。Lau 等在[27]儿童医院的 5 年零 7 个月期间没有观察到这种损伤的病例。意大利奥委会 Rossi 等对所有骨盆撕脱骨折患者的分析发现，45 例患者发生 AIIS 撕脱骨折（22.7%）。总的来说，在 22 年间的所有 1238 例接受治疗的运动员中，报道的发生率为 3.6%。在本分析中，平均每年见到 2 例病例[3]。Linni 等 22 年观察到 10 例 AIIS 撕脱骨折（每年 0.45 例）。在所有 22 例患者中，该撕脱型患者的发生率最高（45.5%）[28]。Fernbach 等报道在一组 20 例患者中有 20% 的 AIIS 损伤。所有患者均为男性，在运动期间受伤[29]。Kameyama 等[30]在日本发现了 240 例 ASIS 损伤和 150 例 AIIS 损伤。在另一项研究中，Kameyama 等通过分析 7 年内 30 例髂骨损伤的患者。发现其中 20 例 ASIS 损伤，10 例 AIIS 损伤。所有 AIIS 损伤患者均为男性，平均年龄 13.5 岁。侧向分布为 1 : 1[31]。

文献报道撕脱骨折风险期介于 13—16 岁[4, 22, 28, 31-43]。

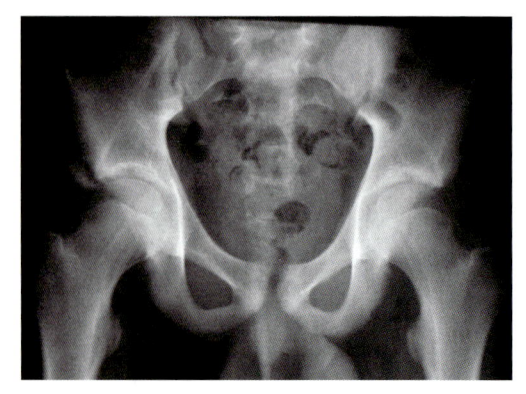

▲ 图 37-1 足球运动导致的髂前下棘（右侧）损伤

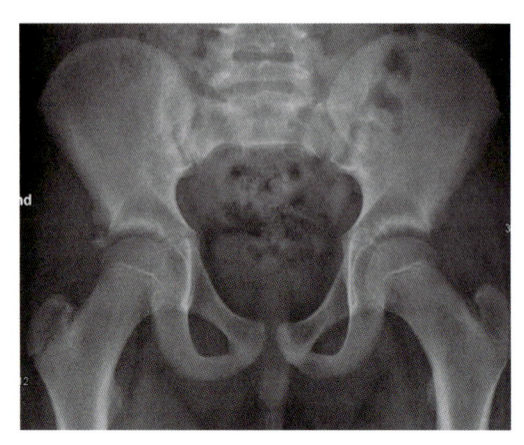

▲ 图 37-2 跑步运动导致的 SARA 损伤

### （三）损伤机制

主要的损伤机制是由股直肌剧烈收缩或伸展造成的间接机制。股直肌的直头在髋关节初始屈曲或股直肌过度收缩期间，直头首先处于紧张状态，随着持续的屈曲，直头变得松弛，而反折头在屈曲后期阶段收紧[38,41]。相比之下，直接创伤引起的 AIIS 撕脱伤很罕见[26]。

导致 AIIS 撕脱的主要机制是髋关节用力伸展[44,45]或膝关节伸展时髋关节过度屈曲（如足球时的"空中踢"）[3]。此外，另一种可能的机制是由髋关节过伸和膝关节屈曲引起的股直肌直头牵拉产生[44]。

在足球运动员、曲棍球运动员、跑步运动员、网球运动员和跨栏运动员中，在短跑起步阶段强迫髋关节和膝关节伸展被认为是引起 AIIS 撕脱的主要原因[3,4,16,22,28,31-37,39-41,45-50]。

因此，AIIS 的撕脱骨折被称为"短跑运动员骨折"[22]。

Rossi 等描述了足球、田径、网球运动是引起肌撕脱性骨折最常见的原因。足球占 40%，田径和网球各占 22.2%，体操占 6.7%，摔跤和击剑各占 4.4%[31]。

Steinbrück 等报道了几种损伤机制：他们认为这种损伤可能是在跑步开始冲刺时股直肌突然收缩而发生的；或在活动中突然跌倒，以及在足球中最大限度的踢腿[23]。

此外，在 Linni 等的研究中，造成这种损伤的主要原因是足球，占 70%，在体操、滑冰和骑马[28]中各有 1 例。

在 Kameyama 等的分析中，70% 的患者是在踢足球时受伤的，进行跳高、慢跑和短跑的患者各有 1 例[31]。

在极少数情况下，由于髋关节脱位过程中出现可能的直接创伤，导致前髋关节脱位合并 AIIS 和 ASIS 撕脱骨折[51,52]。

## （四）症状

Steinbrück 等报道了检查过程中可能出现的症状和病史。通常会听到有鞭击声或听到"砰"声的病史[23,37,42,53]。

总的来说，可能出现的症状包括：髋部剧烈疼痛[22,53]，腹股沟区[44]局部肿胀，可见血肿[231]。局部压痛和触诊疼痛[22,33,38,44,45,53]，疼痛导致的活动范围受限（屈伸）[22,23,33,42,44,53]，髋关节外展受限（疼痛）[23,43]，髋关节屈曲无力，典型的膝关节伸展乏力[53]，捻发音[23]，很少有轻微的血管舒张和收缩障碍[22]。

总的来说，这些损伤比 ASIS 损伤的疼痛程度轻[29]。

## （五）诊断

常规的骨盆前后 X 线片是早期检查金标准（图 37-1），但可能没有 AIIS 损伤的迹象。在极少数情况下，需要拍健侧 X 线片来排除或明确诊断[54]。

斜位片（髂骨斜位）通常是必要的，可用于区分撕脱伤和正常隆起（图 37-3）[3,23,45,49,55]。

骨折碎片通常较小，呈新月形（图 37-4）[4,21,53,56]或三角形[57]，移位通常较小，<3mm，因为未受伤的股直肌反折头没有移位[31,58,59]。

最大移位可达向下 1cm[21,26,29,43,53,60]，靠近髋臼边缘上方。有时显著下移位的 ASIS 撕脱骨折需要和 AIIS 撕脱相鉴别[33,61,62]，双侧 AIIS 撕脱伤罕见[43,53,63]。

Pisacano 等分析了磁共振成像（magnetic resonance imaging，MRI）和超声对 AIIS 撕脱骨折的诊断价值[64]。所有 3 例均在 MRI 和超声检查中被确诊。与对侧相比，撕脱伤的超声征象为物理增宽、突起移位、低回声或混合回声水肿、增宽间隙出血（图 37-5）、多普勒超声充血[64]。当常规 X 线检查不能发现疑似撕脱伤时，超声检查可以作为一种替代方法。

相反，MRI 表现无特异性，因为这些骨片中缺少骨髓，低信号的皮质碎片使诊断困难。MRI 对于排除相关的肌腱损伤更为重要[65]。只有间接的损伤，如血肿和（或）骨膜剥离、波纹状和带碎片的撕裂肌腱缩回可以被证明[66]。

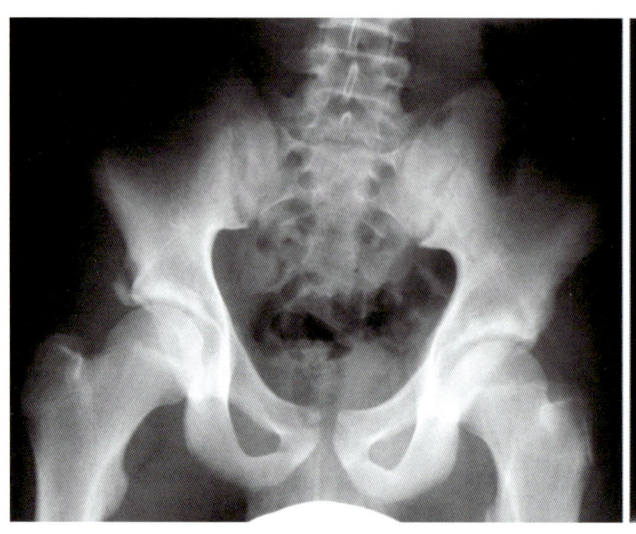

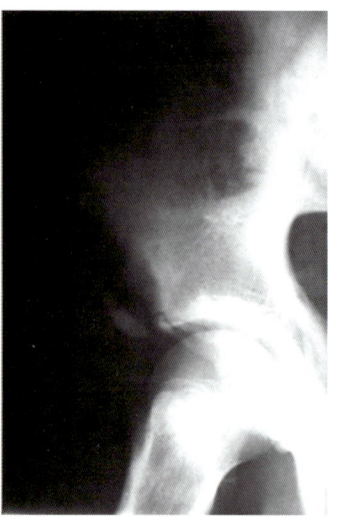

# 骨盆环骨折
## Pelvic Ring Fractures

◀ 图 37-3 髂骨斜位片对分析骨折块的位置及大小很有帮助

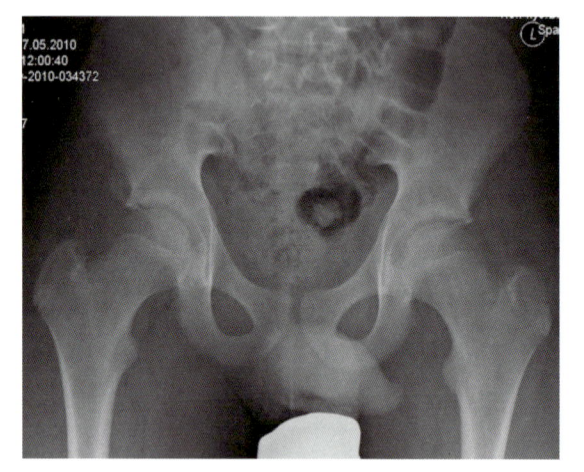

▲ 图 37-4 典型的小的新月形骨折块

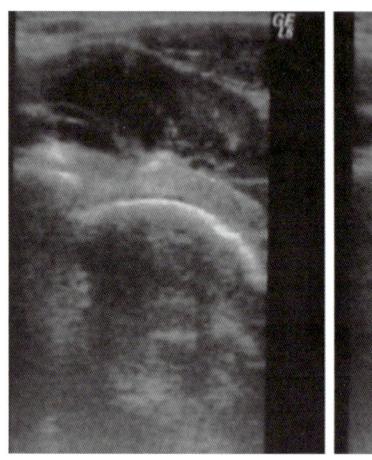

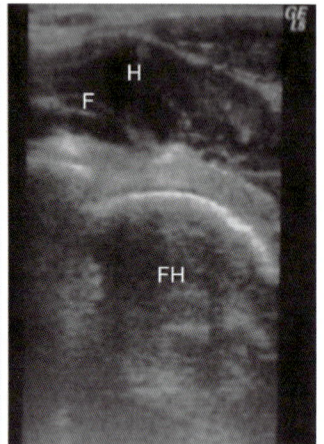

▲ 图 37-5 髂前上棘损伤的超声影像：可以看见血肿（H）在股骨头（FH）前方形成，骨折块（F）

Sanders 推荐采用 CT 诊断[45]，急性期患者通常不需要进行超声、CT 和 MRI 检查。这些成像方法主要应用于未移位骨折或非骨化的隆起[50, 65, 67]。AIIS 撕脱性骨折和髋臼上边缘撕脱性骨折（SARA）可通过 X 线片或 CT 进行鉴别。

慢性 AIIS 撕脱骨折类似肿瘤病变[34, 35, 41]。放射学表现为骨疣[34]、骨化性肌炎[21]、腱韧带钙化[26] 或突出的瘤样骨化[23, 41, 45]。从鉴别诊断的角度来看，必须考虑髋臼骨[29, 59] 和肿瘤（图 37-6）。后者可以是骨肉瘤[41]，尤因肉瘤[49]，或其他肿瘤。良性病变可能是骨髓炎[4]。很少会出现下腹疼痛和肠梗阻的临床症状。最终活体组织检查可以作为排除肿瘤病变的一种选择[26, 35, 36, 41]，但需权衡活体组织检查的必要性[35, 41]。

此外，骨增生也可发生[47]，在临床上可导致股骨 - 髋臼撞击综合征（图 37-6），特别是在晚期诊断的患者中[39, 68]。

显著移位的 ASIS 撕脱性骨折可能被误诊为 AIIS 撕脱性骨折[33, 61, 62]。

### （六）治疗

大多数患者的髂前下棘（AIIS）撕脱进行保守治疗，临床效果良好[31, 49, 53, 62]。在伤后 36 个月内，骨碎片未再发生明显移位。

在 Rossi 等的大量分析中，无 1 例 AIIS 损伤患者接受手术[3] 治疗。Steinbrück 保守治疗 AIIS 损伤患者，行屈髋位卧床休息 2～3 周[23]。Linni

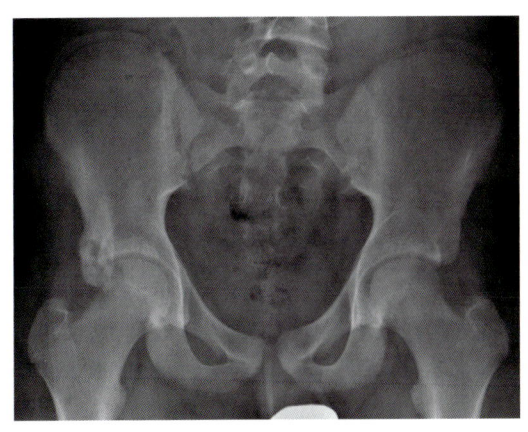

▲ 图 37-6 陈旧性髂前下棘损伤，局部骨质增生导致临床上出现股骨 - 髋臼撞击综合征（femoroacetabular impingement，FAI）

等对所有患者[28]进行保守治疗。Kameyama 等对 9 例患者采用保守治疗，1 例患者采用螺钉固定[31]，即使移位为 2cm 的病例经保守治疗也表现良好[69]。因此，很少推荐手术治疗（螺钉固定）[31, 70]。

保守治疗主要包括冰敷、非甾体抗炎药（如布洛芬）、挂拐杖有限负重和根据疼痛程度的被动辅助运动练习。将髋关节固定在屈曲 30° 内（有无石膏均可），以释放腹直肌的张力[58]。

最近，一些作者采用逐步的康复[4, 43]计划。在第 1 周的初始休息期间，建议进行等长肌肉锻炼和体重保护。在第 2～4 周，允许被动运动，挂拐杖行走（非/部分负重）和轻度伸展。在第 4～6 周，通常可以进行主动运动和加强、等速运动及主动关节运动，之后就可以开始参加正常体育运动了[4, 43]。

据报道，AIIS 撕脱性骨折后完全恢复的时间为 3 周到 4 个月[4, 21, 22, 26, 44, 53, 57]。

相反，Linni 等报道在伤后 2～24 个月[28]后有 30% 的持续症状。手术治疗包括以下适应证。
- 螺钉固定，如果移位为 >2.5cm[39]。
- 切开复位内固定（open reduction and internal fixation，ORIF），如果移位为 >3cm[71]。
- 骨疣形成后切除[39, 72]。

如果早期诊断，保守治疗可在大多数患者中产生良好和极好的结果[4]。

在一项对 15 例 AIIS 撕脱骨折患者的比较分析（11 例手术 vs. 4 例保守治疗）中，1 年后的结果是相似的，但行 ORIF 的患者恢复更快[48]。有趣的是，73% 的病例出现放射学的 CAM 型股骨 - 髋臼撞击综合征。

Sininikumpu 等分析了 11 例运动患者撕脱骨折的手术治疗。所有病例手术指征均为移位 >20mm。其中 2 例行骨碎片切除，9 例行锚定或经骨缝合。在术后至少 1 年的最新随访中，81.8% 的患者报道预后良好[73]。

在 Eberbach 等的一项 Meta 分析中，撕脱伤骨块移位 >15mm 的高活动度患者，包括 AIIS 损伤，通过手术治疗会获益更大[74]。

### 三、髋臼上缘撕脱骨折

股直肌反折头或"第 3 头"的牵拉可通过直接或间接的髂股韧带张力导致髋臼上缘撕脱（SARA）[19, 20]。这些损伤很少见（图 37-7）[32, 38, 75]。

### 四、髂前上棘（ASIS）撕脱伤

在髂骨前区，ASIS 是缝匠肌和稍后方阔筋膜张肌的起点。此类损伤多由于肌肉强烈收缩或髋过伸导致（图 37-8）。在运动员中较为多见。

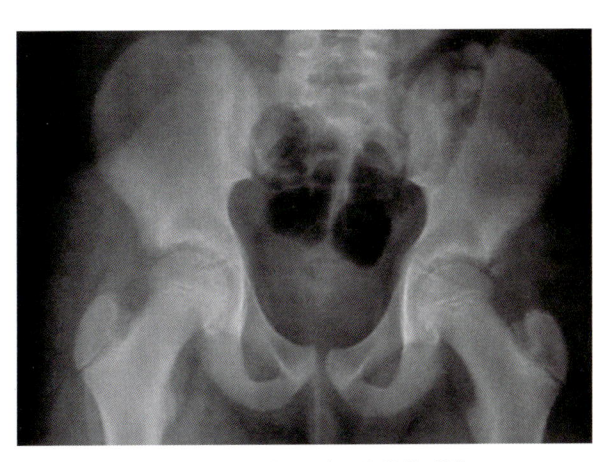

▲ 图 37-7 左侧髋臼上缘撕脱伤

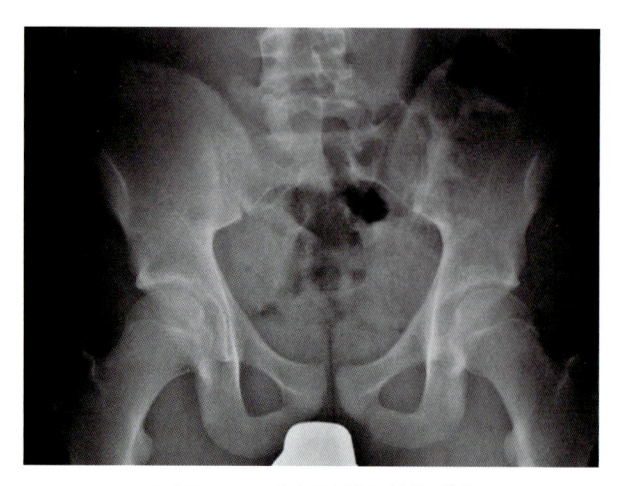

▲ 图 37-8 左侧髂前上棘撕脱伤

## （一）解剖学

Parvaresh 等进行了文献回顾，指出 ASIS 出现时间为 16 岁（中位数：男性 14 岁，女性 15 岁），闭合时间为 25 岁（中位数：男性 18 岁，女性 15.8 岁）[15]。

## （二）流行病学

ASIS 撕脱伤在骨盆周围撕脱伤中发病率排第 3 位[74]。

Lau 等[27] 在儿童医院观察到 12 例这种损伤，历时 5 年 7 个月。

意大利奥委会 Rossi 等的分析，203 例骨盆撕脱骨折患者中，39 例为 ASIS 撕脱骨折（19.2%）。总共有 1238 例运动员在 22 年的时间里接受了治疗。据报道发病率为 3.1%。在这项分析中，平均每年有 2 例病例。

Linni 等在 22 年的时间里观察到 2 例 ASIS 撕脱骨折（0.1 例 / 年）[28]。

Kameyama 等在日本发现 240 例记录的 ASIS 损伤和 150 例 AIIS 损伤。

在另一项研究中，Kameyama 等分析了 7 年内 20 例 ASIS 损伤。除 1 例患者外，所有患者均为男性，平均年龄 14.5 岁。右：左是 3:1[31]。记录的危险期在 12—13 岁[27]。

## （三）损伤机制

经典的损伤机制是缝匠肌突然收缩、并髋关节伸展和膝关节屈曲。

Rossi 等描述了足球、田径和体操是 ASIS 撕脱骨折最常见的原因[3]。

在 Kameya 析中，大多数患者（80%）是在跑步或短跑时受伤[31]。

在极少数情况下出现的髋关节前脱位合并 AIIS 和 ASIS 撕脱骨折考虑为髋关节脱位时的直接创伤[51, 52]。

Porr 等观察到跑步或踢腿运动后的 ASIS 撕脱伤，而最常见的损伤机制是髂骨取骨后骨折[76]。

Schuett 等观察到主要是跑步 / 短跑机制（50% 的 ASIS 损伤），而踢腿运动导致更多的 AIIS 损伤[16]。

## （四）症状

体检显示局部肿胀，缝匠肌的收缩过程中 ASIS 处疼痛以及局部压痛呈典型阳性表现。此外，撕脱伤也可表现为感觉异常性股痛[77]。

## （五）诊断

常规的骨盆前后 X 线是最初诊断的金标准（图 37-9）。但由于过度突出和通常非常小的撕脱碎片，诊断可能是困难的。

髂骨斜位片有助于发现这类损伤（图 37-9）。对于迟发性病例，可以借助 MRI 检查。超声对发现局部血肿有重要价值[77]。

## （六）处理

Rossi 的大型分析中，39 例 ASIS 损伤患者中只有 2 例接受了手术治疗[3]。

Steinbrück 保守治疗 ASIS 损伤患者，采用轻度屈髋，卧床休息 2~3 周[23]。

Kautzner 等建议在保守治疗中早期卧床休息，髋关节屈曲 70°~90°，保守治疗 3 周[78]。3 周后，允许物理治疗和部分负重，然后进行疼痛可耐受的完全负重。6 个月后，进行正常体育活动。通过手术治疗，3 个月后就可以进行体育活动，但在 6~12 个月考虑移除植入物，需要进一步手术。

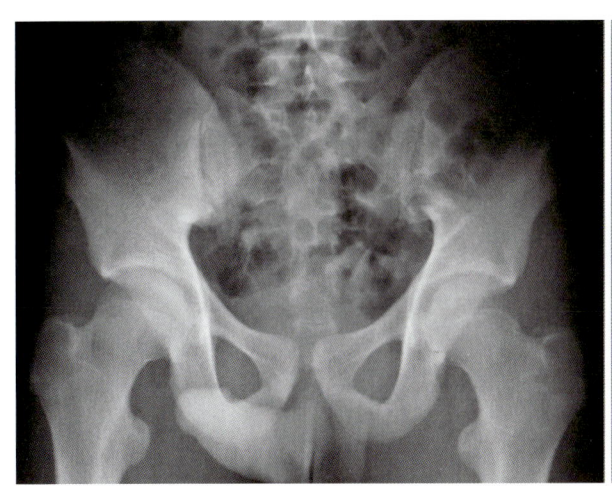

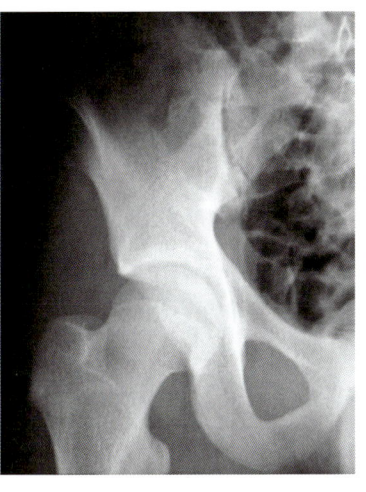

◀ 图 37-9 右侧髂前上棘撕脱伤

Stancak 等提出了一个类似的概念。12 个月后，所有患者，无论有无手术，均出现骨愈合，全范围关节活动，无局部疼痛[78]。

Linni 等对他的 2 例患者[28]进行了保守治疗。Kameyama 等对 10 例患者进行保守治疗，对另外 10 例[31]患者进行螺钉固定 / 克氏针固定。两组的远期预后都非常好。

手术治疗包括以下适应证。
- 螺钉固定，如果移位为＞2cm[73]。
- ORIF，如果移位为＞1cm[48]。
- 骨疣形成后切除[39, 72]。

对 23 例 ASIS 撕脱性骨折患者比较分析（13 例手术与 10 例保守治疗）。1 年后的结果是相似的，但 ORIF 患者恢复更快[48]。Sinikumpu 等分析了 4 例手术治疗撕脱性 ASIS 骨折的运动患者。所有病例手术指征均为移位＞20mm。

使用经骨缝合线修复，或进行切除和螺钉复位固定。在术后至少 1 年的随访中，75% 的患者预后良好[73]。

Kautzner 等在 8 年的时间里分析了 23 例患者（19 例男性，4 例女性）。受伤时的平均年龄为 15.1 岁。10 例轻度移位的撕脱骨折，采用卧床休息、止痛、70°～90° 髋关节屈曲 3 周的保守治疗。13 例明显移位的患者均采用前路拉力螺钉加压和（或）联合克氏针固定治疗。术后恢复较快，13 例患者中有 5 例出现异位骨化[78]。

## 五、髂嵴撕脱伤

涉及髂嵴的损伤有 3 种类型[79]。
- 腹壁突然收缩引起的急性撕脱伤。
- 直接挫伤（"髂骨隆凸挫伤"）。
- 过度使用和重复性肌肉收缩引起的慢性创伤（"骨骺炎"）。

### （一）外观和闭合

男性患者的髂嵴隆起出现在 12—15 岁（平均 14 岁），在 16—23.9 岁（平均 21.6 岁）闭合。在女性中，髂嵴隆起出现在 11.3—15.9 岁（平均 14.4 岁），在 15.8—25.8 岁（平均 23.3 岁）时发现闭合[15]。

### （二）流行病学

这种隆起的损伤并不常见（图 37-10）。在最近的一项 Meta 分析中，骨盆撕脱伤中髂嵴撕脱伤为 6.7%[74]。在一系列撕脱伤研究的 500 例患者中[3, 16, 48]，髂嵴撕脱伤的发生率为 5.6%（1.5%～10.1%）。

### （三）损伤机制

髂嵴撕脱伤主要是由于腹外斜肌突然收缩极度紧张所致，通常发生在网球、摔跤和体操运动中[3]。

### （四）放射学

在大多数病例中，采用标准的骨盆前后位 X

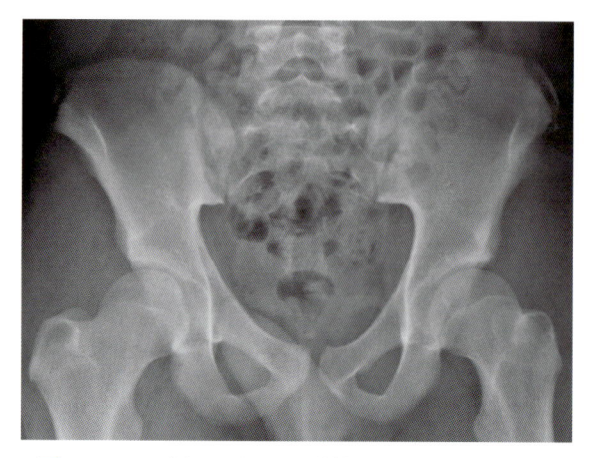

▲ 图 37-10 1 例罕见的右侧髂嵴撕脱伤，表现为局部明显疼痛

线片来诊断这种损伤。

Lombardo 等指出，在青年人直接挫伤（髂骨隆凸挫伤[81]）后，髂骨突出前部也会出现生理性的不连续，从而造成放射学诊断困难[80]。

MRI 诊断表明，过度疲劳损伤通常表现为水敏感序列信号强度增加，且只有轻微的骨骺增宽。另外还可能出现骨和（或）肌肉水肿[79]。

如果髂嵴处有明确的移位，应诊断为撕脱伤[79, 82–84]。

这类损伤的性别分布相当。平均 X 线移位为 6.6mm，髂嵴受累大小为 45.8mm[16]。

### （五）治疗

对髂嵴撕脱伤治疗的报道很少。保守治疗是首选治疗方法[16, 48, 82, 84, 85]。

在最多的 25 例患者的随访中，没有观察到再骨折或骨不连，1 例患者在保守治疗后出现持续的髋关节疼痛[16]。疼痛通常在 3 个月内消失[48]。

很少病例会进行切开复位和螺钉固定[73, 83]。与其他骨盆撕脱伤一样，骨折移位决定是否需要切开复位。移位＞30mm 是手术固定的指征[86]。

最近的一项分析描述了 10 例髂嵴撕脱骨折患者，采用切开复位和螺钉固定治疗[87]。4 周后达到正常活动，平均 11.2 个月后达到正常体育活动。

## 六、坐骨结节撕脱骨折

坐骨结节（IT）出现较晚，在 20—30 岁逐渐闭合。Parvaresh 等进行了文献综述，发现坐骨结节隆起出现在 13—18 岁（平均：男性 14 岁，女性 12.6 岁），闭合年龄在 20—25 岁（平均：男性 20.6 岁，女性 20.2 岁）[15]。

在法医分析中，男性坐骨结节隆起出现在 15.34—16.17 岁，女性在 14.39—15.64 岁。男性骨化开始年龄为 18.50—19.17 岁，女性为 18.73—19.44 岁，男性完全骨化年龄为 22.93—23.30 岁，女性为 23.62—24.07 岁[88]。

### （一）解剖学

腘绳肌复合体由 3 个独立的肌肉组成：半膜肌（semimembranosus，SM）、半腱肌（semitendinosus，ST）和股二头肌（biceps femoris muscle，BF），起于坐骨结节下方。

解剖学上，在坐骨上有 ST 和 BF 的共同（联合）肌腱，起源于内侧。半膜肌起源于外侧（图 37-11）[89–91]。

ST 和 BF 在离起点约 9.9cm 处分开走行，到臀大肌下缘的平均距离约 6.3cm。它与坐骨神经有密切的关系，坐骨神经在坐骨结节稍外侧走行[90, 91]。

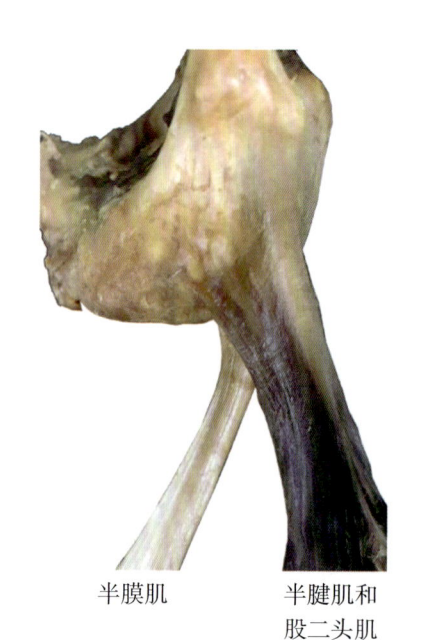

半膜肌　　半腱肌和股二头肌

▲ 图 37-11 腘绳肌坐骨结节起点解剖

常见的 ST/BF 起源于坐骨结节后内侧 2.5×1.8cm 的椭圆形处。在更前方，SM 止点较小，长 1.1cm，宽 1.3cm[92]。

腘绳肌起源于坐骨结节外侧。由于其强大的力量，通常具有较大碎片的撕脱部分由整个隆起组成，而不涉及闭孔。

在少数病例中，可观察到坐骨结节的扩大撕脱伤。它可以累及闭孔。Davis 报道了这样一个髋臼水平下骨折和耻骨下支骨折的病例。采用钢板接骨固定[93]。高能创伤是造成这种损伤的原因（图 37-12）。

### （二）流行病学

临床中腘绳肌近端损伤病例中，腘绳肌撕脱骨折很少见（2.9%）[94]。这些损伤通常见于年轻男性患者。

在意大利奥委会 Rossi 等的分析中，203 例骨盆撕脱骨折患者中，109 例患者发生 IT 撕脱骨折（53%）。总的来说，在 22 年期间接受治疗的 1238 例运动员中，报道的发病率为 8.8%。在该分析中，平均每年有 5 例[3]。

Linni 等在 22 年的临床病例中[28] 未观察到坐骨结节撕脱。Fernbach 等报道了一组 20 例中 AIIS 损伤达 30%。所有患者均为男性，在运动时受伤[29]。

### （三）损伤机制

典型的 IT 撕脱骨折发生在骨骺开始骨化至融合的阶段[95]。

典型的机制是腘绳肌复合体的极度收缩，通常发生在短跑活动中，或在伸膝时、踢球、跳跃、花样滑冰、体操或啦啦队表演劈叉时，由于髋部被动屈曲而突然过度延长[3, 7, 76, 96]。

此外，损伤机制也可能是极度的外展，即使是老年患者[97]。

在 Rossi[3] 的分析中，导致 IT 撕脱骨折最常见的运动是足球和体操，而 Schuett 等发现除了 36% 的病例是跑步/短跑活动造成的以外，还有 12% 的病例因坠落伤导致[16]。

### （四）诊断

临床上可见坐骨结节疼痛和后方大血肿[98]。臀部疼痛、触诊疼痛、步态麻痹甚至不能行走都可能是这种损伤，通过 X 线片，可以与肌腱肌肉损伤相鉴别。

临床症状是非特异性的。因此，可出现大腿后部疼痛，甚至腹股沟区放射痛[24]

考虑到大收肌也起源于坐骨粗隆，因此内收肌牵拉伤可能与坐骨结节撕脱骨折相似[24]。

放射检查可以看到一个典型的新月形骨折块位于坐骨结节外侧向下向外移位（图 37-13）[7]。

骨不连或骨折畸形愈合可导致 IT 周围出现继发性骨性增生，可被误诊为肿瘤甚至感染[99-100]。

典型的 IT 撕脱伤都伴有骨折块较大的移位，

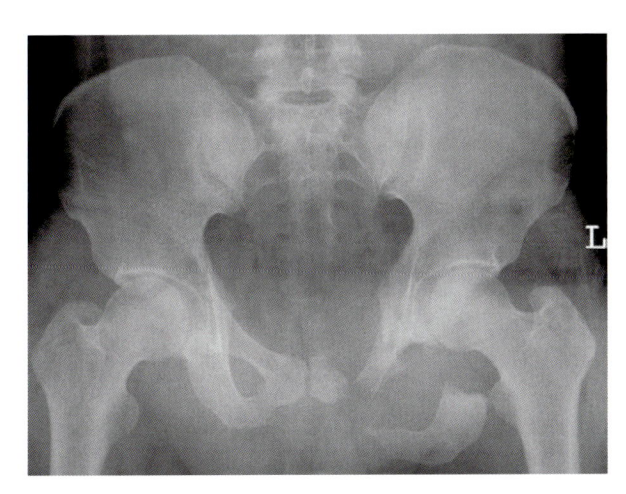

▲ 图 37-12 1 例坐骨下部完全撕脱伤，同时合并双侧开书型损伤

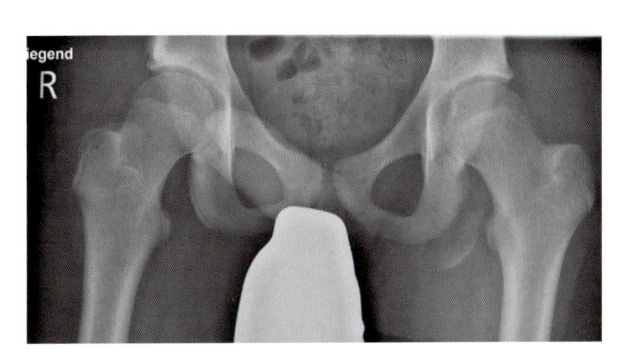

▲ 图 37-13 典型的新月形撕脱骨折块

是移位最明显的撕脱伤。Sinikumpu 等观察到平均移位为 47.7mm[73]。

### (五) 分型

Fetzer 等将骨撕脱伤归类为 Ⅲb 级损伤[101]。

### (六) 治疗

撕脱伤历来采用非手术治疗[101]。尽管高达 70% 的不愈合率（图 37-14），但大多数患者仅表现出轻微功能丧失[99]。在非手术治疗后骨不连病例存在坐骨神经卡压和臀下神经血管束损伤的潜在风险[102-104]。

在过去的几年里，手术治疗成为标准的治疗选择[101]。

手术包括以下适应证。
- 移位 > 3cm[105]。
- 移位 > 2cm[106-109]。
- 移位 > 1.5cm[98, 110]。

- 症状性骨不连。

特别是有症状的骨不连，经 Kocher-Langenbeck 入路或直接臀下入路钢板固定 ± 骨移植效果良好[102, 111]。

> 对于坐骨结节撕脱伤，大家越来越倾向选择手术治疗。

### (七) 结果

有趣的是，与 ASIS 和 AIIS 撕脱骨折相比，没有大宗病例报道 IT 撕脱骨折的治疗（图 37-15）。

最近，Ferlic 等报道了 13 例患者受伤后至少 24 个月的治疗和随访结果[98]。

11 例患者受伤的主要原因是踢足球，1 例在打排球时骨折，1 例在摩托车事故后骨折。其中 5 例接受了手术治疗，采用螺钉固定移位的撕脱碎片（> 15mm）。随访时，观察主动和被动活动

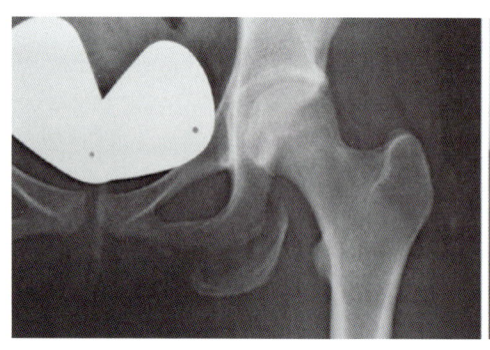

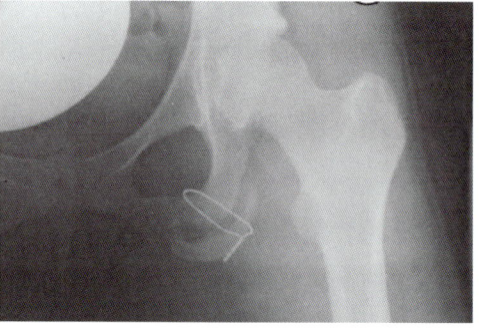

◀ 图 37-14 1 例坐骨结节撕脱骨折块出现不愈合。即使是手术后骨折块也没有获得满意的复位和足够的稳定性

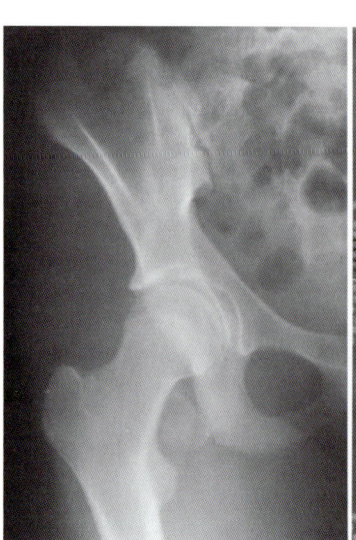

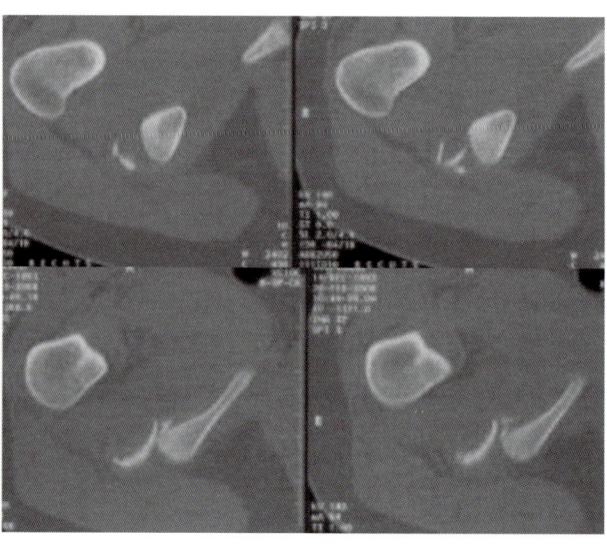

◀ 图 37-15 X 线和 CT 诊断移位和旋转的坐骨结节撕脱骨折块

度，肌肉强度与未受伤侧相当。

其余 8 例接受保守治疗的患者均有良好的功能结果。尽管有 2 例患者出现骨不连。

Sinikumpu 等分析了 11 例运动患者使用不同的技术（包括五种固定）进行撕脱性 IT 骨折的手术治疗。手术指征为移位＞20mm，9 例；15～120mm，2 例。在术后至少 1 年的最新随访中，72.7% 的结果良好[73]。

在 Schuett 的一项分析中，20 例 IT 撕脱伤患者中有 4 例（16%）出现[16]不愈合。

总的来说，72.7% 的坐骨结节撕脱伤获得了良好的预后效果[73]。

## 七、耻骨联合撕脱骨折

长收肌、短收肌和股薄肌起点在耻骨下支，腹直肌远端附着于耻骨上支。

在这些部位，突然的收缩或反复的应力可出现撕脱骨折，但极少见。

Sinikumpu 等分析了 5 例手术治疗耻骨联合撕脱性骨折的运动患者。即使移位＜15mm 的患者也接受手术治疗。4 例患者进行了固定，1 例进行了骨碎片切除。在手术后进行至少 1 年的随访，所有运动员都报道了良好的结果[73]。

## 八、股骨小粗隆撕脱骨折

股骨小粗隆撕脱骨折在运动中不常见，好发于足球运动员[62]。

髂腰肌的剧烈收缩和髋关节的屈曲伸展可导致这种损伤。

### 结论

即使在今天，这类损伤的首选治疗也是保守治疗。而对于移位明显的 ASIS、AIIS 和 IT 损伤和需要进行高强度剧烈运动的患者，应考虑手术治疗。

# 第 38 章 脆性骨折
## Fragility Fractures

Franz Müller　Bernd Füchtmeier　Jan Lindahl　Axel Gänsslen　著
易成腊　译

世界卫生组织认为，由于骨骼的抗压缩和抗扭转强度降低，正常范围的外力导致的骨折被称为脆性骨折[1]。

骨盆脆性骨折（fragility fractures of the pelvis, FFP）的发病率在持续升高[2-5]。

和年轻患者不同的是，老年患者因骨质量下降，骨盆在轻微跌倒时就可发生骨折。

老年患者骨盆骨折通常不伴有血流动力学不稳定或血管和神经损伤[6]。

Pol Rommens 等在 2017 年出版了一本优秀的书籍《骨盆脆性骨折》（Fragility Fractures of the Pelvis），这本书目前仍然指导我们理解这类特定骨折。

对文献进行比较分析超出了本章的讨论范围。

因此，本章只对当下经过充分论证的老年骨盆环骨折的不同治疗方案进行总结。

有关详细信息，请具体参考《骨盆脆性骨折》（Fragility Fractures of the Pelvis）和对其的评论[6-17]。

## 一、脆性骨折的病理生理学

要了解不同类型的 FFP，首先要熟悉老年患者骨盆发生的解剖结构变化。尤其是骨盆后环，在衰老过程中会发生显著的变化。

衰老往往伴随着骨盆内部结构的不同生理和病理变化。

皮质骨是分布在骨头外周表面的骨密质，被骨膜覆盖，而小梁骨则是网格状的松质骨[18]。皮质骨比小梁骨更硬，可以抵抗更高的应力，但抗应变能力低，而小梁骨是多孔的，具有低应力抵抗力和高抗应变能力[19, 20]。

衰老导致骨骼内部结构的改变。骨强度随着年龄增长而下降，导致骨小梁变弱，尤其是骶骨[15-17, 21, 22]。

骶骨的骨质密度是不规则分布的（见第 2 章）。

- Ebraheim 等报道，骶骨最弱的骨区位于 $S_1$ 的外侧及 $S_2$ 和 $S_3$ 的交界处，而最强的骨区在 $S_1$ 和 $S_2$ 椎间孔之间[22]。
- 计算机断层扫描（computer tomography, CT）分析显示正常骶骨不同区域的骨密度，椎间孔旁外侧及 $S_1$ 和 $S_2$ 之间的骨密度最低[15, 17]。
- 发现 $S_1$ 的平均骨密度（bone mineral density, BMD）比骶骨翼高 31.9%，并且通常在 $S_1$ 椎体的外侧后部和外侧前部附近观察到最高的骨密度[23]。
- 双能 X 线吸收法（dual energy X-ray absorptiometry, DEXA）扫描分析发现 $S_1$ 椎体前 2/3 的松质骨中 BMD 最高，而前部皮质 BMD 最高[24]。

**临床意义**：内部骨密度分布可以解释特定的损伤类型和脆性骶骨骨折类型的临床相关性[25]，并帮助选择特定的螺钉通路。

Pal 等发现了上骶骨的典型内部小梁模式，显示分布主要是从 $S_1$ 椎体上表面到骶髂（sacroiliac，SI）关节表面、从关节突和 $S_1$ 椎弓根到 SI 关节、骶骨翼后外侧角的强大小梁（腰骶韧带附着部位）至 $S_1$ 椎体，并从椎板外侧部分至耳状面的关节面[26]。

骨密度（BMD）的这些解剖和生理分布导致骶骨特殊区域的骨量变化不一样。在骨密度降低的患者中，可以观察到骨显影不清晰，如骶骨外侧，其骨密度最弱[17, 27]。

骶骨外侧部分是不全骨折"发生"的特定区域。

因此，可以在老年患者中观察到骨承受力动态降低导致这类骨折的持续进展。
- 骶骨前部压缩损伤。
- 单侧和双侧"经骶骨翼"垂直骨折。
- $S_1$ 和 $S_2$ 或 $S_2$ 和 $S_3$ 之间额外的水平骨折线[28]。

还可以在骶骨观察到典型的脊柱骨盆分离骨折线，有或没有移位。与经典高能脊柱骨盆分离损伤[29, 30]相区别，这些骨折在临床上被认为是轻度低能量导致的"自杀性高坠骨折"[10]。

原发性或继发性骨质疏松症通常出现在 65 岁以上的老年人群中[31]。继发性骨质疏松症可能是维生素 D 缺乏、长期可的松治疗、制动、类风湿关节炎、骨盆局部放疗等的结果。

此外，老年人往往还伴有与年龄相关的功能丧失和既往的疾病，如外周动脉硬化（Ⅳ级）、冠心病、肝炎病毒感染 / 肝硬化、癌症 / 恶性肿瘤、凝血障碍或肥胖，这样的老年患者占总老年患者的 1/3[32]。

脆性骨折往往首先表现为耻骨上支骨折，但由于动态不稳定可能导致更严重的骨盆环结构的不稳定，最终可能是骨盆环结构的完全塌陷[9]。

骨盆的韧带结构可能比骨结构更牢固稳定，这可能是只有轻微的骨折错位及局限性骨折移位的原因[6, 14]。

骨盆后环（骶骨）骨折通常合并骨盆前环骨折。

累及骨盆关节的骨折，尤其是骶髂关节，常表现为慢性动态不稳定的过程[10]。

在成年人不稳定骨盆骨折病例中，非手术治疗的风险只有移位扩大而不会导致额外的骨折。相比之下，非手术治疗常使老年患者出现更严重的动态不稳定。在低能量损伤之后，标准骨盆 X 线甚至 CT 检查常有未能检测到（皮质）骨折的情况。而几周后出现持续疼痛，行放射学重新评估，可在薄弱部位（如骶骨翼、耻骨上支）发现骨折，并随着时间的推移，骨折区域可能会增加，最终导致骨盆前后完全不稳定。

这种不稳定的动态变化和临床症状并不完全对应，因为这些患者通常仍然能够行走或活动（疼痛）。此外，损伤的形态分类也发生了变化。Rommens 等将成年人骨盆环损伤类比为高能外爆，而老年脆性骨折更类似内爆，因为骨盆韧带保持完整[10]。

FFP 更像是动态病理过程，而成年人的经典骨盆环骨折则表现地更静态。

## 二、放射诊断

骨盆受低能量或高能量创伤后出现疼痛时，每位患者都应考虑行骨盆环的标准 X 线片（如前后和入口 / 出口位，甚至是骶骨侧位，以识别特征性的骶骨后凸畸形）。

当常规 X 线检查发现（前部）骨盆环骨折时，此时应进行包括轴向、矢状和冠状位重建 CT 影像学检查，以对骨盆进行详细分析。此外，磁共振成像（magnetic resonance imaging，MRI）或骨扫描可能有助于发现骨盆隐匿的病理区域[33]。

常规 X 线检查的准确性通常受到肠和膀胱内容物或骨骼结构稀疏的影响。因此，初次检查中仅 0%～10% 的骨盆环骨折被发现，经 CT 检查后 20%～34% 的骨盆骨折患者可获得诊断[34-37]。

Lyders 等研究表明 FFP 表现为平行于骶髂关节的垂直致密/硬化区域，57% 在硬化区域存在骨折线和 12.5% 存在真正完全骨折[38]。在 1～13 个月内可观察到骨折进展。

相比之下，CT 可发现约 75% 的骨折，总体灵敏度为 60%～75%[34, 35, 38]。最常见的骶骨骨折类型是双侧垂直骨折，伴一条水平骨折线（"H"形）[27]。

MRI 对老年骨盆骨折检出敏感性几乎 100%，可显示特征性的骨髓水肿和低密度骨折线[34, 38]。

骨扫描是最敏感的检查，敏感性约为 96%，阳性预测值 92%，在 20%～40% 患者中发现 Honda 征[38]。

CT 和 MRI 是当前评估 FFP 的金标准。

### 三、老年骨盆骨折的分类

目前，老年患者的骨盆环损伤根据公认的 AO/OTA 进行分类。

根据骨折类型（A、B 和 C 型），可以帮助临床评估和指导治疗。但没有区分高能量和低能量损伤。

#### （一）A 型骨折

现有数据表明，A 型骨折在老年患者中的发生率很高（＞70%），因为这些骨折为稳定骨折，因此建议进行短期康复治疗[39]。

相比之下，Gertzbein 等于 1977 年指出，"在年龄较大的单纯骨盆前环骨折患者中，大多数患者通过骨扫描可发现后部损伤"[40]。

Koval 等于 1997 年对前环损伤患者进行了详细分析，观察到这些患者的平均住院时间为 14 天，16% 的患者在 1 年内出现中度至重度疼痛，1/4 的患者仍然跛行。此外，1 年死亡率为 10%[41]。

老年患者的简单前环损伤并不像预期的那么简单，并且常存在骨折类型分类错误。

#### （二）B 型骨折

随着 CT 越来越多被应用于骨盆环损伤的评估，更多的骨盆环后部病变被检测出。

15% 骨盆骨折患者为经典的侧向压缩性骨折（B2 型），通常是在步行时跌倒[42]。这一类型很少需要固定[43]。临床观察发现，≥65 岁的此类损伤患者常常因剧烈疼痛而减少活动[44]，这些患者的平均住院时间为 3～4 周[31]。

疼痛被确定为延迟负重活动的相关指标。Gänsslen 等使用前外固定器稳定持续疼痛的患者，以减轻疼痛[45]。

在 25 例 ≥65 岁的患者中，应用外固定架后，允许进行疼痛可耐受的活动，并在 3 周后进行临床再评估。此时，移除外固定器横杆，如果无疼痛，则移除固定器并在完全负重的情况下进行活动；如果骨折部位或腹股沟疼痛仍然存在，则将横杆重新连接 1 周。在 4 周内，观察到疼痛明显减轻（图 38-1）。

对不稳定的骨盆环损伤进行固定可减轻疼痛并允许活动。

#### （三）C 型骨折

C 型损伤的相应发生率 ＜5%，但在 ＞60 岁的患者中这类损伤导致高死亡率（高达 37%）[46]。Pohlemann 等将这些损伤描述为"最后一次骨折"[43, 47]。

若存在血流动力学不稳定，则死亡率增加 4 倍；如果这些患者在入院时血流动力学不稳定，并输注了 ＞15 PRBC，则患者死亡率达到 38%[48]。

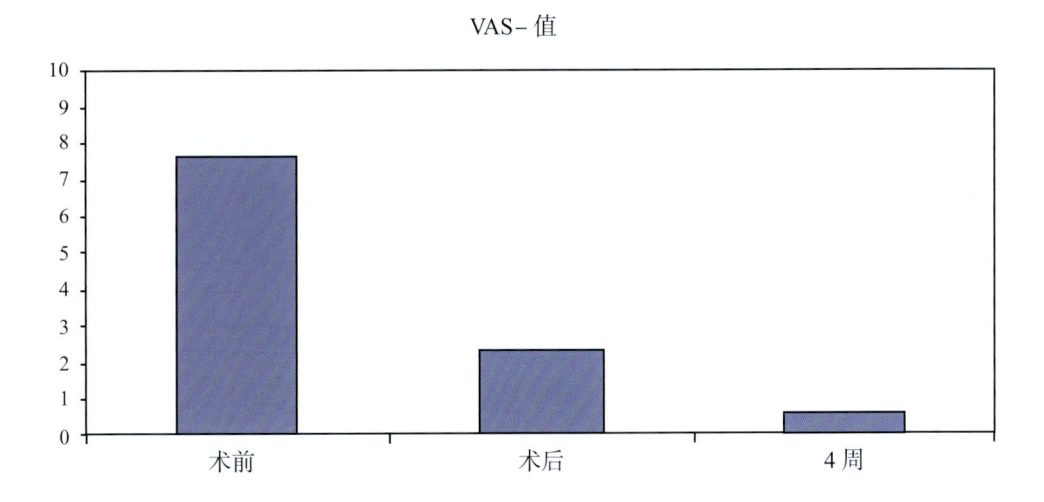

▲ 图 38-1 术前、术后及早期随访的疼痛变化

### 四、骨盆脆性骨折的分类

随着人口结构的不断变化，在老年人群中总结了新的骨盆骨折分类，这也应运而生了新的治疗指南[12]。

Rommens 等提出了目前广为接受的老年骨盆骨折 FFP 分类，以及相应的治疗要求[8, 10-14]。

FFP Ⅰ 型损伤代表孤立的骨盆前环损伤。随着大多数疑似骨盆骨折患者越来越多地使用 CT 诊断，预计这类损伤的发生率较低。FFP Ⅰ 型分为两个亚型。

- FFP Ⅰa 型：单侧骨盆前环骨折。
- FFP Ⅰb 型：双侧骨盆前环骨折。

FFP Ⅱ 型损伤定义为无移位的后部病变，伴或不伴骨盆前环损伤。这些损伤约占所有 FFP 的 50%[14]。

- FFP Ⅱa 型：孤立、无移位的后部损伤（最常见的是骶骨前部骨折）。
- FFP Ⅱb 型：骶骨压缩骨折伴有骨盆前环损伤（B2 型或 LC 1 型损伤）。
- FFP Ⅱc 型：无移位的骶骨骨折、骶髂关节损伤或髂骨骨折，并伴有骨盆前环损伤。

根据骨盆 C 型损伤机制，FFP Ⅲ 型损伤定义为移位的单侧后部损伤和骨盆前环损伤。

- FFP Ⅲa 型：移位的髂骨骨折。
- FFP Ⅲb 型：移位的骶髂关节损伤。
- FFP Ⅲc 型：移位的单侧骶骨骨折。

FFP Ⅳ 型损伤定义为移位的双侧骨盆后环损伤。

- FFP Ⅳa 型：双侧髂骨骨折或双侧骶髂关节损伤。
- FFP Ⅳb 型：脊柱骨盆分离，伴有双侧纵行 Denis Ⅰ 区损伤和横行骨折（H 型、U 型损伤）。
- FFP 型 Ⅳc：不同后部不稳定性的组合。

CT 或 MRI 扫描对于精确诊断至关重要，尤其是对于检测/排除骨盆后环受累。

FFP 分类的主要优点包括说明典型骨折类型的与年龄相关的入路，提出骨折类型相关的治疗建议[6, 9-14]。

最近，对这种新分类的可靠性进行了分析。Krapinger 等报道了中等的观察者间可靠性，Kappa 值为 0.42～0.59，总体一致性为 61%，而观察者内可靠性相当高，Kappa 值为 0.68～0.72，一致性为 77%[49]。Ⅱc、Ⅲc 和 Ⅳb 型损伤的可靠性最低。

老年骨盆环损伤的 FFP 分类是有用的。

## 五、分类适应性治疗

### （一）FFP Ⅰ型骨折

这些骨折很罕见，包括 CT 或 MRI 诊断后孤立的骨盆前环损伤，不包括后环受累。单侧（FFP Ⅰa 型）或双侧（FFP Ⅰb 型）骨盆前环骨折是有区别的。即使这种"简单"损伤类型也与相关的 1 年和 5 年死亡率相关，分别为 13.3% 和 45.6%[44]。在另一项研究中，1 年、5 年和 10 年的相应死亡率分别为 24.7%、64.4% 和 93.8%[50]。此外，住院期间发病率增加，并发症率为 20%，主要由感染性疾病（尿路感染、肺炎）引起。最近对 117 例前环损伤患者的远期预后进行了研究，报道了相关发病率[51]。主要的治疗建议是保守治疗[6, 9-13, 52]。

#### 保守治疗原则

骨盆脆性骨折患者的主要症状是疼痛。因此，充分的疼痛治疗以允许充分和早期的活动是主要的治疗目标。Rommens 等致力于以下研究[14]。

- 疼痛可耐受的活动 / 负重。
- 功能状态相关的物理治疗。

必须考虑到，过于激进的活动可能会导致骨盆环其他部位的脆性骨折发生，并增加不稳定性[14]。

当患者不能充分活动时，保守治疗的结果往往很差，会失去社交和身体的自主性[53]。

因此，Rommens 等建议如果 1 周后疼痛减轻还不能活动，或骨折类型发生变化均可转为手术治疗，并建议进行 CT、MRI 影像诊断以检测骨盆后环是否受累[9, 10]。

如有必要，应开始相关的药物治疗，同时补充维生素 D、重组甲状旁腺激素和（或）双膦酸盐[13]。

Wagner 等分析了保守治疗的中期效果并报道了几种风险[52]。

- 在 12 天到 8 周的治疗期间卧床休息。
- 症状改善 / 完全活动：4 周至 3.3 个月。
- 20%～52% 的并发症发生率。
- 10～45 天的住院时间。
- 3%～10% 的住院死亡率。
- 11%～19% 的 1 年死亡率。
- 16%～18% 的独立生活（1 年后）。
- 高达 50% 的患者独立性丧失。

保守治疗是 FFP Ⅰ型损伤的首选治疗。在极少数情况下，也应考虑手术固定。

### （二）FFP Ⅱ型骨折

这一骨折类型特点是无移位的骨盆后环损伤、伴或不伴额外的骨盆前环损伤。这些骨折约占所有 FFP 的 50%[14]，并呈中度不稳定。骨折类型包括单纯的无移位后环（最常见的是前部骶骨骨折）损伤（FFP Ⅱa 型）、伴有骨盆前环损伤的骶骨挤压骨折（FFP Ⅱb 型）或无移位的骶骨、骶髂或髂骨骨折伴有骨盆前环损伤（FFP Ⅱc 型）。

特别注意：该型骨折可进展为完全不稳定骨折。

FFP Ⅱa 型损伤并不常见，Rommens 推荐保守 / 功能性治疗作为首选治疗方案。与 FFP Ⅰ型损伤一样，如果治疗期间疼痛不耐受，则推荐早期行 CT、MRI 放射学检查以明确诊断[6, 9-14, 52]。

与 Ⅰ型损伤不同的是，这一类型需要较长的重塑和功能恢复时间，早期活动可导致动态不稳定甚至骨不连。因此，建议微创固定（如骶骨螺钉固定术）。

Frey 等建议在这种轻微的不稳定骨折中只进行骶骨螺钉固定术，发现大多数患者疼痛缓解，且并发症发生率低。Andresen 等报道了类似的结果，术后第 2 天疼痛显著减轻，持续时间长达 12 个月[21]。

对于 FFP Ⅱb 型和 Ⅱc 型损伤，建议首选保守和功能治疗[6, 9-14, 52]。

如果保守治疗失败，则倾向于使用经皮固定技术[12]。Rommens 等推荐经皮骶髂螺钉固定术

（S₁ 2 枚螺钉或 S₁、S₂ 各 1 枚）结合逆行前柱螺钉[12]。从技术上讲，螺纹应置于骶骨中央区域，并建议使用垫圈[12, 54]。

有时可能需应用骨水泥增强技术（如行骶骨螺钉固定术时），在实验中观察到这一技术使固定强度明显提升[55]。

Höch 等在一项对 128 例患者（年龄≥65 岁）的回顾性研究中，分析了非手术与手术治疗侧向压缩骨折的结果和存活率[56]。观察到手术治疗相对保守治疗并发症发生率更高，分别为 18% 和 8%，但保守治疗患者中有 18% 在出院后由于疼痛和活动加剧而需要手术治疗。

尽管 2 年随访时总体死亡率较高（30%），但接受手术治疗的患者的生存率显著提高（82% vs. 61%），但在疼痛和生活质量方面没有发现差异。

在进一步的研究中，Höch 等比较了 35 例非手术治疗的 B 2.1 型损伤患者和 36 例手术治疗的患者，在创伤后至少 1 年后使用简明健康调查问卷（Short form-36，SF-36）和 EuroQol 生活质量量表（EuroQol Quality of Life Score，EQ-5D）评价[57]。在经过平均 47 个月的随访中，非手术治疗与手术治疗后的平均视觉模拟评分法（visual analogue scale，VAS）疼痛值分别为 2.8 和 2.6。平均 SF-36 PCS 为 44.8 分，平均 SF-36 MCS 为 52.6 分，均低于正常德国人数值。EQ-5D 为 89.5 和 91.8，其平均 VAS 分别为 75.5 和 79.7。接受手术治疗的患者并发症发生率明显较高（18% vs. 8%）。因此，推荐对相对年轻患者进行非手术治疗。

研究的目的是确定骨盆不全骨折的潜在危险因素，并收集有关其短期和远期预后的数据信息。

Maier 等报道了这一骨折类型经保守治疗后相关自主性丧失，与没有骨折的患者相比，通常需要几乎 2 倍的日常支持[53]。

> FFP II 型骨折应考虑采用更积极的手术固定方法，尤其是当患者接受了 2~4 周保守治疗而临床不适症状未见缓解时。

### （三）FFP III 型骨折

FFP III 型损伤不稳定，多伴有后移。因此，具有明确的手术指征[6, 9-14]。此外，还应处理伴有的骨盆前环损伤。微创固定概念目前倍受推崇。

前路技术包括以下几个。
- 经皮逆行上支螺钉。
- 耻骨联合钢板固定。
- 髋臼上缘内固定架（internal fixator，INFIX）。

后方稳定技术包括以下几个。
- 髂骨骨折切开复位和钢板接骨术。
- 切开 / 闭合复位和髂骨拉力螺钉固定。
- 后方固定策略［如经髂内固定术（transiliacal internal fixator，TIFI）、髂 - 髂微创钢板固定、骨内 / 骨外骶骨固定］，用或不用骨水泥增强技术。
- 切开复位骶髂关节损伤，前部钢板固定。
- 经皮骶髂螺钉固定骶髂关节分离或骶骨骨折，用或不用骨水泥增强。
- 骶骨螺钉固定术。

FFP III 型骨折，优先推荐闭合复位内固定。

### （四）FFP IV 型骨折

FFP IV 型与骨盆环力学不稳定最相关，伴或不伴单侧 / 双侧骨盆前部断裂的脊柱骨盆完全分离。

伴有双侧髂骨骨折的 FFP IVa 型病例很少见。使用固定髂骨骨折的标准理念进行固定，通常需要切开复位内固定。

FFP IVb 型病变表现为经典的腰椎骨盆分离损伤（见第 35 章）。因此，采用腰椎骨盆稳定的固定理念获得足够的稳定性，可使患者立即完全承重。在未移位的 H 型损伤中，可以进行双侧骶髂螺钉固定或单侧全长骶髂螺钉固定及选择髂 - 髂固定方法。

FFP Ⅳ型骨折，推荐闭合或切开复位内固定。Ⅳb型损伤建议通过腰椎骨盆固定概念进行治疗。

## 六、骨水泥强化技术的相关讨论

生物力学分析明确提出骨水泥强化可以增加骨盆周围固定技术的刚度。

Hack等评估了在环状负荷下，比较髂骨螺钉的骨水泥强化技术的初步稳定性，没有观察到应用或不应用骨水泥增强之间的显著差异[58]。相比之下，Grechenig等观察到骨水泥增强后螺钉可发挥更高的刚度和抗拉拔力[55]。

最近的临床分析也支持了这一点。Schmitz等对15例不同FFP的患者进行了骨水泥增强后路螺钉固定[59]。患者的平均年龄为79.9岁，其中4例患者接受了骨水泥增强的经髂内固定术（TIFI），7例患者接受了骨水泥增强髂腰椎固定术。临床观察到足够的稳定性允许早期完全负重，没有观察到不良事件。

Höch等对34例患者进行了骶髂螺钉固定的骨水泥增强术。其中有2枚螺钉发生螺钉相关并发症，但这与骨水泥增强无关。术后患者疼痛明显减轻[56]。

相比之下，Eckardt等观察到未行骨水泥增强病例，18%的螺钉发生松动[60]。

对于FFP患者，标准的骨盆后部固定术应采用螺钉骨水泥强化技术。

### 结论

- 如果治疗不恰当，FFP会出现动态的不稳定进展，并产生相应的临床损伤。
- 采用Pol Rommens的FFP分类，FFP治疗指导理念基于骨盆稳定性。
- 接骨术的理念应尽可能微创。
- 标准化稳定技术可稳定整个骨盆环。
- 骨水泥强化是增加结构稳定性的选择。

# 第 39 章 骨盆环术中三维成像
## Intraoperative 3D Imaging of the Pelvic Ring

Benedict Swartman　Jochen Franke　Paul Alfred Grützner　Holger Keil　Axel Gänsslen　著

易成腊　译

## 一、技术

由于骨盆的解剖结构复杂，所以三维成像技术在诊断及术中都非常有意义。最初，术中成像是为了评估骨折复位及评价术中植入物的位置。这一技术可以避免后续的翻修手术[1, 2]。另外，术中产生的三维图像数据还可用于三维导航。

目前，有三种不同的技术被应用于术中成像：移动三维 C 形臂，落地式或吸顶式混合 C 形臂，术中计算机断层扫描（computer tomography，CT）（滑动门式 / 移动式 CT）。优缺点源于各自的技术原理。以下描述可以帮助临床医护选择合适的系统。

### （一）移动 C 形臂

移动 C 形臂由一个 X 线单元和一个可移动的底座组成，连接到小车上的显示器，实时提供透视图像。X 线装置由一个辐射源和一个图像增强器 / 数字探测器组成，两个装置安装在 "C" 形臂的两端。要获取三维数据就要从不同方向拍摄同一物体。因此，三维成像的 C 形臂就需要配备一个可以让 C 形臂以一定的速度旋转的动力装置。围绕一个物体旋转的同时需要在不同的角度获取图像，这和 CT 技术相似（图 39-1）。获取的每一个图像都将由一台电脑，在几秒钟内整合处理成为一个三维数据集。在等中心 C 形臂中，辐射源和检测器移动所围绕的点被称为"等中心点"。当 C 形臂旋转轨迹是一个圆时，这种 C 形臂是等中心的。非等中心 C 形臂则需要通过另外的动力装置辅助 C 型臂进行平移运动来实现等中心（图 39-2）。

由于探测器尺寸和门架开口的限制，传统的图像增强器获取的是一个边长为 12cm 立方体范围的三维数据。这就需要确保拍摄的区域在旋转的中心位置。而选取拍摄患者的中心位置时，应注意防止在拍摄时患者、手术台与拍摄设备之间

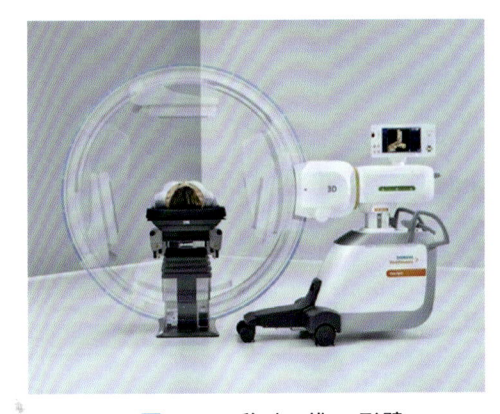

▲ 图 39-1　移动三维 C 形臂

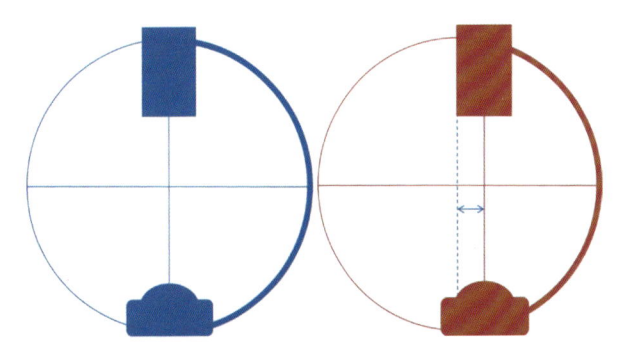

▲ 图 39-2　标准的移动三维 C 形臂（蓝色）和非同心圆 C 形臂，需要使用另一个电机进行平移（红色）

发生碰撞。软组织的覆盖及目的解剖区域所处的位置（如骨盆后环）可能会影响成像。同时因其能记录的范围有限，这会限制骨盆后环、骶髂关节及骶骨的成像（如导航置入双侧的骶髂螺钉时可能需要两次扫描）。

成像的质量对手术复位和植入物位置的评价有重要的作用。一般来说，好的成像需要更多的辐射剂量。肥胖的患者、密度的差异及金属植入物产生的伪影，都会影响图像的分辨率及对比度，这会严重影响成像质量。金属植入物及周围的区域，会形成有强有弱的星状伪影（图 39-3）。C 形臂的轨道旋转及固定时间间隔的辐射也会造成这种情况。辐射会被金属吸收或反射，这会导致金属的影像无法获取。现在，应用软件处理图像可以减少伪影，但是这也会减弱骨的成像。

由于 C 形臂可以移动，所以其用途广泛。它不局限于一个手术室，它的优势是可以在多个手术间应用并且可以做很多操作。控制区域通常约为 4m。这使得参与的工作人员可以在扫描期间离开控制区域，但不用离开房间，也无须脱掉他们的无菌防护套装。正常的手术室墙就能完全抵挡发散的射线，因此可以确保隔壁房间的安全。C 形臂的移动性可以最大限度满足患者体位的灵活性，以及手术设备摆放位置的灵活性（见下文）。

### （二）O 形臂

O 形臂由一个 X 线管及一个探测器在一个完整环形结构中组成。与标准的 C 形臂相比，O 形臂的优势是可以 360° 及 190° 的旋转，以获取更好的图像质量。它是一个可移动成像系统，控制区域范围类似于 C 形臂的系统。O 形臂在环上有可伸缩的部分，以方便摆放患者体位。在使用时应注意它有 1 个约 70cm 的固定的门架开口。O 形臂使用广泛，特别是在北美医院中。

### （三）混合型手术室，落地/吸顶式的 C 形臂

落地或吸顶式的 C 形臂不同于可移动 C 形臂之处在于位置固定。尽管这些设备一开始就配备了数字平板探测器，但实际上 C 型臂的技术和结构几乎完全一样。

C 形臂安装在机器臂上或地板/天花板的导轨上，同样可以在任何方向上移动（图 39-4）。机器臂与自动化行业的其他自动化产品的机器臂一样。机器臂的关节可以引导 C 形臂在任何方向和位置上移动，因此使得其不再需要像可移动 C 形臂那样围绕物体旋转。

因为探测器是平的，所以探测器的体积（30cm×40cm）比传统的更大，这也使得成像的范围也更大，可达 23cm×23cm×23cm。图像质

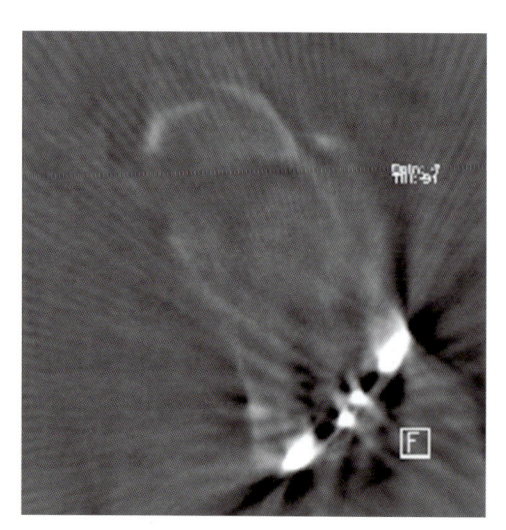

▲ 图 39-3 对跟骨进行扫描时，内固定产生的星形伪影

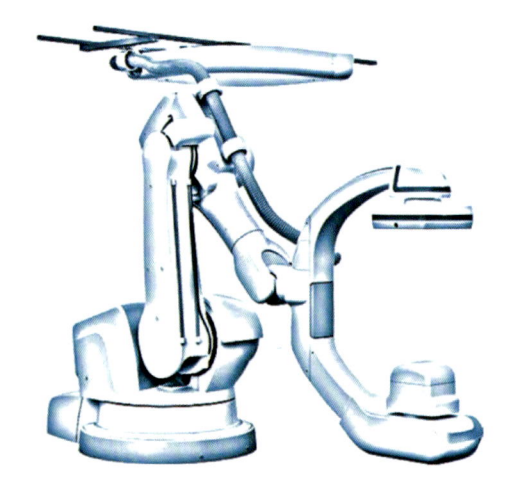

▲ 图 39-4 混合型手术室使用的地板或天花板悬吊 C 形臂示意图

量存在的限制与可移动 C 形臂一致。在操作时需要手术小组离开房间，但对透视房间没有严格的建筑方面的要求。

最主要的优势就是可以导航。由于机器臂通过其地面安装与工作台形成一个整体，任何时候都维持与工作台的相对的位置关系，并能自动适应工作台位置的变化。缺点是只能固定在一个手术间中，这会影响手术小组制订计划及手术方式的选择。

### （四）术中 CT（iCT）

计算机断层扫描（CT）由于图像的分辨率及图像质量好，所以一直是评价复位和植入物位置，以及制订术前计划和导航的金标准。

术中 CT（intraoperative CT，iCT）有两种系统。

- 一种是称为"滑动台架"的装置，它固定安装在某个位置，但是可以在导轨上滑动，既可以从别处移动到手术区域，又可以从手术区域移开，这可以为手术提供充足的空间。影像科传统的 CT 是一个闭合的环状结构的台架，开口的空间对患者、手术台以及其他设备来说都非常受限。和外部的 CT 一样，控制区域约 6m，需要有相应要求的铅墙，以及一个外部的房间供操作人员使用，还需要信号灯，信号标志及适配的大功率电源。

- 第二种是可移动 CT（图 39-5），它结合了 CT 的图像质量和 C 形臂的可移动性。环形的封闭式门架、工作台和立柱构成一个带轮子的移动装置。理论上，移动单元可以在不同的手术室间变换。优点是患者在房间的位置，以及 CT、仪器台、导航设备和呼吸机的相应位置可以更灵活。一般来说，CT 应放置在头或足的位置，有时也会放在侧边，这是为了在扫描前将工作台沿台架的方向旋转 90°。在不同的房间移动设备时，还应考虑对辐射保护的建筑结构要求及电源供应。为了能在不同房间灵活使用，在购买前就应对房间做必要的改造。由于它能移动，所以在体积上，可移动的 CT 会比第一种滑动台架系统略小，节省重量，更好操作。但是图片质量略逊于外部 CT[3]。

## 二、适应证

术中三维成像的适应证包括复杂的解剖区域、危险区域、植入物的安全通道区域等的成像。特别是在骨盆，由于邻近腰骶部神经根、大血管和关节，安全置入螺钉非常重要。患者的年龄增加导致骨质疏松骨折的发生增多，这要求手术固定的稳定性更好，基础疾病多的患者手术时应缩短手术时间，减小手术切口。随着微创技术的应用越来越广泛，三维成像技术在导航中的用处也越来越大。

### （一）骶髂螺钉固定

对于不稳定的骨盆后环骨折（B 型或 C 型损伤），应进行手术固定。根据生物力学的治疗目标，该技术包括用全螺纹或部分螺纹的螺钉固定骶髂关节，将螺钉置入 $S_1$ 或 $S_2$ 的椎体中。置入螺钉的通道是狭窄的，而狭窄程度则取决于个体的解剖结构和所需的螺钉数量。

由于骨质和覆盖软组织的差别，二维透视中对解剖结构的评估是有限的。由于肠道气体影响，出口位透视的骶骨神经孔常难以识别（图

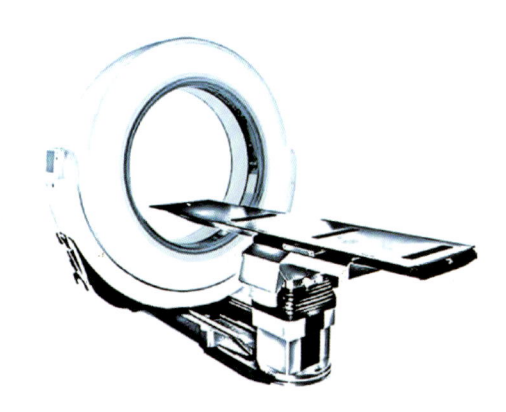

▲ 图 39-5　移动 CT 示意图

39-6）。而清晰地看到这些结构对于预防神经损伤至关重要，三维成像技术在这些情况中优势明显。三维导航对安全置入骶髂关节螺钉有很大帮助。三维成像技术的另一个适应证就是术中复位评价和植入物的位置规划。这可以减少患者手术固定失败及后期翻修手术的概率。

单侧固定时，应确保扫描区域包含计划置入的螺钉及螺钉的通道。将患者安置在工作台一侧，使扫描区域和C形臂的等中心点靠近工作台的中线，并避免在扫描时发生碰撞，这对顺利成像是非常有帮助的。双侧固定时，由于扫描范围太小，使用可移动C形臂时常需要两次扫描。单侧导航时，通常需要以一侧髂嵴作为标记点。将手术区与标志区域规划好保证扫描过程中不会触碰C形臂或CT门架，并随时能被红外摄像机检测到。在治疗单纯骨盆后环损伤时，俯卧位对肥胖的患者可能更有利。

### （二）腰椎骨盆固定

腰椎骨盆固定常用于治疗严重移位的C型损伤。这一技术需使用脊柱手术常用的椎弓根螺钉系统。腰椎弓根螺钉通过预弯的垂直的棒杆与髂骨螺钉连接。

腰椎弓根宽大，椎弓根螺钉置钉相对简单，通常使用二维透视技术就可以满足要求，无须使用三维成像。髂骨螺钉通道也相对宽大。只有当图像质量差，无法准确判断螺钉位置时才需使用三维成像。三维成像技术可以在术中监控螺钉置入的过程。

### （三）骶骨棒固定

骶骨棒固定在治疗骨盆后环双侧不全骨折时能发挥很重要的作用。将1根实心钢制螺纹杆从一侧髂骨后方在$S_1$水平穿过到另一侧的骨质内，并在两端用垫圈、螺母和锁紧螺母固定。在生物力学上，轴向负荷通过骶椎转移到髂骨的内侧皮质上[4]。像前文提到的那样，三维成像技术对骶骨棒固定技术的成像及导航同样有很大的作用。

### （四）耻骨上支螺钉

骨盆前环髓内螺钉适用于髋臼前柱骨折和耻骨上支骨折的骨盆前环损伤（详见第24章）。

置入过程是引导1个足够长的钛合金螺钉穿过耻骨上支。通常需要拍摄骨盆入口位、出口位及Judet位片来充分评估螺钉的位置。当骨质疏松时骨质易被穿透，将伴随置钉时螺钉穿透骨皮质的风险。在这些情况下，三维成像及螺钉通道导航显得尤为重要。根据骨折的范围，通过三维成像技术控制螺钉置入（图39-7）。

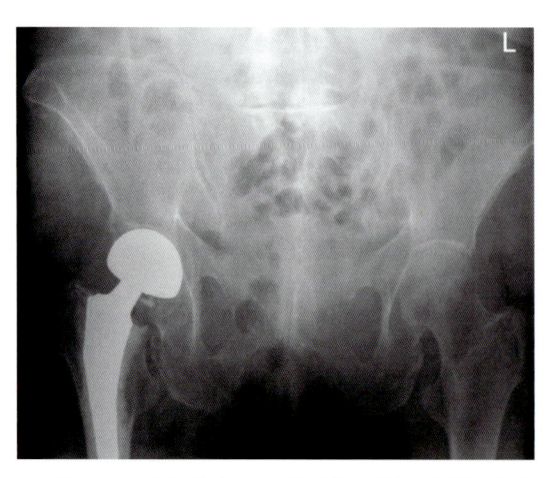

▲ 图 39-6 老年患者出口位影像：由于肠道气体遮挡影响，安全置入骶髂螺钉的理想骨性通道很难判别

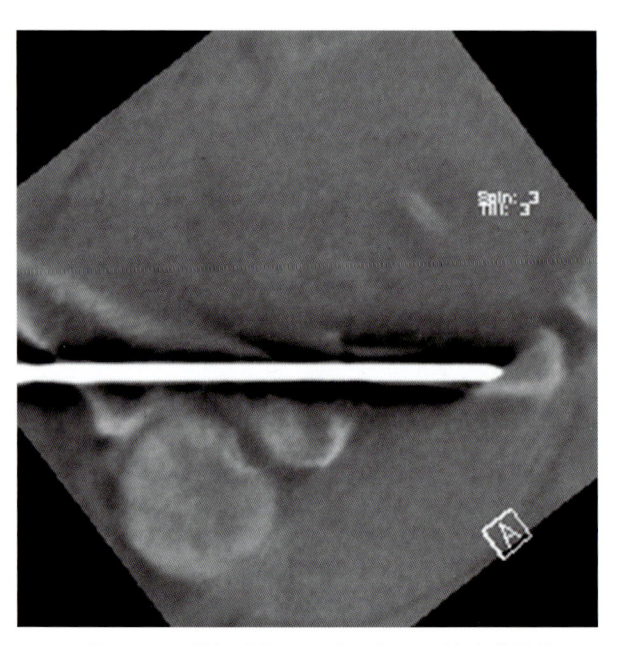

▲ 图 39-7 逆行耻骨上支克氏针置入的术中影像

总的来说，以下 3 种情况需要三维成像技术。
- 骶髂骨固定术（如骶髂螺钉、骶骨棒），取决于骨质和影像的成像条件。
- 腰椎-骨盆固定术，当术中二维透视影像条件差时。
- 耻骨支髓内螺钉治疗髋臼周围骨折及骨质疏松的患者时。

三维成像和三维导航可以提高上述适应证的手术质量，避免再次手术，并为外科医生的手术提供便利[5]。然而，如果由于患者的位置及体位或特殊解剖部位，以及成像系统故障无法使用三维成像技术时，仍需要依靠二维成像技术来实现术中成像。

### 三、术中三维成像技术的应用

在使用三维成像技术前，手术团队应事先布置好手术室。

根据所选/可用的成像设备，事先计划好患者的位置、特殊的铺巾和必要的硬件设备工具，以避免手术中的措手不及。

一台可移动或固定的三维 C 形臂能够像传统的二维 C 形臂一样实现术中连续的评估过程，不需要额外的 C 形臂来辅助。

相反，术中 CT 不能获取透视图像时，外科医生需要决定是否需要额外的二维 C 形臂来完成手术。在骨折复位过程中，建议使用导航技术。

#### （一）患者体位

有几个因素必须考虑。

使用三维 C 形臂，不透 X 线的定位材料必须在扫描区域以外。因此，强烈建议使用透 X 线的手术台。如使用一个部分透 X 线的手术台，骨盆应放在碳纤维部分上，并远离台柱。

在侧位成像时，可透 X 线的器械非常有用，常规器械必须放在扫描范围之外。尽管 CT 不容易受到金属伪影的影响，但必须注意这些方面，因为在扫描范围内有不透 X 线的材料时，图像质量会明显下降。

#### （二）铺巾

在铺巾时，应考虑手术区域及设备可能被污染的风险。

在使用三维 C 形臂时，使用一个大的手术单铺在患者的一侧，这是 C 形臂铺巾的标准方式。

在使用 CT 时，扫描设备的各个方向的铺巾都应做详细的规划。有一些设备的门架开口做得很大，这种情况对设备无须铺巾（图 39-8）；而其他的设备则需要在扫描患者前单独铺巾。在实际操作时，完成术前准备工作应尝试多种不同的方案，其中包括标准的体位和铺巾的方式。

#### （三）手术室规划

手术室内规划应事先确定并将其常态化。

术中尽量不要移动患者和设备。通常 C 形臂应放置在术者的对面，这样方便术者能清晰看到图像。在双侧操作时，也应避免移动 C 形臂。

使用术中 CT 时，应增加一个 C 形臂，尤其在无法使用导航时。在这些情况下，应提前规划使两个设备能安全有序地使用（图 39-9）。

三维成像需要更多时间，并且会使患者受到更多的射线剂量；所以多在手术中最关键的地方使用。包括或不包括导航的两个流程图见图 39-10 和图 39-11。

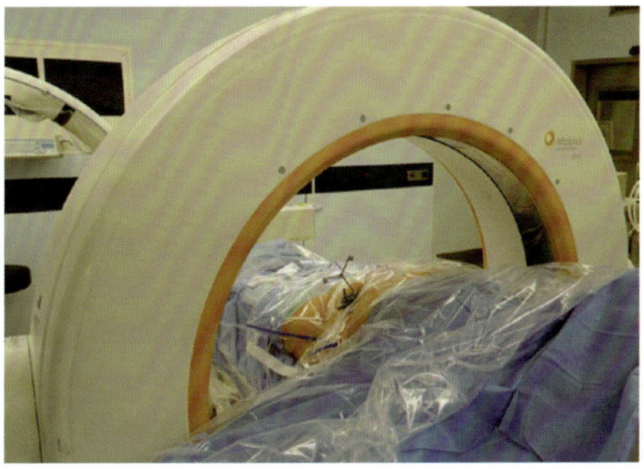

▲ 图 39-8　患者术中铺巾示意图，便于 CT 检查

三维成像的操作程序取决于所选择的机器，本文将以等中心平板设备（Siemens Cios Spin/Erlangen/Germany）为例进行描述，不同的设备差别不大，可互相参考。

1. C 形臂应与患者中轴垂直相交放置。

2. 手术的区域（如左骶髂关节）应处在中心位置。

3. 确定扫描参数，并防止设备与患者或手术床发生碰撞。

一切准备就绪，手术人员离开控制区域，开始扫描。

经过计算可在显示屏上显示出三维图像。扫描后的处理非常重要。由于我们需要的区域与 C 形臂的相对位置不精确，所以成像的范围需要在三个标准平面上进行调整，以实现可靠精确的图像评估。

使用术中 CT 时，流程上会有一些不同。首先，患者需要躺在 O 形臂的开口处（图 39-8）。根据扫描口的大小和位置需要对其进行铺巾。为了确定扫描的区域，事先要进行一次预扫描，得到一个二维的前后位或侧位图像。然后对确定的扫描区域进行扫描。从医疗法律法规的角度来说，与标准 C 型臂相比，CT 属于不同类别的成像设备，当地法规可能要求该设备必须由放射科操作。获得图像后，后续的处理就按照前文所述即可。

先进的成像技术和导航是相辅相成的。

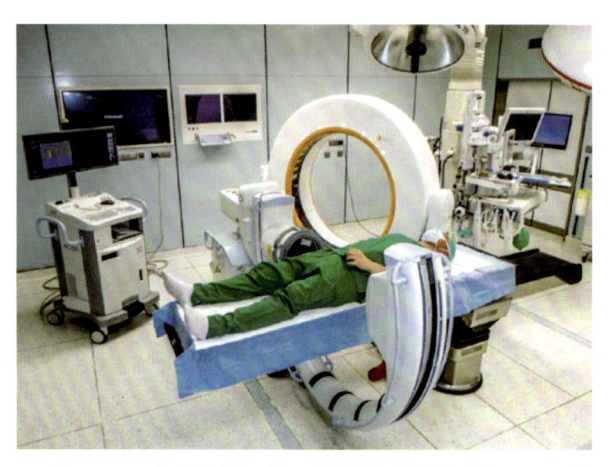

▲ 图 39-9　患者体位摆放，便于同时使用术中 CT 及移动 C 形臂

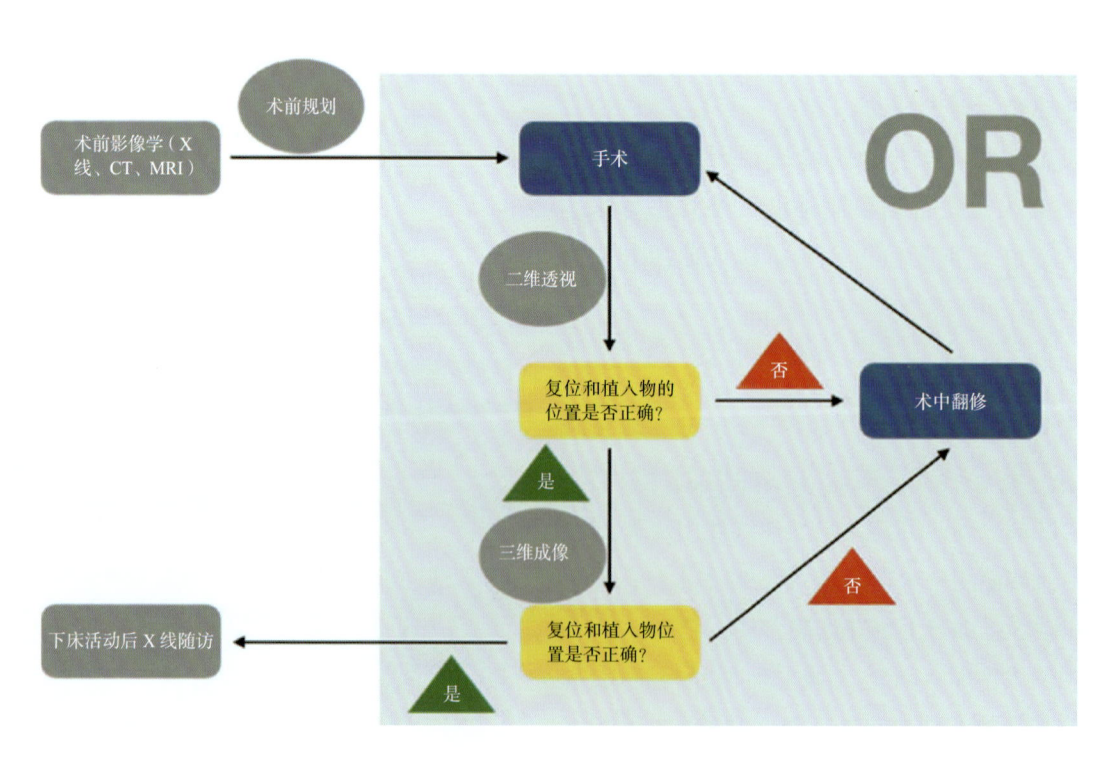

▲ 图 39-10　术中使用二维影像和三维影像在非导航情况下的流程计划图

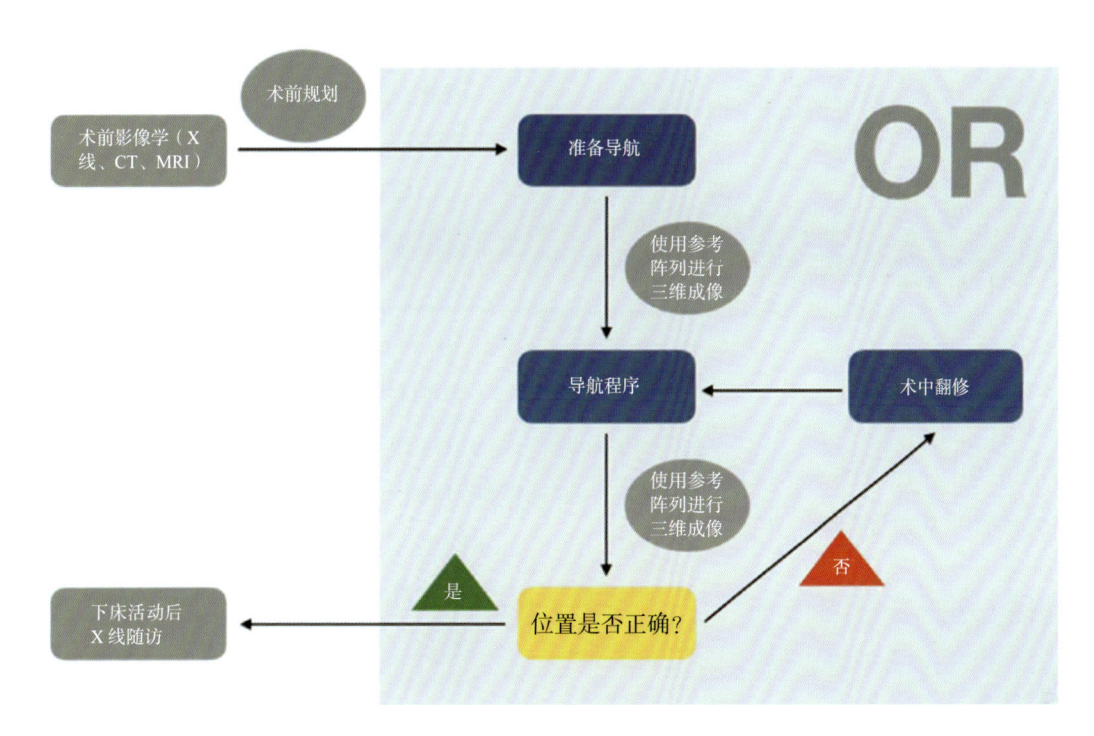

▲ 图 39-11　术中使用二维影像和三维影像在使用导航情况下的流程计划图

## （四）评估和记录

在放射学评估期间，三维数据需要根据标准平面进行格式化。通常，这些平面是相互垂直的（冠状面、轴状面和矢状面）。在评估骨盆后环，尤其是骶骨时，沿着骶骨斜坡的斜切面可能会有用。在操作时，术者需要评估各个面以确定复位及植入物的情况。在骨盆后环中，需要特别评估植入物是否避开了椎管和神经孔。这些都应做手术记录。

要对图像数据进行存档。图像数据非常大，但大多数临床 DICOM 阅读器不支持调整不同的平面。更适用的方式是所谓的平面重建，相应的平面事先就进行过调整。每个平面由 20~50 张图片组成，在影像存储与传输系统（picture archiving and communication system，PACS）中能轻易地实现评估。值得注意的是，剂量报告通常也要归档。

## （五）辐射防护

暴露于电离辐射是导致肿瘤和白内障的危险因素，因此需要尽可能合理地减少电离辐射。在骨科手术中，为确保良好的手术结果，射线照射不可避免。这会影响患者及暴露在射线中的工作人员。通常患者会在术中暴露一次或几次，而工作人员在日常工作中会经常暴露。考虑到这个方面，三维成像技术改善了工作人员的暴露情况，也可以减少患者的暴露。工作人员在扫描时离开C形臂或CT仪器的控制区域，这样工作人员就不会有暴露的风险。随着三维成像技术应用在术中评估复杂解剖区域中植入物和复位的情况，外科医生不再需要花费时间调整透视角度以得到多个不同视角的X线片（例如，置入单个螺钉时，须确定螺钉不侵犯椎间孔或椎管内）。这会减少患者暴露的次数和辐射剂量。如果需要导航时，与标准三维成像（配准和确认）相比，患者和工作人员射线暴露会更少。

虽然如此，在使用成像设备时仍应按照标准做好防护[6]。

> 工作人员应在成像时离开控制区域，这样会大大减少射线暴露。

骨盆环骨折
Pelvic Ring Fractures

## 四、导航

导航技术将成像数据可视化并用于术中植入物或器械的定位。早期的理念在 20 世纪 80 年代得到发展，这促进了相关设备系统的研发[7]。基本上，这些系统将成像数据与仪器的实时轨迹联系起来，因此仪器的实时位置就可以显示在图像中。

### （一）适应证和优势

在手术过程中，患者的手术操作区域固定静止时，导航具有非常大优势。

导航是静态的！

一旦系统配准了成像数据集，那么它将不再识别实际解剖结构的位置变化。

有一些解剖区域很难或根本无法通过透视进行可视化，植入物的正确放置只能凭借外科医生的经验，而导航最本质的优势就是在这些解剖结构中对器械或其轨迹进行可视化。这一技术极大地增加了在骨盆后环中置入植入物的安全性[5]。另一个优势就是在导航中会减少射线的暴露，因为不再需要另外的成像评估手术结果。

因此，理想的导航适应证是无移位或微小移位的骨折。大多数情况下，适应证是用骶髂关节螺钉固定骶髂关节脱位或骶骨骨折。如果骨折移位了，需要对其复位，其实际解剖的改变不影响植入物的置入（图 39-12 显示导航置入骶髂关节螺钉）。

导航对腰椎 – 骨盆固定治疗同样有用。如果可以采集到足够空间体积的数据集，只需一个配准过程，就可以成功置入椎弓根螺钉和骨盆螺钉。这项技术，会大大促进腰椎 – 骨盆固定治疗的普及并且减少患者暴露的射线剂量。

导航手术的良好结果依赖于充分的准备及保持不变的解剖结构。

### （二）技术方面

导航在关节置换手术中应用广泛，通常也会使用无须成像的导航。一个特殊关节的通用模型及解剖标志会配准在实际的患者中，但这无法得到实际患者的成像数据。这一概念特别适用于

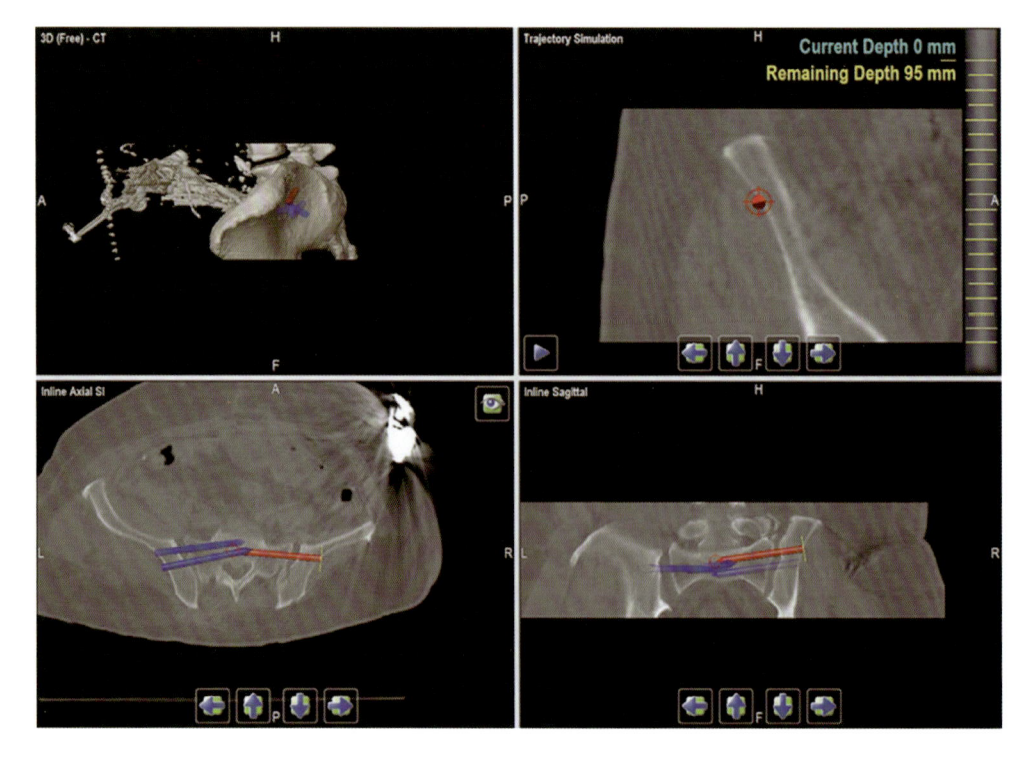

◀ 图 39-12 导航引导下骶髂螺钉置入钉道规划

假体置入，因为关节贴合比准确置入更重要。相反，这一观念不适合骨盆环骨折的固定，因为精准的复位并且精准地置入植入物是优先要考虑的。

将仪器或其轨迹投影到实际解剖学的二维图像中也是导航的一种形式。尽管是这样，骨盆环的二维成像仍存在一些问题。

在骨盆手术中使用三维导航技术是非常常见且合理的。这一技术可以将植入物的位置实时投射到三维成像数据中，并且使外科医生能确保合适的植入物置入合适的位置。

仪器的跟踪是通过具有立体相机系统的光学系统实现的，该系统发出红外光，并能被仪器上的几何排列标记反射。反射的信号能被相机再次捕捉（图39-13）。靠近手术区域的电磁场系统可实现跟踪。通过使用特殊设计的器械或植入物，这个系统可以捕获电磁场中器械的变化，并计算他们的位置。

由于这些系统更容易失真，因此使用最常见的光学系统。与此相关最主要的问题是从参考阵列和仪器到相机的直接瞄准线的必要性。根据位置，得到最理想视线区域的所有阵列是非常困难的。至于提到所有的关于先进的术中成像及额外设备的问题，都需要整个手术团队合理地计划并对整个过程有很深入的了解。

有很多选择可以得到可导航的成像数据集。三维C形臂或术中CT获得的术中成像数据集使用很广泛。所有现代的导航方案都能直接自动地配准这些数据集。成像装置的位置能被导航相机通过特殊的标记捕获（图39-14）。

这导致将图像体积自动配准到实际空间尺寸，并且不需要进一步配准，就可以在图像集内进行导航。在患者摆好体位并且进行骨折复位操作后，可以得到最准确的实际位置的图像数据，这是使用术中数据的显著优势。

缺点包括跟固定的CT相比三维C形臂的图像质量差，并且视野范围有限。另外，术中三维成像的设备较昂贵。

另外，使用术前CT或磁共振成像（magnetic resonance imaging，MRI）数据集导航也是可行的。CT数据集按照参考阵列配准进导航系统，可以将数据集的维度连接到现实的空间关系中。有以下几种方案。

- 可以将一个导航的指示器放置在手术区域不同的解剖标志处，解剖标志是由导航系统确定的；还需要切开暴露骨性结构作为解剖标志，但这与微创手术的理念相悖。

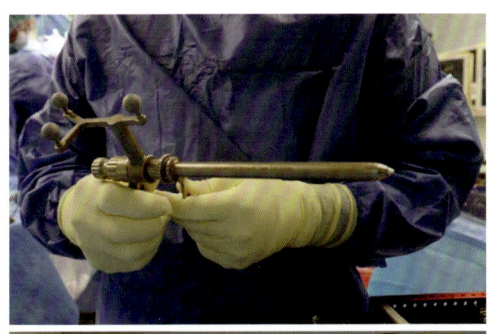

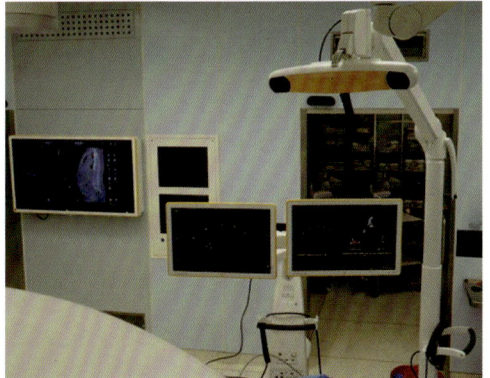

▲ 图 39-13 钻头导向器的校准，立体相机追踪装置外观，移动监视器可以显示导航操作结果

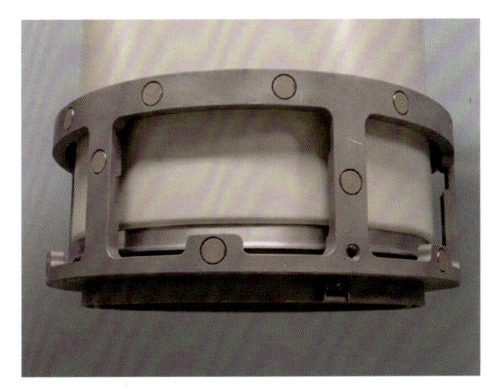

▲ 图 39-14 三维C形臂上的追踪标记阵列，以便导航相机在术中侦测追踪

骨盆环骨折
Pelvic Ring Fractures

- 二维/三维配准：需要几个（至少2个）有特殊标志阵列的解剖部位透视片，使用这些信息，CT数据集可计算配准至标志阵列。
- 三维/三维配准是使用术前CT数据集的另一种方法（需要大范围高对比度的导航数据集），一个自动配准的术中三维数据集可由三维C形臂获取，并与术前三维数据集（其中包含大量的术中数据）匹配，导航可以扩展到整个CT。

除了需要更多的努力来完成人工配准程序外，一个本质上的缺点就是获取CT图像时的解剖位置与手术台上的实时位置是不一样的。这只能通过配准的过程部分矫正，所以这会造成一些误差。在使用术中数据集时，精度约为1mm。

### 结论

导航可以让外科医生用更加微创的切口准确安全地置入植入物（图39-15和图39-16）。手术的安全性会提高，并且辐射暴露会减少。因为整个过程要根据导航调整，所以手术团队需要接受训练，想要学好这一技术是需要付出较多时间和精力的，因为学习的过程是曲折的。另外，还需要评估增加硬件和额外的无菌设备的成本。

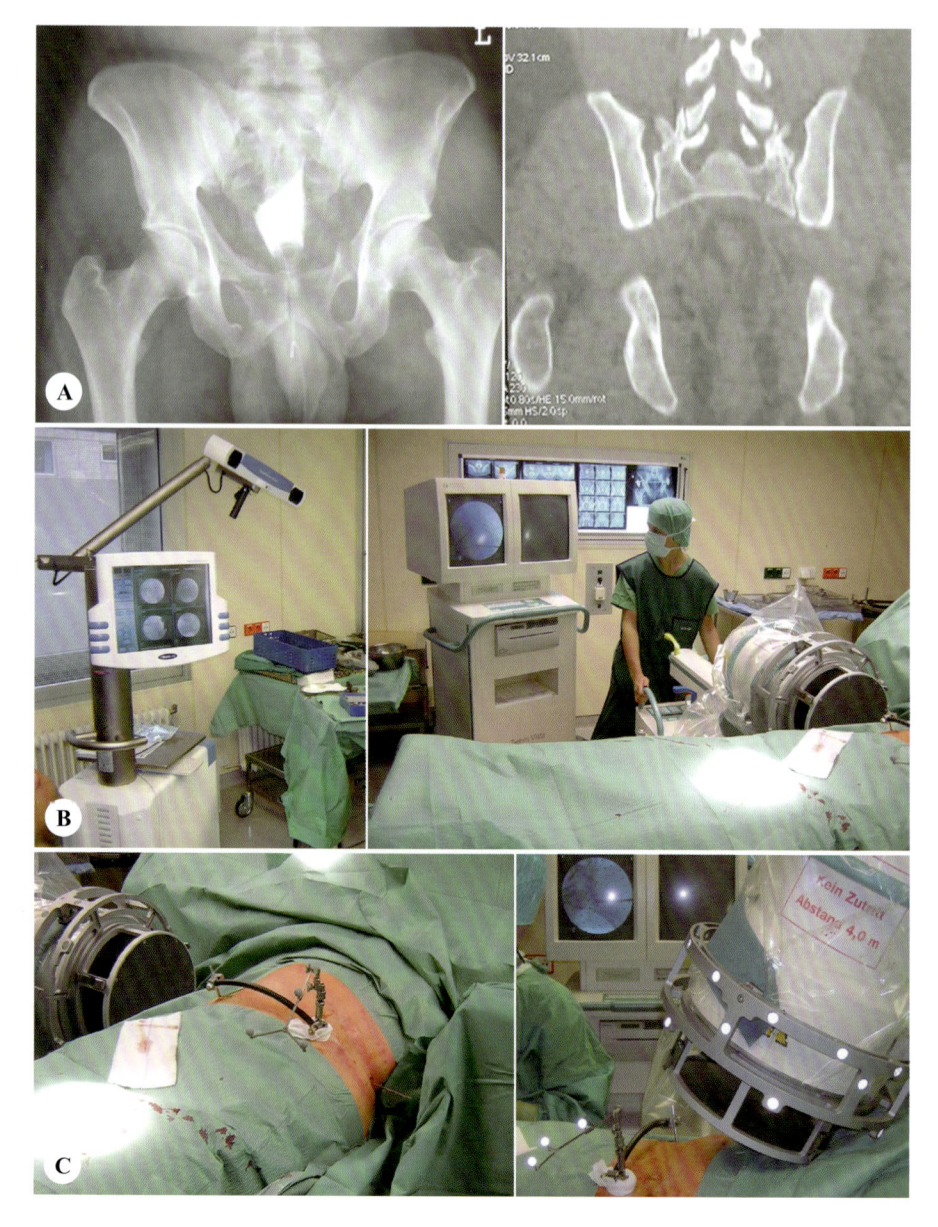

◀ 图39-15　A. C型骨盆环损伤伴双侧耻骨支骨折和左侧完全性骶骨骨折；B. 术中导航准备：骶骨侧位视图；C. 将追踪标志参考架固定于外固定架
经 Axel Gänsslen 许可

第 39 章　骨盆环术中三维成像
Intraoperative 3D Imaging of the Pelvic Ring

▲ 图 39-15（续）　D. 校准钻头导向器，对打钻过程进行导航；E. 置入螺钉后术中透视所见；F. 术后显示骶髂螺钉在形态异常的骶骨中位置良好

经 Axel Gänsslen 许可

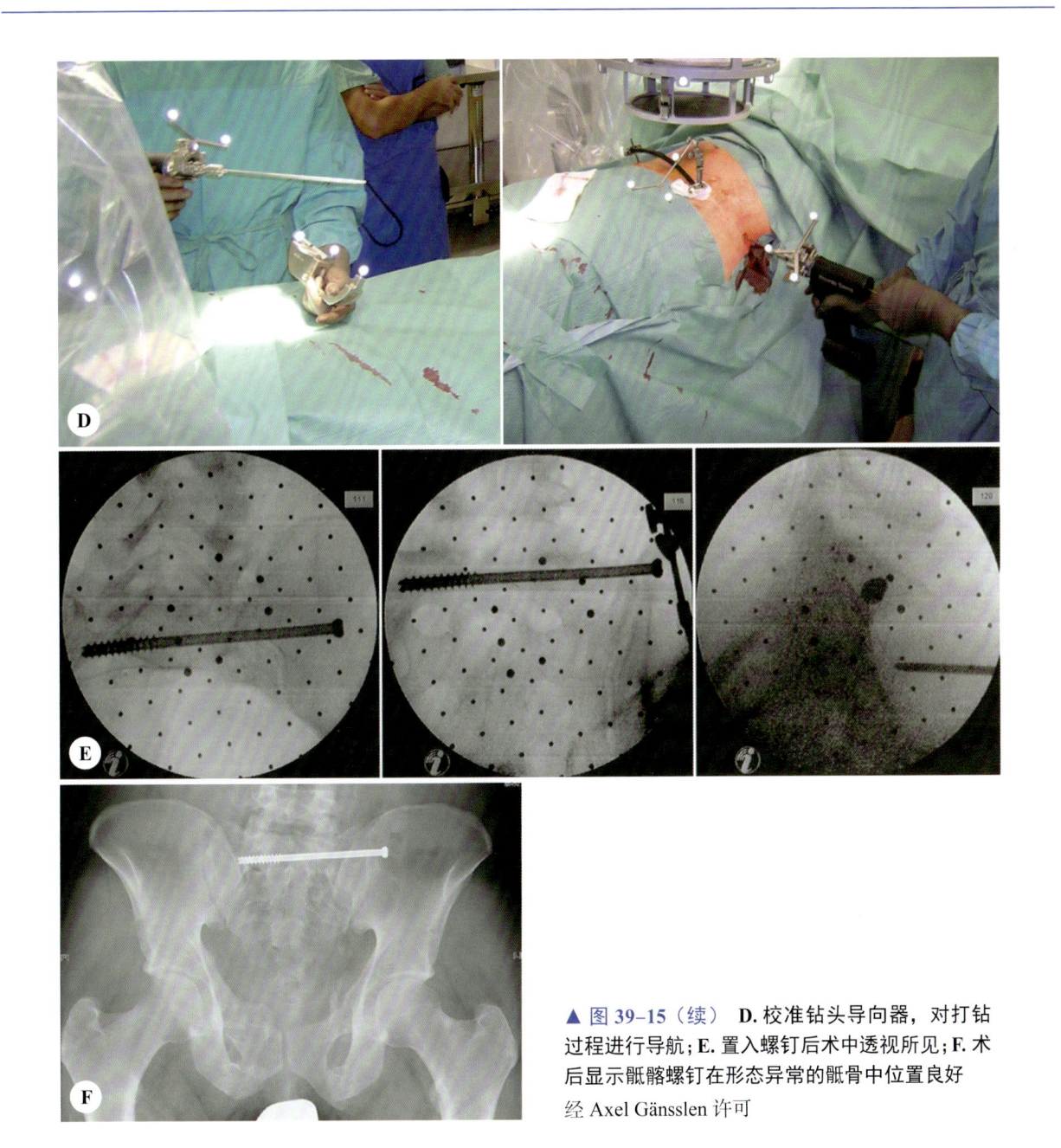

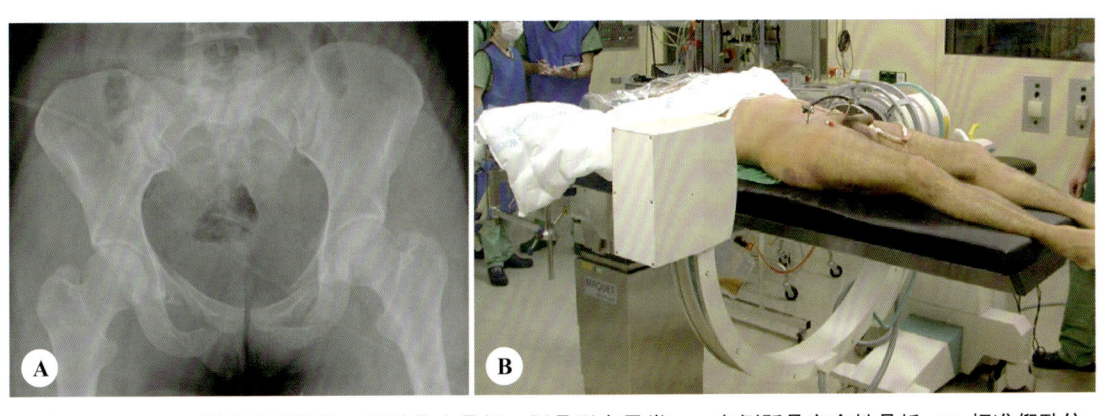

▲ 图 39-16　A. C 型骨盆环损伤，伴耻骨支骨折，骶骨形态异常——左侧骶骨完全性骨折；B. 标准仰卧位，腰骶部垫高卧于可透 X 线的手术床

经 Axel Gänsslen 许可

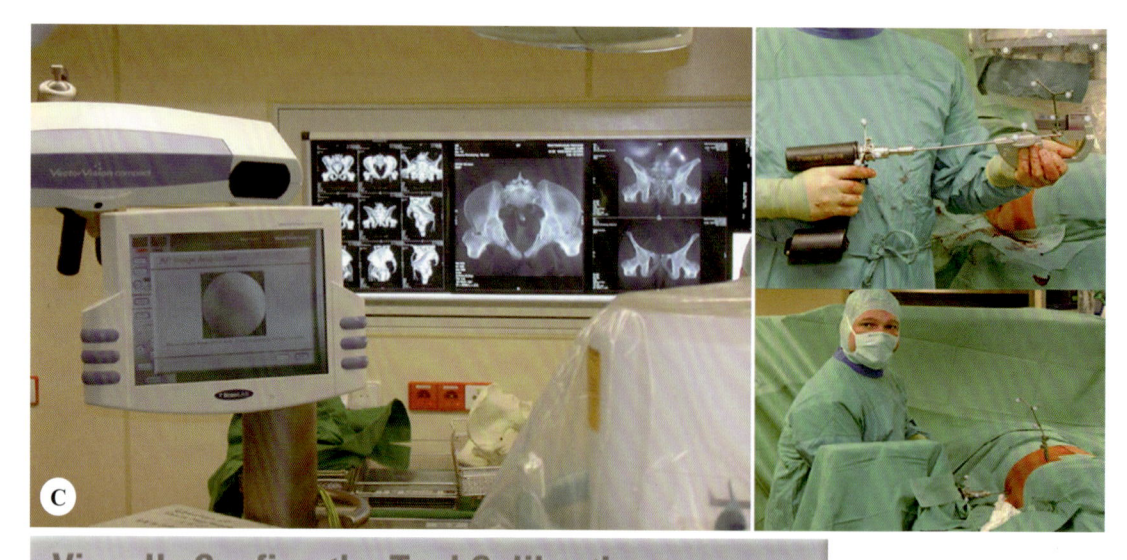

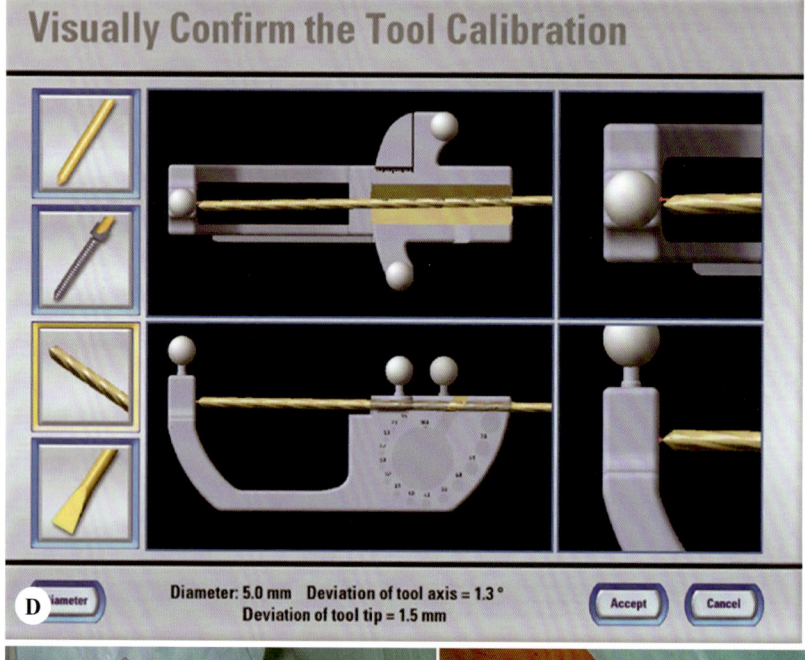

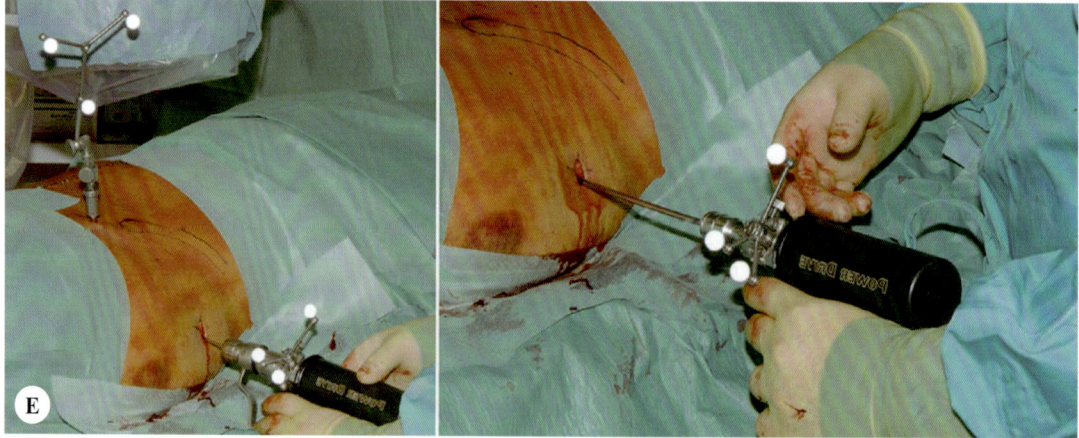

骨盆环骨折
Pelvic Ring Fractures

▲ 图 39-16（续） C. 术中步骤：钻头校准，导航辅助下进行打钻；D. 监视器细节：钻头校准；E. 将导航追踪参考架安装在电钻的合适位置进行打钻

经 Axel Gänsslen 许可

第 39 章 骨盆环术中三维成像
Intraoperative 3D Imaging of the Pelvic Ring

▲ 图 39-16（续） F. 透视显示规划的钉道（红色）和现有钻头现在的位置（黄色）；G. 螺钉置入后的术中影像。H. 术后影像显示螺钉位置良好

经 Axel Gänsslen 许可

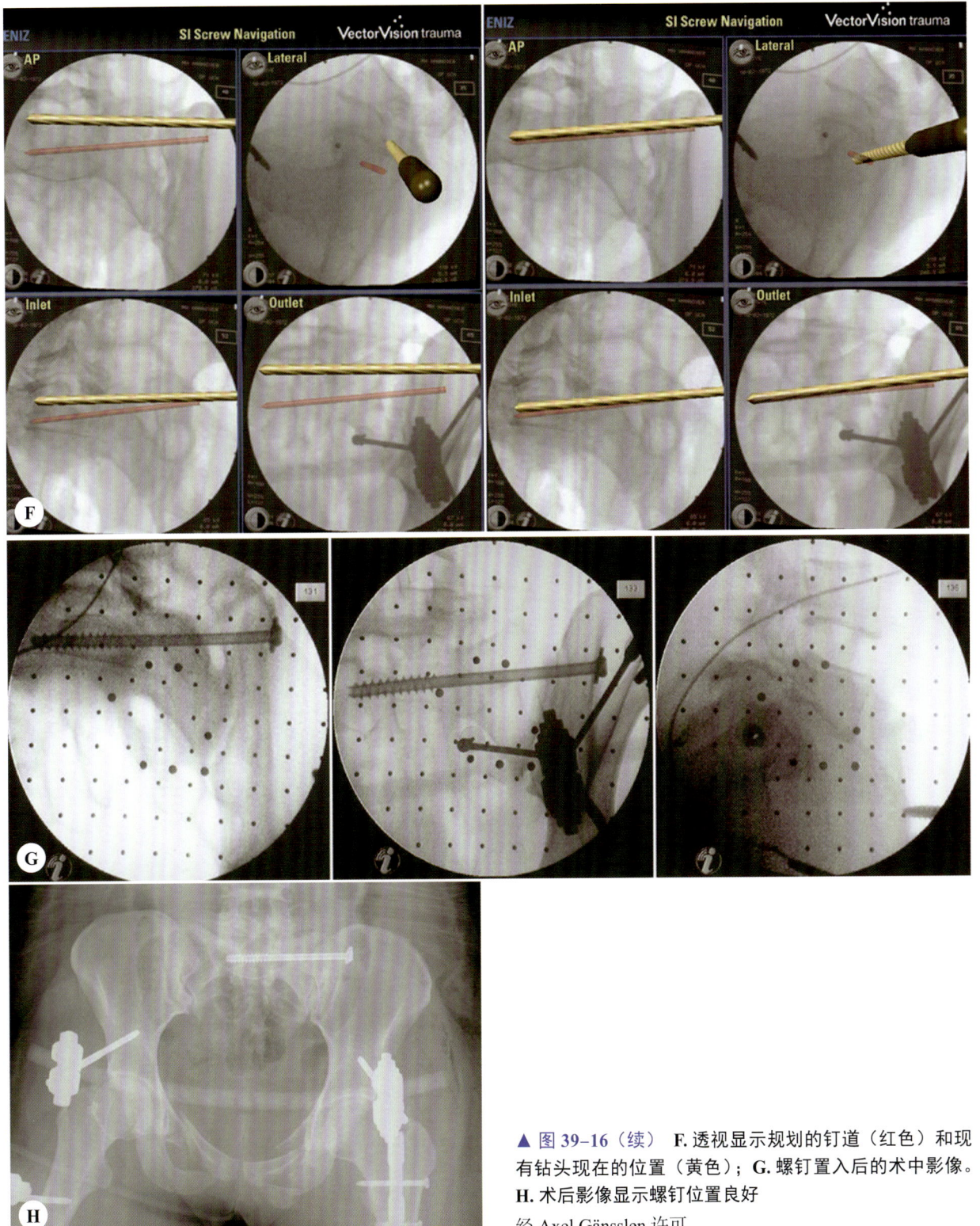

423

# 第40章 植入物取出
Implant Removal

Christian Pfeifer　Axel Gänsslen　著

易成腊　译

## 一、一般适应证

除了外固定架及骨盆C形钳有明确的取出适应证[1]，其他骨盆植入物移除包括以下指征。
- 感染[2,3]。
- 植入物相关的过敏反应或对金属组件的过敏[2,4]。
- 骨骺处植入物。
- 临时关节融合术。
- 进入关节腔/螺钉错位[5]。
- 与植入物相关的软组织状态不良[1,2]。
- 发生不愈合。
- 二次植入物松动/断裂，导致软组织损伤或感染。
- 腐蚀、致癌和骨质减少的潜在风险。
- 钢丝。
- 主观感到植入物导致不适。
- 植入物相关肌腱损伤的风险。
- 生物力学原因。

建议仅针对有症状的患者移除植入物[6,7]。

## 二、骨盆内固定取出适应证

现有文献中缺少关于植入物移除的明确建议[2,8-14]。

长期以来，只有少数作者建议常规移除关节桥接植入物，如骶髂螺钉[8,9,13,15]。相反，其他人建议仅在置入失败或感染的情况下移除植入物[16,17]，不建议做常规移除[18]。

相反，对于髂嵴或耻骨上支螺钉的植入物，要评估移除植入物的益处与手术风险[2,8,13]。

通常很难区分植入物相关的主诉与退行性主诉[19]。来自德国多中心研究组的数据显示，C型损伤后，尽管解剖结构已愈合，但约20%的患者仍有持续性骨盆后侧疼痛，这可能与初始软组织损伤有关[20]。

此外，必须注意：随着手术时间的增加，植入物周围会形成广泛瘢痕或骨覆盖，植入物移除可能在技术上要求很高[19]。

Scharf等建议，当植入物跨越关节时，应常规移除骨盆植入物。如跨耻骨联合钢板、骶髂螺钉、经髂内固定（transiliacal internal fixator, TIFI）、腰骶固定和前方骶髂关节钢板，因为可能出现植入物松动或失败的潜在风险。跨关节钢板应在9~12个月后取出（联合钢板），而位于骨盆深处的植入物应留在原位，因为要考虑手术相关并发症的风险[15]。

Stuby等分析了2003—2010年80例B型和C型损伤后植入物移除手术治疗病例中的35例，表明植入物移除率为44%[19,21]。移除了以下植入物。
- 15块耻骨联合钢板。
- 24枚骶髂螺钉。
- 1例脊柱-骨盆植入物。

平均而言，后环植入物一般在14.6个月后取出。前环植入物一般在 20.2 个月后取出。只有 3/11 的患者在移除后环植入物后有临床获益。

在取出种植体之前，79%（n=11）的耻骨联合钢板出现松动（n=5）或断裂（n=6）。28% 的骶髂螺钉（11/39）轻微松动。

一般来说，建议采用单一入路去除植入物。

## 三、骶髂螺钉

Routt 等基于对骶骨影像解剖学的详细研究，提出了经皮骶髂螺钉固定的概念[22-24]。该研究组指出骶髂螺钉的取出是有争议的。取出螺钉的益处为缓解骨盆后环疼痛和（未受伤）骶髂（sacroiliac，SI）关节的再活动度，尤其是年轻患者。取出螺钉的问题包括由于螺钉头和附加垫圈周围形成瘢痕、骨痂覆盖而导致的潜在手术困难、需要新的／不同的／更长的切口、螺钉断裂的潜在风险及开放取出技术的潜在必要性[24]。

在许多关于骶髂关节螺钉固定的病例报道中，仅少数记录了特殊情况下取出植入物。

- Nork 等报道了 1 例因局部疼痛移除螺钉后临床获益的病例[25]。
- French 等建议切开后路手术和螺钉固定后感染的病例需移除植入物[26]。
- Tsukushi 等在 SI 关节固定后 6 个月移除了 2 枚骶髂螺钉[27]。
- Baskin 报道了 1 例螺钉向后移位 2mm 导致并发症的病例，取出后改善了临床预后[28]。
- Osterhoff 等报道了 1 例孕妇骶髂螺钉取出的病例[29]。

Yücel 等于 2004 年完成了唯一一项关于骶髂螺钉取出临床效果的大型对比研究。在 21 例 C 型损伤患者中，12 例移除了植入物，9 例未移除植入物。8 例患者基于临床体征符合植入物移除的适应证，4 例患者进行了计划移除。总的来说，83.3% 的患者在 1 年后临床症状有所改善[14]。

Gänsslen 等建议常规在骶骨骨折经皮骶髂螺钉固定后 6～12 个月内移除植入物，因为未受伤的骶髂关节允许生理性骶髂关节活动[9]。

Pieske 等报道取出植入物的比率为 46.5%，平均取出时间为手术 11 个月后，但没有关于适应证、并发症或临床效果的数据报道[30]。

Stuby 等分析了 2003—2010 年间 80 例骨盆 B 型和 C 型损伤后接受手术治疗植入物取出的患者中的 35 例，总的植入物取出率为 44%[19, 21]。平均 14.6 个月后取下 24 枚骶髂螺钉和 1 枚脊柱-骨盆植入物。适应证包括 46% 的患者主观后方骨盆疼痛；33% 的患者根据外科医生的决定和 40% 的患者根据自己的意愿移除植入物。28% 的骶髂螺钉有轻微松动迹象（11/39）。总的并发症发生率为 20%（包括前环植入物移除），仅 3/11 例后盆环植入物移除患者有一定的临床益处。

最近的分析表明，在术后 1 年内，用横贯骶骨-髂骨稳定的方法桥接未受伤的对侧 SI 关节与受影响的 SI 关节相比，在疼痛和功能上没有差别[31, 32]。

骶髂螺钉固定后不常规进行植入物取出。目前的数据不能清楚地预期临床获益（图 40-1）。桥接未损伤的 SI 关节似乎没有负面的临床效果。

## 四、髂-髂稳定术

骨盆环 C 型损伤的髂-髂后方稳定有几种技术选择。其中包括后路钢板稳定、TIFI 方案和骶骨棒稳定。现有文献只能分析后路钢板和 TIFI 的数据。

### （一）钢板稳定性

Albert 等宣称 14 例患者中没有 1 例需要取出植入物[33]。

在 Kobbe 等的分析中，21 例患者中有 3 例分别在 6 个月、12 个月和 14 个月后因轻微不适而需要取出钢板[34]。

Dolati 等对 34 例（29.4%）部分或完全移除植入物的病例进行分析。植入物取出的适应证包括 1 例感染，2 例螺纹头突出和干扰，4 例局部不适，3 例无临床主诉的选择性取出[35,36]。

Suzuki 等报道 19 块钢板中有 2 块因感染性并发症取出[37]。

Ayoub 等最近报道的 42 例患者中，有 3 例在平均 11.7 个月后因后部不适或疼痛而取出假体[38]。

> 髂 - 髂钢板稳定导致植入物移位率低。主观不适或局部感染是移除植入物的主要适应证。

### （二）TIFI

在经髂内固定（transiliacal internal fixator，TIFI）技术的原始描述中，Füchtmeier 等在平均 11.8 个月后取出所有内固定架，其中 2 例因深部伤口感染在 4 周后早期取出内固定架[39]。在对 67 例患者进行的分析中，所有的植入物都被移除。在 13 例患者中，由于局部不适而进行了植入物取出[40]。

Salášek 等报道平均术后 15.3 个月，46.9% 的患者去除了 TIFI[41]。未观察到与手术相关的并发症。

> 后路经髂内固定架（TIFI）在至少 50% 的病例中被移除，最常见的情况是根据外科医生的建议移除。

### 五、耻骨联合钢板

从历史上看，耻骨联合分离的钢板接骨术后通常会将植入物取出。

Weber 等的研究成果，分析 22 例耻骨联合分离患者，采用重建钢板内固定加张力带钢丝固定治疗。45.5% 的患者在平均 15.7 个月（3~42 个月）后取出植入物[42]。金属去除对临床和放射学远期疗效无影响。

Pohlemann 等建议所有病例在 6~12 个月后取出植入物，以恢复耻骨联合的生理活动（图 40-1）[43]。Raman 等对 482 例取出植入物的耻骨联合内固定患者进行了文献综述，指出对于常规的植入物取出尚无共识[12]。植入物取出后的并发症发生率为 7.5%，其中感染是最常见的并发症。

Giannoudis 等对 74 例耻骨联合钢板术后患者进行分析。在 41 个月的观察期内，只有 4 例患者（5.4%）进行了植入物取出[10]。有学者认为，没有必要常规去除钢板，育龄妇女也没有明确的建议。

Colinger 等回顾性分析 126 例 B、C 型损伤患者，采用无锁定螺钉的 4 孔或 6 孔 3.5mm 钢板进行前路钢板内固定治疗[44]。所有 C 型损伤都有后环固定，而 B 型损伤有 30% 后路固定。在 75% 的病例中，平均随访 12.2 个月，X 线片提示螺钉松动 / 折断（71% 的螺钉松动，5% 的螺钉折断，7% 的钢板折断，17% 螺钉松动、折断均有）。即使在 B 型损伤中，也观察到 74% 的植入物失败率。在 C 型损伤中，这一比例为 77%。在对这些患者的随访中，耻骨联合间隙从 4.9mm 增加到 8.5mm。

Morrisl 回顾性分析 148 例钢板内固定、3 种不同钢板系统治疗的耻骨联合分离患者的临床资料。3 例应用了双钢板固定[45]。至少随访 12 个月后，43% 的植入物断裂。在这些患者中，96.8% 的患者没有症状。只有 3% 的患者需要进行翻修手术。

耻骨联合损伤术后，通常会出现继发性的联合间隙扩大。Lybrand 等观察到无论保留耻骨联合间盘还是取出，在愈合前都有 1~2mm 的增宽[46]。

> 由于很少有患者需要翻修手术，后期内固定失败，例如，联合骨扩大 ± 内固定失败被认为是一种良性情况[44,45]。

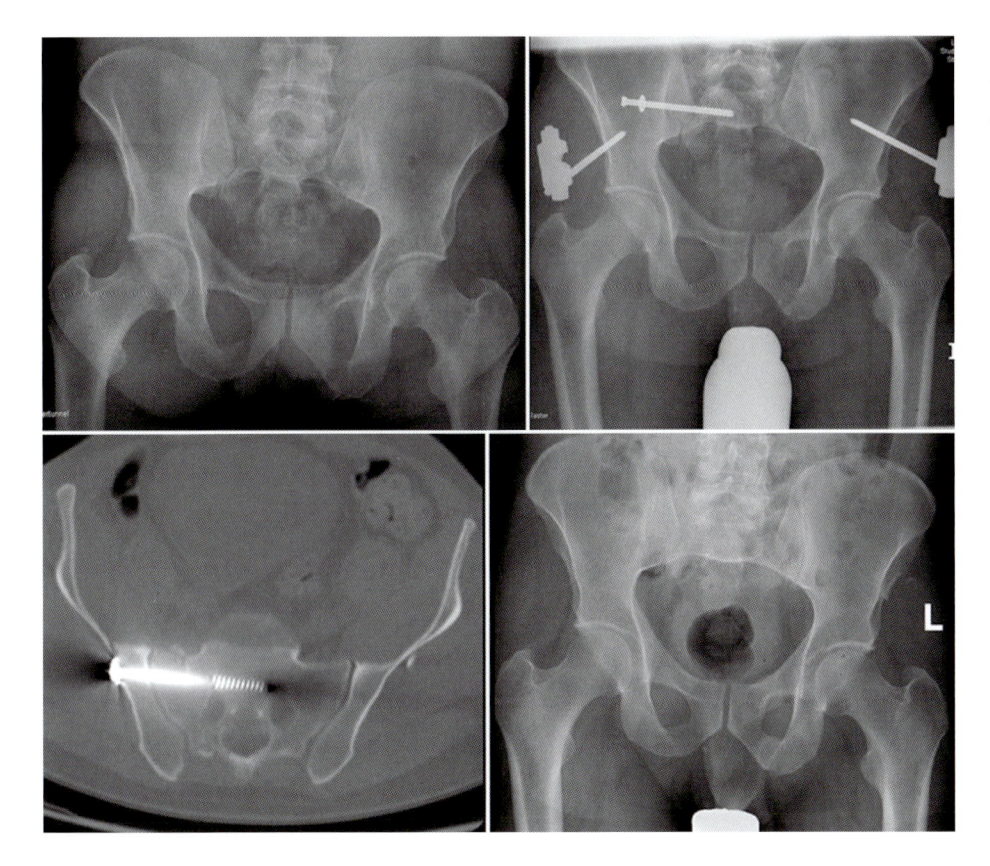

第 40 章 植入物取出
Implant Removal

◀ 图 40-1 骶骨骨折的骶髂螺钉固定导致植入物早期（2 周）活动。由于局部不适，3 个月后进行植入物移除

在 37 例耻骨联合钢板固定的（3 例 A 型，24 例 B 型，10 例 C 型损伤，76% 后路固定）患者中，29.7% 耻骨联合植入物失效[47]。根据 Lindahl 标准[48]，38% 的患者复位质量良好（≤5mm），27%（6～10mm）良好，36%（>10mm）不足。简明健康调查问卷 -36（Short form-36，SF-36）评分不受植入物失败的影响，而 Majeed 评分在植入物失败后显示出更好的结果（83 分 vs. 72 分）。

没有明确的指征表明需要常规移除耻骨联合植入物（图 40-2）。经常观察到患者的生理活动是正常的。必须注意感染并发症的高发生率。

### 六、逆行耻骨通道螺钉

没有关于逆行耻骨支通道螺钉移除的研究数据。

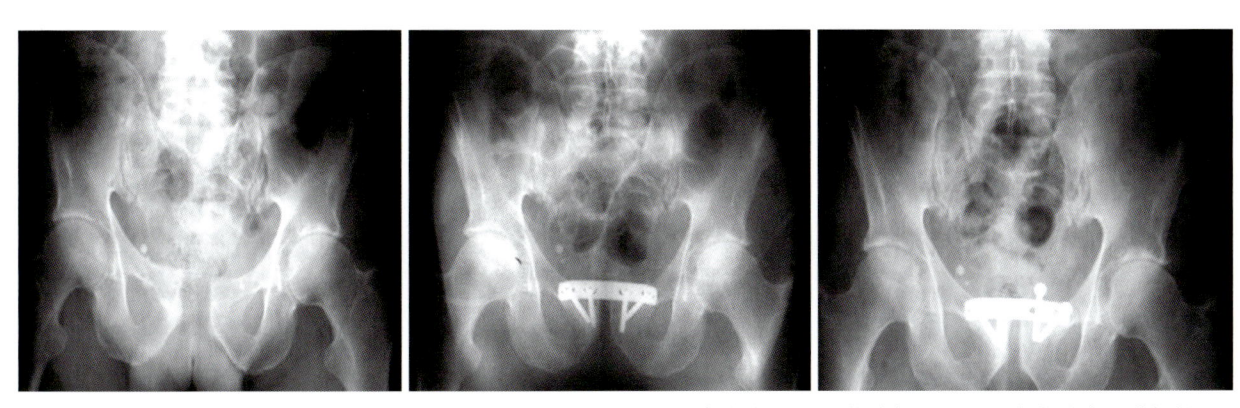

▲ 图 40-2 采用耻骨联合钢板固定的开书型损伤。6 个月后，螺钉松动，无临床损伤。根据患者的意愿进行植入物移除

427

## 七、前方骶髂钢板

有几篇报道涉及前路钢板固定骶髂关节损伤。有两篇报道对植入物移除给出了相互矛盾的说法。

Ragnarsson 等在前路骶髂关节钢板固定后没有取出植入物[49]。Gänsslen 一般建议在 6~12 个月后取出植入物，以防止骶髂关节的"自发"融合，从而允许骶髂关节的生理性活动。一般建议年轻患者摘除，而若在放射检查发现关节融合，则不建议进行植入物摘除[50]。

最近的分析表明，与术后 1 年的受累骶髂关节相比，横穿骶椎-髂骨的螺钉，桥接未损伤的对侧骶髂关节在疼痛和功能上没有差异[31, 32]。

前路骶髂关节钢板固定后常规取出植入物尚无明确指征。

## 八、腰椎骨盆固定

切开复位腰椎骨盆固定或经皮腰椎骨盆固定的固定方式正变得越来越受欢迎。

在开展这种内固定手术的最初几年，都提出不建议取出植入物。

- Schildhauer 等最初报道了 1 例因深部感染而取出植入物的病例；在一项正在进行的分析中，23/48（48%）例患者移除了植入物。1 例因深部伤口感染和 22 例常规骨折愈合后取出了植入物[3]。
- 由于桥接了完好的运动节段［骶髂关节、$L_4$/$L_5$ 和（或）$L_5$/$S_1$ 椎间盘节段］，Nohofer 建议通常在 6~9 个月后移除植入物[51]。
- Mouhsine 等报道骨折愈合后，所有 7 例患者均常规取出植入物，平均时间为术后 4.3 个月[52]。

相比之下，Bellabba 等指出，选择性移除这些植入物不存在临床益处[53]。6~12 个月放射检查骨愈合后，移除植入物的适应证为存在局部突出和软组织干扰[53]。

放射学上，远端连接杆断裂可能是由于骶髂关节运动引起的，其发生率为 10.7%。这一发现导致许多作者建议术后 6~12 个月骨折愈合后移除腰椎骨盆固定物[53-55]。

随着这种固定技术越来越流行，我们获得过去 5~6 年的最新数据。腰椎骨盆固定的植入物移除频率增加。

- 50% 的植入物移除在术后平均 8 个月进行，以防止骶髂关节融合，或在单侧腰椎骨盆固定后移除内固定来释放腰椎活动度；主要适应证与伤口疾病无关[54]。
- 72.7% 的植入物在骨折愈合 6~8 个月后移除[56]。
- 77.8% 的植入物在平均 26 个月（13~66 个月）后移除[57]。
- 95% 的植入物因疼痛而移除，移除后疼痛完全缓解[58]。
- 42.8% 的植入物因突出和疼痛而移除[59]。
- 如果未进行脊柱融合，则术后 4~6 个月常规移除植入物[60]。
- 27.3% 因深部感染（1 年后）、植入物断裂（9 年后）和螺钉松动（7 年后）而移除植入物[61]。
- 3/3 例病例 100% 移除植入物[62]。
- 29% 选择性金属植入物移除[63]。

目前，70%~90% 的植入物被常规取出。

为了最大限度地减少腰背、臀部疼痛，腰椎骨盆固定移除包括以下指征[58, 64]。

- 局部骨盆后疼痛。
- 由于 $L_5$/$S_1$ 关节不对称、单侧固定导致对侧腰椎或腰骶关节有超负荷的症状。
- 同侧骶髂关节疼痛。

- 植入物突出。
- 伤口破裂。

## 九、前路外固定

传统的外固定架，如前路髋臼上外固定架和髂骨外固定架，在临床骨折愈合后拆除。

较新的固定系统包括皮下固定器和皮下钢板。

使用骨盆前路皮下内固定架固定的文献得出以下结论[65-88]。

- 建议在术后 3~6 个月取出植入物。
- 股外侧皮神经的刺激很常见，最晚在植入物取出后消退。

骨盆前路皮下钢板内固定后并发症的最新解决方法是常规取出植入物[89]。

常规取出外部和皮下内固定装置。

## 十、植入物取出与妊娠

在妊娠期，骨盆韧带会出现一定程度的松弛，这种松弛可能会受到骨盆前部或后部内固定的影响。

保留骨盆植入物对阴道分娩的影响在骨科和妇科文献[90]中陈述较少。

创伤后剖宫产率明显高于无骨盆骨折的妇女[91, 92]。

许多产科医生认为，女性在骨盆骨折后不能阴道分娩[92]。残留骨盆畸形可能会影响妊娠结局。因此，提倡常规取出骨盆植入物[93]。因此，剖宫产率高的原因是担心阴道分娩有困难。

目前少量文献提供了以下建议。

- 接近解剖愈合的骨盆，没有常规取出植入物的指征[91, 93]。
- 骨折初始移位>5mm 的患者剖宫产率为 80%，是移位<5mm 的患者的 5.3 倍[92]。
- 骨盆植入物不应是剖宫产的指征，因为固定装置不一定影响阴道分娩[93]。

### 结论

最近的文献不支持常规取出骨盆植入物。关节桥接植入物松动甚至断裂，通常只是放射影像表现，常没有临床症状。

一些植入物常伴有较明显的局部刺激损伤，应该考虑常规移除植入物，如腰椎骨盆固定装置、皮下前路钢板或固定器装置。

# 第41章 骨盆环手术后感染相关并发症
Infectious Complications After Pelvic Ring Surgery

Gloria Hohenberger　Axel Gänsslen　Mario Staresinic　Jan Lindahl　著
易成腊　译

骨盆环损伤和手术后感染相关并发症发生率与住院时间延长和额外的手术密切相关。

众所周知，葡萄球菌是最常见的病原体，占术后感染的20%~30%[1-3]。

即使在骨盆部位，并发植入物相关感染，主要治疗目标包括稳定骨折、预防骨髓炎和彻底清除微生物，这通常需要手术来实现，只使用抗生素不能有效地清除生物膜[2]。控制感染的手术方案取决于骨折愈合的程度。此外，建议全身和局部应用抗生素以控制感染[2,4,5]。

骨盆环损伤术后感染的流行病学资料很少。Buller等进行了一项队列研究，分析美国医院出院调查数据中，1990—2007年的1 464 458例骨盆环损伤患者[6]。该研究报道的术后急性感染率为0.3%，伤口并发症发生率为0.2%。

Ochenjele等分析了913例采用各种方案进行骨盆环固定患者的病历资料[7]。其中8%的患者因术后1个月内发生感染而需要再次手术。在所分析的时间范围内（2003—2015年），该比例没有显著变化。

文献报道的术后感染率差异巨大。

总体而言，骨盆环固定术后感染很少见。在既往分析中，无论是外固定还是内固定，感染率都高达27%[8-10]；而使用经皮通道螺钉技术的感染率则微乎其微[11]。

Pavelka等报道，在141例接受手术治疗的患者中，7例（5%）发生术后血肿[12]。6例（4%）感染并接受了保留植入物的手术翻修，2例因感染而取出了植入物。

一篇文献综述报道了骨盆后环内固定患者的中位感染率为5.5%[13]。单纯前环外固定术后的针道感染发生率为22.9%，而前环外固定联合后环内固定术后感染发生率为20.6%[13]。

Gruen等在一项230例连续病例分析中，报道了54例接受不同切开复位内固定治疗方案的骨盆环骨折患者的手术相关感染发生率为零[14]。

Pohlemann等分析了21例使用4孔板进行切开复位内固定的开书型B1型损伤患者[15]。1例患者（4.8%）发生深部感染并接受清创术和螺钉更换治疗。

Van Loon等报道了38例开书型B1型损伤患者，其中37例患者接受了钢板内固定术。在3例患者中，早期伤口愈合延迟需要翻修（7.9%），2例进行了局部血肿清除[16]。

Mardanpour等分析了38例B型和C型损伤的切开复位内固定术后患者，报道了10.5%的深部伤口和10.5%的浅部伤口感染[17]。

Borg等分析了54例接受切开复位内固定和经皮通道螺钉技术治疗的B型和C型损伤患者。观察到2例深部伤口感染（5%）进行了清创术和全身抗生素治疗[18]。

Lindahl 报道称，在 101 例接受内固定治疗的 C1~C3 型骨盆环损伤患者中，感染率低至 2%[19]。

> 骨盆环稳定后，预计感染率为 4%~5%。

这些并发症的详细描述鲜有报道。

Weber 等在 2008 年首次报道了一系列回顾性病例[20]。他们介绍了 5 例术后感染病例。

- 1 例因骨盆环开放性损伤使用外固定架治疗后发生慢性骨髓炎伴髂骨翼瘘的 25 岁患者；在瘘管和坏死组织切除的翻修术中骨盆环被认为是稳定的；鉴定的病原体是耐苯唑西林的金黄色葡萄球菌。
- 1 例因感染性骨不连而发展为稳定的耻骨上支慢性骨髓炎的 46 岁患者；手术翻修包括瘘管切除和骨不连切除；鉴定的病原体是耐苯唑西林的金黄色葡萄球菌。
- 1 例耻骨联合分离钢板内固定术后发生急性感染的 35 岁患者；植入物取出和瘘管切除后，对不稳定的前环进行了外固定架固定；鉴定的病原体是对苯唑西林敏感的金黄色葡萄球菌。
- 1 例骨盆环开放性损伤伴阴囊裂伤的 40 岁患者，初次耻骨联合钢板内固定术后发生感染，因植入物取出后局部不稳定，二次手术采用外固定架固定；鉴定的病原体是对苯唑西林敏感的金黄色葡萄球菌。
- 1 例骨盆环开放性损伤伴腹股沟损伤和耻骨联合分离的 28 岁患者；初次耻骨联合钢板内固定术后发生感染；治疗包括植入物取出和瘘管切除；前环是稳定的；鉴定的病原体是对苯唑西林敏感的金黄色葡萄球菌。

一篇文献综述总结了几例与感染相关的非创伤性骨盆环不稳定。采用耻骨联合切除治疗这些感染。对于继发性骨盆环不稳定，建议采用骨盆后环稳定术。

在墨西哥的一项分析中，49 例患者中有 5 例通过手术稳定骨盆环后出现了感染相关并发症[21]。

- 1 例 Tile C1 型（左侧骶髂关节骨折脱位、耻骨联合骨折 + 右侧耻骨支骨折）骨盆骨折的 58 岁男性患者，手术选择耻骨联合双钢板固定（Pfannenstiel 入路），耻骨支螺钉和骶髂钢板内固定（髂腹股沟入路第一窗）；2 年后，患者在耻骨联合切口局部发生表皮葡萄球菌感染的瘘管，进行了植入物取出和局部清创治疗。
- 1 例 Tile A2.1 型骨盆骨折累及髋臼上缘的 39 岁男性患者，经髂腹股沟入路第一窗进行切开复位内固定治疗；术后第 4 天，由于忘记换药而发生深部感染；发现的病原体为大肠埃希菌、粪肠球菌和脆弱拟杆菌；手术翻修后顺利痊愈。
- 1 例双柱骨折的 39 岁男性患者，入院当天行髋臼上外固定治疗；入院第 8 天进行了最终固定；此时，虽然观察到外固定针眼有渗液，但并不影响后续的髂腹股沟入路；病原体是阴沟肠杆菌和肺炎链球菌。
- 1 例多发伤合并 Tile C1 型骨盆骨折的 28 岁男性患者，急诊行骨盆外固定架固定和非选择性臀动脉分支栓塞；由于 Morel-Lavallée 损伤，3 天后出现皮下积液；翻修术中发现臀肌坏死，广泛清创后采用旋转皮瓣覆盖；病原体是大肠埃希菌、铜绿假单胞菌、粪肠球菌、草绿色链球菌和荧光假单胞菌。
- 1 例多发伤合并 Tile C3 型开放性骨盆骨折、阴道和膀胱撕裂伤及右侧股总动脉外伤性闭塞的 29 岁女性患者；急诊使用髋臼上外固定架进行固定；感染源于阴道损伤，需要多次手术；病原体是弗劳地枸橼酸杆菌、草绿色链球菌、脆弱拟杆菌和阴沟肠杆菌。

通过对上述病例的分析，我们提出以下建议。

- 继发感染的危险因素包括开放性骨折和 Morel-Lavallée 损伤。
- 如果骨盆环稳定，倾向于局部清创，保留植入物。
- 如果骨盆环不稳定，则需考虑局部清创、植入物取出和改用外固定架。
- 必须加强软组织护理，以减少手术翻修率。

## 一、危险因素

Sems 等在 182 例骨盆环固定术后的患者中回顾性分析了身体质量指数（body mass index，BMI）增加（>30）与早期术后并发症（3 个月内）之间的相关性[22]。非肥胖患者和肥胖患者的浅表伤口感染率分别为 2.2% 和 2.1%，而肥胖患者的深部伤口感染率明显更高（22.9% vs. 3.7%）。

在肥胖患者中，骨盆后方切开入路的术后深部感染率为 33.3%，而非肥胖患者的这一比例为 8.7%。

耻骨联合钢板（14.3% vs. 1.4%）、后方切开入路（30.8% vs. 7.9%）、后环的前方入路（25% vs. 20%）和后环的前后联合入路（100% vs. 0%）在肥胖患者中有更高的深部感染率，而在外固定和经皮骶髂螺钉固定后，均未观察到深部感染。

总体而言，高 BMI 值与需要手术翻修的术后并发症的显著增加有关[22]。

Carson 等最近对美国国家创伤数据库（National Trauma Databank）的分析证实了这一点，他们发现 BMI ≥ 30 与较高的伤口感染和伤口裂开率之间存在更高的相关性[23]。

众所周知，肥胖是骨科手术部位感染的危险因素[24]。

Stover 等在 236 例患者（268 例直接后方入路）中回顾性分析了骨盆后入路手术与术后感染的相关性。8 例患者出现手术部位感染（3.4%），接受局部手术清创、伤口闭合和抗生素治疗。5 例患者接受了骨折的再次固定[25]。

Fowler 等报道了改良后方入路存在相当的深部感染率（2.94%）[26]。患者接受了两次清创术和抗生素治疗。开放性损伤或合并 Morel-Lavallée 损伤与深部伤口感染无关。

在髂嵴后和骶骨后采用经典后方入路的感染率约为 3%。

Sagi 等分析了 170 例骨盆环损伤和 74 例骨盆髋臼联合损伤的固定手术。深部感染率分别为 2.9% 和 5.4%。在配对分析中，可以确定以下风险因素[27]。

- 更高的身体质量指数（BMI）。
- 更高的创伤严重度评分（injury severity scale，ISS）。
- 术前做了血管介入栓塞。
- 术前白细胞增多＋肥胖。
- 输血。

与单一的髋臼或骨盆环手术相比，联合入路的感染率更高。

术后感染的危险因素包括肥胖（BMI>30）、损伤严重程度高、术前行血管介入栓塞、术前白细胞增多＋肥胖、输血和骨盆后入路。

## 二、稳定性相关并发症

根据所选的固定方法，对术后感染并发症进行分析。

## 三、耻骨联合钢板

既往资料表明，耻骨联合固定术后的感染率为 2%～3.5%（[28, 29]和德国多中心研究组Ⅱ的未发表数据）。

对最近的文献分析表明，耻骨联合钢板内固

定的术后感染率为4.1%[15, 30-41]（表41-1）。

耻骨联合钢板内固定术后观察到4%的感染率。

## 四、外固定

早期文献报道的外固定后针道感染率很高。Majeed报道了经皮置钉后30%的感染率和切开置钉后40%的感染率[42]。

随着对此项应用技术的不断深入了解，这个比率进一步降低。来自德国第一个多中心骨盆研究组（German Multicenter Pelvis Study Group）的数据观察到针道感染率为5.3%（1991—1993年）[29]，在第二次分析中，1998—2000年间可以降低到0.7%（未发表的数据）。

Tucker报道的比率为2.4%[43]，Gänsslen等报道的比率为4%[44]。

Lindahl等[45]观察到更高的发生率，他们分析了70例B型损伤和40例C型损伤共110例患者。所有患者均采用前路外固定架治疗。20.9%的患者观察到浅表针道感染，2.7%的患者观察到深部感染。1例去除了外固定针，其余采用局部清创和抗生素治疗。这种较高的比率可以解释为整体骨盆环仍然不稳定[42]，尤其是在C型损伤中。

Arazi等在2004年报道的41例外固定术后患者中，有19.5%的患者发生针道感染，进行了抗生素治疗和局部伤口护理。所有这些患者都存在肥胖和局部皮肤刺激[46]。

通过比较髂嵴和髋臼上置钉，可以得出不同的针道感染率。

表41-1 耻骨联合分离钢板稳定后的感染率

| 年 份 | 作 者 | 样本量 | 内固定方式 | 感染数 | 感染率（%） |
|---|---|---|---|---|---|
| 1996 | Matta | 72 | 钢板 | 1/72 | 1.4 |
| 1999 | Pohlemann | 21 | 四孔DCP | 1/21 | 4.8 |
| 1999 | Weber | 22 | 重建钢板+张力带 | 1/22 | 4.5 |
| 2005 | Spagnolo | 16 | 两个90°钢板（3.5mm和4.5mm） | 0/16 | 0 |
| 2011 | Aggarwal | 18 | 单板或双板 | 2/18 | 11.1 |
| 2011 | Putnis | 49 | 四孔板、六孔板、八孔板、双板 | 0/49 | 0 |
| 2012 | Chen | 42 | 重建钢板 | 8/42 | 19 |
| 2012 | Chen | 41 | 经皮7.3mm螺钉 | 2/41 | 4.9 |
| 2012 | Collinge | 165 | 四孔或六孔Matta板 | 2/165 | 1.2 |
| 2014 | Adams | 25 | 3.5mm骨盆重建钢板 | 1/25 | 4 |
| 2015 | Yu | 27 | 3.5mm重建钢板 | 1/27 | 3.7 |
| 2016 | Jain | 15 | 重建钢板 | 2/15 | 13.3 |
| 2017 | Park | 39 | 单个六孔板或四孔板 | 0/39 | 0 |
| 2017 | Park | 25 | 钢板+张力带 | 0/25 | 0 |
| 2017 | Vaidya | 28 | 各种钢板 | 4/28 | 14.3 |
|  |  | 605 |  | 25 | 4.1 |

在一篇统计了 433 例髂嵴外固定患者（表 41-2）的文献综述中[47-50]，总共报道了 96 例（22.17%）针道感染。相比之下，在 136 例髋臼上外固定后（表 41-3）的患者中，观察到的针道感染率为 11.7%[44, 51-53]。

骨盆外固定后针道感染比较常见。与髋臼上置钉相比，髂嵴置钉有更高的感染率。

### 五、皮下内置固定

对 363 例患者的分析结果表明，皮下内固定（internal fixator，INFIX）后的感染率为 7.4%[39, 54-62]（表 41-4）。

### 六、骶髂关节前路钢板内固定

关于骶髂关节的前路钢板内固定（髂腹股沟入路第一窗口）的资料很少。

Ragnarsson 等报道的感染率为 4.3%[63]，而 Gänsslen 等报道到的感染率为 3.7%[64]。德国多中心骨盆研究组（German Multicenter Pelvis Study Group）的数据表明，1991—1993 年的感染率为 2.9%，而 1998—2000 年的感染率为 4.2%（数据尚未发表）。

在骶髂关节脱位的 C 型骨盆骨折中进行前路钢板内固定术，预计感染率为 3%~4%。

### 七、髂-髂固定

切开的髂-髂固定技术包括髂骨间钢板固定和经髂骨内固定架（transiliac internal fixator，TIFI）。

后路髂-髂张力带钢板固定比较常见。综合几项研究的结果得出 193 例患者的感染率为 3.6%[65-71]。

表 41-2　髂嵴外固定后的结果

| 作　者 | 年　份 | 样本量 | B 型 | C 型 | 后固定 | 针眼感染 |
| --- | --- | --- | --- | --- | --- | --- |
| Lindahl | 1999 | 110 | 70 | 40 | 0 | 26 |
| Tucker | 2000 | 40 | 15 | 26 | 32 | 1 |
| Arazi | 2000 | 41 | 24 | 17 | 0 | 8 |
| Mason | 2005 | 52 | 24 | 28 | 0 | 26 |
| Scaglione | 2010 | 41 | 35 | 6 | 4 | 13 |
| Vecsei | 2010 | 28 | 10 | 18 | 4 | 2/20 |
| Mitchell | 2013 | 129 | ? | ? | 0 | 20 |

表 41-3　髋臼脱位外固定后结果

| 作　者 | 年　份 | 样本量 | B 型 | C 型 | 后固定 | 针眼感染 |
| --- | --- | --- | --- | --- | --- | --- |
| Bellabarba | 2001 | 14 | | | 0 | 4 |
| Gänsslen | 2005 | 20 | 20 | 0 | 0 | 0 |
| Gänsslen | 2005 | 25 | 0 | 25 | 21 | 0 |
| Gänsslen | 2013 | 25 | 25 | 0 | 0 | 2 |
| McDonald | 2017 | 52 | | | | 10 |

表 41-4 皮下内固定后结果

| 作　者 | 年　份 | 样本量 | OTA | 后固定 | 针眼感染 |
|---|---|---|---|---|---|
| Kuttner | 2009 | 22 | 21×C | 21 | 1 |
| Gardner | 2012 | 24 | 24×C | 24 | 1 |
| Vaidya | 2012 | 24 | 16×C | 16 | 0 |
| Vaidya | 2012 | 96 | ? | n.a. | 3 |
| Müller | 2013 | 36 | 36 | 36 | 2 |
| Hoskins | 2016 | 21 | n.a. | 19 | 3 |
| Wang | 2016 | 26 | 26×B | 0 | 0 |
| Dahill | 2017 | 47 | n.a | n.a. | 2 |
| Fang | 2017 | 43 | n.a | n.a. | 14 |
| Vaidya | 2017 | 24 | 9×C | n.a. | 1 |

- Krappinger 在首次内固定 11 周后进行局部清创并取出钢板[70]。
- Suzuki 等报道了 2 例伴随局部 Morel-Lavallée 损伤的后路手术切口感染[71]。1 例患者在第 3 天发生感染，接受了多次伤口冲洗、清创和旋转臀大肌肌皮瓣治疗，没有取出内固定。另 1 例患者接受了几次伤口冲洗和清创术并在骨愈合后取出了内固定。
- Kobbe 等通过局部清创术治愈了 1 例浅表伤口感染[69]。
- Ayoub 等报道了 2 例浅表感染和 1 例深部感染：前者采用局部换药和抗生素治疗，而深部感染则需要手术清创和静脉抗生素治疗[66]。

后路微创桥接钢板固定存在 3.6% 的感染率。

在第一项 Regensburg 分析中，在 31 例使用经髂内固定架（transiliac internal fixator，TIFI）的病例中，有 2 例发生切口感染[72]。2 例都需要取出植入物。在一项对包含 67 例患者的持续分析中[73]，观察到 4 例感染（6%）。Schmitz 等在 15 例采用骨水泥增强 TIFI 固定的老年患者中观察到 2 例浅表伤口感染（13.3%）[74]。Salášek 和 Pavelka 报道了 1 例感染（3.1%），通过植入物取出和局部清创治疗[75]。

总体而言，TIFI 术后的感染率为 6.1%。

### 八、骶骨骨折的后路切开复位内固定

Gänsslen 等报道了 32 例采用不同骶骨固定方法的患者，局部切口感染率为 6.9%（图 41-1）[76]。

Acklin 等最近报道在 27 例进行骶骨双锁定钢板固定术的 C 型损伤患者中，早期深部感染率为 18.5%[77]。

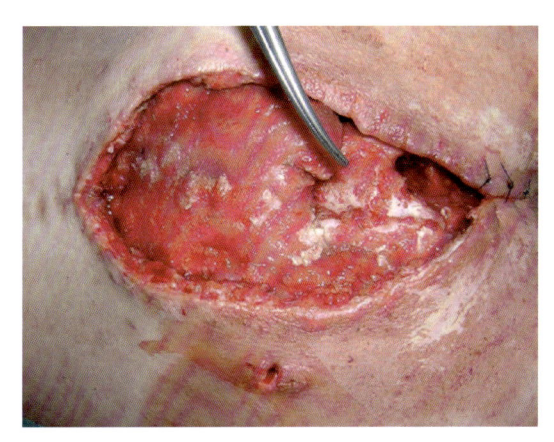

▲ 图 41-1　骶骨骨折内固定术后切口感染、皮肤坏死，需要进行皮瓣移植二期闭合创面

来自德国多中心骨盆研究组（German Multicenter Pelvis Study Group）的数据显示 1991—1993 年的感染率为 5.7%[29]，而 1998—2000 年的感染率为 2.8%（数据尚未发表）。

骶骨的直接后正中/旁正中入路的感染率为 5%～10%。通常肌皮瓣缺血坏死是继发感染的原因。因此，术中应尽量避免肌皮瓣远端和骶骨之间完全分离。

## 九、腰椎骨盆固定

Schildhauer 等提出了对极度不稳定骶骨骨折和骨折脱位进行腰椎骨盆固定的概念[78, 79]。在 48 例接受该治疗的患者中，3 例（6.25%）在椎弓根螺钉突出处发生局部感染。尽管进行了清创和伤口冲洗，但仍需要取出植入物。

对该人群的进一步分析发现，在 19 例严重移位的骶骨骨折患者中的感染率为 16%[78, 80]。进一步的分析结果见表 41-5[81-93]。

总体而言，腰椎-骨盆固定术后的感染率约为 10%，与入路无关（切开 vs. 有限切开/微创）。

最近的一项研究表明采用切开入路和微创腰椎-骨盆固定治疗的患者[94]的感染率之间没有显著差异。经皮腰椎-骨盆固定治疗后未见手术部位感染（0%）。在切开入路组中，1/16 患者发生感染（6.25%）。

## 十、治疗理念

一般来说，植入物相关感染的治疗取决于骨折愈合的程度。特别是在骨盆部位，还必须考虑

表 41-5　腰椎-骨盆固定治疗后感染率

| 作 者 | 年 份 | 样本量 | 感染数 | 感染率（%） | 治疗措施 |
| --- | --- | --- | --- | --- | --- |
| Thiemann | 2003 | 22 | 3[a] | 13.6 | 清创 |
| Nothofer | 2004 | 35 | 3 | 8.6 | 反复清创 |
| Mouhsine | 2006 | 7 | 1 | 14.3 | 反复清创、冲洗、抗生素链珠、植入物移除 |
| Keel | 2011 | 10[b] | 0 | 0 | |
| Jones | 2012 | 15 | 2 | 13.3 | 清创 |
| Ayoub | 2012 | 28 | 7 | 25 | 抗生素 |
| Hu | 2013 | 22 | 2 | 9.1 | 清创 + 抗生素 |
| He | 2014 | 21 | 2 | 9.5 | 清创、冲洗、抗生素 |
| Lindahl | 2014 | 36 | 0 | 0 | |
| Williams | 2016 | 17[c] | 1 | 5.9 | 连续清创 |
| Sobhan | 2016 | 14 | 3 | 21.4 | 无记录 |
| Hess | 2016 | 14 | 0 | 0 | |
| Jazini | 2018 | 24[b] | 2 | 8.3 | 清创术、冲洗 |

a. 需要翻修的伤口愈合不良
b. 微创技术
c. 经皮的

骨盆环的稳定性。

一致认为，治疗时应区分以下三种情况[2,4,5]。
- 早期感染（内固定术后 2 周内）。
- 迟发性感染（内固定术后 2~10 周，此时骨/关节仍有进一步愈合的可能）。
- 晚期感染/骨折愈合后。

特别是关于骨盆环，需要考虑的其他因素如下。
- 骨折稳定程度：骨折的稳定性与否，决定了是否需要取出植入物。
- 骨盆极度不稳会加重感染。
- 彻底清除感染是首要的治疗目标之一，对其进行探讨时必须涉及骨折稳定程度；清创术中应清除所有受感染的组织，包括骨骼，以避免继发骨髓炎或关节感染；是否取出植入物取决于对骨盆环稳定性的评估；因此，当骨折尚未完全愈合时，可以选择部分或抑制性清创。
- 软组织覆盖的愈合。
- 预防慢性骨髓炎：必须进行积极的（骨）清创术以避免感染侵犯周围器官和神经血管结构。

### （一）急性感染

大多数病例出现急性感染（<2 周）。

对于明确的浅表感染，可以考虑每天清洁伤口和静脉抗生素治疗。

对于任何累及真骨盆的深部感染，应当积极进行手术清创和伤口冲洗，皮缘修剪和死腔填充，直到临床和检验结果均确认痊愈。在第一次清创期间，应分析植入物的稳定性。

如果植入物稳定，则应保留。在不稳定的情况下，应移除植入物（减少生物膜负荷），这会导致骨盆环不稳定。因为不稳定性会增加持续感染的风险，因此非常有必要增加力学稳定性。根据 AO/OTA 分类及骨盆的环状结构特征，骨盆环的潜在稳定与不稳定的处理如下。

- A 型（不）稳定性：通常为前环的孤立性骨折；若发生感染，对包括骨骼在内的感染灶进行彻底清创是有必要的；应考虑使用外固定架使骨盆尽可能稳定。
- B 型（旋转）不稳定：不稳定区域为前环区域；前环的稳定对于控制感染至关重要；如果耻骨联合因植入物取出而不稳定，应考虑在取出钢板后采用外固定架对耻骨联合进行再次稳定；选择髋臼上置钉更利于软组织覆盖；如果还不稳定可以对后方损伤进行额外的骶髂螺钉固定；或者可以置入新型（钛）短板（选择 2 孔板以获得足够的稳定性）。
- C 型（垂直）不稳定：如果不得不取出植入物（不稳定的、松动的植入物），必须对前环和后环进行固定以稳定骨盆环；对于前环骨折，可考虑替换为外固定架，而对于后环，应至少置入骶髂克氏针（2.8mm/3.0mm）或（临时）骶髂螺钉；对于关节处损伤（耻骨联合、骶髂关节），建议选择尽可能少的植入物进行牢靠的固定。

### （二）迟发性感染

迟发性感染发生在骨折还没有完全愈合时。关节部位的愈合最短时间是 6 周左右。前环，耻骨上支骨折通常在受伤后 3~4 周内愈合，此时往往还看不到愈合的放射学表现；后环，髂骨骨折通常在 6 周内愈合，这两个部位被丰富的肌肉包裹，前环的闭孔内肌和闭孔外肌和后方的髂腰肌和臀肌。相比之下，骶骨的完全骨折通常需要更长的愈合时间。建议通过计算机断层扫描（computer tomography，CT）对整个骨盆愈合进行分析。

在迟发性感染中，存在骨盆环不稳定的情况。治疗包括充分的清创和伤口冲洗、全身抗生素治疗和植入物保留。如果存在植入物松动或骨折不稳定，建议取出植入物并用微创固定（如外固定器、骶髂螺钉）替代。综上所述，通常可以在 6 周后取出植入物。清创应包括切除潜在感染的骨不连区和死骨（CT 分析）。

**死腔填充**：死腔填充通常使用聚甲基丙烯酸甲酯（polymethyl methacrylate，PMMA）骨水泥＋局部抗生素（庆大霉素、妥布霉素、万古霉素或头孢菌素）。在耻骨联合和骶髂关节处，可以微创螺钉固定并置入额外的骨水泥垫片。

必须考虑到细菌也可以附着在 PMMA 骨水泥表面，并且通常只有 ＜10% 的抗生素从 PMMA 中释放出来。通过混合不同的抗生素（万古霉素＋妥布霉素）并增加水泥的孔隙率，可以获得更高的药物释放剂量。

#### （三）晚期感染

根据定义，在晚期感染发生时骨盆环已经愈合。唯一例外是感染性骨不连。

在后一种情况下，须考虑给予足够的稳定，同时结合标准的感染控制手段，包括充分清创和植入物取出。通常，耻骨联合切除术或耻骨支切除术对骨盆的整体稳定性没有影响。在一些特殊的情况下，可以考虑前环外固定和（或）骶髂螺钉固定。

### 十一、感染控制的辅助手段

在处理骨盆软组织感染和真骨盆间隙感染时，可以考虑一些辅助手段。

糖尿病被确定为与手术部位感染（surgical site infection，SSI）相关的围术期危险因素[95]。

在脊柱手术中，即使术后血糖水平升高也被确定为手术部位感染的独立危险因素[96]。在骨科手术中，高血糖甚至与无糖尿病病史患者的 30 天 SSI 发生率相关[97]。此外，营养不良与 SSI 相关，应当纠正[98]。

凝血因子 XIII（coagulation factor XIII，FXIII）可能对侵袭性感染患者具有潜在益处，因为活化的 FXIII 会促进伤口愈合、组织修复和组织再生[99, 100]。没有证据支持 FXIII 可用于治疗骨盆感染，但对于有皮下感染的老年患者，FXIII 治疗可能是一种选择。

### 结论

关于骨盆环损伤的术后感染率，目前还没有明确的数据。文献报道的术后感染率存在很大差异，为 0.2%～8%。

除了标准清创、伤口冲洗和全身／局部抗生素治疗以减少病原体数量外，骨盆的稳定性评价对于植入物是否保留至关重要。在不稳定的损伤情况下，应转换为外固定或微创固定方法。是否骨切除取决于骨盆环的稳定性和骨折的情况。血糖水平和营养状况是治疗的先决条件。

# 第 42 章 骨盆畸形愈合及不愈合
## Pelvic Malunion and Nonunion

Jan Lindahl　Axel Gänsslen　著
易成腊　译

骨盆畸形愈合（malunion，MU）和不愈合（nonunion，NU）的治疗具有挑战性，通常需要更复杂的手术矫正，导致并发症发生率上升。

预防骨盆 MU 和 NU 是治疗骨盆环骨折公认的主要治疗目标。

大多数 MU 或 NU 是初次治疗不恰当的结果，包括缺乏适当的计划、对不稳定骨折采取保守治疗、后路不稳定损伤采用孤立外固定和（或）单一前固定、初始复位不良或固定失败，导致慢性疼痛、畸形、异常步态和功能障碍[1-7]。

在 Kanakaris 等的文献综述中指出，迄今为止，非手术治疗是导致骨折对位不良、愈合延迟或不愈合的最常见的原因[8]。

历史数据表明，在对 C 型骨盆环损伤进行保守治疗后，55%~75% 的病例可能会出现骨不连和对位不良[9-11]。

随着标准化治疗概念的不断完善，骨盆 MU 和 NU 的发病率明显降低，因此，医生治疗这类病情的经验往往欠缺。

Pennal 等首次报道了一个大样本研究，包括 34 例骨盆 NU 和 MU[12]。前部和后部疼痛、Trendelenburg 跛行、临床不稳定和畸形是最常见的临床症状。在骶髂关节观察到 NU 的骨萎缩，而在耻骨支区，萎缩性和肥大性 NU 的发生率相当。与手术治疗相比，非手术治疗往往结果较差。手术治疗包括骨移植和（或）内固定术。几乎所有接受骨移植治疗的患者都获得骨愈合，即使是单纯骨移植也是如此。

骨盆 NU 或 MU 治疗要求较高，但有经验的医生可取得良好效果[13]。
- 50% 解剖复位。
- 35% 满意复位。
- 69% 没有疼痛或轻微疼痛。
- 92% 坐姿不平衡患者对治疗结果满意。

必须进行充分的诊断和全面的形态学分析，并制订详细的治疗计划。

## 一、临床评估

术前评估应包括主观症状的详细病史、完整的腰椎骨盆功能评估（包括双髋关节功能分析）、不稳定评估、神经系统后遗症、泌尿生殖系统和功能障碍（包括坐姿不平衡、行走障碍、步行支撑的必要性和运动功能障碍）的分析及对腰椎骨盆区域的放射学评估。

### （一）疼痛分析

骨盆 NU 或 MU 最常报道的症状是疼痛[12]，但并非所有畸形都必然疼痛。疼痛的严重程度通常取决于不稳定或半骨盆移位的程度，疼痛通常位于骶髂后区[1, 11, 13]。此外，负重时疼痛会加重，休息时会改善[14]。

致残性骨盆疼痛被定义为传统的止疼药和疼

# 骨盆环骨折
## Pelvic Ring Fractures

痛管理无法完全控制的疼痛。

询问患者疼痛的最大值，疼痛的严重程度（视觉模拟评分法）和疼痛的定位。

前环损伤可引起亚临床表现，但后环不稳定、MU、NU 经常表现为（后环）疼痛[8, 11, 13, 15, 16]。前区的疼痛可作为骨盆不稳定的一个标志，特别是前 – 后挤压损伤病例[17]。

由于骨盆后区复杂的解剖学特点，后骨盆环疼痛常难以分析，在愈合不良的情况下尤其如此。后骨盆环疼痛可能因为骶髂关节骨性关节炎病变引起的[18]，可以通过关节内或关节周围注射局部麻醉药，以及动态透视或计算机断层扫描（computer tomography，CT）进行分析。除此之外，锝元素骨扫描也可提供帮助[13]。总之，相比于骶骨 MU，骶髂关节损伤后更经常出现疼痛症状[14]。

少数骨盆畸形相关的疼痛会定位在腰椎。因此，需要将骨盆疼痛与腰痛，以及腰骶丛压迫或牵拉损伤导致的神经痛区别开。因为在采取骨盆 MU 或 NU 的外科治疗后，神经痛将不会得到改善[5, 8, 16]。严重的骨盆倾斜可偶尔引起腰痛[14]。$L_5/S_1$ 小关节的损伤也可引起骨盆后侧疼痛[14, 19]。

因此，详细分析骨盆疼痛的定位，骨盆疼痛严重程度以及骨盆疼痛与功能 / 日常活动的相关性，是评估骨盆不稳定或功能性损伤的最基本要求。

总体来说，由 MU 或 NU 引起骨盆疼痛包括以下原因[20]。

- 骶髂关节不匹配与不稳定。
- 骨盆后环骨折不愈合。
- 骨畸形。
- 腰骶丛损伤压迫神经根引起的神经源性疼痛。
- 髋关节的相关创伤。
- 持续性腰痛。

除此之外，疼痛的发作及定位与骨盆不稳定，坐姿不平衡和（或）神经系统损伤有关。

Mears 等分析临床和影像学表现与 Tile 骨折分型的相关表现如下[13]。

- A 型骨折：只有前骨盆疼痛。
- B 型骨折：疼痛，骨盆不稳定，单纯旋转畸形，尿道扭转。
- C 型骨折：疼痛，骨盆不稳定，坐姿不平衡，腿长差异。

### （二）坐姿不平衡

有症状的坐姿不平衡（图 42-1）可作为半骨盆不对称的一个指征。垂直剪切愈合不良与旋转对线不良引起的坐骨结节不对称。

向头端半骨盆旋转移位也可以导致腿长差异，坐姿不平衡与站姿不平衡，由于后半骨盆移位或矢状旋转不良引起的后髂骨突出会导致坐在椅子上或仰卧位时的不适（图 42-2）。

总的来说，坐姿不平衡相关的症状可由以下原因引起[20]。

- 骨性突起的压迫。
- 坐骨结节不对称。
- 垂直移位。
- 半骨盆旋转不良。
- 后半骨盆移位。

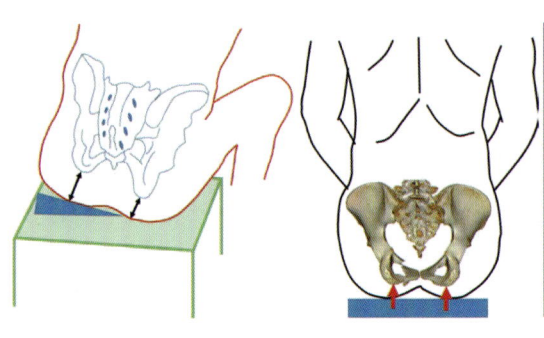

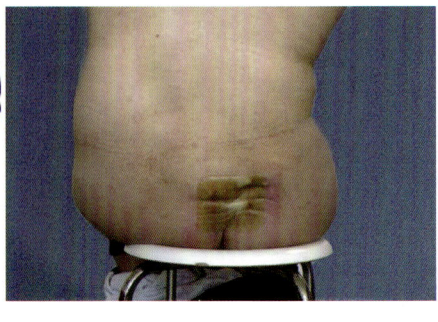

◀ 图 42-1 坐姿不平衡：使用单侧支具可纠正畸形；此外，创伤后的脊柱侧突也可导致坐姿不平衡

- 骶骨或尾骨的突起[13]。

### (三) 腿长差异

腿长差异 ( leg length discrepancy，LLD ) 可由垂直不稳定型骨折或矢状面旋转不良引起。对每 1 例患者都应该使用一个木板做腿长差异的常规检查。应采取至少 3 个月的非手术措施，如放置鞋垫或骨盆垫改善坐姿不平衡[20]。

CT 检查是"真实"腿长差异诊断的金标准（见下）。

### (四) 步态异常

步态异常可能由愈合不良所导致。向头侧的骨盆移位可导致下肢相对短缩。

在 C 型不稳定骨折后，平均腿长差异可超过 3~6cm[21]。

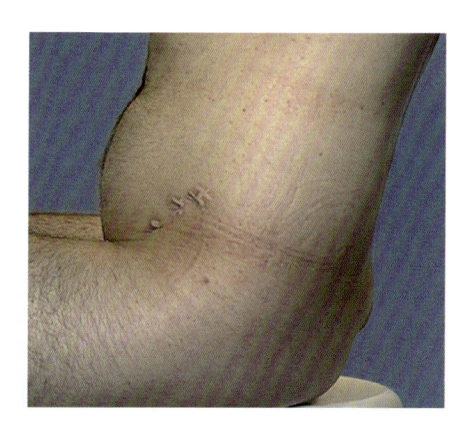

▲ 图 42-2 骶骨骨折畸形愈合导致的后侧骨突（后侧移位）

由于髋关节方向的改变，旋转对位不良同样可以改变步态。除此之外，外展肌肌力降低可引起髋关节改变[1]和创伤后股骨髋臼撞击。伴随髋臼骨折可出现股骨前倾角增加[11]。侧向挤压损伤可引起内旋畸形（图 42-3）[14]。

### (五) 不稳定性分析

主观骨盆不稳定是一种常见症状[8, 11, 13, 15, 16]。可表现为夜间醒来或在日常活动中感到不适[13]。不稳定可以是静态的或动态的。动态的不稳定可以通过透视检查评估[13]。

纵向牵引可用于分析垂直（行走）不稳定性，旋转不稳定性可以通过特殊测试进行分析。此外，可将患者放置在可供持续增加牵引的骨折手术台上，摆放适宜的髋关节体位以评估不稳定向量。

Sagi 等描述了隐匿性不稳定分析的影像学检测（图 42-4）[22]。

- 骨盆的外旋 / 前后挤压实验。
- 骨盆垂直不稳定推拉实验：一侧肢体向头端推同时另一侧向尾端拉。

这些实验可以排除骨盆不稳定[23]。

### (六) 外观分析

外观分析，特别是骨盆后侧 [ 骶骨或尾骨的骨性突起（图 42-2）] 和坐骨结节的外观分析可

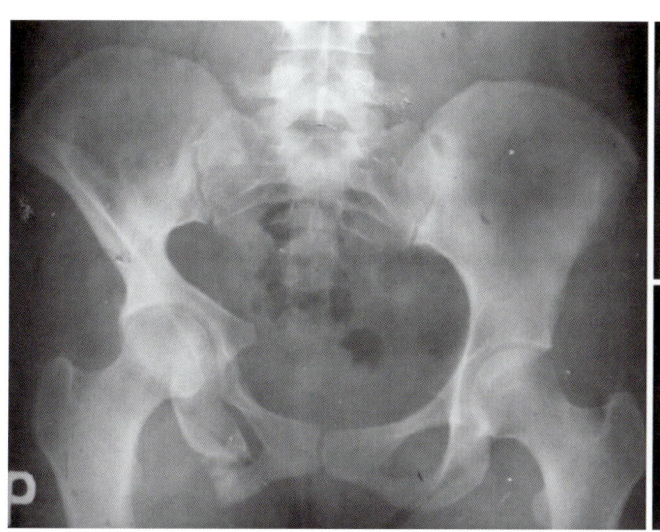

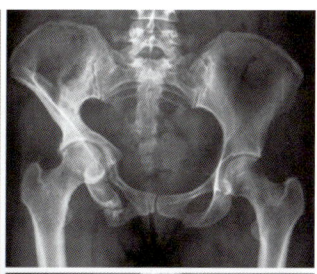

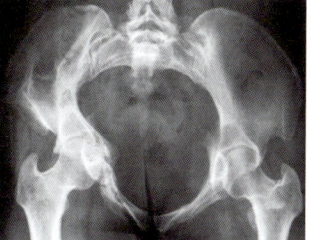

◀ 图 42-3 C 型损伤（C1.1 型损伤，髂骨完全骨折）保守治疗导致严重的内旋畸形

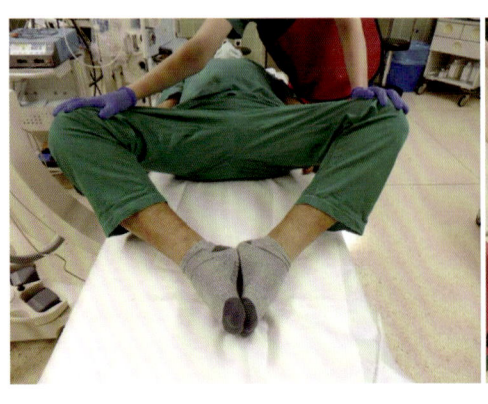

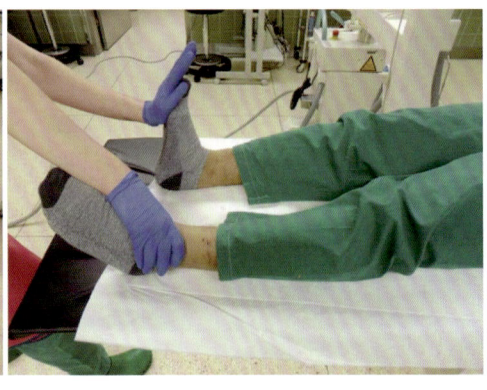

骨盆环骨折
Pelvic Ring Fractures

图 42-4 通过外旋应力和推 - 拉试验检查骨盆不稳定性

经 Sagi 许可

以评估由于半骨盆损伤头向或旋转移位引起的骨盆畸形。

双侧损伤的骶骨畸形可能很严重,这在女性患者和低 BMI 患者中可以观察到[5, 8, 11, 13, 16, 24]。

### (七)泌尿生殖系统不适

泌尿生殖系统不适可由最初的盆底损伤,泌尿生殖道脱垂或神经损伤引起[1, 25, 26]。

明显的半骨盆内旋(图 42-3)可导致膀胱受压,或因耻骨上支愈合不良或移位而加重。症状包括膀胱损伤和排尿时间延长导致尿频[14]。

此外,真骨盆的畸形可能导致产科问题[27]。坐骨结节的内侧移位可压迫阴道壁(图 42-5)并产生性交困难,导致性交疼痛[20]。

桶柄损伤可导致膀胱损伤,耻骨联合交锁损伤可导致会阴部损伤[14]。

Wright 等观察到性功能障碍,这取决于损伤部位[28]。

- 骶髂关节损伤后男性发生性功能障碍和排泄功能障碍的风险较女性高出 4 倍。
- 女性耻骨联合分离后发生性功能障碍的风险增加 4.8%。
- 女性耻骨联合分离后发生排泄功能障碍的风险增加 12%。

骨折类型、轻微对线不良和内固定植入物不是剖宫产的指征[29]。

### (八)神经分析

建议进行详细的神经学评估以确定骨盆骨折后远期功能丧失相关的典型损伤。推荐使用 ASIA 方案(见第 6 章)。腰骶丛牵拉损伤最常累及 $L_4$ 和 $L_5$ 神经根,其次是臀上神经[8, 16]和股外侧皮神经(lateral femoral cutaneous nerve,LFCN)[20]。

## 二、影像学评估

必须对整个骨盆环进行详细的骨盆 MU 和 NU 的影像学分析。

除了用于分析骨盆环畸形的常规 X 线影像,包括骨盆前后位、入口位和出口位、髋臼斜位片(如必要,可拍摄髂骨和闭孔斜位片)外,还必须要完善多平面 CT 重建影像。三维重建有助于更好地了解旋转和平移畸形(图 42-6)。

在单侧畸形中,未受伤的半骨盆可以作为参考(图 42-7)。特殊的解剖标志可以与患侧的相应标志在所有平面上进行比较[30]。

CT 扫描常用于明确骨盆的 MU 或 NU 畸形定

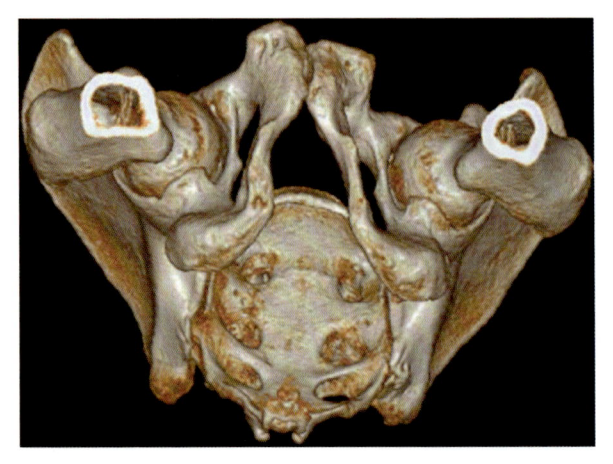

▲ 图 42-5 内旋畸形导致阴道撞击

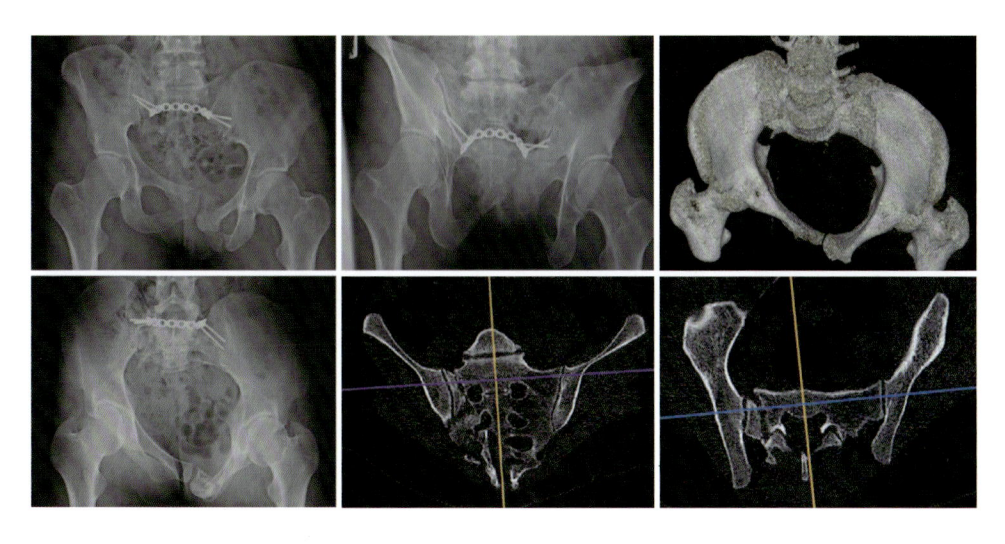

# 第 42 章 骨盆畸形愈合及不愈合
Pelvic Malunion and Nonunion

◀ 图 42-6 用于评估骨折不愈合或畸形愈合的基本 X 线片和 CT 层面

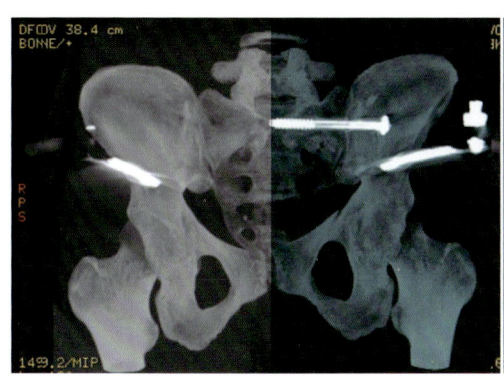

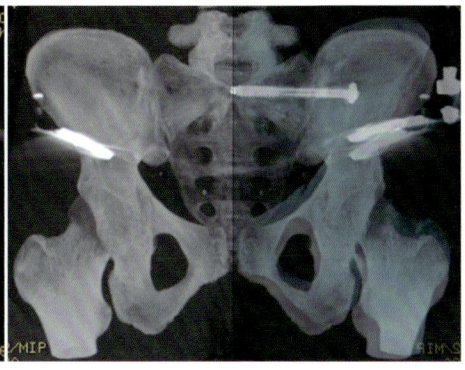

◀ 图 42-7 骨盆骨折左侧复位不良；使用对侧作为模板，便于判断畸形程度

位，而三维 CT 扫描常用于制订治疗计划[4, 25, 31]。可以用于分析分离/短缩、旋转和垂直移位。

Mears 等建议使用常规骨盆 CT 扫描和入口位和出口位 X 线片相对比，后者尤其适用于术中评估分析[13]。

腿长差异是通过测量骨盆前后位片或出口位片中特殊标志的头向移位来确定的。

新工具包括可以调整半骨盆骨折块的计算机辅助规划程序和 3D 打印技术[32]。

3D 打印可以明确手术松解区域和截骨区域、植入物长度及钢板预成型和钢板放置区域[1]。此外，可以确定自体移植物的大小。泌尿学和盆底研究可以补充放射学分析[25, 26]。

术前对骨盆不稳定性的分析，可以通过使用单腿站立成像检测耻骨联合，甚至骶髂关节或骨不连的不稳定性。

可以在图像增强器下，进行牵引、旋转压缩下的手动应力测试[13]。

根据不同旋转轴，可能存在屈曲/伸展、内/外旋转和外展/内收畸形。

Dickson 和 Matta 首先给出了畸形的影像学表现建议[33]。

屈曲和伸展畸形被定义为经过髋臼上区，围绕水平轴旋转的畸形[33]，最好在 3D 图像上观察，传统视图上屈曲畸形的表现如下。

- 闭孔 – 髋臼线与泪滴影的头侧交叉。
- 出口位或前后位 X 线片上闭孔形状的增大和拉长。
- 在出口位上髂坐骨间线相比闭孔更靠近尾端。

内外旋转畸形被定义为四方体区围绕垂直轴旋转的畸形[33]，最好在标准 CT 图像上观察。常规视图上内旋畸形的征象如下。

- "更宽"的坐骨。
- 更小的髂窝。
- 髂坐骨间线相对泪滴更靠近外侧。

骨盆环骨折
Pelvic Ring Fractures

外展和内收畸形被定义为髋臼中心围绕着矢状轴旋转的畸形，其优点是不影响旋转畸形判断。纯粹的外展/内收畸形很少见，并且常与旋转畸形结合，外展-内收移位的程度由从髂后上棘到耻骨联合的一条线与骶骨平面内切线之间形成的角度决定。这个角度可以在 CT 图像上通过测量从四方体中心到中线的距离验证。

前后位 X 线片用于确定骨盆倾斜度。

Sponseller 等测量了髂前上棘到髂后上棘的距离，并与未受影响的半骨盆进行比较[34]。

Keshishyan 等介绍了一种可比较的测量方法[35]。通过比较真骨盆的对角线进行定量畸形分析（图 42-8）——Keshishyan 畸形分析法：骶髂关节下缘至对侧髋臼内侧轮廓中点的距离相比较。畸形指数为两个对角线长度之差除以对角线长度之和的商。

然而，这些测量涉及内旋/外旋和外展/内收的组合[33]。

Stover 等提出了不同的测量策略[36, 37]。使用骨盆的前后位 X 线片，入口位 X 线片和标准侧位片分析几个方向上的移位。

在前后位 X 线片上（也可以使用相应的三维 CT 扫描进行测量），可以识别腿长不等、外展/内收畸形和旋转畸形（图 42-9）。

- 腿长不等：两侧髋臼最上缘的水平切线与通过骶骨中间的竖线相垂直（应使用站立位 X 光片来测量功能性腿长差异）。
- 外展/内收畸形可以通过从骶髂关节中点到特定前环标志（如耻骨联合下缘点、坐骨结

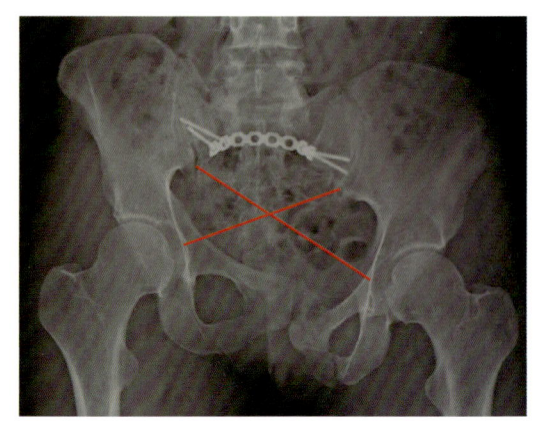

▲ 图 42-8 Keshishyan 提出的分析骨盆畸形的方法；骶髂关节下缘至对侧髋臼内缘中点的距离

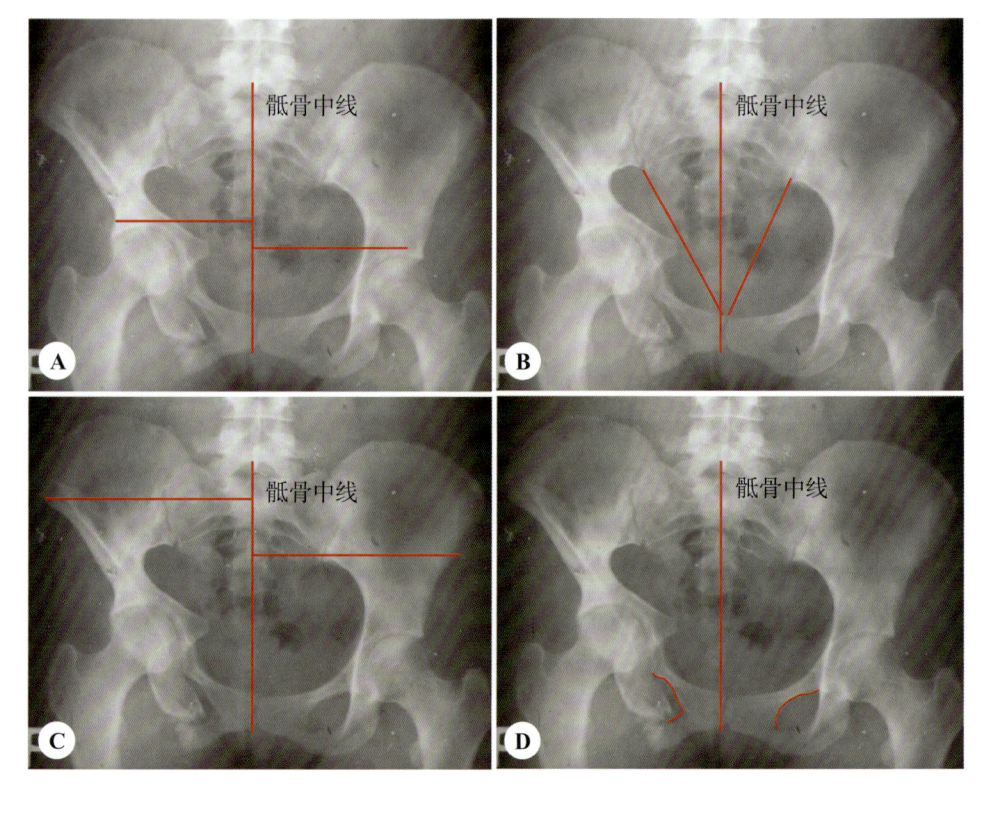

◀ 图 42-9 A. 在前后位上测量双下肢不等长：骶骨中间的垂线与两侧髋臼最上缘的水平切线垂直差；提示右腿缩短 2cm；B. 在前后位上测量外收/内收：从 SI 关节的前端开始到定义的前环标志点（如耻骨联合点、坐骨结节最突出点等）连线长度；轻度右内收畸形；C. 在前后位片上测量内侧/外侧移位：以两侧髂前上棘划水平线与骶骨中间的垂直线相交（这些线的长度差异提示旋转畸形）；判定相关的内侧/外侧错位；D. 在前后位片上测量旋转移位：当骶骨中线穿过耻骨联合时，比较两侧闭孔内侧形态分析旋转畸形

节的最突出点等）的线进行测量。

- 内侧/外侧移位：在两侧，经过髂前上棘的水平线垂直于通过骶骨中部的竖线（这些线的长度差异表示旋转畸形）。
- 旋转：当骶骨中线穿过耻骨联合时，比较闭孔的形状来分析是否存在旋转畸形。

在入口位 X 线片（也可以使用相应的二维 CT 扫描进行测量）可以分析旋转畸形和矢状移位（图 42-10）。

- 旋转：从骶髂关节（sacroiliac，SI）关节后部连接到特定前环标志的连线（如耻骨联合下缘点、坐骨结节最突出点等），与健侧进行比较。
- 前/后移位：耻骨联合后边界的比较测量（注意：生理骨盆倾斜影响此测量；CT 测量被认为是最佳方案）。
- 内侧/外侧移位：在两侧髂前上棘处分别作一条水平线，垂直于经过骶骨中部的竖线（这些线的长度差异表示旋转和内侧/外侧的移位/畸形）。

在真实侧位视图上（也可以使用相应的三维 CT 扫描进行测量），可以验证屈曲/伸展畸形，以及由此产生的相对腿不等长畸形（图 42-11）。

- 屈曲/伸展畸形：在骨盆后部重叠后，分析前环的形状差异；从骶髂关节中心开始，连接耻骨前支前缘切线的线可显示屈曲畸形。

Sagi 等提出了用入口比和出口比分析移位的概念[38]。入口位和出口位 X 线片用于计算入口比和出口比。

- 入口比（图 42-12）：画一条线与骶骨前缘相切，垂直于棘突，并确定从这条线到髋臼软骨下骨的距离；比例以患侧为分子计算；相同的半骨盆位置的比率为 1；后平移呈现比率 <1，前平移比率 >1。
- 出口比（图 42-13）：画一条平行于 $S_1$ 上终板并垂直于棘突的线；确定从这条线到髋臼软骨下骨的距离；比例以患侧为分子计算；相同的半骨盆位置的比率为 1；向上移位的比率 <1，向下移位的比率 >1。

Lefaivre 等分析了 Sagi、Keshishyan 和 Lefaivre

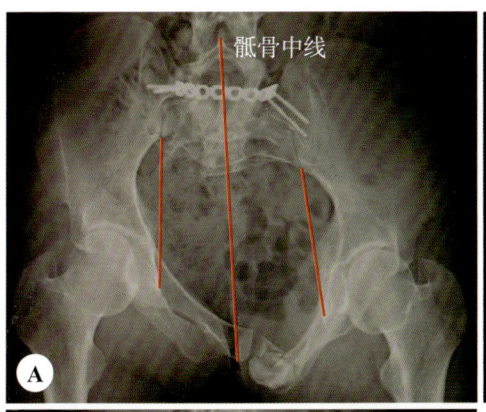

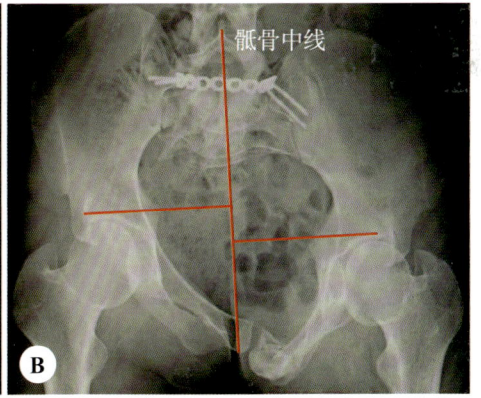

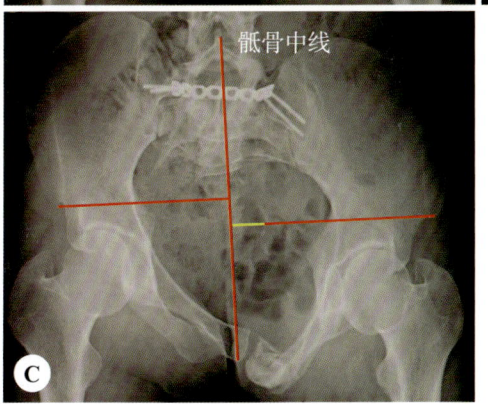

▲ 图 42-10 A. 在入口位测量旋转畸形；旋转畸形：对起至骶髂关节后方到前环具体标志的线进行比较，右侧轻度内旋畸形。B. 在入口位测量前后移位程度；比较测量耻骨联合后缘［在骨折情况下，需要另外选择一个标志点（图中使用的是髋臼缘）］；右侧半骨盆移位约 2cm。C. 在入口位测量内外移位程度；比较测量垂直于经过骶骨中部的正中垂线到两侧髂前上棘的水平线；右侧向正中移位约 2cm

# 骨盆环骨折
## Pelvic Ring Fractures

方法并指出，总体而言，这些测量结果的可靠性较差。Sagi 方法只考虑移位畸形的信息，而最好的方法是 Keshishyan 的方法，但临床很难应用[39]。

Nystrom 等指出，通过测量髂骨翼相对于骶中线垂线的高度差来观察前后位 X 线片上的垂直移位是不可靠的，甚至通过 CT 测量骶髂关节前移位都是不可靠的[40]。相反，Boontanapibul 等指出，在骨盆出口位 X 线片上，尸体解剖看到的移位和实际影像移位之间有相关性，实际移位接近 2 倍。

在 Nystrom 等的进一步分析中，提出了一种利用 CT 重建标准骨盆平面[42]测量轴向和矢状旋转畸形的影像学技术。

- 轴向旋转：骨盆入口面轴向重构；骶中线和连接髂前上棘和髂后上棘的线之间的夹角。
- 矢状旋转：矢状重建；连接髂后上棘、耻骨结节和骶骨上终板的线之间的夹角。
- 轴向旋转移位（图 42-14）：入口位 X 线片；画出两个恰好包括髂骨翼和髋臼的圆形，测量连接圆心的直线和骶中线之间的夹角。
- 矢状旋转移位（图 42-15）：入口位和出口位 X 线片；矢状旋转表示（o/i）的反正切。
  - 入口位 X 线片：从骶骨岬到被破坏的耻骨结构最后方的距离（i）。
  - 出口位 X 线片：被破坏的耻骨结构的两侧最上端之间的距离（o）。

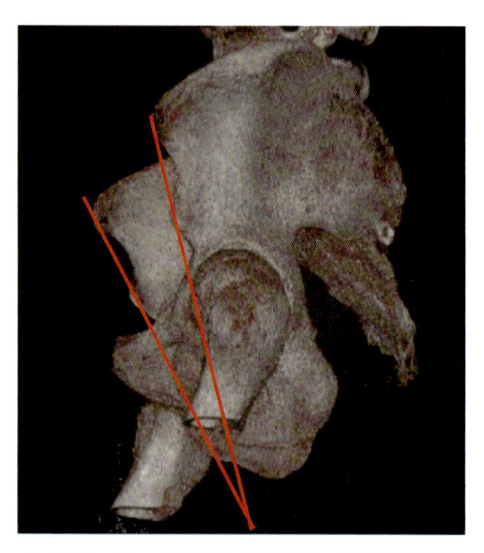

▲ 图 42-11 测量屈 / 伸畸形；通过测量两侧髂前上棘与髂前下棘的切线，骨盆后侧重叠时提示右侧半骨盆屈曲畸形

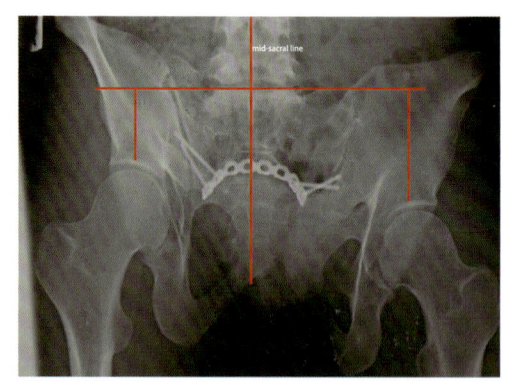

▲ 图 42-13 Sagi 提出的出口位比率：画一条平行于 $S_1$ 终板上缘并垂直于棘突的线；测量该线到两侧髋臼顶软骨下骨距离；以患侧数据作为分子计算：**0.85=85%**，提示患侧向上方移位

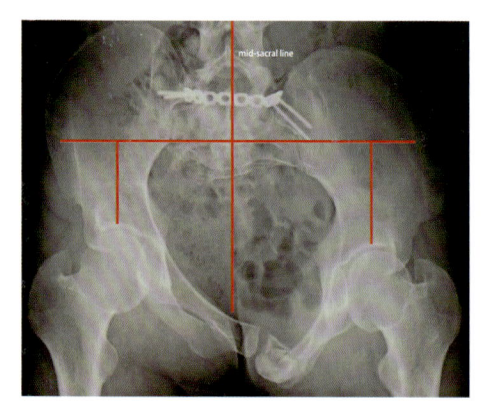

▲ 图 42-12 Sagi 提出的入口位比率：沿骶骨前缘画一条切线，垂直于棘突，测量该线到髋臼顶软骨下骨的距离；以患侧数据作为分子计算：**0.8=80%**，提示患侧向后方移位

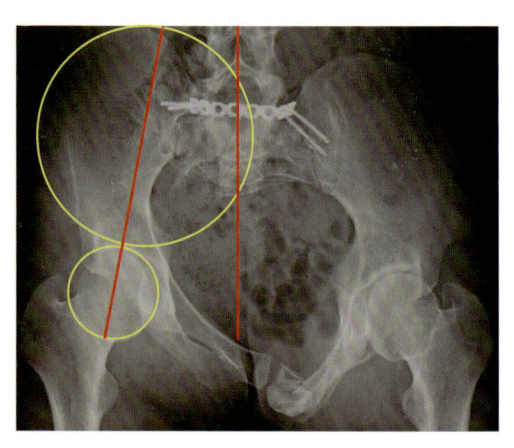

▲ 图 42-14 Nystrom 提出的轴向旋转测量：在入口位上画两个圆，分别与髂骨和髋臼匹配；测量两个环圆心连线与骶骨中线所成的角度

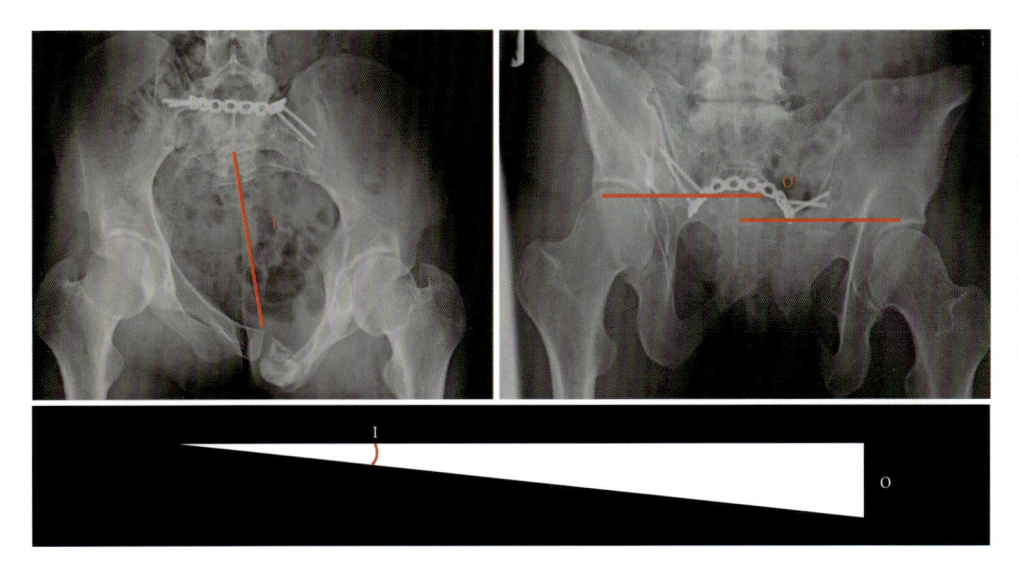

◀ 图 42-15 Nystrom 提出的矢状位方向旋转测量：入口位上测量骶骨岬到受损耻骨结构的最后缘之间的距离（i），在出口位上测量两侧损伤的耻骨结构最上缘之间的距离（o）。I 与 O 形成的弧度即为旋转的角度

总的来说，观察者间的可信度和真实性都很好。

Zhao 等使用未受伤的半骨盆作为参照，测量了在前后位片，入口位和出口位 X 线片上通过 CT DICOM 数据[30]重建的特殊解剖标志之间的线。

- AP 位：矢状旋转移位：比较髂前上棘（anterior superior iliac spine，ASIS）与坐骨结节的长度；长度较短 = 半骨盆屈曲，长度较长 = 半骨盆伸展。
- 入口位：旋转移位：ASIS 与骶髂关节髂前部分的横向距离；长度较短 = 内部旋转，长度较长 = 外部旋转。
- 出口位：内翻外翻畸形：ASIS 与坐骨结节的横向距离；距离小 = 外翻，距离长 = 内翻。

### 三、分类

Mears 等提出了骨不连和骨对位不良的分类[13]。

- Ⅰ型：无移位性骨不连。
- Ⅱ型：稳定的。
- Ⅲ型：不稳定、不愈合的对位不良。
- Ⅳ型：部分稳定的对位不良伴随不完全稳定的骨痂和异位骨。

Cano-Luís 等报道了一种基于残留性或复杂性的不稳定新分类，并指出了一个明确的治疗概念。参数包括骨盆环畸形、疼痛定位、腿长度差异、坐姿不平衡、稳定性测试[1]。

残留性不稳定被定义为缺损的骨盆环畸形，而复杂性的不稳定与一些骨盆环畸形相关。因此，第一个评估总是包括畸形分析。

不稳定测试包括以下选择。

- 单足站立 X 线片检查前侧不稳定。
- 外旋转应力位检测前侧不稳定。
- 基于放射透视的动态稳定性测试用于检测前侧与后侧不稳定。
- 动态腰椎 X 线片证实腰骶部不稳定（腰椎小关节不稳定）。

#### （一）残留性不稳定

根据定义，在残留性不稳定中，没有骨盆畸形，腿长不等，或（导致的）坐姿不平衡[1]。需要分析的仅是疼痛的定位，但对所有患者都应进行不稳定检测。

根据疼痛定位，分为 3 种亚型。

- Ⅰ型（前侧损伤）：前方疼痛，无体位不稳。
- Ⅱ型［前侧愈合后骨盆环后路损伤，包括伴有退行性骶髂关节改变的外旋不稳定或骶骨不愈合的垂直不稳定；$L_5/S_1$ 关节椎弓根不愈合（动态 X 线评价）］：后侧（腰椎）疼痛。
- Ⅲ型（前路 + 后路合并损伤）：前路未愈合的Ⅱ型损伤（前侧不稳）；行走时前后疼痛、不稳定。

### (二) 复杂性不稳定

复杂性不稳定的患者通常表现为骨盆畸形，原因如下。

- Ⅰ型：畸形愈合。
- Ⅱ型：不愈合。

根据腿长差异的大小（≥3cm 或 <3cm），这些类型进一步细分[1]。

典型的临床症状包括骨盆前后疼痛、腰痛、跛行和步态不稳、坐姿不平衡，以及神经和泌尿生殖系统损害。除了常规的影像学检查外，还应增加磁共振成像（magnetic resonance imaging, MRI）和电生理检查。

Mears 将晚期骨盆重建的难度从简单到困难进行分级定义[43]。

- 单纯外旋畸形。
- 内旋畸形。
- 矢状和冠状旋转畸形。
- 单纯后半骨盆畸形愈合。
- 垂直移位畸形愈合/不愈合。
- 伴旋转/平移错位的垂直畸形愈合/不愈合。

## 四、治疗

由于解剖结构的改变和并发症的高发，骨盆 MU 和 NU 的治疗要求很高的技术水平[44]。治疗有以下两个主要目的。

- 骨盆对称的解剖重建。
- 恢复生活质量。

保守治疗已被用于尝试缓解腿长差异和坐姿不平衡。这些措施包括抬高鞋子和用于坐姿不平衡的骨盆垫。

手术矫正是治疗的首选[20]。Pennal 等明确指出，非手术处理结果不理想[12]。

手术适应证包括骨盆疼痛、不稳定、各种有症状的畸形[13]、不愈合相关和（或）畸形特异性疼痛，而腰骶丛相关性疼痛不属于适应证[13]。

由于骨盆不同的 MU 定位和不同的 NU 类型，没有一个通用的治疗理念能够满足所有可能的治疗方案。

Kanakarsi 等通过查阅文献，认为切开复位、内固定、骨移植是骨盆 MU、NU 的首选治疗方法[8]。

大多数患者需采用 2~3 个阶段的分阶段手术（相同麻醉）[8]。

根据畸形的位置、不愈合部位和（或）关节不稳定性，报道以下几种治疗方案。

1. 耻骨联合融合术。
2. 骶髂关节融合术。
3. 耻骨前支不愈合的治疗。
4. 骶骨不愈合的治疗。
5. 髂骨不愈合的治疗。
6. 半骨盆矫正。

## 五、耻骨联合融合术

前环的 NU 通常需要附加钢板固定骨折加骨移植[20]。

耻骨联合骨不连导致前环不稳定，这可能引起疼痛。此外，还可能出现后侧疼痛。在大多数情况下，首选前侧标准钢板。此外，Gautier 建议对于之前植入物失效或耻骨联合固定术的患者采用双钢板[15]。

单纯的内旋（耻骨联合绞锁）和外旋畸形可以选择单一前方入路[5, 20, 45]。Fang 等建议即使再严重移位的开书型畸形也采用一期重建[25]。

当存在明显的不稳定时，特别是当累及骨盆后环时，耻骨联合融合或关节融合术是最好的选择。

Pfannenstiel 切口可暴露耻骨联合和耻骨上支。此外，使用此入路可以在盆腔内看到耻骨下支。如今，骨盆内侧入路可以更广泛地观察真骨盆。

在仰卧位，进行中线分离后，直到抵达耻骨后间隙。为了保护膀胱，在切开后，在耻骨联合后的 Retzius 间隙放置一个可延展的牵开器。在严重挛缩粘连的情况下，膀胱可以通过经软膀胱镜照明定位后保护[25]。

耻骨联合是通过腹直肌中线进入来显露的。术中直接刮除纤维软骨盘和透明软骨进行耻骨联合软骨清创，直到见到松质骨出血。按标准复位方法进行复位（见第 23 章）。

Olerud 等提出一种耻骨联合上部（几乎是整个耻骨联合的一半）楔形截骨切除的方法，即切除耻骨联合裂隙两侧 7~8mm 的骨质[46]。从髂骨中取相对较大的移植物移植于此，用于加压嵌塞，并使用特别设计的 6 孔板进行固定。可以加强稳定性和愈合。

Fang 等使用三皮质支撑骨移植融合耻骨联合[25]。单钢板或双钢板稳定是首选的治疗方法。

Cano-Luís 等推荐在必要的情况下，采用额外的骶髂螺钉固定，以提高耻骨联合关节融合术的稳定性[1]。垂直剪切病例往往成功率低[25]。

## 六、骶髂关节融合术

骶髂关节融合术采用经典前外侧入路（髂腹股沟入路第一窗入路）。暴露充分且易于操作。

首先，切开剥离骶髂前韧带。这些韧带的锐性分离可以在直视下进行。必须小心保护前方的解剖结构，如腰骶干、S₁ 神经根和臀上血管（图 42-16）。

将 Hohmann 牵开器插入骶骨显露骶骨外侧肩部区域时注意避免损伤腰骶干。或者也可以使用 2.5~3.0mm 克氏针作牵开。切开骶髂关节。插入椎板撑开器以观察关节并进行彻底的关节清创（图 42-17）。此外，髋臼上外固定架也可帮助撑开骶髂关节[25]。

为了进一步行后侧剥离，将骨刀插入关节，分离骨间韧带（图 42-17）直至后韧带，以完全分离骶髂关节[25]。如果有必要，须将剩余的髂腰韧带剥离开来充分活动骶髂关节。

为骶髂关节融合做准备，复位前需在相应的关节表面钻孔。

对于骶髂关节复位，可以采用几种方法[25, 47]。

- 使用 Farabeuf 或小 Jungbluth 夹钳控制平移、后移位和进行加压（图 42-18）。
- 使用髂骨 Schanz 螺钉、髋臼上外固定架/牵引器甚至骨盆 C 形钳来控制外旋畸形（图 42-18）。

在骶髂关节最终稳定之前，可将自体松质骨和（或）皮质骨块置入关节。此外，骨形成蛋白（bone morphogenic protein，BMP）有助于愈合[25]。

固定采用前路骶髂关节钢板和（或）骶髂螺

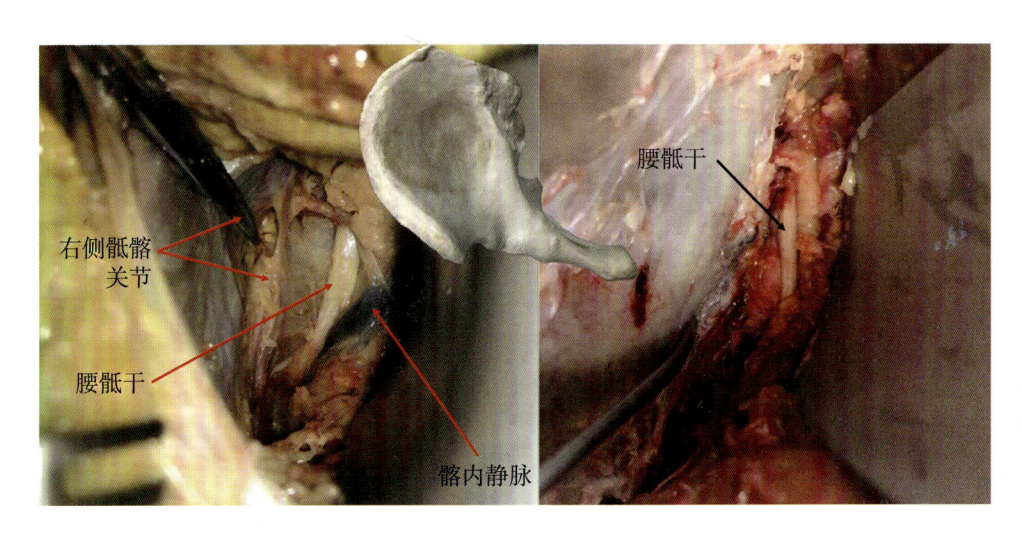

◀ 图 42-16　行前方骶髂关节入路时，有损伤前侧血管神经结构的风险

右侧骶髂关节
腰骶干
髂内静脉
腰骶干

# 骨盆环骨折
## Pelvic Ring Fractures

钉固定（图 42-19）[1, 25]。

骶髂关节也可以从后方完全游离。Gautier 等提出了这种后路固定概念用于骶髂关节不愈合[15]。他认为只有在后方无法解剖复位时，才首选前路融合术。

俯卧位时，采用经典的垂直骶髂关节后入路进入，略偏向髂骨外侧，以避免骨突处形成瘢痕。骶髂关节可以通过从臀大肌与竖脊肌的连接处开始分离臀大肌的前外侧而显露（见第 29 章）。

然后通过显露骶髂窝和坐骨大切迹围绕骶髂关节解剖。需注意避免损伤臀神经血管束。

Frank 等描述了一种使用不带血管蒂的腓骨自体移植物进行骶髂关节融合术的技术[48]。俯卧位时，骶髂关节后侧入路用于骶髂关节彻底清创。使用远端股骨螺钉系统的 13mm 空心钻打出一个骶髂通道。在腓骨移植物上打两排 1.5mm 的孔。将移植物锤击入管道，进行移植物打压置入。同种异体皮质松质骨移植填补剩余缺损。随后采用螺钉固定骨移植。使用髂-髂钢板进行中和钢板连接。

骶髂关节融合术宜采用前路切口。

## 七、耻骨前支不愈合治疗

如果骨盆后环愈合并稳定，耻骨支不愈合可

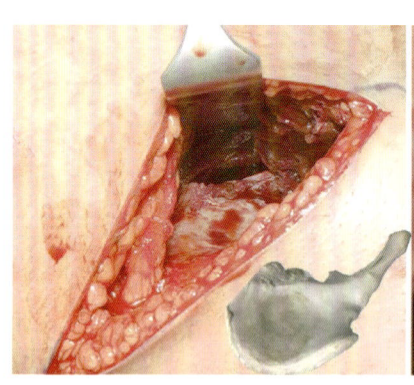

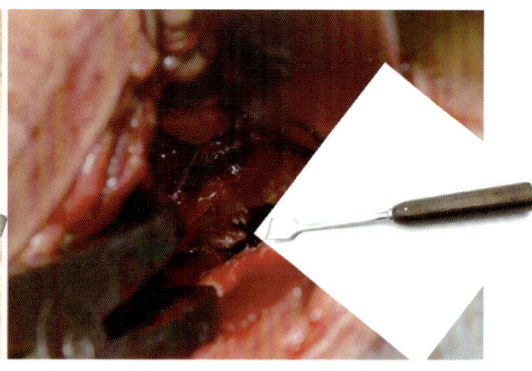

◀ 图 42-17 使用椎板撑开器打开骶髂关节。使用骨膜剥离器清理骨间韧带甚至骶髂后韧带

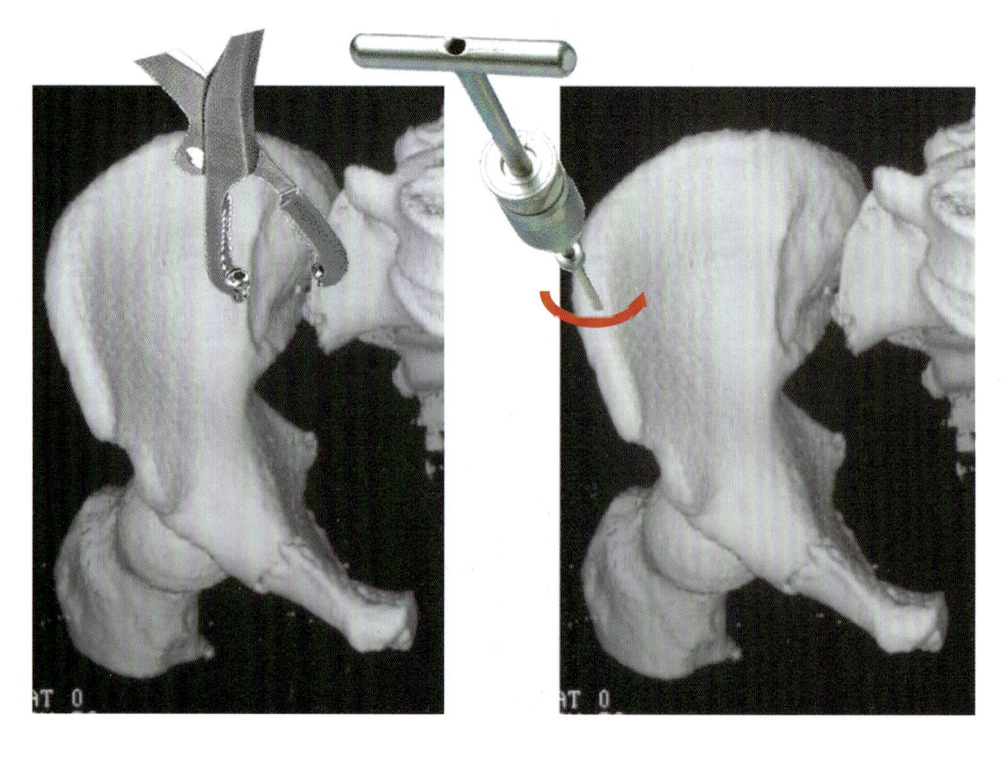

◀ 图 42-18 骶髂关节复位加压的标准操作

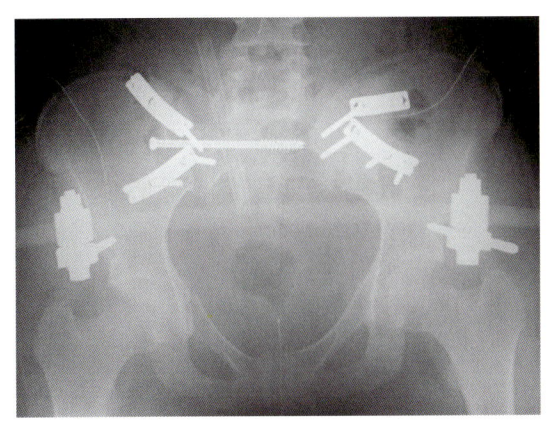

▲ 图 42-19 在 1 例急诊病例中使用前路钢板和骶髂螺钉对右侧骶髂关节进行固定

能完全无症状（图 42-20）[49, 50]。有症状的耻骨上支不愈合采取内固定稳定加骨移植治疗。萎缩性骨不连最常用钢板固定治疗[15]。

如果疼痛是主要症状并且由骨不连引起，也可进行原位固定[20, 51]。标准入路是骨盆内入路[13]，它可以充分显示耻骨上支整个不愈合部位以进行清创术，靠近骨折端，存在可供骨移植的间隙和使用（上方）内固定稳定，通常使用耻骨上方钢板[13]。耻骨下支经常表现为萎缩性骨不连，不需要治疗。

如有需要，可采用 Pfannenstiel 或骨盆内切口入路暴露耻骨下支内侧部分，而对于侧方的暴露，选择坐骨耻骨入路[43]，甚至选择 Kocher-Langenbeck 入路的下半部分。

经皮逆行耻骨上支螺钉固定适用于持续的症状性耻骨上支不愈合[52, 53]。

## 八、骶骨不愈合

使用后路手术治疗骶骨骨不愈合较好[15]。根据 Matta（图 42-21），经典的直接后路（中位/旁位）和后外侧入路都是可行的。

此外，术前评估应包括 $L_4$ 和 $L_5$ 横突和髂骨之间的异位骨化分析，这种骨化在临床上可出现于顽固型腰椎侧弯[15]。

骶骨骨折的解剖及手术技术用于不愈合部位清创、减压和复位（图 42-21）。骶骨骨折复位技术和腰椎 – 骨盆固定术可用于矫正畸形。

可以在骶外侧边缘直接剥离骶脊韧带和骶结节韧带，以实现后骨盆晚期松解。然后清理骶骨不愈合，直到达到骶骨前部。骶骨减压可以通过骨折线，也可以通过经典的后路椎板切除术。

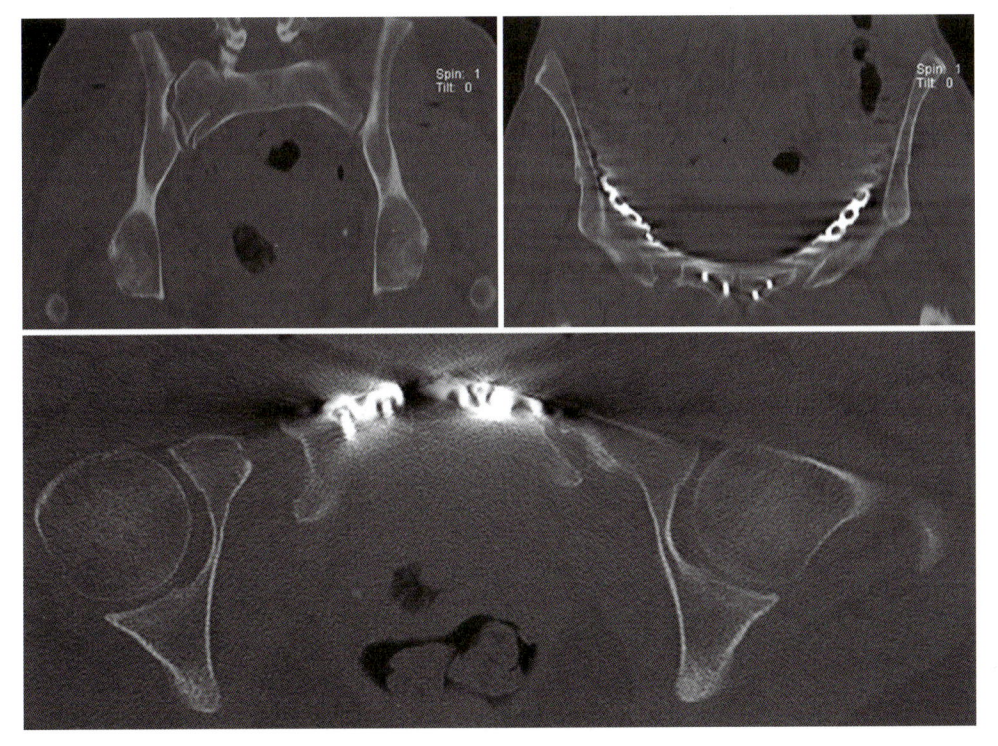

◀ 图 42-20 双侧耻骨上支骨折不愈合，无症状

对于骶骨 NU 的稳定，已经报道了以下几种选择。

- Lee 等建议在骨不连清创和骨不连部位更新后采用 6.5mm 空心松质骨螺钉固定。切除的骨用于骨移植。另外还提出需要附加前路外固定[31]。
- Van den Bosch 等发表了 1 例骶骨骨不连的病例，仅用经皮骶髂拉力螺钉后路固定治疗[51]。
- 在另 1 例中，经骶骨骨折脱位以同样的方式固定，没有进行骶髂关节融合术。耻骨联合用 2 块钢板固定[51]。

当只有轻微的畸形愈合或腿长差异存在时，通过骨折处加压所形成的力学稳定可以取得局部顺利愈合的结果，而不需要进行骨不连的清创术[51]。

此外，根据需要还可以采取半椎板部分切除、黄韧带切除、经骨不连部位骶神经根减压术。

Kanezaki 等报道了 1 例年轻截瘫患者，双侧骶骨轻度移位骨不连，仅用经骶骨横杆和腰椎骨盆固定治疗，观察到 1 年获得骨性愈合[54]。

对于骶骨 MU，Matta 建议在骶孔外侧进行截骨术。局部的畸形矫正可以使用股骨撑开器牵张实现[11]。

有垂直移位和相关异位骨化形成的骶骨骨折畸形愈合的矫正截骨术增加了神经并发症的风险，如腰骶神经根牵拉损伤。因此，建议进行详细的神经根松解术。或者也可以在坐骨大切迹的后部进行髂骨截骨术。此处只需要对坐骨神经进行神经松解术[13]。

### 后路 $L_5$ 神经根减压术

$L_5$ 神经根可在骨盆骨折向头侧移位和骶骨骨折畸形愈合中受到影响[55, 56]。

除了详细的神经学检查外，术前诊断还包括腰椎或腰骶椎 MRI 检查[55]或神经根浸润和 CT 神经根造影检查[56]。

Taguchi 等采用髂骨截骨术治疗 1 例骶骨骨折畸形愈合后头侧移位的案例，切开截骨术行 $L_5$ 神经根减压术。行骶骨外侧清创减压术，直到神经根充分游离[56]。

Alexander 等报道了 4 例骶骨骨折畸形愈合后持续性 $L_5$ 神经根损害的患者[55]。在俯卧位下采用标准的中线入路进行 $L_5$ 神经根减压（图 42-19 和图 42-20）。

通常情况下，采用正中或正中稍旁纵行切口来定位骶骨后表面。常规解剖直至到达 $L_5/S_1$ 小关节可辨识骶骨后表面。多裂肌和竖脊肌向外侧游离，直至抵达髂骨后嵴。

$L_5$ 横突的底部和上下关节的外侧通过手指触摸辨别。在 $L_5 \sim S_1$ 椎小关节外侧，可触及骶骨后

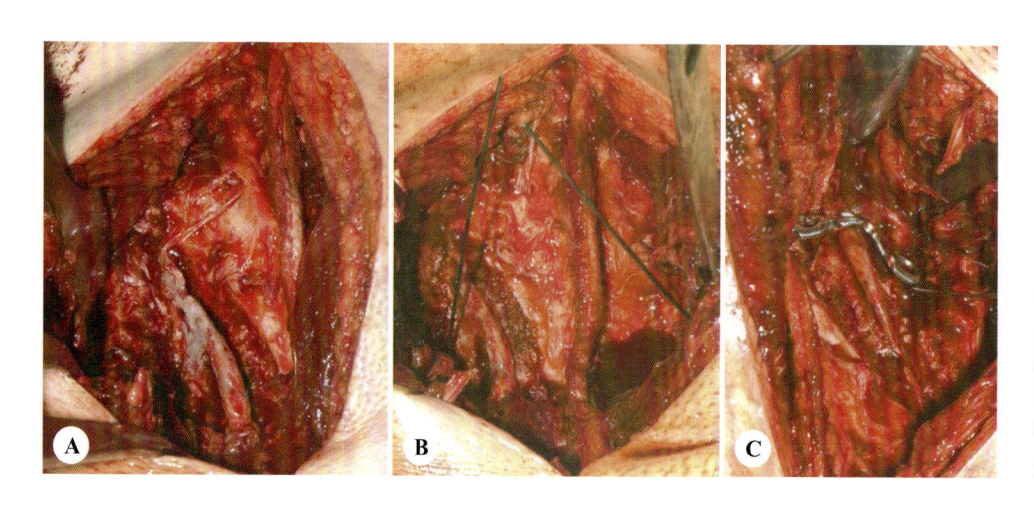

◀ 图 42-21 后外侧入路（术中）：确认骨折不愈合的区域（A），骨移植（B），骶髂钢板固定桥接右侧骶髂关节（C）

缘和骶骨上缘及肋突。这些结构位于手术视野的深处。

> 根据作者的经验，在 $L_5$ 神经根后路减压术中经常会出现明显出血，因此，该入路不受欢迎。

在确定了这些骨性标志之后，Alexander 等推荐使用高速钻孔，从 $S_1$ 关节突上段（关节旁切迹内侧壁）的底部开始，并向上方进行操作。在不影响关节稳定性的情况下，可以切除 1/3 的外侧椎小关节（图 42-22）。然后去除 $L_5$ 内侧横突的下缘，以加宽骶骨肩部区域和横突之间的狭窄间隙。用打孔器将髂腰韧带切除。仔细解剖神经血管束和周围的脂肪组织。使用刮匙、捣棒和（或）锤子从神经下方的椎体中清除潜在的骨赘，直到 $L_5$ 神经根被清楚地识别。

> 使用髂腹股沟入路的第一窗（图 42-16）或腹直肌旁入路可以更容易地实施腰骶干前路减压[57]。

## 九、髂骨骨不连治疗 / 经髂骨截骨术

根据髂骨骨不连的不同部位，采用髂腹股沟入路的第一个窗口或后入路显露髂骨。

使用标准化技术进行骨不连部位的清创，直至达到完全游离活动为止。在极少数情况下，当患者侧卧位时，腹部松弛下垂，这两种入路都是可以采取的。

对于畸形愈合的髂骨骨折，应考虑截骨术。

Lu 等为 8 例 C 型损伤畸形愈合的患者采用了髂骨截骨术[4]。术前，必须准确地分析腿长差异，以确定需要的矫正量。

采用 Smith-Peterson 切口（也可以是髂腹股沟入路）行髂骨移植。截骨术开始于 ASIS 和髂前下棘（anterior inferior iliac spine，AIIS）之间，止于坐骨神经大切迹（图 42-18），矫正长度要略长于预期长度。截骨区使用椎板扩张器和（或）牵引器进行牵拉（图 42-18）。髂骨移植物通过加压技术插入截骨区，截骨处用钢板和螺钉固定。

## 十、半骨盆矫正术

对于半骨盆矫正术，通常需要前后联合入路。但文献的分析中无法得出明确的结论。

Matta、Mears 和 Oransky 强调了治疗骨盆 NU 和 MU 手术的三阶段理念，可以是前 - 后 - 前，或者更常见的是后 - 前 - 后[5, 11, 13]。

此外，可以使用两阶段法，在某些特殊情况下甚至可以使用一阶段法[1, 5, 11, 13, 58]。

### （一）由 Cano-Luís 提出的概念

Cano-Luís 等提出了基于残存畸形或复杂不稳定的分类，也提出了一种治疗理念。

需要考虑骨盆环畸形、疼痛定位、腿长不等、坐姿不平衡和稳定性检查[1]。

### （二）I 型重建（单纯前路残余不稳）

在骨盆前环残留不稳的患者中，可能存在两种病理现象：耻骨联合不稳定所致的旋转不稳，或耻骨支畸形 / 不愈合。

使用单钢板或双钢板固定结合自体骨块的耻

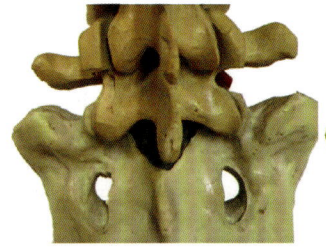

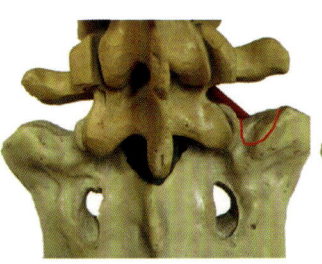

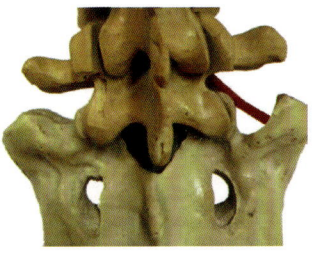

◀ 图 42-22 $L_5$ 神经 / 腰骶干后路减压。切除 $L_5$ 横突与骶骨后部的韧带，切除骶骨翼后侧部分骨质，可以从后方显露 $L_5$ 神经 / 腰骶干

骨联合 – 关节融合术是首选的治疗方法。骨折端 / 骨不连清创、自体松质骨移植、骨盆内、耻骨上钢板固定是治疗上支不稳的最佳方法。在某些情况下，建议骶髂螺钉固定增加稳定。

### （三）Ⅱ型重建（单纯的后方残余不稳定）

单纯的骨盆后环残余不稳可表现为骶髂关节不稳，常伴有退行性改变和骶骨垂直骨折伴或不伴 $L_5 \sim S_1$ 椎小关节单侧损伤的骨不连。

- 前路钢板融合术可以解决部分骶髂关节问题。
- 根据骨折形态，骶骨 NU 可以通过清创、自体松质骨移植或置入骨块和接骨术来治疗，如髂骨固定术、骶骨钢板或骶髂螺钉固定。
- $L_5/S_1$ 小关节的额外受累可以通过后外侧自体松质骨移植的关节融合术和脊柱骨盆内固定来治疗。

### （四）Ⅲ型重建

Ⅲ型残余不稳定多由前后方压迫损伤（APC 2～3 型）或伴有前后方不稳定的骶骨不愈合引起。

- 旋转不稳的治疗方法是单钢板或双钢板稳定的耻骨联合关节骨移植融合术及骶髂关节融合术；推荐两种不同的后路固定术联合，如前路骶髂关节钢板固定加骶髂螺钉固定；通常倾向于一期重建。
- 治疗骶骨骨不连通常分为两个阶段[59]，首先进行清创、自体移植，然后用两种不同的固定方法进行骶骨不愈合的接骨术；第二阶段在改变患者体位后，进行前路固定。

只要有可能，最好是两阶段手术，因为三阶段手术（仰卧位第一次前路松解术，第二次后路松解术加骨接合和骨移植，第三次仰卧位前关节融合术）与较高的出血量和并发症发生率相关[5, 8, 11, 13, 16]。

### （五）复杂畸形

复杂的畸形常常需要分期手术[1]。建议在复位期间进行术中躯体感觉诱发电位监测[15, 51]。

### （六）复合型 ⅠA 型不稳定性（腿长不等 LLD＜3cm）

ⅠA 型不稳定表示 LLD＜3cm 的骨盆环损伤愈合不良。连续的，常规的三阶段的治疗概念被广泛接受[1]。

1. 前路：仰卧、耻骨联合松解或耻骨支截骨术；髂骨或骶髂关节截骨术，很少采用骶骨截骨术。

2. 后路：俯卧位、牵引床或床 – 骨骼固定系统[60]，解剖 / 松解盆底和髂腰韧带，完全切除所有骨痂 / 纤维组织；通过骨盆脊柱复位和固定矫正 LLD；矫正旋转和屈曲畸形[5]；使用后路接骨术稳定。

3. 前路：仰卧位、前环接骨术 / 关节融合术 ± 自体松质骨 – 皮质骨移植。

### （七）复合 ⅠB 型不稳定性（LLD＞3cm）

ⅠB 型不稳定代表 LLD＞3cm 的骨盆环损伤愈合不良。Cano-Luís 等倾向于连续的常规的三阶段疗法[1]。

1. 前路：仰卧、耻骨联合松解或耻骨支截骨；髂骨或骶髂关节截骨，很少采用骶骨截骨术。

2. 在常规神经血管检查和放射学检查下，7～10 天重量不断增加的渐进性经股骨髁牵引。

3. 后路接骨术 / 关节融合术：需将健侧半骨盆固定在手术台上。

骨不连（Ⅱ型不稳定性）的治疗与Ⅰ型病变相当。

持续的坐姿不平衡可以通过切除健侧坐骨结节来解决[11, 13]。

### （八）Guimarães 提出的概念

Guimarães[58] 提出了骶髂关节损伤的前 – 后 – 前概念，适用于 C1.2 型损伤，包括垂直和旋转的半骨盆畸形、骶髂关节周围的异位骨化和耻骨联合分离。

- 髂腹股沟入路：骶髂前关节松解伴 / 不伴骶

髂前关节固定。
- 后骶髂关节入路：后方骶髂关节松解和固定。
- Pfannenstiel 入路：耻骨联合复位和固定（双钢板）。

骶髂关节损伤的后－前－后概念，适用于 C1.2 型损伤，包括垂直和旋转的半骨盆畸形，以及骶髂关节周围的显著的后部异位骨化和耻骨联合分离。
- 后骶髂关节入路：后骶髂关节松解。
- Pfannenstiel 入路：耻骨联合复位固定（双钢板）。
- 后骶髂关节入路：骶髂关节后路固定。

Guimarães 等报道了 1 例骶髂关节后移位合并显著耻骨联合分离的病例，采用后－前－后疗法治疗[58]。

骶髂关节区首先在俯卧位从头侧向尾侧以 15° 角从椎间孔区域外侧用薄骨凿向后截骨。在关节的前部保持一层薄的骨层完好，以保护神经血管结构，然后用 Kerrison 钳将其移除。

在第二步手术中，取仰卧位，移位的耻骨联合被复位，并进行关节融合术，采用三皮质骨移植和双钢板固定。

第三步包括脊柱骨盆固定的后路复位和俯卧位下的后路骶髂关节骨移植融合术。

对于较小垂直移位和较小耻骨联合移位的畸形，两阶段的前后手术就足够了。
- 髂腹股沟入路：前方松解骶髂关节，稳定耻骨联合。
- 后骶髂关节入路：骶髂关节后路固定。

单纯的后路稳定法只在垂直和（或）旋转畸形患者中耻骨联合分离较小的情况下采用[58]。此畸形存在于耻骨联合的水平/垂直旋转轴。

采用后路骶髂关节入路，完成骶髂关节的后路松解和固定。

单纯的前入路可用于经前路的骶髂关节钢板融合术。

## 十一、其他建议

由于骨盆 NU 和 MU 治疗的特殊性，提出了其他几项建议。

- Gautier 建议在既往植入物失效或耻骨联合关节融合术的病例中采用双钢板联合，并建议对骶髂关节骨不连采用后路固定的概念[15]。只有在非解剖复位后，才首选一期前路融合。
- 采用单纯的前入路（髂腹股沟，Pfannenstiel）的适应证是旋转畸形，后侧骶髂关节结构完整，仅骶髂关节前方开口（B1 型畸形）[58]。当骶髂关节基本完好时，只使用 Pfannenstiel 切口进行耻骨联合复位和固定。
- 相关的术中步骤是松解挛缩的髂腰肌和前方的骶髂前韧带[25]。
- 没有畸形的简单骨不连可以通过简单的一个或两个阶段的疗法来解决[11]。
- Rousseau 等建议采用两个阶段的方法来解决 B 型和 C 型损伤后的愈合不良和骨不连[59]。
- 首先，骨盆后部采用俯卧位，以便松解后骶髂关节和盆底韧带，然后是髂腹股沟入路（通常只使用第一和第三个窗口），以解决耻骨联合和（或）耻骨支。前侧骶髂关节韧带松解术在前方进行。
- 复位使用牵引床上的轴向牵引进行，旋转不良的矫正使用复位钳进行。
- 固定使用 2 枚经皮骶髂螺钉和（或）前侧钢板，且前侧骨盆采用钢板固定。后路骶髂关节重建时，首选 2 块钢板。
- Lee 等提出了髂腹股沟入路用于骨盆前方 NU 和 MU 的前路松解和固定[24]。

## 十二、一般性建议

从有关骨盆 NU 或 MU 的文献中可以得到以下概括性的表述。

- 在复杂的病例中，建议进行多学科手术，包括泌尿科、整形外科和妇科，特别是在需要

- 膀胱松解术、阴道固定术、尿道造口术和盆底重建的情况下，如有可能，必须作为第二步重建骨盆环之前的一步进行[25]。
- 在骨盆 NU 和 MU 治疗期间，应该考虑使用躯体感觉诱发电位进行神经监测[20]。
- 一般来说，半骨盆松动后，使用前路复位往往更容易[43]。
- BNP-7 在骨盆骨不连治疗中的应用有助于骨愈合[61, 62]。
- 在骨盆 MU 中，尿路症状可以通过 Foley 导管行膀胱游离术和切除突出骨突来解决[14]。
- 如果主要症状是腿长不等，则在没有骨盆疼痛或畸形的情况下可以考虑缩短肢体；如果需要延长肢体，则应考虑牵张成骨，在复杂的情况下，单侧或双侧髋部截骨术可以解决这一问题。

> 可能是由于对晚期复位畸形施加了很大的力，联合固定方法似乎优于标准接骨术，例如，联合双钢板稳定和骶髂螺钉固定，以及骶髂关节或骶骨钢板接骨术[1, 51]。

## 十三、结果

Matta 报道了 37 例骨盆 MU 和 NU 的结果[11]。95% 的重建是按后方-前方-后方或前方-后方-前方的顺序进行的。

在第一步中，进行畸形截骨或骨不连松解。最后一步完成复位固定。截骨术多在陈旧性损伤部位进行。平均手术时间 7h（1.5~10.4h），平均观察失血量 1977ml（200~7200ml）。

36 例患者平均 3 年骨性愈合。手术并发症包括 8% 的神经损伤和 1 例血管损伤（3%）。无手术感染。32/37 例患者的临床症状有明显改善。

Lindahl 等报道了 401 例骨盆环损伤（9.2%）中总共 37 例延迟（受伤后 22~42 天）和晚期（受伤后≥6 周）重建的情况[63]。骨盆损伤包括 A2 型髂骨翼骨折 3 例，B1/B3-1 型开书型骨折 5 例，B2/B3-2 型侧方压缩性骨折 3 例，C1~C3 型骨折 26 例，H 型脊柱骨盆分离 1 例。所有 A 型和 B 型损伤和脊柱骨盆分离的患者，得到了好、极好的临床和影像学结果。垂直剪切损伤中 80.7% 获得了好、极好的影像学结果。2 例因骨质疏松导致复位失败，13% 出现骨折畸形愈合，最终移位＞10mm，1 例前路骨不连，1 例有浅表伤口感染征象，深部未见感染。

Mears 等报道了 70 例骨盆骨不连和 134 例畸形案例[13]。平均随访 8.7 年（2~20 年）。

总体而言，96% 的患者获得了初步愈合，没有出现持续性的不稳定。71% 的患者没有疼痛或只有轻微疼痛。92.6% 的患者对治疗结果表示满意。相比之下，只有 50% 的骨盆畸形愈合可以获得解剖重建。

未移位的骨不连案例得到 100% 满意的结果。稳定且愈合的对位不良的患者获得了 98% 的满意结果和 90% 的适当畸形矫正。

不稳定、不愈合的畸形病例中 87% 的结果显示令人满意，89% 的畸形得到充分矫正。

较差结果的危险因素包括成骨时出现的不稳定的对位不良。在这些患者中，重建不充分和神经并发症的发生率增加。

骨盆骨不连伴局灶性骨量减少和对位不良的案例最好同时固定前后环。

局部切除有症状的骨性隆起和原位固定后方骨不连与充分缓解症状和持续性下腰痛有关。

Oransky 等分析了 55 例患者，包括 44 例畸形愈合和 11 例骨不连患者[5]。采用前-后-前多阶段手术。手术时间 2~10h，平均 6h，出血量 200~5000ml，平均 700ml。平均随访 5.8 年，54 例患者骨性愈合且骨盆稳定。所有患者的步行能力均有改善。21% 的人存在非解剖性骨盆环重建。

> 骨盆 MU 和 NU 可以在有经验的医生手中获得可接受的远期预后（图 42-22 至图 42-24）。

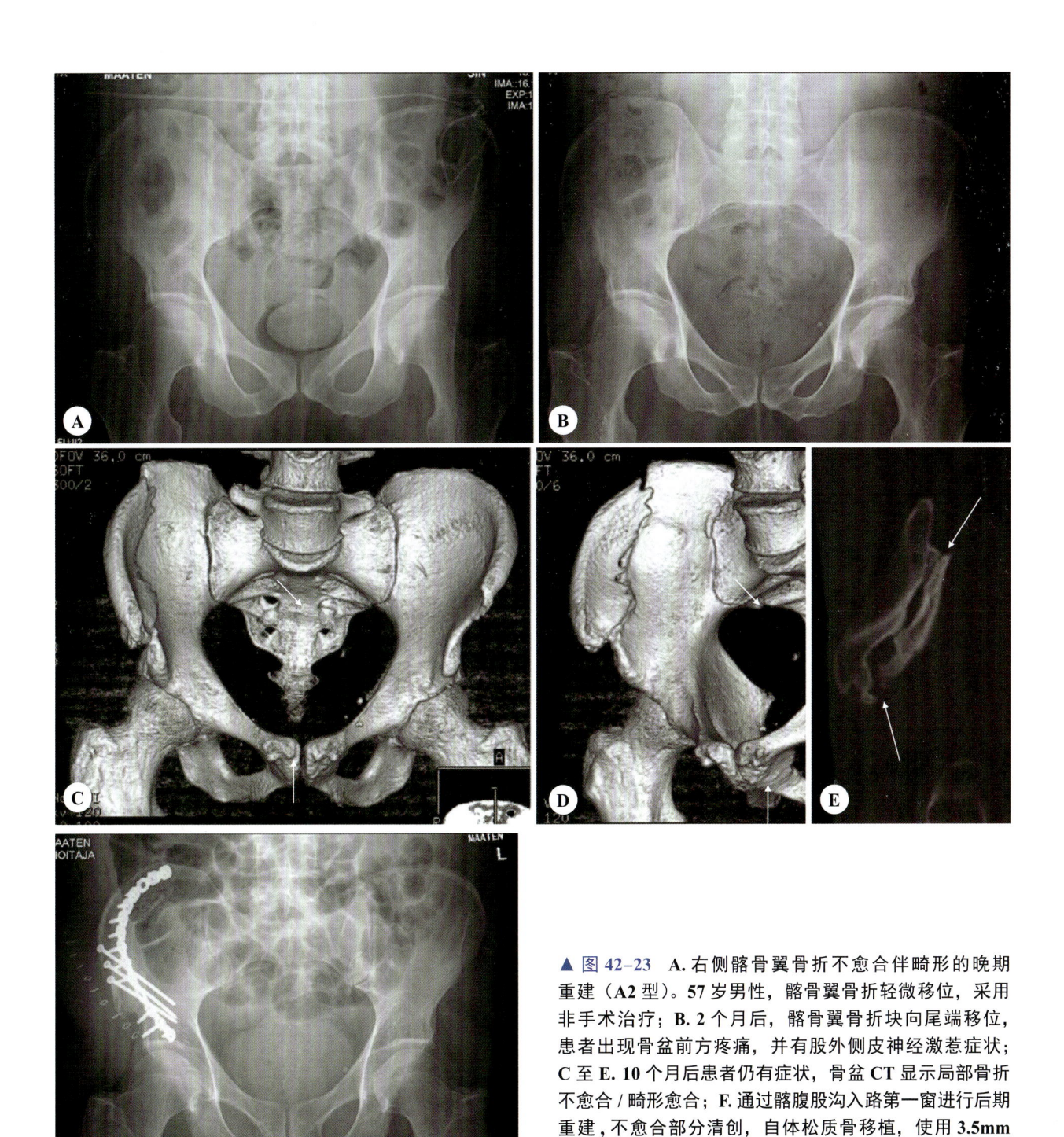

第 42 章 骨盆畸形愈合及不愈合
Pelvic Malunion and Nonunion

▲ 图 42-23  A. 右侧髂骨翼骨折不愈合伴畸形的晚期重建（A2 型）。57 岁男性，髂骨翼骨折轻微移位，采用非手术治疗；B. 2 个月后，髂骨翼骨折块向尾端移位，患者出现骨盆前方疼痛，并有股外侧皮神经激惹症状；C 至 E. 10 个月后患者仍有症状，骨盆 CT 显示局部骨折不愈合 / 畸形愈合；F. 通过髂腹股沟入路第一窗进行后期重建，不愈合部分清创，自体松质骨移植，使用 3.5mm 重建钢板螺钉进行固定。骨折在 3 个月后愈合，没有出现并发症

457

骨盆环骨折
Pelvic Ring Fractures

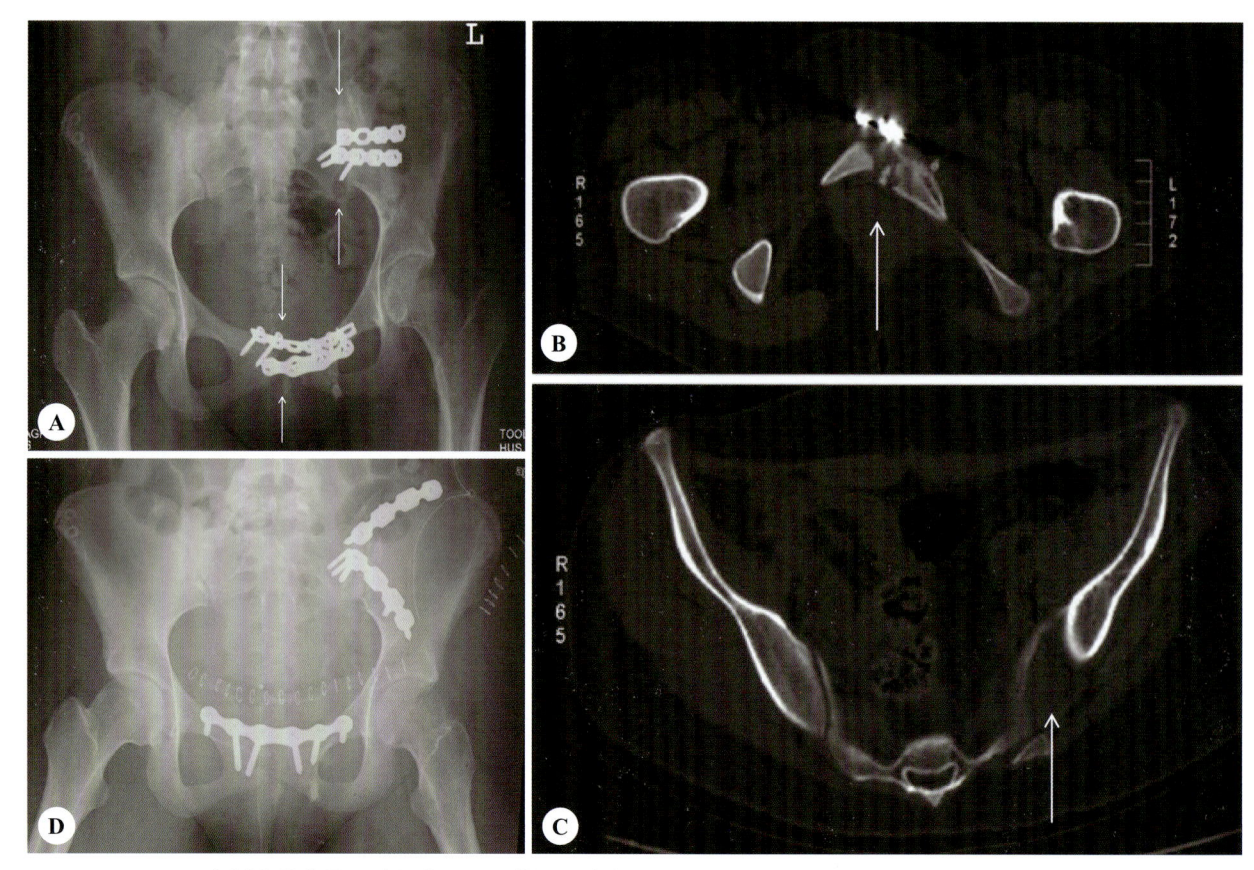

▲ 图 42-24　左侧半骨盆骨不连伴有垂直和旋转不稳定、对位异常的一期重建。17 岁女性，机动车事故导致左侧半骨盆 AO/OTA C1.2 型损伤。对左侧脱位骶髂关节的初次固定，由前方入路使用 2 块平行的重建钢板固定，分离的耻骨联合使用 2 块 3.5mm 钢板螺钉固定。A 至 C. 因为固定的稳定性不足，早期出现复位丢失和对位异常。术后 8 个月，患者有骨盆前后环明显疼痛，由于步态不稳和双下肢不等长，患者使用拐杖，行走困难。D. 初次手术后 8 个月进行后期重建，同时经骨盆内入路和髂嵴入路，对骨盆前后环进行复位和固定。骶髂关节使用 2 块 4.5mm 重建钢板呈 90°角固定，耻骨联合使用 4.5mm 的 Matta 耻骨联合钢板固定。最终的影像学和功能结果良好

# 第43章 骨盆环损伤的预后
## Outcome After Pelvic Ring Injuries

Axel Gänsslen　Jan Lindahl　著

易成腊　译

对骨盆环骨折的长期随访研究文献较少，大多数报道仅介绍了急救处理和初始治疗，描述各种治疗这些损伤的技术并介绍了手术相关的短期结果、并发症和复位质量。

此外，缺乏适当的评估工具。目前仍然不清楚哪些参数应该被分析或哪些参数与骨折类型和治疗相关联。

例如，对耻骨联合钢板结果的分析可能受多个参数的影响，包括骨折类型、已进行的后路固定、后路固定类型、钢板类型、局部软组织损伤、伴随的盆腔内器官损伤、伴随的全身损伤等。

人们普遍接受根据 Marvin Tile 分类或 AO/OTA 分类将骨盆环损伤区分为稳定、部分稳定或不稳定。

因此，应根据这些骨折类型，甚至根据所选择的固定方法对结果进行分析。

在过去的 10 年中，有几篇关于骨盆环垂直不稳定 C 型损伤固定术后的预后评估报道，但对 B 型损伤的关注度较低。

## 一、公认的预后评估工具

预后评估工具用于采集有关骨盆环损伤后功能和放射影像结果的一般数据，包括疼痛分析、重返工作岗位、泌尿生殖系统不适、神经系统不适，并评估导致远期不良预后的风险因素。

传统上，骨损伤后远期预后的评估主要集中在放射学结果或未经验证的疼痛和功能评估上，这使得多篇报道结果的比较很困难[1]。

随着经过验证的测量工具的出现，损伤和疾病后身体、社会和情感功能的缺陷现在可以被一致地量化[2]。

目前有几个未经验证和经过验证的结果测量工具用于描述骨盆环骨折的远期预后。

2012 年，Lefaivre 等对用于评估骨盆环损伤治疗远期预后的几种评估工具进行了系统回顾[3]。

总体而言，他们的文献综述报道了 189 例 A 型损伤、432 例 B 型损伤和 727 例 C 型损伤的功能预后。这些病例的主要缺点是治疗方法有差异，特别是手术治疗的患者居多，没有随机化的研究可用于进一步分析。

- 通用预后评估工具：796 例患者使用了七种不同的工具：简明健康调查问卷 –36（Short form-36，SF-36）[4]；简明肌肉骨骼功能评估问卷（Short Musculoskeletal Functional Assessment，SMFA）[5]；EuroQol 生活质量量表（EuroQol Quality of Life Score，EQ-5D）[6]；疾病影响程度量表（Sickness Impact Profile，SIP）[7]；功能独立性评定量表（Functional Independence Measure，FIM）[8]；生活满意度量表（Life Satisfaction Scale，Lis-AT 11）[9] 和汉密尔顿抑郁量表（Hamilton Depression Rating scale，

HDARS )[10]。

- 疾病（骨盆）评估工具：在 19 项研究中共 978 例患者，使用了六种不同的评估工具，有 1 份问卷未作进一步说明：Majeed 评分（Majeed Score）[11]；Iowa 骨盆评分（Iowa Pelvis Score，IPS）[12]；Hannover 骨盆评分（Hannover Pelvic Score，POS）[13-15]；Orlando 骨盆评分（Orlando Pelvic Score）[16] 和 Merle d'Aubigné 评分[17]。

另一个反映骨盆环相关的问题的评分量表是 Oswestry 腰痛功能障碍评分[18]。最近，提出了骨盆不适指数（Pelvic Discomfort Index，PDI）[19, 20]，并在不同的患者分组中进行推广和分析。

大多数作者使用经过验证的 SF-36 或 SMFA。它的主要缺点是记录了整体生活质量的相关损害，但无法分析在骨盆上的个体重要性[21]。

## 二、通用预后评估工具

### （一）简明健康调查问卷 –36（SF-36）

简明健康调查问卷 –36（SF-36）（表 43–1）是 149 项健康调查问卷的缩减版，该问卷于 20 世纪 60 年代和 20 世纪 70 年代开发。SF-36 是心理健康、身体和社会方面的主观自我评估最常用的经过验证的评分工具[4]。它评价主观的整体生活质量，但没有充分分析局限于骨盆上的个体重要性。使用中必须回答 36 个问题，并将其转换为 8 个健康量表。

- 生理功能（physical functioning，PF）。
- 生理健康问题导致的角色限制（role limitations due to physical health，RP）。
- 躯体疼痛（body pain，BP）。
- 一般健康观念（general health perception，GH）。
- 活力（vitality，VT）。
- 社会功能（social functioning，SF）。
- 情绪问题导致的角色限制（role limitations due to emotional problem，RE）。
- 一般心理健康（general mental health，MH）。

总结了两个组成部分的分数，包括不同的健康领域量表。

- 生理指标汇总（Physical Component Summary，PCS）：PF、RP、BP 和 GH。
- 心理指标汇总（Mental Component Summary，MCS）：VT、SF、RE 和 MH。

SF-36 总分为 0～100，分数越高表示健康状况越好。

最近，Laucis 等分析了骨科文献。在骨折方面，SF-36 仅用于一般骨科创伤、孤立性不稳定踝关节骨折和髋臼骨折[22]。

Bhandari 等分析了 215 例骨科创伤后的患者，其中 54% 的患者为下肢骨折。在 21% 的患者中，观察到由于创伤导致的心理困扰。持续的诉讼和心理症状与 PCS 和 MCS 相关[23]。

Borg 等，分析了 129 例髋臼骨折切开复位内固定术后患者。在为期 2 年的评估中，SF-36 各方面的得分都较低[19]。

随着时间的推移，生理功能和角色功能得到改善，而髋臼的解剖复位与整体生活质量的降低较少有关。

关于骨盆环损伤，有几篇报道分析了 SF-36[16, 20, 24-41]。

### （二）肌肉骨骼功能评估

肌肉骨骼功能评估（Musculoskeletal Function Assessment，MFA）是一项经过验证的 101 项自我评价的健康状况问卷，用于评估患有各种肌肉骨骼疾病的患者在功能状态方面的差异[42, 43]。

其简明版本——简明肌肉骨骼功能评估问卷（short MFA，SMFA）是一份由两部分组成的 46 项自我评价的健康状况问卷（表 43–2），可用于受伤后个体患者或患者组的治疗影响的临床评估[5]。约需 10min 完成。

主要项目包括日常活动能力、损伤相关日常

活动能力损害、相关工作能力和社会地位损害。与 SF-36 一样，它无法对骨盆环损伤进行独立分析，只能明确区分一般功能损伤。

SMFA 问卷包括以下两部分。
- 功能障碍指数。
- 困扰指数。

表 43-1　简明健康调查问卷 –36

| SF-36 |
|---|

请完整、诚实、不间断地回答健康调查的 36 个问题。

**总体健康：**

一般来说，您会说您的健康状况是：
☐ 优秀　　☐ 很好　　☐ 好的　　☐ 一般　　☐ 较差

与一年前相比，您现在总体上如何评价您的健康状况？
☐ 现在比一年前好多了　　☐ 现在比一年前好一些　　☐ 差不多
☐ 现在比一年前差一些　　☐ 比一年前差多了

**活动限制：**

以下项目是关于您可能在日常一天中进行的活动。您现在的健康状况是否限制了您从事这些活动？如果有，程度如何？

剧烈运动，如跑步、提重物、参加剧烈运动。
☐ 是的，明显限制　　☐ 是的，有点限制　　☐ 不，完全没有

适度活动，如移动桌子、推动真空吸尘器、打保龄球或打高尔夫球
☐ 是的，明显限制　　☐ 是的，有点限制　　☐ 不，完全没有

举起或搬运杂货
☐ 是的，明显限制　　☐ 是的，有点限制　　☐ 不，完全没有

爬几段楼梯
☐ 是的，明显限制　　☐ 是的，有点限制　　☐ 不，完全没有

爬一段楼梯
☐ 是的，明显限制　　☐ 是的，有点限制　　☐ 不，完全没有

下蹲、跪下或弯腰
☐ 是的，明显限制　　☐ 是的，有点限制　　☐ 不，完全没有

步行超过一英里
☐ 是的，明显限制　　☐ 是的，有点限制　　☐ 不，完全没有

步行几个街区
☐ 是的，明显限制　　☐ 是的，有点限制　　☐ 不，完全没有

步行一街区
☐ 是的，明显限制　　☐ 是的，有点限制　　☐ 不，完全没有

给自己洗澡或穿衣
☐ 是的，明显限制　　☐ 是的，有点限制　　☐ 不，完全没有

**身体健康问题：**

在过去的 4 周内，您是否因为身体健康问题导致工作或其他日常活动中出现以下任何问题？

减少您花在工作或其他活动上的时间　　☐ 有　　☐ 没有
完成的比你想要的少　　☐ 有　　☐ 没有
在工作或其他活动方面受到限制　　☐ 有　　☐ 没有
执行工作或其他活动有困难（如需要付出额外的努力）　　☐ 有　　☐ 没有

**情绪健康问题：**

在过去 4 周内，您是否因情绪问题（如感到沮丧或焦虑）而在工作或其他日常活动中出现以下任何问题？

减少您花在工作或其他活动上的时间　　☐ 有　　☐ 没有

# 骨盆环骨折
Pelvic Ring Fractures

(续表)

## SF-36

| 完成的比你想要的少 | □ 有 | □ 没有 |
| 没有像往常一样仔细地做工作或其他活动 | □ 有 | □ 没有 |

**社交活动：**
情绪问题干扰了您与家人、朋友、邻居或团体的正常社交活动？
□ 完全没有　　□ 轻微　　□ 中度　　□ 严重　　□ 非常严重

**疼痛：**
在过去的4周内，您有多少身体疼痛？
□ 完全没有　　□ 轻微　　□ 中度　　□ 严重　　□ 非常严重

在过去4周内，疼痛对您的正常工作（包括外出工作和家务工作）的干扰程度如何？
□ 完全没有　　□ 轻微　　□ 中度　　□ 严重　　□ 非常严重

**精力和情绪：**
这些问题是关于过去4周内，发生在您身边的事以及您的感受。对于每个问题，请给出最接近您的感受的答案。
你有没有觉得精神饱满？
□ 所有的时间　□ 很多时候　□ 相对多数时候　□ 相对少数时候　□ 很少时候　□ 完全没有
你是一个非常紧张的人吗？
□ 所有的时间　□ 很多时候　□ 相对多数时候　□ 相对少数时候　□ 很少时候　□ 完全没有
你是感到情绪低落，以至于没有什么能让你振作起来？
□ 所有的时间　□ 很多时候　□ 相对多数时候　□ 相对少数时候　□ 很少时候　□ 完全没有
你是否感到平静和安宁？
□ 所有的时间　□ 很多时候　□ 相对多数时候　□ 相对少数时候　□ 很少时候　□ 完全没有
你有很多精力吗？
□ 所有的时间　□ 很多时候　□ 相对多数时候　□ 相对少数时候　□ 很少时候　□ 完全没有
你是否感到沮丧和忧郁？
□ 所有的时间　□ 很多时候　□ 相对多数时候　□ 相对少数时候　□ 很少时候　□ 完全没有
你有没有感到筋疲力尽？
□ 所有的时间　□ 很多时候　□ 相对多数时候　□ 相对少数时候　□ 很少时候　□ 完全没有
你曾经是一个快乐的人吗？
□ 所有的时间　□ 很多时候　□ 相对多数时候　□ 相对少数时候　□ 很少时候　□ 完全没有
你觉得累吗？
□ 所有的时间　□ 很多时候　□ 相对多数时候　□ 相对少数时候　□ 很少时候　□ 完全没有

**社交活动：**
在过去的4周内，您的身体健康或情绪问题有多少时间干扰了您的社交活动（如拜访朋友、亲戚等）？
□ 所有的时间　□ 很多时候　□ 相对多数时候　□ 相对少数时候　□ 很少时候　□ 完全没有

**总体健康：**
以下每个陈述对您来说是否属实？
我好像比别人更容易生病
□ 完全属实　　□ 基本属实　　□ 不确定　　□ 基本不属实　　□ 完全不属实
我和我认识的任何人一样健康
□ 完全属实　　□ 基本属实　　□ 不确定　　□ 基本不属实　　□ 完全不属实
我预计我的健康状况会变得更糟
□ 完全属实　　□ 基本属实　　□ 不确定　　□ 基本不属实　　□ 完全不属实
我的健康状况极佳
□ 完全属实　　□ 基本属实　　□ 不确定　　□ 基本不属实　　□ 完全不属实

表 43-2　简明肌肉骨骼功能评估问卷

## 简明肌肉骨骼功能评估

我们很想知道您本周如何处理受伤或关节炎，我们想知道您在日常活动中可能因受伤或关节炎而遇到的任何问题。请在与最能描述您的选项相对应的方框中打勾来回答每个问题。

这些问题是关于您在本周的日常活动中可能因为受伤或关节炎而遇到的困难程度。

1. 您上下矮椅的难度有多大？
   □ 没有困难　　□ 有点困难　　□ 中度困难　　□ 重度困难　　□ 无法完成

2. 打开药瓶或罐子对您来说有多困难？
   □ 没有困难　　□ 有点困难　　□ 中度困难　　□ 重度困难　　□ 无法完成

3. 购买杂货或其他东西对您来说有多困难？
   □ 没有困难　　□ 有点困难　　□ 中度困难　　□ 重度困难　　□ 无法完成

4. 你爬楼梯有多难？
   □ 没有困难　　□ 有点困难　　□ 中度困难　　□ 重度困难　　□ 无法完成

5. 你握紧拳头有多难？
   □ 没有困难　　□ 有点困难　　□ 中度困难　　□ 重度困难　　□ 无法完成

6. 您进出浴缸或淋浴间有多困难？
   □ 没有困难　　□ 有点困难　　□ 中度困难　　□ 重度困难　　□ 无法完成

7. 舒适入睡对您来说有多难？
   □ 没有困难　　□ 有点困难　　□ 中度困难　　□ 重度困难　　□ 无法完成

8. 你绑鞋带或跪下有多难？
   □ 没有困难　　□ 有点困难　　□ 中度困难　　□ 重度困难　　□ 无法完成

9. 使用纽扣、按扣、挂钩或拉链对您来说有多困难？
   □ 没有困难　　□ 有点困难　　□ 中度困难　　□ 重度困难　　□ 无法完成

10. 自己剪指甲有多难？
    □ 没有困难　　□ 有点困难　　□ 中度困难　　□ 重度困难　　□ 无法完成

11. 给自己穿衣服有多难？
    □ 没有困难　　□ 有点困难　　□ 中度困难　　□ 重度困难　　□ 无法完成

12. 你走路有多困难？
    □ 没有困难　　□ 有点困难　　□ 中度困难　　□ 重度困难　　□ 无法完成

13. 坐下或躺下后，您活动起来有多困难
    □ 没有困难　　□ 有点困难　　□ 中度困难　　□ 重度困难　　□ 无法完成

14. 你一个人出去有多难？
    □ 没有困难　　□ 有点困难　　□ 中度困难　　□ 重度困难　　□ 无法完成

15. 你开车有多难？
    □ 没有困难　　□ 有点困难　　□ 中度困难　　□ 重度困难　　□ 无法完成

16. 你上完厕所后清洁自己有多困难？
    □ 没有困难　　□ 有点困难　　□ 中度困难　　□ 重度困难　　□ 无法完成

17. 转动旋钮或杠杆（如开门或摇下车窗）对您来说有多困难？
    □ 没有困难　　□ 有点困难　　□ 中度困难　　□ 重度困难　　□ 无法完成

18. 你写作或打字有多困难？
    □ 没有困难　　□ 有点困难　　□ 中度困难　　□ 重度困难　　□ 无法完成

19. 你转身有多难？
    □ 没有困难　　□ 有点困难　　□ 中度困难　　□ 重度困难　　□ 无法完成

20. 您进行日常的体育娱乐活动（如骑自行车、慢跑或步行）有多困难？
    □ 没有困难　　□ 有点困难　　□ 中度困难　　□ 重度困难　　□ 无法完成

21. 你平时的休闲活动，比如爱好、手工、园艺、打牌、和朋友出去玩，难度有多大？
    □ 没有困难　　□ 有点困难　　□ 中度困难　　□ 重度困难　　□ 无法完成

（续表）

## 简明肌肉骨骼功能评估

22. 你在性活动上有多少困难？
    □ 没有困难　　□ 有点困难　　□ 中度困难　　□ 重度困难　　□ 无法完成
23. 做一些简单的家务或院子里的工作，如除尘、洗碗或给植物浇水，对您来说有多困难？
    □ 没有困难　　□ 有点困难　　□ 中度困难　　□ 重度困难　　□ 无法完成
24. 你做繁重的家务或院子里的工作，如洗地板、吸尘或修剪草坪，对您来说有多困难？
    □ 没有困难　　□ 有点困难　　□ 中度困难　　□ 重度困难　　□ 无法完成
25. 您从事有偿工作、家务或志愿活动等日常工作的难度如何？
    □ 没有困难　　□ 有点困难　　□ 中度困难　　□ 重度困难　　□ 无法完成

接下来的问题询问您本周因受伤或关节炎而遇到问题的频率。

26. 你经常跛行走路吗？
    □ 完全没有　　□ 少数时候　　□ 时常出现　　□ 多数时候　　□ 一直如此
27. 您平时有避免使用疼痛的四肢或背部吗？
    □ 完全没有　　□ 少数时候　　□ 时常出现　　□ 多数时候　　□ 一直如此
28. 你的腿有锁定或打软腿吗？
    □ 完全没有　　□ 少数时候　　□ 时常出现　　□ 多数时候　　□ 一直如此
29. 您经常出现注意力不集中的问题吗？
    □ 完全没有　　□ 少数时候　　□ 时常出现　　□ 多数时候　　□ 一直如此
30. 你经常由于前一天做了太多的事情而影响第二天做事吗？
    □ 完全没有　　□ 少数时候　　□ 时常出现　　□ 多数时候　　□ 一直如此
31. 你对周围的人表现出易怒的频率有多高（如对人大发雷霆、给出尖锐的答案或轻易批评）？
    □ 完全没有　　□ 少数时候　　□ 时常出现　　□ 多数时候　　□ 一直如此
32. 你平时感觉累吗？
    □ 完全没有　　□ 少数时候　　□ 时常出现　　□ 多数时候　　□ 一直如此
33. 你平时感到功能障碍吗？
    □ 完全没有　　□ 少数时候　　□ 时常出现　　□ 多数时候　　□ 一直如此
34. 你有多少次因为受伤或关节炎而感到沮丧？
    □ 完全没有　　□ 少数时候　　□ 时常出现　　□ 多数时候　　□ 一直如此

这些问题是关于您因受伤或关节炎而导致您在本周内被下列问题困扰的程度。

35. 您对使用手、臂或腿的问题有多少困扰？
    □ 完全没有　　□ 有点困扰　　□ 中度困扰　　□ 非常困扰　　□ 极度困扰
36. 您对背部使用问题的困扰有多大？
    □ 完全没有　　□ 有点困扰　　□ 中度困扰　　□ 非常困扰　　□ 极度困扰
37. 您对在家中工作时遇到的问题困扰有多大？
    □ 完全没有　　□ 有点困扰　　□ 中度困扰　　□ 非常困扰　　□ 极度困扰
38. 您对洗澡、穿衣、如厕或其他个人护理方面的问题困扰有多大？
    □ 完全没有　　□ 有点困扰　　□ 中度困扰　　□ 非常困扰　　□ 极度困扰
39. 您对睡眠和休息问题的困扰有多大？
    □ 完全没有　　□ 有点困扰　　□ 中度困扰　　□ 非常困扰　　□ 极度困扰
40. 您对休闲或娱乐活动的问题有多少困扰？
    □ 完全没有　　□ 有点困扰　　□ 中度困扰　　□ 非常困扰　　□ 极度困扰
41. 与朋友、家人或生活中其他重要人物的问题有多少困扰您？
    □ 完全没有　　□ 有点困扰　　□ 中度困扰　　□ 非常困扰　　□ 极度困扰
42. 你有多少被思维集中或记忆问题困扰？
    □ 完全没有　　□ 有点困扰　　□ 中度困扰　　□ 非常困扰　　□ 极度困扰
43. 您对调整或应对受伤或关节炎的问题有多少困扰？
    □ 完全没有　　□ 有点困扰　　□ 中度困扰　　□ 非常困扰　　□ 极度困扰

（续表）

| 简明肌肉骨骼功能评估 |
|---|
| 44.您在日常工作中遇到的问题困扰了多少？<br>　　□ 完全没有　　□ 有点困扰　　□ 中度困扰　　□ 非常困扰　　□ 极度困扰 |
| 45.你对依赖他人的感觉有多少困扰？<br>　　□ 完全没有　　□ 有点困扰　　□ 中度困扰　　□ 非常困扰　　□ 极度困扰 |
| 46.你有多少被僵硬和疼痛的问题所困扰？<br>　　□ 完全没有　　□ 有点困扰　　□ 中度困扰　　□ 非常困扰　　□ 极度困扰 |

功能障碍指数包含34个项目，日常活动的整体功能表现、情绪状态、手臂和手的功能及活动能力，每个项目采用Likert量表评分（1分=功能良好，5分=功能差）。烦恼指数包括12个项目，娱乐和休闲、睡眠和休息、工作和家庭相关的障碍（1分=完全不烦恼，5分=非常烦恼）。

如果一个类别内有未回答项目，只要该类别中50%以上的项目已经被回答，就用该类别的平均得分来代替[4, 5]。关于骨盆环损伤，SMFA很少使用[27, 38]。

### （三）EuroQol生活质量量表（EQ-5D）

EQ-5D问卷包括活动能力、自我保健、日常活动、疼痛/不适和焦虑/抑郁[6]。患者可以回答这些问题：①没有问题；②轻微；③中度；④严重；⑤极度严重（表43-3）。

此外，EQ-5D还集成了视觉模拟量表（visual analog scale，VAS），称为EQ-5D VAS，用于对患者的状态进行自我评价，100分为最佳，0分为最差。

### （四）疾病影响程度量表

疾病影响程度量表（SIP）衡量感知方面的健康状况[7]。原始版本包含136个问题评估睡眠和休息、饮食、工作、家庭管理、娱乐和消遣、行走、移动、身体护理和运动、社交互动、警觉行为、情绪行为和交流。

较简易的SIP-68版本集成了对躯体自主、活动控制、心理自主和交流、社会行为、情绪稳定性和活动范围的分析[44]。

功能独立性度量（FIM）[8]、生活满意度量表（Lis-AT 11）[9]和汉密尔顿抑郁量表（HDARS）[10]是一般健康分析的进一步工具。《临床神经心理学教科书百科全书》（Encyclopedia of Clinical Neuropsychology）中介绍了其他可能的工具的概述。

### （五）Oswestry腰痛功能障碍问卷

Oswestry腰痛功能障碍问卷作为有效的区域特定评分，用于测量患者腰骶部永久性功能障碍（表43-4）[18]。因此，它有助于分析不稳定骨盆环损伤后的骨盆后部痛。Oswestry功能障碍指数（Oswestry disability index，ODI）得分[18]由10个项目组成，得分从0%～100%。主要包括以下的分析项目。

- 疼痛强度。
- 一般个人护理（洗涤、穿衣等）。
- 抬举重物。
- 行走能力。
- 坐立情况。
- 站立。
- 睡眠。
- 性障碍。
- 社交生活。
- 旅行。

该分数将功能障碍分为以下五类。

- 轻度功能障碍，0%～20%。
- 中度功能障碍，21%～40%。
- 严重功能障碍，41%～60%。
- 残疾，61%～80%。
- ＞80%功能障碍（卧床不起或症状严重）。

表 43-3　EuroQol 生活质量量表

| EQ-5D-5L |
|---|

在每个标题下，请勾选最能描述您今天健康状况的一个方框。

**机动性**
- ☐ 我走路没有问题
- ☐ 我走路有点问题
- ☐ 我走路有中度问题
- ☐ 我走路有严重问题
- ☐ 我无法走动

**自我护理**
- ☐ 我自己洗衣服或穿衣服都没有问题
- ☐ 我自己洗衣服或穿衣服有一些小问题
- ☐ 我自己洗衣服或穿衣服有中度问题
- ☐ 我自己洗衣服或穿衣服有严重问题
- ☐ 我无法自己洗衣服或穿衣服

**日常活动**（如工作、学习、家务、家庭或休闲活动）我在做日常活动时没有问题
- ☐ 我在日常活动中没有问题
- ☐ 我在日常活动中遇到了一些小问题
- ☐ 我在进行日常活动时有中度问题
- ☐ 我在进行日常活动时有严重问题
- ☐ 我无法进行日常活动

**疼痛 / 不适**
- ☐ 我没有疼痛或不适
- ☐ 我有轻微的疼痛或不适
- ☐ 我有中度疼痛或不适
- ☐ 我有严重的疼痛或不适
- ☐ 我有极度疼痛或不适

**焦虑 / 抑郁**
- ☐ 我不焦虑或沮丧
- ☐ 我有点焦虑或沮丧
- ☐ 我中度焦虑或抑郁
- ☐ 我严重焦虑或抑郁
- ☐ 我非常焦虑或沮丧

**我们想知道您今天的健康状况如何**
- 使用右侧量尺。这个量尺从 0 到 100 编号。
- 100 表示您可以想象的最佳健康状态。
- 0 表示您可以想象的最糟糕的健康状况。
- 在量尺标记一个 X 以表明您今天的健康状况。
- 现在，请把你在秤上标出的数字写在框内。

你今天的健康状态 =（　　　）

最好的健康状态

100
95
90
85
80
75
70
65
60
55
50
45
40
35
30
25
20
15
10
5
0

最差的健康状态

**表 43-4　Oswestry 腰痛功能障碍问卷**

**提示**
本问卷有关您的背部或腿部疼痛如何影响您的日常生活管理能力的信息。请在最适合您的陈述中勾选每个部分的一个框来回答。

**个人护理（洗漱、穿衣等）**
☐ 我可以正常照顾自己而不会造成额外的痛苦
☐ 我可以正常照顾自己，但会导致额外的痛苦
☐ 照顾自己很痛苦，我行动缓慢且小心翼翼
☐ 我需要一些帮助，但能自己完成大部分个人护理
☐ 我每天在自我护理的大部分方面都需要帮助
☐ 我不穿衣服，我很难洗漱，躺在床上

**疼痛强度**
☐ 我现在不痛
☐ 目前疼痛很轻微
☐ 目前疼痛中等
☐ 目前疼痛比较剧烈
☐ 目前疼痛非常剧烈
☐ 此刻所能想象到的最痛

**负重**
☐ 我可以在没有额外疼痛的情况下举起重物
☐ 我可以举起重物，但会带来额外的疼痛
☐ 疼痛使我无法从地板上举起重物，但如果它们被方便地放置，我可以应付。例如，重物在桌子上
☐ 疼痛使我无法举起重物，但如果它们的位置方便，我可以控制轻到中等重量
☐ 我可以举起非常轻的重量
☐ 我根本无法提起或携带任何东西

**步行**
☐ 疼痛并不能阻止我步行任何距离
☐ 疼痛阻止我步行超过 2km
☐ 疼痛阻止我步行超过 1km
☐ 疼痛阻止我步行超过 500m
☐ 我只能使用手杖或拐杖走路
☐ 我大部分时间都在床上

**站立**
☐ 我想站多久就站多久，没有额外的痛苦
☐ 我想站多久都可以，但这会给我带来额外的痛苦
☐ 疼痛使我无法站立超过 1h
☐ 疼痛使我无法站立超过 3min
☐ 疼痛使我无法站立超过 10min
☐ 疼痛使我无法站立

**坐**
☐ 只要我喜欢，我可以坐在任何椅子上
☐ 我只能在我喜欢的椅子上坐任意长时间
☐ 疼痛阻止我坐超过 1h
☐ 疼痛使我不能坐 30min 以上
☐ 疼痛使我不能坐 10min 以上
☐ 疼痛使我不能坐

**睡眠**
☐ 我的睡眠从未被疼痛打扰
☐ 我的睡眠偶尔会因疼痛而受到干扰
☐ 因为疼痛我的睡眠时间少于 6h
☐ 因为疼痛我的睡眠时间少于 4h
☐ 因为疼痛我的睡眠时间少于 2h
☐ 疼痛使我根本无法入睡

**旅行**
☐ 我可以无痛地旅行到任何地方
☐ 我可以在任何地方旅行，但它会引起额外的疼痛
☐ 疼痛严重，但我能进行超过 2h 的旅行
☐ 痛苦使我只能进行少于 1h 的旅程
☐ 进行少于 30min 的旅行
☐ 疼痛使我无法出行，除非是为了接受治疗

**性生活（如适用）**
☐ 我的性生活正常，不会引起额外的疼痛
☐ 我的性生活正常，但会引起一些额外的疼痛
☐ 我的性生活几乎正常但非常疼痛
☐ 我的性生活受到疼痛的严重限制
☐ 由于疼痛，我几乎没有性生活
☐ 由于疼痛，完全没有性生活

**社交生活**
☐ 我的社交生活很正常，不会因此疼痛加重
☐ 我的社交生活正常但会加重疼痛
☐ 除了限制更有活力的兴趣（如运动）外，疼痛对我的社交生活没有显著影响
☐ 疼痛限制了我的社交生活，我不经常出去
☐ 疼痛将我的社交生活限制在家里
☐ 我因为疼痛没有社交生活

引自 Fairbank JC，Pynsent PB. The Oswestry Disability Index. Spine 2000 Nov 15；25（22）:2940-52

项目的评分采用 Likert 的 6 分制（第一个答案 = 0；最后一个答案 = 5）。如果所有 10 个项目都完成，最高分可能为 50。分数计算公式为：总分 / 可能总分 ×100。

如果某一部分不适用，则使用此公式：总分 /45 × 100。

## 三、疾病（骨盆）特定工具

### Majeed 评分

Majeed 评分是一种未经验证的自行开发的骨盆骨折特定功能的评估工具，受伤前有工作的患者最高分为 100 分，受伤前没有工作的患者最高分为 80 分[11]（表 43-5）。

加权评分项目包括疼痛（30%）、重返工作岗位（20%）、坐姿障碍（10%）、性障碍（4%）和行走能力（36%）。后者细分为使用助行器（12%）、分析独立步态（12%）和步行距离（12%）。

80~100 分的分数被定义为最佳结果。

伤前工作的患者分级如下。

- 优秀：>85。
- 好：70~84 分。
- 一般：55~69 分。
- 差：<55 分。

伤前未工作的患者分级如下。

- 优秀：>70。
- 好：55~69 分。
- 一般：45~54 分。
- 差：<45 分。

Majeed 评分的缺点是没有整合具有相关预后影响的神经功能障碍，并且该评分仅衡量长期骨盆损伤的功能评分。

Lindahl 等使用了 Majeed 评分的修订版[45, 46]。工作能力与此评估分开，为每位患者提供了 80 分的最高总分，以比较不同类型骨折和亚组的结果。功能结果的总分也进行了修改，以考虑骨盆损伤后的结果。

功能结果分级如下。

- 优秀：78~80 分。
- 好：70~77 分。
- 一般：60~69 分。
- 差：<60 分。

## 四、Iowa 骨盆评分（IPS）

Iowa 骨盆评分（IPS）由 6 个分量表中的 25 个项目组成[12]（表 43-6），包含以下评分内容。

- 日常生活活动（20 分）。
- 工作经历（20 分）。
- 疼痛（25 分）。
- 跛行（20 分）。
- 视觉疼痛量尺（10 分）。
- 美容修复（5 分）。

Nepola 等定义了分级标准[36]。

- 优秀：85~100 分。
- 好：70~84 分。
- 一般：55~69 分。
- 差：<55 分。

## 五、Hannover 骨盆评分（POS）

POS 是一个未经验证的量表，由 3 个项目组成：临床结果、放射学结果和重新融入社会[13, 14, 45, 46]（表 43-7）。

- 临床标准包括疼痛、功能障碍（跛行、步行辅助）和持续性神经和泌尿生殖系统障碍。
- 放射学标准侧重于骨盆后环的重建，以及骨盆前环情况。
- 重新融入社会考虑工作能力、休闲活动、体育活动、社交活动和外部援助的必要性。

为了估计骨盆损伤的总结果，总结了放射学（3 分）和临床结果（4 分），得出的 7 分制评估骨盆损伤的结果如下。

- 7 分是优异的结果。
- 6 分是较好的结果。
- 4 分和 5 分为可接受的结果。
- 3 分或 2 分为较差结果。

表 43-5　Majeed 评分——Majeed 骨盆评分（majeed pelvic score，MPS）

| Majeed 骨盆评分（MPS） |||
|---|---|---|
| 疼痛（30 分） | 休息时疼痛，疼痛严重且持续 | 0～5 |
|  | 活动时疼痛，疼痛严重 | 10 |
|  | 活动时疼痛，可忍受，但活动受限 | 15 |
|  | 活动时疼痛，疼痛中等程度，休息时消失 | 20 |
|  | 活动时疼痛，轻度疼痛间断出现，不影响活动 | 25 |
|  | 疼痛非常轻，偶尔发生或无痛 | 30 |
| 工作（20 分） | 无法工作 | 0～4 |
|  | 只能进行较轻的工作 | 8 |
|  | 无法从事之前的工作 | 12 |
|  | 从事伤前一样的工作，但表现较差 | 16 |
|  | 从事伤前一样的工作，表现相同 | 20 |
| 坐（10 分） | 疼痛 | 0～4 |
|  | 持续时间长会感到疼痛 | 6 |
|  | 不舒服 | 8 |
|  | 不受影响 | 10 |
| 性交（4 分） | 疼痛 | 0～1 |
|  | 长时间或尴尬时会感到疼痛 | 2 |
|  | 不舒服 | 3 |
|  | 不受影响 | 4 |
| 站立，依靠助行器（12 分） | 卧床不起或类似情况 | 0～2 |
|  | 轮椅 | 4 |
|  | 双腋拐 | 6 |
|  | 双手杖 | 8 |
|  | 单手杖 | 10 |
|  | 无须手杖 | 12 |
| 站立，独立行走（12 分） | 不能走路或类似情况 | 0～2 |
|  | 小步拖行 | 4 |
|  | 严重跛行 | 6 |
|  | 中度跛行 | 8 |
|  | 轻微的跛行 | 10 |
|  | 正常行走 | 12 |
| 站立，步行距离（12 分） | 床边行走或几米 | 0～2 |
|  | 非常有限的时间和距离 | 4 |
|  | 需要挂拐，没有困难，长时间站立 | 6 |
|  | 挂拐自由行走 1h | 8 |
|  | 1h 无须挂拐，轻微疼痛或跛行 | 10 |
|  | 符合年龄的一般正常状态 | 12 |

引自 The Majeed Pelvic Score. Adapted from: Majeed SA. Grading the outcome of pelvic fractures. *J Bone Joint Surg* [*Br*] 1989; 71:304-6

# 骨盆环骨折
Pelvic Ring Fractures

表 43-6　Iowa 骨盆评分

## Iowa 骨盆评分（IPS）

日常活动能力（activities of daily living，ADL）问题

| | | |
|---|---|---|
| □ 是 | □ 不 | 走 1.6km |
| □ 是 | □ 不 | 蹲在水槽上 |
| □ 是 | □ 不 | 携带一袋杂货 |
| □ 是 | □ 不 | 铺床 |
| □ 是 | □ 不 | 乘车 |
| □ 是 | □ 不 | 久坐（如在电影院） |
| □ 是 | □ 不 | 拜访朋友或亲戚一个晚上 |
| □ 是 | □ 不 | 站立 1h 或更长时间（如排队等候） |
| □ 是 | □ 不 | 耙树叶或修剪草坪 |
| □ 是 | □ 不 | 接小孩子 |
| □ 是 | □ 不 | 用扫帚扫地 |
| □ 是 | □ 不 | 在没有帮助的情况下穿衣 |
| □ 是 | □ 不 | 煮一餐 |
| □ 是 | □ 不 | 轻度娱乐（如保龄球、跳舞等） |
| □ 是 | □ 不 | 剧烈的娱乐活动（如慢跑、网球等） |
| □ 是 | □ 不 | 蹲下 |
| □ 是 | □ 不 | 正常上下楼梯（如双足交替） |
| □ 是 | □ 不 | 上下楼梯（如一次一步） |
| □ 是 | □ 不 | 需要达到头顶上方的活动 |
| □ 是 | □ 不 | 睡得舒服 |

IPS 评价

| | | | |
|---|---|---|---|
| ADL 分数 | 每题 1 分 | （20 分） | _____ |
| 工作经历 | 没换工作 | （20 分） | _____ |
| | 全职，换工作 | （15 分） | _____ |
| | 非全职 | （10 分） | _____ |
| | 无法工作 | （5 分） | _____ |
| 疼痛 | 无痛 | （25 分） | _____ |
| | 轻微疼痛 | （20 分） | _____ |
| | 偶尔用药 | （15 分） | _____ |
| | 经常用药 | （10 分） | _____ |
| | 住院或手术 | （5 分） | _____ |
| 跛行 | 无 | （20 分） | _____ |
| | 有 | （15 分） | _____ |
| | 步行辅助 | （10 分） | _____ |
| | 不能步行 | （5 分） | _____ |
| 视觉疼痛量尺 | | （10 分） | _____ |
| 美容修复 | 无外观改变 | （5 分） | _____ |
| | 外观改变 | （0 分） | _____ |
| | 总分 | （100 分） | _____ |

引自 Templeman D, Goulet J, Duwelius PJ, Olson S, Davidson M. Internal fixation of displaced fractures of the sacrum. *Clin Orthop Rel Res* 1996;329:180-185

表 43-7　多中心研究组 Hannover 骨盆评分（POS）

| | 分 | |
|---|---|---|
| 临床结果 | 4 分 | • 无疼痛，无神经或泌尿系统损伤，无功能限制 |
| | 3 分 | • 仅在剧烈运动后疼痛，轻微的功能障碍<br>• 轻微的神经障碍，主观上没有疼痛 |
| | 2 分 | • 用力后总是疼痛，偶尔需要镇痛药<br>• 显著的损害功能（跛行，需要拐杖）<br>• 运动神经功能受损不被视为障碍和（或）<br>• 广泛的感觉障碍而不丧失保护性反射<br>• 排尿障碍，无膀胱残留尿液和（或）部分勃起阳痿，或其他不被视为令人痛苦的性功能障碍 |
| | 1 分 | • 持续疼痛，休息时疼痛，经常需要镇痛药<br>• 由于骨盆损伤需要永久使用拐杖或轮椅<br>• 运动神经功能障碍和（或）感觉障碍，保护性反射丧失，排尿障碍，阳痿/性功能障碍、尿失禁或大便失禁 |
| 放射学结果 | 3 分 | • 后路解剖重建<br>• 耻骨联合的残余移位 <5mm 和（或）耻骨/坐骨的最大残余移位 <10mm |
| | 2 分 | • 最大后部残余移位 5mm 和（或）<br>• 耻骨联合的残余移位 6~10mm 和（或）<br>• 耻骨/坐骨的最大残余移位 10~15mm |
| | 1 分 | • 最大后部残余移位 >5mm 和（或）耻骨联合残余移位 >10mm 和（或）<br>• 耻骨/坐骨的最大残余移位 >15mm |
| 重新融入社会 | 3 分 | • 和以前一样的职业<br>• 体育和业余活动不变<br>• 社会活动不变 |
| | 2 分 | • 先前职业的限制性就业<br>• 正在进行的或完成的再次训练<br>• 体育活动减少<br>• 偶尔需要外部支持 |
| | 1 分 | • 由于事故或作为残疾人就业而无法工作<br>• 因为功能障碍显著减少了空闲时间，没有运动<br>• 社会生活明显受限或社交退缩<br>• 需要频繁的外部援助 |

## 六、Orlando 骨盆评分

Orlando 骨盆评分（OPS）由 6 个分量表中的 12 个项目组成，其中 4 个必须由患者完成[16]。6 个分量表包括以下内容（表 43-8）。

- 功能性疼痛。
- 主观疼痛。
- 麻醉药使用。
- 活动状态。
- 体格检查。
- 放射学检查结果。

## 七、骨盆创伤问卷（PTQ）

骨盆创伤问卷（pelvic trauma questionnaire，PTQ）是一种骨盆特异性分析工具（问卷基于从无不适到非常严重不适的 6 分 Likert 量表分析）[19, 20, 25]。11 个封闭式问题（每个问题有 6 个回答）和 3 个开放式问题是问卷的一部分（表 43-9）。统计分析显示，4 个因素可以解释问卷答复中 76% 的差异[19]。这导致相关问题的减少。

6 个相关问题集中于以下内容。

- 疼痛。
- 步行。
- 髋关节活动度。
- 知觉。
- 骨盆瘢痕组织。
- 性问题。

进一步的因素分析显示，4 个因素可以分析髋臼骨折患者 24 个月预后 92% 的差异。这些包括臀部区域（疼痛、行走和臀部运动）、周围神经病学、性生活和手术瘢痕。

对于骨盆环损伤，14 项问卷的分析表明，排尿和排便这 2 个项目的得分频率非常低，因此被排除在骨盆环分析外。

发现这 6 个问题同样适用于骨盆环损伤后的患者。

骨盆创伤问卷是对骨盆不适指数（PDI）的进一步改进，这是一种 0%~100% 的骨盆不适量表。

使用 PDI，B 型损伤患者的不适低于 C 型损伤患者[20]。

Lumsdaine 等对骨盆特定预后评估工具（MPS、IPS、OPS）和 SF-36 进行了系统评价[33]。

结论是"骨盆特定预后评估工具得出与 SF-36 相似的结果，在检查与骨盆损伤相关的特定区域时可能更敏感，并且比 SF-36 更容易实施和计算"。

## 八、预后评估的时间

在分析骨盆环损伤预后时，主要关注评估应在何时进行随访研究。

Majeed 等报道了创伤后 18 个月内功能改善，然后继续观察到稳定状态[47]。相比之下，Kreder 发现了损伤后 6 个月至 1 年之间的功能平台期[1]。

Borg 等分析了 73 例不同类型骨盆环 B 型和 C 型损伤患者内固定术后 6、12、24 个月的随访结果[20]。在 24 个月期间使用骨盆创伤问卷（PTQ），无不适或轻微不适的比率从 6 个月到 12 个月、24 个月，如下所列。

- 疼痛：42.1%、48.1% 和 57.7%。
- 步行：45.6%、48.1% 和 57.7%。
- 髋关节运动：43.9%、50% 和 53.8%。
- 腿部感觉：47.4%、46.2% 和 51.9%。
- 腿部无力：36.8%、42.3% 和 53.8%。
- 坐着：42.1%、50 % 和 59.6%。
- 性生活：52.6%、57.7%、61.5%。
- 睡眠障碍：56.1%、55.8% 和 80.8%。
- 排尿：71.9%、69.2% 和 80.8%。
- 排便：70.1%、82.7% 和 86.5%。

骨盆环损伤的随访研究应至少进行为期 2 年的随访评估。

## 九、骨盆环损伤后的一般预后分析

直到最近，在治疗骨盆环损伤后，文献中还报道了相互矛盾的结果数据。

# 骨盆环骨折
## Pelvic Ring Fractures

表 43-8　Orlando 骨盆评分

| | | | |
|---|---|---|---|
| 功能性疼痛（身体活动引起的疼痛） | 没有任何疼痛<br>仅在剧烈活动时疼痛<br>爬楼梯、举重物、割草或其他中等强度的活动时轻度疼痛<br>活动开始时的中度疼痛和间歇性神经根性疼痛<br>久坐或站立超过 1h 疼痛，需要经常改变姿势 | | 5<br>4<br>3<br>2<br>1 |
| 主观疼痛（VAS 量表上的平均静息和走动分数） | 0～2 分<br>3～4 分<br>5～6 分<br>7～8 分<br>9～10 分 | | 4<br>3<br>2<br>1<br>0 |
| 麻醉药使用（术后 12 周以上） | 否<br>是 | | 1<br>0 |
| 活动状态（能够恢复以前的工作、家庭或娱乐活动） | 没有限制<br>带着一些不适<br>有限制，如不容易或无法像受伤前一样抬起轮胎<br>有明显的限制，需要将工作状态改为兼职、久坐或有限制；需要协助进行家务活动或避免剧烈运动<br>无法恢复以前的任何工作、家庭或娱乐活动；不能开车并需要帮助走楼梯或购物<br>无法恢复以前的任何工作、家庭或娱乐活动，并且日常生活活动需要帮助 | | 10<br>8<br>6<br>4<br>2<br>0 |
| 体格检查 | 步态 | 正常步态<br>防痛步态或跛行<br>需要辅助装置（手杖）<br>需要辅助设备（助行器，偶尔使用轮椅）<br>不能行走 | 4<br>3<br>2<br>1<br>0 |
| | Trendelenburg 征 | 阴性<br>阳性 | 1<br>0 |
| | 压痛 | 没有骶骨或耻骨压痛<br>骶骨或耻骨压痛<br>骶骨和耻骨压痛 | 2<br>1<br>0 |
| | 肌肉力量 | 双侧大腿屈伸 =5/5<br>大腿屈曲/伸展 <5/5 | 1<br>0 |
| | 外展/内收 | 双侧大腿外展和内收 = 5/5<br>大腿外展/内收 <5/5 | 1<br>0 |
| | 关节活动范围 | 正常的髋关节和躯干运动范围<br>躯干屈曲<90°，髋关节屈曲<90° 或与对侧相比髋关节内旋或外旋的差异>20° | 1<br>0 |
| 放射学检查结果（骨盆 X 线前后位、入口位及出口位视图，正常骶髂关节宽度 4mm） | 后面观 | 移位≤0.5cm，骶髂关节无反应性改变<br>移位≤0.5cm，骶髂关节存在反应性改变<br>0.5cm<移位≤1.0cm<br>移位>1.0cm<br>骨不连 | 6<br>5<br>4<br>2<br>0 |

（续表）

| 放射学检查结果（骨盆 X 线前后位、入口位及出口位视图，正常骶髂关节宽度 4mm） | 前面观 | 移位≤0.5cm<br>0.5cm＜移位≤1.0cm<br>1.0cm＜移位≤2.0cm<br>移位＞2.0cm | 4<br>3<br>1<br>0 |
|---|---|---|---|

表 43-9 骨盆创伤问卷

**骨盆创伤问卷（PTQ）**

以下项目您目前存在的不适程度

| 编号 | 完全没有 | 非常轻微 | 轻微 | 中度 | 严重 | 非常严重 |
|---|---|---|---|---|---|---|
| 1. 骨盆疼痛 | □ | □ | □ | □ | □ | □ |
| 2. 步行时骨盆疼痛 | □ | □ | □ | □ | □ | □ |
| 3. 髋关节活动度下降 | □ | □ | □ | □ | □ | □ |
| 4. 腿部失去知觉 | □ | □ | □ | □ | □ | □ |
| 5. 双腿无力 | □ | □ | □ | □ | □ | □ |
| 6. 坐着的时候 | □ | □ | □ | □ | □ | □ |
| 7. 在你的性生活时 | □ | □ | □ | □ | □ | □ |
| 8. 手术瘢痕 | □ | □ | □ | □ | □ | □ |
| 9. 睡觉时 | □ | □ | □ | □ | □ | □ |
| 10. 排尿时 | □ | □ | □ | □ | □ | □ |
| 11. 排便时 | □ | □ | □ | □ | □ | □ |

A 骨盆受伤后您还有其他不适吗？ _____
B 相比骨盆受伤之前，您有什么事情现在因为受伤无法完成？ _____
C 骨盆损伤后您的主要不适来源是什么？ _____

| 以下项目你目前存在的不适程度 | 完全没有 | 非常轻微 | 轻微 | 中度 | 严重 | 非常严重 |
|---|---|---|---|---|---|---|
| 骨盆疼痛导致的不适 | □ | □ | □ | □ | □ | □ |
| 走路时骨盆的不适 | □ | □ | □ | □ | □ | □ |
| 髋关节活动度下降导致的不适 | □ | □ | □ | □ | □ | □ |
| 腿部失去知觉还是麻木 | □ | □ | □ | □ | □ | □ |
| 在你的性生活中 | □ | □ | □ | □ | □ | □ |
| 在影像扫描中 | □ | □ | □ | □ | □ | □ |
| 你的日常活动受骨盆损伤的影响程度 | □ | □ | □ | □ | □ | □ |

- C 型损伤与最差的预后相关[46, 48, 49]。
- 在 B 型和 C 型损伤之间没有观察到差异[37]。
- 分析 B 型损伤，B1 型骨折的残疾程度最高，而 B2 型和 B3 型骨折的残疾程度最低。[1]

在最近的一项多中心分析中，根据 Majeed 评分，85% 的总体临床结果是优秀或良好的。随着骨盆环不稳定从 A 型损伤到 C 型损伤，观察到优良结果减少。神经系统长期后遗症与骨盆环损伤的类型相关，A 型损伤后为 4%，B 型损伤后为 11%，C 型损伤后为 17%。泌尿系统和性后遗症的发生率为 8%，C 型损伤后发生率最高（各 14%）。此外，残余移位＜5mm 的患者表现出最佳功能结果，Majeed 评分 >90 分，而随着移位的增加，观察到评分显著降低[50]。

Pavelka 等在他们的单中心病例分析中发现了相似的结果。根据 Majeed 评分，83% 的 B 型骨折患者和 70% 的 C 型骨折患者的临床结果良好。放射学结果分别是 83% 和 61% 优秀（<5mm 残余移位）[51]。

Ayvaz 等分析了 20 例经皮固定技术治疗的不稳定骨盆骨折患者，使用不同的预后评估工具对初始创伤后至少 2 年进行预后分析[24]。

平均 Majeed 评分为 93.3 分，表明结果接近完美。Iowa 骨盆评分平均为 86 分。平均骨盆预后得分为 33/40 分。总体而言，所有患者都表现出良好和出色的结果。

使用 SF-36 评分进行一般健康分析显示与正常人群相比结果相当，疼痛为 3.3 分，一般健康为 4.4 分，社会功能为 7.9 分。身体功能平均分 81.3 分，心理平均分 80.8 分。14 例患者中有 1 例在创伤后不得不换工作，但仍在工作。

Lefaivre 等分析了创伤后平均 57 个月后的 38 例 B 型和 C 型损伤患者[32]。自我报告情况按频次降序排列：娱乐/行动困难、情绪压力和家庭压力、就业和经济困难、睡眠障碍和焦虑及性功能障碍。使用的评估工具分别是 Majeed 评分、IPS、OPS、SMFA 和 SF-36。

Majeed 评分、IPS 和 OPS 与 SF-36 的 PCS 和 SMFA 的分量表相关，而 MCS 与骨盆评分没有相关性。

Lefaivre 等得出结论，"局部"骨盆预后评估工具无法分析心理困扰、幸福感、社会功能和整体活力。

此外，这些评分显示出 15%～21% 的天花板效应。

一项有关 B 型损伤和 C 型损伤区别的研究显示，C 型损伤与以下相关。

- 较低的 SF-36 PCS 分数。
- 较低的 SF-36 MCS 分数。
- 更高的 SMFA 功能分数。
- 更高的 SMFA 困扰分数。
- 较低的骨盆评分（MPS、IPS、OPS）。

结论表明不稳定型骨盆损伤（意味着更为严重的软组织损伤及盆腔脏器损伤）与更差的预后相关[32]。

Ismail 等分析了复杂 Tile B 型或 C 型骨盆骨折手术稳定后的 26 例患者[52]，平均随访 25 个月。根据 Majeed 评分，78.6% 的患者在 B 型损伤后为优秀的结果，在 C 型损伤后只有 50%，但所有患者都被评为良好或优秀。Hannover 骨盆评分显示 100% 的结果为良好或优秀，而 C 型损伤在两个评分中均优秀比例低。骨折类型与性功能障碍无关，但与泌尿生殖系统损伤有关。C 型损伤与更多的慢性疼痛有关。

Kerschbaum 等在对 60 例 B 型或 C 型损伤患者在接受不同后环固定治疗并进行了平均随访 60.5 个月后，使用 SF-36 和 EQ-5D 评分进行分析[31]，平均 SF-36 PCS 为 37.9 分，平均 SF-36 MCS 为 49.8 分。平均 EQ-5D VAS 为 70.5 分。

Brouwers 等分析了使用 EQ-5D 和 MPS 对 195 例因骨盆环损伤进行手术或保守治疗后的患者平均 29 个月评估的远期预后[53]。Tile A、B 和 C 型损伤的平均 EQ-5D VAS 分别为 74 分、74 分和 67 分。平均 EQ-5D 指数得分为 0.81、0.77 和 0.71。日常活动和焦虑项目存在相关差异。C 型损伤的患者遭受了更多的痛苦。

平均 Majeed 评分显示，小于 65 岁患者的 A、B 和 C 型损伤之间的差异最大：分别为 86 分、81 分和 74 分，而在老年患者中观察到差异很小（69 分、68 分、66 分）。

Banierink 等回顾性比较了 192 例 A、B、C 型损伤患者在平均 4.4 年后使用 SMFA 和 EQ-5D 的结果。随着骨盆不稳定性的增加，采用手术固定比例增加，具体分型与手术技术没有描述[54]。分析 SMFA，C 型损伤的结果最差，其次是 B 型和 A 型损伤。手术治疗和非手术治疗的患者之间没有观察到差异。与一般人群相比，骨盆环损伤患者的身体功能下降。

Hermans 等随访分析了 136 例（55% 手术治疗）不同类型骨盆损伤的患者，平均随访 8.7 年[55]。

MPS 平均得分为 85.1 分。近 25% 的患者主要抱怨是性问题。与骨折类型相关的评分存在差异，在 C 型损伤患者中，观察到评分更低的趋势。

EQ-5D VAS 评分为 74~76 分（满分 100 分），且与骨折类型无关。Tile B 型患者的 EQ-5D 指数得分最高（0.87），而在 Tile A 型受伤后该得分为 0.81，和 C 型损伤后为 0.82。

SMFA 功能指数的平均得分为 24，而困扰指数的平均得分为 24。观察到得分从 A 型损伤到 C 型损伤的轻度升高趋势。

多元线性回归分析显示，与 C 型损伤相比，在 B 型损伤后观察到更好的活动能力。在约 1/3 的患者中观察到相关的天花板效应。

C 型骨盆损伤与临床长期不适症状相关联（图 43-1）[56]。

因此，我们分析结果应侧重于骨折类型进行特定结果分析。

### 十、骨盆环 B 型损伤后一般预后分析

关于单纯 B 型损伤后长期预后的报道很少。有一些关于 SF-36 分析的临床数据报道。

- 在平均随访 2 年且治疗不一致的 11 例 B 型损伤患者中，报道的身体功能评分降低至 68.7 分，精神评分降低至 72.2 分[37]。
- 32 例 B 型损伤患者采用不同治疗方式（包括非手术治疗和几种不同的固定方式治疗）的远期预后显示，平均身体功能值为 75.8，疼痛值为 69.8[4]。对比正常的美国人群评分分别减少了 10.3% 和 7.6%。
- 31 例 B 型损伤患者，60% 外固定治疗，40% 非手术治疗，随访 5 年以上，结果与既定结果相差在 2 个标准差以内。对比正常的美国人群评分显示没有显著差异[35]。
- 32 例开书型损伤患者使用 SF-36 评分分析平均随访时间为 84 个月后的功能结果[57]。所有患者都进行了初始前环固定，约 1/4 的患者使用了额外的骶髂螺钉。与正常的德国和美国人群相比，SF-36 不同类别的所有值都较低。身体功能的中位数为 95%；没有患者有角色限制，VAS 评价的中位疼痛水平为 10%。有趣的是，与单独使用耻骨联合固定的患者相比，额外的后路骶髂螺钉固定治疗的患者显示出更差的结果。
- 对 30 例骨盆环骨折并延伸至髋臼前的侧向压缩患者进行分析，平均随访时间为 4.2 年（2~6 年），SF-36 分析显示与 B1 型和 C 型损伤相比，精神和社会功能存在功能缺陷[58]。

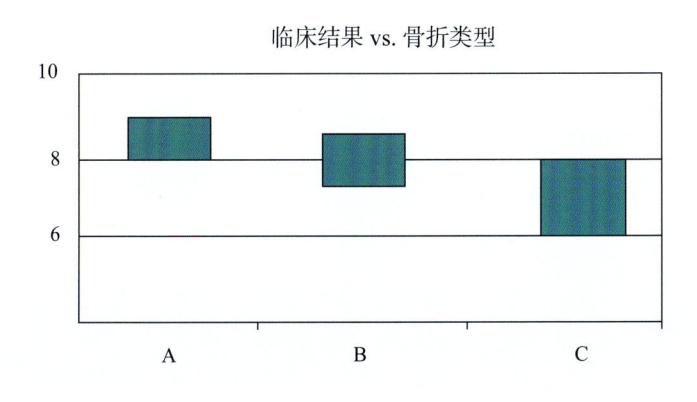

◀ 图 43-1 骨盆环损伤类型导致骨盆区域的平均不适程度
来源：Gänsslen et al., Acta Chir Orthop Traumatol Cech 2013

- Lefaivre 等通过自我评价的方式，以及使用 Majeed 评分、IPS、OPS、SMFA 和 SF-36 进行评分分析，在伤后平均 57 个月后分析了 23 例 B 型损伤患者。SF-36 PCS 为 45.01，SF-36 MCS 为 48.76[32]。来自加拿大[59]的相应数据分别为 50.5 和 51.7，分别显示出 10.9% 和 5.7% 的减值。

> 根据（SF-36）评估工具结果，B 型损伤后在功能上与正常人群相比仅有轻微降低。

还有一些报道使用未经验证的预后评估工具来分析 B 型损伤后的远期预后报道。

- 在德国的一项多中心分析中，87 例孤立性 B 型损伤患者。没有记录治疗方案，并在 2 年时进行了随访评估[13]。

在这些患者中，79.3% 患者骨盆区域没有疼痛或有轻微疼痛，4.6% 患者的疼痛定位仅在前部（耻骨联合/耻骨区），34.5% 患者为单一的后部疼痛，16.1% 患者有腹痛和背痛。

使用 Merle d'Aubigné 评分分析功能限制，显示平均值为 17 分，83% 的患者双侧评分相同或差异至少为 1 分。腿长短差异全是伴随下肢损伤的患者。

78 例患者（89.6%）进行放射学随访评估（至少进行一次 X 线前后位检查）。90% 的患者后方解剖愈合，28% 的患者前部愈合不良。

88.5% 的患者进行了积极或中立的病情相关主观评估。总体而言，87% 的患者能够工作。74% 的患者继续他们以前的职业或继续参加相同的培训计划。14% 的患者能部分工作，13% 的患者因病情而无法工作。69% 的患者说他们的体育活动没有改变，11% 的患者轻微的限制。90% 的患者的爱好没有影响或只有轻微的限制。

83.9% 的患者的总体结果为优秀或良好。结果差的原因是永久性泌尿系统和神经系统障碍或明显的骨盆疼痛。

整体结果评估显示，77.5% 的 B 型损伤患者结果良好或非常好[13]。

- 使用 Iowa 骨盆评分（IPS），对 31 例 B 型损伤患者的结果进行了分析，其中 60% 接受外固定治疗，40% 接受非手术治疗，平均随访超过 5 年[35]。
  - 75% 的患者能回归原来的职业。
  - 73% 的患者恢复以前相同的性生活。
  - 88% 的患者恢复伤前的体育爱好。
  - 与未受伤时相比，62% 的患者从事相同的繁重工作。
  - 27% 的患者有性生活困扰。
  - 35% 的患者骨盆区域有明显的持续性疼痛。

  总体而言，只有 32% 完全没有功能障碍[35]。

- 在对伤后至少 1 年（12～84 个月）的 B1 型和 B2 型混合损伤采取前环钢板切开复位内固定（open reduction and internal fixation，ORIF）手术患者的预后分析，96% 的患者可以完全下地活动，但只有 69% 的患者没有疼痛。27% 的患者剧烈活动时疼痛，总体而言 83% 的患者在伤后 1 年内重返工作岗位，75% 的人重返原来的工作岗位[60]。

- 在对 27 例接受 ORIF 治疗的 B 型损伤患者的结果分析中，使用 Majeed 评分进行功能评估，显示 81% 的患者结果良好和优秀。但这些患者中只有 48% 在随访时完全无痛[61]。

- Lefaivre 等通过患者自我评价，以及 Majeed 评分、IPS 和 OPS，分别对 23 例 B 型损伤患者，伤后平均 57 个月后的结果进行了分析。平均 Majeed 得分为 81.43 分，平均 IPS 为 83.56 分，平均 OPS 为 29.09 分[32]（译者注：原著表述有遗漏，已补全）。

> B 型损伤患者影像愈合率高，约 30% 的患者存在长期问题（疼痛，功能受限），以及 75%～80% 的总体满意率。

# 第43章 骨盆环损伤的预后
## Outcome After Pelvic Ring Injuries

### 十一、骨盆环 B1 型"开书型"损伤后的预后分析

B1 型损伤应该是最严重的 B 型损伤，具有永久残疾的潜在风险。现有分析表明，使用不同的结果评价工具，评价结果会有不同。

- 在使用疾病影响概况（SIP）对 9 例 B 型损伤患者 ORIF 术后，至少随访 1 年进行分析中，平均 SIP 评分为 12.4 分，表明中度残疾（＜10 = 轻度残疾，10～30 = 中度残疾，＞30 = 重度残疾）(18)。总得分为 11.1 分，其中最差的下地活动分值为 20.2 分。心理得分为 10.9 分，情绪障碍为 17 分。睡眠 16.6 分、工作 25.7 分、家庭管理 17.2 分和娱乐 24 分，表现出中度损害。在本组的进一步分析中，对该组 Oswestry 背痛评分（Oswestry Back Pain Score，OBPS）进行了评估。存在与腰痛相关的轻度至中度残疾[49]。

- 使用 POS 评分分析了 22 例行耻骨联合钢板治疗 B1 型患者[62]。随访至少 1 年（1～9 年）。41% 的患者骨盆疼痛，即使在骨盆环的解剖重建稳定情况下。

- 15 例单纯开书型损伤行钢板接骨术的患者，在术后 14～49 个月使用 POS 重新评估[63]。93.3% 的患者的功能结果极好或良好，所有患者骨盆解剖愈合，73% 的患者完全无痛。

- 8 例开书型损伤采用前路外固定治疗的患者，使用 Majeed 评分，在平均 4.1 年后（1～11 年）进行评估[46]。6 例患者放射学结果一般或较差，其受伤部位的移位＞11mm。其中 3 例患者有明显的骨盆疼痛，50% 的患者功能结果为一般或差。

- 31 例 B1 型损伤患者进行外固定或切开复位内固定等多种固定技术治疗，74% 的患者预后结果优或良好[64,65]。29% 的患者有明显的持续疼痛，其中 36% 的患者有中度到重度的骨盆疼痛。93% 的患者解剖骨性愈合。

- 最近，32 例开书型损伤患者使用 SF-36 和 Majeed 评分分析，平均随访 84 个月的功能结果[57]。所有患者都进行了前环固定，25% 的患者加用骶髂螺钉。与未受伤的德国和美国人群相比，SF-36 的每项分值都偏低。平均肢体功能评分为 95%；所有患者社会功能未受损，VAS 评估中位疼痛水平为 10%。有趣的是，与单纯耻骨联合固定的患者相比，加用后路骶髂螺钉固定的患者预后情况更差。Majeed 评分平均高达 95.7 分。

> B1 损伤后，尽管解剖愈合率高，但预计有 30%～40% 的患者有相关持续性疼痛和中度残疾。70%～90% 行耻骨联合钢板固定患者整体功能结果优。单独使用外固定架可能会有更差的结果。

### 十二、骨盆环 B2 型"侧方挤压"损伤的预后分析

有以下文献分析评估了侧方挤压损伤的结果。

- 62 例 B2 型侧方挤压损伤患者，仅使用外固定架固定，平均随访 4.1 年（1～11 年），利用 Majeed 评分进行评估，32.2% 的患者影像学随访结果一般或差，患处对位偏移＞11mm，但仅有 6.4% 的患者有严重骨盆疼痛。25.8% 的患者功能结果一般或差。特别是当耻骨支垂直移位＞10mm 时，有更多患者出现持续疼痛或功能结果更差[46]。

- 30 例侧方挤压型骨盆环骨折累及髋臼前部的患者，大多数接受保守治疗，平均随访 4.2 年（2～6 年），使用 MFA 和 SF-36 评分评估[58]。在随访时，93.3% 的骨盆显示最大残余移位＜10mm。与 B1 型和 C 型损伤相比，SF-36 中的心理和社会功能评分出现功能缺陷。

- 最近，Höch 等比较了 35 例非手术治疗的 B2.1 型损伤患者和 36 例手术治疗的患者，

在创伤后至少 1 年后使用 SF-36 和 EQ-5D 评估[29]。在平均 47 个月后的随访中，非手术治疗和手术治疗后的平均 VAS 疼痛值分别为 2.8 和 2.6。平均 SF-36 PCS 为 44.8 分，平均 SF-36 MCS 为 52.6 分，均低于德国正常人群。EQ-5D 为 89.5 和 91.8，他们的平均 EQ-5D VAS 分别为 75.5 和 79.7。手术治疗的患者并发症发生率明显偏高。因此，年轻患者更建议进行非手术治疗。

> 侧方挤压型 B2 型损伤后，尽管骨盆解剖愈合仅占 70%~75%，但持续性疼痛率较低（5%~15%）。75%~90% 的患者总体功能结果优秀或良好。

## 十三、骨盆环 C 型损伤的一般预后分析

许多文献报道都涉及完全不稳定的骨盆环损伤，破坏了骨盆环的前后结构。一些报道描述了不同类型 C 型损伤的结果，但未区分分型、骨折类型、骨折位置或治疗方案[66-68]。

有一些报道使用 SF-36 分析这类损伤的预后如下。

- 24 例 C 型损伤患者，接受不同治疗，平均随访 2 年，报道躯体部分评分降低了 62.6，精神部分评分降低了 69.3，与美国正常人群相比，分别减少了 20% 和 7.8%[37]。
- 34 例 C 型损伤的患者，前后环固定技术治疗，远期预后显示，平均肢体功能值为 68.9，疼痛值为 60.1。与美国正常人群相比[37]，分别减少了 12% 和 16.8%。
- 24 例 C 型损伤患者，其中 60% 采用外固定治疗，40% 采用非手术治疗，进行了 5 年以上的随访。81% 患者回归原职，但 42% 的患者有性功能障碍[35]。这些患者很少能恢复到术前娱乐活动。25% 存在持续性疼痛，21% 的人活动受限。总体而言，只有 17% 的人没有功能障碍。
- 一项研究报道了三组病例，完全髂骨后部骨折（C1.1 型）、完全性骶髂关节脱位（C1.2 型）和单侧 C 型骶骨骨折（C1.3 型），在骨盆前后环固定后，使用 SF-36 评估的平均肢体功能值分别为 63.8、71.1 和 72.6，平均疼痛值分别为 54.5、62.2 和 63.5。由于完全性髂骨骨折和骶髂脱位比骶骨骨折更少见，与其他单侧 C 型损伤相比，单侧骶骨骨折后的长期预后似乎更好[69]。
- Lefaivre 等采用 SF-36 对 23 例 B 型损伤患者进行分析，平均随访 57 个月。SF-36 PCS 为 40.57，SF-36 MCS 为 40.58[32]。来自加拿大的相应规范数据[59]分别为 50.5 和 51.7，分别减少了 19.7% 和 21.5%。

> 使用已确认的预后评估工具（SF-36），与正常人群相比，C 型损伤后有相应不同的功能损害。手术治疗骶骨骨折较单纯骶髂（sacroiliac，SI）关节脱位，术后疗效更好。

与 B 型损伤相比，C 型损伤预估功能缺失是 B 型损伤的 2 倍[35, 37, 69]。

大多数报道都是用未经验证的预后评估工具来分析 C 型损伤后的远期预后。

- 52 例不同程度不稳定的骨盆后环损伤并手术治疗的患者，平均随访时间为 36 个月（5~74 个月）。98% 的患者骨性愈合。88% 的患者后环愈合且最大对位偏移 5mm。VAS 疼痛评分，休息时平均为 28%，行走时为 41%。有腰骶丛受损的患者疼痛评分更高。泌尿系统损伤比例为 37%。30% 的男性患者有勃起功能障碍的迹象。回归工作岗位的比例 65%，11% 的患者部分工作能力受损。自评的骨盆结果评分平均为 29 分。28.8% 的患者有损伤相关的肢体功能障碍[16]。

- 对 6 例不同程度不稳定骨盆后环损伤并手术治疗的患者，随访至少 1 年（平均 44 个月，12~101 个月）后，进一步分析显示，45.5% 的骶骨骨折患者完全无痛，18.2% 的患者仅有轻微疼痛，63.7% 的患者疼痛在可以接受范围内[70]。54.5% 的患者有持续神经功能受损。63.7% 的人回归原职。有些患者虽然影像学结果显示复位良好，但仍主诉疼痛，这表明软组织损伤可能对长期临床结果有较大的影响。
- 一组单纯骶髂关节脱位的病例报道，61.5% 的患者无疼痛，7.7% 的患者有轻微疼痛（69.2% 的患者疼痛在可接受范围内）。总体而言，61.5% 的患者有永久性的腰骶丛损伤。46% 的患者回归原职位。骶髂关节骨折脱位后，45.8% 的患者无疼痛，12.5% 有轻微疼痛。据报道，在此类型损伤后，可接受疼痛率最低，为 58.3%。12.5% 的患者出现持续性神经损伤。大多数患者（79.2%）回归原职位[70]。
- 40 例 C 型损伤仅行前环外固定架固定的患者，采用 Majeed 评分，随访平均 4.1 年（1~11 年）。95% 的患者放射学结果一般或差。47.5% 的患者有明显骨盆疼痛，85% 的患者功能预后一般或差。后环移位＞10mm 被认为是功能预后不佳的指标[46]。
- 67 例 C 型损伤患者，采用不同的前、后环固定技术治疗后进行分析，71.6% 的患者长期功能结果优或良好。54% 有持续性疼痛的疼痛频发。13.4% 的患者有永久的神经功能损伤[64]。
- 101 例 C 型损伤患者，1 年的随访分析，平均 23 个月（12~85 个月）[45]，其中 98 例后环固定，78 例加用前环固定，3 例只固定前环。长期放射学结果优（对位偏移＜5mm）占 65%，良好（对位偏移 5~10mm）占 24.8%。83% 的患者 Majeed 评分优或良好。尽管如此，33.7% 的患者有晚期疼痛，且主要是后环处疼痛。放射学结果和临床结果之间关联度很高。POS 分析显示，结合临床和放射学结果，80.2% 的患者结果优或良好[45]。
- 11 例 C 型损伤患者进行后环 ORIF 治疗，73% 的患者功能优或良好，63.6% 的患者随访期间完全没有疼痛[61]。
- Moon 等回顾了 53 例使用不同固定方法的不同亚型的 C 型不稳定骨盆损伤患者的治疗结果[71]。Majeed 平均得分为 86.2 分，只有两项结果为一般。不同的固定方式（单独的前环、单独的后环和联合前后环固定）对最终疗效没有影响。根据 Matta 和 Saucedo 的标准，手术治疗的放射学结果：优 31 例，良 17 例，差 5 例。较差的结果与骨盆相关的神经损伤有关。
- Lefaivre 等通过自我评价主诉分析了 15 例 C 型损伤患者[32]。平均伤后 57 个月，平均 Majeed 评分为 66.26 分，平均 IPS 为 72.86 分，平均 OPS 为 22.60 分。

在未经分组的 C 型损伤患者中，有 30%~50% 的患者存在明显的持续性疼痛，并有性或泌尿生殖系统障碍。整体功能预期优良的患者 70%~80%。骨盆后部局部软组织损伤可能影响临床远期疗效。根据骨盆环稳定的类型，观察到残余移位＜5mm 的愈合率为 65%~90%。单一的外固定治疗不能满足治疗这类损伤。这些研究支持 C 型损伤前、后固定的治疗理念。

## 十四、特定固定方式的预后分析

分析 C 型损伤后不同的骨盆环固定技术的结果是很有意义的。

### （一）后环骶髂螺钉固定

关于传统固定技术和导航辅助固定技术治疗不稳定骶骨骨折的报道越来越多，但这些研究主要集中在复位质量、螺钉位置的安全性、影像学结果和围术期处理[72,73]。很少有报道关注术后的远期预后分析。

一项 21 例骶髂螺钉固定术后患者的研究报道，平均随访时间为 31 个月，仅 33.3% 的患者 POS 分析结果优或良。在 12 例患者中，有 10 例在移除螺钉后功能得到改善[74]。

一项 71 例患者病例研究报道，术后至少 1 年（平均 32 个月），其中 B 型损伤 10 例，C 型损伤 61 例单纯骶髂关节脱位或骶骨骨折的患者，其中 69 例（97%）骨折愈合满意，对位偏移 <10mm。21% 的患者，受累的骶髂关节在最终随访时出现退行性病变[75]。采用 Majeed 评分评估 68 例患者的远期功能预后。其中 91% 的患者预后良好或优。预后结果差的患者骨盆损伤复杂或伴有永久性腰骶丛损伤。86% 的患者回归原职位或恢复正常的娱乐活动。

Khaled 等对平均随访 37.4 个月的 38 例患者的结果进行了分析[76]。不同类型后骨盆环损伤用 1 枚螺钉后环固定后，平均 Majeed 评分为 92.76 分，而使用 2 枚螺钉后环稳定后，平均 Majeed 评分为 84.14 分。

> 骶髂螺钉固定后骨盆不稳定的远期预后尚不清楚。功能结果可能受到骨盆周围软组织额外创伤（泌尿生殖道、腰骶丛等）的影响。应考虑二期取出植入物获得更理想的治疗结果。

### （二）不稳定骶髂关节损伤行前环钢板固定术

Ragnarsson 等最早分析了 21 例患者共 23 处 C 型骶髂关节损伤（OTA C1.2 型）[77]。其中 3 例患者没有进行前环固定（14%）。平均 5 年（2~8 年）的随访期间，47.6% 的患者完全无痛，14.3% 的患者有轻微疼痛，9.5% 的患者有重度或致残性疼痛。

这些患者中有 19% 的人有中至重度的跛行，14.3% 的患者需拄拐行走。19% 的患者主诉坐位时不适，14.3% 有性交痛，1 例患者有勃起功能障碍。38% 的患者有永久腰骶丛损伤。71% 的患者部分或完全回归原职位。根据 Harris 髋关节功能评分，85.7% 的患者功能结果优或良好。

仅 1 例患者存在钢板螺钉断裂。其他患者的 X 线片与术后的功能评估结果一致，解剖复位占 81%。总体上，57% 的患者有相关的功能障碍。

一篇报道分析了放射学的远期预后。对 16 例 C1.2 损伤后前环钢板固定的患者进行了平均 63.2 个月（1~14 年）的随访。81% 解剖复位。其余患者有部分畸形愈合，移位 2~4mm。在 10 例患者的 CT 随访结果中，只有 1 例患者的骶髂关节显示为"正常"。其他所有的骶髂关节均有退行性改变（关节周围骨赘、退行性病变或关节僵硬）[78]。

> C 型骨盆损伤中的骶髂关节完全损伤，前路钢板固定可以获得 80% 的解剖愈合率。总体而言，约半数的患者有相关的功能障碍。

### （三）髂 - 髂固定技术

用于不稳定骨盆环损伤的几种后方髂 - 髂固定技术，包括骶骨棒固定（外固定和内固定）、髂 - 髂内固定及跨髂骨的钢板固定等。目前还没有骶骨棒固定术的长期随访研究。

- 14 例不稳定骶骨骨折患者行髂后重建钢板内固定，无复位丢失。总体而言，57% 的患者出现疼痛[79]。
- 25 例应用了经皮筋膜下髂骨钢板固定技术的不同类型骨盆环损伤患者，随访平均 17 个月，进行对比分析。采用 POS 标准的放射学分析，64% 的患者后环解剖复位（最大对位偏移 <5mm），32% 效果良好（偏移 5~10mm）[80]。
- 同一研究小组报道了 23 例患者在平均 20 个月（7~57 个月）后的临床结果和重新融入社会的情况[81]。临床结果（POS）有 73.9% 优或良好。39.1% 的患者完全恢复社会活动，43.5% 的患者部分恢复社会活动。良好的骨盆重建术后临床效果更好。如伴随腰骶丛损伤或永久泌尿生殖系统损伤，临床结果更差。多发骨折患者恢复社会活动更差，对于临床结果只能观察到一种趋势。

- 18 例髂－髂钢板内固定术的骶骨粉碎性骨折患者，72.2% 预后优或良好，Majeed 评分平均 78.5 分。影像学随访，50% 病例对位偏移＜5mm，38.9% 病例对位偏移 5~10mm。持续性的神经损伤会显著降低 Majeed 评分[82]。
- 28 例经皮髂－髂内固定治疗骶髂关节脱位或骶骨骨折患者的结果，术后平均 2 年随访，62.5% 的患者临床结果优或良好（按 POS 评分）[83]。除 2 例患者外，其余患者均行后环重建，对位偏移＜5mm。合并多发骨盆损伤的患者[84]，其临床结果、影像学结果以及社会心理功能结果都更差。

C 型损伤中，采取经皮后路髂－髂钢板固定后，预期有 70%~75% 的患者临床结果优良。50%~80% 的患者可以获得移位＜5mm 的骨折愈合。而骨盆周围软组织损伤（复杂骨盆创伤）患者的远期预后会较差。

### （四）腰椎－骨盆固定

在过去的几年里，腰椎－骨盆固定或称脊柱－骨盆固定技术越来越受欢迎。文献中很好地描述了几种不同的技术。

其基本概念是用内固定装置将腰椎远端椎弓根与骶骨和（或）髂骨后部连接起来。改良方式包括附加钢板或骶髂螺钉固定。

34 例不稳定骶骨骨折的患者，采用三角形的腰椎－骨盆固定技术，辅以骶髂螺钉或髂－髂钢板。术后随访平均 19 个月（8~52 个月）。没有观察到复位丢失，但是临床数据缺失[85]。

18 例骶髂关节脱位和骶骨骨折的患者，使用相同的技术，平均 23 个月（4~48 个月）的随访期间，用 POS 评估预后，所有患者均诉疼痛。66.7% 的患者轻微疼痛，22.3% 中度疼痛，11.1% 有持续严重疼痛。11.1% 的患者需要助步工具（拐杖），61.1% 的患者步态正常[86]。

20 例不稳定骶骨骨折患者采用改良三角技术，术后随访平均 23 个月（7~48 个月）。90% 愈合后骶骨残余移位＜5mm。总体临床结果用 POS 量表来评分，65% 的患者为优或良好[87]。

C 型损伤患者行腰椎骨盆固定后，临床优良率仅有 65%。这种固定理念可以提供足够的稳定性，复位丢失率低。

### （五）腰椎－骨盆固定治疗后脊柱－骨盆骨折分离性损伤

脊柱－骨盆骨折脱位（分离）或"跳楼者骨折"是 C 型损伤的一种特殊亚型。这类损伤极不稳定，以纵行或斜行骶骨骨折伴横行骶骨骨折为多见，常导致脊柱弯曲或伸展移位，部分骶骨插入真骨盆。

目前，此种损伤大多数用脊柱－骨盆固定术治疗。也有部分学者推荐轻微移位患者可使用双侧骶髂螺钉固定，甚至非手术治疗。

- 17 例脊柱－骨盆分离患者接受了 ORIF、骶神经根减压术和腰椎－骨盆固定治疗。固定装置为双侧腰－骶－髂内固定，中间通过连杆连接。26% 的患者有伤口并发症。随访至少 12 个月。脊柱后凸畸形平均由 43°减少到 20°。未发现复位丢失。83% 的患者神经功能恢复，47% 的患者排尿和排便功能完全恢复[88]。
- 15 例脊柱－骨盆分离患者，使用 POS 评估，67% 的患者骨盆结果为优或良好，使用改良的 Majeed 评分，67% 的患者功能结果为优或良好[89]。
- 一项 36 例 H 型骶骨骨折患者的研究，Lindahl 等报道所有骶骨垂直骨折病例的放射学结果均为优（移位≤5mm，19 例）或良（移位≤10mm，17 例）[90]。术后骶骨骨折复位无丢失。骶骨横断骨折后凸畸形由平均 38°改善至 22°，移位由平均 15mm 改善至 6mm。术后骶骨骨折复位无丢失。他们发现放射学和临床结果之间存在显著的关联。解剖或近解剖复位的患者比骶骨垂直骨折移位>5mm的患者有更好的临床结果。此外，临床结果好的患者术后骶骨横断骨折的前后平移和后凸畸形均小于预后差的患者。伴有骶丛损伤的35例患者中，34例患者的神经功能得到了一定程度的恢复。唯一没有任何神经改善的患者为$T_{12}$爆裂性骨折合并截瘫。29例马尾神经损伤（Gibbons分级4级）中17例（59%）排尿和排便功能完全恢复。36例患者中，7例（19%）神经功能完全恢复，8例（22%）遗留感觉缺失，9例（25%）下肢运动和感觉缺损，12例（33%）永久性马尾神经损伤。总体分析：解剖复位的患者有更好的临床结果。根据改良的Majeed评分，62%的患者功能结果优或良好，其中95%为原发性腰骶丛受累。

- Ayoub随访了28例应用脊柱-骨盆固定术治疗的脊柱骨盆分离和马尾神经综合征患者[91]。在本组病例中，96%的病例神经功能部分或完全恢复。根据POS评分，19例（68%）患者的临床结果为优或良。然而，这组中没有高坠伤病例。

- De Iure等分析连续10例腰-髂固定术后患者的远期预后[92]。3例患者有明显不适。

- Tian等报道18例应用腰椎-骨盆固定治疗的脊柱骨盆分离损伤患者，平均年龄33.1岁，有神经损伤患者同时行骶管减压术（6例）[93]。16例因跌倒致伤，2例因交通事故致伤。其中U型骨折10例，H型骨折6例，Y型骨折2例，按Roy-Camille分类为2型12例，3型6例。平均随访32.4个月，所有骶骨骨折均愈合。根据Majeed评分，优12例，良4例，尚可2例。

脊柱-骨盆分离损伤患者治疗结果的优良率<70%，可能与永久的神经损伤和较高的疼痛率有关，还可能与损伤导致的持续性软组织疼痛有关。

## （六）特殊类型骨盆环损伤的结果

经典的单侧骨盆后环损伤包括完全性髂骨骨折（C1.1型）、单纯骶髂脱位（骶髂关节脱位，C1.2型）和骶骨骨折（C1.3型）。文献少有报道。

## （七）完全髂骨骨折（C1.1型）

Cole等采用钢板内固定治疗了4例此种类型损伤的患者。与其他后环骨折的患者相比，结果无明显统计学上的差异[16]。

另一篇报告使用SF-36的分析显示，肢体功能评分为63.8，平均疼痛值为54.5，表明该值低于普通人群[69]。总而言之，对于这种特定类型的骨折，尚无明确的数据可供参考。

## （八）单纯骶髂关节脱位（C1.2型）

单纯骶髂关节脱位患者行ORIF后，69.2%的患者无疼痛或仅有轻微疼痛。这些患者中只有46%的人可以达到以前的职业状态[70]。

21例患者采用骶髂关节钢板固定后有相似的结果，61.9%的患者无疼痛或轻度疼痛。此外，这些患者中有19%的人有中度或重度的跛行，14.3%的患者需要使用拐杖支撑行走。19%的患者主诉坐位疼痛，14.3%的患者有性交痛，1例患者有勃起功能障碍。38%的患者有永久性的腰骶丛损伤。71%的患者能够完全或部分回归原职位。总体而言，57%的患者有与损伤相关的功能受限。解剖愈合率达81%[77]。

总体来看，30%~40%的患者接受骶髂关节ORIF术后出现持续疼痛，其中一半的患者有相关的功能受损情况。

## （九）骶骨骨折（C1.3型）

11例不稳定骶骨骨折行ORIF术后，伤后至少1年随访，45.5%的患者完全无痛，18.2%的患者仅有轻微疼痛。63.6%的患者回归原职位[70]。

14例患者采用髂-髂重建钢板接骨术，无复位丢失，但57%的患者报告疼痛[79]。

同样的技术应用于 18 例骶骨粉碎性骨折的患者，72.2% 的患者预后优或良好，平均 Majeed 评分 78.5 分。愈合且残余移位＜5mm 的患者仅占 50%。持续性的神经损伤会显著降低评分[82]。

20 例采用三角内固定的患者术后，90% 骨折愈合且移位＜5mm。65% 患者 POS 评分优或良好[87]。

总体而言，超过 50% 的骶骨骨折 ORIF 术后患者在随访时报告疼痛，65%～75% 的患者功能恢复优或良好。

### 十五、影响远期预后的因素

文献中描述了骨盆损伤后以下几种导致较差临床和功能结果的预后因素。
- 残余移位。
- 持续性的神经损伤。
- 合并骨盆软组织损伤（复杂的骨盆损伤）。

#### （一）残余移位

早期曾有报道不稳定骶骨骨折治疗后，躯体疼痛与后环骨折垂直对位不佳有关[36]。移位程度可能与之相关。德国多中心研究分析显示，在 C 型损伤中，对位偏移＜5mm 的患者有更好的功能效果[13]。

在 C 型损伤中，对位偏移＜5mm 的患者功能结果更好[48]，而 Tornetta 等[48]报道，ORIF 术后，后方移位＞4mm 或＜4mm 的患者，疼痛水平没有区别[70]。相反，当骨盆后环移位持续超过 5mm 时，有关泌尿系统症状的主诉增多[94]。

最近报道，28 例骶骨移位骨折行 ORIF 术后的患者，平均 11 年的随访中，16/28 例出现了≥10mm 的对位偏移。只有 8 例患者没有疼痛，但没有发现疼痛与放射学之间的相关性[95]。

> 向后残余移位≤5mm 的患者有望获得理想的治疗结果。

#### （二）神经损伤

大量文献指出，永久性的腰骶丛神经损伤会导致较差的临床或功能结果[16, 40, 75, 80, 81]。

即使在 B 型损伤患者中，持续性的神经功能受损也较为常见，C 型损伤患者比例更高。而且 C 型损伤的神经功能损伤严重程度最高，而 B 型损伤仅观察到轻微的感觉异常[14, 15, 45]。

在最近的一项关于晚期神经功能损伤的报道中，腰骶丛损伤是导致功能结果令人不满意的最常见原因之一[96]。

在最近的一项神经功能受损的病例分析中，腰骶丛损伤被认为是骨盆创伤后的主要神经损伤，它对疼痛和步态结果有严重的长期影响[97]。

最近的数据显示，可以接受的神经恢复率为 30%～70%[56]。不稳定的骶骨骨折最容易造成神经功能受损。

> 不稳定性骶骨骨折或脊柱骨盆分离合并腰骶丛损伤是预后不良主要原因。

#### （三）合并骨盆软组织创伤（复杂骨盆创伤）

复杂骨盆创伤的定义为骨盆环损伤合并骨盆周围的严重软组织损伤，如开放性骨折、Morel-Lavallée 损伤、合并泌尿生殖系统或肠道损伤及神经血管损伤[84]。腰骶丛损伤上面已经讨论过了。

开放性骨盆骨折会降低 SF-36 的躯体功能评分和躯体角色评分[26]。

在进一步的分析中，近一半的开放性骨盆损伤患者日常活动受到影响[98]。并伴有泌尿生殖系统的长期后遗症。

在对 B 型和 C 型损伤的对比研究中，C 型损伤尿失禁发生率较高，B 型损伤膀胱功能障碍发生率更高。12.5% 的男性在 C 型损伤后有永久性勃起功能障碍[13-15]，19% 的女性患者性交困难[94]。在文献综述中，根据骨折类型的不同，所有患者的勃起功能障碍率为 11%~30%，如合并尿道损伤，则上升至 42%[99]。

当伴有明显的骨盆软组织损伤时，患者功能结果明显下降[70, 83, 100]。

德国多中心骨盆研究小组发现，严重骨盆疼痛的患者，大多损伤程度重，为不稳定型骨折，伴有软组织损伤、神经损伤、泌尿系统功能长期失调。此外，骨盆周围软组织损伤的患者，临床预后也较差[13]。

骨盆软组织相关的额外损伤包括骨盆内脏器损伤会影响临床远期预后。

## 十六、老年患者的结果

Schmitz 等分析了骨盆环损伤（A 型、B 型和 C 型）后的老年患者（>60 岁）[39]。正如预期的那样，骨盆手术固定后的总体并发症发生率较高。55 例患者进行了 4.2 年的随访。SF-36 PCS 平均为 33.6 分，SF-36 MCS 平均为 45.3 分。平均 EQ-5D VAS 达到 62.5。

这些结果来自 Banierink 等的一项对 153 例平均年龄为 79 岁的骨盆损伤患者的分析研究报道[101]。

老年骨盆骨折是死亡的重要危险因素。
- 30 天死亡率为 20%。
- 1 年死亡率为 27%。
- 3 年死亡率为 41%。
- C 型损伤后死亡率为 100%。

SMFA 功能指数为 67.4 分，困扰指数为 65.2 分。EQ-5D 指数平均得分为 0.72。

老年人骨盆骨折导致身体功能水平和生活质量显著降低。

## 结论

- 由于治疗理念不同，同时没有明确的数据可参考，大多数已发表的研究报道在选定的评估指标方面没有可比性。
- 目前还没有公认的标准化指标来分析骨盆环损伤后的临床和放射学结果。
- 临床报道多为时间为 1 年的短期临床评估。而中长期的报道很少。
- 从稳定的 A 型损伤到完全不稳定的 C 型损伤，可以预见长期后遗症发生率更高。
- B1 型损伤的结果比 B2 型损伤更差。
- 合并损伤和相关的局部损伤（复合骨盆创伤）似乎影响总体结果。
- 缺少一种高效的骨盆结果量表来评估骨盆损伤预后。
- 特定骨折类型的治疗结果很少，因为现有的文献中分类及治疗理念多不统一。
- 骨盆环损伤后长期疗效的评估，未来应采用前瞻性的多中心结果研究。